Handbuch der experimentellen Pharmakologie

Handbook of Experimental Pharmacology

Heffter-Heubner   New Series

Herausgegeben von / Editorial Board

O. Eichler   **A. Farah**   **H. Herken**   **A. D. Welch**
Heidelberg   Rensselaer, NY   Berlin   Princeton, NJ

Beirat/Advisory Board

G. Acheson · E. J. Ariëns · Z. M. Bacq · P. Calabresi · S. Ebashi · E. G. Erdös
V. Erspamer · U. S. von Euler · W. Feldberg · R. Furchgott · A. Goldstein
G. B. Koelle · O. Krayer · H. Rasková · M. Rocha e Silva · F. Sakai · P. Waser
W. Wilbrandt

Band XXIX

Oral wirksame Antidiabetika

Bearbeitet von

W. Aumüller · A. Bänder · R. Beckmann · E. G. Haese
A. Häussler · R. Heerdt · P. E. Lacy · H. Mehnert
F. Pechtold · H. Sund · H. Wicha

Herausgeber

H. Maske

Mit 103 Abbildungen

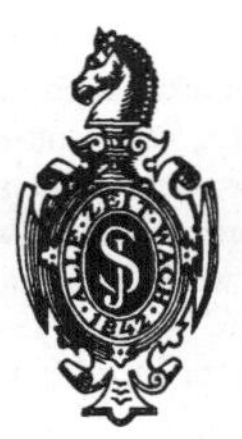

Springer-Verlag Berlin Heidelberg New York 1971

Professor Dr. Helmut Maske, Gobergasse 3
A-1130 Wien

ISBN-13: 978-3-642-65266-0   e-ISBN-13: 978-3-642-65265-3
DOI: 10.1007/978-3-642-65265-3

Gesamtherstellung: Universitätsdruckerei H. Stürtz AG, Würzburg

Vorwort

Die Entdeckung bzw. Wiederentdeckung der blutzuckersenkenden Wirkung von Sulfonylharnstoffen im Jahre 1955 durch FRANKE und FUCHS hat die Forschung sowohl über die Physiologie der Langerhansschen Inseln als auch über den Kohlenhydratstoffwechsel sehr angeregt. Nachdem es wahrscheinlich wurde, daß Substanzen aus der Gruppe der Sulfonylharnstoffe die Sekretion von Insulin stimulieren, wurden verschiedene Methoden zur Bestimmung von Insulin im Blut entwickelt, die wegweisend für empfindliche Methoden zur Bestimmung anderer Peptidhormone waren, und die elektronenmikroskopischen Beobachtungen der Vorgänge bei der Sekretion von Insulin aus den B-Zellen wurden zum Modell für die Vorstellungen über die Funktion anderer Drüsen.

Es gibt viele Substanzen, die die Insulin-Sekretion aus den B-Zellen beeinflussen, die Zucker Glucose und Mannose, die Aminosäuren Arginin und Leucin, verschiedene kurzkettige Fettsäuren, verschiedene Metaboliten des intermediären Stoffwechsels und Hormone, wie Glucagon, Corticotropin, Secretin, Gastrin, Pankreozym und verschiedene andere. In diesem Band sollten die therapeutisch interessanten Pharmaka abgehandelt werden, zu denen vor allem die Gruppen der Sulfonylharnstoffe bzw. Sulfonamide und der Biguanide gehören.

Auf die Geschichte der Verwendung von Biguaniden zur Behandlung von Diabetikern geht BECKMANN in seinem Artikel ausführlich ein, so daß sich eine Darstellung hier erübrigt.

Die blutzuckersenkenden Sulfonylharnstoffe wurden 1955 sozusagen durch eine klinische Zufallsbeobachtung mit Carbutamid wieder entdeckt und für die Therapie zugänglich gemacht, nachdem LOUBATIERES sich mit der Wirkung ähnlicher Substanzen auf den Blutzucker und auf die Langerhans'schen Inseln bereits seit Anfang der 40er Jahre ausführlich experimentell beschäftigt und bereits prinzipielle Aussagen über den Wirkungsmechanismus gemacht hatte, die auch heute noch weitgehend akzeptiert werden.

Es steht heute fest, daß die blutzuckersenkenden Sulfonylharnstoffe bzw. Sulfonamide wirksam werden, indem sie die Insulin-Sekretion stimulieren. Dieser Effekt läßt sich sowohl in vitro als auch in vivo nachweisen. Neue Erkenntnisse über die Vorgänge bei der Sekretion von Insulin aus den B-Zellen der Langerhansschen Inseln des Pankreas werden auch unsere Vorstellungen über den Wirkungsmechanismus der Sulfonylharnstoffe beeinflussen. Da zur Zeit viele Ergebnisse verschiedener Arbeiten über die Insulin-Sekretion diskutiert werden und die Dinge sehr im Fluß sind, wurde davon abgesehen, auf Spekulationen über die Wirkung dieser Substanzen auf der molekularen Ebene in diesem Band näher einzugehen.

Es gibt jedenfalls einige deutliche Unterschiede in der Art, wie Glucose und wie Sulfonylharnstoffe die Insulin-Sekretion beeinflussen, z. B. blockieren Mannoheptulose und D-2-desoxyglucose die Glucose-induzierte, aber nicht die Sulfonylharnstoff-induzierte Insulin-Sekretion. Theophyllin steigert zwar die Insulinsekretionsfördernde Wirkung der Glucose, aber nicht die der Sulfonylharnstoffe. Nach ersten Beobachtungen scheinen die Sulfonylharnstoffe im Gegensatz zur Glucose und zu verschiedenen anderen Substanzen nicht über das Adenylcyclase-System in der B-Zelle wirksam zu werden.

Über Angriffspunkt und Wirkungsmechanismus der Biguanide existieren weit weniger präzise Vorstellungen als bei den Sulfonylharnstoffen. Aus diesem Grunde und weil die Wirkung der Biguanide experimentell schwieriger nachzuweisen ist, wurde ein Artikel über die klinische Wirksamkeit der Biguanide mit in diesen Band aufgenommen.

Man hat der Industrie immer wieder den Vorwurf gemacht, sie publiziere zu wenig von den Daten, die in ihren Archiven liegen. In verschiedenen Artikeln dieses Handbuchbandes werden derartige Daten aus der Industrieforschung in breitem Umfang und in übersichtlicher Form dargestellt, die sonst nirgends verfügbar wären. Es wurden bisher z. B. mehr als 12000 Sulfonylharnstoffe synthetisiert, von denen 70—80% den Blutzucker senken. Diese Arbeiten sind besonders deshalb von Interesse, weil sie eindeutige Struktur-Wirkungsbeziehungen aufzeigen. Die Beiträge aus den Industrielaboratorien geben außerdem einen guten Einblick in die umfangreichen biochemischen und pharmakologischen Arbeiten, die mit der Entwicklung neuer derartiger Substanzen verbunden sind.

Der therapeutische Nutzen und das Risiko einer Behandlung mit oral wirksamen Antidiabetica sind zur Zeit Gegenstand einer breiten Diskussion, deren Ergebnis heute noch nicht abzusehen ist. In der sogenannten UGDP-Studie (University Group Diabetes Program), die in den USA von 1961—1969 an einer Reihe von Krankenhäusern durchgeführt worden ist, wurden mit Placebo, mit Insulin und mit Tolbutamid behandelte Patientengruppen verglichen. Den Ergebnissen der UGDP-Studie, die einen eher ungünstigen Effekt der Sulfonylharnstoff-Behandlung auf die Entwicklung von diabetischen Gefäßkomplikationen zu zeigen scheinen, stehen Ergebnisse von anderen allerdings nicht genau vergleichbaren Studien aus anderen Ländern gegenüber. Bisher liegen nicht sehr viele Erfahrungen mit ähnlichen langfristigen Studien vor. Es gibt sicher verschiedene Faktoren, die eine Beurteilung sehr erschweren. Die Entwicklung von Gefäßveränderungen beim Diabetes könnte sowohl durch die mehr oder weniger gute Einstellung des Stoffwechsels während der Behandlung mit den verschiedenen verglichenen Medikamenten, aber auch durch die Medikamente selber beeinflußt werden. Ein weiteres Problem beim Vergleich von ähnlichen Studien in verschiedenen Ländern sind die unterschiedlichen Diätgewohnheiten.

November 1971   H. Maske

Inhaltsverzeichnis

Mitarbeiterverzeichnis

Aumüller, W., Dr., Pharmazeutische Forschung der Farbwerke Hoechst AG
6230 Frankfurt-Höchst

Bänder, A., Dr., Farbwerke Hoechst AG, Pharmakologisches Labor H 821
6230 Frankfurt-Höchst

Beckmann, R., Dr., Biochemische Abteilung, Chemie Grünenthal GmbH
5190 Stolberg, Zweifaller Straße

Haese, E. G., Dr., Facharzt für Innere Krankheiten, Abtlg. Medizinische
Forschung, Chemie Grünenthal GmbH, 5190 Stolberg, Zweifaller Straße

Häussler, A., Dr., Pharma-Kontrollabteilung, Farbwerke Hoechst AG
6230 Frankfurt-Höchst

Heerdt, R., Dr., Chemische Forschung der C. F. Boehringer u. Soehne GmbH
6800 Mannheim-Waldhof, Postfach 51

Lacy, P. E., M. D., Washington University School of Medicine, Department of
Pathology, 4550 Scott Avenue, St. Louis, MO 63110 USA

Mehnert, H., Professor Dr., Schwabinger Krankenhaus, Diabetiker-Ambulanz
8000 München 23, Kölner Platz 1

Pechtold, F., Dr., Pharma-Kontrollabteilung, Farbwerke Hoechst AG
6230 Frankfurt-Höchst

Sund, H., Professor Dr., Fachbereich Biologie, Universität Konstanz
7750 Konstanz, Auf der Insel 1

Wicha, H., Dr., Pharma-Kontrollabteilung, Farbwerke Hoechst AG
6230 Frankfurt-Höchst

Oral wirksame Antidiabetika

Sulfonylharnstoffderivate und verwandte Verbindungen als blutzuckersenkende Substanzen*

Beziehungen zwischen Konstitution und Wirksamkeit

Walter Aumüller[1] und Ruth Heerdt[2]

Einleitung

Bereits im Jahre 1960 weisen W. Creutzfeldt und D. Söling [1,14] auf die Vielzahl von Untersuchungen hin, die sich mit dem Problem des Zusammenhangs zwischen Konstitution und Wirksamkeit der Sulfonylharnstoffderivate und verwandter Verbindungen befassen.

Inzwischen hat sich die Zahl der einschlägigen Publikationen noch vervielfacht. Tausende neuer Verbindungen sind synthetisiert, untersucht und in Patenten, in chemischen und medizinischen Zeitschriften beschrieben worden.

Im folgenden Artikel, der sich auf Literaturangaben bis zum Sommer 1967 stützt, soll versucht werden, einen Überblick über die hergestellten Verbindungen und einen Einblick in die Beziehungen zwischen Konstitution und Wirksamkeit zu geben.

Wegen der Fülle des vorliegenden Materials können naturgemäß nicht alle Verbindungen erwähnt werden. Die Autoren haben sich jedoch bemüht, durch ausgesuchte Beispiele die einzelnen Verbindungstypen zu charakterisieren. Die Auswahl der Beispiele ist zudem so erfolgt, daß zugleich ein Hinweis auf die zugehörigen Arbeiten gegeben werden kann (s. hierzu die Tabellen).

Erhebliche Schwierigkeiten waren bei der Beurteilung der blutzuckersenkenden Wirksamkeit der Präparate und Verbindungstypen zu erwarten: Das Material wird in den chemischen und medizinischen Zeitschriften und vor allem in den Patenten oftmals unter völlig verschiedenen Gesichtspunkten dargestellt. In einem erheblichen Teil der Publikationen werden überdies keine oder nur oberflächliche Angaben über pharmakologische Wirksamkeit und Toxicitäten gemacht. Aber selbst beim Vorliegen pharmakologischer Daten ist eine vergleichende Beurteilung nicht immer möglich. Das ist vor allem durch Unterschiede in der Wirksamkeit bei verschiedenen Tierarten bedingt. Es gibt Substanzen, die beim Hund gut und beim Kaninchen schlecht wirksam sind und umgekehrt. Hierfür dürften unterschiedliche Resorption, Verteilung im Organismus, Abbau und Ausscheidung verantwortlich sein, die man bisher nur für wenige Verbindungen genauer kennt (W. Creutzfeld und D. Söling [1,14]). Auf die unterschiedlichen Prüfungsmethoden und das unterschiedliche Tiermaterial sei nur am Rand verwiesen.

So verblieb dem Beurteiler oft nur die Möglichkeit, einen allgemeinen Hinweis auf Wirksamkeit oder Unwirksamkeit zu geben.

---

* Dem Andenken an Prof. Erich Haack 1904—1968 gewidmet

1. Aus den Farbwerken Hoechst AG, vormals Meister Lucius & Brüning, Frankfurt (Main)-Hoechst.

2. Boehringer Mannheim GmbH, Mannheim 31.

Stoffgliederung

Es dürfte kaum eine Klasse pharmakologisch interessanter Verbindungen geben, die derart weitgehend abgewandelt worden ist, wie die Gruppe der Sulfonylverbindungen mit blutzuckersenkender Wirksamkeit.

Allen Sulfonylverbindungen gemeinsam ist die Gruppierung

$$R_1-\overset{\overset{O}{\|}}{\underset{\underset{O}{\|}}{S}}-N\!\!<\,,$$

die bei der überwiegenden Mehrzahl der blutzuckersenkenden Präparate am Stickstoff noch ein *Wasserstoff*atom trägt und als Rest R_1 einen sehr variationsfähigen, meistens einen aromatischen Kohlenwasserstoffrest besitzt.

Von dieser Grundgruppierung

$$R_1-SO_2-N\!\!<^{\!H}$$

kann die Mehrzahl aller Sulfonylverbindungen abgeleitet werden, wie im folgenden gezeigt wird [3].

A. Sulfonylharnstoffe

$$R_1-SO_2-NH-CO-N\!\!<\,.$$

Das Formelbild zeigt, daß hier die Grundgruppierung mit einem Carbamoylrest $-\overset{}{\underset{\underset{O}{\|}}{C}}-N\!\!<$ verbunden ist.

Variationen ergeben sich dadurch, daß dieser Carbamoylrest seinerseits die verschiedenartigsten Substituenten wie Wasserstoff, Alkylreste, aromatische Reste, Säurereste und viele andere tragen kann.

B. Sulfonylsemicarbazide

$$R_1-SO_2-NH-CO-\overset{\shortmid}{N}-N\!\!<\,.$$

Die $R_1-SO_2-N\!\!<$ gruppe ist hier mit einem Carbohydrazidrest verknüpft.

C. Sulfonyl-alkoxy-cycloalkoxy- und phenalkoxyharnstoffe

$$R_1-SO_2-NH-CO-\underset{\shortmid}{N}-O-\,.$$

Diese Körperklasse kann man als O-alkylierte Hydroxyl-aminderivate auffassen.

D. Sulfamylharnstoffe und verwandte Verbindungen

Verbindungen dieses Typs enthalten die Gruppierung

$$\overset{R_1}{\underset{R_2}{>}}N-SO_2-N\!\!<^{\!H}\,.$$

E. Bis-sulfonyl-Verbindungen

Hierher gehören Verbindungen, die zwei Sulfonylreste tragen.

---

3. Siehe auch E. Haack u. A. Bänder [11,30].

F. Sulfonylthioharnstoffe

$$R_1—SO_2—NH—CS—N\diagdown$$

Die Derivate dieser Gruppe unterscheiden sich von den Sulfonylharnstoffen durch Austausch des $—\overset{\|}{\underset{O}{C}}—$ Restes gegen einen $—\overset{\|}{\underset{S}{C}}—$ Rest.

Sie können leicht in die Sulfonylharnstoffe überführt werden.

G. Sulfonylisoharnstoffäther und Analoge

Diese Verbindungen umfassen außer den Sulfonylisoharnstoffäthern

$$R_1—SO_2—N{=}\underset{\underset{O—alk}{|}}{C}—N\diagdown$$

auch entsprechende Sulfonylisothioharnstoffäther

$$R_1—SO_2—N{=}\underset{\underset{S—alk}{|}}{C}—N\diagdown$$

und Sulfonylguanidine

$$R_1—SO_2—N{=}\underset{\underset{NH_2}{|}}{C}—N\diagdown \; .$$

H. Sulfonylurethane

$$R_1—SO_2—NH—COO—\cdot$$

Anstelle der —CO—NH-gruppierung der Sulfonylharnstoffe ist hier die —COO-gruppierung getreten.

J. Abgewandelte Sulfonylharnstoffverbindungen

In dieser Rubrik werden Verbindungen mit abgewandelter Harnstoffgruppierung aufgeführt, die sich nicht in die Gruppen A bis H einordnen lassen.

K. Sulfenyl- und Sulfinyl-harnstoffe

$$R_1—S—NH—CO—N\diagdown$$

$$R_1—SO—NH—CO—N\diagdown \; .$$

Die Verbindungen können als Vorprodukte zu Sulfonylharnstoffen aufgefaßt werden, in die sie durch Oxidation übergeführt werden können.

L. Antidiabetisch wirksame Sulfonamide

Hierher gehören:

1. Sulfonamido-thiadiazole und -oxadiazole

2. Sulfonamidopyrimidine

3. Verschiedene Sulfonamide, wie
    a) Aliphatische und aromatische Acylsulfonamide
    b) Benzolsulfonamidoalkylcarbonsäuren und Derivate
    c) Heterocyclische Sulfonamide
    d) Andere Sulfonamide
    e) N-Benzolsulfonyl-substituierte Heterocyclen
    f) Benzolsulfonylimido-Verbindungen
    g) Benzothiadiazine und analoge Derivate

1*

A. Sulfonylharnstoffe

Die Klasse der Sulfonylharnstoffe ist die wichtigste Klasse der oralen Antidiabetika. Sie umfaßt nicht nur die größte Anzahl der synthetisierten Verbindungen, sie wurde auch am eingehendsten nicht zuletzt im Hinblick auf die Beziehungen zwischen Konstitution und Wirkung untersucht.

Einige allgemeine Betrachtungen über diese Beziehungen seien vorausgeschickt:

Die biologische Wirkung eines Arzneimittels wird beeinflußt durch verschiedene physikalisch-chemische Vorgänge, die den Transport des Arzneimittels vom Ort der Applikation bis zur eigentlichen Wirkungsstelle ermöglichen. Von diesen physikalisch-chemischen Vorgängen, wie u. a. dem Passieren von Membranen, der Diffusion, dem Übergang von der wäßrigen zur lipoiden Phase, verlaufen einige leicht und schnell, andere nur schwierig und langsam und sind daher geschwindigkeitsbestimmend.

Daraus ergibt sich, daß die physikalisch-chemischen Eigenschaften einer Substanz für den Wirkungsgrad einer Verbindung von großer Bedeutung sind.

Eine der wesentlichsten physikalisch-chemischen Eigenschaften sind die Lipoidlöslichkeit einerseits und die Wasserlöslichkeit andererseits. Das Verhältnis von Lipoid- zu Wasserlöslichkeit ist in hohem Maße mitbestimmend für die biologische Wirkung.

Aus der Strukturformel der Sulfonylharnstoffe

$$R_1\text{—}SO_2\text{—}NH\text{—}CO\text{—}N{<}R$$

geht hervor, daß die hydrophile Komponente im Harnstoffteil zu suchen ist. Besonders bedeutungsvoll ist das acide, abdissoziierbare Wasserstoffatom der Gruppierung —SO_2—NH—, das bekanntlich die Sulfonylharnstoffe zur Salzbildung befähigt und damit eine beträchtliche Erhöhung ihrer Wasserlöslichkeit bewirkt. Wird die Möglichkeit der Salzbildung aufgehoben — etwa durch Ersatz des aciden H-Atoms durch eine CH_3-Gruppe —, so resultieren weitgehend wasserunlösliche und im allgemeinen unwirksame Verbindungen, wie z. B. der Harnstoff

$$CH_3\text{—}\langle\text{—}\rangle\text{—}SO_2\text{—}\underset{\underset{CH_3}{|}}{N}\text{—}CO\text{—}NH\text{—}C_4H_9. \qquad [70,10]$$

Im Widerspruch hierzu stehen allerdings Befunde von D. Azzena und A. Azzolini [66,8], wonach der 1,3-Cyclohexyl-3-(5-indanylsulfonyl)-harnstoff[4] am Menschen hypoglykämische Wirkung besitzt. Erwähnt sei, daß die Acidität einer Sulfonylharnstoffgruppierung merklich von der Beschaffenheit des Substituenten R_1 und damit auch von der Art des Substituenten z. B. im Benzolsulfonylrest abhängt.

Für die Lipoidlöslichkeit der Sulfonylharnstoffe ist die Konstitution der beiden Substituenten R_1 und R wichtig, die bei wirksamen Verbindungen eine gewisse Größe und Beschaffenheit haben müssen. Werden sie durch hydrophile Substituenten zu stark belastet, kann der blutzuckersenkende Effekt eines Präparates verlorengehen.

E. Haack hat bereits darauf hingewiesen [11,25], daß das Verhalten der Verbindungsklasse der Sulfonylharnstoffe nach folgenden Gesichtspunkten zu begutachten ist:

1. Toxicität   3. Wirkungsdauer
2. Wirkungsstärke   4. Metabolismus.

---

[4] Formel unklar.

Es ist hier nicht der Ort, auf Einzelheiten der pharmakologischen Untersuchungsmethoden einzugehen. Hier soll lediglich darauf hingewiesen werden, daß die genannten Eigenschaften für die Auswahl eines als Antidiabetikum brauchbaren Präparates wichtig sind.

Nach E. HAACK besteht zwischen den Faktoren 2 und 3 keine Beziehung. Es existieren schwach wirksame Verbindungen von lang anhaltendem Blutspiegel ebenso wie stark wirksame von kurzer Verweildauer im Körper. Auch die Kombination von hoher Wirksamkeit, d.h. kleiner Schwellendosis und langer Verweildauer, ist erreichbar. Nebenwirkungen, die bei diesen auf lange Zeit zu applizierenden Verbindungen von gesteigerter Bedeutung sind, hängen teilweise aber nicht ausschließlich mit der Toxicität zusammen. Zwischen Toxicität und Wirkungsstärke besteht offenbar kein Zusammenhang.

Dagegen ist die Art, wie eine Verbindung metabolisiert wird und die Geschwindigkeit, mit der dies geschieht, von Bedeutung für die Wirkungs*dauer*. Es ist z.B. wichtig, ob der gebildete Metabolit selbst wirksam oder unwirksam ist und ferner, ob der Metabolit schneller als die Muttersubstanz ausgeschieden werden kann.

Man kann die Sulfonylharnstoffe, wie bereits eingangs erwähnt, in zwei große Gruppen einteilen, je nachdem der Carbonamidrest ein- oder zweimal substituiert ist. Die weitaus wichtigere Gruppe gehört dem erstgenannten Typ an:

$$R_1\text{—}SO_2\text{—}NH\text{—}CO\text{—}NH\text{—}R.$$

Die zweite Gruppe

$$R_1\text{—}SO_2\text{—}NH\text{—}CO\text{—}N{\Large\langle}{}^{R}_{R_2}$$

ist von geringerer Bedeutung.

I. Sulfonylharnstoffe des Typs R_1—SO_2—NH—CO—NH—R

Wie bereits erwähnt, kommt dieser Gruppe eine entscheidende Bedeutung zu. Ihr entstammt die Mehrzahl der Handelsprodukte.

Von Z. BRZOZOWSKI [1,13] ist bereits darauf hingewiesen worden, daß die blutzuckersenkende Wirkung der Sulfonylharnstoffe nicht ausschließlich allein von der Konstitution eines der beiden Substituenten R_1 und R abhängt, sondern daß sie vielmehr ihrer gegenseitigen Wechselwirkung zuzuschreiben ist. Daraus folgt, daß strenggenommen jede Verbindung als Einzelwesen zu betrachten ist und ihre Eigenschaften nicht vorausgesagt, sondern erst nach eingehender Untersuchung ermittelt werden können. Es gibt zwar allgemeine Richtlinien und Erkenntnisse, die es erlauben, die Beziehungen zwischen Konstitution und Wirkung bestimmter Typen herauszuarbeiten und mitunter sogar eine blutzuckersenkende Wirkung noch unbekannter Substanzen vorauszusagen; Überraschungen sind nicht ausgeschlossen.

Im folgenden wird versucht, anhand der zur Verfügung stehenden Literatur einige dieser allgemeinen Richtlinien aufzuzeigen.

Es erscheint hierbei zweckmäßig, zunächst die zu referierenden Verbindungen, je nach Art und Konstitution des Restes R_1, in Untergruppen einzuteilen. Auf diese Weise können einzelne Gruppen, beispielsweise die der

Toluolsulfonylharnstoffe,
Benzolsulfonylharnstoffe,
Aminobenzolsulfonylharnstoffe,
Acylbenzolsulfonylharnstoffe usw. usw.

geschlossen abgehandelt werden.

Um Wiederholungen weitgehend zu vermeiden, sollen Konstitution und Bedeutung der sog. Aminkomponente R (Amine R—NH$_2$ dienen als Ausgangsstoffe bei der Synthese von Sulfonylharnstoffen) vorweg anhand der p-Toluolsulfonylharnstoffreihe erörtert werden.

1. Konstitution und Bedeutung der Aminkomponente. p-Toluolsulfonyl-harnstoffe

Zur Erläuterung der Aminkomponente R erscheint eine Diskussion der p-Toluolsulfonylharnstoffreihe deshalb sinnvoll, weil diese Verbindungsklasse am eingehendsten studiert worden ist und der p-Toluolsulfonylrest zu den wirksamsten und verträglichsten Sulfonylkomponenten zählt, wie das für Tolbutamid sichergestellt ist (H. Ruschig et al. [44,81]).

In der Tabelle 1a werden bekannte p-Toluolsulfonylharnstoffe aufgeführt, in denen der Substituent R Wasserstoff oder einen gesättigten oder ungesättigten, geradlinigen oder verzweigten aliphatischen Kohlenwasserstoffrest bedeutet.

Einige wenige, bisher unveröffentlichte Verbindungen sollen das Bild ergänzen.

Das erste Glied der Reihe, der p-Toluolsulfonyl-harnstoff (Tabelle 1a, 1), eine schon vor der Entdeckung der blutzuckersenkenden Wirkung der Sulfonylharnstoffe bekannte Substanz, zeigt nach Untersuchungen in den Laboratorien der Farbwerke Hoechst AG (am Kaninchen) keine Wirksamkeit, ebenso der p-Toluolsulfonyl-methyl-harnstoff (Tabelle 1a, 2). Über ähnliche Ergebnisse berichtet S. Onisi [89,3].

Erst wenn R eine Äthylgruppe darstellt, setzt die blutzuckersenkende Wirkung ein. p-Toluolsulfonyl-äthyl-harnstoff (Tabelle 1a, 3) bewirkt im Hundetest eine Senkung des Blutzuckerwertes um maximal 38%, wobei die Normalwerte erst nach 48 Std wieder erreicht werden (H. Ruschig et al. [44,81]).

Die besten Effekte werden erhalten, wenn die Aminkomponente 3—6 offenkettige Kohlenstoffatome enthält (H. Ruschig et al. [44,81]; Z. Brzozowski [1,13]; J. D. H. Slater [1,10]). S. Onisi bestätigt die Wirksamkeit von Toluolsulfonyl-alkyl- und -alkenyl-harnstoffen mit 3—4 C-atomen und findet z.B. den p-Toluolsulfonyl-allyl-harnstoff (Tabelle 1a, 6) als stark wirksam.

Besondere Bedeutung kommt dem p-Toluolsulfonyl-n-butyl-harnstoff (Tabelle 1a, 7) zu (Tolbutamid, D 860). Diese als Handelsprodukt u.a. unter den Namen Rastinon, Artosin, Orinase bekannte Verbindung, ist bei später zu erörternden Untersuchungen vielfach als Standardsubstanz verwendet worden (B. Hökfelt und A. Jönssen [7,3]; F. G. McMahon [93,14]; W. Aumüller et al. [44,83]). Auf eine eingehende Beschreibung der Verbindung kann hier verzichtet werden. Es seien lediglich einige Daten wiedergegeben [44,83]. Die wirksame Grenzdosis (eine Substanzmenge, die bei einmaliger oraler Gabe an stoffwechselgesunde, nüchterne Individuen den Blutzuckerspiegel um mindestens 10% zu senken vermag) liegt danach beim Kaninchen bei 25 mg/kg, beim Hund bei 5 mg/kg, bei der Ratte bei 6,25 mg/kg und beim Menschen bei 7 mg/kg, die entsprechenden i.v. Werte werden mit 20 mg/kg, 5 mg/kg, 10 mg/kg, 3,5 mg/kg angegeben.

Bewährt hat sich auch der Isobutylrest als Aminkomponente. Auf die praktische Verwertbarkeit des p-Toluolsulfonyl-isobutyl-harnstoffes (Tabelle 1a, 8) hat bereits 1956 G. Ehrhart hingewiesen [44,79].

Bei p-Toluolsulfonylharnstoffen mit Resten R, die mehr als 7 Kohlenstoffatome enthalten, beginnt die Wirkung mit steigender Kohlenstoffzahl langsam abzusinken. Sie verschwindet völlig bei einem Gehalt von 12 Kohlenstoffatomen (H. Ruschig et al. [44,81]). Selbstredend ergeben sich Wirkungsunterschiede qualitativer Art innerhalb der aufgezeigten Grenzen. Graduelle Unterschiede der Wirkung können zwischen Verbindungen auftreten, die Aminkomponenten gleicher Kohlenstoffzahl, aber verschiedener Konstitution besitzen.

Toluolsulfonylharnstoffe mit hohen ungesättigten Alkylresten wurden von G. PALA et al. [5,3] hergestellt. Teste zeigten, daß nur das Citronellyl-harnstoffderivat, nicht aber die entsprechenden Geranyl- und Farnesyl-derivate wirksam sind (Tabelle 1a, 26, bzw. 27 u. 29), ein Beispiel für die Schwierigkeit einer vergleichenden Beurteilung.

Von großer Bedeutung sind Sulfonylharnstoffe, die eine cycloaliphatische Aminkomponente besitzen. In Tabelle 1b werden entsprechende p-Toluolsulfonyl-harnstoffe aufgeführt.

Bereits das erste Glied dieser Reihe, der p-Toluolsulfonyl-cyclopropyl-harnstoff (Tabelle 1b, 1), erwies sich im Testversuch am Kaninchen als wirksam. Im p-Toluolsulfonyl-cyclopentyl-harnstoff (Tabelle 1b, 4) liegt eine hoch wirksame Verbindung vor (McMAHON [93,14]). Unter der Bezeichnung HB 135 (Glypentamid) wurde sie klinisch untersucht (J. P. BINGLE et al. [44,84]). Aus Gründen mangelhafter Verträglichkeit wurde sie aber nicht in die Therapie eingeführt.

Durch starke Wirksamkeit (S. ONISI [89,3]; W. LOGEMANN et al. [18,2]; H. RUSCHIG et al. [44,81]; G. CARRARA und G. BERNINI [59,1]) und Verträglichkeit zeichnet sich dagegen der p-Toluolsulfonyl-cyclohexyl-harnstoff (Tabelle 1b, 5) aus, eine zuerst in den Farbwerken Hoechst AG hergestellte Verbindung, die unter den Prüfungsnamen D970 und K386 bekannt und schließlich als Handelsprodukt ausgeboten wurde. Die Aminkomponente Cyclohexyl hat sich überhaupt als vorteilhaft erwiesen. Sie wurde im Laufe späterer Arbeiten erfolgreich in hochwirksame und gut verträgliche Verbindungen eingebaut. p-Toluolsulfonyl-cyclohexenyl-harnstoffe (Tabelle 1b, 6, 7) sind ebenfalls hoch wirksam, ohne aber das Präparat D 970 zu übertreffen.

In den Laboratorien der Farbwerke Hoechst AG wurde eine Reihe von Sulfonylharnstoffen mit alkylsubstituierten Cyclohexylresten als Aminkomponente synthetisiert. Bei geeigneter Substitution sind diese den entsprechenden unsubstituierten Cyclohexylverbindungen an Wirksamkeit überlegen, so z.B. der p-Toluolsulfonyl-4-isopropyl-cyclohexyl-harnstoff (Tabelle 1b, 14) [44,54] und der p-Toluolsulfonyl-4-methyl-cyclohexyl-harnstoff (Tabelle 1b, 8) [44,29].

Charakteristisch ist die lang andauernde Wirkung.

Ebenfalls stark wirksam sind p-Toluolsulfonyl-alkoxy-cyclohexyl-harnstoffe [11,10], während Verbindungen mit Hydroxy- oder Oxo-cyclohexyl-resten R nach unveröffentlichten Versuchen geringere Wirkung haben. Dies dürfte ebenso für Toluolsulfonyl-hydroxy- bzw. -oxo-cyclopentyl-, -cycloheptyl- und -cyclooctyl-harnstoffe gelten.

Im Gegensatz zu Toluolsulfonyl-harnstoffen mit aliphatischen Aminkomponenten zeigen Toluolsulfonyl-cycloalkyl-harnstoffe auch dann starke Wirksamkeit, wenn die Aminkomponente 7, 8 und mehr Kohlenstoffatome aufweist. Wegen ihres starken Effekts sind sowohl der p-Toluolsulfonyl-cycloheptyl-harnstoff (D 656 Cycloheptolamid) (Tabelle 1b, 30) als auch der p-Toluolsulfonyl-cyclooctyl-harnstoff (D 935) (Tabelle 1b, 31) eingehend pharmakologisch und auch klinisch geprüft worden.

Nach F. G. McMAHON et al. [93,10] ist Cycloheptolamid an der Ratte 4—6mal, am gesunden Menschen 4mal stärker wirksam als Tolbutamid bei ähnlicher Wirkungsdauer (vgl. auch M. C. BALODIMOS et al. [93,9]). Die Verträglichkeit bei Dauerapplikation von Cycloheptolamid ist jedoch nicht günstig (McMAHON [93,14]), so daß sich das Präparat nicht durchsetzen konnte.

Ähnliches gilt für den p-Toluolsulfonyl-cyclooctyl-harnstoff.

Tabelle 1c enthält p-Toluolsulfonyl-harnstoffe mit Cycloalkylacyl-resten als Aminkomponente R. Substanzen dieser Art sind wirksam. Sie haben jedoch keine praktische Bedeutung erlangt.

Interessanter erscheinen Sulfonylharnstoffe, die als Aminkomponente bi- und mehr-cyclische Reste besitzen. Toluolsulfonyl-harnstoffe dieser Reihe sind in Tabelle 1d aufgeführt. Im Verlaufe der synthetischen Arbeiten sind sowohl 2,5-Endomethylen-cyclohexyl- und cyclohexenyl- wie die entsprechenden 2,5-Endo-methylen-cyclohexylmethyl- und 2,5-Endomethylen-cyclohexenylmethyl-reste wiederholt verwendet worden und ergaben stark wirksame Verbindungen von guter Verträglichkeit.

Der p-Toluolsulfonyl-2,5-endomethylen-Δ-3-cyclohexenyl-harnstoff (Tabelle 1d, 3) bewirkt am Kaninchen in einer Dosierung von 400 mg/kg eine Senkung des Blutzuckers um 30—40%, in einer Dosis von 50 mg/kg eine solche von 28%. Die LD 50 wird mit 7 g/kg angegeben [44,38].

Aminkomponenten, deren Einbau in das Sulfonylharnstoffmolekül zu stark wirksamen Verbindungen führen, sind auch der Nortricyclyl- und der Adamantyl-rest.

Der p-Toluolsulfonyl-nortricyclyl-harnstoff (Tabelle 1d, 4) soll in Dosen von 5 und 2,5 mg/kg den Blutzuckerspiegel des Hundes stärker senken als Tolbutamid in gleicher Dosierung [9,10].

Für den p-Toluolsulfonyl-(1-adamantyl)-harnstoff (Tabelle 1d, 5) wird von Gerzon et al. [54,9] eine relative Wirksamkeit von 15 gegenüber Tolbutamid und 1,2 gegenüber Glycyclamid bei Versuchen an normalen Ratten angegeben (vgl. auch R. S. Baichwal [1,1]).

Als stark wirksam wird auch der Toluolsulfonyl-tricyclo-undecyl-harnstoff angegeben (Tabelle 1d, 9) [33,6].

Weniger geeignet dürften Aminkomponenten sein, die sich vom Decahydronaphthalin ableiten.

Eingehend untersucht wurden insbesondere in den Laboratorien von Boehringer Mannheim GmbH Sulfonylharnstoffe mit Aminkomponenten, deren Kohlenwasserstoffreste durch ein oder zwei Sauerstoffatome unterbrochen sind (Tabelle 1e).

Mit Ausnahme des ersten Gliedes dieser Reihe sind derartige Toluolsulfonyl-harnstoffe wirksam. Jedoch wird die hypoglykämische Wirkung entsprechender Toluolsulfonyl-alkyl-harnstoffe mit gleicher Kohlenstoffzahl im allgemeinen nicht erreicht. Anscheinend erhöht der Einbau eines Sauerstoffatoms in die KW-Kette der Aminkomponente die hydrophilen Eigenschaften des betreffenden Sulfonyl-harnstoffs und verursacht dadurch eine Verminderung der Wirksamkeit. Der Wirkungsabfall kann in gewissem Grade durch Erhöhung der Kohlenstoffzahl des Aminrestes R ausgeglichen werden.

Von Bedeutung ist die überraschend niedrige Toxicität der genannten Verbindungen.

Im Gegensatz hierzu besitzen p-Toluolsulfonyl-harnstoffe, deren Alkylketten eine Hydroxylgruppe, eine Carboxylgruppe, eine Ester- oder Amidgruppierung tragen — Beispiele dieser Art sind in Tabelle 1f aufgeführt — keine hypoglyk-ämische Wirksamkeit. Zum Beispiel sind nach Untersuchungen die Verbindungen

$$CH_3 \text{—} \bigcirc \text{—} SO_2\text{—}NH\text{—}CO\text{—}NH\text{—}CH_2\text{—}CH_2\text{—}OH \qquad \text{(Tabelle 1f, 1)}$$

$$\text{—}(CH_2)_n\text{—}COOR \qquad \text{(Tabelle 1f, 3, 5, 6)}$$

wirkungslos (H. Ruschig et al. [44,81]).

Dieser Befund wird auch von M.J.Karten et al. [94,2] bestätigt, während nach G. Bramanti und G. F. Di Paco [39,2] Verbindungen dieses Typs wirksam sein sollen.

Eindeutig wirksam sind dagegen Toluolsulfonyl-harnstoffe mit Aminkomponenten wie

$$-CH_2-CH_2-S-H, \quad -CH_2-CH_2-S-CH_3 \quad \text{und} \quad \text{(Ring)} \quad \text{(Tabelle 1 g)}$$

Der Einbau von Schwefel in die Aminkomponente verursacht anscheinend keinen Wirkungsabfall.

Der p-Toluolsulfonyl-2-mercaptoäthyl-harnstoff (Tabelle 1 g, 1) senkt bei einer Gabe von 400 mg/kg den Blutzuckerspiegel des Kaninchens stark [44,81].

Hervorgehoben wird auch die Verbindung

$$CH_3-\text{(Ring)}-SO_2-NH-CO-NH-\text{(Ring)}-S \quad \text{(Tabelle 1 g, 5) [11,17]}$$

die nach internen Untersuchungen eine relative BZ-Zahl i. v. und per os (s. S. 11) von 40 und eine große therapeutische Breite besitzt [11,31].

Von geringerer Bedeutung sind Verbindungen mit Aminkomponenten:

$$- \text{alkylen} -\overset{\|}{\underset{O}{S}}- \text{alkyl oder}$$

$$- \text{alkylen} -\underset{O\ \ O}{S}- \text{alkyl}.$$

Die in Tabelle 1 h aufgeführten Toluolsulfonyl-harnstoffe haben als blutzuckersenkende Substanzen ebenfalls nur geringe praktische Bedeutung. Verbindungen mit der Aminkomponente $R = -CH_2-CH_2-Hal$ sind als Zwischenprodukte für die später noch zu erwähnenden Sulfonyl-imidazolidone und -oxazoline [21,4] verwertbar, während aus Verbindungen mit der Aminkomponente $R = -CH_2-CH_2-CH_2-Hal$ durch Ringschluß entsprechende Sulfonyl-tetrahydro-2-pyrimidinone und 5,6-Dihydro-1,3-oxazine hergestellt werden können.

p-Toluolsulfonyl-β-piperidino-äthyl-harnstoff (Tabelle 1 h, 10) ist nach internen Untersuchungen mit 400 mg/kg am Kaninchen unwirksam (H. Ruschig [44,81]). Dies gilt ebenso für die verwandten in Tabelle 1 h aufgeführten Präparate.

Toluolsulfonyl-harnstoffe mit einem aromatischen Rest R als Aminkomponente (Tabelle 1 i) sind eingehend untersucht worden (H. Ruschig et al. [44,80; 44,81], G. F. Holland et al. [70,12]).

Der schon seit langem bekannte p-Toluolsulfonyl-phenyl-harnstoff (Tabelle 1 i, 1) hat eine starke und langanhaltende Wirkung auf den Blutzucker (S. Onisi [89,3]), ist aber zugleich so toxisch, daß eine Verwendung als orales Antidiabetikum ausscheidet (H. Ruschig et al. [44,81]).

Auch Aminkomponenten wie

bringen keinen Fortschritt (H. Ruschig et al. [44,81]).

G. F. Holland et al. geben pharmakologische Daten für den p-Toluolsulfonyl-phenyl-harnstoff und einige Derivate an [70,12]. Danach sind insbesondere der Toluolsulfonyl-phenyl-harnstoff (Tabelle 1i, 1), p-fluor-phenyl- (Tabelle 1i, 6) und p-methoxy-phenyl-harnstoff (Tabelle 1i, 11) wirksam, ohne jedoch Chlorpropamid zu erreichen. Eine Reihe von Verbindungen sind unwirksam. Die Versuche wurden an Wistar-Ratten durchgeführt.

Von größerem Interesse sind Verbindungen, die als Aminkomponente einen gegebenenfalls substituierten Phenyl-alkyl- oder Phenyl-cycloalkyl-rest besitzen (Tabelle 1k).

p-Toluolsulfonyl-phenyl-alkyl-harnstoffe mit kurzer Alkylenkette sind bei geringer Giftigkeit gut wirksam.

p-Toluolsulfonyl-benzyl-harnstoff (Tabelle 1k, 1) (H. Ruschig et al. [44,80; 44,81]), das Anfangsglied der Reihe, senkt den Blutzucker von Hunden mit 100 mg/kg anfänglich etwas tiefer und außerdem 24 Std länger als Tolbutamid. Seine LD 50 an der Maus beträgt 5,0 g/kg [44,25].

Auch p-Toluolsulfonyl-chlorbenzyl-harnstoff (Tabelle 1k, 4) ist hypoglykämisch wirksam.

Der p-Toluolsulfonyl-β-phenyl-äthyl-harnstoff (Tabelle 1k, 8) (H. Ruschig et al. [44,80; 44,81]) senkt in einer Dosis von 100 mg/kg n. per os am nüchternen Hund den Blutzucker maximal um 37%. Die Wirkung hält 24 Std an. Die Toxicität ist gering. Die LD 50 an der Maus beträgt 5,5—6 g/kg [44,19].

Weitere Sulfonylharnstoffe dieser Reihe, nämlich solche mit einer verzweigten Alkylenkette, sind ebenfalls, wie beispielsweise der p-Toluolsulfonyl-α-phenyl-propyl-harnstoff (Tabelle 1k, 16), hypoglykämisch wirksam [44,26].

Näher pharmakologisch untersucht wurde ferner der p-Toluolsulfonyl-β-(4-nitrophenyl)-äthyl-harnstoff (Tabelle 1k, 10), der am Kaninchen in der Zeit von 8—32 Std nach oraler Verabreichung eine wesentlich stärkere blutzuckersenkende Wirkung als Tolbutamid besitzen soll [22,1]. Bei Boehringer Mannheim GmbH, konnten diese Ergebnisse jedoch nicht bestätigt werden.

An Sulfonylharnstoffen mit Phenyl-cycloalkyl-resten R sind von C. J. Judd hergestellte Phenyl-cyclopropyl-derivate [53,1] und von M. Carissimi et al. synthetisierte und untersuchte Phenyl-cyclohexyl-derivate [57,1] zu erwähnen. Hervorgehoben wird u.a. der Toluolsulfonyl-harnstoff

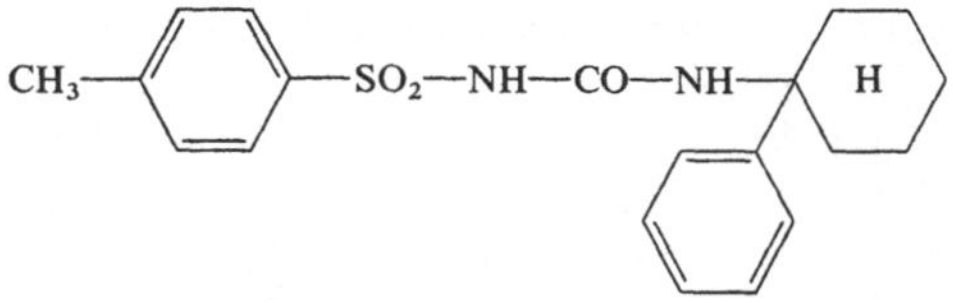

$$CH_3-\underset{}{\bigcirc}-SO_2-NH-CO-NH-\underset{}{\bigcirc}\;H$$

(Tabelle 1k, 27)

der bei verschiedenen Versuchstieren den Blutzuckerspiegel stärker als der p-Toluolsulfonyl-cyclohexyl-harnstoff senken soll.

Die Einführung heterocyclischer Aminkomponenten in das Sulfonylharnstoffmolekül hat, soweit aus den pharmakologischen Befunden ersichtlich ist, wenig Erfolg gezeigt (Tabelle 1l). Eigene Prüfungsergebnisse waren vielfach unbefriedigend.

Während der Einführung des Pyridyl-(2)-restes gut wirksame Verbindungen ergibt, trifft dies beim Pyridyl-(4)-rest nicht zu.

Nach S. Onisi sind alle p-Toluolsulfonyl-pyridyl-(3)-harnstoffe wenig wirksam [89,3]. Dies gilt auch für die von W. Logemann et al. publizierten Pyrimidyl- und Uracil-derivate [18,2].

Nach A. Ermili und I. Cortese hat nur der unsubstituierte p-Toluolsulfonyl-1,3,4-thiadiazolyl-harnstoff (Tabelle 1l, 11) merklichen hypoglykämischen Effekt [30,1].

S. Giri und H. Singh [37,1] sowie A. Shoeb et al. [82,1] geben keine pharmakologischen Befunde an (Tabelle 11).

Interessant ist wiederum der p-Toluolsulfonyl-N'-furfuryl-harnstoff (Tabelle 11,
27), der nach T. S. Danowski und F. M. Mateer [70,18] bei Diabetikern in seiner
Wirksamkeit dem Chlorpropamid gleichkommt.

Toluolsulfonyl-pyridylmethyl-harnstoffe zeigen ähnliches Verhalten wie die
entsprechenden Pyridylverbindungen.

2. Die Konstitution der Sulfonylkomponente

a) Amino-benzolsulfonyl-harnstoffe (Tabelle 2a, b)

Einige wenige p-Aminobenzolsulfonyl-harnstoffe wurden als Bacteriostatica der
Sulfonamidreihe schon vor Beginn der eigentlichen Sulfonylharnstoffära hergestellt. E. Haack gibt in seinem im Juli 1958 erschienenen Artikel: „Sulfanilyl-
und Sulfonyl-carbaminsäure-Derivate und ihre blutzuckersenkende Wirkung"
[11,25] u.a. eine kurze Zusammenfassung der synthetischen Arbeiten auf diesem
Gebiet.

Eine Darstellung der Vorgänge, die zur Entdeckung der blutzuckersenkenden
Wirkung der Sulfonylharnstoffe führte, findet sich bei Creutzfeldt und Söling:
„Orale Diabetestherapie und ihre experimentellen Grundlagen" [1,14].

In der Folgezeit fand das Gebiet der Aminobenzolsulfonyl-harnstoffe weiterhin
vor allem in den Laboratorien von Boehringer Mannheim GmbH Beachtung. (Vgl.
hierzu E. Haack [11,25] und Tabelle 2a).

Einige ausgewählte Verbindungen sollen einen Überblick über diese historisch
und pharmakologisch interessante Körperklasse vermitteln.

Wie in der Toluolsulfonyl-harnstoff-reihe ist bereits der p-Amino-benzol-
sulfonyl-äthyl-harnstoff (Tabelle 2a, 1) wirksam. Erheblich stärker jedoch der
p-Amino-benzolsulfonyl-isopropyl-harnstoff (Tabelle 2a, 3), und insbesondere der
p-Amino-benzolsulfonyl-butyl-harnstoff (Tabelle 2a, 4), BZ 55, Carbutamid, das
Handelsprodukt Nadisan oder Invenol.

Es ist hier nicht der Ort, auf die Flut chemischer, physikalisch-chemischer,
pharmakologischer und klinischer Publikationen hinzuweisen, die das Präparat
Carbutamid ausgelöst hat.

Dagegen erscheint es zweckmäßig, seine Bedeutung als Standard- und Ver-
gleichssubstanz herauszustellen.

Im Verlauf der vorliegenden Abhandlung werden wiederholt zur Charakterisierung der Wirksamkeiten neuer blutzuckersenkender Sulfonyl-derivate sog.
„relative BZ-Zahlen" angegeben, wie sie erstmals von Boehringer Mannheim GmbH
verwendet wurden. Zur Bestimmung dieser „BZ-Zahlen" testet man unter Einhaltung bestimmter Versuchsbedingungen die blutzuckersenkende Wirkung von
BZ 55 und die der Vergleichssubstanzen am Kaninchen intravenös oder per os.
Dabei wird jeweils die Schwellendosis bestimmt, das ist die kleinste Dosis einer
Substanz, die gerade noch eine signifikante Blutzuckersenkung (15%) hervorruft.
Aus dem Vergleich der Schwellendosis einer Substanz mit derjenigen von BZ 55
(sie beträgt bei dieser Versuchsanordnung 200 mg/kg und wird = 1 gesetzt) erhält
man dann die gesuchte relative BZ-Zahl der neuen Verbindung. Die relative
BZ-Zahl der Verb. 3 Tabelle 2a hat danach den Wert 0,8, die von Tolbutamid
den Wert 10.

Bei anderen Versuchstieren und Versuchsanordnungen ergeben sich jedoch
andere Zahlen für das Stärkeverhältnis Tolbutamid/Carbutamid.

Beispielsweise finden F. G. McMahon et al. [93,10], daß Carbutamid an der
Ratte zweimal so stark wirkt wie Tolbutamid, am Menschen jedoch nur die halbe

Wirksamkeit besitzt. Die biologische Halbwertszeit (oder Halbwertszeit der Elimination) von Carbutamid ist hingegen wesentlich länger als die von Tolbutamid. Sie beträgt beim Menschen durchschnittlich 36 Std gegenüber ca. 6 Std für Tolbutamid bei oraler Verabreichung.

W. A. Abelove et al. [93,12] geben für Tolbutamid eine Halbwertszeit von 4,7—7 Std bei i.v. Applikation, für Carbutamid von 44 Std an.

Relative BZ-Zahlen, etwa 1, kommen einzelnen Aminobenzolsulfonyl-harnstoffen mit ges. und unges. aliphatischen Aminkomponenten von 4—8 C-Atomen zu. Allerdings ist die Verstärkung der Wirksamkeit gegenüber Carbutamid zugleich mit einem Anstieg der Toxicität verbunden. Dagegen fällt bei Aminobenzolsulfonyl-harnstoffen mit durch Sauerstoff unterbrochenem aliphatischem Rest R die Wirksamkeit unter gleichzeitiger Verringerung der Toxicität ab.

Ebenso wirksam wie BZ 55, aber etwas toxischer ist der p-Amino-benzolsulfonyl-cyclohexyl-harnstoff (Tabelle 2a, 16); unwirksam ist der entsprechende Benzyl-harnstoff (Tabelle 2a, 23).

Die Verlagerung der Aminogruppe aus der p- in die m-Stellung des Benzolsulfonylrestes (m-Amino-benzolsulfonyl-harnstoffe Tabelle 2b) führt zu einem Verlust der bakteriostatischen Wirksamkeit, ohne daß der hypoglykämische Effekt verlorengeht [79,1] (S. Onisi [89,3]).

m-Amino-benzolsulfonyl-n-butyl-harnstoff (Tabelle 2b, 1), die wichtigste Verbindung dieses Typs, bekannt unter der Kurzbezeichnung Metasulfanilyl-butyl-carbamid besitzt nach internen Untersuchungen eine relative BZ-Wirkung von 0,7 bei einer relativen Toxicität von 2,5.

Nach T. Gordonoff [79,2] wirkt diese Verbindung etwas stärker als Tolbutamid, ungefähr gleich Carbutamid. Es besitzt keine bakteriostatischen Eigenschaften (Handelsprodukt).

Gemäß klinischen Untersuchungen von G. Bickel und O. Koralnik [79,3] liegt die Wirkungsstärke zwischen derjenigen von Tolbutamid und Carbutamid.

o-Amino-benzolsulfonyl-n-butyl-harnstoff (Tabelle 2b, 4) ist an Albino-Ratten ähnlich wirksam wie die m-Aminoverbindung (S. Onisi [89,3]).

b) Benzol-, Alkyl-benzol-sulfonyl-harnstoffe und ähnliche Verbindungen

Die Erkenntnis, daß die blutzuckersenkende Wirkung nicht an das Vorhandensein einer Sulfanilylgruppe gebunden ist, wurde bekanntlich erstmalig an der Gruppe der Benzol- und Alkyl-benzol-sulfonyl-harnstoffe gewonnen (H. Ruschig et al. [44,81]). Sie führte nicht nur zur Auffindung zahlreicher bakteriostatisch unwirksamer, aber blutzuckersenkender Verbindungen, sondern war zugleich mit die Ursache der ungeheuren Ausweitung, die das Gebiet der Sulfonylverbindungen seither erfahren hat.

α) *Benzolsulfonyl-harnstoffe* (Tabelle 3a)

Diese Gruppe ist eingehend untersucht worden. Wie G. Carrara und G. Bernini bemerken [59,1], sollte durch Ausschaltung leicht metabolisierbarer Substituenten wie CH_3— oder H_2N— eine längere Wirkungsdauer ohne Veränderung des hypoglykämischen Effekts erreicht werden.

Für das wichtigste Produkt der in Tabelle 3a aufgeführten Verbindungen, den zuerst in den Farbwerken Hoechst AG synthetisierten Benzolsulfonyl-n-butyl-harnstoff (AL 132) (Tabelle 3a, 2), wird dies nach den genannten Literaturangaben sowie nach Ergebnissen pharmakologischer und klinischer Untersuchungen von J. Dorche et al. [59,2] und J. Traeger et al. [59,3] vollauf bestätigt (im Handel).

Neben dem Benzolsulfonyl-n-butyl-harnstoff wird von U. Tonse et al. [40,1] und M. Y. Mhasalkar et al. [40,2] der Benzolsulfonyl-isopropyl-harnstoff

(Tabelle 3a, 1) hervorgehoben. Auf ihre gegenüber Tolbutamid verstärkte und verlängerte Wirksamkeit wird hingewiesen.

Stark wirksam haben sich auch Benzolsulfonyl-harnstoffe mit cyclischen und mehrcyclischen Aminkomponenten erwiesen, z.B. der Benzolsulfonyl-tricyclo-(4,3,1,1,^{3,8})-undec-3-yl-harnstoff (Tabelle 3a, 10), der beim Menschen in einer Dosis von 100 mg/kg eine Senkung des Blutzuckerspiegels von 32% bewirken und noch in Dosen von 20 mg/kg sichtbar wirksam sein soll [33,6].

Unter den von G. F. HOLLAND et al. [70,12] untersuchten Benzolsulfonyl-harnstoffen mit aromatischer Aminkomponente wird der Benzolsulfonyl-p-dimethylamino-phenyl-harnstoff (Tabelle 3a, 18) hervorgehoben. Die Verbindung erreicht jedoch bei längerer Versuchsdauer nicht die Wirkungsstärke des entsprechenden Chlor-benzolsulfonyl-derivates.

β) o- und m-Toluolsulfonyl-harnstoffe (Tabelle 3b)

Z. BRZOZOWSKI bemerkt [1,13], daß wirksame Benzolsulfonyl-harnstoff-derivate, die Substituenten in p-Stellung besitzen, ihre antidiabetischen Eigenschaften verlieren, wenn die Substituenten in die Ortho- oder Meta-Stellung rücken. Nach BRZOZOWSKI soll dies für alle ortho- und meta-substituierten Benzolsulfonyl-harnstoffe zutreffen, unabhängig von Art und Struktur der Substituenten. Das ist offensichtlich nicht der Fall.

Nach H. RUSCHIG et al. [44,81] erweisen sich von den m-Toluolsulfonyl-harnstoffen u. a. der m-Methyl-benzolsulfonyl-n-butyl-harnstoff (Tabelle 3b, 1) als stark und lang wirksam.

Diese Verbindung ist auch von B. HÖKFELT und A. JÖNSSON am Kaninchen untersucht und als stark wirksam beschrieben worden [7,3]. Nach internen Untersuchungen sind außerdem andere, beispielsweise der m-Methyl-benzolsulfonyl-cyclopentyl- (Tabelle 3b, 3) und cyclohexyl-harnstoff (Tabelle 3b, 4) im Kaninchentest stark wirksam.

Dagegen besteht der Eindruck, daß selbst bei geeigneter Aminkomponente o-Toluolsulfonyl-harnstoffe zwar wirksam sind, aber nicht die Wirkungsstärke der entsprechenden meta- und para-Verbindungen erreichen [70,10].

So berichten M. Y. MHASALKAR et al. [40,2] über wenig günstige Ergebnisse bei Untersuchungen von o-Toluolsulfonyl-methyl-, äthyl-, propyl- und isobutyl-harnstoffen.

Nach R. GRYGLEWSKI [38,1] ist der o-Toluolsulfonyl-butyl-harnstoff (Tabelle 3b, 12) wirksam, aber schwächer als Tolbutamid. Dieser Befund wird von E. ADAMI et al. bestätigt [5,1], während B. HÖKFELT und A. JÖNSSON [7,3] einen guten hypoglykämischen Effekt gefunden haben.

γ) Alkyl- und Alkenyl-benzolsulfonyl-harnstoffe (Tabelle 3c)

Verbindungen mit 2—6 C-Atomen in der Alkylkette in p-Stellung besitzen bei geeigneter Aminkomponente nach H. RUSCHIG et al. [44,81] eine ausgeprägte hypoglykämische Wirksamkeit. Die erzielbaren Effekte sind tief und dauern bei Prüfung am Hund in einer Dosierung von 100 mg/kg per os meistens länger als 48 Std an.

In diesem Zusammenhang ist die Frage nach dem biologischen Abbau der genannten Substanzen von Interesse. Es ist anzunehmen, daß eine biologische Oxidation zu entsprechenden Carboxy-benzolsulfonyl-harnstoffen — analog zum D 860 — nicht stattfindet. Einschlägige Untersuchungen liegen u.W. nicht vor.

An Äthyl-benzolsulfonyl-harnstoffen werden hervorgehoben der p-Äthyl-benzolsulfonyl-cyclohexyl-harnstoff (Tabelle 3c, 3), der bei geringer Toxicität gut wirksam sein soll [44,81], ferner der p-Äthyl-benzolsulfonyl-isopropyl-cyclo-

hexyl-harnstoff (Tabelle 3 c, 4) mit starkem und lang anhaltendem hypoglyk-
ämischem Effekt [44,54].

Sehr stark wirksam ist nach Untersuchungen von K. Gerzon et al. [54,9] auch der
p-Äthyl-benzolsulfonyl-1-adamantyl-harnstoff (Tabelle 3 c, 7). Weitere wirksame
Äthyl-benzolsulfonyl-harnstoffe sind durch ein Patent bekannt geworden [54,2].

Eine große Anzahl p-Vinyl-benzolsulfonyl-harnstoffe haben D. F. Hayman
et al. beschrieben [16,5]. Einige dieser Verbindungen besitzen nach Angaben der
Autoren nennenswerte hypoglykämische Wirksamkeit bei oraler Applikation am
Kaninchen.

Der p-Vinyl-benzolsulfonyl-n-butyl-harnstoff (Tabelle 3 c, 13) wird als „a more
potent hypoglycemic agent than the widely used tolbutamide and chlorpropamide"
geschildert [16,1]. Nach internen Untersuchungen wirkt dagegen diese Verbindung
in einer Dosis von 400 mg/kg per os am Kaninchen schwächer als Tolbutamid.

Nach D. F. Hayman et al. [16,6] besitzen auch Äthinyl-benzolsulfonyl-harn-
stoffe mit geeigneter Aminkomponente hypoglykämische Wirkung.

Nur wenige p-n-Propyl-benzolsulfonyl-harnstoffe sind bekannt, dagegen eine
größere Anzahl von p-Isopropyl-benzolsulfonyl-harnstoffen. Hervorzuheben ist
der p-Isopropyl-benzolsulfonyl-n-butyl-harnstoff (Tabelle 3 c, 27), der in verschiedenen Laboratorien untersucht worden ist. Nach E. Adami et al. [5,1] ist die Substanz etwa gleich bzw. schwächer wirksam als Tolbutamid. Besonderes Interesse
verdient wegen seiner starken und lang anhaltenden Wirksamkeit auch der p-Iso-
propyl-benzolsulfonyl-4-isopropyl-cyclohexyl-harnstoff (Tabelle 3 c, 30) [44,54].

In der Reihe der p-Butyl-benzolsulfonyl-harnstoffe sind aus Gründen der
strukturellen Eigenart des Substituenten die tert.-Butyl-benzolsulfonyl-harnstoffe
von Interesse. Im Gegensatz zu den Angaben von H. Ruschig et al. [44,81] soll
der tert.-Butyl-benzolsulfonyl-n-butyl-harnstoff (Tabelle 3c, 40) nach B. Hökfelt und A. Jönsson [7,3] nur eine sehr mäßige Wirksamkeit besitzen. Stärker
scheint der tert.-Butyl-benzolsulfonyl-cyclohexyl-harnstoff zu sein (Tabelle 3 c, 41).

c) Alkoxy-benzolsulfonyl-harnstoffe

α) Methoxy-benzolsulfonyl-harnstoffe (Tabelle 4 a)

H. Ruschig et al. [44,81] erkannten aufgrund damals vorliegender Untersuchungsergebnisse dem
p-Methoxy-benzolsulfonyl-n-butyl-harnstoff (Tabelle 4a, 3)
und dem
p-Methoxy-benzolsulfonyl-cyclohexyl-harnstoff (Tabelle 4a, 4)
„sehr wertvolle therapeutische Eigenschaften" zu [40,81].

Nach B. Hökfelt und A. Jönsson [7,3] entspricht der p-Methoxy-benzolsulfonyl-n-butyl-harnstoff in seiner Wirkungsstärke am Kaninchen dem Carbutamid. Angaben von R. Popowa, wonach diese Substanz inaktiv sei, dürften somit
nicht zutreffen (vgl. hierzu R. S. Baichwal [1,1]).

Eine ausgeprägte über 24 Std anhaltende Wirksamkeit besitzt nach M. Y. Mhasalkar et al. [40,2] auch der
p-Methoxy-benzolsulfonyl-cyclohexyl-harnstoff.
Diese Verbindung ist unter dem Namen D 499 klinisch geprüft worden und hat
sich als stark wirksam erwiesen [44,81].

Hervorgehoben werden ferner der
p-Methoxy-benzolsulfonyl-4-methyl-cyclohexyl-harnstoff (Tabelle 4 a, 6) [44,
29], der am Hund mit 5 mg/kg per os eine dem Tolbutamid überlegene Wirkung
zeigt, außerdem der
p-Methoxy-benzolsulfonyl-4-isopropyl-cyclohexyl-harnstoff (Tabelle 4 a, 8)
[44,54],

der am Kaninchen mit 400 mg/kg den Blutspiegel noch 24 Std nach Applikation um 40% senkt, und der

p-Methoxy-benzolsulfonyl-2,5-endomethylen-Δ-3-cyclo-hexenyl-harnstoff (Tabelle 4a, 15) [44,38]

mit einer 40%igen Senkung des Blutspiegels am Kaninchen bei gleicher Dosierung.

Positive Befunde an Methoxy-benzolsulfonyl-harnstoffen mit anderen geeigneten Aminkomponenten wie mehrcyclischen Resten, den Resten

$$-CH_2-CH_2-CH_2-O-CH_3 \quad \text{oder}$$

runden das Bild einer gut wirksamen Körperklasse ab.

β) Alkoxy-benzolsulfonyl-harnstoffe mit höheren Alkylresten (Tabelle 4b)

Nach H. Ruschig et al. [44,81] ist der p-Äthoxy-benzolsulfonyl-isobutyl-harnstoff (Tabelle 4b, 3) bei geringer oraler akuter Toxicität gut wirksam. Dies gilt ebenso für das entsprechende Cyclohexyl-derivat.

B. Hökfelt und A. Jönsson [7,3] bestätigen die gute Wirksamkeit der erstgenannten Substanzen, finden aber beim p-Isobutoxy-benzolsulfonyl-n-butyl-harnstoff (Tabelle 4b, 20) einen Wirkungsabfall.

Eine größere Anzahl von Alkoxy-benzolsulfonyl-harnstoffen mit Methyl-, Äthyl-, Propyl-, Isopropyl-, Butyl-, Isobutyl- und Cyclohexyl-resten als Aminkomponenten haben M. Y. Mhasalkar et al. hergestellt und untersucht [40,2]. Dabei wurden allerdings bei Prüfung am Kaninchen mit 50 mg/kg einige dieser Alkoxy-benzolsulfonyl-harnstoffe als unwirksam ermittelt.

Nach T. Irikura et al. [52,8] ist der Cyclohexyloxy-benzolsulfonyl-cyclohexyl-harnstoff (Tabelle 4b, 22) an normalen Ratten wirksam.

Alkoxyalkoxy-benzolsulfonyl-harnstoffe (Tabelle 4b) mit Alkyl-, Cycloalkyl-, Phenylalkyl-resten als Aminkomponenten sind Gegenstand eines Patentes [44,40].

Die geringe Toxicität der Verbindungen wird dort hervorgehoben. Ein Vertreter dieser Gruppe, der β-Methoxy-äthoxy-benzolsulfonyl-cyclohexyl-harnstoff (Tabelle 4b, 24), bewirkt am Kaninchen in einer Dosis von 400 mg/kg, als Natriumsalz per os gegeben, eine Senkung des Blutzuckers um maximal 40%.

d) Merkapto- und Alkylthio-benzolsulfonyl-harnstoffe (Tabelle 5)

F. J. Marshall et al. [54,8] publizieren Ergebnisse von Untersuchungen an hungernden Ratten mit Substanzdosen von 100 mg/kg im Vergleich zu Tolbutamid und Chlorpropamid. Alle beschriebenen Substanzen werden als aktiv gefunden, meistens in der Größenordnung von Tolbutamid und darüber. Gut wirksam sind insbesondere Verbindungen mit cyclischen Aminkomponenten.

Interessant sind die Resultate der Prüfung des als Metaboliten von 4-Methylthio-benzolsulfonyl-cyclohexyl-harnstoff (Tabelle 5, 4) (Thiohexamid) erkannten 4-Methylsulfinyl-benzolsulfonyl-cyclohexyl-harnstoffs (Tabelle 5, 15). Er zeigt nur 40% der Wirksamkeit des Methylthio-derivates. Letzteres haben auch R. S. Radding et al. [54,7] untersucht und als ebenso wirksam wie Tolbutamid gefunden. Stärker als Tolbutamid wirkt nach K. Gerzon et al. [54,9] die entsprechende Adamantyl-Verbindung.

Methylsulfonyl-, Trifluormethylsulfonyl-benzolsulfonyl-harnstoffe mit n-Butyl- und n-Propyl-resten als Aminkomponenten sind hergestellt und von B. Blank et al. [84,6] als unwirksam oder nur schwach wirksam befunden worden.

e) Halogen-benzolsulfonyl-harnstoffe

α) Chlor-benzolsulfonyl-harnstoffe (Tabelle 6a)

H. Ruschig et al. [44,81] weisen auf die starke und lang anhaltende hypoglykämische Wirkung einiger (erstmals in den Laboratorien der Farbwerke Hoechst AG hergestellter und untersuchter) Chlor-benzolsulfonyl-harnstoffe hin.

R. S. Baichwal [1,1] bezeichnete in einer 1964 erschienenen Veröffentlichung das Chloratom in p-Stellung als den „wirksamsten unter den damals bekannten Substituenten" am Phenylkern der Benzolsulfonylkomponente.

Auch Z. Brzozowski [1,13] weist auf die besonders hohe und lang anhaltende Aktivität der Chlor-benzolsulfonyl-harnstoff-derivate hin. Ähnliche Angaben machen aufgrund ihrer Untersuchungen japanische Forscher [21,2].

Der in den Laboratorien der Farbwerke Hoechst AG erstmalig hergestellte p-Chlor-benzolsulfonyl-n-butyl-harnstoff (Tabelle 6a, 4) senkt nach Angaben von H. Ruschig et al. [44,81] den Blutzucker von Hunden in einer Dosis von 100 mg/kg maximal um 40%. Die Senkung des Blutspiegels hält über 72 Std an.

S. Onisi bestätigt die starke Wirkung dieser Verbindung [89,3].

Insbesondere ist der

p-Chlor-benzolsulfonyl-n-propyl-harnstoff (Chlorpropamid) (Tabelle 6a, 2)

als eine sehr stark und bemerkenswert lang anhaltend wirksame Verbindung mit geringer akuter Toxicität zu bezeichnen (W. M. McLamore et al. [70,10]).

Chlorpropamid, das unter verschiedenen Namen im Handel ist, dient ebenso wie Tolbutamid und Carbutamid vielfach als Vergleichs- und Standardpräparat zur Beurteilung neu aufgefundener Sulfonylderivate mit blutzuckersenkender Wirkung. Seine hervorragende Wirkung ist wiederholt bestätigt und betont worden (H. Ruschig et al. [44,81]; F. J. Marshall und M. V. Sigal [54,6]; J. D. H. Slater [1,10]).

Auf eine nähere Charakterisierung des Präparates kann hier im Hinblick auf die Fülle vorliegender Spezialliteratur verzichtet werden.

Als vorteilhaft hat sich auch der

p-Chlor-benzolsulfonyl-cyclohexyl-harnstoff (Tabelle 6a, 7)

erwiesen. Er wird von K. Lanyi und Zs. Szabo [20,2] als die wirksamste der von ihnen untersuchten Verbindungen bezeichnet.

Ein weiteres interessantes Cycloalkylderivat ist der

p-Chlor-benzolsulfonyl-cycloheptyl-harnstoff (U 14827) (Tabelle 6a, 15).

Nach Untersuchungen von F. G. McMahon et al. [93,10] ist diese Verbindung an Ratten 4—6mal, am Menschen 2mal so stark wirksam wie Tolbutamid.

Für den

p-Chlor-benzolsulfonyl-bicyclo-octyl- (Tabelle 6a, 23)

und den entsprechenden bicyclo-octenyl-harnstoff

wird angegeben, daß sie den Blutzuckerspiegel von Ratten tiefer und länger als Chlorpropamid senken [52,3].

Als Chlor-benzolsulfonyl-harnstoff-derivat mit mehrcyclischer Aminkomponente ist auch der

p-Chlor-benzolsulfonyl-2,5-endomethylen-cyclohexyl-harnstoff (Tabelle 6a, 25)

erwähnenswert [44,38]. Seine Schwellendosis am Kaninchen wird bei intravasaler Applikation mit 2,5 mg/kg angegeben.

Wie bereits erwähnt, haben G. F. Holland et al. [70,12] eine größere Anzahl von Benzolsulfonyl-aryl-harnstoffen an Ratten auf hypoglykämische Wirkung getestet. Sie nennen als wirksamste der untersuchten Verbindungen den

p-Chlor-benzolsulfonyl-p-dimethylamino-phenyl-harnstoff (Tabelle 6a, 43).

Das Präparat ist bedeutend stärker wirksam als das entsprechende p-Toluol-sulfonylderivat. Es wird als wirkungsmäßig vergleichbar mit Chlorpropamid und als wenig toxisch bezeichnet [70,4].

β) Fluor-, Brom- und Jod-benzolsulfonyl-harnstoffe (Tabelle 6b)

Fluor-benzolsulfonyl-harnstoffe werden insbesondere in Patenten beschrieben [33,1]. Eine Reihe entsprechender Derivate mit Alkyl- und Cycloalkyl-resten sind wohl mit der Absicht hergestellt worden, Präparate zu erhalten, die infolge der Fluorsubstitution am Benzolkern nicht oxidiert und deshalb auch nicht vorzeitig in ihrer Wirkung geschwächt oder auch ausgeschieden werden können.

Als günstig hinsichtlich Verträglichkeit und Wirksamkeit wird der

p-Fluor-benzolsulfonyl-sec.-butyl-harnstoff (Tabelle 6b, 6)

herausgestellt, eine Verbindung, die sich auch bei klinischen Versuchen bewährt hat.

Stark wirksam ist nach S. ONISI [89,3] und nach B. HÖKFELT und A. JÖNSSON [7,3] auch der

p-Fluor-benzolsulfonyl-n-butyl-harnstoff (Tabelle 6b, 4).

J. SUPNIEWSKI und R. GRYGLEWSKI [38,2] beschreiben den von ihnen untersuchten

p-Fluor-benzolsulfonyl-isopropyl-harnstoff (Tabelle 6b, 2)

als stärker und länger wirksam als Tolbutamid.

Dagegen betonen W. M. McLAMORE et al. [70,10] aufgrund von Rattenversuchen, daß der

p-Fluor-benzolsulfonyl-n-propyl-harnstoff (Tabelle 6b, 1)

weder nach Wirkungsstärke noch -dauer dem Chlorpropamid gleichkommt.

Dieselben Forscher [70,10] vergleichen auch den

p-Brom-benzolsulfonyl-n-propyl-harnstoff (Tabelle 6b, 12)

mit Chlorpropamid. Sie berichten, daß die Bromverbindung ebenso tief wie Chlorpropamid senkt, aber weniger lang wirksam ist.

An der starken Wirksamkeit der Brom-benzolsulfonyl-harnstoffe ist auch nach Angaben von H. RUSCHIG et al. [44,81], S. ONISI [89,3] sowie B. HÖKFELT und A. JÖNSSON [7,3] über den

p-Brom-benzolsulfonyl-n-butyl-harnstoff (Tabelle 6b, 13)

und nach Angaben über den

p-Brom-benzolsulfonyl-cyclohexyl-harnstoff (Tabelle 6b, 14)

(F. C. McMAHON et al. [93,10]; F. G. McMAHON [93,14]) oder den

p-Brom-benzolsulfonyl-2,5-endomethylen-cyclohexyl-harnstoff
(Tabelle 6b, 17) [44,38]

nicht zu zweifeln.

γ) Trifluormethyl-, Trifluormethoxy-, Trifluormethylmercapto-benzolsulfonyl-harnstoffe (Tabelle 6c)

Einem Substituenten der Konstitution F_3C- kommen bis zu einem gewissen Grade die Eigenschaften und Funktionen eines entsprechenden Chloratoms zu. Aus der Literatur sind Beispiele bekannt, wonach F_3C-substituierte Verbindungen gleiche oder ähnliche Eigenschaften besitzen wie analoge Chlorverbindungen.

Deshalb dürften einige Trifluormethyl-benzolsulfonyl-harnstoffe von Interesse sein.

p-Trifluormethyl-benzolsulfonyl-n-propyl-harnstoff (Tabelle 6c, 1)

ist bei oraler Applikation ein wirksames hypoglykämisches Mittel von geringer Giftigkeit und langer Wirkungsdauer [15,1]. Das Butyl- und das Cyclohexylderivat (BLH 381) sind im Hundeversuch ebenfalls lang und tief wirksam (Y. G. PERRON et al. [15,2]; Klin. Vers. A. COHEN et al. [15,3]).

Nach F. J. Marshall et al. [54,8] ist der

p-Trifluormethyl-benzolsulfonyl-n-propyl-harnstoff

schwächer als Chlorpropamid, eine Feststellung, die B. Blank et al. [84,6] bestätigen.

Auch diese Autoren bezeichnen den

p-Trifluormethyl-benzolsulfonyl-cyclohexyl-harnstoff (Tabelle 6c, 3)

als die stärkste der genannten Verbindungen (vgl. hierzu ferner R. S. Baichwal [1,1] und A. Cohen et al. [15,3]).

Der entsprechende

m-Trifluormethyl-benzolsulfonyl-cyclohexyl-harnstoff (Tabelle 6c, 7)

soll weniger wirksam sein.

Eine Reihe von

meta- und ortho-Trifluormethyl-benzolsulfonyl-derivaten

sind von H. Dietrich und W. Stoll patentiert [33,4] bzw. von H. L. Yale und F. Sowinski [86,2] beschrieben worden. Pharmakologische Angaben fehlen jedoch.

Trifluormethoxy- und Trifluormethyl-thio-benzolsulfonyl-harnstoffe

sind von verschiedenen Seiten hergestellt und untersucht worden.

Nach B. Blank et al. [84,6] zeigen die jeweiligen

n-Propyl- und n-Butyl-derivate

im Rattenversuch nur mäßige und vor allem nur kurze Wirksamkeit. Nach Angaben der Farbwerke Hoechst AG [44,39] senken der

p-Trifluormethyl-thio-benzolsulfonyl-cyclohexyl-harnstoff

(Tabelle 6c, 12), der

p-Trifluormethoxy-benzolsulfonyl-isobutyl-, cycloheptyl- und cyclooctyl-harnstoff

im Kaninchenversuch den Blutzucker bei der üblichen Dosis von 400 mg/kg zwischen 30—40%.

f) Mehrfach substituierte Alkyl-, Alkoxy- und Halogen-benzolsulfonyl-harnstoffe

Zunächst sollen Verbindungen mit zwei Substituenten behandelt werden. Mit ganz wenigen Ausnahmen, die praktisch keine Rolle spielen, sind aus Literaturangaben lediglich Methyl-, Methoxy- und Fluor-, Chlor- oder Brom-derivate bekannt.

Innerhalb dieses Rahmens existieren Kombinationen der verschiedensten Art; es gibt Präparate sowohl mit zwei gleichen als auch zwei verschiedenen Substituenten.

Einige Kombinationsmöglichkeiten — theoretisch sind sechs bei gleichartigen und zehn bei ungleichen Substituenten möglich — sind bevorzugt. So hat man insbesondere 3,4-disubstituierte Benzolsulfonyl-harnstoffe hergestellt.

α) Dimethyl-benzolsulfonyl-harnstoffe (Tabelle 7a)

H. Ruschig et al. [44,81] bemerken, daß man als Sulfonylkomponenten auch zwei Substituenten tragende Phenylreste verwenden kann, ohne daß es zu einem Verlust der Wirksamkeit kommt, z.B. wenn die beiden Substituenten Alkylreste sind.

Die gegenseitige Stellung der Substituenten bedingt keinen prinzipiellen Unterschied der Wirksamkeit. Folgende Beispiele für derartige Sulfonylkomponenten werden angegeben:

Nach S. Onisi [89,3] senken 3,4-Dimethyl-benzolsulfonyl-n-propyl- und n-butyl-harnstoffe den Blutzuckerspiegel.

3,4-Dimethyl-benzolsulfonyl-harnstoffe mit anderen geeigneten Amin-komponenten werden ebenfalls als wirksam beschrieben (s. Tabelle 7a).

E. Adami et al. [5,1] sowie C. Cardani et al. [5,2] berichten über positive Befunde an

2,4-Dimethyl-benzolsulfonyl-alkyl-harnstoffen.

Von diesen erweisen sich nach J. D. H. Slater [1,10] bei Versuchen an Ratten die entsprechenden Äthyl-, n-Propyl-, Isopropyl- und n-Butyl-harnstoffe als wirksam.

β) *Methyl-methoxy-benzolsulfonyl-harnstoffe* (Tabelle 7b)

Einige wenige Verbindungen werden von H. Ruschig et al. [44,81] genannt.

Der 4-Methoxy-3-methyl-benzolsulfonyl-4-isopropyl-cyclohexyl-harnstoff (Tabelle 7b, 3) zeigt im Kaninchenversuch bei einer einmaligen Dosis von 400 mg/kg als Natriumsalz eine Senkung des Blutzuckerspiegels um 40% [44,55].

γ) *Dimethoxy-benzolsulfonyl-harnstoffe* (Tabelle 7c)

Diese Verbindungen haben keine Bedeutung erlangt. Einige Vertreter sind in den Laboratorien der Farbwerke Hoechst AG, der Firma Boehringer Mannheim GmbH und anderen hergestellt worden. Der

3,4-Dimethoxy-benzolsulfonyl-cyclohexyl-harnstoff (Tabelle 7c, 3)

(H. Ruschig et al. [44,80, 44,81])

unter der Bezeichnung D 195 kurz klinisch geprüft, zeigt keine Vorteile gegenüber Tolbutamid.

δ) *Halogen-methyl-benzolsulfonyl-harnstoffe* (Tabelle 7d)

Die Erkenntnis, daß Halogen-benzolsulfonyl-harnstoffe mit geeigneter Amin-komponente einen sehr starken und lang anhaltenden hypoglykämischen Effekt ausüben, hat dazu angeregt, auch Halogen-benzolsulfonyl-harnstoffe mit einem zusätzlichen zweiten Substituenten, vor allem

Chlor-methyl-benzolsulfonyl-harnstoffe,

herzustellen.

Die von H. Ruschig et al. [44,81] (Tabelle 9) genannten

4-Methyl-3-chlor- und

6-Methyl-2-chlor-benzolsulfonyl-harnstoff-derivate

mit Alkyl-, Cycloalkyl-, Cycloalkyl-alkyl- und Aralkyl-resten als Aminkompo-nenten zeigen gute Wirksamkeit. Auch der

4-Methyl-3-chlor-benzolsulfonyl-3-methoxy-propyl-harnstoff (Tabelle 7d, 4) ist wirksam.

Die genannten Verbindungen haben jedoch im Vergleich zu Tolbutamid und Chlorpropamid keinen Fortschritt gebracht.

ε) *Chlor-methoxy-benzolsulfonyl-harnstoffe* (Tabelle 7e)

Einige Vertreter dieser wenig günstigen Verbindungsklasse wurden untersucht (H. Ruschig et al. [44,81], Tabelle 9).

ζ) *Dihalogen-benzolsulfonyl-harnstoffe u.ä.* (Tabelle 7f)

Verbindungen dieser Art sind wirksam, sofern sie geeignete Aminkomponenten enthalten. Als Beispiel seien genannt der

3,4-Dichlor-benzolsulfonyl-n-butyl-harnstoff (Tabelle 7f, 2)

(H. Ruschig et al. [44,80, 44,81]),

welcher im Kaninchenversuch mit 400 mg/kg eine Blutzuckersenkung von maximal 25% zeigt, und der
  3,4-Dichlor-benzolsulfonyl-cyclohexyl-harnstoff (Tabelle 7f, 3),
der aber nach Angaben von K. Lanyi und Zs. Szabo [20,2] dem monosubstituierten
  4-Chlor-benzolsulfonyl-cyclohexyl-harnstoff
an Wirkung nicht gleichkommen soll.

η) Fluor-benzolsulfonyl-harnstoffe mit einem weiteren Substituenten
(Tabelle 7g)

K. C. Joshi und J. Sen Gupta [49,1] haben
disubstituierte Benzolsulfonyl-harnstoffe (Tabelle 7g)
hergestellt, die neben Fluor eine Methyl-, eine Methoxy-gruppe, bzw. ein Chlor-
oder ein Bromatom aufweisen. Die Substituenten sind in verschiedenen Posi-
tionen angeordnet.

Außer den in der (Tabelle 7g) wiedergegebenen Benzolsulfonyl-n-butyl-harn-
stoffderivaten wurden auch entsprechende Propyl- und Benzyl-verbindungen
synthetisiert. Leider geben die Verfasser keine pharmakologischen Untersuchungsergebnisse an.

ϑ) Trimethyl-benzolsulfonyl-harnstoffe (Tabelle 7h)

Im Phenylkern dreifach substituierte Benzolsulfonyl-harnstoffe haben keine
Bedeutung erlangt. Nach B. Hökfelt und A. Jönsson [7,3] ist der 2,4,6-Tri-
methyl-benzolsulfonyl-n-butyl-harnstoff (Tabelle 7h, 1) weniger wirksam als Tolbutamid. Dieser Befund wird von E. Adami et al. [5,1] und C. Cardani et al. [5,2]
bestätigt. Die genannte Verbindung soll überdies giftiger als Tolbutamid sein.

Unveröffentlichten Versuchen an Kaninchen zufolge sind der
  2,4,6-Trimethyl- und der 2,4,5-Trimethyl-benzolsulfonyl-isobutyl-harnstoff
  (Tabelle 7h, 2, 3)
bei einmaliger Gabe von 400 mg/kg dem p-Toluolsulfonyl-isobutyl-harnstoff sowohl in bezug auf Tiefe als auch auf Dauer der Wirkung erheblich unterlegen
[44,87].

g) Amino-benzolsulfonyl-harnstoffe mit einem weiteren Substituenten

α) Alkyl-amino-benzolsulfonyl-harnstoffe (Tabelle 8a, 8a₂)

Die interessanteste Verbindung dieser Körperklasse ist der
  3-Amino-4-methyl-benzolsulfonyl-cyclohexyl-harnstoff (WP 40-Metahexamid)
  (Tabelle 8a, 4).
Das in den Laboratorien von Boehringer Mannheim GmbH entwickelte Präparat hat eine relative BZ-Zahl von 40 und eine relative Toxicität von 2,6.

Nach A. Bänder [11,26] ist Metahexamid beim Menschen 10mal stärker wirksam als Tolbutamid. Die therapeutische Erhaltungsdosis beträgt nur 2,5 mg/kg.
Die erhöhte Wirksamkeit ist jedoch mit einer verminderten chronischen Verträglichkeit verbunden.

Ebenfalls eingehend untersucht haben Metahexamid (U 9970) F. G. McMahon
et al. [93,10], W. A. Abelove et al. [93,12] und F. G. McMahon [93,14]. Danach
ist dieses Präparat an intakten Ratten 4—6mal so stark wie Tolbutamid und hält
in seiner Wirkung länger an. Beim Menschen wirkt es 3mal so stark wie Tolbutamid und zeigt eine Halbwertszeit von 22 Std [93,10; 93,14]. W. A. Abelove et al.
finden für Metahexamid beim Menschen eine Halbwertszeit von 19—26 Std (i.v.)
(Tolbutamid 4,7—7 Std) und eine „klinische Wirksamkeit" von 10—20 (bei
Werten von Tolbutamid=1 und Chlorpropamid=5—10) [93,10].

Eine zusammenfassende Darstellung über Metahexamid mit Angaben über seine pharmakologischen und klinischen Eigenschaften gibt J. D. H. SLATER [1,10].

Weiteren 4-Methyl-3-amino-benzolsulfonyl-harnstoffen mit Aminkomponenten wie n-Butyl-, Cyclopentyl-, Cyclohexenyl-, 4-Methyl-cyclohexyl-, Cycloheptyl- kommen ebenfalls recht günstige relative BZ-Zahlen zu.

Weniger wirksam sind u. a. der
3-Amino-4-methyl-benzolsufonyl-benzyl-, phenyläthyl- und tetrahydro- furfuryl-harnstoff (Tabelle 8a, 15, 16, 13).
Eigenartigerweise wird der
3-Amino-4-methyl-benzolsulfonyl-1-adamantyl-harnstoff (Tabelle 8a, 9)
als unwirksam geschildert (K. GERZON et al. [54,9]).

An der Aminogruppe acylierte Derivate, wie z.B. der
3-Formylamino-4-methyl-benzolsulfonyl-cyclohexyl-harnstoff (Tabelle 8a$_1$, 1), der
3-Butyramido-4-methyl-benzolsulfonyl-cyclohexyl-harnstoff (Tabelle 8a$_1$, 2) und der
3-Methoxyacetamido-4-methyl-benzolsulfonyl-cyclohexyl-harnstoff (Tabelle 8a$_1$, 3)
zeigen hypoglykämische Wirkung (unveröffentlichte Versuche [44,87]).
3-Amino-4-alkyl-benzolsulfonyl-harnstoffe mit höheren Alkylresten
(C_2H_5-, C_3H_7-) gibt es nur wenige.
3-Amino-4-äthyl-benzolsulfonyl-cyclohexyl-harnstoff (Tabelle 8a$_2$, 1)
ist ebenso wirksam, aber toxischer als Metahexamid (unveröffentlichte Versuche [11,31]).

Theoretisch sind für jede Aminkomponente zehn stellungsisomere Methyl- amino-benzolsulfonyl-harnstoffe möglich. Einige dieser Derivate werden in der Tabelle 8a$_2$ aufgeführt [11,20]. Die in der Tabelle genannten Verbindungen sind hypoglykämisch wirksam.

β) Methoxy-amino-benzolsulfonyl-harnstoffe (Tabelle 8b)

3-Amino-4-methoxy-benzolsulfonyl-harnstoff-derivate
mit günstiger Aminkomponente sind stark wirksam. Insbesondere gilt dies für den
3-Amino-4-methoxy-benzolsulfonyl-4-methyl-cyclohexyl-harnstoff
(Tabelle 8b, 3)
und den entsprechenden
2,5-endomethylen-cyclohexylmethyl-harnstoff (Tabelle 8b, 4) [11,31].

γ) Trifluormethyl- und Halogen-amino-benzolsulfonyl-harnstoffe (Tabelle 8c)

Y. G. PERRON et al. [15,2] finden, wie oben erwähnt, daß Trifluormethyl- benzolsulfonyl-harnstoffe, insbesondere die Propyl-, Butyl- und Cyclohexyl- derivate hypoglykämisch stark wirksam sind. Die Versuche sind an Hunden durchgeführt worden. Die Autoren berichten weiterhin, daß die Aktivität der Ver- bindungen stark absinkt, wenn Nitrogruppen in den Phenylrest eingeführt werden [15,1; 15,2] und sich noch weiter vermindert, wenn diese zu Aminogruppen reduziert werden.

Auch Halogen-amino-benzolsulfonyl-harnstoffe sind im allgemeinen schwach und uninteressant. Sie zeigen ferner ein ungünstiges Wirksamkeits/Toxicitäts- verhältnis.

Entsprechendes gilt im übrigen für Amino-benzolsulfonyl-harnstoffe mit zwei Halogenatomen im Phenylrest.

h) Acyl-benzolsulfonyl-harnstoffe (Tabelle 9a, b, c)

Hier handelt es sich um eine interessante und wichtige Gruppe.

In erster Linie kamen Abkömmlinge des Acetophenons zur Prüfung, aber auch Derivate des Propiophenons, Butyrophenons und Valerophenons fanden Beachtung.

Die Bedeutung dieser Körperklasse ist durch das Präparat Acetohexamid (im Handel) (Tabelle 9a, 4), gekennzeichnet, einer Verbindung von guter Wirksamkeit und Verträglichkeit. Allerdings wird die Stärke der hypoglykämischen Wirkung dieses Präparates unterschiedlich beurteilt. Nach Angaben gemäß W. Aumüller et al. [44,32] ist Acetohexamid im Kaninchenversuch mit 400 mg/kg und im Hundeversuch mit 5 mg/kg zwar etwas schwächer wirksam als Tolbutamid, es ist aber nur $^1/_4$ so toxisch.

F. G. McMahon et al. [93,10] finden Acetohexamid im Rattenversuch 2—4mal, im Versuch am Menschen 2,2mal so wirksam wie Tolbutamid. F. J. Marshall et al. [54,8] beurteilen Acetohexamid und Chlorpropamid als gleich stark.

Interessant sind Vergleichsversuche von R. S. Radding et al. mit Acetohexamid, Thiohexamid und Chlorpropamid an Diabetikern (s. [54,7]).

J. S. Welles [54,11] untersucht den Abbau von Acetohexamid in Ratten, Kaninchen, Hunden und auch im menschlichen Organismus. Als Metaboliten findet er das Reduktionsprodukt

$$CH_3\text{—}CHOH\text{—}\langle\text{benzene ring}\rangle\text{—}SO_2\text{—}NH\text{—}CO\text{—}NH\text{—}\langle H \rangle \qquad \text{(Tabelle 9b, 7),}$$

eine Verbindung, die nach F. J. Marshall et al. [54,8] ebenfalls wirksam ist.

Nach Untersuchungsergebnissen von B. Blank et al. [84,6] erreichen der Acetyl-benzolsulfonyl-propyl-harnstoff (Tabelle 9a, 1) und der Acetyl-benzolsulfonyl-n-butyl-harnstoff (Tabelle 9a, 2) in Rattenversuchen nicht die Wirksamkeit von Tolbutamid. Einen analogen starken Abfall der Wirkung beobachten F. J. Marshall et al. [54,8] beim

Acetyl-benzolsulfonyl-propyl-harnstoff und anderen Acetylbenzolsulfonyl-harnstoffen mit aliphatischer Aminkomponente.

Dagegen ist anscheinend der Übergang zu Verbindungen mit höheren cyclo-aliphatischen Aminkomponenten mit einer Wirkungsverstärkung verbunden. Beispielsweise wird der Acetyl-benzolsulfonyl-cyclooctyl-harnstoff (Tabelle 9a, 9) als dem Acetohexamid stark überlegen angegeben [44,53]. Ähnliches gilt für den 4-Acetyl-benzolsulfonyl-1,7,7-trimethyl-bicyclo-2,2,1-heptyl-2-harnstoff (Tabelle 9a, 13) ([80,1], Versuche an Diabetikern).

J. Lederer [101,2] untersucht Acetyl-, Propionyl- und Valeryl-benzolsulfonyl-harnstoffe mit Butyl-, Cyclopentyl-, Cyclohexyl-, Benzyl- und Phenyläthyl-resten als Aminkomponenten (Tabelle 9b). Nur Acetyl- und Propionyl-, nicht aber Valeryl-benzolsulfonyl-harnstoffe besitzen Wirksamkeit. In der Reihe der Propionyl-verbindungen wird die höchste Aktivität beim Cyclohexyl-harnstoffderivat beobachtet. Propionyl-benzolsulfonyl-harnstoffe mit Aminkomponenten wie Benzyl-, Phenyläthyl- und Hexyl- sind dagegen unter den Testbedingungen unwirksam oder wirken hyperglykämisch.

Die starke Wirksamkeit des Propionyl-benzolsulfonyl-cyclohexyl-harnstoffs (Tabelle 9b, 1) wird auch von F. J. Marshall et al. [54,8] hervorgehoben.

Überraschenderweise zeigen auch Benzophenonsulfonyl-harnstoffe mit geeigneter Aminkomponente hypoglykämischen Effekt (Tabelle 9c).

Hervorgehoben wird der Benzophenon-4-sulfonyl-cycloheptyl-harnstoff (Tabelle 9c, 3), der in einer Dosierung von 50 mg/kg am Kaninchen bis zu 20%

senkt, wobei die Senkung des Blutzuckerspiegels über 48 Std erhalten bleibt. Die Wirkungsdauer der genannten Verbindung ist somit länger als die von Tolbutamid [44,33].

i) Nitro-benzolsulfonyl-harnstoffe (Tabelle 10)

sind als Zwischenprodukte zur Herstellung von Amino-benzolsulfonyl-harnstoffen sowohl in der para- wie in der meta-Reihe von Interesse. Als orale Antidiabetika spielen sie keine Rolle.

Während H. RUSCHIG et al. [44,80] darauf hinweisen, daß der p-Nitro-benzolsulfonyl-n-butyl-harnstoff (Tabelle 10, 1) den Blutzuckerspiegel nicht zu senken vermag, die Aussagen stützen sich auf Versuche an Kaninchen, wird diese Substanz von B. HÖKFELT und A. JÖNSSON als gut wirksam bezeichnet [7,3]. Offensichtlich handelt es sich hier um einen Grenzfall. Verbindungen mit geeigneter Aminkomponente haben sich nach unveröffentlichten Versuchen im Kaninchenversuch mit 400 mg/kg als wirksam erwiesen [44,87]. Als Beispiele seien genannt der

p-Nitro-benzolsulfonyl-cyclohexyl-harnstoff (Tabelle 10, 2) und der
p-Nitro-benzolsulfonyl-cyclooctyl-harnstoff (Tabelle 10, 3).
Dagegen senkt bei gleicher Versuchsanordnung der
m-Nitro-benzolsulfonyl-n-butyl-harnstoff (Tabelle 10, 6)
den Blutzuckerspiegel des Kaninchens nicht. Dieser Befund wird von S. ONISI [89,3] durch Versuche an Ratten bestätigt.

Auf die Eigenschaften einiger 4-Trifluormethyl-2-nitro-benzolsulfonyl-harnstoffe wurde bereits an anderer Stelle hingewiesen [15,2].

k) Acido-benzolsulfonyl-harnstoffe (Tabelle 11)

sind überraschenderweise im allgemeinen hypoglykämisch gut wirksam. p-Acido-benzolsulfonyl-harnstoffe mit geeigneten Aminkomponenten, wie Isobutyl-, Cyclopentyl-, Cyclohexyl-, 4-Methyl-cyclohexyl-, Cycloheptyl- zeigen einen starken und lang anhaltenden Effekt. Beispielsweise senkt der p-Acido-benzolsulfonyl-isobutyl-harnstoff (Tabelle 11, 1) den Blutzuckerspiegel des Kaninchens bei einmaliger oraler Gabe der Substanz von 400 mg/kg als Natriumsalz um maximal 58%, bei einer Gabe von 50 mg/kg um 36% [44,41]. Auch in der meta-Reihe bleibt die Wirkung erhalten.

Weitere wirksame Acido-benzolsulfonyl-harnstoffe werden in dem genannten Patent der Farbwerke Hoechst AG [44,41] und in [44,54] beschrieben.

l) Alkylamino-benzolsulfonyl-harnstoffe

Durch Alkylierung der p-ständigen Aminogruppe können die physikalisch-chemischen Eigenschaften der Sulfanilyl-harnstoffe verändert und damit auch ihre pharmakologischen Eigenschaften beeinflußt werden, wie im folgenden gezeigt wird. Man hat Mono- und Dialkyl-substitutionen durchgeführt.

α) Monoalkylierte Sulfanilyl-harnstoffe (Tabelle 12a)

Sowohl der p-Methylamino- als auch der p-Äthylamino-benzolsulfonyl-n-butyl-harnstoff (Tabelle 12a, 1, 2) sind wirksam. Bei den höher alkylierten Sulfanilyl-butyl-harnstoffen sinkt die hypoglykämische Aktivität ab [11,25; 11,31].
Die Wirksamkeit des
p-Äthylamino-benzolsulfonyl-n-butyl-harnstoffs
wird von B. HÖKFELT und A. JÖNSSON bestätigt [7,3].

Glucoside, Mannoside und Galaktoside von Carbutamid sowie die entsprechenden Tetra-acetyl-derivate werden von H. Bräuniger und F. Moede [13,1; 13,2; 13,3] beschrieben. Pharmakologische Angaben fehlen jedoch.

E. Hannig und B. Schobess [41,1] haben höher alkylierte Sulfanilyl-harnstoffe der Formel

$$\text{C}_6\text{H}_5\text{—CO—CH}_2\text{—CH}_2\text{—NH—C}_6\text{H}_4\text{—SO}_2\text{—NH—CO—NH—R}$$

hergestellt. Pharmakologische Angaben werden jedoch nicht gebracht. Eigene Versuche [11,31] ergaben nur eine sehr geringe Wirksamkeit.

Gegenstand eines japanischen Patents von K. Mesuda [88,1] sind Kondensationsprodukte von Carbutamid mit Acet- oder Benz-aldehyd und Bisulfit. Über eine Wirkung der Verbindungen wird nicht berichtet.

β) Dialkylierte Sulfanilyl-harnstoffe (Tabelle 12 b)

B. Hökfelt und A. Jönsson [7,3] finden bei Versuchen an Kaninchen starke hypoglykämische Wirkung bei

Dimethylamino-benzolsulfonyl-n-butyl-harnstoffen,

gleichgültig, ob es sich um p-, m-, oder o-substituierte Verbindungen handelt. p-, m-, o-Diäthylamino-benzolsulfonyl-n-butyl-harnstoffe erweisen sich als weniger wirksam.

Dagegen ergeben nach B. Blank et al. [84,6] Versuche an Ratten für den p-Dimethylamino-benzolsulfonyl-n-propyl- und n-butyl-harnstoff (Tabelle 12 b, 1, 2) bei einer Gabe von 100 mg/kg Substanz keine Wirksamkeit.

S. Onisi [89,3] berichtet wieder abweichend über geringe Wirksamkeit des p-Dimethyl-aminobenzolsulfonyl-butyl- und -allyl-harnstoffs im Rattenversuch.

m) Acylamino-benzolsulfonyl-harnstoffe (Tabelle 13)

p-Acetylamino-benzolsulfonyl-n-butyl-harnstoff (Tabelle 13, 1), der als Stoffwechselprodukt von Carbutamid auftritt (J. D. Achelis und K. Hardebeck [11,32]) hat im Gegensatz zu Carbutamid keinen hypoglykämischen Effekt.

Untersuchungen von B. Hökfelt und A. Jönsson [7,3] sowie Literaturangaben von R. S. Baichwal [1,1] bestätigen dies.

Auch das entsprechende meta-Derivat ist nach Angaben der genannten Autoren wirkungslos [7,3; 1,1].

Dagegen wird von B. Hökfelt und A. Jönsson der äthylierte Acetylamino-benzolsulfonyl-harnstoff

$$\text{C}_2\text{H}_5\text{—N(COCH}_3\text{)—C}_6\text{H}_4\text{—SO}_2\text{—NH—CO—NH—C}_4\text{H}_9\text{n}$$

als gut wirksam bezeichnet.

Dieser Befund interessiert wegen der umstrittenen Frage nach der blutzuckersenkenden Wirkung höher acylierter Amino-benzolsulfonyl-harnstoffe. Nach unveröffentlichten Versuchen an Kaninchen [44,87] — es wurden die üblichen Mengen von 400 mg/kg per os verabreicht — sind p-Butyryl- und Isobutyryl-amino-benzolsulfonyl-n-butyl-harnstoffe (Tabelle 13, 8, 9) kaum oder nicht wirksam.

p-Crotonoylamino-benzolsulfonyl-n-butyl-harnstoff (Tabelle 13, 10) wird als gut wirksames orales Antidiabetikum bezeichnet (W. Pulver et al. [78,2] und H. D. Renovanz [78,3]).

Ohne Bedeutung sind Sulfanilyl-harnstoffe, deren p-ständige Aminogruppe in ein Harnstoff-, Biguanid- oder Hydantoin-system einbezogen ist.

Für den p-Butylureido-benzolsulfonyl-n-butyl-harnstoff (Tabelle 13, 11) gibt S. Onisi hypoglykämische Wirkung bei Ratten an [89,3].

Nach J. Cheymol et al. [19,1] weist der 4-Biguanidino-benzolsulfonyl-n-butyl-harnstoff (Tabelle 13, 12) keine hypoglykämische Wirkung auf.

n) Sulfonylharnstoffe der Diphenyl-, Diphenyläther-, Diphenylmethan- usw. -reihe (Tabelle 14)

Verbindungen dieser Art sind, wie aus der Tabelle ersichtlich ist, von verschiedenen Seiten hergestellt worden.

Pharmakologische Angaben liegen nur für wenige Präparate vor. Nach H. Ruschig et al. [44,80; 44,81] zeigen Diphenyl- und Diphenyläther-sulfonylharnstoffe oftmals eine recht gute hypoglykämische Wirkung. Geeignete Aminkomponenten wie n-Butyl- oder Cyclohexyl- sind dabei Voraussetzung.

Der 4-Phenoxy-benzolsulfonyl-cyclohexyl-harnstoff (Tabelle 14, 8) und der 4-Phenoxy-benzolsulfonyl-n-hexyl-harnstoff (Tabelle 14, 7) senken im Kaninchenversuch mit 400 mg/kg Substanz als Natriumsalz den Blutzuckerspiegel um 30% [44,11]. Nach S. Onisi ist der 4-Phenoxy-benzolsulfonyl-butyl-harnstoff (Tabelle 14, 6) stark wirksam [89,3].

Praktische Bedeutung hat diese Körperklasse jedoch nicht erlangt.

o) Hydroxy-, Carboxy-, Alkoxycarbonyl- und Carbamoyl-benzolsulfonyl-harnstoffe und verwandte Verbindungen

α) *Hydroxy-benzolsulfonyl-harnstoffe* (Tabelle 15a/b)

Die Einführung einer Hydroxylgruppe in den Phenylrest eines Benzolsulfonylharnstoffs setzt seine hypoglykämische Wirksamkeit erheblich herab. Nach H. Ruschig et al. [44,81] ist beispielsweise der p-Hydroxy-benzolsulfonyl-n-butylharnstoff (Tabelle 15a/b, 1) im Gegensatz zu Phenbutamid am Kaninchen bei oraler Anwendung wirkungslos. Lediglich bei i.v. Applikation bewirkt er am Hund eine kurzfristige Blutzuckersenkung.

Auch Hydroxy-benzolsulfonyl-harnstoffe mit cyclo-aliphatischen Aminkomponenten, z.B. p-Hydroxy-benzolsulfonyl-cyclohexyl-harnstoff (Tabelle 15a/b, 2) zeigen ebenfalls keinen hypoglykämischen Effekt im Kaninchenversuch [44,87].

β) *Carboxy-benzolsulfonyl- und Alkoxycarbonyl-benzolsulfonyl-harnstoffe* Tabelle 15a/b)

G. Wittenhagen und G. Mohnike [44,86] sowie Th. Dorfmüller [44,88] haben den p-Carboxy-benzolsulfonyl-n-butyl-harnstoff (Tabelle 15a/b, 3) als Tolbutamid-metaboliten im Organismus des Menschen und des Kaninchens festgestellt und identifiziert. Die Verbindung hat keine hypoglykämische Wirkung (H. Ruschig et al. [44,80; 44,81], E. Adami et al. [5,1], C. Cardani et al. [5,2], S. Onisi [89,3]). Diese Eigenschaft sowie die Fähigkeit des Säurederivates, leicht ausgeschieden zu werden, sind für die Toxikologie von Tolbutamid von entscheidender Bedeutung. Wirkungslos (im Kaninchenversuch bei Gaben von 400 mg/kg) sind ferner Carboxy-benzolsulfonyl-harnstoffe mit Cyclohexyl-, Cycloheptyl- und Cyclooctyl-resten als Aminkomponenten. Schwach wirksam ist dagegen der p-Carboxy-benzolsulfonyl-4-isopropyl-cyclohexyl-harnstoff (Tabelle 15a/b, 5), wohl aufgrund seiner günstigen Aminkomponente [44,87], m-Carboxy-benzolsulfonyl-n-butyl-harnstoff (Tabelle 15a/b, 6) ist inaktiv [44,87].

Alkoxylcarbonyl-benzolsulfonyl-butyl-harnstoffe zeigen nach H. Ruschig et al. [44,81] — aufgeführt werden das Äthyl- und das Butyl-derivat der p-Reihe — keine Wirkung auf den Blutzucker. Nach E. Adami et al. [5,1] und C. Cardani et al. [5,2] ist eine geringfügige Wirkung des p-Äthoxycarbonyl-benzolsulfonyl-butyl-harnstoffs (Tabelle 15a/b, 7) an Albinoratten festzustellen.

γ) *Carbamoyl-benzolsulfonyl-harnstoffe* (Tabelle 15c)

Diese Verbindungsgruppe kann als Beispiel dafür dienen, wie durch günstige Veränderungen schwache oder wirkungslose Verbindungen eines bestimmten Grundtyps in gut wirksame übergeführt werden können.

Das Carbazoyl-derivat

$$H_2N{-}HN{-}OC{-}\langle C_6H_4 \rangle{-}SO_2{-}NH{-}CO{-}NH{-}C_4H_9 \qquad \text{(Tabelle 15c, 1)}$$

ist nach E. Adami et al. [5,1] und C. Cardani et al. [5,2] im Rattenversuch nur sehr schwach aktiv. Nach H. Ruschig et al. [44,80] zeigt der N-Butylcarbamoyl-benzolsulfonyl-n-butyl-harnstoff (Tabelle 15c, 3) keine Wirkung auf den Blutzucker.

Ein deutlicher hypoglykämischer Effekt tritt jedoch auf bei Applikation von Benzolsulfonyl-harnstoffen, die als Carbamoylgruppe den Rest $(C_2H_5{-})_2N{-}\overset{\textstyle O}{\overset{\textstyle \|}{C}}{-}$

und als Aminkomponente Cycloalkylreste wie Cyclooctyl- und 4-Methyl-cyclohexyl- besitzen [44,58].

δ) *Cyano- und Amidino-benzolsulfonyl-harnstoffe* (Tabelle 15d)

— die Substituenten sind aus der Tabelle ersichtlich — haben keinerlei Bedeutung als orale Antidiabetika.

Nach J. Lederer [101,2] ist der p-Cyano-benzolsulfonyl-n-butyl-harnstoff (Tabelle 15d, 1) wirkungslos, während der p-Cyano-benzolsulfonyl-cyclohexyl-harnstoff (Tabelle 15d, 2) eine schwache hypoglykämische Wirkung hat.

Über die in einem japanischen Patent [100,1] genannten Amidino-benzolsulfonyl-harnstoffe liegen keine pharmakologischen Daten vor.

p) Hydroxyalkyl-, Carboxyalkyl-, Chloralkyl- und Bromalkyl-benzolsulfonyl-harnstoffe und deren funktionelle Derivate

α) *Hydroxyalkyl-, Methoxyalkyl-, Acetoxyalkyl-benzolsulfonyl-harnstoffe*
(Tabelle 16a)

Im voranstehenden Abschnitt o) wurde bemerkt, daß Hydroxy-benzolsulfonyl-harnstoffe bei oraler Applikation keinen hypoglykämischen Effekt ausüben.

Dies trifft auch für einige Hydroxymethyl-benzolsulfonyl-harnstoffe zu.

Sowohl der 4-Hydroxymethyl-benzolsulfonyl-butyl-harnstoff (Tabelle 16a, 1), ein Zwischenprodukt bei der Oxidation von Tolbutamid zum Carbonsäurederivat im menschlichen Organismus, als auch das Acetoxymethyl-benzolsulfonyl-derivat sind wirkungslos.

4-Hydroxymethyl-benzolsulfonyl-isopropylcyclohexyl-harnstoff
(Tabelle 16a, 2) [44,57] und

4-Hydroxymethyl-benzolsulfonyl-cyclooctyl-harnstoff (Tabelle 16a, 3)
[44,56]

dagegen, — die eine besonders günstige Aminkomponente aufweisen — sind, ebenso wie der

4-Methoxypropyl-benzolsulfonyl-cyclohexyl-harnstoff (Tabelle 16a, 6)
(J. Lederer [101,2]), wirksam (vgl. hierzu auch W. Aumüller et al. [44,83]).

β) Carboxyalkyl- und Alkoxycarbonylalkyl-benzolsulfonyl-harnstoffe (Tabelle 16b)

Interessante Ergebnisse wurden bei der Abwandlung von Carboxy- und Alkoxycarbonyl- zu entsprechenden Carboxyalkyl- und Alkoxycarbonylalkyl-benzolsulfonyl-harnstoffen erhalten.

Tabelle 16b enthält eine Auswahl von Präparaten dieser Art, die auch als Abkömmlinge der Phenylessigsäure, Phenylpropionsäure und der Zimtsäure angesehen werden können. Die Verbindungen stammen fast ausschließlich aus den Laboratorien der Farbwerke Hoechst AG.

Carboxyalkyl- und Alkoxycarbonylalkyl-benzolsulfonyl-harnstoffe sind bei geeigneter Konstitution stark hypoglykämisch wirksam. Der 4-Äthoxycarbonylmethyl-benzolsulfonyl-cyclooctyl-harnstoff (Tabelle 16b, 2) und der 4-Äthoxycarbonylmethyl-benzolsulfonyl-4-isopropyl-cyclohexyl-harnstoff (Tabelle 16b, 1) z. B. vermögen im Versuch am Kaninchen mit 400 mg/kg per os den Blutzuckerspiegel um 50% zu senken [44,59] (vgl. hierzu auch W. Aumüller et al. [44,83]).

γ) Carbamoylalkyl-benzolsulfonyl-harnstoffe (Tabelle 16c)

Sie sind in großer Anzahl von Weber et al. [44,58] hergestellt und untersucht worden.

Besondere Beachtung verdienen Verbindungen mit Cycloalkylresten als Aminkomponenten [44,58].

Als Alkylen-gruppierungen bewähren sich vor allem die Glieder —CH$_2$— und —CH$_2$—CH$_2$—. Weniger günstig ist die Vinylengruppe —CH=CH—.

In vielfältiger Weise kann zusätzlich der Carbamoylrest abgewandelt werden. Sowohl N-mono- als auch N-disubstituierte Reste sind brauchbar.

Gut wirksam sind z. B. im Kaninchenversuch der
Propyl-carbamoylmethyl-benzolsulfonyl-cyclohexyl-harnstoff
(Tabelle 16c, 4), der
Cyclohexyl-carbamoylmethyl-benzolsulfonyl-cyclohexyl-harnstoff
(Tabelle 16c, 5), der
β-(Diäthyl-carbamoyl)-äthyl-benzolsulfonyl-4-methyl-cyclohexyl-harnstoff
(Tabelle 16c, 6) und der
β-(Cyclohexyl-carbamoyl)-äthyl-benzolsulfonyl-4-methyl-cyclohexyl-harnstoff
(Tabelle 16c, 7) [44,58].

δ) Chloralkyl und Bromalkyl-benzolsulfonyl-harnstoffe (Tabelle 16d)

Halogenalkyl-benzolsulfonyl-harnstoffe sind stark wirksam. Es entsteht jedoch der Eindruck, daß einer Verbesserung der hypoglykämischen Eigenschaften Grenzen gesetzt sind, wenn man Chlorbenzol- in Chloralkyl-benzol-sulfonyl-harnstoffe überführt.

Die Verbindung

$$Cl—CH_2—\langle\!\!\bigcirc\!\!\rangle—SO_2—NH—CO—NH—C_4H_9 \qquad \text{(Tabelle 16d, 2)}$$

wird von H. Ruschig et al. [44,81] erwähnt. Sie ist wirksam. Der 4-β-Chloräthyl-benzolsulfonyl-4-methyl-cyclohexyl-harnstoff (Tabelle 16d, 4) senkt den Blutzuckerspiegel des Kaninchens noch in einer Schwellendosis von 2 mg/kg [44,60]. Auch Bromalkyl-benzolsulfonyl-harnstoffe mit geeigneten Aminkomponenten sind stark wirksam, ohne jedoch Vorteile zu bringen.

q) Aminoalkyl- und Acylaminoalkyl-benzolsulfonyl-harnstoffe (Tabelle 17a, b, c)

Von japanischen, englischen und polnischen Forschern sind bereits vor längerer Zeit einige Aminoalkyl- und Acetylaminoalkyl-benzolsulfonyl-harnstoffe beschrieben worden. Die Konstitution der Verbindungen ist aus den Tabellen 17a und b ersichtlich. In einem japanischen Patent von T. Momose [21,1] wird den dort genannten Verbindungen blutzuckersenkende Wirkung zugeschrieben. Ihre Brauchbarkeit als orale Antidiabetika wird hervorgehoben. T. Momose et al. [21,8] weisen ebenfalls auf die stark blutzuckersenkende Wirksamkeit der von ihm publizierten Verbindungen hin, ohne über spezielle Untersuchungsergebnisse zu berichten. B. G. Boggiano et al. [16,2] geben an, daß der p-Acetamidomethyl-benzolsulfonyl-äthyl-, propyl- und butyl-harnstoff (Tabelle 17b, 2, 3, 4) sowie der p-2-Acetamido-äthyl-benzolsulfonyl-butyl-harnstoff (Tabelle 17b, 10) "failed to reveal significant hypoglycemic activity superior to that of the parent structures".

P. Nantka-Namirski und C. Belzecki führen ebenfalls keine pharmakologischen Untersuchungsergebnisse über den von ihnen hergestellten Aminomethyl-benzolsulfonyl-butyl-harnstoff (Tabelle 17a, 2) und dessen Acetylderivat an [63,1].

Das Gebiet der Acylaminoalkyl-benzolsulfonyl-harnstoffe und verwandter Verbindungen ist in den Laboratorien der Farbwerke Hoechst AG und von Boehringer Mannheim GmbH systematisch bearbeitet worden.

Im Rahmen einer breit angelegten Untersuchungsreihe — es wurden bisher einige tausend Präparate hergestellt und untersucht — konnten Acylaminoalkyl-benzolsulfonyl-harnstoffe synthetisiert werden, welche allen bisher bekannten Verbindungen an hypoglykämischer Wirksamkeit weit überlegen sind. Sie vermögen den Blutzuckerspiegel von Säugetieren bereits in Dosen zu senken, die erheblich unter der Schwellendosis bisher bekannter hochwirksamer Sulfonyl-harnstoffderivate und verwandter Verbindungen liegen.

Bei der Fülle des vorhandenen Materials muß die Beschreibung der Klasse der Acylaminoalkyl-benzolsulfonyl-harnstoffe notwendigerweise gekürzt werden und kann sich lediglich auf einige wenige Verbindungstypen erstrecken.

Tabelle 17c gibt die Struktur verschiedener hochwirksamer Präparate wieder.

Den hier interessierenden Acylaminoalkyl-benzolsulfonyl-harnstoff-derivaten läßt sich folgende allgemeine Formel zuordnen:

$$\text{X---CO---N---Y---phenylen---SO}_2\text{---NH---CO---NH---R}$$
$$|$$
$$\text{A}$$

Die Aminkomponente R ist stark variierbar, ohne daß der hypoglykämische Effekt verlorengeht. Dabei sind die in früheren Abschnitten als günstig befundenen Aminkomponenten auch hier von Interesse. Gut wirksame Verbindungen lassen sich u. a. erhalten, wenn der Butylrest als Aminkomponente eingebaut wird. Für die Synthese maximal wirksamer Verbindungen kommen verständlicherweise alle als besonders vorteilhaft bekannten Aminkomponenten in Frage, z. B. der Cyclohexyl- und der 4-Methyl-cyclohexyl-rest.

Ebenso wie in der Toluolsulfonyl-harnstoff-reihe sind Acylaminoalkyl-benzolsulfonyl-harnstoffe wirksam, die im Benzolkern der Benzolsulfonyl-gruppe zusätzlich substituiert sind. Auch 3-(Acyl-amino-alkyl)-benzolsulfonyl-harnstoffe mit geeigneten Aminkomponenten haben hypoglykämische Wirkung.

Die wirksamsten Verbindungen haben die Konstitution:

Nach den Erkenntnissen, über die im Kapitel Hydroxy-, Carboxy-, Carbamoyl-alkyl-benzolsulfonyl-harnstoffe berichtet wurde, ist die Struktur der Kohlenwasserstoffkette Y erwartungsgemäß auch bei der Klasse Acylaminoalkyl-benzolsulfonyl-harnstoffe von großer Bedeutung.

Alkylenketten-Y- mit mehr als 4 C-Atomen sind wenig geeignet. Als vorteilhaft haben sich die Gruppierungen

$$Y = -CH-CH_2- \quad \text{und} \quad -CH_2-CH-$$
$$CH_3 \phantom{-CH_2- \quad \text{und} \quad -CH_2-}CH_3$$

erwiesen. Am günstigsten jedoch ist die Gruppierung

$$Y = -CH_2-CH_2-.$$

Verbindungen, die als Glied-Y- eine Methylengruppe $-CH_2-$ oder eine Propylengruppe $-CH_2-CH_2-CH_2-$ aufweisen, zeigen im allgemeinen einen geringeren hypoglykämischen Effekt als β-Acylamino-äthyl-benzolsulfonyl-harnstoffe.

Weitere Untersuchungen haben ergeben, daß der Substituent A- der Carbamoyl-gruppierung X—CO—N— vorteilhafterweise ein Wasserstoffatom darstellt.
$$\phantom{\text{Carbamoyl-gruppierung X—CO—N—}}|$$
$$\phantom{\text{Carbamoyl-gruppierung X—CO—N}}A$$

Verbindungen, die als Substituenten A beispielsweise

$$CH_3- \quad \text{oder} \quad \text{⟨Phenyl⟩}-CH_2-$$

enthalten, zeigen einen deutlichen Wirkungsabfall gegenüber solchen mit A = H.

Auf eine weitere Möglichkeit, das Wasserstoffatom der Carbamoylgruppierung zu ersetzen, wird noch hingewiesen werden.

Von entscheidender Bedeutung für die hypoglykämischen Eigenschaften der Acylaminoalkyl-benzolsulfonyl-harnstoffe ist naturgemäß die Konstitution der Acylkomponente X—CO—.

Im Laufe der gemeinsamen Forschungsarbeiten der oben genannten Firmen, sind zahlreiche neue Acylaminoalkyl-benzol-sulfonyl-harnstoffe hergestellt und geprüft worden, um den Einfluß der Acylkomponente auf die Beziehungen zwischen Konstitution und Wirksamkeit dieser Sulfonyl-harnstoff-derivate kennenzulernen. Außer aliphatischen, cycloaliphatischen, aromatischen, araliphatischen und heterocyclischen Carbonsäureresten als Acylkomponente wurden auch Carbaminsäurereste verwendet.

Als besonders vorteilhaft hat sich der Einbau eines Benzoesäurerestes erwiesen. Die Einführung geeigneter Substituenten in den Benzoesäurerest bringt weitere Vorteile. Als derartige Substituenten erweisen sich u.a. niedermolekulare Alkyl- und Alkoxy- sowie Alkoxyalkoxy-gruppen und Halogenatome. Insbesondere in der Klasse der 2,5-disubstituierten Benzamidoalkyl-benzolsulfonyl-harnstoffe und hier wiederum in der speziellen Reihe der

5-Chlor-2-methoxy-benzamido-alkyl-benzolsulfonyl-harnstoffe

sind Verbindungen mit höchster Wirksamkeit aufgefunden worden (W. AUMÜLLER et al. [44,83]) (Tabelle 17c).

Die Möglichkeiten zur Variation der Acylaminogruppierung lassen sich aus der Struktur der in der Tabelle 17c aufgeführten Verbindungen erkennen. Die zuletzt aufgeführten Präparate der Tabelle 17c weisen darauf hin, daß auch ganz- oder teilhydrierte Phthalimido-alkyl-benzolsulfonyl-harnstoffe sowie Phthalimidino-alkyl-benzolsulfonyl-harnstoffe stark hypoglykämisch wirksam sein können [44,67; 44,69].

Alle erwähnten Präparate werden in Patentschriften der Farbwerke Hoechst AG als hypoglykämisch stark wirksam beschrieben. Ihre Toxicität ist gering.

Ein ausgewähltes Präparat der Gruppe der Acylaminoalkyl-benzolsulfonyl-harnstoffe, der

4-(β-[5-Chlor-2-methoxy-benzamido]-äthyl)-benzolsulfonyl-cyclohexyl-harn-stoff (Tabelle 17c, 18), befindet sich unter der Bezeichnung HB 419, Glybenz-cyclamid, s. addendum in klinischer Prüfung [44,83].

Die Strukturformel von HB 419 wird im folgenden wiedergegeben.

$$\text{(Strukturformel HB 419)} \qquad \text{(Tabelle 17c, 18)}$$

Im folgenden sollen einige wichtige Daten dieser Substanz mitgeteilt werden.

Die wirksame Grenzdosis (eine Substanzmenge, die bei einmaliger Gabe an stoffwechselgesunde, nüchterne Individuen den Blutzuckerspiegel um mindestens 10% zu senken vermag) liegt sowohl bei verschiedenen Tierspecies als auch beim Menschen im μg/kg-Bereich.

Beim Kaninchen beträgt sie 25 μg/kg p.o., 12,5 μg/kg i.v., beim Hund 20 μg/kg p.o., 10,0 μg/kg i.v., bei der Ratte 100 μg/kg p.o. 100,0 μg/kg iv. und beim Menschen 15μg/kg p.o. Die entsprechenden Werte für Tolbutamid liegen dagegen im mg/kg-Bereich. In der Wirkungsdauer erweist sich HB 419 Tolbutamid beim Kaninchen überlegen.

Wie andere Sulfonylharnstoffderivate ist HB 419 bei pankreaslosen Tieren unwirksam.

Glybenzcyclamid ist wenig giftig; die akute Toxicität beträgt bei Mäusen 3,25 g/kg (W. Aumüller et al. [44,83]).

M. A. Loubatières und M. M. Mariani [55,3] beschreiben ebenfalls die intensive hypoglykämische Wirkung von Glybenzcyclamid:

HB 419 ist danach am normalen wachen Hund sowie am mit Melubarbital anaesthesierten Hund 250mal so stark wirksam wie Tolbutamid.

HB 419 stimuliert die Insulinsekretion in vivo und in vitro und verstärkt die Insulinwirkung beim pankreaslosen Hund. Es erweist sich als der wirksamste bisher bekannte Sulfonylharnstoff [55,3].

r) Acylalkyl-benzolsulfonyl-harnstoffe (Tabelle 18)

Verbindungen dieser Konstitution werden von Boehringer Mannheim GmbH [11,22] als hypoglykämisch wirksam beschrieben.

Das Einschieben einer geeigneten Alkylenkette zwischen Phenylsulfonylharnstoffrest und einen am Benzolkern stehenden Substituenten, in diesem Falle die Acylgruppe führt zu wirksamen Verbindungen. Wirkungssteigerungen, wie sie beim analogen Übergang von Aroylamino-benzolsulfonyl- in Aroylaminoalkyl-benzolsulfonyl-harnstoffe erreicht werden können, lassen sich jedoch hier nicht in gleichem Umfange und gleicher Höhe erzielen.

Als stark wirksame Substanz hat sich der

p-(γ-Benzoyl-propyl)-benzol-sulfonyl-4-methoxy-cyclohexyl-harnstoff (Tabelle 18, 5)

erwiesen [11,31].

s) Sulfonylharnstoffe mit aliphatischer und cycloaliphatischer Sulfonyl-komponente (Tabelle 19)

sind erstmals in den Laboratorien der Farbwerke Hoechst AG auf hypoglykämische Wirkung untersucht worden.

In den Publikationen von H. RUSCHIG et al. [44,81] und D. R. CASSADY et al. [54,5] u.a. werden zahlreiche Verbindungen dieser Gruppe mit den verschiedenartigsten Sulfonyl- und Amin-komponenten beschrieben.

Die Wirkung der Alkan- und Cycloalkan-sulfonyl-harnstoffe beginnt bei Verbindungen, deren Alkyl- bzw. Cycloalkyl-Rest R_1 mindestens drei Kohlenstoffatome enthält. Bei mehr als sechs Kohlenstoffatomen beginnt die Wirksamkeit wieder abzusinken. Sie erreicht bei einem noch höheren Kohlenstoffgehalt der Reste R_1 den Wert Null [44,80; 44,81] (vgl. auch R. S. BAICHWAL [1,1]).

Die Senkungen des Blutzuckerspiegels sind bei geeigneten Verbindungen zwar tief, dauern aber nicht lange an.

Nach M. PANTLITSCHKO und F. SALVENMOSER [95,2] und A. BERINGER und M. PANTLITSCHKO [95,3] besitzen nur die höheren Derivate der von ihnen untersuchten Alkansulfonyl-butyl-harnstoffe blutzuckersenkende Wirkung.

Nach Angaben von M. PANTLITSCHKO [95,1] senken 50 mg/kg 4-Chlorbutansulfonyl-butyl-harnstoff (Tabelle 19, 27) i.v. als Natriumsalz den Blutzuckerspiegel des Kaninchens von 102 mg-% auf 52 mg-%.

B. HÖKFELT und A. JÖNSSON [7,3] bestätigen ebenfalls die Wirksamkeit von Alkansulfonyl-butyl-harnstoffen mit 3—6 Kohlenstoffatomen im Rest R_1 der Sulfonylkomponente; auch der Cyclohexansulfonyl-n-butyl-harnstoff (Tabelle 19, 21) wird als wirksam bezeichnet.

Praktische Bedeutung hat die Klasse der Sulfonylharnstoffe mit aliphatischen und cycloaliphatischen Sulfonylkomponenten jedoch nicht erlangt.

Als recht toxisch hat sich der n-Butan-sulfonyl-p-methyl-phenyl-harnstoff erwiesen [44,87] (Tabelle 19, 7).

t) Phenylalkansulfonyl-harnstoffe und ähnliche Verbindungen

Hierher gehören Verbindungen der allgemeinen Formeln:

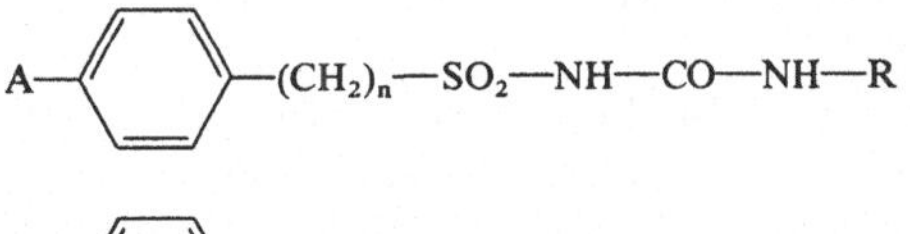

$$\text{A}-\langle\text{C}_6\text{H}_4\rangle-(CH_2)_n-SO_2-NH-CO-NH-R \qquad (n=1-4) \qquad \text{(Tabelle 20a)}$$

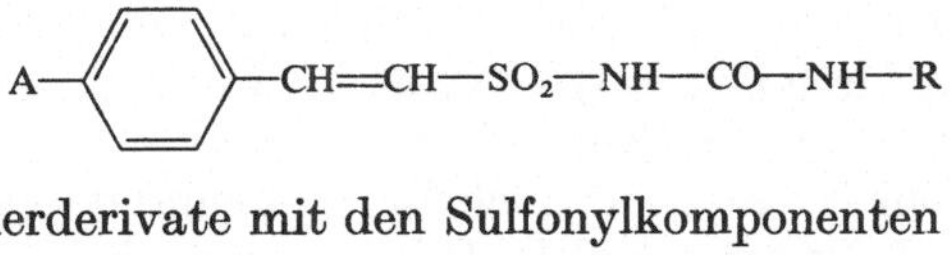

$$\text{A}-\langle\text{C}_6\text{H}_4\rangle-CH=CH-SO_2-NH-CO-NH-R \qquad \text{und} \qquad \text{(Tabelle 20b)}$$

verschiedene Ätherderivate mit den Sulfonylkomponenten

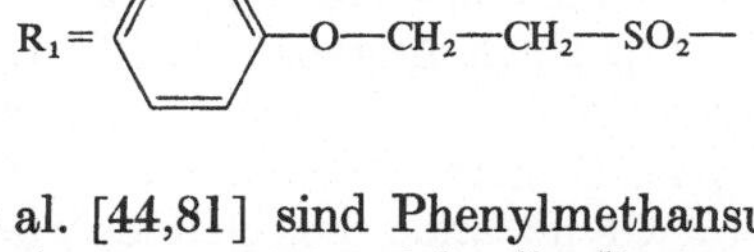

$$R_1 = \langle\text{C}_6\text{H}_5\rangle-O-CH_2-CH_2-SO_2- \qquad \text{(Tabelle 20b)}$$

und ähnliche.

Nach H. RUSCHIG et al. [44,81] sind Phenylmethansulfonyl-harnstoffe praktisch wirkungslos. Diese Aussage stützt sich allerdings nur auf Untersuchungen an den Butyl-, Cyclohexyl- und Benzyl-derivaten.

B. LOEV et al. [84,7] bezeichnen sowohl den Phenyl-methan-sulfonyl-butyl-harnstoff (Tabelle 20a, 1) als auch die entsprechenden p-Chlor- und Nitro-derivate (A=Cl-; O_2N-) als hypoglykämisch inaktiv.

Phenyl-äthan-, -propan- und -butan-sulfonyl-harnstoffe (n=2,3,4) zeigen dagegen Wirksamkeit [44,81].

Dies gilt z.B. für den
2-Phenyl-äthan-sulfonyl-isobutyl- (Tabelle 20a, 5), den
3-Phenyl-propan-sulfonyl-cyclohexyl- (Tabelle 20a, 6) und den
3-Phenyl-propan-sulfonyl-isobutyl-harnstoff (Tabelle 20a, 16) [44,81].

Wird jedoch der Phenylkern in ungünstiger Weise substituiert, so kann, wie B. Loev et al. [84,7] am Beispiel der o-Nitro-, p-Trifluormethyl-, p-Carboxy-, p-Amino-, p-Acetamido-, p-Carbäthoxy- und p-Carbamoyl-phenyl-äthan-sulfonyl-butyl-harnstoffe zeigen, die hypoglykämische Wirksamkeit verlorengehen. Dagegen sind der p-Nitro- und p-Cyano-phenyl-äthan-sulfonyl-butyl-harnstoff (Tabelle 20a, 7, 11) stark wirksam [84,7].

ω-Styrol-sulfonyl-butyl-harnstoff (Tabelle 20b, 1) ist nach B. Loev et al. [84,7] ebenso wie das p-Nitro-styrol-derivat unwirksam.

Gemäß einem Patent von W. M. McLamore und G. D. Laubach [70,1] sind dagegen Styrol-sulfonyl-harnstoffe mit geeigneten Aminkomponenten wertvoll aufgrund ihrer hypoglykämischen Wirkung.

H. Ruschig et al. [44,81] bezeichnen den Phenoxy-äthan-sulfonyl-butyl- und -isobutyl-harnstoff (Tabelle 20b, 3, 4) als wenig wirksam.

Diphenyl-methoxy-äthan-sulfonyl-harnstoffe werden von T. Irikura und S. Suzue [52,5] und T. Irikura et al. [52,8] beschrieben.

u) Naphthalin-, Tetrahydronaphthalin- und Indan-sulfonyl-harnstoffe (Tabelle 21)

Der Naphthalin-1-sulfonyl-butyl-harnstoff (Tabelle 21, 1) wird von B. Hökfelt und A. Jönsson [7,3] sowie von S. Onisi [89,3] und W. M. McLamore et al. [70,10] als schwach wirksam beschrieben.

Stärker soll dagegen der Naphthalin-2-sulfonyl-butyl-harnstoff wirken (Tabelle 21, 3) [7,3]. Überhaupt kommt der Reihe der Naphthalin-2-sulfonyl-harnstoffe die größere Bedeutung zu. Einige Präparate dieser Art zeigen nach Angaben von H. Ruschig et al. recht guten Effekt [44,81].

Hervorzuheben sind z.B. der Naphthalin-2-sulfonyl-cyclohexyl-, n-hexyl- und 3-methoxy-propyl-harnstoff (Tabelle 21, 5, 4, 7), die im Kaninchenversuch bei peroralen Gaben als Natriumsalze Senkungen des Blutzuckerspiegels um 45%, 40% bzw. 35% bewirken [44,11].

Auch Tetrahydronaphthalin-2-sulfonyl-harnstoffe haben bei geeigneter Aminkomponente hypoglykämische Wirkung. So sind alle in einer Publikation von H. Ruschig et al. [44,81 (Tabelle 13)] aufgeführten Verbindungen, das Allyl-, Isobutyl-, Cyclohexyl- und Methoxypropyl-derivat im Kaninchenversuch wirksam.

Starkes Interesse verdient die Gruppe der Indansulfonyl-harnstoffe. Verbindungen dieser Art, sowohl Indan-5- als auch Indan-4-sulfonyl-harnstoffe, werden in Patentschriften von H. Breuer und H. Höhn beschrieben [66,2].

Wichtigstes Präparat ist der Indan-5-sulfonyl-cyclohexyl-harnstoff (SQ 15860, Glyhexamid) (Tabelle 21, 13). Nach Angaben von L. J. Lerner et al. [66,6] ist dieses Präparat an Versuchstieren gleich oder stärker wirksam als Tolbutamid und hat möglicherweise eine längere Wirkungsdauer (Handelsprodukt).

Darüber hinaus wird für Glyhexamid die Spanne zwischen der wirksamen und der letalen Dosis als günstiger angegeben.

Aufgrund klinischer Beobachtungen von E. H. Grinnell et al. [66,7] scheint Glyhexamid gleich stark wie Tolbutamid, aber weniger wirksam als Chlorpropamid zu sein. In eigenen Untersuchungen [11,31] wurden Derivate dieser Klasse als schwächer wirksam als Tolbutamid gefunden.

v) Sulfonylharnstoffe mit einer heterocyclischen Sulfonylkomponente

α) *Thiophensulfonyl-harnstoffe* (Tabelle 22a)

Die am eingehendsten untersuchte Gruppe dieser Verbindungsklasse ist die der Thiophen-2-sulfonyl-harnstoffe. Thiophensulfonyl-harnstoffe sind vor allem in den Laboratorien dreier Arbeitgruppen synthetisiert und untersucht worden.

Nach H. Ruschig et al. [44,81] sind derartige Präparate zwar zum Teil sehr gut wirksam, besitzen aber zugleich ausgeprägt toxische Eigenschaften, so daß sie für eine Anwendung am Menschen nicht in Frage kommen.

W. M. McLamore et al. [70,10] finden, daß der Thiophen-2-sulfonyl-n-butyl-harnstoff (Tabelle 22a, 2), der 5-Chlor-thiophen-2-sulfonyl-n-butyl-harnstoff (Tabelle 22a, 7) in Rattenversuchen geringere Wirksamkeit als Tolbutamid besitzen. Nach Angaben von W. Stoll u. H. Dietrich [33,2] senken der 5-Brom-thiophen-2-sulfonyl-butyl-harnstoff (Tabelle 22a, 10), der 5-Chlor-thiophen-2-sulfonyl-butyl-harnstoff (Tabelle 22a, 7) und der 5-Chlor-thiophen-2-sulfonyl-isoamyl-harnstoff (Tabelle 22a, 8) den Blutzucker des Kaninchens vom Ausgangswert=100% auf 63—47 bzw. 56%. Verabreicht werden dabei Substanzmengen von jeweils 100 mg/kg i.v.

Über die Synthese von Thiophensulfonyl-phenyl-harnstoffen berichtet G. F. Holland [70,11]; Angaben über pharmakologische Eigenschaften fehlen jedoch.

β) *Pyridinsulfonyl-harnstoffe* (Tabelle 22b)

gibt es nur in geringer Zahl.

B. Hökfelt und A. Jönsson [7,3] finden, daß der 3-Pyridinsulfonyl-n-butyl-harnstoff (Tabelle 22b, 1) am Kaninchen wirkungslos ist.

Nach Versuchen von H. Ruschig et al. trifft dies auch für den entsprechenden n-Hexyl-harnstoff (Tabelle 22b, 2) zu (H. Ruschig et al. [44,80; 44,81]).

Größeres Interesse verdienen

Pyridyl-alkyl-benzolsulfonyl-, sogenannte

Pyridyl-phenyl-äther-sulfonyl- und

Pyridyl-phenyl-sulfid-sulfonyl-harnstoff-derivate.

Nach Angaben E. Schraufstätter et al. [9,2; 9,3; 9,4] sind entsprechende Sulfonyl-alkyl-harnstoffe im Tierversuch hypoglykämisch wirksam.

Hervorgehoben wird der

4-(β-Pyridyl-4'-äthyl)-benzolsulfonyl-n-butyl-harnstoff (Tabelle 22b, 7),

der im Tierversuch eine Senkung des Blutzuckerspiegels um 30% mit wesentlich geringeren Dosen als Carbutamid und Tolbutamid bewirken soll [9,4].

γ) *Thiazolsulfonyl-harnstoffe* (Tabelle 22c)

Einige Verbindungen werden von H. Ruschig et al. genannt [44,80; 44,81]. Die Verbindungen sind nur wenig aktiv, oftmals auch ohne Wirkung.

Dagegen zeigen Benzthiazolsulfonyl-n-butyl-, n-hexyl- und -cyclohexyl-harnstoffe (Tabelle 22c, 3, 4, 5) eine gute blutzuckersenkende Wirkung (H. Ruschig et al. [44,80; 44,81]).

δ) *Indol-, Indolin-, Cumaran- und Dihydrothionaphthen-sulfonyl-harnstoffe* (Tabelle 22d)

Sie werden in Patenten von H. Höhn und H. Breuer [66,1; 66,3; 66,4] als blutzuckerwirksam beschrieben. Nähere pharmakologische Angaben fehlen jedoch.

Den genannten Verbindungen dürfte im Gegensatz zu den auf S. 32 beschriebenen Indansulfonyl-harnstoffen als orale Antidiabetika nur geringe Bedeutung zukommen.

ε) Weitere Sulfonylharnstoffe mit heterocyclischer Sulfonylkomponente
(Tabelle 22e)

Verbindungen wie z. B. der Acetylamino-thiadiazolsulfonyl-butyl-harnstoff (Tabelle 22e, 3), der nach B. Hökfelt und A. Jönsson [7,3] im Kaninchenversuch keinen hypoglykämischen Effekt zeigt, sind ohne Interesse.

II. Sulfonylharnstoffe des Typs R_1—SO_2—NH—CO—N$\langle{}^{R_2}_{R_3}$

Diese Präparate sind ebenso wie die Sulfonylharnstoffe der Formel R_1—SO_2—NH—CO—NH—R hypoglykämisch wirksam, wenn ihre Sulfonyl- und ihre Aminkomponenten eine geeignete Konstitution besitzen.

1. Die Aminkomponente (p-Toluolsulfonyl-harnstoffe)

R_2 und R_3 stellen entweder gleiche oder verschiedenartige Alkyl-, Cycloalkyl-, Phenyl- oder Phenylalkyl-reste usw. dar, oder sie bilden zusammen mit dem benachbarten Stickstoffatom ein mono- oder bi-cyclisches System.

Verbindungen mit Aminkomponenten der letztgenannten Art kommt ein erhöhtes Interesse zu. Wie im Kapitel A I, 1 soll eine Aufzählung bekannter zum Teil auch nicht publizierter Verbindungen der p-Toluolsulfonyl-harnstoffreihe Aufschluß über Möglichkeiten der Konstitution der Aminkomponenten geben (Tabelle 23a).

p-Toluolsulfonyl-dimethyl-harnstoff (Tabelle 23a, 1) senkt mit 400 mg/kg den Blutzucker des Kaninchens nicht [44,87].

Jedoch bereits das nächste Glied der Reihe der

p-Toluolsulfonyl-methyl-äthyl-harnstoff (Tabelle 23a, 2)
ist bei gleicher Versuchsanordnung wirksam [44,87].

Gute Wirkung zeigen auch das Diäthyl- und das Dipropyl-derivat; der p-Toluolsulfonyl-methyl-benzyl- (Tabelle 23a, 4) [44,27] und methyl-phenyl-äthyl-harnstoff (Tabelle 23a, 5). Weniger günstig sind anscheinend Verbindungen, deren Aminkomponente einen Cyclohexylrest enthält.

p-Toluolsulfonyl-tetramethylen-harnstoff (Tabelle 23a, 13) ist schon seit längerer Zeit bekannt, ohne daß seine antidiabetische Wirkung beschrieben wurde (W. Reppe et al., Liebigs Ann. Chem. 596, S. 150). Erst später fand man, daß er den Blutzucker des Kaninchens bei einer Gabe von 400 mg/kg um maximal 25% senkt und damit schwächer wirksam als Tolbutamid ist [44,27].

Nach Angaben eines belg. Patentes ist die durch diese Substanz (und ihre Homologen) bewirkte Blutzuckersenkung im Gegensatz zu der von Tolbutamid über einen weiten Bereich der Dosis proportional [96,1].

Hervorzuheben sind weiterhin der

p-Toluolsulfonyl-α-α-dimethyl-trimethylen-harnstoff (Tabelle 23a, 12),
der bei Prüfung an Kaninchen in einer Dosierung von 50 mg/kg eine deutliche Senkung des Blutzuckers bewirkt [44,34], und der

p-Toluolsulfonyl-hexamethylen-harnstoff (Tabelle 23a, 15).

Interesse verdienen auch Toluolsulfonyl-harnstoffe mit bicyclischen —N-haltigen Ringen, z.B. die Verbindungen

[76,1] (Tabelle 23a, 17)

[75,3] (Tabelle 23a, 18)

[75,2] (Tabelle 23a, 16)

die alle als hypoglykämisch wirksam beschrieben werden.

Im Gegensatz zu den bisher aufgezählten Derivaten zeigt die Verbindung

(Tabelle 23a, 20)

nach unveröffentlichten Versuchen [44,87] keine hypoglykämische Wirkung.

2. Die Sulfonylkomponente

Als Sulfonylkomponente R_1- kommen hierbei im Prinzip die gleichen Reste in Frage, die den bisher behandelten, im Kapitel A I, 2) beschriebenen Sulfonyl-harnstoffen eigentümlich sind. Tatsächlich beschränken sich die Verbindungen der genannten Körperklasse jedoch in der Hauptsache auf Präparate, die als Sulfonylkomponenten einen Phenylrest besitzen. Der Phenylkern kann unsubstituiert, oder in p-Stellung durch Methyl-, Äthyl-, Propyl-, Methoxy-, Chlor- oder durch eine Aminogruppe substituiert sein. Darüber hinaus sind noch einige disubstituierte Benzolsulfonyl-harnstoffe und einige wenige Alkansulfonyl-derivate dieses Typs bekannt.

Benzolsulfonyl-, Alkyl-benzolsulfonyl-, Alkoxy-benzolsulfonyl-N',N'-disubsti-
tuierte Harnstoffe und ähnliche Verbindungen (Tabelle 23b)
eröffnen keine neuen Perspektiven. Dies gilt ebenso für die
p-Amino-benzolsulfonyl-derivate.

Einige Verbindungen der letztgenannten Gruppe werden in Tabelle 3 der Publikation von E. HAACK [11,25] aufgeführt (Tabelle 23b).

N-Halogen-benzolsulfonyl, insbesondere
N-p-Chlor-benzolsulfonyl-N'N'-disubstituierte Harnstoffe
sind in größerer Anzahl untersucht worden (Tabelle 23c). Eine Reihe zum Teil nicht publizierter Verbindungen [44,87] mit den Komponenten $-N\begin{smallmatrix}\nearrow alk\\\searrow alk\end{smallmatrix}$ oder $N(CH_2)_n$ haben sich in Versuchen am Kaninchen als gut wirksam erwiesen.

Hervorzuheben sind auch hier wieder Derivate mit bicyclischen Komponenten $-N\begin{smallmatrix}\nearrow R_2\\\searrow R_3\end{smallmatrix}$ [75,2; 75,3].

N',N'-disubstituierte Harnstoffe mit aliphatischen Sulfonylkomponenten haben D. R. CASSADY et al. [54,5] hergestellt. Pharmakologische Angaben über Wirksamkeiten liegen nicht vor (Tabelle 23d).

III. Sulfonyl-acyl-harnstoffe

H. Ruschig et al. [44,81] publizierten Sulfonyl-acyl-harnstoffe der Formel

$$R_1—SO_2—NH—CO—NH—CO—R_2 \qquad \text{(Tabelle 24a)}$$

Als R_2 werden Alkyl-, Cycloalkyl-, Aryl- und Aralkyl-reste verwendet. Auch die Sulfonylkomponente wird variiert.

Die blutzuckersenkende Wirkung der Präparate hängt sehr stark von der Struktur des Acylrestes $-\overset{\displaystyle\|}{\underset{\displaystyle O}{C}}—R_2$ ab und ist im allgemeinen nicht besonders ausgeprägt. Die Mehrzahl der Verbindungen ist im Kaninchenversuch wirkungslos. Einige Präparate, wie z.B. der

> p-Toluolsulfonyl-cinnamoyl-harnstoff (Tabelle 24a, 15), der
> p-Äthyl-benzolsulfonyl-butyryl-harnstoff (Tabelle 24a, 16) und der
> p-Isopropyl-benzolsulfonyl-crotonoyl-harnstoff (Tabelle 24a, 17)

sind schwach wirksam.

Aus neuerer Zeit stammen Patente (Tabelle 24b), worin die Herstellung hypoglykämisch wirksamer Sulfonylharnstoffe der Formel

$$R_1—SO_2—NH—CO—N\underset{\diagdown}{\overset{\diagup}{}}\overset{\displaystyle O\atop\displaystyle\|\atop\displaystyle C}{}(CH_2)n \quad \text{u.ä.}$$

beansprucht wird; n kann hierbei die Zahlen 1, 2, 3 bedeuten [33,7; 33,8].

Ein Vertreter dieser Reihe, der p-Toluolsulfonyl-1-oxo-hexamethylen-harnstoff, ist schon seit langem bekannt (DRP. 845042) aber nicht auf blutzuckersenkende Wirkung geprüft worden.

B. Sulfonylsemicarbazide

Die Körperklasse der Sulfonylsemicarbazide, speziell die der Benzolsulfonylsemicarbazide, verdient in mehrfacher Hinsicht Interesse. Die Erkenntnis, daß nicht nur Sulfonylharnstoffe, Abkömmlinge von primären und sekundären Aminen, sondern auch Sulfonylsemicarbazide, Abkömmlinge von Hydrazinen, blutzuckersenkende Eigenschaften aufweisen können, hat zu einer starken Erweiterung des Arbeitsgebietes orale Antidiabetika und darüber hinaus zu neuen Ergebnissen geführt.

I. Allgemeine Strukturbetrachtungen

Sulfonylsemicarbazide der Struktur

$$\underset{\ \ (1)\ \ \ \ \ (2)\ \ \ \ \ (3)\ \ \ (4)}{R_1—SO_2—NH—NH—CO—N{\diagup\atop\diagdown}}$$

z.B. das

1-Benzolsulfonyl- oder 1-p-Toluolsulfonyl-butyl-semicarbazid haben nach R. S. Baichwal [1,1], W. M. McLamore und G. D. Laubach [70,10] keinen hypoglykämischen Effekt (s. auch A. Mustafa et al. [62,1]).

Von Bedeutung sind dagegen 4-Sulfonyl-semicarbazide der Formel

$$\overset{\overset{\text{H}}{|}}{R_1 - SO_2 - \underset{(4)}{N} - \underset{(3)}{CO} - \underset{(2)}{N} - \underset{(1)}{N} -}$$

wobei die freien Valenzen an den Stickstoffatomen N_1 und N_2 in verschiedener Weise mit geeigneten Resten besetzt sein können.

Wie in der Sulfonyl-harnstoffreihe führt der Ersatz des Wasserstoffatoms am N_4-Atom zu einem Verlust der Fähigkeit, mit Alkalien Salze bilden zu können, und zu einem Verschwinden der blutzuckersenkenden Wirkung.

Substitutionen am Stickstoffatom 2 haben nicht zu erfolgversprechenden Verbindungen geführt.

$$R_1 - SO_2 - \underset{(4)}{NH} - \underset{(3)}{CO} - \underset{(2)}{\overset{\overset{R_4}{|}}{N}} - \underset{(1)}{N} \diagup_{R_3}^{R_2} \qquad \text{(Tabelle 25a)}$$

Nach J. B. WRIGHT und R. E. WILLETTE [93,11] zeigen das 4-(p-Toluolsulfonyl)-2-methyl-1,1-hexamethylen-semicarbazid (Tabelle 25a, 3) und das entsprechende 4-Chlor-benzol-sulfonyl-derivat kaum Aktivität im Rattenversuch. 4-(p-Toluolsulfonyl)-1,1,2-trimethyl-semicarbazid (Tabelle 25a, 2) ist nach K. A. JENSEN et al. [48,2] gleich, aber kürzer wirksam als Tolbutamid und außerdem toxischer.

Ebenfalls von geringer Bedeutung, wenn auch deutlich wirksam, sind Sulfonyl-semicarbazide der Formel

$$R_1 - SO_2 - NH - CO - NH - NH - R_2 \qquad \text{(Tabelle 25a)},$$

z.B. falls R_2 einen Isobutyl- oder Cyclohexyl-rest bedeutet. Die Verbindungen senken nach unveröffentlichten Versuchen [44,87] im Kaninchenversuch den Blutzuckerspiegel, sind aber dem Tolbutamid unterlegen. Ähnliches gilt für p-chlor-substituierte Benzolsulfonyl-semicarbazide dieser Reihe.

S. SUZUE hat einige 1-Acyl-4-(benzolsulfonyl)- semicarbazide hergestellt, z.B. die Verbindung

$$Cl - \langle \rangle - SO_2NH - CO - NH - NH - CO - C_3H_7 \text{ (n)} \qquad \text{(Tabelle 25a, 9)}$$

[52,6]. Pharmakologische Daten liegen jedoch nicht vor.

Weitaus am wichtigsten ist die Gruppe der 4-Sulfonyl-1,1-disubstituierten Semicarbazide.

II. Sulfonylsemicarbazide des Typs

$$R_1 - SO_2 - \underset{(4)}{NH} - \underset{(3)}{CO} - \underset{(2)}{NH} - \underset{(1)}{N} \diagup_{R_3}^{R_2}$$

Wie bei den N'N'-disubstituierten Sulfonylharnstoffen (S. 34 ff.) kann man auch hier unterscheiden zwischen Verbindungen mit offenen Ketten, deren Substituenten R_2 und R_3 gleiche oder verschiedene Alkyl-, Cycloalkyl- oder Aralkylreste usw. darstellen und solchen, in denen die Gruppe $-N \diagup_{R_3}^{R_2}$ ein Ringsystem mit mehreren Kohlenstoffatomen bildet.

1. Konstitution der Hydrazinkomponente
(p-Toluolsulfonyl-semicarbazide)

Im folgenden soll anhand der 4-(p-Toluolsulfonyl)-1,1-disubstituierten Semi-carbazide ein Überblick über die Konstitution der „Hydrazinkomponente" ge-geben und zugleich versucht werden, ihre Bedeutung zu erläutern.

4-(p-Toluolsulfonyl)-1,1-dialkyl-semicarbazide und verwandte Verbindungen (Tabelle 25b):

Bereits das erste der in Tabelle 25b aufgeführten Präparate, das

4-(p-Toluolsulfonyl)-1,1-dimethyl-semicarbazid (Tabelle 25b, 1),

ist per os wirksam. Nach J. B. Wright und R. E. Willette [93,11] entspricht es im Rattenversuch dem Tolbutamid.

Auch 4-(p-Toluolsulfonyl)-1,1-diäthyl-semicarbazid ist wirksam, wenn auch schwächer als Tolbutamid [93,11]. Jedoch haben sich nach Versuchen von A. Hagedorn et al. [11,15] als besonders günstig solche Verbindungen erwiesen, in denen die Reste R_2 und R_3 voneinander verschieden sind, wobei der eine Rest möglichst verzweigt und der andere eine Methylgruppe ist.

4-(p-Toluolsulfonyl)-1,1-penta-, hexa- und hepta-methylen-semicarbazide und ähnliche Verbindungen (Tabelle 25c):

J. B. Wright und R. E. Willette [93,11] geben Vergleichsdaten zu Tolbut-amid für die Mehrzahl der in Tabelle 25c aufgeführten Verbindungen. Die Ver-suche wurden an Ratten durchgeführt. Besonders vorteilhafte Verbindungen sind nach diesen Autoren das

4-(p-Toluolsulfonyl)-1,1-(γ,γ-dimethyl-pentamethylen)-semicarbazid (Tabelle 25c, 9), das

4-(p-Toluolsulfonyl)-1,1-(γ-methyl-pentamethylen)-semicarbazid (Tabelle 25c, 7), das

$\varDelta^3$ ungesättigte p-Toluolsulfonyl-1,1-pentamethylen-semicarbazid (Tabelle 25c, 4), das

4-(p-Toluolsulfonyl)-1,1-tetramethylen-semicarbazid (Tabelle 25c, 2) und das

4-(p-Toluolsulfonyl)-1,1-pentamethylen-semicarbazid (Tabelle 25c, 3)

mit Wirksamkeiten der 8-, 4—6-, 5-, 4- und 2fachen Stärke von Tolbutamid. Weniger wirksam sollen

4-(p-Toluolsulfonyl)-1,1-(α,α'-dimethyl-pentamethylen)-semicarbazid (Tabelle 25c, 10) und das entsprechende Morpholinderivat (Tabelle 25c, 13) sein.

Besondere Erwähnung verdient das 4-(p-Toluolsulfonyl)-1,1-hexamethylen-semicarbazid (U 17835) (Tabelle 25c, 11), Tolazamid. Tolazamid ist nach An-gaben der genannten Autoren [93,11] an Ratten 6mal so stark wirksam wie Tolbutamid. Es ist Handelsprodukt.

F. G. McMahon et al. [93,10; 93,14] haben die Mehrzahl der oben genannten bevorzugten Verbindungen außer an Ratten auch am Menschen geprüft und finden gegenüber Tolbutamid die 5—7fache Wirkung.

In bezug auf ihre Halbwertszeit ähneln diese Verbindungen dem Tolbut-amid.

Aus den Laboratorien verschiedener Firmen, stammen Sulfonyl-semicarbazide, die als Hydrazinkomponenten Reste von N-Amino-azabicyclo-hexanen-, heptanen, -octanen und -nonanen gesättigter und ungesättigter Natur und ähnlichen Gruppen enthalten. Eine Übersicht über derartige Verbindungen bringt Tabelle 25d. Spezielle Angaben über die pharmakologische Wirkung der einzelnen Substanzen, die Gegenstand verschiedener Patente sind, werden nicht gemacht. Die Präparate werden jedoch als brauchbare orale Antidiabetika geschildert.

Hervorgehoben seien u. a. der
p-Toluolsulfonyl-(6-methoxy-nortropan-8-yl)-harnstoff

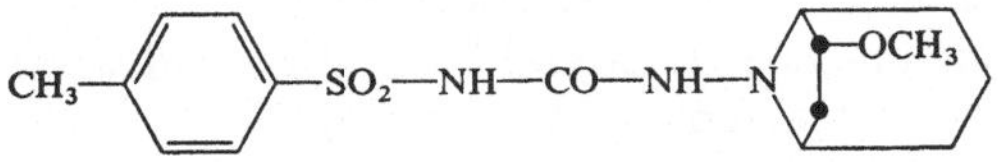

$$CH_3-\langle\text{Ring}\rangle-SO_2-NH-CO-NH-N\langle\text{Ring, }OCH_3\rangle \qquad \text{(Tabelle 25 d, 3) [75,7], der}$$

p-Toluolsulfonyl-(8-azabicyclo-3,2,1-octen-8-yl)-harnstoff [75,6]

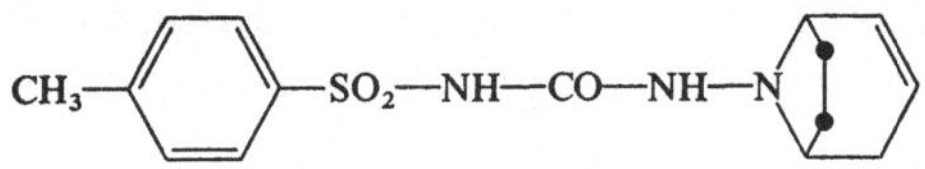

$$CH_3-\langle\text{Ring}\rangle-SO_2-NH-CO-NH-N\langle\text{Ring}\rangle \qquad \text{(Tabelle 25 d, 2) und der}$$

p-Toluolsulfonyl-norgranatyl-9-harnstoff [11,16; 75,1]

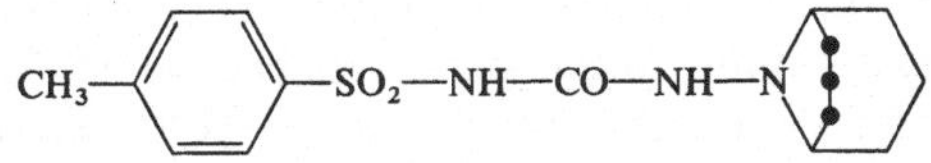

$$CH_3-\langle\text{Ring}\rangle-SO_2-NH-CO-NH-N\langle\text{Ring}\rangle \qquad \text{(Tabelle 25 d, 4).}$$

Erwähnenswert sind auch Sulfonyl-semicarbazide, die als Hydrazinkomponente den Amino-tetrahydro-chinolin- und isochinolin-rest enthalten [11,11].

2. Konstitution der Sulfonylkomponente

Bei den Sulfonylsemicarbaziden sind in erster Linie Benzol-, Alkyl-benzol und Chlor-benzolsulfonyl-derivate hergestellt und untersucht worden.

a) Benzol- und Alkyl-benzol-sulfonyl-semicarbazide (Tabelle 26 a—c)

Einige Vertreter der Gruppe der Benzolsulfonyl-semicarbazide werden in der Tabelle 26 a aufgeführt. Wie in den folgenden Tabellen wurde ihre Auswahl so getroffen, daß möglichst alle einschlägigen Arbeiten zitiert werden konnten. Die Verbindungen sind wirksam, das Diäthylderivat allerdings nur mäßig. Besondere Gesichtspunkte ergeben sich nicht.

Hervorgehoben wird das
4-Benzolsulfonyl-1,1-hexamethylen-semicarbazid (Tabelle 26 a, 2) [44,43],
das in einer Dosis von 100 mg/kg bei peroraler Gabe der Substanz als Natriumsalz den Blutzucker des Kaninchens maximal um 30% senkt und akut sehr wenig toxisch ist.

Ortho- und Meta-toluolsulfonyl-semicarbazide
sind, soweit das vorhandene Material erlaubt, Schlüsse zu ziehen, bei geeigneten Hydrazinkomponenten wirksam (Tabelle 26 b).

4-(m-Toluolsulfonyl)-1,1-tetramethylen-semicarbazid (Tabelle 26 b, 4)
senkt im üblichen Versuch am Kaninchen (Dosis 400 mg per os) den Blutzuckerspiegel um maximal 36% [44,45]. Gleiche Werte liefert das
4-(o-Toluolsulfonyl)-1,1-pentamethylen-semicarbazid (Tabelle 26 b, 2) [44,48].

Bemerkenswert ist das
4-(m-Toluolsulfonyl)-1,1-hexamethylen-semicarbazid (Tabelle 26 b, 6)
wegen seiner tiefen und langen Wirkung. Das Präparat senkt bei oraler Gabe von 400 mg/kg den Blutzuckerspiegel des Kaninchens um maximal 50%. Nach 48 Std beträgt die Senkung noch 15% [44,44].

Der Reihe der Äthyl-, Propyl- und Butyl-benzolsulfonyl-semicarbazide (Tabelle 26 c) gehört eine bemerkenswert stark und lang anhaltend wirksame Verbindung an, das
p-Äthyl-benzolsulfonyl-pentamethylen-semicarbazid (Tabelle 26 c, 3) [44,46].

Im üblichen Kaninchenversuch vermag das Präparat bei einer einmaligen Gabe von 400 mg/kg Substanz als Natriumsalz den Blutzuckerspiegel um maximal 47% zu senken. Nach 24 Std beträgt die Senkung noch 40%.

Auch am Hund ist die Substanz stark und lang anhaltend wirksam. Bei einer Gabe von 5 mg sinkt der Blutzuckerspiegel um maximal 48%. Die Wirkung dauert über 72 Std an [44,46].

Unter den Isopropyl-benzolsulfonyl-semicarbaziden wird z.B. das
4-(p-Isopropyl-benzolsulfonyl)-1,1-tetramethylen-semicarbazid (Tabelle 26c, 10) als stark wirksam erwähnt [44,45].

b) Alkoxy-benzolsulfonyl-semicarbazide (Tabelle 27)

Die Gruppe enthält stark wirksame Verbindungen. Neue Gesichtspunkte ergeben sich nicht. Als Hydrazinkomponenten finden insbesondere durch cyclische und bicyclische Kohlenwasserstoff-reste substituierte Hydrazinradikale Verwendung.

4-(p-Methoxy-benzolsulfonyl)-1,1-hexamethylen-semicarbazid (Tabelle 27, 1) wird als stark wirksam beschrieben [44,43]. Nach J.B. Wright und R.E. Willette [93,11] soll die Verbindung an der Ratte 4—5mal so stark wie Tolbutamid wirken.

c) Methylthio-, Methylsulfinyl- und Methylsulfonyl-benzolsulfonyl-semicarbazide (Tabelle 28)

In einer Anzahl von Patentschriften wird auf die hypoglykämische Wirksamkeit von Azabicyclooctyl-hydrazin-derivaten hingewiesen.

Nach unveröffentlichten Versuchen [11,31] kommt dem
4-(p-Methylthio-benzolsulfonyl)-norgranatanyl-9-harnstoff
(Tabelle 28, 4) [11,16]
eine hohe relative BZ.-Zahl zu.

d) Halogen-benzolsulfonyl-semicarbazide (Tabelle 29)

In der Gruppe der Benzolsulfonyl-harnstoffe ergab die Einführung eines p-Halogen-substituenten in den Phenylkern vielfach stark und anhaltend wirksame Verbindungen.

Man hat zahlreiche entsprechende Halogen-, insbesondere Chlor-benzolsulfonyl-semicarbazide hergestellt und geprüft.

Einige p-Chlor-benzolsulfonyl-semicarbazide zeichnen sich am Tier durch lang andauernde und starke Wirksamkeit aus und lassen auch im klinischen Versuch diese Eigenschaften erkennen.

Die Zahl der untersuchten
Fluor-benzolsulfonyl-semicarbazide
ist gering. Eine praktische Verwertung dieser Verbindungen zeichnet sich nicht ab.

Die Klasse der Chlor-benzolsulfonyl-semicarbazide ist eingehend untersucht worden.

In Tabelle 29 werden ausgewählte Verbindungen aufgeführt.

Von den Chlor-benzolsulfonyl-derivaten werden Präparate mit disubstituierten Gruppierungen

$$-NH-N\diagdown\begin{matrix}R_2\\R_3\end{matrix}$$

als wirksam beschrieben [11,15].

Auf die Bedeutung der Konstitution der Substituenten R_2 und R_3 ist an anderer Stelle anläßlich der Diskussion der Hydrazinkomponente bereits hingewiesen worden (S. 38ff.).

Nach einem Patent von G. KORGER et al. [44,52] senkt ferner das 4-(p-Chlor-benzolsulfonyl)-1-methyl-1-benzyl-semicarbazid (Tabelle 29, 8) den Blutzuckerspiegel sowohl von Kaninchen wie von Hunden.

Wie in der p-Toluolsulfonyl-semicarbazid-reihe, fanden auch die entsprechenden p-Chlor-benzolsulfonyl-Verbindungen mit tetra-, penta-, hexa-methylen-substituierter Hydrazinkomponente erhöhtes Interesse.

Das 4-(p-Chlor-benzolsulfonyl)-1,1-tetramethylen-semicarbazid (Tabelle 29, 10) beschreiben Patentschriften verschiedener Firmen [11,19; 52,3; 93,2]. Nach J. B. WRIGHT und R. E. WILLETTE [93,11] hat die Verbindung an der Ratte die Wirkung von Tolbutamid. Sie ist Handelsprodukt.

4-(p-Chlor-benzolsulfonyl)-1,1-pentamethylen-semicarbazid (Tabelle 29, 11) ist im Zuge einer Vereinbarung von Boehringer Mannheim, und der Farbwerke Hoechst AG pharmakologisch eingehend untersucht und auch in der Klinik unter dem Namen HB 113, geprüft worden. HB 113 hat eine relative BZ.-Zahl von 80 i.v., 40 p.o., eine relative Toxicität an der Maus von 4,6 und eine Halbwertszeit beim Menschen von 9—13 Std [11,31]. Nach klinischen Untersuchungen ist es ein sicher wirkendes orales Antidiabetikum. Die erforderliche Dosis für HB 113 liegt nach A. W. JØRGENSEN [11,29] bei 25—100 mg pro Tag.

Über 4-(p-Chlor-benzol-sulfonyl)-1,1-hexamethylen-semicarbazid (Tabelle 29, 15), U 12504, Glypinamid liegen eingehende Untersuchungsergebnisse vor.

Die Verbindung wirkt nach J. B. WRIGHT und R. E. WILLETTE [93,11] an Ratten 2—4mal stärker als Tolbutamid.

Nach F. G. McMAHON et al. [93,10; 93,14] ist U 12504 an der Ratte 2mal, am Menschen 2—4mal stärker als Tolbutamid. Die Halbwertszeit beträgt beim Menschen 16—18 Std [93,10], sie begünstigt die Anwendung einer einmaligen täglichen Dosis (F. C. WOOD et al. [93,13]).

W. A. ABELOVE et al. (93,12) geben für Glypinamid eine 7—14mal stärkere klinische Wirkung im Vergleich zu Tolbutamid an. Das p-ständige Chloratom im Phenylrest der Benzolsulfonyl-semicarbazide verlängert nach F. G. McMAHON [93,14] die Halbwertszeit und Wirkungsdauer.

Weitere wirksame p-Chlor-benzolsulfonyl-semicarbazide werden von J. B. WRIGHT und E. B. WILLETTE [93,11] beschrieben. Interessanterweise zeigt der p-Chlor-benzolsulfonyl-N-methylpiperazin-harnstoff (Tabelle 29, 26) nur einen sehr schwachen hypoglykämischen Effekt.

Im Gegensatz zu den entsprechenden p-Chlor-benzolsulfonyl-semicarbaziden haben o- und m-Chlor-benzolsulfonyl-tetra-, -penta- und -hexa-methylen-semicarbazid-derivate keine Beachtung gefunden, obwohl sie ebenfalls wirksam sind.

p-Brom-benzolsulfonyl-semicarbazide werden in verschiedenen Patenten [11,15; 11,18; 11,19; 75,1; 75,4; 75,6: 80,2; 80,3] beschrieben. Verbindungen mit günstiger Hydrazinkomponente sind hypoglykämisch wirksam. Jedoch zeigt nach J. B. WRIGHT und R. E. WILLETTE [93,11] z.B. das

4-(p-Brom-benzolsulfonyl)-1,1-hexamethylen-semicarbazid (Tabelle 29, 35) nur 0,5—0,75 der Wirksamkeit von Tolbutamid an der Ratte und fällt damit gegenüber Glypinamid stark ab. Nach (unveröffentlichten) Versuchen der Farbwerke Hoechst AG [44,87] sind 4-(o- und m-Brom-benzolsulfonyl)-1,1-hexamethylen-semicarbazid (Tabelle 29, 42, 43) im Kaninchenversuch mit 400 mg/kg wirksam.

Trifluormethyl-benzolsulfonyl-semicarbazide
sind von geringem Interesse. Das
  4-(m-Trifluormethyl-benzolsulfonyl)-1,1-pentamethylen-semicarbazid
  (Tabelle 29, 44)
senkt den Blutzuckerspiegel des Kaninchens. Das Produkt ist wenig toxisch
[44,42]. Ähnliches gilt für das Hexamethylen-derivat.

e) Amino-, Acetylamino-, Nitro- und Acido-benzolsulfonyl-semicarbazide
(Tabelle 30)

Amino-benzolsulfonyl-semicarbazide besitzen im Gegensatz zu den Amino-
benzolsulfonyl-harnstoffen keine praktische Bedeutung.
  4-(p-Amino-benzolsulfonyl)-1,1-diäthyl-semicarbazid (Tabelle 30, 1)
ist am Kaninchen in Dosen bis zu 200 mg/kg wirkungslos. Die in Tabelle 30 aufgeführten p-Amino-, Acetylamino- und Nitro-benzolsulfonyl-semicarbazide mit
den Hydrazingruppierungen

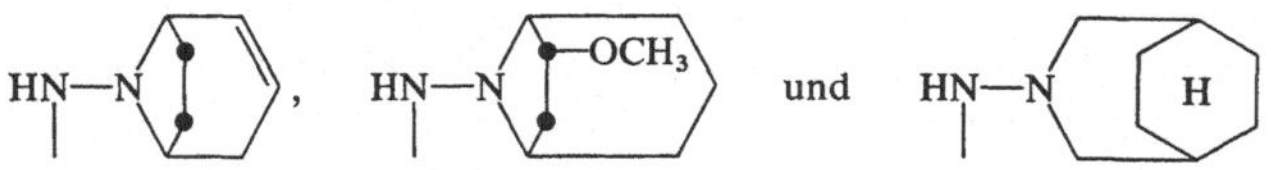

werden als hypoglykämisch wirksam beschrieben [75,4; 75,6; 75,7]. Nähere Angaben fehlen jedoch. Dies gilt ebenso für den p-Amino-benzolsulfonyl-isoindolinyl-
harnstoff (Tabelle 30, 5) [80,2].
  Acido-benzolsulfonyl-semicarbazide mit geeigneter Hydrazinkomponente sind
hypoglykämisch wirksam [44,42; 44,43]. Dabei erscheint das
  4-(p-Acido-benzolsulfonyl)-1,1-hexamethylen-semicarbazid (Tabelle 30, 12)
bemerkenswert, da nach anfänglicher Blutzuckersteigerung eine blutzuckersenkende Wirkung spät einsetzt und lange anhält [44,42].
  Wirksam am Kaninchen sind ebenfalls das
  4-(p-Acido-benzolsulfonyl)-1,1-pentamethylen-semicarbazid (Tabelle 30, 10)
und das entsprechende
  γ-Methyl-1,1-pentamethylen-derivat (Tabelle 30, 11) [44,42; 44,43].

f) Benzolsulfonyl-semicarbazide mit 2 Substituenten am Benzolkern (Tabelle 31)

Verbindungen dieser Art sind fast ausschließlich in den Laboratorien von
Boehringer Mannheim GmbH und der Farbwerke Hoechst AG hergestellt und
untersucht worden. In der Mehrzahl handelt es sich um 1,1-Tetra-, Penta- und
Hexamethylen-semicarbazid-derivate. Sie werden als hypoglykämisch stark
wirksam und wenig toxisch beschrieben [11,12; 44,47].
  Als Beispiele für stark wirksame Präparate seien genannt das
  4-(3,4-Dichlor-benzolsulfonyl)-1,1-hexamethylen-semicarbazid
  (Tabelle 31, 11), das
  4-(5-Chlor-2-methoxy-benzolsulfonyl)-1,1-hexamethylen-semicarbazid
  (Tabelle 31, 18), das
  4-(3-Amino-4-methyl-benzolsulfonyl)-1,1-pentamethylen-semicarbazid
  (Tabelle 31, 5), das
  4-(4-Chlor-3-amino-benzolsulfonyl)-1,1-(γ-methyl-pentamethylen)-semi-
  carbazid (Tabelle 31, 14) und das
4-(4-Chlor-2-amino-benzolsulfonyl)-1,1-(γ-methyl-pentamethylen)-semicarbazid
  (Tabelle 31, 15).
  Ein Präparat von der Bedeutung des Metahexamid ist unter den Benzolsulfonyl-semicarbaziden mit 2fach substituiertem Phenylkern nicht bekannt.

g) Acyl-benzolsulfonyl-semicarbazide (Tabelle 32)

Als Hydrazinbestandteile enthalten sie 1,1-penta- und hexa-methylen-substituierte Hydrazin- und Amino-azabicyclooctyl- bzw. nonyl-reste.

Als Sulfonylkomponenten fungieren der Acetophenon- und der Benzophenonsulfonyl-rest, sowie Acyl-benzolsulfonyl-reste, deren Carbonylgruppe in eine Dioxolangruppierung

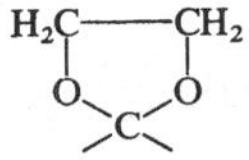

$$\begin{array}{c} H_2C\!-\!-\!-\!CH_2 \\[2pt] O\qquad O \\[2pt] C \end{array}\qquad \text{oder eine Dioxanylgruppierung}\qquad \begin{array}{c} H_2 \\ C \\ H_2C\qquad CH_2 \\ O\qquad O \\ C \end{array}$$

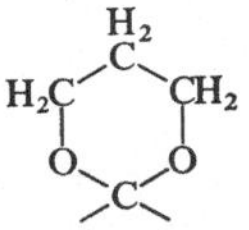

umgewandelt ist.

Die genannten Sulfonyl-semicarbazide werden in Patentschriften als hypoglykämisch wirksam geschildert, spezielle Untersuchungsergebnisse sind jedoch nicht publiziert.

Hervorgehoben wird der
4-(2-Methyl-1,3-dioxan-2-yl)-benzolsulfonyl-(3-azabicyclo-(3,2,2)-non-3-yl-harnstoff (Tabelle 32, 7) [75,8].

h) Acylaminoalkyl-benzolsulfonyl-semicarbazide (Tabelle 33)

Wie in der Gruppe der Acylaminoalkyl-benzolsulfonyl-harnstoffe (vgl. S. 28), sind durch Untersuchungen in den Laboratorien der Farbwerke Hoechst AG und von Boehringer Mannheim GmbH auch in der Acylaminoalkyl-benzolsulfonyl-semicarbazid-reihe Verbindungen aufgefunden worden, die bereits in sehr geringer Dosis wirksam sind [44,75].

Tabelle 33 enthält eine Anzahl stark wirksamer Präparate mit günstigen Resten X-, Y- und R-. Für die Beziehungen zwischen Konstitution und Wirkung hat man auch hier Gesichtspunkte gefunden, die hier nicht im einzelnen erläutert werden sollen. Als stark wirksam hat sich beispielsweise das
4-[4-(β-<2-Methoxy-5-methyl-benzamido>-äthyl)-benzolsulfonyl]-1,1-(γ-methyl-pentamethylen)-semicarbazid (Tabelle 33, 3)
erwiesen, das bereits in einer Grenzdosis von 0,05 mg/kg am Kaninchen wirksam ist [44,75].

i) Weitere Sulfonylsemicarbazide (Tabelle 34)

Sulfonylsemicarbazide, die als Sulfonylkomponente einen Indan-, Dihydrothionaphthen-, Cumaran-, Indol- oder Indolin-sulfonyl-rest enthalten, sind Gegenstand eines Patentes von H. BREUER und H. HÖHN [66,5] (Tabelle 34). Die Verbindungen werden als hypoglykämische Mittel geschildert, die den Blutzucker von Säugetieren vermindern können. Hervorgehoben wird ihre lange Wirkungsdauer, nähere Angaben fehlen jedoch.

C. Sulfonyl-alkoxy-, cycloalkoxy- und phenalkoxy-harnstoffe (Tabelle 35a, b)

Die Verbindungen dieser Körperklasse sind strukturell den Sulfonylsemicarbaziden verwandt. Sie enthalten wie diese zwei benachbarte Hetero-atome

$$R_1\!-\!SO_2\!-\!NH\!-\!CO\!-\!\overset{\textstyle |}{N}\!-\!N\!\!\big\langle$$

$$R_1\!-\!SO_2\!-\!NH\!-\!CO\!-\!\overset{\textstyle |}{N}\!-\!O\!-$$

Sulfonyl-alkoxy-harnstoffe können durch Umsetzung von Sulfonyl-urethanen oder -isocyanaten mit o-substituierten Hydroxylaminen erhalten werden. Bekannt sind Benzolsulfonyl-derivate der Formel

$$A-\langle\text{Ring}\rangle-SO_2-NH-CO-NH-R \quad (B)$$

(s. Tabelle 35a), die als Hydroxylamin-bestandteil —NH—R niedrigmolekulare Alkoxy-, Cycloalkoxy- und Phenalkoxy-amino-reste enthalten und p-Toluol-sulfonyl-alkyl- bzw. acyl-alkoxy-harnstoffe, die als Hydroxylaminbestandteil Reste

$$-N-O-C_2H_5 \atop \qquad C_2H_5$$

oder

$$-N-O-\text{alkyl usw.} \atop \quad\ \text{acyl}$$

u. ä. besitzen [Tabelle 35b).

Benzolsulfonyl-alkoxy-harnstoffe der ersten Art sind hypoglykämisch gut wirksam, sofern die Hydroxylamin-komponente mindestens 3 C-Atome enthält.

Beispielsweise wird angegeben [9,1], daß der 4-Methyl-benzolsulfonyl-n-butoxy-harnstoff (Tabelle 35a, 4) am stoffwechselnormalen Hund bei Verabreichung von 5 mg/kg Substanz eine Senkung des Ausgangsblutzuckerspiegels um etwa 30% bewirkt und die Schwellendosis hierbei bei 2,5 mg/kg liegt. Das Präparat wird als am Hund halb so toxisch wie Tolbutamid bezeichnet [9,1].

J. H. Cooley und J. D. McCown [24,1] haben Toluolsulfonyl-acyl-alkoxy-harnstoffe hergestellt. Über eine hypoglykämische Wirksamkeit der Verbindungen ist nichts bekannt.

D. Sulfamylharnstoffe und verwandte
Verbindungen (Tabellen 36 und 37)

Die Sulfamylharnstoffe sind in ihrer chemischen Struktur den Sulfonylharn-stoffen sehr ähnlich. Infolge der Sulfamylgruppe sind die physikalisch-chemischen Eigenschaften jedoch verändert (vgl. [70,14]); so reagieren diese Verbindungen im allgemeinen schwächer sauer als die entsprechenden Sulfonylharnstoffe.

$$R_1 \atop R_2 \!\!\!\diagdown\!\!\!\diagup N-SO_2-NH-CO-NH-R \qquad \text{Sulfamylharnstoffe}$$

$$R_1-SO_2-NH-CO-NH-R \qquad \text{Sulfonylharnstoffe}$$

Die in der Tabelle 36 zusammengestellten Verbindungen sollen eine Übersicht geben über die N_3-monosubst. Sulfamylharnstoffe. Außerdem sind auch N_3-di-substituierte Sulfamylharnstoffe (z. B. Tabelle 37, 1), ferner Sulfamylsemi-carbazide (Tabelle 37, 2—6) und Sulfamylurethane (z.B. Tabelle 37, 7) geprüft worden (vgl. [70,15] und [70,16]). Bei den Versuchen von J. M. McManus et al. [70,13] wurde Ratten eine Dosis von 100 mg/kg peroral verabreicht und die prozentuale Blutzuckersenkung im Vergleich zur Kontrolle bestimmt. Unter diesen Bedingungen sind einige Sulfamylharnstoffe wirksamer als Chlorpropamid.

J. M. McManus et al. [70,13] und E. H. Wisemann et al. [70,14] haben in dieser Substanzgruppe die Beziehungen zwischen Konstitution und Wirkung eingehend untersucht und diskutiert. Sie fanden dabei, daß vor allem die N_3-Cyclohexyl-, Cycloheptyl- und Bicyclo[2,2,1]hept-5-en-2-yl-methyl-sulfamylharnstoffe eine gute antidiabetische Wirkung besitzen. Schwächer wirksam sind die N_3-Phenäthyl-(25) und die in Tabelle 36 nicht aufgenommenen N_3-aliphatischen Sulfamylharnstoffe. Durch die Einführung eines N_3-Pentafluorpropylrestes (19) wurde erreicht, daß die Acidität ansteigt, jedoch tritt dadurch gleichzeitig ein Wirkungsverlust ein.

Als besonders vorteilhaft hat sich der Einbau des Sulfamyl-Stickstoffs (N_1) in einen Ring erwiesen. Zu den wirksamsten Verbindungen dieser Art gehören die Piperidin- und Morpholinderivate, vor allem die unsubstituierten 1-Piperidinosulfonyl-3-cyclohexyl- und -3-cycloheptyl-harnstoffe (Tabelle 36, 5 und 6). Die guten blutzuckersenkenden Eigenschaften bleiben im allgemeinen erhalten, wenn der Piperidinring u. a. durch 4'-Methyl-, 4',4'-Dimethyl-, 4',4'-Tetramethylen- oder 4',4'-(1-Oxatetramethylen)- substituiert ist (vgl. Tabelle 36, 8, 13, 17, 18). Von den 1-Morpholinosulfonylharnstoffen wurden u. a. das etwas schwächer wirksame unsubstituierte (23) und das gut wirksame 2-methylierte (26) Derivat von E. H. Wisemann et al. eingehend untersucht [70,14]. Außer der Verbindung 7 weisen die übrigen Verbindungen der Tabelle 36 eine geringere Wirksamkeit als die bisher behandelten auf.

Von den interessantesten Sulfamylharnstoffen wurden sowohl die schon mehrfach erwähnte Acidität (pK_a) als auch die Wasserlöslichkeit, die Lipophilie und die Plasma-Halbwertszeit, sowie die prozentuale Harnausscheidung am Hund bestimmt [70,14]. Im Vergleich zum Chlorpropamid sind die Sulfamylharnstoffe zwar lipophiler, aber sie haben kürzere Halbwertszeiten. Durch Variation der Substituenten am Stickstoffatom N_1 und N_3 des Sulfamylharnstoffmoleküls kann die Wirkung und Halbwertszeit nur ungenügend beeinflußt werden. Von einigen Substanzen wurde auch im *Human*versuch die Plasma-Halbwertszeit und die Harnausscheidung bestimmt (Einzelheiten s. [70,14]).

Der in Tabelle 37 aufgeführte 3,3-disubstituierte Sulfamylharnstoff, das Sulfamylurethan [70,15] und die Sulfamylsemicarbazide [70,16] sind weniger interessant als die bisher besprochenen Sulfamylharnstoffe. Es liegen von ihnen nur die antidiabetischen Wirkwerte vor. Auch von diesen Verbindungen waren die Piperidino- und Morpholino-sulfonyl-derivate mit cyclischen Resten an der Harnstoff-, Urethan- oder Semicarbazidgruppierung die wirksamsten.

E. Bis-Sulfonyl-Verbindungen (Tabellen 38a—42)

Es wurden verschiedene Versuche unternommen, eine weitere Sulfonylgruppe in das Sulfonylharnstoffmolekül einzuführen, um festzustellen, inwieweit dadurch die blutzuckersenkenden Eigenschaften geändert werden. Aus den sehr unterschiedlichen Substanzklassen, mit denen sich dieser Abschnitt befaßt, ist keine Verbindung mit besonders guter antidiabetischer Wirkung zu nennen.

Wie aus den Tabellen 38a—42 hervorgeht, wurde nach der Konstitution des zweiten Sulfonylrestes geordnet. Dabei handelt es sich in Tabelle 38a und 38b hauptsächlich um Benzolsulfonylharnstoffe, die am Benzolring durch eine zusätzliche Sulfonyl- bzw. Sulfamoyl-gruppe substituiert sind, und in Tabelle 39a und 39b um Verbindungen mit einem zweiten Sulfonylharnstoffrest in p- bzw. m-Stellung am Benzolkern. In den weiteren Tabellen sind dimere Sulfonylharnstoffe zu finden, wobei die Verdoppelung des Moleküls z. B. über eine Diphenylgruppierung (Tabelle 40) oder einen Alkylendiaminorest (Tabelle 41) erfolgt. Im übrigen sind in Tabelle 42 vorwiegend Disulfonylverbindungen zusammengestellt.

Der Verbindungstyp der 4- bzw. 3-Sulfamoyl-benzolsulfonylharnstoffe in Tabelle 38a und 38b ist von D. F. Hayman et al. [16,3] bearbeitet worden und die analogen Sulfamoyl-n-alkansulfonyl-harnstoffe (Tabelle 38a, 11 und 12) von der Forschungsgruppe Hoechst. Außer den hier aufgeführten Butylharnstoffen wurden auch die entsprechenden Cycloalkylderivate hergestellt. Die pharmakologische Prüfung ergab, daß diese Verbindungen keine nennenswerte antidiabetische Wirkung besitzen. Eigene Versuche bestätigen das Ergebnis.

Die Benzol-1,4- und -1,3-bis-sulfonylharnstoffe der Tabelle 39a und 39b sind sowohl von D. F. Hayman et al. [16,3] als auch von D. V. Mehta und C. V. Deliwala [40,3] geprüft worden. Dabei fanden letztere — allerdings ohne Angabe genauer Zahlenwerte — daß Benzol-1,3-bis-(N-propyl-N'-sulfonylharnstoff) (Tabelle 39b, 1) und 2-Chlor-5-methyl-benzol-1,3-bis-(N-isopropyl-N'-sulfonyl-harnstoff) (Tabelle 39b, 6) den Blutzuckerspiegel senken. Durch ausführliche Untersuchungen, die J. Cheymol et al. [19,1] mit 4-Chlor-6-amino-benzol-1,3-bis-(N-butyl-N'-sulfonylharnstoff) (Tabelle 39b, 10) am Kaninchen durchführten, wurde gezeigt, daß die Verbindung nur sehr schwach hypoglykämisch wirkt. Eigene Versuche mit analogen Derivaten verliefen in gleicher Weise negativ.

Werden die zwei Sulfonylharnstoffgruppen durch eine Diphenyl- (Tabelle 40, 1), Diphenylmethan- (Tabelle 40, 2) oder Diphenylthioäther- (Tabelle 40, 3) -Gruppierung voneinander getrennt, dann geht die antidiabetische Wirksamkeit des Moleküls ebenfalls verloren. Von den ersten beiden Verbindungen sind allerdings keine exakten Wirkwerte bekannt [64,1; 28,2; 67,1].

Von der Verbindungsklasse der dimeren Sulfonylharnstoffderivate in Tabelle 41 liegen einige Patente (vgl. [20,1] und [23,4]) ohne Angaben der Wirkwerte vor. Daher können nur die vorhandenen eigenen Versuchsergebnisse herangezogen werden [44,87]. Diese zeigten, daß durch Dimerisierung über eine Alkylen- bzw. Cycloalkylen-Gruppe am N' des Sulfonylharnstoffrestes (vgl. Tabelle 41, 2—6) bisher keine interessanten Sulfonylharnstoffderivate erhalten wurden. Das gleiche gilt für die Piperazinderivate, die entweder als dimerisierter Harnstoff (7) bzw. Semicarbazid (8) aufzufassen sind. Ebenso sind Bis-Verbindungen mit einer Alkylenkette, die durch Sauerstoff oder Schwefel unterbrochen ist (Tabelle 41, 9 und 10), unwirksam. Nur wenn das Zwischenglied ein Alkylen*disulfid* (Tabelle 41, 11 und 12) ist [23,2; 23,4; 44,23], tritt ein blutzuckersenkender Effekt auf. Es ist aber anzunehmen, daß in vivo die Disulfidbrücke reduktiv aufgespalten wird. So ist die eigentliche wirksame Komponente der schon früher erwähnte (S. 9) Sulfonyl-β-mercaptoäthylharnstoffrest.

Schließlich sind in Tabelle 42 einige unwirksame Disulfonylverbindungen unterschiedlicher Konstitution der Vollständigkeit halber aufgeführt worden.

F. Sulfonylthioharnstoffe (Tabelle 43)

In Analogie zu den bisher behandelten Verbindungen mit einer Sulfonyl-*harnstoff*gruppierung wurden auch die Sulfonyl*thioharnstoffe* auf ihren blutzuckersenkenden Effekt untersucht. Sie sind in chemischer Hinsicht mit den Sulfonylharnstoffen eng verwandt; sie können u.a. durch Entschwefelung zu diesen umgesetzt werden.

$$R_1\text{—}SO_2\text{—}NH\text{—}CS\text{—}NH\text{—}R \xrightarrow{\text{HgO}} R_1\text{—}SO_2\text{—}NH\text{—}CO\text{—}NH\text{—}R$$

Ob auch der tierische Organismus befähigt ist, Sulfonylthioharnstoffe in Sulfonylharnstoffe umzuwandeln, ist nicht bekannt.

Die Sulfonylthioharnstoffe sind in der Literatur mehrfach beschrieben worden; meistens dienten sie allerdings nur als Zwischenprodukte zur Synthese von Sulfonylharnstoffen (vgl. u. a. [16,5; 42,1; 89,2]). Antidiabetische Wirkwerte liegen nur vereinzelt vor. In Tabelle 43 sind von den auf ihre Wirkung geprüften substituierten Benzol- und Alkan-sulfonyl-thioharnstoffen einige ausgewählt. Dabei sind vor allem die Untersuchungen von S. ONISI [89,3] berücksichtigt worden. Er fand, daß bei Ratten die wirksamste Verbindung dieser Reihe Benzolsulfonyl-butyl-thioharnstoff (1) ist; als schwächer wirksam erwies sich der D 860-analoge Thioharnstoff (3). Die übrigen von S. ONISI geprüften Substanzen (2 und 4—7) zeigten keinen signifikanten Blutzuckerabfall. G. CARRARA und G. BERNINI [59,1] sowie W. M. McLAMORE et al. [70,10] bestätigen, daß p-Toluolsulfonyl-butyl-thioharnstoff (3) eine, wenn auch geringe, blutzuckersenkende Aktivität hat. Nach eigenen Versuchen [44,80] war die Verbindung 3 jedoch am Kaninchen wirkungslos.

N-Butansulfonyl-N'-phenylthioharnstoff (8) soll nach Angaben von G. PALAZZO und C. POZZATTI [69,1] den Blutzucker bei einer Dosis von 75—150 mg/kg Kaninchen geringfügig senken. — Das von K. A. JENSEN et al. [48,2] beschriebene p-Toluolsulfonyl-dimethyl-thiosemicarbazid (10) ist unwirksam.

G. Sulfonylisoharnstoffäther und Analoge (Tabelle 44)

Zu den Abkömmlingen des Harnstoffes gehören auch die Isoharnstoffäther, die Isothioharnstoffäther und die Guanidine. Bei den Sulfonylderivaten dieser Verbindungsklassen liegen besondere Bindungsverhältnisse vor, so daß ihre chemischen Eigenschaften von denen der Sulfonylharnstoffe abweichen. Seit langem ist bekannt, daß die Sulfonylisoharnstoffäther wesentlich schwächere Säuren als die Sulfonylharnstoffe sind. So lösen sich erstere nur in Natronlauge, letztere hingegen auch in schwachen Basen, wie Soda (vgl. [11,34]). Die Sulfonylguanidine sind selbst in Alkalien praktisch unlöslich. In den letzten Jahren wurde durch IR- und kernresonanzspektrometrische Untersuchungen nachgewiesen, daß sowohl bei den Sulfonylisoharnstoffäthern [69a, 1] als auch bei den Sulfonylisothioharnstoffäthern [48,2], und bei den Sulfonylguanidinen [79a, 1] keine Sulfon*amid*- sondern eine Sulfon*imid*bindung vorliegt.

$$R_1—SO_2—\overset{1}{N}=\overset{2}{C}—\overset{3}{N}H—R' \qquad \text{Sulfonylisoharnstoffäther}$$
$$| \qquad OR''$$

$$R_1—SO_2—N=C—NH—R' \qquad \text{Sulfonylisothioharnstoffäther}$$
$$| \qquad SR''$$

$$R_1—SO_2—N=C—NH—R' \qquad \text{Sulfonylguanidine}$$
$$| \qquad NH_2$$

Von 1-Toluolsulfonyl-3-butyl-O-methyl-isoharnstoff (Tabelle 44, 2) bzw. -S-methyl-isothioharnstoff (Tabelle 44, 5) und Toluolsulfonylbutylguanidin (Tabelle 44, 10) wurden vergleichend die NMR- und IR-Spektren bei uns [11,31] aufgenommen und obige Ergebnisse bestätigt[5].

Die Sulfonylisoharnstoffäther und ihre Analoga unterscheiden sich also von den Sulfonylharnstoffen in einem für die antidiabetische Wirkung wichtigen

5. Herrn Dr. STEINGROSS von der Firma Boehringer Mannheim GmbH sei an dieser Stelle dafür gedankt.

Strukturelement. Daher war es nicht überraschend, daß diese Substanzklassen ohne blutzuckersenkenden Effekt waren. Nach eigenen Untersuchungen sind die Sulfonylisoharnstoffäther (1—3) wirkungslos [44,80]. St. O. Winthrop und G. Gavin [98,1] finden ebenfalls, daß 1-(p-Aminobenzolsulfonyl)- und 1-(p-Toluolsulfonyl)-S-methyl-3-butyl-isothioharnstoff (4 und 5) keine signifikante Wirkung haben. Dagegen wurden in der japanischen Patentliteratur [29,2; 29,3; und 88,2] einige Sulfonylisothioharnstoffäther (5, 6, 7) als Antidiabetika bezeichnet, allerdings ohne Angabe von Wirkwerten. Von p-Toluolsulfonylbutylguanidin (10) liegen unterschiedliche Versuchsergebnisse vor. Z. Buděšinský et al. [17,10] fanden, daß die Verbindung bei der Ratte 43% der D 860-Wirkung hat; nach Versuchen von S. Onisi [89,3] und eigenen Versuchen [44,80] war das Guanidinderivat (10) wirkungslos. — Dodecansulfonylguanidin (8) wurde schon 1953 von E. Habicht [23,1] wegen seiner antidiabetischen Eigenschaft zum Patent angemeldet, es liegen aber keine weiteren Veröffentlichungen vor.

Die ebenfalls in Tabelle 44 aufgeführten Sulfonyl-bis-harnstoffderivate 11—15 zeigten keinen blutzuckersenkenden Effekt. Zwar wird N_1-Toluolsulfonyl-N_5-phenäthyl-biguanid (13) als „potentielles Antidiabeticum" von A. Dansi und C. Zanini [26,1] bezeichnet, aber es wurden keine experimentellen Angaben bekannt.

H. Sulfonylurethane (Tabelle 45)

Alle bisher behandelten antidiabetisch wirkenden Substanzen lassen sich von der Struktur des Harnstoffmoleküls ableiten. Im folgenden sollen einige von diesem Grundkörper abweichende Verbindungstypen besprochen werden.

Ersetzt man den Carbonamidrest des Sulfonylharnstoffes durch die Estergruppierung, so erhält man die Sulfonylurethane; sie sind in ihrem chemischen Verhalten den Harnstoffen sehr ähnlich.

$$R_1—SO_2—NH—CO—NH—R \qquad \text{Sulfonylharnstoffe}$$

$$R_1—SO_2—NH—CO—O—R \qquad \text{Sulfonylurethane}$$

Die blutzuckersenkenden Eigenschaften der Sulfonylurethane sind im Vergleich zu denen der Sulfonylharnstoffe schwächer ausgeprägt. Durch geeignete Kombination der Substituenten am Sulfonamidrest und an der Estergruppe können jedoch relativ wirksame Verbindungen erhalten werden. Verschiedentlich wurde in der Literatur auf die gute Verträglichkeit bzw. die niedrige Toxicität der Sulfonylurethane hingewiesen [44,12—44,18 und 65,1—65,5]. Aufgrund der im Tierversuch gefundenen kurzen Halbwertszeiten wurden unseres Wissens allerdings keine Humanversuche durchgeführt.

Eine Auswahl der bekannt gewordenen Sulfonylurethane sind der Tabelle 45 zu entnehmen. Während W. Loop und V. Wolf vor allem die Methyl- und Äthylurethane bearbeiteten (vgl. insbesondere [65,1—65,3]), wurden bei eigenen Versuchen [44,12—44,18] die aliphatischen Reste mit 4—6 Kohlenstoffatomen bevorzugt. Die am Kaninchen wirksamsten Verbindungen sind nach unseren Prüfungsergebnissen [44,87] Benzolsulfonyl-n-hexylurethan (3), p-Chlorbenzolsulfonyl-n-butylurethan (12), Cyclohexansulfonyl-n-hexylurethan (20) und iso-Pentansulfonyl-n-butylurethan (22). W. Loop und V. Wolf [65,2 und 65,3] haben z.B. von p-Chlorbenzol- bzw. p-Methoxybenzolsulfonyl-methylurethan (11 bzw. 13) gute blutzuckersenkende Eigenschaften gefunden.

Obwohl p-Toluolsulfonyl-butyl-urethan (5) den Blutzucker senkt, ist der durch Sauerstoff unterbrochene Butylrest, das entsprechende Äthoxyäthyl-Derivat (6), unwirksam. — Die von A. HEYMONS und H. LIEBIG [73,1] als interessante Verbindungen beschriebenen p-Toluolsulfonyl-cholesterylurethane (8) erwiesen sich bei unseren Untersuchungen ebenfalls als wirkungslos [11,31].

I. Abgewandelte Sulfonylharnstoffverbindungen (Tabelle 46)

In diesem Abschnitt sind verschiedene Verbindungen zusammengestellt, die sich von den Sulfonylharnstoffen stärker unterscheiden, als die zuletzt besprochenen Sulfonylurethane (vgl. Tabelle 46; einige dieser Verbindungen sind auch in anderen Tabellen aufgenommen).

Bei den Verbindungen 1—10 handelt es sich um *Sulfonamide*, die entweder durch verschiedenartige Acylgruppen (2—5, 8 und 10) oder durch einen Amino-äthyl- (6), Carbamoylmethyl- (7) bzw. Sulfamylrest (9) substituiert sind; dagegen sind die Verbindungen 11—13 *Sulfone*. Eine gewisse chemische Verwandtschaft mit den Sulfonylharnstoffen besitzen nur Derivate mit einer sauren Sulfonamidgruppierung (2—9). Im Vergleich zu D 860 haben aber die meisten der in Tabelle 46 aufgeführten Substanzen keinen antidiabetischen Effekt. Lediglich p-Toluolsulfonylessigsäure-n-butylamid (11) [23,6] und N'-Butyl-N-[p-(benzolsulfonyl)-phenyl-]harnstoff (13) sollen schwach wirksam sein [69,1].

K. Sulfenyl- und Sulfinyl-harnstoffe (Tabelle 47)

Verbindungen dieser Körperklasse sind mit den Sulfonylharnstoffen insofern verwandt, als sie mit Hilfe von Oxydationsmitteln leicht zu diesen umgesetzt werden können. Darüber hinaus disproportionieren die *Sulfinyl*harnstoffe (vgl. [21,10]) z.B. in Gegenwart von Pyridin unter Bildung von *Sulfonyl-* und *Sulfenyl-*harnstoffen. Untersuchungen, ob derartige Reaktionen auch im tierischen Organismus stattfinden, liegen unseres Wissens bisher nicht vor.

$$R_1\text{—S—NH—CO—NH—R} \qquad \text{Sulfenylharnstoffe}$$

$$\overset{\displaystyle O}{\overset{\displaystyle \|}{R_1\text{—S—NH—CO—NH—R}}} \qquad \text{Sulfinylharnstoffe}$$

$$R_1\text{—S—NH—CO—NH—R} \qquad \text{Sulfonylharnstoffe}$$

Bei diesen drei Verbindungstypen steigt die Acidität mit der Oxydationsstufe des Schwefelatoms an, so besitzen nur die Sulfonylharnstoffe, wie bereits erwähnt (S. 4), ausgeprägte saure Eigenschaften.

Y. NITTA et al. [21,9] haben einige p-Toluol*sulfenyl*harnstoffe hergestellt und am Kaninchen auf hypoglykämische Wirkung untersucht. Dabei entspricht nur das Butylderivat (5) etwa der Wirksamkeit von Tolbutamid, während die übrigen schwächer wirksam sind. Auch p-Toluol*sulfinyl*-butylharnstoff (1) soll nach Y. NITTA et al. [21,10] beim Kaninchen den Blutzucker senken. Letztere Verbindung wird ebenfalls von H. L. YALE und J. FRIED [86,1] in einem Patent neben anderen Benzol*sulfinyl*-harnstoffen ohne nähere pharmakologische Angaben als hypoglykämisches Agens beschrieben.

L. Antidiabetisch wirksame Sulfonamide

Bei der Entwicklung chemotherapeutisch wirksamer Sulfonamide wurden auch Derivate mit blutzuckersenkenden Eigenschaften entdeckt. Es handelt sich in erster Linie um Verbindungen aus der Reihe der Sulfonamidothiadiazole und Sulfonamidopyrimidine, von denen insbesondere die letzteren breitere therapeutische Anwendung in der Behandlung des Diabetes gefunden haben.

1. Sulfonamido-1,3,4-thiadiazole und -1,3,4-oxadiazole (Tabellen 48—52)

Die blutzuckersenkende Wirksamkeit gewisser Sulfanilamidothiadiazole wurde von M. Janbon et al. [47,1] 1942 entdeckt. Die am häufigsten untersuchte Verbindung in dieser Substanzklasse ist das 2-(p-Aminobenzolsulfonamido)-5-iso-propyl-1,3,4-thiadiazol (Tabelle 48, 4). A. Loubatières [1,7; 55,1 und 55,2 u.a.] erkannte die Bedeutung dieser Entdeckung und untersuchte den Wirkungs-mechanismus. Das Bekanntwerden von antidiabetisch wirkenden Verbindungen ohne eine Aminogruppe am Benzolkern (in der Sulfonylharnstoffreihe) im Jahre 1955 hatte zur Folge, daß nicht nur die chemotherapeutisch wirksamen p-Amino-benzolsulfonamido-thiadiazole auf ihren Blutzuckereffekt geprüft wurden, sondern auch die nicht antibakteriell wirkenden 2-Alkan- und Benzol-sulfonamido-5-substituierten Thiadiazole bzw. Oxadiazole. Zwei Substanzen des vorliegenden Verbindungstyps sind in den Handel gekommen, 2-(p-Methoxybenzolsulfonamido)-5-iso-butyl-1,3,4-thiadiazol (Tabelle 50,6) und vorübergehend 2-(p-Aminobenzol-sulfonamido)-5-tert.-butylthiadiazol (Tabelle 48, 7).

Außer den antidiabetischen Wirkwerten, die den Arbeiten von M. Janbon et al. [47,1] und A. Loubatières [55,1] zu entnehmen sind, liegen noch von anderen Autoren Angaben über Blutzuckerwerte vor (insbesondere [7,5; 46,3; 54,4; 85,1— 85,4; 99,1]). Es ist jedoch schwer, die pharmakologischen Daten zu vergleichen, da die Versuchsbedingungen der verschiedenen Forschungsgruppen sehr voneinander abweichen.

Die Sulfonamidothiadiazole sind im allgemeinen toxischer als die Sulfonylharn-stoffe, deshalb wird in den entsprechenden Arbeiten außer der prozentualen Blut-zuckersenkung meist auch die akute Toxicität $= LD_{50}$ angegeben. J. D. McColl [46,3] beobachtete, daß erst bei einer Dosis, die in der gleichen Größenordnung wie die intraperitoneale LD_{50} an der Maus liegt, eine maximale Wirkung am Kaninchen nach peroraler Gabe erzielt wird. Besonders eindrucksvoll ist in diesem Zusammen-hang eine tabellarische Gegenüberstellung einiger p-Chlorbenzolsulfonamidothia-diazole (vgl. u.a. Tabelle 50, 12) und D 860 [85,4]. So beträgt nach dieser Literatur-stelle die Schwellendosis von D 860 am Kaninchen 40 mg/kg und die der unter-suchten Sulfonamidothiadiazole 150—400 mg/kg; die akute perorale Toxicität LD_{50} an Mäusen wurde dagegen bei 3 g/kg (D 860) bzw. 0,9—2,3 g/kg (Thiadiazole) gefunden. — Die analogen Oxadiazole sind im allgemeinen weniger toxisch, aber nur kurz wirksam.

Hinsichtlich möglicher theoretischer Zusammenhänge von Konstitution und Wirkung der Sulfonamidothiadiazole und Sulfonylharnstoffe verweisen wir auf eine Literaturstelle, vgl. [11,30]. In den Tabellen 48—51 sind die wichtigsten Sulfonamidothiadiazole angeführt worden. Die Tabelle 48 enthält die zuerst be-kannt gewordenen p-Aminobenzolsulfonamidderivate und die Tabelle 49 die am häufigsten untersuchten Toluolsulfonamidanaloga. Tabelle 50 befaßt sich mit den unsubst., p-Methoxy- und p-Halogen-subst. Benzolsulfonamidverbindungen. Einige noch nicht berücksichtigte blutzuckersenkende Alkan- und Benzol-sulfonamidothiadiazole sind in Tabelle 51 zusammengestellt. In Tabelle 52 befinden sich Sulfonamidoxadiazole mit antidiabetischem Effekt.

Die 2-(p-Aminobenzolsulfonamido)-5-subst.-thiadiazole der Tabelle 48 wurden bis auf die letzten drei Verbindungen von A. LOUBATIÈRES [55,1] am Kaninchen und von D. BOVET und P. DUBOST [12,1] am Hund untersucht. Übereinstimmend fanden sie, daß die in 5-Stellung durch Methyl und Äthyl (1, 2), sowie Hexyl und Heptyl (10, 11) substituierten Thiadiazolderivate auf den Blutzucker, wenn überhaupt, nur einen unbedeutenden Effekt ausüben. Beim Kaninchen [55,1] ist die tert. — Butyl- und Isobutyl- (7, 6) Verbindung am wirksamsten, dagegen beim Hund [12,1] das Isopropylderivat (4), das zuerst durch M. JANBON et al. [47,1] als 2254 RP bekannt wurde, vgl. S. 50. Die übrigen Alkylderivate mit 3—5 Kohlenstoffatomen (3, 5, 8 und 9) sind ebenfalls vergleichsweise gut wirksam. Eigene Versuche [11,31] ergaben, daß die 5-Isopropyl-, n-Butyl- und n-Amyl-substituierten 2-(p-Aminobenzolsulfonamido)-thiadiazole (4, 5, 8) etwa die Wirksamkeit von Carbutamid haben, aber wesentlich toxischer sind. — Sulfanilamido-cyclopropyl-thiadiazol (12) hat einen guten blutzuckersenkenden Effekt am Kaninchen nach Gabe von 1 g/kg bei niedriger Toxicität [54,4].

In der Sulfonylharnstoffreihe hatte die Einführung eines Sauerstoff-unterbrochenen Alkylrestes bei nur mäßigem Wirkungsabfall eine Verringerung der Toxicität zur Folge (vgl. S. 8). Eigene frühere Versuche [11, 31] zeigten, daß durch Substitution in 5-Stellung des Thiadiazolrings mit einer Alkoxyalkylgruppe (13 und 14) nicht nur die Toxicität der Substanzen, sondern in gleicher Weise auch die Wirksamkeit abnimmt. Dieser Verbindungstyp wurde später von P. J. BREIVOGEL und G. RIDGE [97,1] ohne Angabe von Wirkwerten erneut bearbeitet.

Die Tabelle 49 gibt eine Übersicht über die in großer Zahl hergestellten p-Toluolsulfonamidothiadiazole. Soweit Zahlenwerte bekannt wurden, liegt von den interessantesten Verbindungen die perorale Toxicität LD_{50} an der Maus zwischen 1—2,5 g/kg (die LD_{50} von BZ 55 ist 4 g/kg). Mit diesen Substanzen tritt am Kaninchen ein deutlicher blutzuckersenkender Effekt nach peroraler Gabe von 200—400 mg/kg auf (mit BZ 55 nach 200 mg/kg). Ähnlich wie bei den p-Aminobenzolsulfonamidothiadiazolen ist die 5-Substitution am Thiadiazolring mit einem Isopropyl-, n-Butyl-, Isobutyl-, tert.-Butyl- oder Cyclohexylrest (4, 5, 6, 8, 11) am wirksamsten (vgl. [7,5; 46,3; 85,1; 99,1]). Über die Reihenfolge kann aber keine genaue Angabe gemacht werden, da, wie erwähnt, die Untersuchungsmethoden der einzelnen Autoren zu verschieden sind. J. B. O'NEAL et al. [99,1] ermittelten für einige dieser Verbindungen [vgl. u.a. (Tabelle 49, 6, 11, 12)] bei der Ratte bzw. beim Hund eine orale Schwellendosis von 15—60 mg/kg, die also mit der von D 860 vergleichbar ist. In Analogie zu der Sulfanilamido-reihe sind wieder die 5-Methyl-, 5-Äthyl-, 5-Propyl- und 5-Heptyl-Derivate (1, 2, 3, 10) unwirksam, dagegen hat das 5-(β-Phenyläthyl)-thiadiazol (13) etwa die gleiche Wirkung wie die 5-tert.-Butyl-Verbindung (8) [44,87].

Der Tabelle 50 sind die wichtigsten Vertreter der Benzol-, p-Methoxybenzol- und p-Halogenbenzol-sulfonamido-1,3,4-thiadiazole zu entnehmen. Die Annahme von D. BOVET und P. DUBOST [12,1] (vgl. Tabelle 50, 1), daß für die hypoglykämische Wirkung dieser Verbindungsklasse der p-Aminorest am Benzolring unerläßlich ist, wurde durch neuere Arbeiten widerlegt. So sind einige Benzolsulfonamido-thiadiazole [vgl. (1—4)] beschrieben worden, die etwa dieselbe Wirkung haben, wie die bisher erwähnten Substanzen. Allerdings scheint es so, als ob diese Thiadiazolderivate etwas toxischer sind als ihre Aminobenzol- und Toluolanaloga [46,3]. — Eine besonders hohe akute Toxicität besitzen die in der Tabelle 50 aufgeführten p-Chlorbenzolsulfonamide (10—12), über die u.a. J. D. McCOLL [46,3] eingehend berichtet. — Die interessantesten Verbindungen dieser Tabelle sind die Methoxybenzolsulfonamidderivate (5—9). Das Isobutylderivat (6) wurde bereits erwähnt [46,1—46,4]. Über pharmakologische Untersuchungen berichten H. Rosen et al. [99,2] und über die klinischen Ergebnisse M. F. Healy und J. D. Arneaud [46,4]. So beträgt die akute Toxicität peroral bei der Maus 470 mg/kg und die Schwellendosis beim Hund 25 mg/kg [99,2].

A. Loubatières et al. [55,2] prüften vergleichend die antidiabetische Wirkung von p-Aminobenzol- (Tabelle 48, 7), Benzol- (Tabelle 50, 3) und p-Chlorbenzol- (Tabelle 50,12) -sulfonamido-tert.-butylthiadiazol am Hund und fanden, daß das Benzolderivat am wirksamsten ist. In Tabelle 51 sind einige 5-subst.-Propyl- und Butylthiadiazole mit verschiedenen Benzolsulfonamid-Resten (1—10) bzw. einem Alkansulfonamid-Rest (11) ausgewählt. Diese Substanzen zeigen im allgemeinen eine geringe blutzuckersenkende Aktivität. Nur das 2-[4-(β-Chloräthyl)-benzol-sulfonamido]-5-tert.-butyl-thiadiazol (7) [16,5] ist im Gegensatz zu dem entsprechenden Sulfonylharnstoff unwirksam. Aus der Reihe der Alkansulfonamide soll 2-(Methansulfonamido)-5-tert.-butylthiadiazol (11) bei einer Dosis von 800 mg/kg peroral am Kaninchen eine blutzuckersenkende Wirkung haben [85,2].

In Analogie zu den Sulfonamido-1,3,4-thiadiazolen wurden auch die entsprechenden 1,3,4-Oxadiazole auf ihren antidiabetischen Effekt geprüft, vgl. Tabelle 52. Die Oxadiazole [11,31 und 44,87] sind etwas weniger toxisch als die Thiadiazole. Vergleicht man die Angaben über die Wirkwerte der Oxadiazolderivate mit denen der Thiadiazolanaloga, so erweisen sich erstere mindestens gleich wirksam (Tabelle 49, 6, mit Tabelle 52,3, oder Tabelle 50, 2, mit Tabelle 52, 7, etc.). Aber nach den Angaben von J. B. O'Neal et al. [99,1] ist die Wirkdauer des 2-p-Toluol- (4) und 2-p-Chlorbenzolsulfonamido-5-cyclohexyl-oxadiazols (12) besonders bei der Ratte sehr kurz. B. Hökfelt und Å. Jönsson [7,5] vermuten, daß die Sulfonamido-oxadiazole im Organismus schnell abgebaut werden.

2. Sulfonamidopyrimidine (Tabellen 53—61)

Die grundlegenden Entwicklungsarbeiten auf dem Gebiet der Sulfonamido-pyrimidine wurden von K. Gutsche et al. geleistet [77,5]. Bei der systematischen Untersuchung erwiesen sich die 2-Benzol- und 2-Alkan-sulfonamide der in 5-, gegebenenfalls auch in 4,5-Stellung substituierten Pyrimidine als antidiabetisch gut wirksam. Aus dieser Stoffklasse sei insbesondere 2-(Benzolsulfonamido)-5-methoxyäthoxypyrimidin (Tabelle 53, 7) hervorgehoben, das als Glycodiazin 1964 in der oralen Diabetestherapie bekannt wurde.

Darüber hinaus sind einige 5,6-disubstituierte 4-Benzolsulfonamidopyrimidine (Tabelle 60) mit blutzuckersenkenden Eigenschaften beschrieben worden [45,4].

Die Aufstellung der Tabellen 53—61 und ihre Besprechung erfolgt gemäß der allgemeinen Formel I

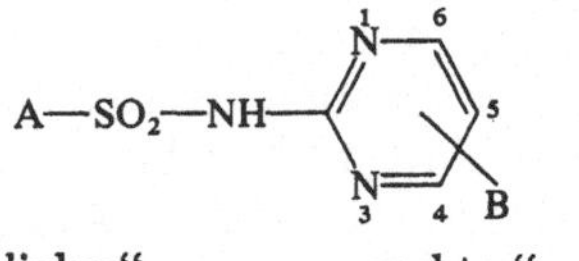

$$\text{A---SO}_2\text{---NH---}\underset{\underset{3\quad\;\; 4}{\displaystyle\text{B}}}{\overset{1\quad\;\; 6}{\boxed{\text{Pyrimidin}}}}{}^{5}$$

"linker"   "rechter"
Molekülteil   Molekülteil

Der Molekülteil A ("linker" Rest) stellt eine unsubstituierte bzw. substituierte Aryl- oder Alkylgruppierung dar. Die Substituenten in 4,5,6-Stellung am Pyrimidinkern bilden demgegenüber den Molekülteil B ("rechter" Rest).

Im Hinblick auf eine einheitliche Systematik haben wir in den Tabellen 53—60 weitgehend ähnliche Ordnungsprinzipien wie in der Sulfonylharnstoff- bzw. Sulfonylsemicarbazid-Reihe angewandt.

In den Tabellen 53—58 sind im allgemeinen nur jene Sulfonamidopyrimidine berücksichtigt worden, deren Wirksamkeit zahlenmäßig belegt ist. Tabelle 59 umfaßt hingegen einige unwirksame 2-Benzolsulfonamidopyrimidine, die besonders strukturierte „linke" oder „rechte" Reste enthalten. In Tabelle 60 haben wir 4-Benzolsulfonamidopyrimidine aufgenommen, von denen nur wenige Angaben über Wirkwerte vorliegen. Es soll nochmals erwähnt werden, daß die 5-subst. 2-Sulfonamidopyrimidine sowie die Sulfonyl-harnstoffe und -semicarbazide im Verhältnis zu den meisten Verbindungstypen eine wesentlich höhere Wirksamkeit besitzen. Vergleichende Wirkungsangaben gelten daher nur innerhalb der jeweiligen Substanzklassen.

Neuerdings sind auch 2-(*Acylamino-alkyl*benzolsulfonamido)-5-subst. pyrimidine mit hoher antidiabetischer Wirksamkeit beschrieben worden. Eine Auswahl von Verbindungen dieser Klasse ist in Tabelle 61 zu finden.

Um Zusammenhänge zwischen Konstitution und blutzuckersenkender Wirkung der Sulfonamidopyrimidine untersuchen zu können, wird wie bei den Sulfonylharnstoffen der „linke" und der „rechte" Molekülteil gesondert besprochen. Es wurde gefunden, daß für den am Sulfonylrest sitzenden Aryl- bzw. Alkylrest „links" z. T. ähnliche Regeln wie bei den Sulfonyl-harnstoffen bzw. -semicarbaziden gelten. Entsprechend erwies sich die Substitution am Benzolkern durch Alkyl-, Alkoxy-, Alkylmercapto-, Halogen- oder Acyl-Reste, bevorzugt in der p-Stellung, als günstig (vgl. insbesondere Tabelle 54 und 55). Analog sind u. a. p-Hydroxybenzol-, Methylsulfinylbenzol- oder Benzylsulfonamidopyrimidine (Tabelle 59, 13—15) unwirksam [77,5]. Die Einführung einer Aminogruppe (Tabelle 55, 1) verursacht im Gegensatz zu den Harnstoffen einen Wirkungsabfall [77,5].

In der einschlägigen Literatur werden bestimmte Substituenten „links" aufgrund spezieller Eigenschaften hervorgehoben. So besitzen die 4-Alkylmercaptobenzol-Derivate (Tabelle 55, 6 und 7) beim Kaninchen eine längere Wirkungsdauer als Glycodiazin [77,2], während sich die 4-Acylbenzol- (Tabelle 55, 16—18) [9,12] bzw. α-Hydroxyäthylbenzolsulfonamidopyrimidine (Tabelle 55, 15) [9,11] durch niedrige Toxicitäten auszeichnen. Die 2-Alkan- und insbesondere die 2-Alkoxyalkoxyalkansulfonamido-5-subst.-pyrimidine (Tabelle 57, 1—5 und 8—11) [77,1] sollen bei niedriger Toxicität etwa gleich wirksam sein wie die entsprechenden Arylderivate. Von den Benzolsulfonamidopyrimidinen (Tabelle 53) wird berichtet, daß sie etwas wirksamer als die analogen Toluolverbindungen sind (Tabelle 54) (vgl. [77,5]). Im Vergleich zu den Sulfonylharnstoffen sind bisher wesentlich weniger „links" variierte Sulfonamidopyrimidinderivate (Tabelle 55 und 56) untersucht worden.

Bei der Diskussion über die Bedeutung der Konstitution der „rechten" Substituenten am Pyrimidinrest auf die blutzuckersenkende Wirkung der 2-Sulfonamido-5-subst. Pyrimidine ist naturgemäß ein direkter Vergleich mit den Sulfonylharnstoffen nur schwer möglich.

Von den in den Tabellen 53—57 aufgenommenen Verbindungen besitzen die 2-Sulfonamido-5-alkoxypyrimidine, zu denen auch das Glycodiazin gehört, die günstigsten antidiabetischen und pharmakologischen Eigenschaften [77,5]. Dabei zeigt sich, daß die maximale Wirksamkeit bei einer Alkylseitenkette von 3—4 C-Atomen liegt. Ist die Kohlenstoffkette durch ein oder mehrere Sauerstoffatome unterbrochen, so nimmt die Verträglichkeit bei gleichbleibender Wirkung zu [9,5 und 77,1]. Auch bei den Sulfonylharnstoffen war eine vorteilhafte Beeinflussung der Toxicität durch Sauerstoff-unterbrochene Alkylreste „rechts", allerdings unter gleichzeitiger Abnahme der Wirksamkeit, zu beobachten (S. 8). Die den Alkoxy-Derivaten analogen Alkylmercapto-Verbindungen (z. B. Tabelle 53, 14; Tabelle 54, 7; Tabelle 55, 13) haben eine gute blutzuckersenkende Wirkung [77,5].

Eingehend wurden auch die 2-Sulfonamido-5-(β- bzw. γ-hydroxyalkoxy)-pyrimidine (z.B. Tabelle 53, 9—12; Tabelle 54, 5—6; Tabelle 55, 10) bearbeitet [77,3 und 77,6]. Sie besitzen bei niedriger Toxicität eine relativ hohe antidiabetische Aktivität und eine mittlere Wirkungsdauer. Dieser Befund gewinnt besonders an Bedeutung, da 2-Benzolsulfonamido-5-(β-hydroxyäthoxy)-pyrimidin (Tabelle 53, 9) einer der Metaboliten [77,6] ist, die beim Menschen nach Gabe von Glycodiazin auftreten.

Außer den 5-Alkoxyderivaten wurden auch die 2-Sulfonamido-5-alkyl-substituierten Pyrimidine (z.B. Tabelle 53, 1 und 2, Tabelle 55, 2 und 14; Tabelle 57, 3) auf ihre blutzuckersenkende Aktivität geprüft. Obwohl die unsubstituierten Pyrimidinderivate (Tabelle 59, 1) wirkungslos sind [77,5] (vgl. allerdings [6,1]), genügt schon eine 5-Methylgruppe (vgl. Tabelle 53, 1; Tabelle 55, 2 und 14; Tabelle 57, 3), um einen Effekt zu erzielen. Besser wirkt ein höherer Alkylrest (z.B. Tabelle 53, 2). Es tritt auch kein Wirkungsverlust auf, wenn die Alkylkette durch Sauerstoff unterbrochen ist (z.B. Tabelle 54, 1) [77,5]. Bei eigenen Untersuchungen [11,21] wurde gefunden, daß Verbindungen mit einer bestimmten Gruppierung A (s. allgemeine Formel S. 52) und einem verzweigten höheren Alkylrest B besser wirksam sind als mit geradkettigem Rest (vgl. Tabelle 61 und S. 55).

Über die in der Sulfonylharnstoffreihe so wichtige Cycloalkyl-Substitution ist bei den analogen Sulfonamidopyrimidinen wenig bekannt. Dagegen werden in der Literatur [9,6] die guten blutzuckersenkenden Eigenschaften der 2-Benzolsulfonamido-5-phenyl-derivate (z.B. Tabelle 53, 15; Tabelle 54, 8; Tabelle 55, 11 und 17; Tabelle 56, 5) hervorgehoben.

Weiterhin sollen noch einige, wegen ihrer geringen Aktivität wenig interessante, 5-substituierte Sulfonamidopyrimidine erwähnt werden. Als schwach wirksam haben sich die 5-Halogen- (Tabelle 59, 3) und 5-Benzyl- (Tabelle 59, 2) Derivate und als unwirksam die 5-Nitro- (Tabelle 59, 5) sowie 5-Alkylsulfonyl- (Tabelle 59, 4) Verbindungen erwiesen [77,5].

Nach Einführung eines zusätzlichen Substituenten in 4-Stellung am 2-Sulfonamido-5-subst.-pyrimidinring tritt kaum ein Wirkungsabfall ein, wenn es sich um eine Methylgruppe handelt (Tabelle 58, 1—4) [77,5]. Höhere Alkyl- oder gar Alkoxyreste in 4-Stellung setzen die Wirkung dagegen stärker herab. 4,5-Alkylenderivate (Tabelle 58, 5 und 6), bei denen formal die Alkylreste in 4- und 5-Stellung zu einem Ring geschlossen wurden, sind jedoch zumindest in höheren Dosen blutzuckersenkend wirksam [77,5]. Auch bei den gut zugänglichen 4-Methyl-5-acetyl-derivaten (Tabelle 58, 7—9 und 11) hat man bei Hund und Kaninchen eine deutliche Wirkung gefunden [9,7]. Möglicherweise ist bei letzteren die gute Wirksamkeit dadurch zu erklären, daß die 5-Acetylgruppe in vivo zu einer α-Hydroxy-äthylgruppe (Tabelle 58, 10) reduziert wird [77,5], die gute hypoglykämische Eigenschaften aufweist.

Unwirksame Verbindungen, die durch ungeeignete Substitution in 4-Stellung entstehen, sind der Tabelle 59 zu entnehmen. Wie oben erwähnt wurde, wirkt sich ein zusätzlicher Alkoxyrest in 4-Stellung negativ aus. Das gleiche gilt erst recht für eine zusätzliche 4-Hydroxygruppe (Tabelle 59, 7) und für ausschließlich 4-substituierte Verbindungen (Tabelle 59, 6). Auch die 4,6-disubst. Pyrimidinderivate (Tabelle 59, 8 und 9) [77,5] werden als unwirksam beschrieben, obwohl Z. Buděšinský sich diese Verbindungsklasse schon 1957 als „Antidiabetica", allerdings ohne Angaben der Versuchsdaten, patentieren ließ [17,1 und 17,2]. Auch gehören die 4,6-disubst. 5-Alkylpyrimidin-Derivate (Tabelle 59, 11 und 12) zu den uninteressanten Verbindungen.

Die Tabelle 59 enthält ferner zwei antidiabetisch bedeutungslose Verbindungstypen; einerseits handelt es sich dabei um die „Bis-sulfonamido"-pyrimidine (17) und andererseits um die N-Methyl-sulfonamidoderivate (18), von denen die letzte keine sauren Eigenschaften mehr hat.

Schließlich sind in Tabelle 60 noch einige der bekannten 4-Sulfonamido-5- bzw. -6-subst. oder -5,6-disubst. Pyrimidine aufgeführt worden. Die Untersuchungen von K. GUTSCHE et al. zeigen, daß die 5-Alkoxy- wie auch die 6-Alkoxyderivate (2 und 1) keine Wirkung haben [77,5]. Nach einem Patent sollen jedoch 5,6-disubstituierte Verbindungen (3—7) eine blutzuckersenkende Wirksamkeit aufweisen [45,4].

Besonders interessante Sulfonamidopyrimidin-Derivate sind in Tabelle 61 zusammengestellt. Die Substitution durch einen geeigneten Acylaminoalkylphenylrest „links" hat eine erhebliche Steigerung des antidiabetischen Effektes zur Folge. So sind Derivate mit einem unsubstituierten oder substituierten aliphatischen, aromatischen (1—4), (6—7), (9—10), (13—21) [11,21] bzw. heterocyclischen (5 und 11) [11,23] Acylaminorest und die N-alkylierten AcylaminoVerbindungen (8 und 12) [11,24] schon bei sehr niedriger Dosierung blutzuckersenkend wirksam. Die aktivsten Vertreter dieser Verbindungsklasse sind die 2-(2'-Methoxy-5'-substituierten-benzoyl-aminoäthylbenzolsulfonamido)-pyrimidine (vgl. u. a. 13).

Für die „rechten" Substituenten am Pyrimidinkern wurden zum Teil dieselben Gesetzmäßigkeiten gefunden, wie sie in der einfachen Sulfonamidopyrimidinreihe vorliegen. Jedoch konnte im allgemeinen in der neuartigen Verbindungsklasse durch bestimmte Alkyl-Substituenten in 5-Stellung am Pyrimidinring (Molekülteil B) der antidiabetische Effekt gesteigert werden. Alkoxyreste, besonders wenn sie durch Sauerstoff unterbrochen sind, führen meistens zu einem Wirkungsabfall.

3. Verschiedene Sulfonamide

Die in diesem Kapitel zusammengefaßten Sulfonamide, die auf einen Blutzucker-Effekt untersucht wurden, sind in ihrer chemischen Struktur sehr divergent. Einzelne Verbindungen haben eine gewisse Ähnlichkeit mit den Sulfonylharnstoffen, andere mit den Sulfonamidothiadiazolen bzw. -pyrimidinen. Es wurden in den verschiedenen Substanzgruppen zwar einige blutzuckersenkende Stoffe gefunden; sie sind aber im Vergleich zu D 860 und BZ 55 schwächer wirksam und haben keine praktische Bedeutung erlangt. Unter den Sulfonamiden, deren Stickstoff-Atom in einen heterocyclischen Ring eingebaut ist, gibt es einige Vertreter, die *hyper*glykämisch wirken.

a) Aliphatische und aromatische Acylsulfonamide (Tabelle 62)

Den Sulfonylharnstoffen am ähnlichsten sind die an der Sulfonamidgruppe acylierten Verbindungen (vgl. Tabelle 62); sie reagieren aber infolge der fehlenden zweiten NH-Gruppe stärker sauer als ihre Harnstoffanaloga.

$$R_1—SO_2—NH—CO—R \qquad \text{Sulfonylacylamide}$$

$$R_1—SO_2—NH—CO—NH—R \qquad \text{Sulfonylharnstoffe}$$

Die Benzol-, Alkan- und Cycloalkan-N-acylsulfonamide sind von verschiedenen Seiten auf einen blutzuckersenkenden Effekt untersucht worden. Dabei wurde von mehreren Autoren bestätigt, daß die mit einem aliphatischen Rest acylierten Sulfonamide (1—7) keine antidiabetische Wirkung besitzen (vgl. [7,4; 16,6; 44,81; 54,5]). Jedoch sind einige *aromatische* Acylsulfonamide (8—12) mit antidiabetischer Wirkung bekannt. J. B. BICKING konnte zeigen, daß N-(p-Methoxybenzoyl)-cyclohexansulfonamid (10) an der Ratte unter gleichzeitiger Zunahme des respiratorischen Quotienten den Blutzucker senkt [58,1 und 58,2]. Bei eigenen Versuchen wurde mit dieser Verbindung auch am Kaninchen eine antidiabetische Wirkung gefunden [11,31]. — Außerdem beschreiben J. García-Blanco und V. Antón [32,1], daß N-(p-Isopropoxybenzoyl)-p-toluolsulfonamid (11) beim Hund wirksam ist. Nach den Angaben von V. Bori und J. V. Antón [32,2] soll auch N-(p-Isopropoxybenzoyl)-p-aminobenzolsulfonamid (12) einen blutzuckersenkenden Effekt haben.

b) Benzolsulfonamidoalkylcarbonsäuren und derivate (Tabelle 63)

Durch Z. Buděšinský et al. [17,3—17,7; 17,11 und 17,13] sind die Benzolsulfonylaminosäuren (vgl. Tabelle 63) und ihre Derivate als Antidiabetika zuerst bekannt geworden. In den letzten Jahren haben R. S. Baichwal et al. [8,1] sich nochmals eingehend mit dieser Substanzklasse beschäftigt. Es lag nahe, insbesondere die Sulfonylglycinamide (1—3) bzw. -ester (6) zu untersuchen, da sie sich von den Sulfonylharnstoffen bzw. -urethanen nur durch eine zusätzliche -CH$_2$-Gruppe, die zwischen die Sulfonamidgruppe und den Carbonamido- bzw. Ester-rest geschoben ist, unterscheiden.

R_1—SO$_2$—NH—CH$_2$CO—NH—R   Sulfonyl-glycinamide R_1—SO$_2$—NH—CH$_2$CO—OR   Sulfonyl-glycinester

R_1—SO$_2$—NH—CO—NH—R   Sulfonyl-harnstoffe R_1—SO$_2$—NH—CO—OR   Sulfonyl-urethane

Diese Sulfonamidoalkylcarbon-amide (1—5) und -ester (6—8) sind allerdings schwächer sauer als ihre Harnstoff- bzw. Urethananaloge. Die ebenfalls in Tabelle 63 aufgeführten Sulfonamidoalkylcarbonsäuren (9 und 10) sowie die am Sulfonamid-Stickstoff alkylierten Derivate (11 und 12) weichen dagegen in ihrer chemischen Struktur und ihrem chemischen Verhalten wesentlich von den Sulfonylharnstoffen ab.

Keines der untersuchten Produkte weist annähernd die Wirkung von Carbutamid oder Tolbutamid auf. Nach den Angaben von R. S. Baichwal et al. [8,1] ist p-Chlorbenzolsulfonamidoessigsäurecyclohexylamid (3) mit 72% der Tolbutamid-Wirkung die aktivste Verbindung dieser Gruppe. Z. Buděšinský et al. [17,11] fanden für das p-Tosylderivat des Alanins (9) 65% und für N-Butyl-p-toluolsulfonamidoessigsäure (12) 53% der D 860-Wirkung. Eigene Untersuchungen [11,31] zeigten, daß das Alanin-derivat (9) nach 200 mg/kg i.v. am Kaninchen, das entspricht der Schwellendosis von Carbutamid, noch nicht wirkt. Auch die von Z. Buděšinský et al. [17,11] angegebene Wirkung des N-Butylaminoessigsäure-derivates (12) konnte weder von R. S. Baichwal et al. [8,1] noch durch unsere Versuche [44,87] bestätigt werden. Über die antidiabetischen Wirkwerte der Sulfonamidoalkyl-carbonsäureester (6—8) [43,2 und 60,1] ist in der Literatur nichts bekannt geworden; nach eigenen Ergebnissen [11,31] wirkt α-(p-Toluolsulfonamido)-propionsäurebutylester (7) nach Gaben von 200 mg/kg i.v. am Kaninchen nicht.

c) Heterocyclische Sulfonamide (Tabellen 64 und 65)

Nachdem in den vorangegangenen Abschnitten Sulfonamide, die zu den Sulfonylharnstoffen in Beziehung stehen, abgehandelt wurden, sind in diesem Kapitel einige Sulfonamide zusammengestellt, die zumindest teilweise den Sulfonamido-thiadiazolen oder -pyrimidinen verwandt sind (vgl. Tabelle 64 bzw. 65). Diese heterocyclischen Verbindungen weichen in ihrem chemischen Verhalten, z.B. in der Acidität, im allgemeinen nicht wesentlich von Thiadiazolen bzw. Pyrimidinen ab. Es zeigt sich aber, daß schon eine geringfügige Abwandlung des heterocyclischen Ringes sich nachteilig auf den blutzuckersenkenden Effekt auswirkt. So sind die Sulfonamido-thiazole (2—8) und -triazole (10) der Tabelle 64, die den Thiadiazolen am ähnlichsten sind, inaktiv. Auch von den in Tabelle 65 aufgeführten Pyridazin- (2 und 3) [31,1 und 31,2] und Cumarin- (5 und 6)-derivaten [51,1], sowie von 5-(p-Aminobenzolsulfonamido)-3-butyl-uracil (4) [18,2] wird nur über eine schwache antidiabetische Wirkung berichtet. Die Oxazolin-(Tabelle 65, 7) [21,11], 5,6-Dihydro-4H-1,3-oxazin- (Tabelle 65, 8) [21,12] und Imidazolin- (Tabelle 65, 9) [70,10] -Verbindungen, die durch Ringschluß aus den N-Sulfonyl-N'-halogenalkyl-harnstoffen bzw. -guanidinen entstehen können, besitzen keinen Blutzuckereffekt.

d) Andere Sulfonamide (Tabelle 66)

Die im folgenden zu besprechenden Sulfonamide sind unabhängig von den oben genannten Sulfonamid-Derivaten (Thiadiazole usw.) untersucht worden. Zunächst handelt es sich dabei um Verbindungen, die unterschiedliche Substituenten an der Sulfonamidgruppe (Tabelle 66, 1—5) tragen. Sie sind bis auf 2-p-Toluolsulfonamido-2-methyl-propan-1,3-diol (3) [16,4] als wirksame Antidiabetica beschrieben. So behauptet T. Ueda [92,2], daß insbesondere 4-(p-Toluolsulfonamido)-benz-N-methylamid (2) bei alloxandiabetischen Ratten nach peroraler Gabe von $1/_4$ der LD_{50} einen blutzuckersenkenden Effekt hat. Nach eigenen Untersuchungen [11,31] haben 50 mg/kg 4-(p-Toluolsulfonamido)-benzamid (1) bei normalen Kaninchen nach intravenöser Gabe bzw. bei alloxandiabetischen Kaninchen nach peroraler Gabe von 20 mg/kg keine Wirkung. Die N-Arylsulfonylglucosamine, von denen das Chlorbenzolderivat (4) in Tabelle 66 aufgenommen wurde, sollen bei niedriger Toxicität und guter Wasserlöslichkeit beim Kaninchen etwa wie BZ 55 wirken [100,3 und 100,4], allerdings setzt die Wirkung erst nach mehreren Stunden ein. — Durch Verabreichung von N-(p-Acetaminobenzolsulfonyl)-N-butyl-cyanamid (5) wird eine durch hohe Gabe von Glucose verursachte Hyperglykämie verhindert [83,1].

Bei den übrigen in der Tabelle 66 aufgeführten Verbindungen 6—12 handelt es sich um Harnstoff- und Biguanid-Derivate, die durch einen Sulfamoyl-phenylrest substituiert sind. Die N-Butyl-N'-(p-sulfamoyl-phenyl)-harnstoffe (6—8) bzw. der analoge Thioharnstoff (9) sind unwirksam. 1-(p-Sulfamoylbenzyl)-biguanid (11) und das analoge Phenylderivat (10) sollen nach den Angaben von S. P. Paul et al. [8a, 2] den Blutzucker beim Meerschweinchen steigern. Dagegen fanden R. K. Pal et al. [68a, 1], daß 1-(p-Sulfamoylphenyl)-biguanid (10) und N'-(p-Sulfamoylphenyl)-guanylharnstoff (12) am normalen und experimentell diabetischen Hund, sowie beim Diabetiker hypoglykämisch wirken.

e) N-Benzolsulfonyl-substituierte Heterocyclen (Tabellen 67—69)

In den bisherigen Abschnitten handelt es sich vorwiegend um monosubstituierte Sulfonamide mit einem aciden Amidrest, im folgenden werden dagegen die Eigenschaften von heterocyclischen Sulfonamiden, deren Stickstoff-Atom Glied eines Ringes ist, diskutiert. Die typischsten Vertreter dieser Substanzklasse sind in den Tabellen 67—69 aufgenommen worden. Dabei wurden nach Möglichkeit wieder nur solche Verbindungen berücksichtigt, von denen Wirkwerte veröffentlicht worden sind. Die ausführlichsten Versuchsergebnisse liegen von N. Ando [21,13] und A. Shoeb et al. [82,2] vor. N. Ando befaßte sich insbesondere mit den 1-Benzolsulfonyl-imidazolidin-2-onen (Tabelle 67, 1—3) bzw. den entsprechenden -2-thionen (Tabelle 68, 1) und -hexahydropyrimidin-2-onen (Tabelle 67, 4 und 5).

Sie entstehen neben den Oxazolin- (Tabelle 65, 7) bzw. 5,6-Dihydro-4H-1,3-oxazin- (Tabelle 65, 8) Derivaten durch Ringschluß aus den N-Benzolsulfonyl-N'-halogenalkyl-harnstoffen [21,11]. N. Ando konnte zeigen, daß einige Verbindungen dieser Substanzgruppe *hyper*glykämisch wirken. So steigert 1-(p-Chlorbenzolsulfonyl)-imidazolidin-2-on (Tabelle 67, 3) den Blutzucker bei einer Dosis von 100 mg/kg am Kaninchen nach 6—10 Std auf etwa 300%. Eigene Versuche bestätigen das Ergebnis [44,87]. Dieser Effekt kann durch Tolbutamid antagonisiert werden. Das entsprechende Hexahydro-pyrimidin-2-on (Tabelle 67, 5) ist schwächer wirksam und das Imidazolidin-2-thion (Tabelle 68, 1) unwirksam [21,13]. Anders verhalten sich dagegen die von A. Shoeb et al. [82,2] untersuchten, in 3-Stellung substituierten Sulfonyl-imidazolidin-2-one (Tabelle 67, 7—10), sie senken entweder den Blutzucker oder sind wirkungslos. 1-(p-Toluol- und p-Chlorbenzol-sulfonyl)-3-allyl-imidazolidin-2-on (Tabelle 67, 8 und 10) sollen an der Ratte nach 250 mg/kg halb so wirksam sein wie Carbutamid.

Aus den bisher in der Literatur veröffentlichten Versuchsergebnissen kann jedoch nichts über eine eventuelle Beziehung zwischen Konstitution und Wirkung ausgesagt werden. So ist es z.B. überraschend, daß das 3- unsubst. 1-(Halogen-benzolsulfonyl)-imidazolidin-2-on (vgl. Tabelle 67,3) den Blutzucker steigert [21,13], während das 3-Allyl-1-(halogenbenzolsulfonyl)-imidazolidin-2-on (vgl. Tabelle 67, 10) den Blutzuckerspiegel senkt [82,2], dagegen die entsprechenden Benzolsulfonyl-derivate (Tabelle 67, 1 und 7) als wirkungslos beschrieben werden [21,13 und 82,2]. Ebenso besteht eine Diskrepanz zwischen den blutzuckersteigernden Toluol-sulfonylderivaten des Hexahydropyrimidinons (4) und des 3-Allyl-hexahydro-pyrimidinons (11) einerseits und den entsprechenden Imidazolidinon-Verbindungen (2 und 8) andrerseits, von denen nur das unsubstituierte Derivat (2) den Blut-zucker steigert, das 3-Allyl-Analoge (8) den Blutzucker dagegen senkt.

Die von J.B. Wright [93,15] untersuchten 1-Benzolsulfonyl-benzimidazolin-2-one bzw. 2-thione (Tabelle 67, 12 und 68, 2) haben keinen Einfluß auf den Blutzucker. Über die Reihe der 1- bzw. 3-Benzolsulfonyl-3- bzw. -1-substituierten Hydantoine (Tabelle 67, 13, 14, 16, 17), sowie die entsprechenden -2-thiohydan-toine (Tabelle 68, 3—5) und -2-iminohydantoine (Tabelle 68, 9—11) sind mehrere Arbeiten bekannt, aber keine der untersuchten Verbindungen erreicht an-nähernd die Wirksamkeit von D 860 (vgl. insb. [17,12; 81,1 und 103,2]). Auch die übrigen in den Tabellen 67 und 68 aufgenommenen Substanzen sind bedeutungslos.

Die N-Benzolsulfonyl-pyrazole (2 und 3), -triazole (4—6) und -benzimidazole (7 und 8) der Tabelle 69 werden in der Literatur [4,1; 4,2; 91,2] als Antidiabetika bezeichnet, es liegen aber nur Angaben über Wirkwerte der Pyrazolderivate vor. 1-Benzolsulfonyl-3,5-dimethyl-pyrazol (3) soll sowohl bei normalen, als bei alloxandiabetischen Ratten blutzuckersenkend wirken. 1-Benzolsulfonyl-4-methoxyäthoxypyrazol (1), das Ähnlichkeit mit Glycodiazin hat (vgl. Tabelle 53, 7), ist unwirksam [9,13]. Die im weiteren in der Tabelle 69 aufgeführten Benzol-sulfonylderivate mit hydrierten heterocyclischen Ringen (9—13) sind ebenfalls wirkungslos.

f) Benzolsulfonylimido-Verbindungen (Tabelle 70)

Verbindungen, die auch keine acide Sulfonamid-Gruppe enthalten, sind die Sulfonylimide.

$$R_1—SO_2—NH—R \qquad \text{Sulfonamide}$$

$$R_1—SO_2—N=R \qquad \text{Sulfonylimide}$$

Insbesondere aus der Substanzklasse der Sulfonylimido-thiazole und -thiadiazole sind einige Derivate auf einen eventuellen antidiabetischen Effekt geprüft worden.

Von den in Tabelle 70 aufgenommenen Substanzen sollen nach den Ergebnissen von russischen Autoren [81,2 und 103,3] u. a. 2-(Benzolsulfonylimido)-thiazolidin-4-on und 2-(Toluolsulfonylimido)-5-benzyliden-thiazolidin-4-on (1 und 5) eine blutzuckersenkende Wirkung haben, die allerdings schwächer als die von D 860 ist. Die Verbindungen 6 und 7 der Tabelle 70 sind unwirksam; von den Verbindungen 3 und 4 liegen keine pharmakologischen Angaben vor.

g) Benzothiadiazine und analoge Derivate (Tabellen 71 und 72)

In den Tabellen 71—72 sind einige heterocyclische Verbindungen, die eine Sulfonamid- oder Sulfonylharnstoff-Gruppierung im heterocyclischen Ringsystem enthalten und auf blutzuckersenkende Eigenschaften untersucht wurden, ausgewählt worden. Dabei ist von besonderem Interesse, daß das cyclische Analogon des Tolbutamid, 6-Methyl-4-butyl-3-oxo-3,4-dihydro-1,2,4-benzothiadiazin-1,1-dioxid (Tabelle 71, 6), eine schwache *hyper*glykämische Wirkung am Kaninchen hat [11,31].

Nach den Versuchsergebnissen von T. IRIKURA et al. soll 6-Chlor-3-oxo-3,4-dihydro-1,2,4-benzothiadiazin-1,1-dioxid (Tabelle 71, 4) den Blutzucker an der normalen Ratte um 20%, an der alloxandiabetischen Ratte sogar um 32% nach Gabe von 200 mg/kg senken [52,4 und 52,8]. 6-Chlor-4-allyl-3-oxo-3,4-dihydro-1,2,4-benzo-thiadiazin-1,1-dioxid (Tabelle 71, 7) steigert dagegen den Blutzucker geringfügig. Bei eigenen Untersuchungen verhielten sich die Verbindungen 3, 4 und 5 indifferent [11,31 und 44,87]. — In diesem Zusammenhang soll auf die mehrfach beschriebene blutzuckersteigernde Wirkung der diuretisch wirkenden 1,2,4-Benzo-thiadiazine [86a, 1] und des Antihypertonikums Diazoxid [55,3] hingewiesen werden.

Die 1,2-Benzo-(iso)-thiazol-1,1-dioxid-Derivate (Tabelle 71, 1 und 2) sind wirkungslos, dagegen wird von den 2,1-Benzothiazin-2,2-dioxiden der Tabelle 72 behauptet, daß sie u.a. eine antidiabetische Wirkung haben, ohne daß Zahlenwerte über die Wirkung angegeben werden [84,4 und 84,5].

Addendum

Seit der Niederschrift dieser Arbeit vor zwei Jahren sind weitere Entwicklungen bekannt geworden, die im folgenden erwähnt werden sollen. Aus neu erschienenen Originalarbeiten bzw. Patentschriften wurde eine Anzahl charakteristischer Sulfonyl-harnstoff- und semicarbazid-derivate ausgewählt und in Tabellen angeordnet. Die durch E gekennzeichneten Tabellen stellen Ergänzungen zu den entsprechenden Tabellen des Hauptteils dar. Übersichtsreferate werden im Literaturverzeichnis aufgeführt.

A. Sulfonylharnstoffe

I. Sulfonylharnstoffe des Typs R₁—SO₂—NH—CO—NH—R

1. Konstitution und Bedeutung der Aminkomponente
(p-Toluolsulfonyl-harnstoffe)

R. WEYER et al. [44,100] berichten über Chemie, Pharmakologie und Toxikologie einer Gruppe von Benzolsulfonyl-cyclohexyl-harnstoffen, deren Cyclohexylreste durch einen oder zwei Alkylreste substituiert sind (Tabelle 1b, 8—19; E 1, 1—2). Ein Teil der beschriebenen Sulfonylharnstoffderivate bewirkt am

Kaninchen eine länger anhaltende Senkung des Blutzuckerspiegels als die entsprechende Cyclohexylverbindung.

Nach H. Bretschneider und H. Egg [14,2] zeigen Toluolsulfonylcycloalkylharnstoffe, die im cycloaliphatischen Rest eine Hydroxylgruppe in geeigneter sterischer Anordnung zur Aminogruppe besitzen, keine Beeinträchtigung der Aktivität (Tabelle E 1, 3 und 5 bzw. 18—20). Als stark wirksam wird das Präparat Ro 6-4563 (Tabelle E 1, 5) 1-[(1R)-2-endo-hydroxy-3-endo-bornyl]-3-p-toluolsulfonyl-harnstoff, ein Abkömmling des natürlichen Camphers, bezeichnet (Vortrag: A. Bückert et al., anläßlich der 5. Tagung der Europäischen Gesellschaft für Diabetologie in Montpellier). Die Verbindung soll bereits mit einer Tagesdosis von 25 mg/kg den gleichen Effekt wie 1 g Tolbutamid erzielen.

Sulfonylharnstoffe mit polycyclischer Aminkomponente werden in verschiedenen Patentanmeldungen als wirksam beschrieben [33,15; 33,17] (Tabelle E 1, 7 und 8]. Dies gilt ebenso für Präparate mit einem Aminosäurebutylesterrest als Aminkomponente [33,11] (Tabelle E 1, 9—11).

H. R. Derasari und L. G. Sata [27a,1] führen an, daß der N-[p-Toluolsulfonyl]-N'-3,4-dimethylbenzyl-harnstoff (Tabelle E 1, 13) $^9/_{10}$ der hypoglykämischen Wirkung von Tolbutamid besitzt.

Verbindungen mit heterocyclischer Aminkomponente (Tabelle E 1, 14—17, 21—22) haben G. C. Helsley et al. [74b,2), F. J. Villani et al. [77a,1] sowie S. Fila-Hromadko [71a,1] untersucht bzw. hergestellt. N-Toluolsulfonyl-N'-pyrrolidyl-harnstoffe sind nach G. C. Helsley an Ratten schwächer als Tolbutamid (Tabelle E 1, 15 und 16) oder praktisch unwirksam (Tabelle E 1, 14).

Z. Brzozowski stellte fest, welche 4-Methyl-(bzw. 4-Chlor-)benzolsulfonylharnstoffe mit bestimmten aliphatischen, cycloaliphatischen, aromatischen und heterocyclischen Aminkomponenten Anilin anlagern und welche nicht. Er fand Beziehungen zwischen der Natur der Aminkomponente der genannten Sulfonylharnstoffe und ihrer hypoglykämischen Wirksamkeit [17a,1].

2. Konstitution der Sulfonylkomponente

b β; e α, β, γ) Metasubstituierte Benzolsulfonyl-harnstoffe (Tabelle E 3, 6, 15)

Neben Toluolsulfonylharnstoffen werden in den aufgeführten Patentschriften und Publikationen auch Benzolsulfonylharnstoffe mit verschiedenen Substituenten im Benzolkern und mit charakteristischen Aminkomponenten genannt. Hinsichtlich der Beziehungen zwischen Konstitution und Wirkung sind u.E. wichtige Gesichtspunkte nicht zu erkennen.

M. H. Shah et al. [40,4] berichten über meta-substituierte Methyl-, Fluor-, Chlor- und Trifluormethyl-benzolsulfonyl-harnstoffe als hypoglykämische Substanzen (Tabelle E 3/6/15, 1—4). Die Autoren geben an, daß die Wirksamkeit vergleichbarer Sulfonyl-alkyl-harnstoffe in der Reihenfolge der Aminkomponenten $nC_3H_7->iC_3H_7->C_6H_{11}->nC_4H_9->iC_4H_9->C_2H_5->CH_2=CH-CH_2-$ abnimmt; während Benzolsulfonyl-harnstoffe mit gleicher Aminkomponente in der Reihenfolge ihrer Substituenten $CH_3->Cl->F->CF_3-$ an Wirksamkeit verlieren. Als stärkste Verbindung wird der N-(m-Toluolsulfonyl)-N'-n-propyl-harnstoff beschrieben.

f ι) p-Methoxy-benzolsulfonyl-harnstoffe mit einem weiteren Substituenten
(Tabelle E 3, 6, 15)

In einer neueren Arbeit beschreiben I. M. Roushdi und Shams El Din A. El Azm [74d,1] die Darstellung von p-Methoxy-benzolsulfonyl-harnstoffen, die zusätzlich in meta-Stellung Substituenten wie —COOH, —COOR, —CON< enthalten. Angaben über eine antidiabetische Wirkung dieser von der Salicylsäure abgeleiteten Verbindung fehlen (Tabelle E 3/6/15, 5—8).

q) Acylaminoalkyl-benzolsulfonyl-harnstoffe

X—CO—N—Y—phenylen—SO$_2$—NH—CO—NH—R   (Tabelle E 17 c)
    |
    A

Die Bedeutung dieser Körperklasse ,speziell des Präparates N-[4-(β-$\langle$5-Chlor-2-methoxy-benzamido$\rangle$-äthyl)-benzolsulfonyl]-N'-cyclohexyl-harnstoff (Laborzeichnung HB 419) (Tabelle 17 c, 18) wurde bereits auf S. 30 hervorgehoben. Die chemische Kurzbezeichnung der Verbindung erfuhr inzwischen auf Wunsch der Weltgesundheitsorganisation eine Abänderung in Glibenclamide. Die USAN setzte für die USA Glyburide als Kurzbezeichnung fest. Im Jahre 1969 wurde Glibenclamid von den Farbwerken Hoechst AG und von Boehringer Mannheim, GmbH unter den Namen Daonil bzw. Euglucon 5 als Handelsprodukt ausgeboten[6]. Über physikalisch-chemische und analytische Untersuchungen, über pharmakokinetische, pharmakodynamische und toxikologische Studien sowie über die Klinik von HB 419 wird an anderer Stelle berichtet. An dieser Stelle sei auf den Artikel „Development and Chemistry of HB 419 and related Compounds" hingewiesen (H. WEBER et al., [44,103], worin nochmals die geschichtliche Entwicklung dargestellt wird, die zu dieser Verbindung führte.

Acylaminoalkyl-benzolsulfonyl-harnstoffe sind in großer Anzahl und Mannigfaltigkeit synthetisiert worden. In einer im August 1969 erschienenen grundlegenden Arbeit (H. WEBER et al. [44,101]) findet diese Körperklasse eine eingehende Würdigung. Zur Erläuterung der Beziehungen zwischen Konstitution und Wirkung werden in 11 unterteilten Tabellen 657 Verbindungen, eine Auswahl aus einigen tausend synthetisierter und geprüfter Substanzen, aufgeführt. Den Tabellen wird eine Übersicht vorangestellt, aus der die Abwandlung der Sulfonylkomponente ersichtlich ist.

Als Ergänzung zu bereits früher angestellten Betrachtungen (S. 28—29) über Konstitution und Wirksamkeit der Acylaminoalkyl-benzolsulfonyl-harnstoffe der Formel

X—CO—N—Y—phenylen—SO$_2$—NH—CO—NH—R,
    |
    A

im Hinblick auf die Bedeutung ihrer Bausteine, sei unter Bezugnahme auf die genannte Arbeit folgendes bemerkt:

Als *Aminkomponenten* sind neben cycloaliphatischen auch mehrcyclische Reste vorteilhaft. Hingewiesen wird z. B. auf den N-[4-(β-$\langle$2-Methoxy-5-methyl-benzamido$\rangle$-äthyl)-benzolsulfonyl]-N'-(3-methyl-cyclopentyl)-harnstoff (Tabelle E 17c, 2), den N-[4-(β-$\langle$2-Methoxy-5-methyl-benzamido$\rangle$-äthyl)-benzolsulfonyl]-N'-(4-methyl-3-cyclohexenyl)-harnstoff (Tabelle E 17c, 9), den N-[4-(β-$\langle$2-Methoxy-5-methyl-benzamido$\rangle$-äthyl)-benzolsulfonyl]-N'-cycloheptyl-harnstoff (Tabelle E 17c, 13), den N-[4-(β-$\langle$5-Chlor-2-methoxy-benzamido$\rangle$-äthyl)-benzolsulfonyl] N'-(2-cyclohexenyl)-harnstoff (Tabelle E 17c, 5), die sich durch eine besonders starke und auch langanhaltende hypoglykämische Wirkung in der Größenordnung von HB 419 auszeichnen.

Die *Acylkomponente* kann besonders in hohem Maße variiert werden. Einige Variationen sind aus der Tabelle E 17c 1—21 ersichtlich. Unter anderem zeigen

---

6. Ab 1. Juli 1970 wird Glibenclamide in Deutschland und Österreich unter dem gemeinsamen Warenzeichen Euglucon 5 vertrieben.

ferner 2-Methoxy—4- bzw. 5-Trifluormethyl-, Nitro- oder Acetyl-benzamidoäthyl-benzolsulfonyl-harnstoffe hohe Wirksamkeit. (Tabelle E 17c, 22—23).

Außer Phenoxy-essigsäureresten können auch Phenylthio-essigsäure- bzw. -propionsäure-reste als Acylkomponenten eine Rolle spielen (Tabelle E 17c, 25—26).

In der Gruppe der Sulfonylharnstoffe mit mehrcyclischer Säurekomponente besitzen solche mit tricyclischen Acylresten wie z.B. dem Rest der Fluorencarbonsäure sehr gute blutzuckersenkende Eigenschaften (Tabelle E 17c, 28—31).

Auf die Möglichkeit eines Einbaues einer heterocyclischen Acylkomponente in das Aminoalkylbenzolsulfonylharnstoffmolekül (Tabelle E 17c, 32—43) wurde bereits im Hauptteil hingewiesen (S. 29). Besonders hervorgehoben seien folgende Verbindungstypen:

N-[4-⟨5-Chlor-3-methoxy-thiophen-2-carbonamido⟩-äthyl-benzolsulfonyl]-N'-4-methyl-cyclohexyl-harnstoff (Tabelle E 17c, 34), der etwa gleichstark wie HB 419 wirkt; sowie der N-[4-(β-⟨5-Methyl-isoxazolyl-3-carboxamido⟩-äthyl)-benzolsulfonyl]-N'-cyclohexyl-harnstoff (Tabelle E 17c, 38), der in einer sehr niedrigen Dosierung an Ratten wirksam ist [9,17].

Ureidoalkyl-benzolsulfonyl-harnstoffe (Tabelle E 17c, 43—48) zeigen ebenfalls hypoglykämische Wirkung. Hervorzuheben ist beispielsweise die Verbindung Tabelle E 17c, 45, die einen Grenzwert von weniger als 1 mg/kg am Kaninchen besitzt.

Der Ersatz der Benzamido- durch die Thiobenzamido-gruppe führt überraschenderweise zu keinem Verlust der hypoglykämischen Wirkung (Tabelle E 17c, 61).

Auf die Bedeutung der *Gruppierung Y-phenylen* für die hypoglykämische Wirkung entsprechend gebauter Acylaminoalkylbenzolsulfonylharnstoffe wurde bereits aufmerksam gemacht (S. 29) (vgl. Tabelle E 17c, 49—58). Von Interesse sind speziell Benzamidohydrindensulfonylharnstoffe (Tabelle E 17c, 59—60). Verbindungen mit günstiger Aminkomponente zeigen eine bedeutende blutzuckersenkende Wirkung.

II. Sulfonylharnstoffe des Typs

$$R_1\text{—}SO_2\text{—}NH\text{—}CO\text{—}N{\Large\langle}{}^{R_2}_{R_3}\qquad \text{(Tabelle E 23, 23a)}$$

Wie bereits erwähnt (S. 34 und 35) interessieren hier vor allem solche Benzolsulfonylharnstoffe, deren Gruppierung $N{\Large\langle}{}^{R_2}_{R_3} = A$ ein mono-oder bicyclisches System darstellt. In einer Reihe neuerer Patentschriften wird auf die starke hypoglykämische Wirkung derartiger Verbindungen hingewiesen (vgl. Tabelle E 23a). Interesse verdient der Harnstoff

$$CH_3\text{—}\langle\!\!\bigcirc\!\!\rangle\text{—}SO_2\text{—}NH\text{—}CO\text{—}N\langle\ \rangle,$$

der an der Ratte doppelt so sark wirksam sein soll wie Tolbutamid (Vortrag P. Desnoyers et al., s. ferner S. 64). Nach F. J. Villani et al. [77a,1] zeigte das 2-Aza-bicyclo-[2,2,2]-octan-derivat (Tabelle E 23a, 1) an der Maus den gleichen hypoglykämischen Effekt wie Tolbutamid, während der entsprechende p-Chlor-benzolsulfonyl-harnstoff Chlorpropamid gleichkommen soll. Über die Wirkungsstärke der Verbindung

$$H_2N--SO_2-NH-CO-N\qquad [33,9]$$

fehlen nähere Angaben. Als stark wirksam und dem Tolbutamid überlegen, werden Verbindungen wie N-(Tosylaminocarbonyl)-4,7-endocyclo-butenylen-Δ-5-hexa-hydro-indol beschrieben (Tabelle E 23a, 15). Der Harnstoff senkt bereits in Dosen von 0,25—0,5 mg den Blutzuckerspiegel der Ratte um 10—20%. 3-(p-Toluol-sulfonyl-aminocarbonyl)-1,8,8-trimethyl-3-aza-bicyclo-(3,2,1)-octan (Tabelle E 23a, 5) soll ebenfalls dem Tolbutamid überlegen sein.

Die Entdeckung der hochwirksamen Acylaminoalkyl-benzolsulfonyl-harnstoffe vom Typ des HB 419 hat in den letzten Jahren auch zur Synthese bisher noch nicht erwähnter Präparate der Formel

$$X-NH-CH_2-CH_2--SO_2-NH-CO-A$$

geführt. In Tabelle E 23 sind Verbindungen mit der Acylkomponente

sowie mit heterocyclischen Acylkomponenten und charakteristischen Aminresten wiedergegeben. Hervorzuheben ist z.B. der N-[4-(β-$\langle$2-Methoxy-5-chlor-benz-amido$\rangle$-äthyl)-benzolsulfonyl]-N',N' (3,3-dimethyl-pentamethylen)-harnstoff (Tabelle E 23, 2), der bereits in einer Dosis von 0,2 mg/kg am Kaninchen eine deutliche Senkung des Blutzuckerspiegels hervorruft.

Ergänzend zur Gruppe der bereits in der Tabelle 24b wiedergegebenen Benzol-sulfonyl-harnstoffe sei die Verbindung

$$H_2N--SO_2-NH-CO-N$$

erwähnt, die als geeignet zur Behandlung der Zuckerkrankheit charakterisiert wird [33,10].

B. Sulfonylsemicarbazide

F. J. VILLANI et al. [77a,1] berichten, daß Verbindungen der Formel

$$CH_3--SO_2-NH-CO-\underset{R'}{N}-N\quad \left(R'=CH_3 \text{ oder } -CH_2- \right)$$

im Unterschied zu den entsprechenden nicht substituierten Verbindungen (R'=H) sehr geringe hypoglykämische Wirkung besitzen und bestätigen damit analoge Beobachtungen von J. B. WRIGHT und R. E. WILLETTE (S. 37, Literatur [93,11]).

1. Konstitution der Hydrazinkomponente (p-Toluolsulfonyl-semicarbazide)
(Tabelle E 25 c/d)

Auch im Hinblick auf neuere Publikationen sind Sulfonylsemicarbazide, deren Hydrazinkomponenten R einen stickstoffhaltigen mono-, bi- oder mehrcyclischen Rest enthalten, von besonderem Interesse. Tabelle E 25 c/d umfaßt derartige p-Toluolsulfonyl-semicarbazide. Das Chinuclidinderivat

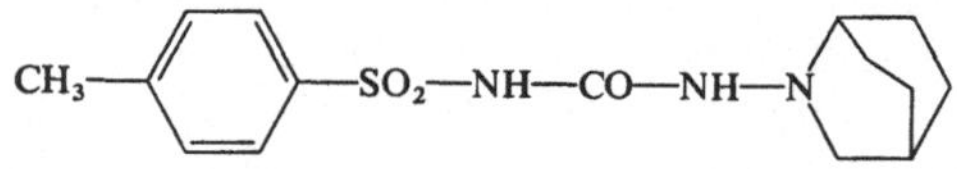

$$CH_3-\langle\text{C}_6\text{H}_4\rangle-SO_2-NH-CO-NH-N\langle\text{Chinuclidin}\rangle$$

ist nach Angaben in einer niederl. Patentanmeldung [9,14] in der Wirkung dem Tolazamid stark überlegen. Nach F. J. Villani et al. [77a,1] verdient insbesondere das entsprechende 4-(p-Chlor-benzolsulfonyl)-1,1-[1',4'-ethano)-pentamethylen]-semicarbazid Erwähnung. Es besitzt an der Maus die 5—7fache Wirksamkeit von Tolazamid (vgl. [11,38]).

Verschiedene Verbindungen der Tabelle E 25 c/d: 2—5 und 7, sind zusätzlich Gegenstand bereits früher angeführter Patentschriften [80, 2; 80, 3]. Zu ihnen gehört auch das Präparat

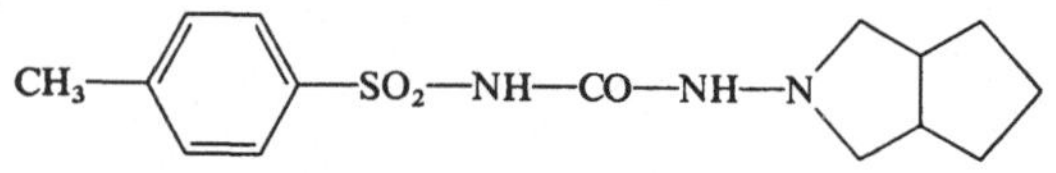

$$CH_3-\langle\text{C}_6\text{H}_4\rangle-SO_2-NH-CO-NH-N\langle\text{bicyclo}\rangle$$

das anläßlich der 5. Tagung der Europäischen Gesellschaft für Diabetologie in Montpellier in einem Vortrag (P. Desnoyers et al.) nicht zuletzt wegen günstiger Beeinflussung verschiedener Parameter der Hämostasie vorgestellt wurde.

2. Konstitution der Sulfonylkomponente

g) Acyl- und Benzoylalkyl-benzolsulfonyl-semicarbazide (Tabelle E 32)

Die Analyse der Gruppe neuer Alkyl-, Halogen-, Acetyl-benzolsulfonyl-semicarbazide und ähnlicher Verbindungen bringt keine zusätzlichen Erkenntnisse. Die Verbindungen in Tabelle E 32, 1, 2 sind Ergänzungen zu im Hauptteil aufgeführten Präparaten (vgl. S. 43 und [75,8]). Interesse verdient die Beobachtung, daß Benzolsulfonylsemicarbazide (Tabelle E 32, 3, 4) stark wirksam sein können, wenn sie als Substituenten in p-Stellung einen geeigneten Benzoylalkylrest tragen.

h) Acylaminoalkyl-benzolsulfonyl-semicarbazide (Tabelle E 33)

Über allgemeine Zusammenhänge zwischen Konstituion und Wirksamkeit dieser bemerkenswerten Körperklasse wurde bereits hingewiesen (vgl. S. 43 und Tabelle 33).

In einer umfassenden Arbeit aus den Laboratorien der Farbwerke Hoechst AG und Boehringer Mannheim GmbH (W. Aumüller et al. [44,102]) berichten die Autoren, wie bestimmte Strukturmerkmale bzw. die Stellung des Substituenten am Molekül, die blutzuckersenkenden Eigenschaften von Acylaminoalkylbenzolsulfonylsemicarbaziden beeinflussen. Den Betrachtungen werden über hundert ausgewählte Präparate der allgemeinen Formel

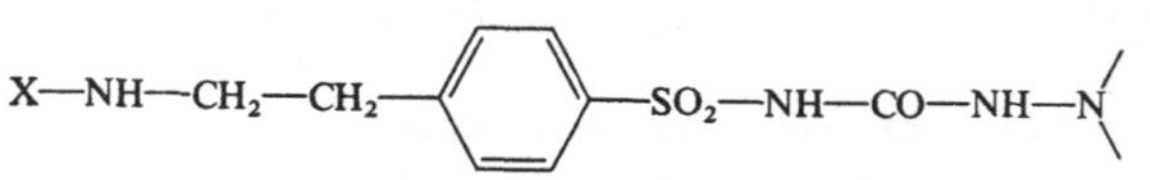

$$X-NH-CH_2-CH_2-\langle\text{C}_6\text{H}_4\rangle-SO_2-NH-CO-NH-N\langle\rangle$$

in Tabellen angeordnet zugrunde gelegt.

Es wird u. a. bemerkt, daß bei bestimmten Verbindungstypen der Übergang von der Hydrazingruppierung

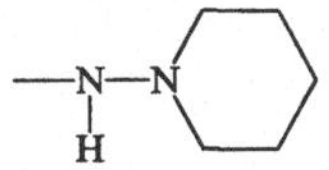

zu einer Komponente

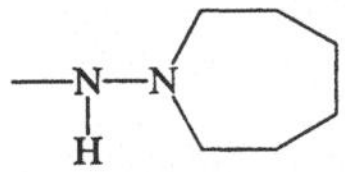

und schließlich zur Komponente

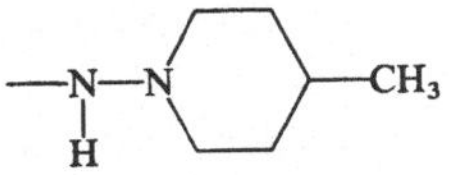

im allgemeinen eine Wirkungssteigerung bewirkt; fernerhin, daß weitere Abwandlungen des Hydrazinrestes z. B. Einführung von Dialkyl-substituenten in 3,3- und 4,4-Stellung am Piperidinrest in Kombination mit einem „starken Rest X" zu besonders hochwirksamen Verbindungen führen.

Die Abwandlung der Acylkomponente wird u. a. an Acylaminoalkyl-benzolsulfonyl-semicarbaziden mit heterocyclischem und aromatischem Säurerest demonstriert. Dabei kommen die Bedeutung der Alkoxysubstitution in 2-Stellung des Benzamidorestes und die für das Zustandekommen einer besonders starken Wirksamkeit bevorzugte 2,5-Stellung speziell von 2-Alkoxy-5-alkyl-derivaten zum Ausdruck.

Beachtenswert ist ferner die Tatsache, daß Acylaminohydrinden-sulfonyl-semicarbazide und Acylaminoalkyl-benzolsulfonyl-semicarbazide mit einer tryciclischen Säurekomponente wirksam sind, wobei insbesondere Fluoren-9-yl-acetyl-amino-äthyl-benzolsulfonyl-semicarbazide äußerst niedrige Schwellenwerte aufweisen.

In Tabelle E 33 werden charakteristische Acylaminoalkyl-benzolsulfonyl-semicarbazide aufgeführt. Hervorgehoben seien als hervorragend, in der Größenordnung von HB 419 wirksam das 4-[4-(β-⟨5-Chlor-2-methoxy-benzamido⟩-äthyl)-benzolsulfonyl]-1,1-(γ-methyl-pentamethylen)-semicarbazid sowie das 4-[4-(β-⟨2-Methoxy-5-chlor-benzamido⟩-äthyl)-benzolsulfonyl]-1,1-(γ,γ-dimethyl-pentamethylen)-semicarbazid (Tabelle E 33, 9 und 10), ferner das 4-(4-⟨β-[5-Methylisoxazolyl-3-carbonamido]-äthyl⟩-benzolsulfonyl)-1,1-hexamethylen-semicarbazid (Tabelle E 33, 21).

D. Sulfamylharnstoffe und verwandte Verbindungen
(Tabelle E 37)

Tabelle 37 ist durch weitere 3,3-disubstituierte Sulfamylharnstoffe (vgl. Tabelle 37, 1 und Tabelle E 37, 1 und 2) zu ergänzen. Die beschriebenen Verbindungen [75,13] sollen an Ratten und Hunden mit Dosen von 0,5—50 mg/kg sowohl den Blutzucker als auch die freien Fettsäuren im Blut nach peroraler Gabe senken.

E. Bis-Sulfonyl-Verbindungen (Tabelle E 41)

G. PALA et al. [5,4 und 5,5] synthetisierten 1,1'-Bis-(adamantyl-benzolsulfonylharnstoffe), um ihre blutzuckersenkende Wirkung mit der von monomeren Adamantylderivaten zu vergleichen. Sie konnten zeigen, daß diese Verbindungen an nüchternen Ratten und Kaninchen, aber auch an adrenalektomierten Ratten bei gleicher Dosierung etwa gleiche Wirksamkeit haben wie die einfachen Adamantylderivate. Das ist insofern beachtenswert, als das Bis-cyclohexyl-derivat (Tabelle E 41, 3) im Vergleich zu Glycyclamid (Tabelle 1b, 5) unwirksam ist.

G., H. Sulfonylbiurete und Sulfonylurethane
(Tabelle E 44/45)

Die schon früher am Kaninchen gefundenen Ergebnisse [11,25], die besagten, daß Tosylbiuret (vgl. Tabelle 44, 11) keinen Einfluß auf den Blutzucker hat, wurden jetzt von D. C. Kriesel und J. Menzie [51a,1] auch an Ratten bestätigt (Tabelle E 44/45, 1).

Die gleichen Autoren [51a,1] fanden, daß von den untersuchten Tosylthiocarbamaten nur N-p-Toluolsulfonyl-propylthiourethan (Tabelle E 44/45, 2) bei nüchternen Mäusen mit 25 mg/kg den Blutzucker etwa wie D 860 senkt.

Weitere N-Benzolsulfonylurethane, die durch einen zweiten Benzolrest am Stickstoff substituiert sind und hypoglykämische Eigenschaften besitzen sollen, haben Z. F. Solomko et al. [85a,1] ohne Angabe von genauen Wirkwerten beschrieben (vgl. Tabelle E 44/45, 4 und 5).

I. Abgewandelte Sulfonylharnstoffverbindungen (Tabelle E 46)

Schon 1958 stellten H. Ruschig et al. [44,81] fest, daß N-p-Toluolsulfonyl-N'-isobutyl-oxamid (vgl. Tabelle 46, 2) als Antidiabetikum uninteressant ist. In neuester Zeit wurden von V. P. Chernykh und P. A. Petyunin [18a,1] weitere Verbindungen aus dieser Substanzklasse (Tabelle E 46, 1 und 2) untersucht; auch sie konnten nur eine schwache Wirksamkeit nachweisen.

Die durch Anlagerung von Wasser in Sulfonylharnstoffe überführbaren Benzolsulfonylcarbodiimide (Tabelle E 46, 3 und 4) wurden von A. R. S. Adnan et al. [93,17] zur Behandlung des Diabetes vorgeschlagen.

M. Nakanishi et al. [100,5] ersetzen den Carbamoyl-rest der Benzolsulfonylharnstoffe durch eine Diaminophosphinyl-gruppe (Tabelle E 46, 5). Diese Verbindungen sollen blutzuckersenkende Eigenschaften besitzen.

L. Antidiabetisch wirksame Sulfonamide

1. Sulfonamido-1,3,4-thiadiazole (Tabelle E 49/50)

Über 2-Benzolsulfonamido-5-tert.-butyl-1,3,4-thiadiazol haben wir schon im Hauptteil (Tabelle 50, 3) berichtet. Die besonders von A. Loubatières et al. durchgeführten Versuche [55,2] wurden jetzt ergänzt durch Arbeiten von P. Populaire et al. [74,3] an Ratten und Hunden sowie durch Humanversuche von J. Vignalou und H. Beck [94a,1].

Neuartige Sulfonamidothiadiazole (vgl. Tabelle E 49/50, 1—3) stellte G. Griss [91a,1] als Antidiabetika her, Angaben über Wirkwerte liegen nicht vor.

2. Sulfonamidopyrimidine (Tabellen E 61a—61d)

Die besondere Bedeutung, welche die Acylaminoalkyl-benzolsulfonamidopyrimidine unter den oralen Antidiabetika einnehmen, zeigt sich darin, daß diese Substanzklasse in mannigfacher Weise variiert wurde und dabei neue Erkenntnisse über die Zusammenhänge zwischen Konstitution und Wirkung erhalten wurden. Über die durchgeführten Versuche berichteten R. Heerdt et al. [11,43] in einem zusammenfassenden Referat. Darüber hinaus wurden auch von anderer Seite einige Arbeiten bekannt [77,8—77,10].

Tabelle E 61a umfaßt Verbindungen, die in der 5-Stellung des Pyrimidinkerns durch einen Alkylmercaptorest (1—6) substituiert sind, bzw. die nur in der 4-Stellung oder in der 4- und 5-Stellung des Pyrimidinringes eine Alkylgruppe enthalten (7—11). Alle Derivate weisen am Kaninchen interessante antidiabetische Effekte auf.

Die hergestellten heterocyclischen Carboxamido-alkylbenzolsulfonamido-pyrimidine (Tabelle E 61b, 1—3) haben an der Ratte eine gute blutzuckersenkende Wirkung. — Daß auch bei Ersatz der Carboxamido-Struktur durch eine Urethan- oder Harnstoffgruppierung eine antidiabetische Wirkung beim Kaninchen erhalten bleibt [11,35, 11,43], zeigen die Verbindungen in Tabelle E 61b, 4—6.

Bei den Acylaminoalkylbenzolsulfonamido-pyrimidinen kann der Alkylbenzolrest durch eine Indangruppe ersetzt werden, ohne daß die hohe hypoglykämische Aktivität verloren geht. Der Tabelle E 61c ist die Variationsbreite der untersuchten und wirksamen Verbindungen zu entnehmen. Dabei war es überraschend, daß in dieser Substanzklasse die N-(5-Alkoxy-pyrimidinyl)-indansulfonamide, wenn sie mit einem günstigen Acylaminrest substituiert sind, die gleichen hohen Wirkwerte besitzen wie die 5-Alkylpyrimidinderivate (vgl. dagegen S. 55).

Über Carbamoylalkylbenzolsulfonyl*harnstoffe* ist bereits im Hauptteil auf S. 27 berichtet worden. Inzwischen haben K. Gutsche und E. Schröder analoge Verbindungen auch in der Sulfonamidopyrimidinreihe untersucht, wie aus der Tabelle E 61d hervorgeht. Die Versuchsergebnisse besonders der Verbindungen 5—9 zeigen, daß diese Substanzen beim nüchternen Kaninchen nach peroraler Gabe mit sehr niedrigen Dosen den Blutzucker senken [77,9]. Die Derivate 6—8 sind auch im Humanversuch geprüft und als stark wirksam befunden worden.

3. Verschiedene Sulfonamide

a) Aromatische Acylsulfonamide (Tabelle E 62)

Wie bereits auf S. 55 erwähnt, zeigen verschiedene aromatische Acylsulfonamide einen blutzuckersenkenden Effekt. So sollen auch die von M. Seefelder [7a,1] synthetisierten tert.-Amino-aroylsulfonamide eine antidiabetische Eigenschaft besitzen, Angaben über die Wirkung liegen nicht vor. Bei eigenen früheren Versuchen [44,87] wurde mit der Verbindung 1 der Tabelle E 62 am Hund eine schwache Wirkung gefunden.

N-Salicyloyl-o-methoxybenzolsulfonamid (Tabelle E 62, 4) weist nach Untersuchungen von T. S. Ryzhkova et al. [28,3] am nüchternen Kaninchen etwa die gleichen hypoglykämischen Eigenschaften auf wie Tolbutamid.

b) Benzolsulfonamidoalkylcarbonsäure-derivate (Tabelle E 63)

Schon seit langem ist bekannt, daß Sulfonylglycinamide (Tabelle 63 1—3) antidiabetische Eigenschaften besitzen. In letzter Zeit fanden S. M. Deshpande et al. [27b,1], daß von den untersuchten Benzimidazol-2-sulfonylglycinamiden das Propylderivat (Tabelle E 63, 1) bei Ratten mit einer Dosis von 250 mg/kg p.o. den Blutzucker nach 6 Std signifikant senkt.

c) Heterocyclische Sulfonamide (Tabelle E 64/65)

Tabelle E 64/65 enthält die neu synthetisierten und auf ihre antidiabetische Wirkung geprüften heterocyclischen Sulfonamide. Besonders eingehende Untersuchungen liegen von W. Poser et al. [72a,1] vor, die feststellten, daß Sulfamethoxazol (1) und Sulfafurazol (2) nach Gaben von sehr hohen Dosen (200 mg/kg bzw. 450 mg/kg) bei hungernden Ratten den Blutzucker senken und daß ihr Wirkungsmechanismus dem des Tolbutamids entspricht. Die subst. 5-Benzolsulfonamido-1,2,4-triazole (3 und 4) zeigen am Meerschweinchen keine eindeutige hypoglykämische Aktivität [8a,3]. Von den übrigen Substanzen der Tabelle E 64/65 liegen zahlenmäßige Wirkungsangaben über die Sulfonamidotriazinderivate (6 und 7) vor, die mit einer Dosis von 250 mg/kg p.o. an der Ratte bzw. beim Kaninchen wirksam sind [79,5].

d) Andere Sulfonamide (Tabelle E 66)

Es ist nach dem früher Gesagten (S. 57) nicht überraschend, daß unter den Benzolsulfonamiden, die nur am Kern substituiert sind, keine interessanten Antidiabetika gefunden wurden (vgl. Tabelle E 66, 1 und 2).

e) N-Benzolsulfonyl-substituierte Heterocyclen (Tabellen E 67/68 und E 69)

Im Hauptteil (S. 57—58) wurde gezeigt, daß die verschiedenartigsten Derivate dieser Substanzklasse auf ihren blutzuckersenkenden Effekt untersucht wurden. In den letzten 2 Jahren sind weitere zahlreiche Arbeiten bekannt geworden, die sich mit Sulfonamiden, deren Stickstoffatom in einen heterocyclischen Ring eingebaut ist, beschäftigen. In erster Linie soll über verschiedene 1-Benzolsulfonyl-2-imino-3-subst.-imidazolidine (Tabelle E 67/68) berichtet werden. Anders als die Sulfonylharnstoffe, die mit basischen Stoffen Salze bilden, reagieren diese Sulfonyl-2-imino-imidazolidine selbst basisch und setzen sich daher mit Säuren zu Salzen um. Bisher liegen nur allgemeine Angaben über die Wirkdosen vor. So heißt es: „Die hypoglykämische Wirkung wird an Standardversuchen an Warmblütern, z.B. an Kaninchen und Ratten, nachgewiesen" [33,20]. Bei den 1-Acylaminoalkyl-benzolsulfonyl-2-imino-imidazolidinen (11—14) soll die tägliche Dosis beim erwachsenen Patienten 30—300 mg betragen [33,19].

Weitere Derivate dieser Substanzklasse, die konstitutionelle Ähnlichkeiten zu denjenigen der Tabelle 69 aufweisen, sind in Tabelle E 69 zusammengestellt. Gleichwertigkeit bestehen zwischen den Verbindungen 3 und 2 sowie 13 und 5 der Tabelle 69 und 69 E. Es zeigt sich wiederum (vgl. S.58), daß diesen heterocyclischen Sulfonamidderivaten als Antidiabetika nur eine geringe Bedeutung zukommt. Positive Versuchsergebnisse liegen von Verbindung 9 der Tabelle E 69 an der Ratte und am Hund vor [71b,1], die übrigen sind schwach wirksam (3) oder unwirksam (4—7), bzw. es fehlen Angaben über Wirkwerte.

g) Benzothiadiazine und analoge Derivate (Tabelle E 71/72)

Die in Tabelle E 71/72 aufgeführten Benzothiazin-on-dioxide (1 und 2) zeigen nach den Versuchsergebnissen von G. Satzinger [95b,1] am Hund im Vergleich zu Tolbutamid ähnliche Wirkwerte bei günstigen toxischen Eigenschaften.

S. Suzue und T. Irikura synthetisierten in Fortführung ihrer Arbeiten über antidiabetische Substanzen (vgl. Hauptteil, Tabelle 71, 3 und 4) nunmehr [52,10] 1,4,3-Benzoxathiazin-4,4-dioxide (Tabelle E 71/72, 3—5). Angaben über die Wirkwerte dieser Verbindungsklasse liegen uns bisher nicht vor. Auch von den 1,2,5-Benzothiadiazepin-1,1-dioxiden (6) fehlen genaue Daten [4,3].

Tabelle 1a $\quad$ CH$_3$—⟨benzene ring⟩—SO$_2$—NH—CO—NH—R

Nr.	R	Fp.	Literatur
1	—H	197—199°	21,9; 44,81; 59,1; 74,a1
2	—CH$_3$	170—172° 173—175°	21,9; 44,80; 44,81; 72,1; 74,a1; 89,2; 89,3
3	—C$_2$H$_5$	141—143°	21,9; 44,80; 44,81; 72,1; 74,a1; 89,2; 89,3
4	—C$_3$H$_7$ (n)	152—153°	21,9; 44,4; 44,80; 44,81; 70,2; 70,3; 72,1; 74,a1; 89,2; 89,3
5	—C$_3$H$_7$ (i)	141—143° 144—146°	21,9; 38,1; 44,4; 44,80; 44,81; 89,2; 89,3
6	—CH$_2$—CH=CH$_2$	141—143°	44,4; 89,3; 44,80; 44,81
7	—C$_4$H$_9$ (n)	127—129°	1,10; 5,1; 7,3; 5,2; 18,2; 21,9; 38,1; 44,1; 44,79; 44,80; 44,81; 59,1; 70,15; 70,18; 74,a1; 89,3; 93,9; 93,10; 93,12; 93,14
8	—C$_4$H$_9$ (i)	170—171°	21,9; 40,2; 44,1; 44,79; 44,80; 44,81; 89,2; 89,3
9	—C$_4$H$_9$ (sec)	128—130°	21,9; 44,1; 44,80; 44,81; 89,2; 89,3
10	—C$_4$H$_9$ (tert.)	167—168°	21,9; 44,1; 44,80; 44,81; 70,2; 70,3; 89,2; 89,3
11	—CH$_2$—CH=CH—CH$_3$	137—139°	44,80; 44,81; 89,2; 89,3
12	—CH(CH=CH$_2$)(CH$_3$)	110—112°	89,2; 89,3
13	—C$_5$H$_{11}$ (n)	103—105°	21,9; 44,4; 44,80; 44,81; 74,a1
14	—CH$_2$—CH$_2$—CH(CH$_3$)(CH$_3$)	142—144°	44,4; 44,81
15	—CH(CH$_2$—CH$_3$)(CH$_2$—CH$_3$)	179—181°	44,87
16	—C(C$_2$H$_5$)(CH$_3$)(CH$_3$)	128—130°	16,6
17	—CH$_2$—CH=C(CH$_3$)(CH$_3$)	137—139°	44,87
18	—C$_6$H$_{13}$ (n)	120—122°	21,9; 44,4; 44,80; 44,81; 59,1
19	—C$_7$H$_{15}$ (n)	112—114°	44,80; 44,81

Tabelle 1a (Fortsetzung)

Nr.	R	Fp.	Literatur
20	—CH(C_3H_7 (i))(C_3H_7 (i))	151—152°	44,81
21	—CH(C_3H_7 (n))(C_3H_7 (n))	151—152°	44,4; 44,81; 16,6
22	—C(C_2H_5)(C_2H_5)(C_2H_5)	155—157° 154—156°	44,87 16,6
23	—C_8H_{17} (n)	101—103°	5,2; 44,80; 44,81
24	—C_9H_{19} (n)	96—98°	44,87
25	—C_{10}H_{21} (n)	91—93°	44,87
26	-citronellyl —C_{10}H_{19}	Öl	5,3
27	-geranyl —C_{10}H_{17}	89—90°	5,3
28	—C_{12}H_{25} (n)	86—88°	44,80; 44,81
29	-farnesyl —C_{15}H_{25}	Öl	5,3
30	—C_{18}H_{37} (n)	96—98°	44,80; 44,81

Tabelle 1b CH_3—⟨ ⟩—SO_2—NH—CO—NH—R

Nr.	R	Fp.	Literatur
1	(cyclopropyl) H	165—168°	44,3; 44,80; 44,81
2	(cyclopropyl) H —CH_3	132—136°	53,1
3	(cyclobutyl) H	163—165°	44,3; 44,80; 44,81
4	(cyclopentyl) H	169—170° 170—172°	44,3; 44,80; 44,81; 44,84; 44,85 89,2; 89,3; 93,10; 93,14
5	(cyclohexyl) H	174—175°	18,1; 18,2; 21,9; 44,2; 44,80; 44,81; 59,1; 70,2; 70,3; 89, 2; 89,3

Tabelle 1 b (Fortsetzung)

Nr.	R	Fp.	Literatur
6	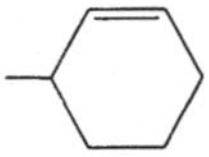 (cyclohexenyl)	136—138°	44,80; 44,81
7	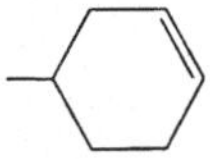 (cyclohexenyl)	163—165°	101,1; 44,87
8	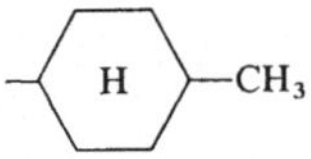 (cyclohexyl)—CH_3	172—175°	44,29; 44,100
9	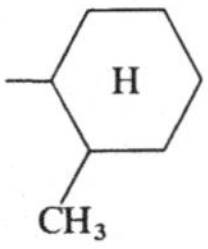 (cyclohexyl, CH_3)	166—168° 172—174° tr.	44,29; 44,100 16,6
10	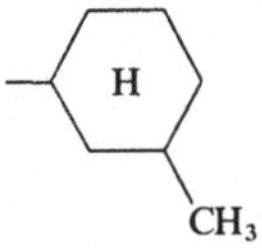 (cyclohexyl, CH_3)	174—175°	44,29; 44,100
11	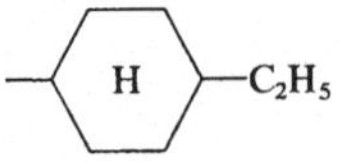 (cyclohexyl)—C_2H_5	181—183°	44,54; 44,100
12	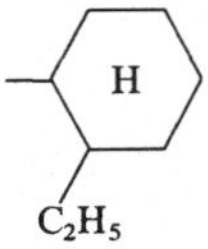 (cyclohexyl, C_2H_5)	160—162°	44,54; 44,100
13	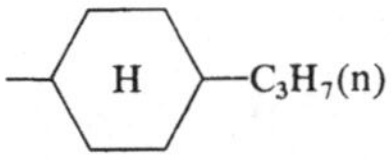 (cyclohexyl)—$C_3H_7(n)$	163—164°	44,100
14	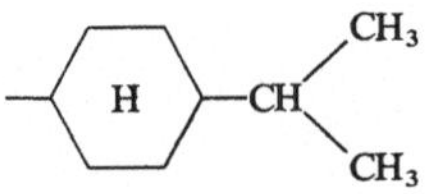 (cyclohexyl)—$CH(CH_3)_2$	185—186°	44,54; 44,100
15	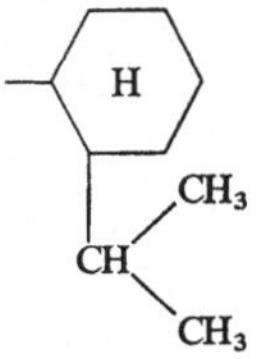 (cyclohexyl, $CH(CH_3)_2$)	183—185°	44,100
16	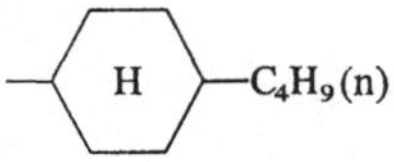 (cyclohexyl)—$C_4H_9(n)$	174—176°	44,54; 44,100

Tabelle 1 b (Fortsetzung)

Nr.	R	Fp.	Literatur
17		209°	44,100
18		133—135°	44,100
19		199—201°	44,100
20		184—185°	11,10
21		135—137°	11,10
22		172—176° cis 162—165° tr. 216—218°	11,10
23		205—207°	11,10
24		195°	11,31
25		160—162°	44,87
26		162—164,5°	93,8
27		153—156° cis. 137—141° tr.	93,8

Tabelle 1 b (Fortsetzung)

Nr.	R	Fp.	Literatur
28	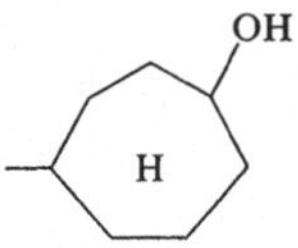 (ring mit OH, H)	134° trans 178° cis	93,8
29	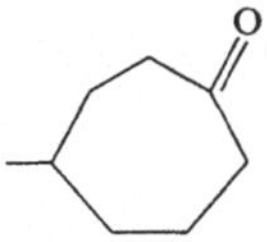 (ring mit O)	185—186,5°	93,8
30	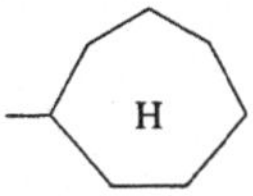 (ring mit H)	156—158°	44,28; 44,35; 44,3; 44,82; 93,9; 93,10; 93,14
31	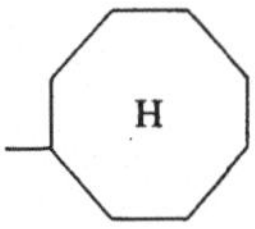 (ring mit H)	145—146°	44,28; 44,3
32	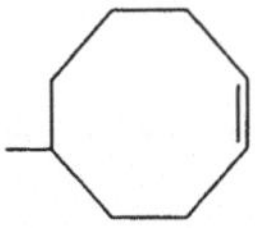 (ring)	136—138°	44,87
33	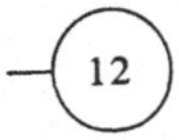 (ring mit 12)	178—180°	93,8

Tabelle 1 c CH_3—⟨⟩—SO_2—NH—CO—NH—R

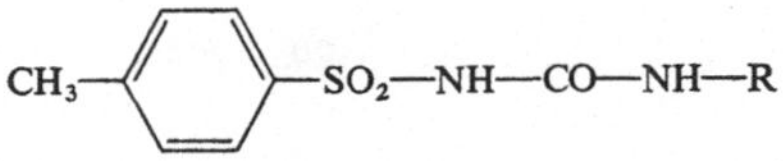

Nr.	R	Fp.	Literatur
1	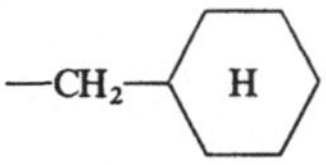 —CH_2—⟨H⟩	178—179°	44,3; 44,80; 44,81
2	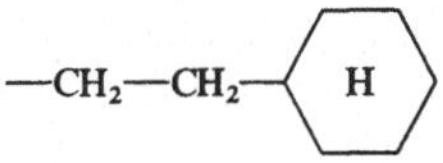 —CH_2—CH_2—⟨H⟩	121—123°	44,3; 44,80; 44,81
3	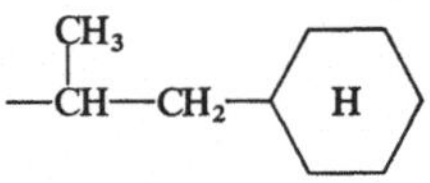 —CH(CH_3)—CH_2—⟨H⟩	124—125°	44,87

Tabelle 1c (Fortsetzung)

Nr.	R	Fp.	Literatur
4	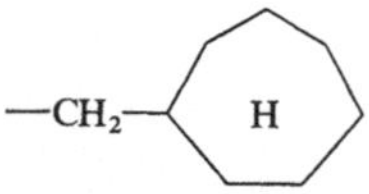 —CH₂— (cycloheptyl, H)	136—137°	44,87
5	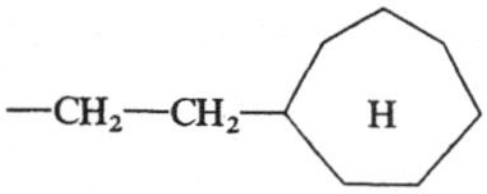 —CH₂—CH₂— (cycloheptyl, H)	124—125°	44,87
6	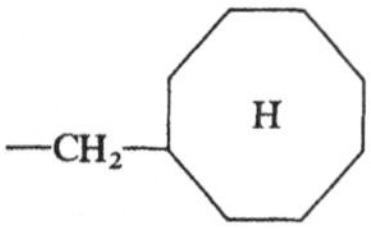 —CH₂— (cyclooctyl, H)	156—158°	44,87
7	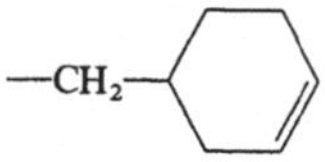 —CH₂— (cyclohexenyl)	185—186°	44,87
8	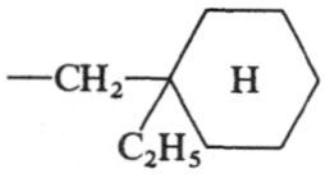 —CH₂—C₂H₅ (cyclohexyl, H)	124—126°	44,87

Tabelle 1d CH_3—⟨C₆H₄⟩—SO_2—NH—CO—NH—R

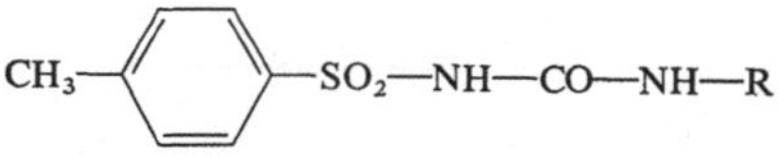

Nr.	R	Fp.	Literatur
1	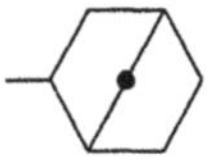 (bicyclic)	203—205°	44,87
2	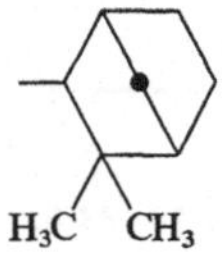 (bicyclic, H₃C CH₃)	184—185°	80,1
3	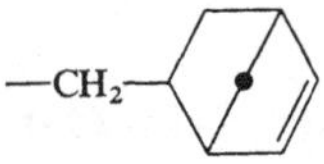 —CH₂— (bicyclic)	178—180°	44,38; 93,5
4	nortricyclyl 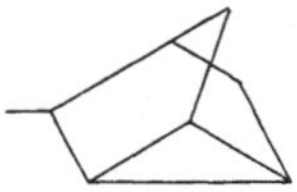	203—205°	9,10

Tabelle 1d (Fortsetzung)

Nr.	R	Fp.	Literatur
5	adamantyl 1	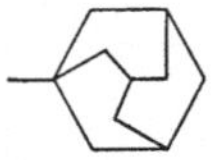 172—174°	54,1; 54,9
6	adamantyl 2	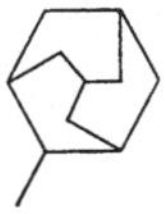 206—208°	54,9
7	3,5-dimethyladamantyl 1	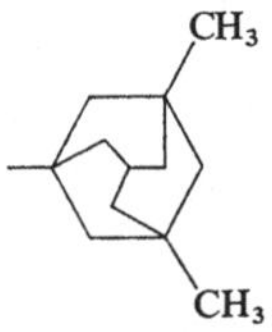 166—168°	54,9
8	3-methyladamantyl 1	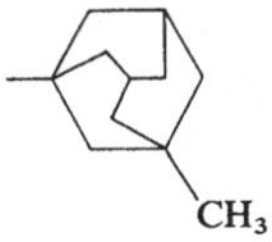 184—186°	54,9
9	tricycloundecyl	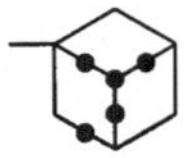 174—176°	33,6
10	d(+)bornyl	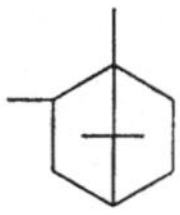 201—202°	45,1
11	d(−)neobornyl	200—201,5°	45,1
12	Gemisch d(+) d(−)bornyl	195—197°	45,1
13	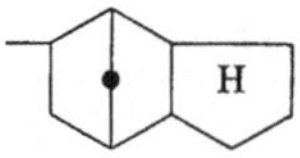	197—199°	45,2
14	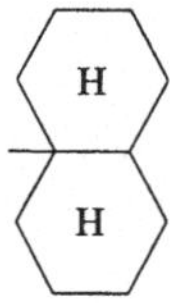	201—203°	44,87
15			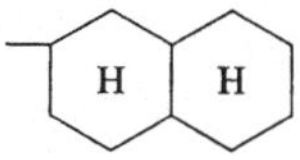 45,3
16	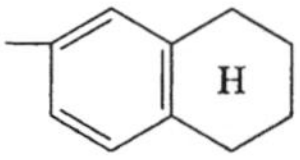	169—170°	70,11

Tabelle 1 e CH_3—⟨C$_6$H$_4$⟩—SO_2—NH—CO—NH—R

Nr.	R	Fp.	Literatur
1	—CH_2—CH_2—O—CH_3	122—123°	11,2; 23,2; 44,80; 44,81
2	—CH_2—CH_2—O—C_2H_5	111—114°	11,25
3	—CH_2—CH_2—O—C_3H_7 (n)	110—112°	11,25
4	—CH_2—CH_2—O—CH(CH_3)$_2$	114—116°	11,1; 11,25
5	—CH_2—CH_2—O—CH_2—⟨C$_6$H$_{11}$⟩	106—107°	11,31
6	—CH_2—CH_2—CH_2—O—CH_3	105° 107—108°	11,1; 11,4 11,25; 23,2
7	—CH_2—CH_2—CH_2—O—C_2H_5	116—119°	11,25; 23,2; 11,1
8	—CH_2—CH_2—CH_2—O—CH(CH_3)$_2$	103—104°	11,1; 23,2
9	—CH_2—CH_2—CH_2—O—C_4H_9 (n)	70—72° 69—71°	11,1 11,4; 23,2; 44,80; 44,81
10	—CH(CH_3)—CH_2—O—CH_3	119—121°	11,25
11	—CH(CH_3)—CH_2—O—C_2H_5	126—131°	11,25
12	—CH(CH_3)—CH_2—O—C_3H_7 (n)	102—105°	11,25
13	—CH(CH_3)—CH_2—O—CH(CH_3)$_2$	112—115°	11,25
14	—CH_2—CH(CH_3)—O—CH_3	106—107°	11,25
15	—CH_2—CH(CH_3)—CH_2—O—C_2H_5	119—121°	11,25
16	—CH_2—CH(CH_3)—O—CH(CH_3)$_2$	102—103°	11,25

Tabelle 1e (Fortsetzung)

Nr.	R	Fp.	Literatur
17	$-CH_2-CH_2-CH\big<{}^{CH_3}_{O-CH_3}$	127—131°	11,1; 11,25
18	$-CH_2-CH_2-CH\big<{}^{CH_3}_{O-C_2H_5}$	100—102°	11,25
19	$-CH-CH-O-CH_3$ (mit CH_3, CH_3 Substituenten)	102—103°	11,25
20	$-CH_2-CH_2-CH\big<{}^{C_2H_5}_{O-CH_3}$	103—106°	11,25
21	$-CH_2-CH_2-CH_2-O-CH_2-CH_2--O-C_2H_5$	64—66°	11,31
22	$-CH_2-CH_2-O-CH_2-CH_2-O-CH\big<{}^{CH_3}_{CH_3}$	89—91°	11,25
23	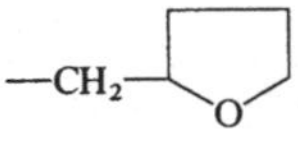 $-CH_2-$ (Tetrahydrofuran-2-yl)	133—138°	11,1; 11,4; 11,25
24	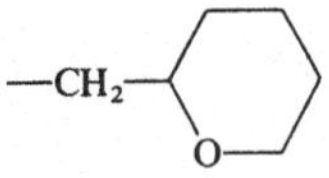 $-CH_2-$ (Tetrahydropyran-2-yl)	139—141°	44,87; 71,3
25	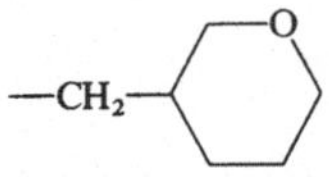 $-CH_2-$ (Tetrahydropyran-3-yl)	186—187°	44,87

Tabelle 1f $CH_3-\langle\!\langle\rangle\!\rangle-SO_2-NH-CO-NH-R$

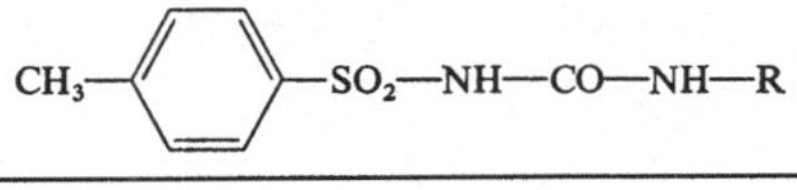

Nr.	R	Fp.	Literatur
1	$-CH_2-CH_2-OH$	142—144°	44,80; 44,81
2	$-CH_2-COOH$	199—201°	94,2
3	$-CH_2-COOC_2H_5$	166—168°	35,1; 44,80; 44,81
4	$-CH_2-CH_2-COOCH_3$	120—121°	70,11
5	$-CH_2-CH_2-COOC_2H_5$	115—117°	44,80; 44,81
6	$-CH_2-CH_2-CH_2-CH_2-CH_2-COOC_2H_5$	91—92°	44,81
7	$-CH_2-CH=CH-CH_2-CH_2-COOH$	131—132°	94,2

Tabelle 1f (Fortsetzung)

Nr.	R	Fp.	Literatur

8	—CH—COOH
	   |
	   CH_3
		177—178°	94, 2

9	—CH—COOH
	   |
	   C_2H_5
		145°	39, 2

10	—CH—COOH
	   |
	   CH
	H_3C CH_3
		177—178°	94, 2

11	—CH—COOH
	  | CH_3
	CH_2—CH
	       CH_3
		163°	39, 2

12	—CH—COOH
	  |
	  CH_2—C_6H_5
		180—182°	94, 2

13	—CH—COOH
	  |
	  CH_2—CH_2—S—CH_3
		161° Zers.	44, 87

14	—CH—COOH
	  |
	  CH_2—CH_2—COOH
		178—179°	94, 2

15	—CH—COOH
	  |
	  CH_2—(Indol-3-yl)
		189—190°	94, 2

16	—CH—COOH
	  |
	  CH_2—CH_2—CH_2—NH—C—NH_2
	                    ‖
	                    NH
		189—190°	94, 2

17	—CH—COOH
	  |
	  CH_2—CH_2—CH_2—CH_2—NH_2
		173—175°	94, 2

18	—CH—$COOC_2H_5$
	  |
	  CH_2—CH_3
		120°	39, 2

19	—CH—$COOC_2H_5$
	  | CH_3
	CH_2—CH
	       CH_3
		157—158°
		174°
			39,2; 44,81

20	—CH_2—CO—NH—C_6H_4—CH_3	212—213° Zers.	44,80; 44,81

Tabelle 1g CH_3—C6H4—SO_2—NH—CO—NH—R

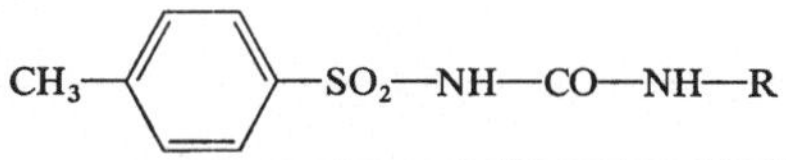

Nr.	R	Fp.	Literatur
1	—CH_2—CH_2—SH	159—160°	23,3; 44,23; 44,81
2	—CH_2—CH_2—S—CH_3	121—122°	23,2
3	—CH_2—CH_2—S—C_2H_5	113—115°	44,81
4	—CH_2—CH_2—CH_2—S—CH_3	125—128°	11,25; 23,2
5	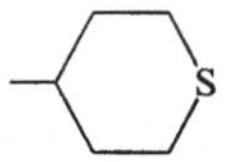 (Thiacyclohexylrest)	209—210°	11,17
6	—CH_2—CH_2—S(O)—CH_3	164—165°	23,5; 11,31
7	—CH_2—CH_2—S(O)—C_2H_5	142°	23,5
8	—CH_2—CH_2—CH_2—S(O)—CH_3	120—160° amorph	23,5
9	—CH_2—CH_2—SO_2—CH_3	173—174°	23,5
10	—CH_2—CH_2—SO_2—C_2H_5	126—127°	23,5
11	—CH_2—CH_2—CH_2—SO_2—CH_3	140°	23,5

Tabelle 1h CH_3—C6H4—SO_2—NH—CO—NH—R

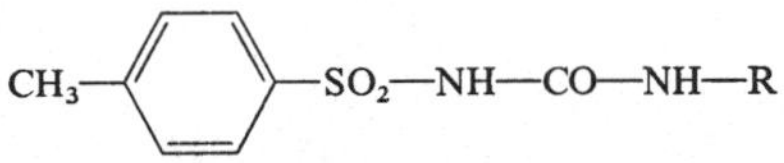

Nr.	R	Fp.	Literatur
1	—CH_2—CH_2—Cl	150—151°	21,4; 23,2
2	—CH_2—CH_2—Br	154—155°	21,4; 21,11; 21,13
3	—CH_2—CH_2—CH_2—Cl	144—146° Zers.	44,87
4	—CH_2—CH=CCl$_2$	172—174°	44,87
5	—CH_2—CH_2—CN	177—179°	70,11

Tabelle 1 h (Fortsetzung)

Nr.	R	Fp.	Literatur
6	—CH₂—CH₂—NH₂	182—183°	35,1
7	—CH₂—CH₂—N(C₂H₅)₂	157—158°	23,2; 35,1
8	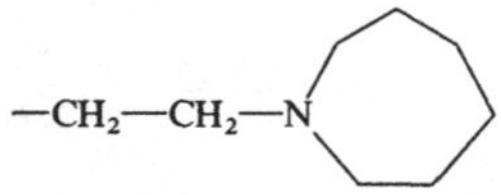 —CH₂—CH₂—N<azepanyl>	178—180°	16,6
9	—CH₂—CH₂—NH—CO—CH₃	180°	44,87
10	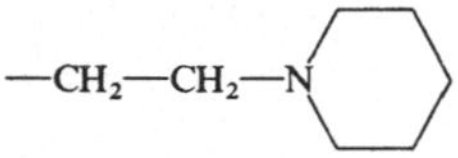 —CH₂—CH₂—N<piperidinyl>	HCl-Salz ab 115° Zers.	44,81

Tabelle 1 i   CH₃—⟨C₆H₄⟩—SO₂—NH—CO—NH—R

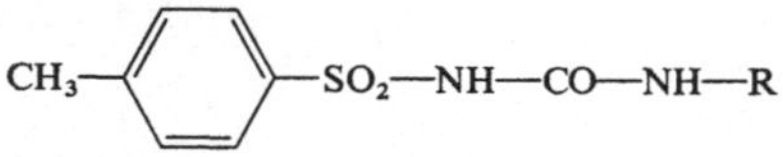

Nr.	R	Fp.	Literatur
1	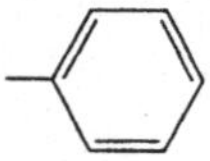 —C₆H₅	170—171°	44,81; 70,12; 89,2; 89,3
2	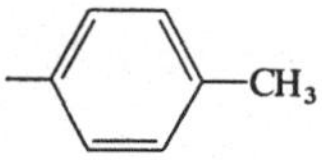 —C₆H₄—CH₃	155—156°	44,87; 70,12
3	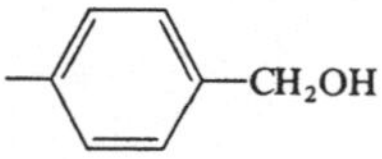 —C₆H₄—CH₂OH	122—124° Zers.	44,87
4	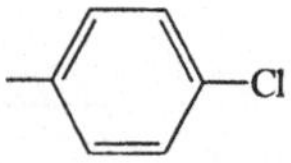 —C₆H₄—Cl	166—167°	70,12
5	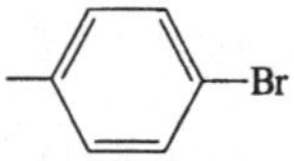 —C₆H₄—Br	249—250° Zers.	70,12
6	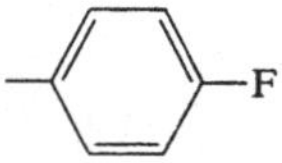 —C₆H₄—F	172—173°	70,12
7	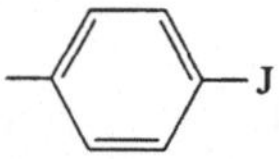 —C₆H₄—J	247° Zers.	70,12

Tabelle 1i (Fortsetzung)

Nr.	R	Fp.	Literatur
8	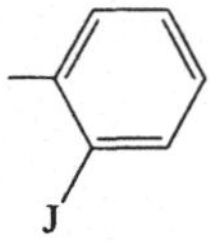 (phenyl, J)	135—136°	70,12
9	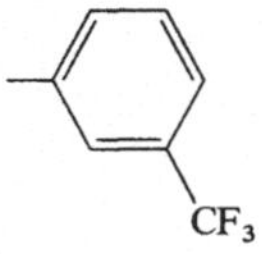 (phenyl, CF_3)	134—135°	70,12
10	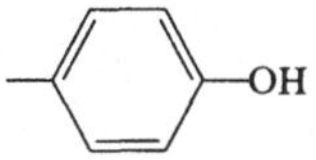 (phenyl, OH)	168°	44,87
11	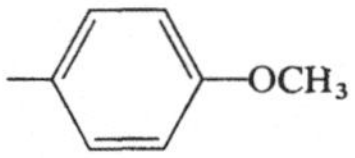 (phenyl, OCH_3)	159—160°	70,3; 70,12
12	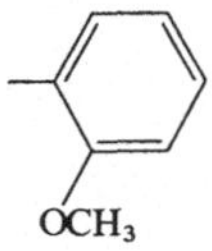 (phenyl, OCH_3)	190—191°	70,12
13	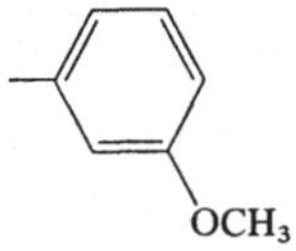 (phenyl, OCH_3)	156—166°	70,12
14	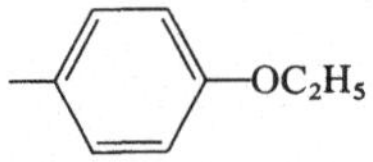 (phenyl, OC_2H_5)	157—158°	44,80; 44,81
15	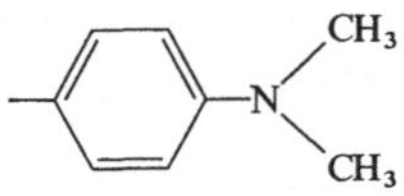 (phenyl, $N(CH_3)_2$)	178—180°	44,80; 44,81; 70,12
16	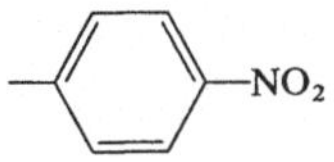 (phenyl, NO_2)	226—227°	70,11
17	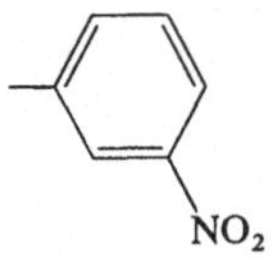 (phenyl, NO_2)	184—185°	70,11
18	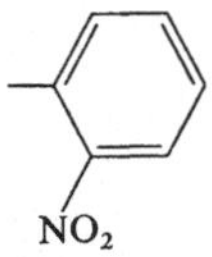 (phenyl, NO_2)	168—169°	70,11

Tabelle 1 i (Fortsetzung)

Nr.	R	Fp.	Literatur
19	—C₆H₄—CH₂—CH₂—N(CH₃)₂ · HCl	183—184°	44,87
20	—C₆H₄—SO₂—NH₂	197—199°	44,80; 44,81
21	—C₆H₄—SO₂—NH—CO—NH—C₄H₉(i)	175—177° Zers.	44,81
22	—C₆H₄—COOC₂H₅	182—184°	44,81
23	—C₆H₄—CON(CH₃)₂	195° Zers.	44,80; 44,81
24	—C₆H₄—CO—CH₃	195—197°	44,87
25	—C₆H₄—CO—C₂H₅	190—192°	44,87
26	—C₆H₃(CH₃)(CH₃)	159—160°	70,12
27	—C₆H₃(CH₃)(CH₃)	175—176°	44,87
28	—C₆H₃(OCH₃)(CH₃)	179—180°	70,12
29	—C₆H₃(CH₃)(OCH₃)	122—123°	70,12

Tabelle 1 i (Fortsetzung)

Nr.	R	Fp.	Literatur
30	(3,4-Dimethoxyphenyl)	156—157°	70,12
31	(2,5-Dimethoxyphenyl)	179—180°	70,12
32	(3,4-Dimethoxyphenyl)	175—176°	70,12
33	(2,4-substituiert: Cl, OCH₃)	157—158°	70,12
34	(3,4-Dichlorphenyl)	177—179°	70,12
35	(substituiert: Cl, OCH₃, OCH₃)	171—173°	70,12
36	(substituiert: OCH₃, Cl, OCH₃)	189—190°	70,12

6*

Tabelle 1k   CH$_3$—[benzene ring]—SO$_2$—NH—CO—NH—R

Nr.	R	Fp.	Literatur
1	—CH$_2$—[C$_6$H$_5$]	180—182°	35,1; 44,25; 44,26; 44,80; 44,81; 89,2; 89,3; 74a,1
2	—CH$_2$—[C$_6$H$_4$]—CH$_3$	198—200°	44,26; 70,11
3	—CH$_2$—[C$_6$H$_4$]—OCH$_3$	200—201°	35,1; 70,11
4	—CH$_2$—[C$_6$H$_4$]—Cl	207—209°	44,87; 70,11
5	—CH$_2$—[C$_6$H$_4$, o-Cl]	160—161°	70,11
6	—CH$_2$—[C$_6$H$_3$, Cl, Cl]	152—153°	70,11
7	—CH$_2$—[C$_6$H$_3$, Cl, Cl]	196—197°	70,11
8	—CH$_2$—CH$_2$—[C$_6$H$_5$]	145—147°	11,31; 44,19; 44,80; 44,81; 89,2; 89,3
9	—CH$_2$—CH$_2$—[C$_6$H$_4$]—OCH$_3$	116—118°	44,87
10	—CH$_2$—CH$_2$—[C$_6$H$_4$]—NO$_2$	174—175°	44,87; 22,1
11	—CH$_2$—CH$_2$—[C$_6$H$_4$]—SO$_2$NH$_2$	180,5—182,5°	44,87

Tabelle 1k (Fortsetzung)

Nr.	R	Fp.	Literatur
12	$-CH_2-CH_2-$ (Phenyl mit $-OCH_3$ und OCH_3)	148—150°	70,11
13	$-\underset{CH_3}{CH}-$ (Phenyl)	125—127°	44,26
14	$-\underset{CH_3}{CH}-$ (Phenyl mit $-CH_3$)	170—172°	44,26
15	$-\underset{CH_3}{CH}-$ (Phenyl mit $-OCH_3$)	152—154°	44,26
16	$-\underset{C_2H_5}{CH}-$ (Phenyl)	172—173°	44,26; 74a,1
17	$-\underset{C_2H_5}{CH}-$ (Phenyl mit $-OC_4H_9(n)$)	110—112°	44,26
18	$-\overset{CH_3}{CH}-CH_2-$ (Phenyl)	175—177°	44,87
19	$-CH_2-CH_2-CH_2-$ (Phenyl)	155—157°	44,19; 44,80; 44,81
20	$-CH_2-CH_2-CH_2-CH_2-$ (Phenyl)	128—130°	44,19; 44,81
21	$-CH_2-CH_2-O-$ (Phenyl)	190—191°	11,25; 44,80; 44,81
22	$-CH_2-CH_2-O-CH\underset{C_6H_5}{\overset{C_6H_5}{<}}$	162—164°	44,87
23	$-CH_2-$ (Naphthyl)	167—168°	35,1

Tabelle 1k (Fortsetzung)

Nr.	R	Fp.	Literatur
24	—CH—CH$_2$—CH—C$_6$H$_5$ (Cyclopropan) trans	162—164°	53,1
25	—CH—CH$_2$—CH—CH$_2$—C$_6$H$_5$ (Cyclopropan)	148—150°	53,1
26	(Cyclohexyl-phenyl) H	221°	57,1
27	(Cyclohexyl, phenyl) H	cis 181—182° trans 197°	57,1

Tabelle 11

$$CH_3-C_6H_4-SO_2-NH-CO-NH-R$$

Nr.	R	Fp.	Literatur
1	(2-Pyridyl)	149—151° Zers.	44,80; 44,81; 89,2; 89,3; 11,1
2	(6-Methyl-2-pyridyl)	190° Zers.	44,80; 44,81
3	(4-Methyl-2-pyridyl)	170—174° Zers.	44,81
4	(3-Äthyl-6-methyl-2-pyridyl)	205—206° Zers.	44,81
5	(3-Pyridyl)	171—172°	89,2; 89,3

Tabelle 11 (Fortsetzung)

Nr.	R	Fp.	Literatur
6	[Struktur: Pyridin]	198—199°	44,80; 44,81; 89,2; 89,3
7	[Struktur: Pyrimidin]	262° Zers.	18,2; 44,87; 6,1
8	[Struktur: 5-Methylpyrimidin]	217° Zers.	18,2
9	[Struktur: 4,6-Dimethylpyrimidin]	214° Zers.	18,2; 44,87
10	[Struktur: 2,4-Dimethylpyrimidin]	171—173°	44,87
11	[Struktur: 1,3,4-Thiadiazol]	236—237°	30,1; 44,87
12	[Struktur: 5-Methyl-1,3,4-thiadiazol]	250—251°	30,1
13	[Struktur: 5-Pentyl-1,3,4-thiadiazol, —(CH$_2$)$_4$—CH$_3$]	162—164°	44,87
14	[Struktur: 5-Phenyl-1,3,4-thiadiazol]	125°	37,1
15	[Struktur: 5-(3-Nitrophenyl)-1,3,4-thiadiazol, NO$_2$]	285°	37,1
16	[Struktur: 5-(2-Nitrophenyl)-1,3,4-thiadiazol, NO$_2$]	128—130°	37,1

Tabelle 11 (Fortsetzung)

Nr.	R	Fp.	Literatur
17	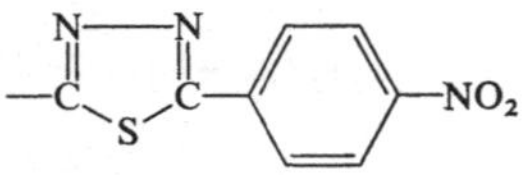 [Struktur: Thiadiazolyl–C₆H₄–NO₂]	185°	37,1
18	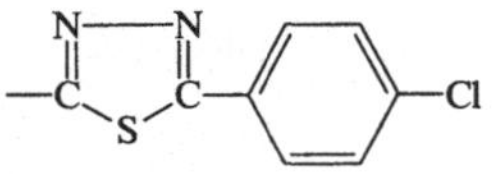 [Struktur: Thiadiazolyl–C₆H₄–Cl]	149°	37,1
19	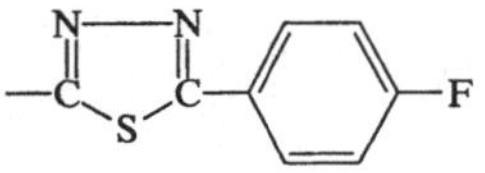 [Struktur: Thiadiazolyl–C₆H₄–F]	120°	37,1
20	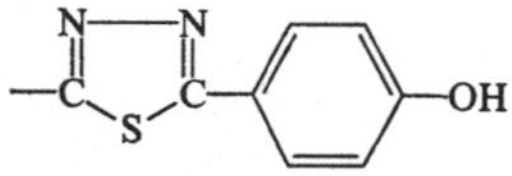 [Struktur: Thiadiazolyl–C₆H₄–OH]	105°	37,1
21	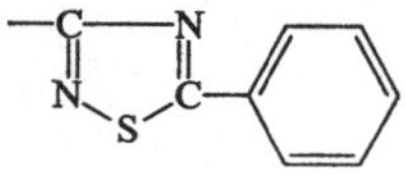 [Struktur: Thiadiazolyl–C₆H₅]	202—203°	82,1
22	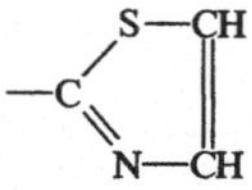 [Struktur: Thiazolyl]	ab 185° Zers.	44,80; 44,81
23	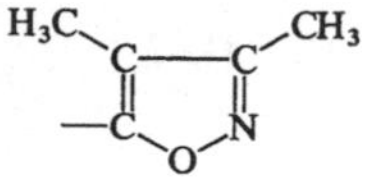 [Struktur: Dimethylisoxazolyl]	142—143°	44,81
24	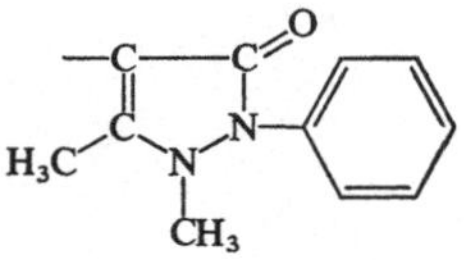 [Struktur: Antipyrinyl]	194—195°	44,87
25	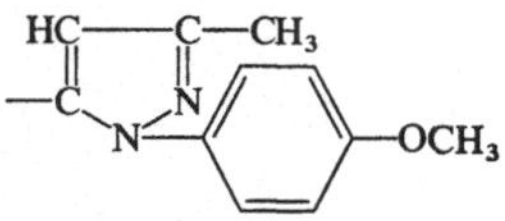 [Struktur: Pyrazolyl–C₆H₄–OCH₃]	121—122°	44,87
26	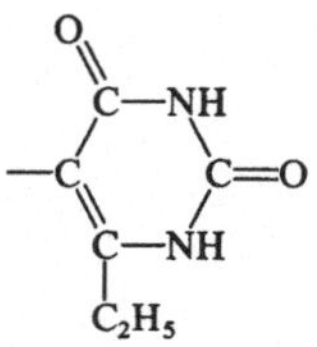 [Struktur: Ethylbarbitursäure-Rest]	300—320° Zers.	18,2
27	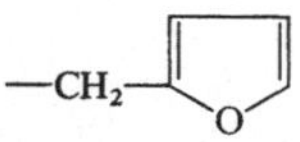 [Struktur: –CH₂–Furyl]	177—178°	44,87; 70,18

Tabelle 11 (Fortsetzung)

Nr.	R	Fp.	Literatur
28	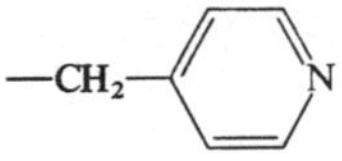 —CH₂— (4-Pyridyl)	179—180° 154—157°	44,87 70,11
29	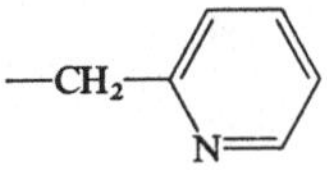 —CH₂— (2-Pyridyl)	193—195°	44,87
30	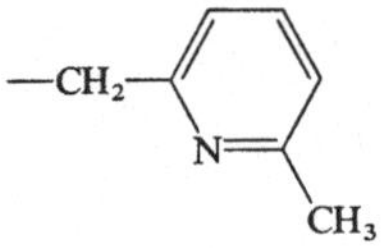 —CH₂— (6-Methyl-2-pyridyl)	146—147°	70,11
31	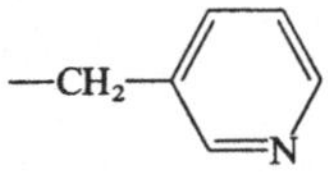 —CH₂— (3-Pyridyl)	182—183°	44,87
32	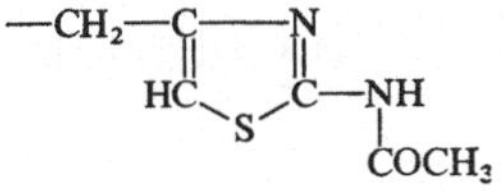 —CH₂—C=N, HC—C—NH—COCH₃ (Thiazolyl)	296°	102,1

Tabelle 2a

$$NH_2-\!\!\!\!\bigcirc\!\!\!\!-SO_2-NH-CO-NH-R$$

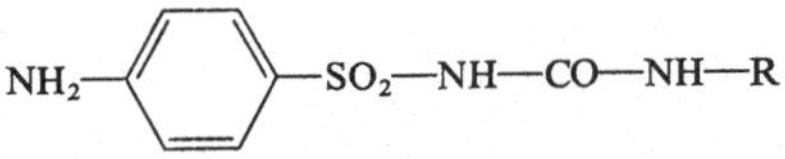

Nr.	R	Fp.	Literatur
1	—C₂H₅	145—146°	11,8; 11,25
2	—C₃H₇(n)	140°	11,8; 11,25
3	—CH(CH₃)₂	131°	11,8; 11,25
4	—C₄H₉(n)	140—143°	7,3; 11,8; 11,9; 11,25; 11,32; 11,14; 18,2; 20,2; 38,1; 93,10; 93,12, 93,14
5	—CH₂—CH(CH₃)₂	173—175°	11,14; 11,25; 20,2
6	—CH(CH₃)(C₃H₇)	152—154°	11,13; 11,14; 11,25
7	—C₆H₁₃(n)	144—145°	11,8; 11,14; 11,25
8	—CH(CH₃)—C₃H₆—CH(CH₃)₂	116—117°	11,25
9	—CH₂—CH=CH—CH₃	122—125°	11,8; 11,14

Tabelle 2a (Fortsetzung)

Nr.	R	Fp.	Literatur
10	$-C_3H_6-O-CH_3$	122—124°	11,5; 11,25
11	$-C_3H_6-O-C_2H_4-O-C_2H_5$	121—125°	11,25
12	$-CH_2-CH_2-S-CH_3$	114—116°	23,2 Be. P.
13	$-C_3H_6-S-CH_3$	158°	11,5; 11,25
14		109—111°	11,5
15		149—151°	11,25
16		175—176°	11,8; 11,13; 11,14; 11,25; 16,3
17		204°	57,1
18		tr. 190—192° cis. 177—178°	57,1
19		155°	11,31
20		204—206°	9,10
21		179° Zers.	33,5
22		173° Zers.	33,6
23		205—209°	11,8

Tabelle 2b

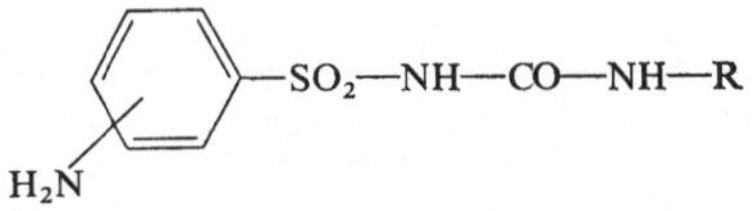

H_2N—C$_6$H$_4$—SO$_2$—NH—CO—NH—R

Nr.	Subst.	R	Fp.	Literatur
1	3	—C$_4$H$_9$ (n)	117°	11,7; 11,25; 1,10; 79,1; 79,2; 79,3; 89,2; 89,3; 44,87
2	3	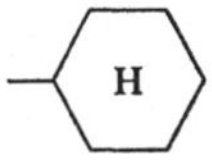 Cyclohexyl (H)	165°	11,7; 11,25
3	3	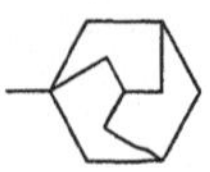 (bicyclisches Ringsystem)	170°	33,5
4	2	—C$_4$H$_9$ (n)	116—117°	89,2; 89,3

Tabelle 3a

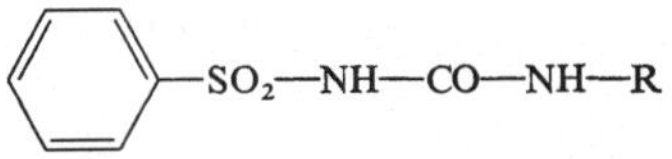

C$_6$H$_5$—SO$_2$—NH—CO—NH—R

Nr.	R	Fp.	Literatur
1	—C$_3$H$_7$ (i)	118—120°	40,1; 40,2; 59,1; 5,2; 34,4
2	—C$_4$H$_9$ (n)	133—134°	5,1; 5,2; 7,3; 34,4; 40,1; 40,2; 44,81; 44,1; 54,6; 59,1; 59,2; 59,3; 89,2; 89,3
3	—C$_5$H$_{11}$ (i)	120—122°	54,6; 59,1; 11,31
4	—C$_{12}$H$_{25}$ (n)	101—102°	5,2
5	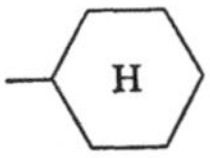 Cyclohexyl (H)	195—196°	44,2; 44,81; 59,1
6	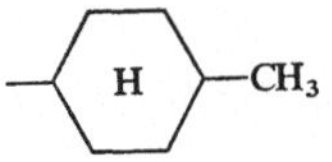 Cyclohexyl (H)—CH$_3$	178—180°	11,31; 16,6
7	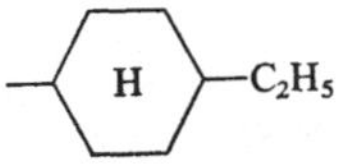 Cyclohexyl (H)—C$_2$H$_5$	149—151°	44,54
8	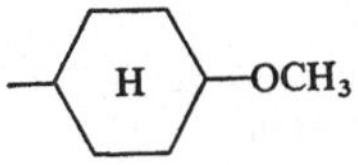 Cyclohexyl (H)—OCH$_3$	166—168°	11,10
9	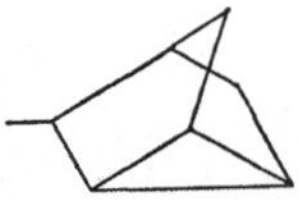 (bicyclisches Ringsystem)	228°	9,10

Tabelle 3a (Fortsetzung)

Nr.	R	Fp.	Literatur
10	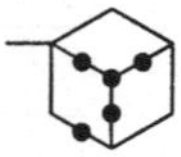 (structure)	164—166°	33,6
11	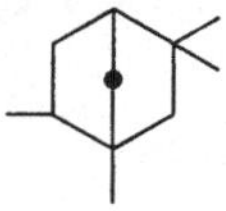 (structure) (-fenchyl)	173—183°	45,1
12	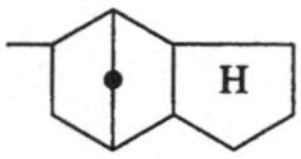 (structure, H)	212—213°	45,2
13	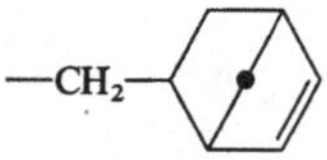 $-CH_2-$ (structure)		93,5
14	(structure)	167—168°	44,81; 59,1; 54,6
15	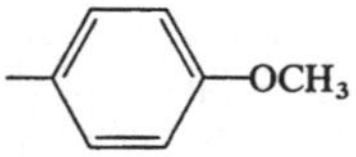 (structure) $-OCH_3$	139,5—140,5°	70,12
16	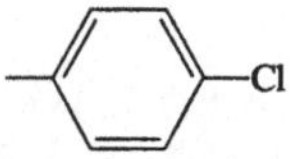 (structure) $-Cl$	222—223°	70,12
17	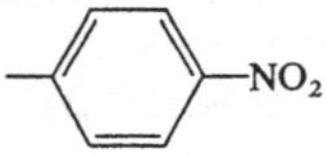 (structure) $-NO_2$	244—245°	70,11
18	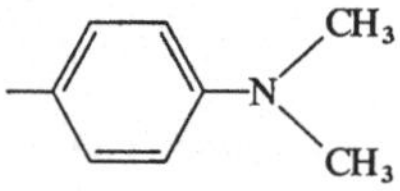 (structure) $-N(CH_3)_2$	120—121°	70,12
19	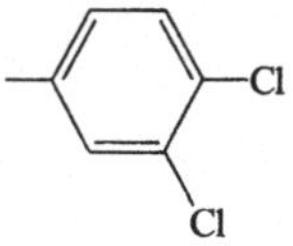 (structure) $-Cl$, Cl	167—168°	70,12
20	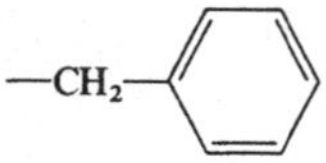 $-CH_2-$ (structure)	176—178°	44,81
21	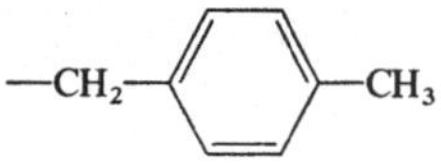 $-CH_2-$ (structure) $-CH_3$	168—170°	44,26
22	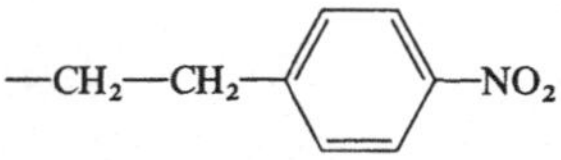 $-CH_2-CH_2-$ (structure) $-NO_2$	170—171°	22,1

Tabelle 3a (Fortsetzung)

Nr.	R	Fp.	Literatur
23	$-CH_2-CH_2-CH_2-O-CH_3$	102—105° 110—112°	11,1; 11,2; 11,25; 23,2 54,6
24	$-CH_2-CH_2-Br$	144—145°	21,11
25	$-CH_2-CH_2-CN$	172—173°	70,11
26	$-CH_2-CH_2-CH_2-O-C_2H_5$	74—78°	11,1; 11,2; 11,25; 23,2
27	$-CH_2-CH_2-O-C_3H_7$ (i)	100—103°	11,1; 11,2; 11,25
28	$-CH_2-CH_2-CH_2-S-CH_3$	130—131°	54,6
29	(1,2,4-Thiadiazol, 5-Phenyl)	209—210°	82,1
30	$-CH-COOH$ mit C_5H_{11} (i)		39,1
31	$-CH-COOH$ mit C_2H_5	139° Zers.	39,2

Tabelle 3b

$$\text{(3-CH}_3\text{-C}_6\text{H}_4)-SO_2-NH-CO-NH-R$$

Nr.	R	Fp.	Literatur
1	$-C_4H_9$ (n)	108—109°	7,3; 44,1; 44,80, 44,81; 54,6; 89,2; 89,3
2	$-C_6H_{13}$ (n)	83—85°	44,4; 44,80; 44,81
3	Cyclopentyl (H)	134—135°	44,3
4	Cyclohexyl (H)	141—142°	44,2; 44,80; 44,81
5	Cyclohexenyl		101,1
6	Methylcyclohexyl (H)—CH_3	157—160°	44,29

Tabelle 3 b (Fortsetzung)

Nr.	R	Fp.	Literatur
7	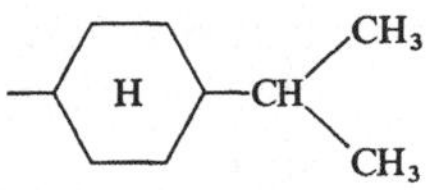 Cyclohexyl-CH(CH₃)₂	171—173°	44,54
8	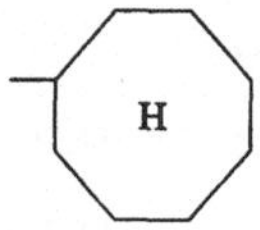 Cyclooctyl	130—132°	44,28
9	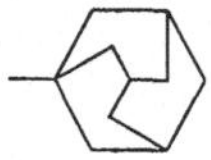 (bicyclic)		33,5
10	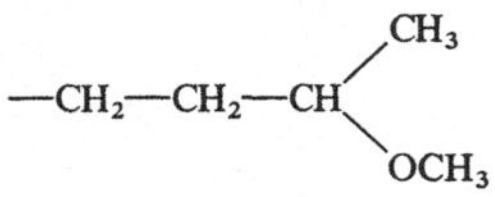 —CH₂—CH₂—CH(CH₃)(OCH₃)	71°	11,25
11	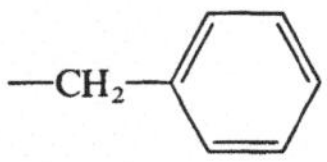 —CH₂—C₆H₅	145—147°	44,25; 44,26

Tabelle 3 b (Fortsetzung)

2-CH₃-C₆H₄—SO₂—NH—CO—NH—R

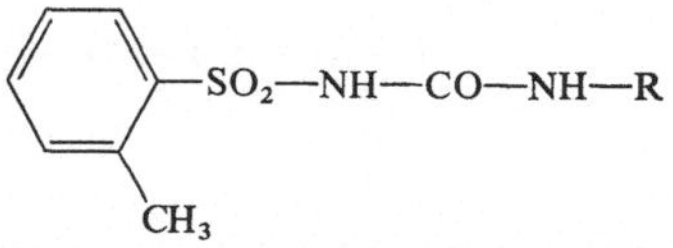

Nr.	R	Fp.	Literatur
12	—C₄H₉ (n)	162—163°	1,10; 5,1; 5,2; 7,3; 38,1; 44,1; 44,80; 44,81; 54,6; 70,10; 89,2; 89,3
13	—C₄H₉ (i)	153—154°	40,2
14	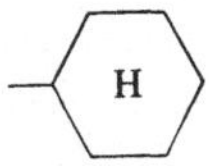 Cyclohexyl	171—173°	40,2
15	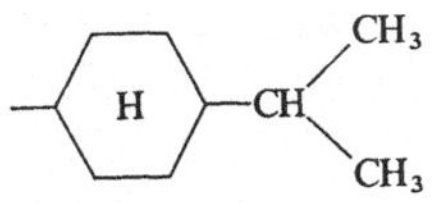 4-CH(CH₃)₂-Cyclohexyl	199—200°	44,54
16	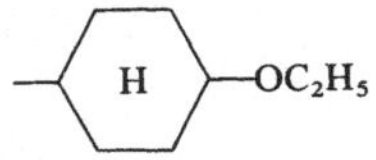 4-OC₂H₅-Cyclohexyl	160—163°	11,10
17	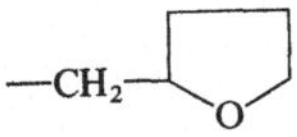 —CH₂-Tetrahydrofuryl	106—109°	11,4

Tabelle 3c $\quad A\!-\!\!\bigcirc\!\!-\!SO_2\!-\!NH\!-\!CO\!-\!NH\!-\!R$

Nr.	A	R	Fp.	Literatur
1	$CH_3\!-\!CH_2\!-$	$-C_4H_9\,(n)$	100—101°	25,3; 38,1; 44,1; 44,80; 44,81
2	$CH_3\!-\!CH_2\!-$	(cyclopentyl)	139—141°	44,3
3	$CH_3\!-\!CH_2\!-$	(cyclohexyl)	159—161°	44,2; 44,80; 44,81
4	$CH_3\!-\!CH_2\!-$	(4-isopropylcyclohexyl) $-C_3H_7(i)$	164—166°	44,54
5	$CH_3\!-\!CH_2\!-$	(bicyclisch)	129—131°	54,2
6	$CH_3\!-\!CH_2\!-$	(bicyclisch)	151°	80,1
7	$CH_3\!-\!CH_2\!-$	(adamantyl)	153—155°	54,1; 54,9
8	$CH_3\!-\!CH_2\!-$	$-CH_2\!-\!CH_2\!-\!CH_2\!-\!O\!-\!CH_3$	108—110°	11,2; 44,80; 44,81
9	$CH_3\!-\!CH_2\!-$	$-CH_2\!-\!CH_2\!-\!CH\!\!<\!\!^{CH_3}_{OCH_3}$	78°	11,25
10	$CH_3\!-\!CH_2\!-$	$-CH_2\!-\!CH_2\!-\!SH$	145—146°	23,3; 44,23; 44,80; 44,81
11	$CH_3\!-\!CH_2\!-$	$-CH_2\!-\!CH_2\!-\!Br$	143—144°	21,4; 21,11
12	$CH_3\!-\!CH_2\!-$	$-CH_2\!-\!$(phenyl)	147—149°	44,25; 44,81
13	$CH_2\!=\!CH\!-$	$-C_4H_9\,(n)$	117—117,5°	16,1; 16,5; 44,87
14	$CH_2\!=\!CH\!-$	(cyclohexyl)	169,5—170°	16,1; 16,5; 44,87
15	$CH_2\!=\!CH\!-$	(4-methylcyclohexyl) $-CH_3$ trans	183—184°	16,5

Tabelle 3c (Fortsetzung)

Nr.	A	R	Fp.	Literatur
16	$CH_2{=}CH{-}$	(Cycloheptyl), H	146,5—147°	16,1; 16,5
17	$CH_2{=}CH{-}$	$-CH_2-CH_2-$ (Cyclohexyl), H	101—102°	16,1; 16,5
18	$CH_2{=}CH{-}$	(Cyclohexenyl)	168—169°	16,1; 16,5
19	$CH_2{=}CH{-}$	(Cyclohexenyl)$-OCH_3$	138—139°	16,1; 16,5
20	$CH_2{=}CH{-}$	$-CH_2-$ (Cyclohexenyl)	158°	16,1; 16,5
21	$CH_2{=}CH{-}$	$-(CH_2)_3-O-$ (Cyclohexyl), H	97—99°	16,1; 16,5
22	$CH_2{=}CH{-}$	$-CH_2-CH_2-S-C_2H_5$	109—110°	16,1; 16,5
23	$CH{\equiv}C{-}$	$-C_4H_9\,(n)$	177—178°	16,6
24	$CH{\equiv}C{-}$	(Cyclohexyl), H	177—179°	16,6
25	$CH_3-CH_2-CH_2-$	$-C_4H_9\,(n)$	104—105°	44,1; 44,80; 44,81
26	$(CH_3)_2CH-$	$-C_2H_5$	126—127°	25,3
27	$(CH_3)_2CH-$	$-C_4H_9\,(n)$	136—137°	5,1; 5,2; 7,3; 44,1; 44,80; 44,81; 54,6
28	$(CH_3)_2CH-$	(Cyclopentyl), H	144—146°	44,3
29	$(CH_3)_2CH-$	(Cyclohexyl), H	163—165°	44,80; 44,81
30	$(CH_3)_2CH-$	(Cyclohexyl), H $-C_3H_7(i)$	173°	44,54

Tabelle 3c (Fortsetzung)

Nr.	A	R	Fp.	Literatur
31	$(CH_3)_2CH-$	—cyclohexyl(H)—O—$C_3H_7(i)$	171—172°	11,10
32	$(CH_3)_2CH-$	(bicyclic terpene structure)	139°	80,1
33	$(CH_3)_2CH-$	(bicyclic structure)	190—192°	54,9
34	$(CH_3)_2CH-$	$-(CH_2)_3-O-CH_3$	107—108°	11,2; 11,25; 23,2; 44,81
35	$(CH_3)_2CH-$	$-CH_2-$(tetrahydrofuryl, O)	128—129°	11,4; 44,81
36	$(CH_3)_2CH-$	(thiopyranyl, S)	201—202°	11,17
37	$(CH_3)_2CH-$	$-CH_2-CH_2-$phenyl	128—130°	44,19; 44,81
38	$CH_3-CH_2-CH_2-CH_2-$	$-C_4H_9(i)$	93—96°	44,80; 44,81
39	$(CH_3)_3C-$	$-C_3H_7(n)$	192—193°	25,3; 44,87
40	$(CH_3)_3C-$	$-C_4H_9(n)$	180,5—183°	7,3; 44,81
41	$(CH_3)_3C-$	—cyclohexyl(H)	205—207°	44,80; 44,81
42	$(CH_3)_3C-$	—cyclohexyl(H)—$C_3H_7(i)$	179—181°	44,54
43	$(CH_3)_3C-$	$-CH_2-$phenyl	179—181°	44,25; 44,81
44	$(CH_3-CH_2)_2CH-$	$-C_4H_9(i)$	115—117°	44,81

Tabelle 3c (Fortsetzung)

Nr.	A	R	Fp.	Literatur
45	CH_3-CH_2 $\quad\quad\quad$ $>CH-$ CH_3-CH_2	—(cyclohexyl, H)	133—135°	44,80; 44,81
46	(n) $C_6H_{13}-$	$-C_4H_9$ (i)	93—95°	44,80; 44,81

Tabelle 4a $CH_3-O-\!\!\left\langle\!\!\bigcirc\!\!\right\rangle\!\!-SO_2-NH-CO-NH-R$

Nr.	R	Fp.	Literatur
1	$-CH_3$	156°	27,1; 44,81
2	$-CH_2-CH=CH_2$	128—130°	89,2; 44,81; 89,3
3	$-C_4H_9\,(n)$	120—121°	7,3; 40,2; 44,1; 44,80; 44,81; 54,6; 72,2; 89,2; 89,3
4	—(cyclohexyl, H)	181—183°	40,2; 44,80; 44,81
5	—(cyclohexenyl)	180—181°	101,1
6	—(cyclohexyl, H)—CH_3	178—180°	11,31; 44,29
7	—(cyclohexyl, H)—C_2H_5	191—193°	44,54
8	—(cyclohexyl, H)—$C_3H_7(i)$	195—196°	44,54
9	—(cyclohexyl, H)—OCH_3	152—155°	11,10
10	—(cycloheptyl, H)	160—162°	44,28; 44,35; 44,82; 44,3
11	—(cyclooctyl, H)	156—159°	44,3; 44,28

Tabelle 4a (Fortsetzung)

Nr.	R	Fp.	Literatur
12		170—171°	44,87; 80,1
13		166—167,5°	33,6
14	—CH_2— (H)	178—179°	44,81
15	—CH_2—	145—147°	44,38; 93,5
16	—CH_2—CH_2— (H)	149—151°	44,3; 44,81
17	—$(CH_2)_2$—O—C_3H_7 (i)	122—126°	11,4; 23,2
18	—$(CH_2)_3$—O—CH_3	115—117°	23,2; 44,81; 54,6
19	(S)	204—206°	11,17
20		150°	27,1; 44,81
21	—CH_2—	162—164°	44,25; 44,26; 44,81
o-methoxy-22	—C_4H_9 (n)	148,5—150°	7,3; 11,31
m-methoxy-23	—C_4H_9 (n)	136—137°	7,3
m-methoxy-24	(H)	145—147°	44,2; 44,80; 44,81

Tabelle 4b   A—O—⟨C₆H₄⟩—SO₂—NH—CO—NH—R

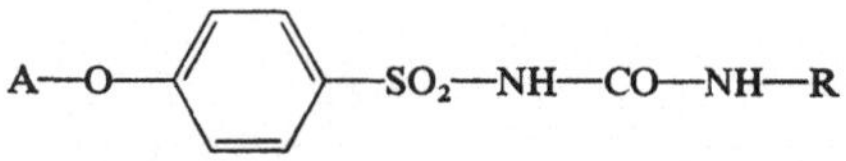

Nr.	A	R	Fp.	Literatur
1	C_2H_5—	—CH_3	200°	27,1
2	C_2H_5—	—C_4H_9 (n)	162—164°	7,3; 40,2; 54,6; 89,2; 89,3
3	C_2H_5—	C_4H_9 (i)	172—173°	44,80; 44,81
4	C_2H_5—	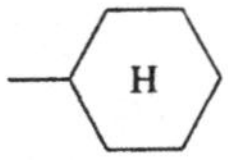 —cyclohexyl	185—186°	44,80; 44,81
5	C_2H_5—	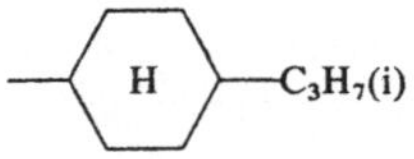 —cyclohexyl—C_3H_7(i)	187—188°	44,54
6	C_2H_5—	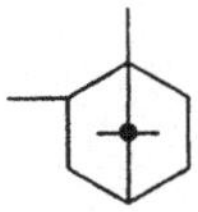 (bicyclic structure)	168—170°	80,1
7	C_2H_5—	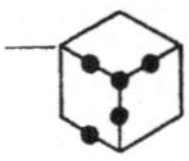 (bicyclic structure)	161—162°	33,6
8	C_2H_5—	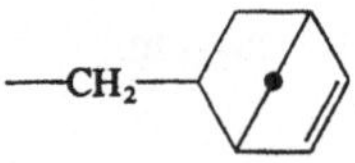 —CH_2—(bicyclic alkenyl)	156—159°	44,38
9	C_2H_5—	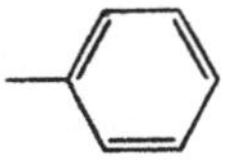 —phenyl	155°	27,1
10	(n) C_3H_7—	—CH_3	164°	27,1
11	(n) C_3H_7—	—C_4H_9 (n)	142—143°	40,2
12	(n) C_3H_7—	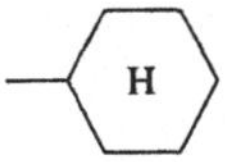 —cyclohexyl	177—178°	40,2
13	(i) C_3H_7—	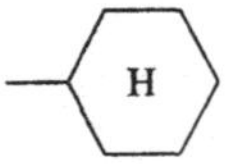 —cyclohexyl	189—190°	44,81; 44,80
14	(i) C_3H_7—	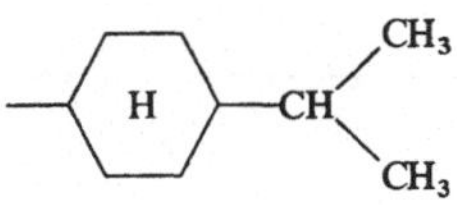 —cyclohexyl—$CH(CH_3)_2$	193—194°	44,54
15	(i) C_3H_7—	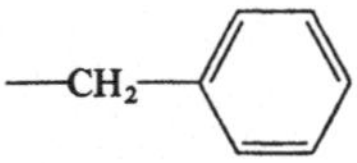 —CH_2—phenyl	180—182°	44,25; 44,26
16	(n) C_4H_9—	—CH_3	147°	27,1; 40,2

Tabelle 4b (Fortsetzung)

Nr.	A	R	Fp.	Literatur
17	(n) C_4H_9—	—C_3H_7 (n)	125—126°	54,6
18	(n) C_4H_9—	—C_4H_9 (n)	127°	44,80; 44,81
19	(n) C_4H_9—	—cyclohexyl (H)	171—172°	40,2; 44,81
20	(i) C_4H_9—	—C_4H_9 (n)	150—151°	7,3
21	(i) C_4H_9—	—phenyl	160°	27,1
22	cyclohexyl (H)—	—cyclohexyl (H)	147°	52,8
23	CH_3—O—CH_2—CH_2—	—C_4H_9 (n)	116—118°	44,40
24	CH_3—O—CH_2—CH_2—	—cyclohexyl (H)	154—156°	44,40
25	CH_3—O—CH_2—CH_2—	—CH_2—tetrahydrofuryl (O)	110—113°	44,40

Tabelle 5   A—phenyl—SO_2—NH—CO—NH—R

Nr.	A	R	Fp.	Literatur
1	H—S—	—C_4H_9 (n)	135°	56,1
2	CH_3—S—	—C_4H_9 (n)	116—117°	54,6
3	CH_3—S—	—C_6H_{13} (n)	132—133°	54,8
4	CH_3—S—	—cyclohexyl (H)	187—188°	11,31; 54,6; 54,7
5	CH_3—S—	—bicycloalkyl	155—158°	54,1; 54,9
6	CH_3—S—	—adamantyl	172—174°	33,6
7	CH_3—S—	—CH_2—CH_2—CH_2—O—CH_3	109—111°	23,2; 54,8

Tabelle 5 (Fortsetzung)

Nr.	A	R	Fp.	Literatur
8	$CH_3{-}S{-}$	$-CH_2-$ (tetrahydropyran-2-yl)		71,3
9	$CH_3{-}S{-}$	$-CH_2-$ (furan-2-yl)	143—144°	71,2
10	$C_2H_5{-}S{-}$	(cyclohexyl, H)	182—184°	54,8
11	$C_3H_7\,(i){-}S{-}$	(cyclohexyl, H)	187,5—188,5°	54,8
12	$NC{-}S{-}$	$-C_4H_9\,(n)$	144—145°	56,1
13	$CH_3{-}\overset{O}{\underset{O}{S}}{-}$	$-C_4H_9\,(n)$	183—184°	84,6
14	$CF_3{-}\overset{O}{\underset{O}{S}}{-}$	$-C_4H_9\,(n)$	138°	84,6
15	$CH_3{-}\underset{O}{S}{-}$	(cyclohexyl, H)		54,8

Tabelle 6a $Cl-\!\!\langle\bigcirc\rangle\!\!-SO_2{-}NH{-}CO{-}NH{-}R$

Nr.	R	Fp.	Literatur
1	$-C_2H_5$	146—148°	40,2; 44,80; 44,81; 54,6; 70,2
2	$-C_3H_7(n)$	129—130°	20,2; 34,1; 54,9; 70,3; 70,10; 40,2; 44,80; 59,1; 70,6; 70,18; 44,81; 54,6; 70,2; 93,14
3	$-C_3H_7(i)$	154—156°	34,2; 34,3; 54,6
4	$-C_4H_9(n)$	115—116°	20,2; 28,1; 44,5; 44,80; 44,81; 54,6; 70,2; 70,3; 72,2; 89,3; 89,2
5	$-C_4H_9(i)$	176—176,5°	7,3; 20,2; 40,2; 59,1
6	$-C{\big\langle}{\overset{\textstyle C_2H_5}{\underset{\textstyle CH_3}{CH_3}}}$	140—142°	16,6

Tabelle 6a (Fortsetzung)

Nr.	R	Fp.	Literatur
7	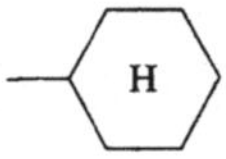 H	161—162°	20,2; 20,3; 20,4; 34,1; 34,5; 44,5; 44,81; 40,80; 54,9; 70,2; 70,3
8	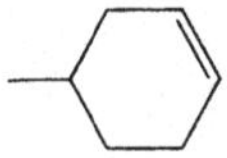	170—172°	101,1
9	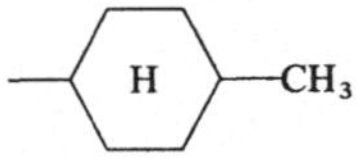 H —CH$_3$	188—189°	44,29
10	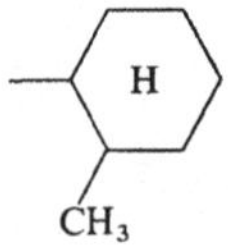 H (trans), CH$_3$	193—194°	16,6
11	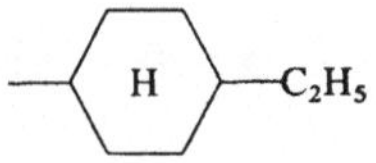 H —C$_2$H$_5$	158—160°	44,54
12	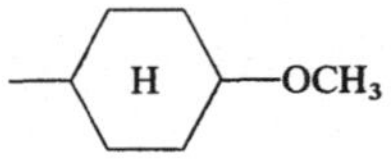 H —OCH$_3$	158—160°	11,10
13	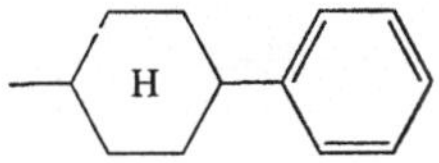 H	203°	57,1
14	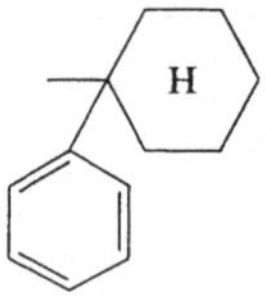 H (trans / cis)	200—201° / 164°	57,1
15	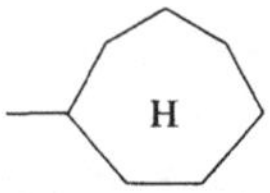 H	172—173°	44,28; 44,35; 44,82; 93,10; 93,14
16	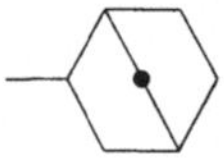	218—220°	44,38; 80,1
17	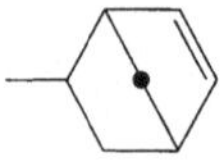		93,10; 93,14
18	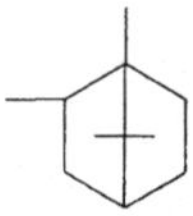	200°	80,1

Tabelle 6a (Fortsetzung)

Nr.	R	Fp.	Literatur
19	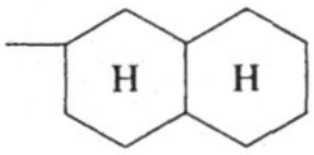 d, l cis trans	178—180°	45,3
20	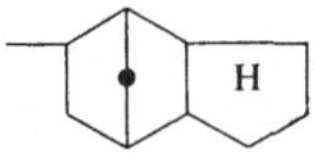	168,5°	45,2
21	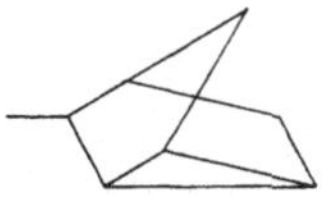	213—215°	44,87
22	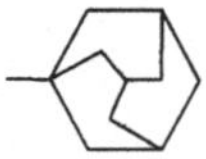	150—151°	54,1; 54,9
23	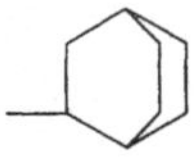	218°	52,3; 52,5; 52,8
24	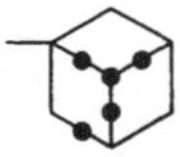	154—155°	33,6
25	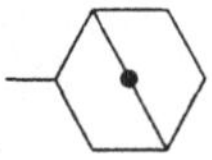	218—220°	44,38
26	$-(CH_2)_3-O-CH_3$	111—112°	11,6; 11,25; 44,81; 54,6
27	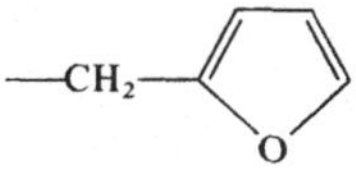 $-CH_2-$	170—171°	71,2
28	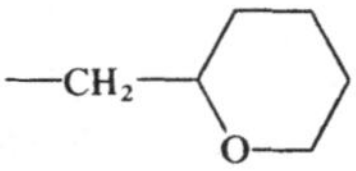 $-CH_2-$	163—164°	71,3
29	$-CH_2-CH_2-SH$	181—183°	23,3; 44,23; 44,81
30	$-CH_2-CH_2-S-CH_3$	140—141°	23,2
31	$-(CH_2)_3-S-CH_3$	135—137°	54,6
32	$-CH_2-CH_2-SO-CH_3$	172°	23,5
33	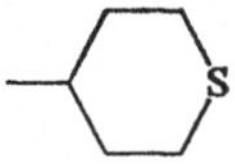	205°	11,17
34	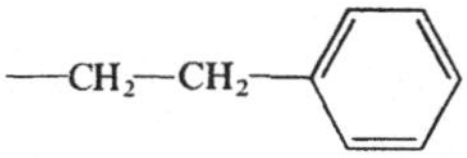 $-CH_2-CH_2-$	146—148°	20,2

Tabelle 6a (Fortsetzung)

Nr.		R	Fp.	Literatur
35		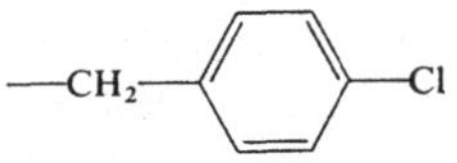 $-CH_2-$⟨C$_6$H$_4$⟩$-Cl$	195—196°	70,11
36		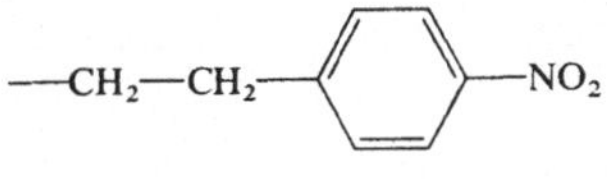 $-CH_2-CH_2-$⟨C$_6$H$_4$⟩$-NO_2$	154—155°	22,1
37		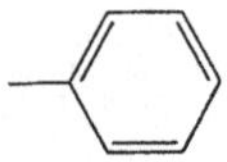 ⟨C$_6$H$_5$⟩	179—181°	70,2; 70,3; 70,12
38		$-CH_2-CH_2-COOCH_3$	102—103°	70,11

39		$-CH-CH_2-CH_3$
		    $\vert$
		   COOH
			158° dec.	39,2

40		$-CH_2-CH_2-CH_2-Br$	138—139°	21,12
41		$-CH_2-CH_2-Br$	173—174°	21,7; 21,11
42		$-CH_2-CH_2-N=(C_2H_5)_2$	170—171°	16,6
43		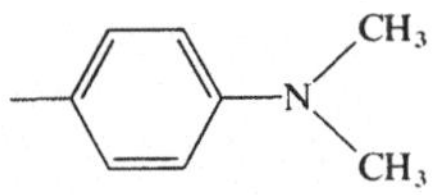 $-$⟨C$_6$H$_4$⟩$-N(CH_3)_2$	158—159°	70,4; 70,12
44		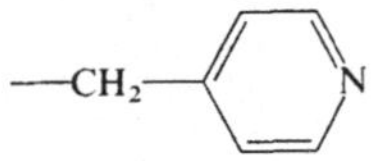 $-CH_2-$⟨pyridyl⟩	165—166°	70,11
45		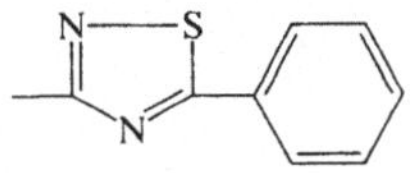 ⟨5-phenyl-1,3,4-thiadiazol-2-yl⟩	212°	82,1
46		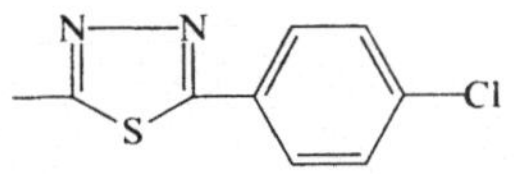 ⟨5-(4-chlorphenyl)-1,3,4-thiadiazol-2-yl⟩	145°	37,1
47	m-	$-C_4H_9\,(n)$	115—116°	7,3; 44,5; 44,80; 44,81
48	o-	$-C_3H_7\,(n)$	176—178°	54,6
49	o-	$-C_4H_9(n)$	164—166°	54,6

Tabelle 6b   F—⟨C₆H₄⟩—SO_2—NH—CO—NH—R

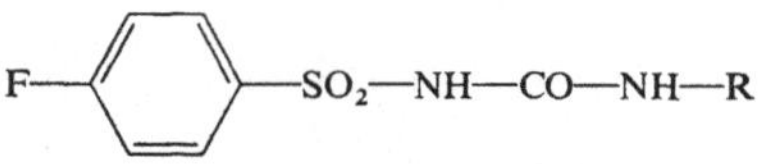

Nr.	R	Fp.	Literatur
1	—C_3H_7 (n)	133—134°	44,80; 44,81; 33,1; 54,6; 70,3; 70,10
2	—CH(CH₃)(CH₃)	140—142°	33,1; 38,2
3	—CH_2—CH=CH_2	160—162°	33,1; 89,2; 89,3
4	—C_4H_9(n)	106—107,5°	7,3; 33,1; 40,80; 44,81; 54,6; 70,2; 70,3; 89,2; 89,3
5	—C_4H_9(i)	152,5—154,5°	20,2; 33,1
6	—C_4H_9 (sec.)	129—130°	33,1
7	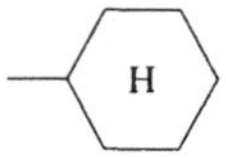 —⟨Cyclohexyl, H⟩	145—147°	33,1; 44,81; 16,4
8	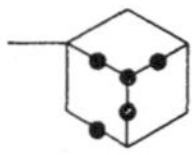 —⟨Adamantyl⟩	164,5—166°	33,6
9	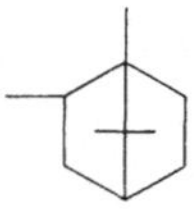 —⟨Bornyl⟩	195—196°	80,1
10	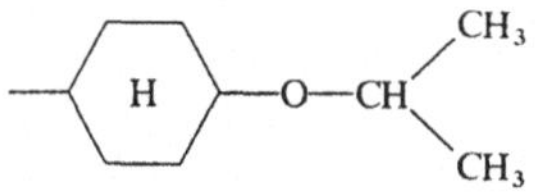 —⟨C₆H₁₀, H⟩—O—CH(CH₃)(CH₃)	194—196°	11,10
11	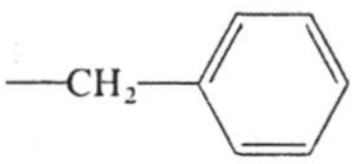 —CH_2—⟨C₆H₅⟩	180°	49,1

Tabelle 6b (Fortsetzung)   Br—⟨C₆H₄⟩—SO_2—NH—CO—NH—R

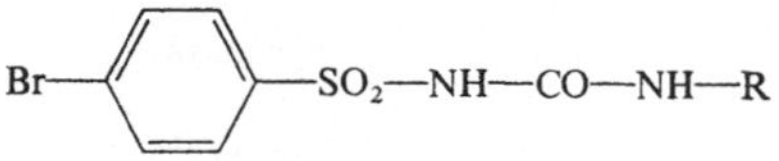

Nr.	R	Fp.	Literatur
12	—C_3H_7(n)	138—140°	54,6; 70,10
13	—C_4H_9(n)	128—129°	7,3; 44,5; 44,80; 44,81; 54,6; 89,2; 89,3; 93,10; 93,14
14	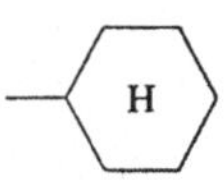 —⟨Cyclohexyl, H⟩	169—171°	93,10; 93,14

Tabelle 6b (Fortsetzung)

Nr.	R	Fp.	Literatur
15	(Cyclohexyl, H) —CH$_3$	202—204°	44,29
16	(Cycloheptyl, H)	169—170°	44,28
17	(Norbornyl) CH$_2$	217—218°	44,38
18	—(CH$_2$)$_3$—O—CH$_3$	110—112°	11,6; 44,80; 44,81
19	—CH$_2$—CH$_2$—Br	174—175°	21,7; 21,11
20	J—(C$_6$H$_4$)—SO$_2$—NH—CO—NH—C$_4$H$_9$(n)	151,5—153,5°	7,3

Tabelle 6c

$$X-(C_6H_4)-SO_2-NH-CO-NH-R$$

Nr.	X	R	Fp.	Literatur
1	4 CF$_3$—	—C$_3$H$_7$(n)	149—150°	15,1; 15,2; 54,8; 84,6
2	4 CF$_3$—	—C$_4$H$_9$(n)	133—135°	15,1; 15,2; 54,8; 84,6; 86,2
3	4 CF$_3$—	(Cyclohexyl, H)	181—183°	15,1; 15,2; 15,3; 54,8; 86,2
4	4 CF$_3$—	(Cycloheptyl, H)	149—151°	44,37; 54,8
5	4 CF$_3$—	(Cyclohexyl, H)—OCH$_3$	150—152°	11,10
6	3 CF$_3$—	—C$_4$H$_9$(n)	114,5—115,5°	33,4; 86,2
7	3 CF$_3$—	(Cyclohexyl, H)	132—133°	33,4; 54,8; 86,2
8	2 CF$_3$—	—C$_4$H$_9$(n)	134—135°	86,2

Tabelle 6c (Fortsetzung)

Nr.	X	R	Fp.	Literatur
9	4 CF$_3$—O—	—C$_4$H$_9$(n)	107—109°	84,1; 84,6
10	4 CF$_3$—O—	(Cycloheptyl) H	141—143°	44,39
11	4 CF$_3$—S—	—C$_4$H$_9$(n)	119—120°	84,1; 84,6
12	4 CF$_3$—S—	(Cyclohexyl) H	174—176°	44,39

Tabelle 7a

$$\text{(CH}_3\text{)(CH}_3\text{)-C}_6\text{H}_3\text{—SO}_2\text{—NH—CO—NH—R}$$

Nr.	Subst.	R	Fp.	Literatur
1	3,4-	—CH$_2$—CH=CH$_2$	165—166°	89,2; 89,3
2	3,4-	—C$_4$H$_9$(i)	138—140°	44,80; 44,81
3	3,4-	(Cyclohexyl) H	172—174°	44,81
4	3,4-	(Cyclohexyl) H—C$_3$H$_7$(i)	193—195°	44,55
5	3,4-	(Cycloheptyl) H	167—169°	44,28; 44,35
6	3,4-	—CH$_2$—CH$_2$—CH$_2$—O—CH$_3$	116—118°	11,2; 11,3; 44,81
7	3,4-	—CH$_2$—CH$_2$—SH	153—155°	44,80; 44,81
8	3,4-	—CH$_2$—CH$_2$—(C$_6$H$_5$)	148—149°	44,19; 44,81
9	2,4-	—C$_3$H$_7$(n)	190—191°	1,10; 44,87; 70,2; 70,3
10	2,4-	—C$_4$H$_9$(n)	156—157°	5,1; 5,2; 1,10
11	2,4-	(Cyclohexyl) H	183—185°	44,8; 44,81
12	2,5-	—C$_4$H$_9$(n)	190,2—191°	44,87; 70,2; 70,3

Tabelle 7 b

$$CH_3\text{-substituiertes Benzol, } CH_3\text{-O-, }SO_2\text{-NH-CO-NH-R}$$

Nr.	CH_3—	CH_3—O—	R	Fp.	Literatur
1	2	4	—C_4H_9 (n)	163—165°	44,87; 54,6
2	2	4	—⟨Cyclohexyl⟩	188—190°	44,87; 54,6
3	3	4	—⟨Cyclohexyl⟩—C_3H_7(i)	202—204°	44,55
4	3	4	—CH_2—⟨Cyclohexyl⟩	164°	44,8; 44,81
5	3	4	—CH_2—CH_2—CH_2—O—CH_3	128—129°	44,81
6	3	4	—CH_2—CH_2—⟨Cyclohexyl⟩	149—151°	44,19; 44,80; 44,81
7	4	3	—CH_2—CH_2—CH_2—O—CH_3	128—129°	11,3; 11,4

Tabelle 7 c

$$CH_3\text{-O-, }CH_3\text{-O-, }SO_2\text{-NH-CO-NH-R}$$

Nr.	Subst.	R	Fp.	Literatur
1	2,4-	—C_4H_9 (n)	184—185°	54,6
2	3,4-	—C_4H_9 (i)	196°	44,8; 44,80; 44,81
3	3,4-	—⟨Cyclohexyl⟩	200—202°	44,80; 44,81
4	3,4-	—⟨Cyclohexyl⟩—C_3H_7(i)	202—204°	44,55
5	3,4-	—CH_2—CH_2—CH_2—OCH_3	152—157°	11,3

Tabelle 7d

$$\text{(4-CH}_3,\ \text{Hal})\text{—C}_6\text{H}_3\text{—SO}_2\text{—NH—CO—NH—R}$$

Nr.	CH₃—	Hal-	R	Fp.	Literatur
1	4 CH₃—	3 Cl—	—C₂H₅	137—138°	44,80; 44,81
2	4 CH₃—	3 Cl—	—C₄H₉(n)	146—148°	11,31; 44,8; 44,81; 54,6; 70,2; 70,3
3	4 CH₃—	3 Cl—	—C₆H₁₀—C₂H₅ (Cyclohexyl)	178—180°	44,55
4	4 CH₃—	3 Cl—	—CH₂—CH₂—CH₂—O—CH₃	106—107°	44,80; 44,81
5	4 CH₃—	3 Cl—	—CH₂—CH₂—CH(OCH₃)—CH₃	126—127°	11,25
6	4 CH₃—	3 Cl—	—CH₂—CH₂—C₆H₅	122—124°	44,19; 44,81
7	2 CH₃—	6 Cl—	—C₄H₉(n)	154—155°	44,8; 44,81
8	2 CH₃—	6 Cl—	—C₆H₁₁ (Cyclohexyl)	159—161°	44,81
9	3 CH₃—	4 Cl—	—C₂H₅	153—155°	44,87; 54,6
10	3 CH₃—	4 Cl—	—C₃H₇(n)	142—144°	44,87; 54,6

Tabelle 7e

$$\text{(4-CH}_3\text{O, 3-Cl)—C}_6\text{H}_3\text{—SO}_2\text{—NH—CO—NH—R}$$

Nr.	R	Fp.	Literatur
1	—CH₂—CH=CH₂	143—144°	44,8; 44,81
2	—C₄H₉(n)	153—155°	44,80; 44,81
3	—C₆H₁₀—C₃H₇(i) (Cyclohexyl)	210—211°	44,55

Tabelle 7f

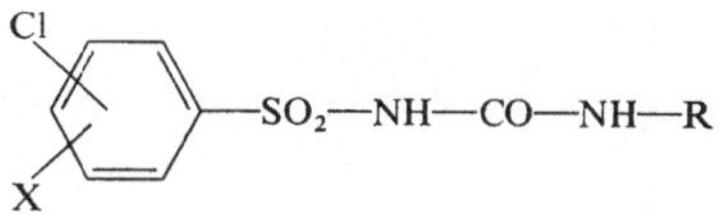

$$\overset{\displaystyle Cl}{\underset{\displaystyle X}{\bigcirc}}-SO_2-NH-CO-NH-R$$

Nr.	Cl—	X	R	Fp.	Literatur
1	3 Cl—,	4 Cl—	—C$_3$H$_7$ (n)	144—146°	70,2; 70,3; 54,6
2	3 Cl—,	4 Cl—	—C$_4$H$_9$ (n)	140—141°	44,80; 44,81
3	3 Cl—,	4 Cl—	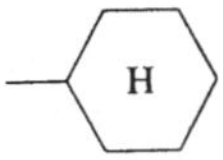 (Cyclohexyl)	169—171°	20,2
4	2 Cl—,	4 Cl—	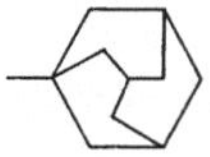 (Bicycloalkyl)	159—161°	33,5
5	2 Cl—,	5 Cl—	—C$_4$H$_9$ (n)	194—195°	54,6
6	4 Cl—,	5 CF$_3$—	—C$_4$H$_9$ (n)	151,5°	33,4

Tabelle 7g

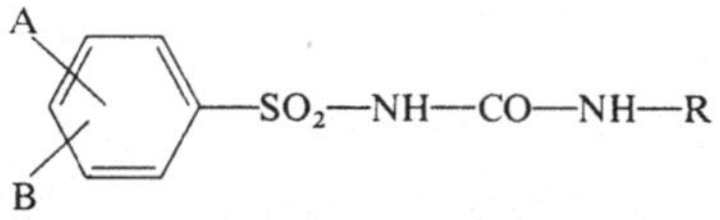

$$\overset{\displaystyle A}{\underset{\displaystyle B}{\bigcirc}}-SO_2-NH-CO-NH-R$$

Nr.	A	B	R	Fp.	Literatur
1	4 F—	2 CH$_3$—	—C$_4$H$_9$ (n)	151°	49,1
2	5 F—	2 CH$_3$—	—C$_4$H$_9$ (n)	107°	49,1
3	3 F—	2 CH$_3$—	—C$_4$H$_9$ (n)	82°	49,1
4	3 F—	2 CH$_3$—O—	—C$_4$H$_9$ (n)	113°	49,1
5	2 F—	4 Cl—	—C$_4$H$_9$ (n)	120°	49,1
6	2 F—	5 Cl—	—C$_4$H$_9$ (n)	125°	49,1
7	2 F—	5 Br—	—C$_4$H$_9$ (n)	89°	49,1

Tabelle 7h

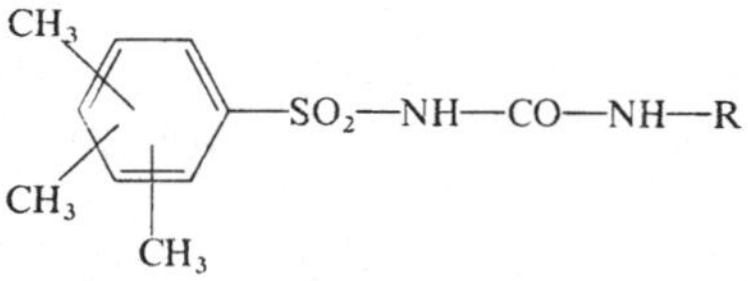

$$\overset{\displaystyle CH_3}{\underset{\displaystyle CH_3}{\underset{\displaystyle CH_3}{\bigcirc}}}-SO_2-NH-CO-NH-R$$

Nr.	Subst.	R	Fp.	Literatur
1	2,4,6-	—C$_4$H$_9$ (n)	158—160°	5,1; 5,2; 7,3
2	2,4,6-	—C$_4$H$_9$ (i)	168—170°	44,87
3	2,4,5-	—C$_4$H$_9$ (i)	214—216°	44,81

Tabelle 8a

$$CH_3\text{—}\underset{\underset{NH_2}{|}}{C_6H_3}\text{—}SO_2\text{—}NH\text{—}CO\text{—}NH\text{—}R$$

Nr.	R	Fp.	Literatur
1	—C_4H_9(n)	121—122°	11,20; 11,25; 44,80; 44,81
2	—CH_2—CH=C(CH$_3$)$_2$	131—133°	11,20
3	—⟨Cyclopentyl, H⟩	155—156°	11,20; 11,25
4	—⟨Cyclohexyl, H⟩	150—152°	11,20; 11,26; 11,28; 11,27; 11,33; 11,25; 20,2; 54,9; 93,10; 93,12; 93,14
5	—⟨Cyclohexenyl⟩	144—145°	11,20
6	—⟨Cyclohexyl, H⟩—CH_3	163—164° (175—176°)	10,1; 11,20 93,10; 93,14
7	—⟨Cycloheptyl, H⟩	152—154°	11,20
8	—CH_2—⟨Cyclohexyl, H⟩	172—174°	11,20
9	—⟨bicyclic⟩	175° Zers.	33,5; 54,9
10	—⟨bicyclic, bridged⟩	168—170°	11,20
11	—CH_2—⟨bicyclic, bridged⟩	178—180°	11,20
12	—CH_2—⟨bicyclic, bridged, unsaturated⟩	164—165°	11,20; 93,5

Tabelle 8a (Fortsetzung)

Nr.	R	Fp.	Literatur
13	—CH$_2$—[tetrahydrofuryl]	140—141°	11,20; 11,25
14	—C$_3$H$_6$—S—CH$_3$	118—120°	11,20
15	—CH$_2$—[phenyl]	150—152°	11,20
16	—CH$_2$—CH$_2$—[phenyl]	138—140°	11,20

Tabelle 8a$_1$

$$CH_3\text{—[ring, 3-(HN—A)]—}SO_2\text{—NH—CO—NH—[cyclohexyl H]}$$

Nr.	A	Fp.	Literatur
1	—C(=O)H	176—177° Zers.	44,87
2	—C(=O)C$_3$H$_7$(n)	148—151°	44,87
3	—C(=O)CH$_2$—O—CH$_3$	134—136°	44,87

Tabelle 8a$_2$

$$\text{[ring, Alkyl / }H_2N\text{]—}SO_2\text{—NH—CO—NH—R}$$

Nr.	Subst.	Subst.	R	Fp.	Literatur
1	3-NH$_2$	4 C$_2$H$_5$—	[cyclohexyl H]	136—138°	11,20; 11,25
2	3-NH$_2$	4 C$_3$H$_7$—(i)	—C$_4$H$_9$(n)	105—107°	11,20; 44,87
3	2-NH$_2$	4 CH$_3$—	[cyclohexyl H]	150—151°	11,20; 11,25
4	4-NH$_2$	3 CH$_3$—	—C$_4$H$_9$(n)	130—131°	11,20; 11,25
5	3-NH$_2$	2 CH$_3$—	[cyclohexyl H]	170°	11,20; 11,25

8 Hdb. d. exp. Pharmakologie, Bd. XXIX

Tabelle 8b

$CH_3O-\underset{\underset{NH_2}{|}}{}C_6H_3-SO_2-NH-CO-NH-R$

Nr.	R	Fp.	Literatur
1	—C$_4$H$_9$(n)	105—108°	11,20; 11,25
2	—C$_6$H$_{11}$	160—163°	11,20; 11,25
3	—C$_6$H$_{10}$—CH$_3$	165—166°	11,31
4	—CH$_2$—C$_7$H$_{11}$	158—160°	11,31

Tabelle 8c

$\underset{\underset{Y}{\overset{X}{Z}}}{C_6H_3}-SO_2-NH-CO-NH-R$

Nr.	X	Y	Z	R	Fp.	Literatur
1	4 F$_3$C—	H—	2-NH$_2$	—C$_3$H$_7$(n)	142—143°	15,2; 15,1
2	4 F$_3$C—	H—	2-NO$_2$	—C$_4$H$_9$(n)	180—181°	15,1; 15,2
3	4 F$_3$C—	H—	2-NH$_2$	—C$_4$H$_9$(n)	155—165°	15,1; 15,2
4	3 Cl—	H—	4-NH$_2$	—C$_4$H$_9$(n)	131—132°	11,20; 11,25
5	3 Br—	H—	4-NH$_2$	—C$_4$H$_9$(n)	126—127°	11,20; 11,25
6	3 Br—	H—	4-NH$_2$	—C$_3$H$_6$OCH$_3$	109—110°	11,20; 11,25
7	4 Cl—	H—	3-NH$_2$	—C$_4$H$_9$(n)	124—126°	11,20; 44,80; 44,81
8	3 Cl—	5 Cl—	4-NH$_2$	—C$_4$H$_9$(n)	173°	11,20; 11,25
9	3 Br—	5 Br—	4-NH$_2$	—C$_4$H$_9$(n)	177—178°	11,20; 11,25

Tabelle 9a $CH_3-CO-\!\!\langle\bigcirc\rangle\!\!-SO_2-NH-CO-NH-R$

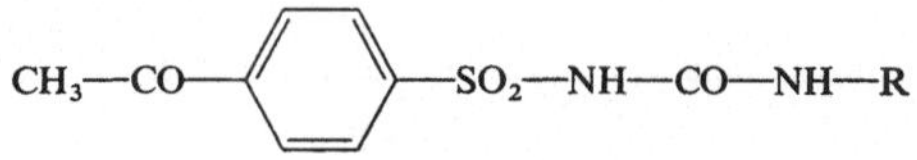

Nr.	R	Fp.	Literatur
1	—C_3H_7 (n)	167—168°	54,8; 84,6
2	—C_4H_9 (n)	147—149°	16,6; 54,8; 84,6
3	—C_6H_{13} (n)	160—161°	54,8
4	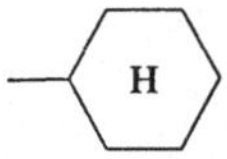 cyclohexyl (H)	188—190°	11,31; 44,32; 54,3; 54,7; 54,8; 54,10; 54,11; 93,9; 93,10; 93,14
5	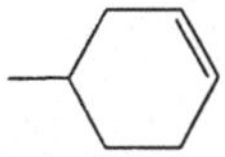 cyclohexenyl	179—182°	101,1
6	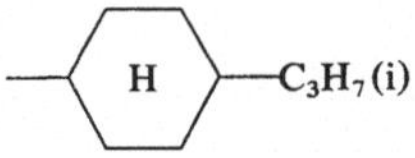 cyclohexyl—C_3H_7 (i) (H)	205—207°	44,54
7	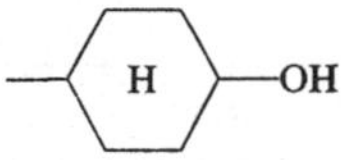 cyclohexyl—OH (H) cis. trans	170—173°	93,8
8	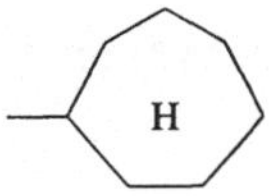 cycloheptyl (H)	176—178°	44,36; 44,82; 54,3; 54,8
9	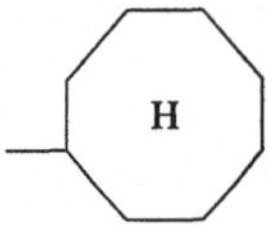 cyclooctyl (H)	163—164°	44,53
10	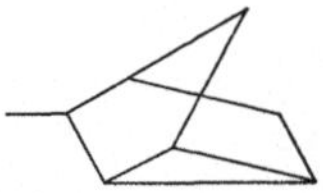 norbornyl	168°	9,10
11	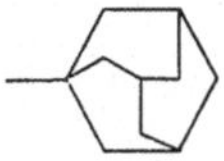 adamantyl	168—170°	33,5; 54,9
12	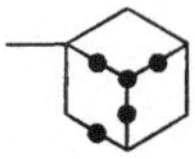 bicyclic	153—156°	33,6
13	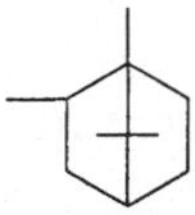 bornyl	196—197°	80,1

Tabelle 9a (Fortsetzung)

Nr.	R	Fp.	Literatur
14	—CH_2—CH_2—CH_2—O—CH_3	141—143°	54,8
15	—CH_2– (Furyl)	138—140°	71,2
16	—CH_2– (Tetrahydropyranyl)	142—144°	71,3
17	—$(CH_2)_2$– (Phenyl)	160°	101,2; 44,32

Tabelle 9b

$$A-\!\!\left\langle\!\!\bigcirc\!\!\right\rangle\!\!-SO_2-NH-CO-NH-R$$

Nr.	A	R	Fp.	Literatur
1	C_2H_5—CO—	–(Cyclohexyl)–H	183—185°	44,32; 54,8; 101,2
2	C_2H_5—CO—	–(Cyclohexyl)–H –C_3H_7(i)	173—175°	44,54
3	C_2H_5—CO—	—CH_2—CH_2– (Phenyl)	137—138°	101,2
4	(n)C_3H_7—CO—	–(Cyclohexyl)–H	172—174°	54,8
5	(n)C_3H_7—CO—	–(Cyclooctyl)–H	153—155°	44,53
6	(n)C_4H_9—CO—	–(Cyclohexyl)–H	187°	101,2
7	CH_3—CH(OH)—	–(Cyclohexyl)–H	150—152°	54,3; 54,10; 54,11

Tabelle 9c

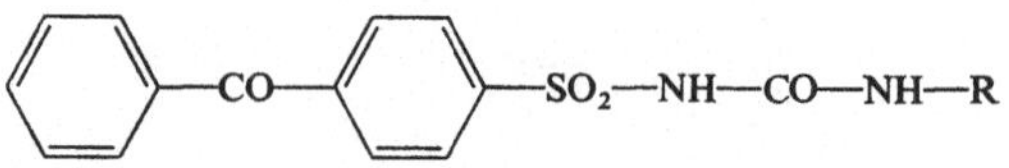

Nr.	R	Fp.	Literatur
1	—C$_4$H$_9$(n)	152—154°	44,33; 9,2
2	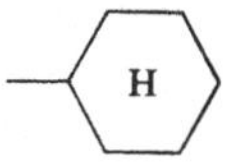 (cyclohexyl, H)	211—213°	44,33
3	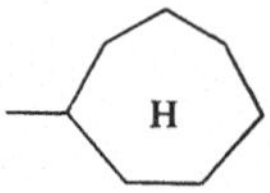 (cycloheptyl, H)	189—191°	44,33; 44,36

Tabelle 10

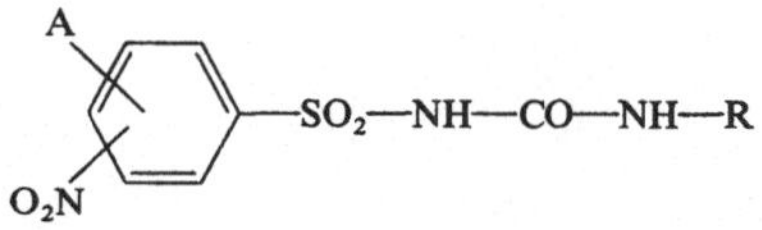

Nr.	Subst.	A	R	Fp.	Literatur
1	4-NO$_2$	H—	—C$_4$H$_9$(n)	160—162°	7,3; 44,80; 44,81
2	4-NO$_2$	H—	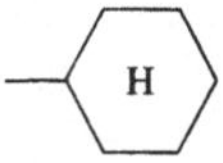 (cyclohexyl, H)	187—189°	44,87
3	4-NO$_2$	H—	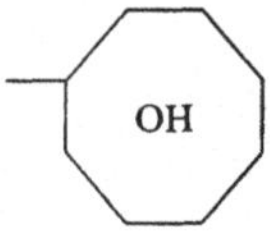 (cyclooctyl, OH)	159—161°	44,87
4	4-NO$_2$	H—	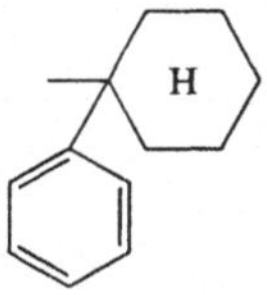 (bicyclic, H)	220—222° tr. 166° cis.	57,1
5	4-NO$_2$	H—	—CH$_2$—CH$_2$Br	162—163°	21,11
6	3-NO$_2$	H—	—C$_4$H$_9$(n)	177°	44,80; 44,81; 89,2; 89,3
7	3-NO$_2$	4 Cl—	—C$_4$H$_9$	169—170°	16,6
8	2-NO$_2$	4 F$_3$C—	—C$_3$H$_7$(n)	191—192°	15,2; 15,1
9	2-NO$_2$	4 F$_3$C—	—C$_4$H$_9$(n)	180—181°	15,2; 15,1
10	2-NO$_2$	4 F$_3$C—	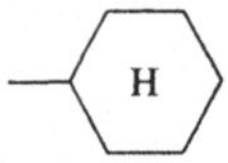 (cyclohexyl, H)	173—175°	15,2; 15,1

Tabelle 11

N_3-substituted benzene—SO_2—NH—CO—NH—R

Nr.	Subst. N_3	R	Fp.	Literatur
1	4	—C_4H_9(i)	127—129°	44,41
2	4	cyclopentyl (H)	142,5—144°	44,41
3	4	cyclohexyl (H)	163—164°	44,41
4	4	cyclohexyl (H)—CH_3	150—152°	44,41
5	4	cyclohexyl (H)—CH(CH_3)$_2$	163—165°	44,54
6	4	cycloheptyl (H)	146—148°	44,41
7	3	—C_4H_9(i)	158—159°	44,41

Tabelle 12a

A—benzene—SO_2—NH—CO—NH—R

Nr.	A	R	Fp.	Literatur
1	H_3C—NH—	—C_4H_9(n)	129°	11,25
2	H_5C_2—NH—	—C_4H_9(n)	148—150°	7,3; 11,25
3	(n)H_9C_4—NH—	—C_4H_9(n)	138—140°	11,25
4	(pyranosyl: CH_2—OH, O)—NH—	—C_4H_9(n)	174°	13,1; 13,3
5	(pyranosyl: AcO, CH_2OAc, AcO, OAc, O)—NH—	—C_4H_9(n)	198°	13,2

Tabelle 12a (Fortsetzung)

Nr.	A	R	Fp.	Literatur
6	(Tetrahydropyran-Ring mit CH₂—OH, O, —NH—) $CH_2\!-\!OH$ ... $-NH-$	$-C_4H_9(n)$	177°	13,1
7	(Tetrahydropyran-Ring mit CH₂—OH, O, —NH—) $CH_2\!-\!OH$ ... $-NH-$	$-C_4H_9(n)$	173°	13,1
8	$H-\!\!\langle Phenyl\rangle\!\!-CO-CH_2-CH_2-NH-$	$-C_4H_9(n)$	175°	41,1
9	$H_3C-O-\!\!\langle Phenyl\rangle\!\!-CO-CH_2-CH_2-NH-$	$-C_4H_9(n)$	178°	41,1
10	$(n)H_9C_4-O-\!\!\langle Phenyl\rangle\!\!-CO-CH_2-CH_2-NH-$	$-C_4H_9(n)$	179°	41,1
11	$(CH_3)_2N-\!\!\langle Phenyl\rangle\!\!-CH\!=\!N-$	$-C_4H_9(n)$	181—182°	44,8; 44,81
12	$(CH_3)_2N-\!\!\langle Phenyl\rangle\!\!-CH\!=\!CH-CH_2-NH-$	$-C_4H_9(n)$	196°	13,2
13	$Na-O_3S-\overset{H}{\underset{CH_3}{C}}-NH-$	$-C_4H_9(n)$	250°	88,1

Tabelle 12b

$A-\!\!\langle Phenyl\rangle\!\!-SO_2-NH-CO-NH-R$

Nr.	A		R	Fp.	Literatur
1	4	$(CH_3)_2N-$	$-C_3H_7(n)$	172—173°	84,6
2	4	$(CH_3)_2N-$	$-C_4H_9(n)$	159—161°	7,3; 84,6; 89,2; 89,3

Tabelle 12b (Fortsetzung)

Nr.	A		R	Fp.	Literatur
3	4	$(C_2H_5)_2N-$	$-C_4H_9(n)$	176—178°	7,3
4	3	$(CH_3)_2N-$	$-C_5H_{11}(n)$	158—159°	7,3
5	2	$(CH_3)_2N-$	$-C_4H_9(n)$	151—152°	7,3
6	2	$(C_2H_5)_2N-$	$-C_4H_9(n)$	140—141,5°	7,3

Tabelle 13 $A-\!\!\bigcirc\!\!-SO_2-NH-CO-NH-R$

Nr.	A	R	Fp.	Literatur
1	$CH_3-CO-NH-$	$-C_4H_9(n)$	194—196°	7,3; 20,2; 72,2; 11,32
2	$CH_3-CO-NH-$	$-C_4H_9(i)$	199—201°	20,2
3	$CH_3-CO-NH-$	—cyclohexyl (H)	206—207°	16,3
4	$CH_3-CO-NH-$	—(2-phenylcyclohexyl) (H) trans / cis	239° / 224°	57,1
5	$CH_3-CO-NH-$	—(4-phenylcyclohexyl) (H)	226—227°	57,1
6	$CH_3-CO-NH-$	—(2-phenyl-1,3,4-thiadiazol-5-yl)	229—230°	82,1
7	$CH_3-CO-NH-$	$-CH(COOC_2H_5)-CH_2-CH_3$	175—177°	39,2
8	$(n)C_3H_7-CO-NH-$	$-C_4H_9(n)$	193—195°	44,81
9	$(i)C_3H_7-CO-NH-$	$-C_4H_9(n)$	202—203°	44,81
10	$CH_3-CH=CH-CO-NH-$	$-C_4H_9(n)$	212—214°	44,81; 78,1; 78,2; 78,3
11	$C_4H_9-NH-CO-NH-$	$-C_4H_9(n)$	fehlt	89,3

Tabelle 13 (Fortsetzung)

Nr.		R	Fp.	Literatur
12	H_2N—C—NH—C—NH— (=NH) (=NH)	—$C_4H_9(n)$	202°	19,1
13	CH_2—CO / NH—CO \ N—	—$C_4H_9(n)$	180—181°	44,81
14	C_2H_5 / CH_3—CO \ N—	—$C_4H_9(n)$	183—185°	7,3
15	C_2H_5—O—CO—CH_2—NH— —CO—NH—	—$C_4H_9(n)$	192—194°	44,81

Tabelle 14   A—⟨C6H4⟩—SO_2—NH—CO—NH—R

Nr.	A	R	Fp.	Literatur
1	⟨Phenyl⟩—	—$C_3H_7(n)$	187—189°	44,81; 64,1
2	⟨Phenyl⟩—	—CH(CH_3)_2	183—184°	64,1
3	⟨Phenyl⟩—	—$C_4H_9(n)$	177—178°	44,9; 44,11; 44,80; 44,81; 64,1
4	⟨Phenyl⟩—	⟨Adamantyl⟩	177—178°	33,5
5	⟨Phenyl⟩—	—$(CH_2)_3$—O—CH_3	151—153°	44,81
6	⟨Phenyl⟩—O—	—$C_4H_9(n)$	152°	9,3; 44,11; 44,81; 89,2; 89,3
7	⟨Phenyl⟩—O—	—$C_6H_{13}(n)$	125—126°	44,11; 44,81
8	⟨Phenyl⟩—O—	⟨Cyclohexyl-H⟩	191—192°	44,80; 44,81; 44,11
9	O_2N—⟨C6H4⟩—CH_2—	—$C_4H_9(n)$	165°	9,2

Tabelle 15a/b

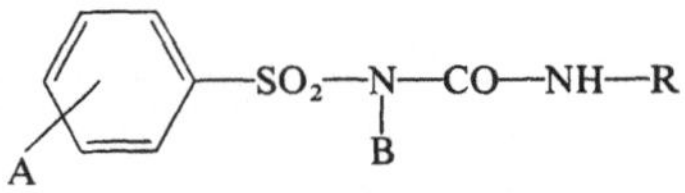

Structure: benzene ring bearing substituent A, $-SO_2-N(B)-CO-NH-R$

Nr.	A	B	R	Fp.	Literatur
1	4 HO—	H—	$-C_4H_9(n)$	109—111° 134—135°	11,25 44,80; 44,81
2	4 HO—	H—	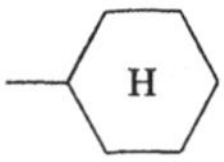 —cyclohexyl (⟨H⟩)	193—195°	44 Belg. P. 631365
3	4 HO—CO—	H—	$-C_4H_9(n)$	210—212° Zers.	5,1; 5,2; 44,81; 44,59; 44,86; 44,88; 89,3; 72,2
4	4 HO—CO—	H—	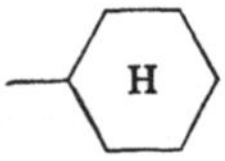 —cyclohexyl (⟨H⟩)	208°	44,87
5	4 HO—CO—	H—	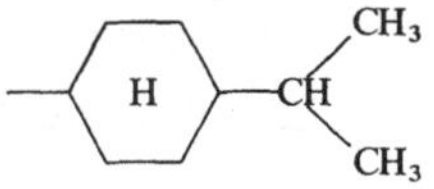 —cyclohexyl—CH(CH₃)₂ (⟨H⟩)	213°	44,87
6	3 HO—CO—	H—	$-C_4H_9(n)$	207° Zers.	44,80; 44,81;
7	4 C₂H₅O—CO—	H—	$-C_4H_9(n)$	142—143°	2,1; 5,1; 5,2; 16,3; 44,80; 44,81
8	4 (n)C₄H₉O—CO—	H—	$-C_4H_9(n)$	116—117°	44,81
9	3 C₂H₅—O—CO—	H—	$-C_4H_9(n)$	101—102°	44,81
10	4 O=CH—	H—	$-C_4H_9(n)$	141°	21,8
11	4 (CH₃–COO)₂=CH–	H₃CCO—	$-C_4H_9(n)$	101—103°	89,4

Tabelle 15c

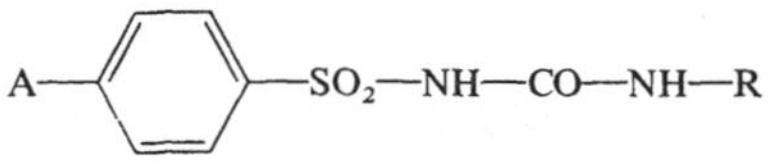

Structure: $A-$ benzene ring $-SO_2-NH-CO-NH-R$

Nr.	A	R	Fp.	Literatur
1	H₂N—HNCO—	$-C_4H_9$	169—170° dec.	5,1; 5,2
2	H₃C—NHCO—	$-C_4H_9(n)$	189°	2,1
3	(n)C₄H₉—NHCO—	$-C_4H_9(n)$	185—186°	44,80; 44,81
4	(H₅C₂)₂=N—CO—	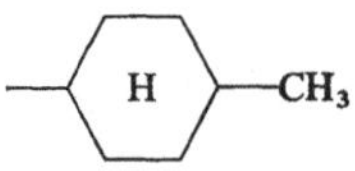 —cyclohexyl—CH₃ (⟨H⟩)	163—164°	44,58
5	(H₅C₂)₂=N—CO—	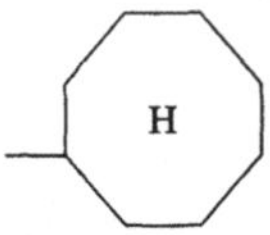 —cyclooctyl (⟨H⟩)	144—145°	44,58

Tabelle 15d $X-\!\!\!\bigcirc\!\!\!-SO_2-NH-CO-NH-R$

Nr.	X	R	Fp.	Literatur	Bem.
1	$N\equiv C-$	$-C_4H_9(n)$	181°	101,2; 100,2	
2	$N\equiv C-$	—◯— H	168—169°	101,2; 100,2	
3	$\begin{array}{c}HN\\ \\H_2N\end{array}\!\!\!\diagdown C-$	$-C_4H_9(n)$	178—180°	100,1	
4	$\begin{array}{c}HN\\ \\H_2N\end{array}\!\!\!\diagdown C-$	—◯— H	230—231°	100,1	
5	$\begin{array}{c}HN\\ \\CH_3-NH\end{array}\!\!\!\diagdown C-$	$-C_4H_9(n)$	168°	100,1	
6	$\begin{array}{c}HN\\ \\CH_3-NH\end{array}\!\!\!\diagdown C-$	—◯— H	214—216°	100,1	HCl-Salz
7	$\begin{array}{c}HN\\ \\C_4H_9-NH\end{array}\!\!\!\diagdown C-$	$-C_4H_9(n)$	199°	100,1	HCl-Salz
8	$\begin{array}{c}NH\\ \\C_4H_9-NH\end{array}\!\!\!\diagdown C-$	—◯— H	231°	100,1	HCl-Salz
9	$\begin{array}{c}HN\\ \\ \text{(◯ H)}-NH\end{array}\!\!\!\diagdown C-$	$-C_4H_9(n)$	228°	100,1	HCl-Salz

Tabelle 16a $A-\!\!\!\bigcirc\!\!\!-SO_2-NH-CO-NH-R$

Nr.	A	R	Fp.	Literatur
1	$HO-CH_2-$	$-C_4H_9(n)$	113—115°	44,80; 44,81; 89,4
2	$HO-CH_2-$	—◯— H —$C_3H_7(i)$	172°	44,57
3	$HO-CH_2-$	—⬡— H	221—223°	44,56

Tabelle 16a (Fortsetzung)

Nr.	A	R	Fp.	Literatur
4	CH_3—CO—O—CH_2—	—C_4H_9(n)	95—97°	89,4; 44,87
5	CH_3—O—$(CH_2)_3$—	—C_4H_9(n)	80—82°	101,2
6	CH_3—O—$(CH_2)_3$—	—⟨H⟩ (cyclohexyl)	136—138°	101,2

Tabelle 16b

$$A-\langle\!\langle\ \rangle\!\rangle-SO_2-NH-CO-NH-R$$

Nr.	A	R	Fp.	Literatur
1	C_2H_5OOC—CH_2—	—⟨H⟩—C_3H_7(i) (cyclohexyl)	152°	44,59
2	C_2H_5OOC—CH_2—	—⟨H⟩ (cyclooctyl)	109—110°	44,59
3	(n)C_3H_7OOC—CH_2—	—⟨H⟩ (cyclohexyl)	139—141°	44,59
4	(n)C_4H_9OOC—CH_2—	—⟨H⟩ (cyclohexyl)	136—138°	44,59
5	C_2H_5OOC—CH_2—CH_2—	—⟨H⟩ (cyclooctyl)	92—94°	44,59
6	(n)C_3H_7OOC—CH_2—CH_2—	—⟨H⟩ (cyclohexyl)	114—116°	44,59
7	(n)C_4H_9OOC—CH_2—CH_2—	—⟨H⟩ (cyclohexyl)	92—94°	44,59
8	HOOC—CH=CH—	—C_4H_9(n)	217° Zers.	16,6
9	CH_3OOC—CH=CH—	—⟨H⟩ (cyclohexyl)	202—204°	16,6

Tabelle 16b (Fortsetzung)

Nr.	A	R	Fp.	Literatur
10	$C_2H_5OOC-CH=CH-$	—cyclohexyl(H)—CH_3	167—168,5°	44,59
11	(n)$C_4H_9OOC-CH=CH-$	cyclooctyl(H)	143—145°	44,59

Tabelle 16c A—C$_6$H$_4$—$SO_2-NH-CO-NH-R$

Nr.	A	R	Fp.	Literatur
1	$(C_2H_5)_2=N-CO-CH_2-$	—cyclohexyl(H)—CH_3	182—183°	44,58
2	piperidino—$N-CO-CH_2-$	—cyclohexyl(H)	170—171°	44,58
3	CH_3—piperidino—$N-CO-CH_2-$	—cyclohexyl(H)	149—151°	44,58
4	(n)$C_3H_7-NH-CO-CH_2-$	—cyclohexyl(H)	180—180,5°	44,58
5	cyclohexyl(H)—$NH-CO-CH_2-$	—cyclohexyl(H)	208,5—209,5°	44,58
6	$(C_2H_5)_2=N-CO-CH_2-CH_2-$	—cyclohexyl(H)—CH_3	133—134°	44,58
7	cyclohexyl(H)—$NH-CO-CH_2-CH_2-$	—cyclohexyl(H)—CH_3	192—193,5°	44,58
8	$(C_2H_5)_2=N-CO-CH=CH-$	—C_4H_9(n)	188—190°	16,6; 44,87
9	$(C_2H_5)_2=N-CO-CH=CH-$	—cyclohexyl(H)—CH_3	189—192°	44,58
10	cyclohexyl(H)—$NH-CO-CH=CH-$	—cyclohexyl(H)	235—237° Zers.	44,58

Tabelle 16d   A—⬡—SO_2—NH—CO—NH—R

Nr.	A	R	Fp.	Literatur
1	$Cl-CH_2-$	$-C_3H_7(n)$	143—144°	95,1
2	$Cl-CH_2-$	$-C_4H_9(n)$	114—116°	44,81
3	$Cl-CH_2-CH_2-$	—⬡ H	129—130°	16,5; 44,60
4	$Cl-CH_2-CH_2-$	—⬡ H —CH_3	119°	44,60
5	$Cl-CH_2-CH_2-CH_2-$	$-C_4H_9(n)$	90°	101,2
6	$Cl-CH_2-CH_2-CH_2-$	—⬡ H	138—140°	44,60

7	$CH_2{=}C-$
	     |
	    Cl
		$-C_4H_9(n)$	136—138°	16,6

8	$Br-CH_2-CH_2-$	$-C_4H_9(n)$	132—134°	44,87; 16,5
9	$Br-CH_2-CH_2-$	—⬡ H	165—166°	16,5; 44,60

Tabelle 17a H_2N—Y—⬡—SO_2—NH—CO—NH—R

Nr.	Y	R	Fp.	Literatur
1	$-CH_2-$	$-C_3H_7(n)$	194°	21,1; 21,8
2	$-CH_2-$	$-C_4H_9(n)$	203—204°	21,1; 21,8; 63,1
3	$-CH_2-$	$-C_6H_{13}(n)$	172°	21,1; 21,8
4	$-CH_2-$	$-CH_2-$⬡	197—198°	21,1; 21,8
5	$-CH_2-$	$-CH_2-CH_2-$⬡	189—190°	21,8; 21,1
6	$-CH_2-CH_2-$	$-C_4H_9(n)$	209—210°	21,1; 21,8; 44,87

Tabelle 17b $CH_3-CO-NH-Y-$⟨benzene ring⟩$-SO_2-NH-CO-NH-R$

Nr.	Y	R	Fp.	Literatur
1	—CH$_2$—	—CH$_3$	203°	21,8
2	—CH$_2$—	—C$_2$H$_5$	198—199°	16,2; 21,8
3	—CH$_2$—	—C$_3$H$_7$(n)	176—177°	16,2; 21,1; 21,8
4	—CH$_2$—	—C$_4$H$_9$(n)	158—160°	16,2; 21,1; 21,8; 63,1; 44,87
5	—CH$_2$—	—C$_6$H$_{13}$(n)	159°	21,1; 21,8
6	—CH$_2$—	—⟨cyclohexyl⟩—CH$_3$	201—202°	44,61
7	—CH$_2$—	—⟨phenyl⟩	170—171°	21,8
8	—CH$_2$—	—⟨phenyl⟩—CH$_3$	192—194°	21,1; 21,8
9	—CH$_2$—	—CH$_2$—⟨phenyl⟩	168—169°	21,1; 21,8
10	—CH$_2$—CH$_2$—	—C$_4$H$_9$(n)	150—151°	44,87; 16,2; 21,1; 21,8

Tabelle 17c $X-Y-$⟨benzene ring⟩$-SO_2-NH-CO-NH-R$

Nr.	X	Y	R	Fp.	Literatur
1	C$_5$H$_{11}$—CO—NH—	—CH$_2$—CH$_2$—	—⟨cyclohexyl⟩—CH$_3$	181—182,5°	44,65
2	CH$_3$—C(CH$_3$)(CH$_3$)—CO—NH—	—CH$_2$—CH$_2$—	—⟨cyclohexyl⟩—CH$_3$	177—178°	44,65
3	Cl—CH$_2$—CH$_2$—CO—NH—	—CH$_2$—CH$_2$—	—⟨cyclohexyl⟩—CH$_3$	163—164°	44,73
4	⟨cyclohexyl⟩—CO—NH—	—CH$_2$—CH$_2$—	—⟨cyclohexyl⟩	214—215°	44,65

Tabelle 17 c (Fortsetzung)

Nr.	X	Y	R	Fp.	Literatur
5	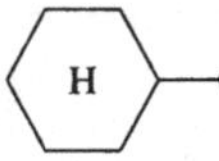 (cyclohexyl)—CO—NH—	—CH$_2$—CH$_2$—	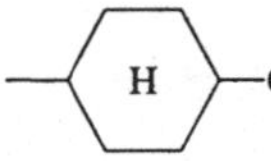 (cyclohexyl, H)—CH$_3$	197—198°	44,65
6	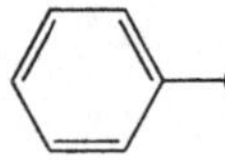 (phenyl)—CO—NH—	—CH$_2$—CH$_2$—	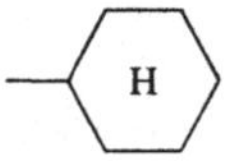 (cyclohexyl, H)	189—191°	44,62; 44,63; 44,64
7	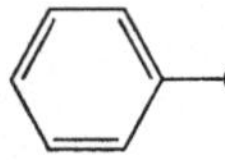 (phenyl)—CO—NH—	—CH$_2$—CH$_2$—	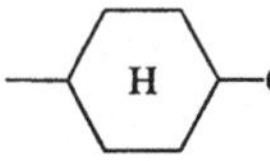 (cyclohexyl, H)—CH$_3$	177—178°	44,62; 44,63; 44,64
8	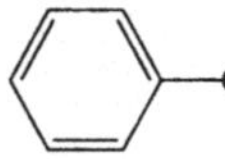 (phenyl)—CO—NH—	—CH$_2$—CH$_2$—	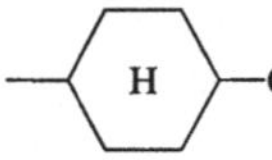 (cyclohexyl, H)—C$_2$H$_5$	190—192°	44,64
9	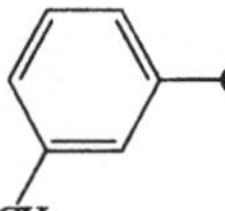 (3-methylphenyl)—CO—NH—, CH$_3$	—CH$_2$—CH$_2$—	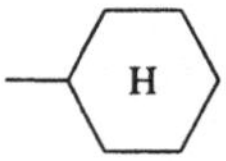 (cyclohexyl, H)	169—170°	44,64
10	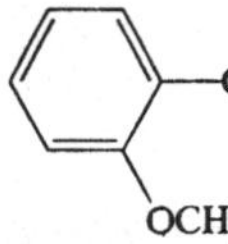 (2-methoxyphenyl)—CO—NH—, OCH$_3$	—CH$_2$—CH$_2$—	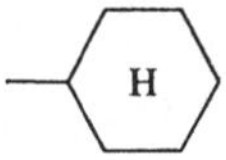 (cyclohexyl, H)	184	44,62; 44,64
11	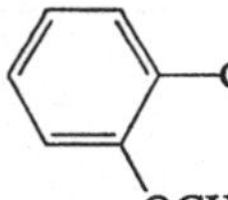 (2-methoxyphenyl)—CO—NH—, OCH$_3$	—CH$_2$—CH$_2$—	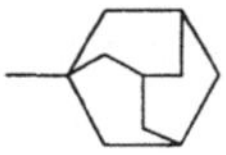 (adamantyl)	144°	44,78
12	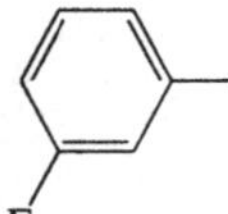 (3-fluorphenyl)—CO—NH—, F	—CH$_2$—CH$_2$—	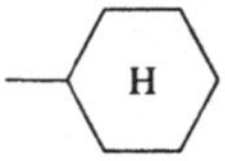 (cyclohexyl, H)	198—199°	44,64
13	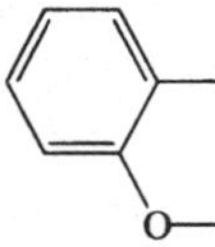 (2-substituiertphenyl)—CO—NH—, O—CH$_2$—O—CH$_3$	—CH$_2$—CH$_2$—	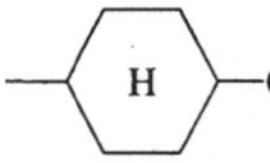 (cyclohexyl, H)—CH$_3$	162—163°	44,76
14	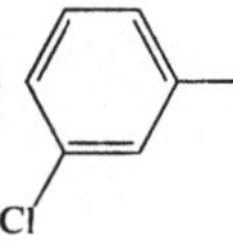 (3-chlorphenyl)—CO—NH—, Cl	—CH$_2$—CH$_2$—	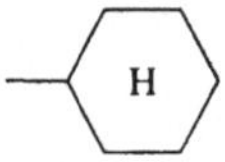 (cyclohexyl, H)	190—191°	44,62; 44,64
15	Cl—(phenyl)—CO—NH—	—CH$_2$—CH$_2$—	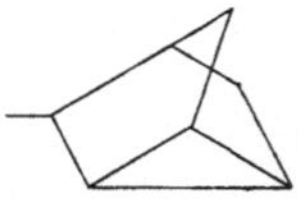 (norbornyl/bicyclisch)	197—199°	44,78

Tabelle 17c (Fortsetzung)

Nr.	X	Y	R	Fp.	Literatur
16	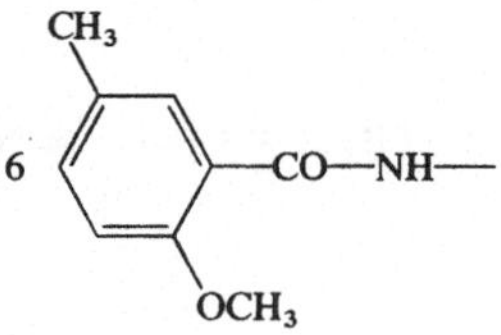 [structure: 5-methyl-2-methoxy-benzoyl-NH]	—CH₂—CH₂—	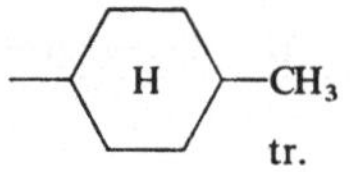 [cyclohexyl H / CH₃ tr.]	157—159°	44,77
17	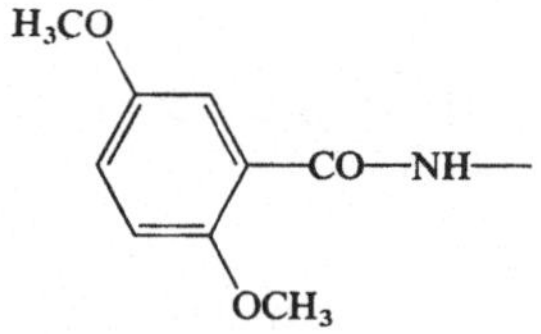 [structure: 5-methoxy-2-methoxy-benzoyl-NH]	—CH₂—CH₂—	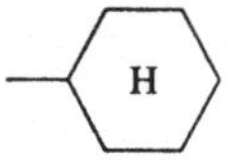 [cyclohexyl H]	143—145°	44,77
18	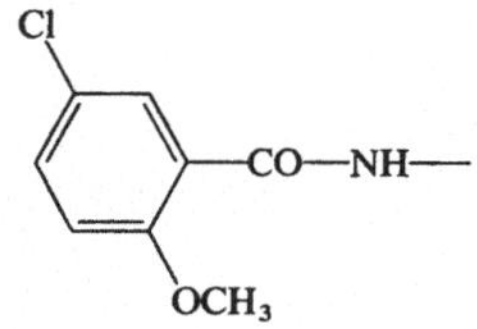 [structure: 5-chloro-2-methoxy-benzoyl-NH]	—CH₂—CH₂—	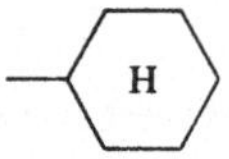 [cyclohexyl H]	172—174°	44,77; 44,83; 55,3
19	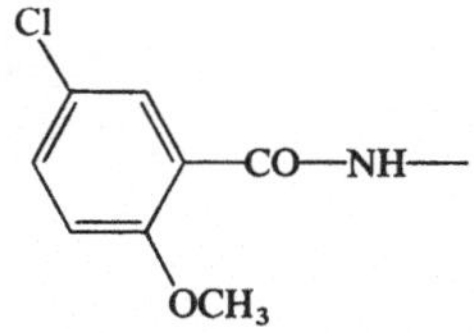 [structure: 5-chloro-2-methoxy-benzoyl-NH]	—CH₂—CH₂—	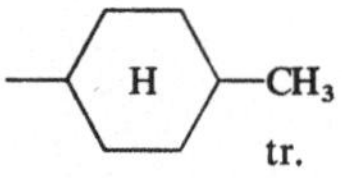 [cyclohexyl H / CH₃ tr.]	189—190°	44,77
20	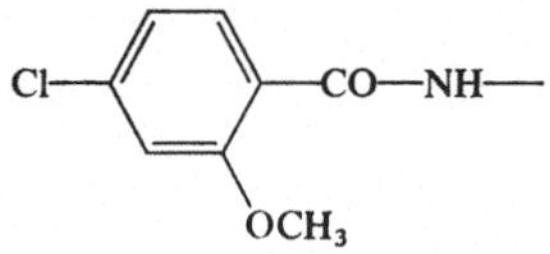 [structure: Cl-...-methoxy-benzoyl-NH]	—CH₂—CH₂—	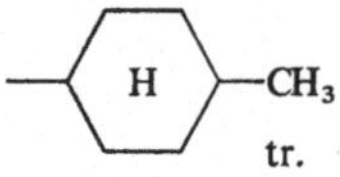 [cyclohexyl H / CH₃ tr.]	204—205°	44,77
21	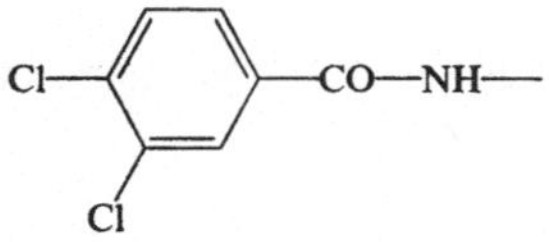 [structure: dichloro-benzoyl-NH]	—CH₂—CH₂—	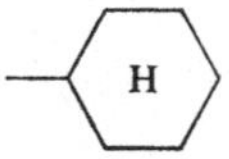 [cyclohexyl H]	187—189°	44,64
22	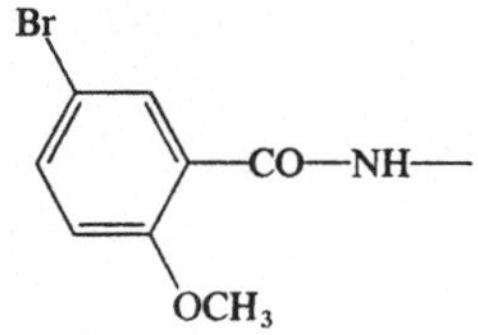 [structure: 5-bromo-2-methoxy-benzoyl-NH]	—CH₂—CH₂—	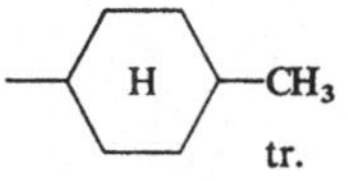 [cyclohexyl H / CH₃ tr.]	187—189°	44,77
23	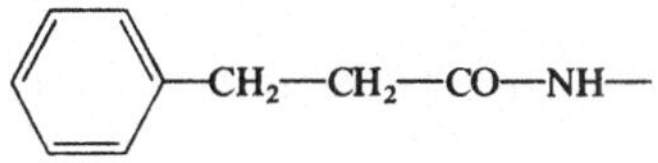 [structure: phenyl-CH₂—CH₂—CO—NH]	—CH₂—CH₂—	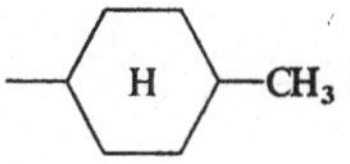 [cyclohexyl H / CH₃]	190,5°	44,64
24	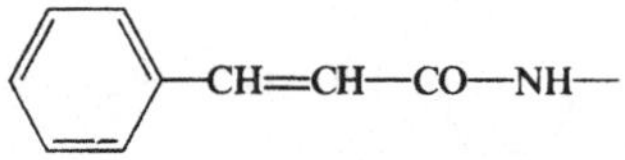 [structure: phenyl-CH=CH—CO—NH]	—CH₂—CH₂—	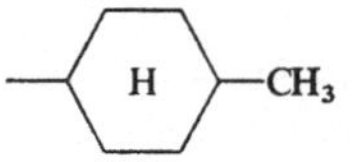 [cyclohexyl H / CH₃]	204—206°	44,64

Tabelle 17 c (Fortsetzung)

Nr.	X	Y	R	Fp.	Literatur
25	(C₆H₅)₂CH—CH₂—CO—NH—	—CH₂—CH₂—	—⟨H⟩—CH₃	184—186°	44,74
26	C₆H₅—CH(OCH₃)—CO—NH—	—CH₂—CH₂—	—⟨H⟩—C₂H₅	185°	44,70
27	C₆H₅—CH(Cl)—CO—NH—	—CH₂—CH₂—	—⟨H⟩—CH₃	174—176°	44,70
28	C₆H₅—O—CH₂—CO—NH—	—CH₂—CH₂—	—⟨H⟩	176—177°	44,64
29	C₁₀H₇—CO—NH—	—CH₂—CH₂—	—⟨H⟩	188°	44,66
30	C₁₀H₇—CO—NH—	—CH₂—CH₂—CH₂—	—⟨H⟩	182—184°	44,66
31	Furyl—CO—NH—	—CH₂—CH₂—	—⟨H⟩—C₂H₅	196—198°	44,68
32	Thienyl—CO—NH—	—CH₂—CH₂—	—⟨H⟩	194—196°	44,68
33	C₆H₅—CH₂—O—CO—NH—	—CH₂—CH₂—	—⟨H⟩	170—170,5°	44,71
34	C₂H₅O—CO—NH—	—CH₂—CH₂—	—⟨H⟩—CH₃	186—188°	44,71
35	C₄H₉(n)NH—CO—NH—	—CH₂—CH₂—	—⟨H⟩—CH₃	190—192°	44,72

Tabelle 17 c (Fortsetzung)

Nr.	X	Y	R	Fp.	Literatur
36	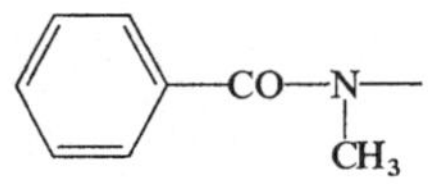 (phenyl)—CO—N(—CH₃)—	—CH₂—CH₂—	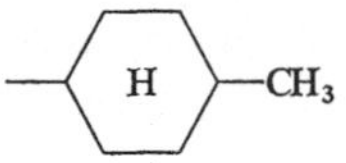 (cyclohexyl H)—CH₃	172—174°	**44,64**
37	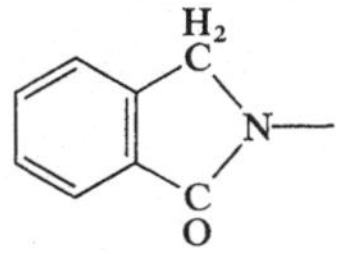 (benzo-pyrrolidinon)N—	—CH₂—CH₂—	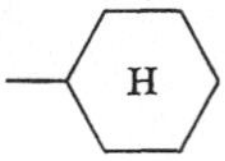 (cyclohexyl H)	213—215°	**44,67**
38	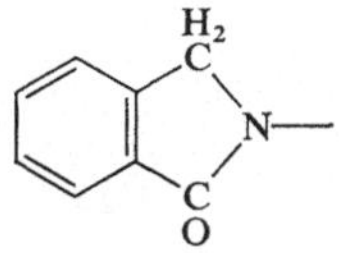 (benzo-pyrrolidinon)N—	—CH₂—CH(—CH₃)—	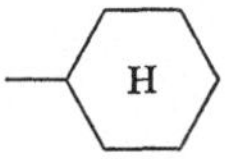 (cyclohexyl H)	198—200°	**44,67**
39	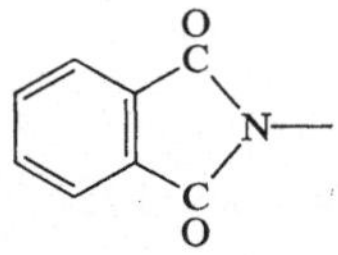 (phthalimido)N—	—CH₂—CH(—CH₃)—	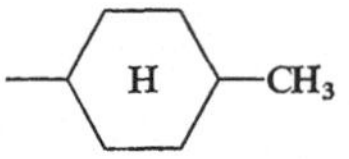 (cyclohexyl H)—CH₃	208—209°	**44,69**
40	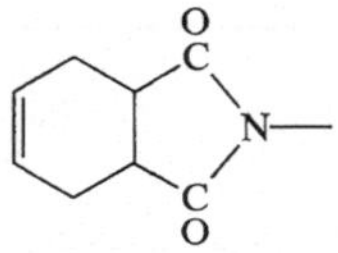 (tetrahydrophthalimido)N—	—CH₂—CH₂—	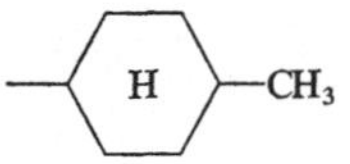 (cyclohexyl H)—CH₃	146—149°	**44,69**
41	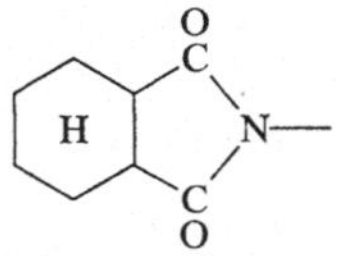 (hexahydrophthalimido)N—	—CH₂—CH₂—	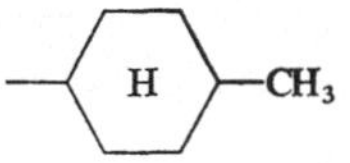 (cyclohexyl H)—CH₃	108—110°	**44,69**

Tabelle 18 A—(phenyl)—SO₂—NH—CO—NH—R

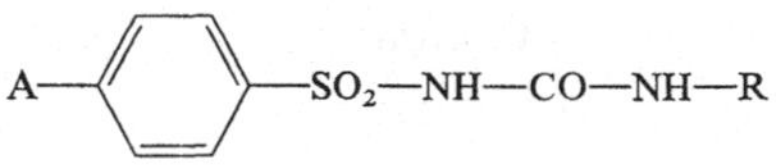

Nr.	A	R	Fp.	Literatur
1	CH₃—CO—CH₂—CH₂—	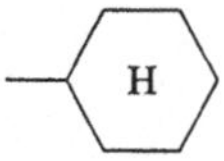 (cyclohexyl H)	125—126°	11,22
2	CH₃—CO—CH₂—CH₂—	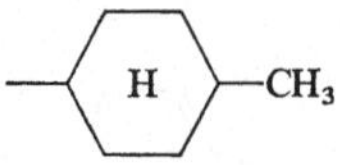 (cyclohexyl H)—CH₃	122—123°	11,22
3	CH₃—CO—CH₂—CH₂—	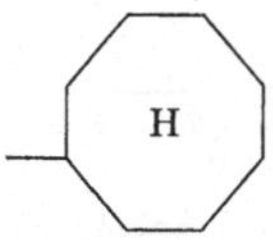 (cyclooctyl H)	86—87°	11,22

Tabelle 18 (Fortsetzung)

Nr.	A	R	Fp.	Literatur
4	C_6H_5—CO—CH=CH—	—(cyclohexyl, H)	202°	11,22
5	C_6H_5—CO—CH$_2$—CH$_2$—CH$_2$—	—(cyclohexyl, H)—OCH$_3$	130—131°	11,22
6	Cl—C_6H_4—CO—(CH$_2$)$_3$—	—(cyclohexyl, H)	172—173°	11,22
7	(o-OCH$_3$)C_6H_4—CO—(CH$_2$)$_3$—	—(cyclohexyl, H)	191—192°	11,22
8	C_6H_5—CO—(CH$_2$)$_4$—	—(cyclohexyl, H)	154—156°	11,22

Tabelle 19　　　　R_1—SO$_2$—NH—CO—NH—R

Nr.	R_1	R	Fp.	Literatur
1	CH$_3$—	—C$_4$H$_9$(n)	109—110°	54,5; 95,2
2	CH$_3$—	—C$_4$H$_9$(i)	141—142°	44,80; 44,81
3	C$_2$H$_5$—	—C$_4$H$_9$(n)	108°	44,80; 44,81; 95,2
4	(n)C$_3$H$_7$—	—C$_4$H$_9$(n)	114°	7,3; 44,6; 44,80; 44,81; 54,5; 95,2; 95,3
5	(n)C$_4$H$_9$—	—C$_4$H$_9$(n)	103,5—104,5°	7,3; 44,6; 44,80; 44,81 54,5; 95,2; 95,3
6	(n)C$_4$H$_9$—	—(cyclohexyl, H)	144—145°	44,80; 44,81; 54,5
7	(n)C$_4$H$_9$—	—C_6H_4—CH$_3$	155—157°	44,81; 54,5
8	(n)C$_4$H$_9$—	—C_6H_4—Cl	160°	69,1

Tabelle 19 (Fortsetzung)

Nr.	R_1	R	Fp.	Literatur
9	(i) C_4H_9-	$-CH_2-CH_2-SH$	158—160°	44,81
10	(n) $C_5H_{11}-$	$-C_4H_9$ (n)	98—99°	54,5
11	(i) $C_5H_{11}-$	$-C_4H_9$ (n)	120,5—121,5°	44,6; 44,80; 44,81; 95,2; 54,5; 95,3
12	$\begin{array}{c} C_2H_5 \\ \end{array}\!\!>\!CH-$ von C_2H_5	$-C_6H_{13}$ (n)	91—92°	44,6; 44,81
13	(n) $C_6H_{13}-$	$-C_4H_9$ (n)	102—103°	7,3
14	(n) $C_7H_{15}-$	$-C_6H_{13}$ (n)	103—104°	44,6; 44,81
15	(n) $C_8H_{17}-$	$-H$	142—143°	54,5
16	(n) $C_{10}H_{21}-$	$-C_4H_9$ (n)	90—92°	54,5
17	(n) $C_{12}H_{25}-$	$-$cyclohexyl (H)	118°	44,80; 44,81
18	$CH_2=\underset{\underset{CH_3}{\mid}}{C}-CH_2-$	$-C_3H_7$ (n)	162—163°	54,5
19	cyclohexyl(H)$-CH_2-$	$-C_4H_9$ (n)	126—127°	44,6; 44,81
20	cyclopentyl (H)$-$	$-(CH_2)_3-OCH_3$	128—129°	54,5
21	cyclohexyl (H)$-$	$-C_4H_9$ (n)	135—136°	7,3; 44,6; 44,80; 44,81; 54,5
22	cyclohexyl (H)$-$	$-(CH_2)_3-OCH_3$	129—130°	44,7; 44,80; 44,81
23	cyclohexyl (H)$-$	$-(CH_2)_3-CH_2Cl$	118—120°	95,1
24	cyclohexyl (H)$-$	$-$phenyl	154—155°	44,81
25	cyclohexyl (H)$-$	$-CH_2-CH_2-$phenyl	128—130°	44,19; 44,81

Tabelle 19 (Fortsetzung)

Nr.	R_1	R	Fp.	Literatur	
26	$(n)C_4H_9-O-(CH_2)_3-$	$-C_6H_{13}(n)$	89—81°	44,81	
27	$Cl-CH_2-CH_2-CH_2-CH_2-$	$-C_4H_9(n)$	86—88°	95,1; 44,87	
28	$Cl-CH_2-$⟨H⟩$-$	$-C_4H_9(n)$	118—119°	95,1	
29	⟨ring⟩	$-C_4H_9(n)$	148—150°	22,3	
30	$H_2N-CH_2-CH_2-$	$-C_4H_9(n)$	124—126°	43,3	HCl-Salz

Tabelle 20a $A-$⟨C_6H_4⟩$-(CH_2)_n-SO_2-NH-CO-NH-R$

Nr.	A	n	R	Fp.	Literatur
1	$H-$	1	$-C_4H_9(n)$	163—164°	44,81; 54,5; 84,7; 89,2
2	$H-$	1	$-$⟨H⟩	209—211°	44,81
3	$Cl-$	1	$-C_4H_9(n)$	180—181°	84,7
4	$H-$	2	$-C_4H_9(n)$	164—166°	44,21; 44,81; 84,7
5	$H-$	2	$-C_4H_9(i)$	180—181°	44,21; 44,80; 44,81
6	$H-$	2	$-$⟨H⟩	204—205°	44,81; 44,21
7	O_2N-	2	$-C_4H_9(n)$	153—155°	84,2; 84,7
8	O_2N- ortho	2	$-C_4H_9(n)$	154—156°	84,7
9	H_2N-	2	$-C_4H_9(n)$	129—131°	84,7
10	$CH_3-CONH-$	2	$-C_4H_9(n)$	206° Zers.	84,7
11	$N{\equiv}C-$	2	$-C_4H_9(n)$	143—148° Zers.	84,7; 84,2
12	$HOOC-$	2	$-C_4H_9(n)$	172—174° Zers.	84,7
13	H_5C_2OOC-	2	$-C_4H_9(n)$	127—130° Zers.	84,7
14	H_2NCO-	2	$-C_4H_9(n)$	197—199° Zers.	84,7
15	F_3C-	2	$-C_4H_9(n)$	158—159°	84,7

Tabelle 20a (Fortsetzung)

Nr.	A	n	R	Fp.	Literatnr
16	H—	3	—C_4H_9(i)	129—130°	44,21; 44,81
17	H—	3	— (Cyclohexyl, H)	158—159°	44,21; 44,81; 40,80
18	H—	4	—C_4H_9(i)	115—117°	44,21; 44,81

Tabelle 20b R_1—SO_2—NH—CO—NH—R

Nr.	R_1	R	Fp.	Literatur
1	(Phenyl)—CH=CH—	—C_4H_9(n)	128—130°	42,1; 44,87; 70,1; 84,7
2	O_2N—(Phenyl)—CH=CH—	—C_4H_9(n)	190—190,5°	84,7
3	(Phenyl)—O—CH_2—CH_2—	—C_4H_9(n)	120—122°	44,80; 44,81
4	(Phenyl)—O—CH_2—CH_2—	—C_4H_9(i)	154—156°	44,81
5	(Diphenyl)CH—O—CH_2—CH_2—	—C_3H_7(n)	141—142°	52,5; 52,8

Tabelle 21 R_1—SO_2—NH—CO—NH—R

Nr.	R_1	R	Fp.	Literatur
1	(Naphthyl)	—C_4H_9(n)	166—167°	7,3; 70,10; 89,2; 89,3
2	(Naphthyl, NH_2)	—C_4H_9(n)	156—157°	44,81

Tabelle 21 (Fortsetzung)

Nr.	R_1	R	Fp.	Literatur
3	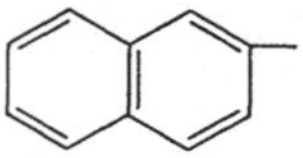 (2-Naphthyl)	$-C_4H_9(n)$	152,5—154°	7,3; 44,10; 44,81; 44,11; 89,2; 89,3; 70,10
4	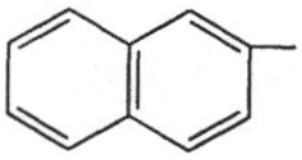 (2-Naphthyl)	$-C_6H_{13}(n)$	128—130°	44,10; 44,11; 44,81
5	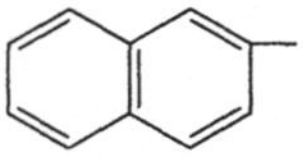 (2-Naphthyl)	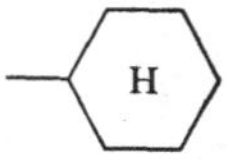 (Cyclohexyl, H)	180—182°	44,10; 44,80; 44,11, 44,81
6	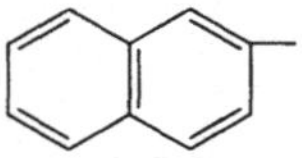 (2-Naphthyl)	$-CH_2-CH_2-$ 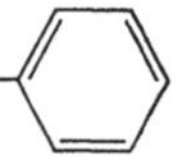 (Phenyl)	167—169°	44,80; 44,81; 44,19
7	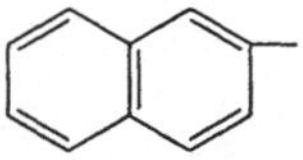 (2-Naphthyl)	$-CH_2-CH_2-CH_2-OCH_3$	113—115°	44,10; 44,11; 44,81
8	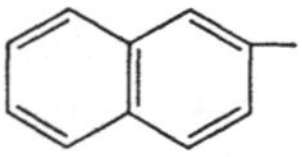 (2-Naphthyl)	$-CH_2-CH_2-S-C_2H_5$	122—124°	44,10; 44,80; 44,11, 44,81
9	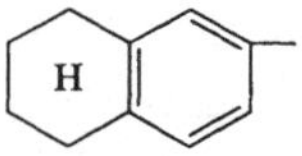 (Tetralinyl, H)	$-CH_2-CH=CH_2$	139—141°	44,10; 44,81; 44,11
10	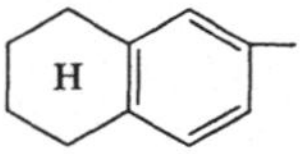 (Tetralinyl, H)	$-C_4H_9(i)$	138—140°	44,10; 44,80; 44,11; 44,81
11	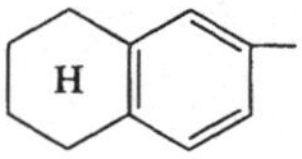 (Tetralinyl, H)	$-CH_2-CH_2-CH_2-O-CH_3$	98—100°	44,10; 44,81; 44,11
12	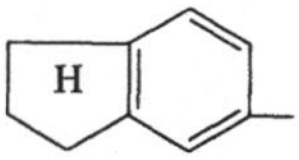 (Indanyl, H)	$-C_4H_9(n)$	126—127°	66,2
13	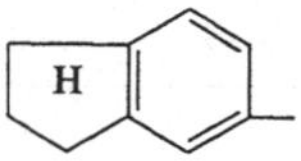 (Indanyl, H)	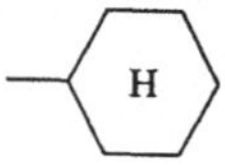 (Cyclohexyl, H)	153—155°	66,2; 66,7; 66,6
14	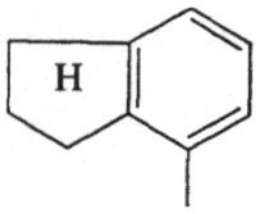 (Indanyl, H)	$-C_4H_9$	163—164°	66,2
15	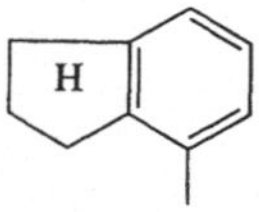 (Indanyl, H)	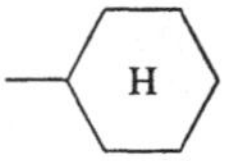 (Cyclohexyl, H)	176—177°	66,2

Tabelle 22a

$$X-\text{(thiophene)}-SO_2-NH-CO-NH-R$$

Nr.	X	R	Fp.	Literatur
1	H—	—C_3H_7(n)	145—146,5°	33,2; 70,3; 33,3
2	H—	—C_4H_9(n)	152—154,5°	16,2; 33,2; 33,3; 70,10
3	H—	—C_4H_9(i)	179,5—182,5°	44,81; 33,2; 33,3
4	H—	—$\langle$cyclohexyl H$\rangle$	191—192°	33,2; 33,3; 44,80; 44,81
5	H—	—$\langle$phenyl$\rangle$—F	195—197°	70,11
6	H—	—$\langle$phenyl$\rangle$—OCH_3	106—108°	70,11
7	Cl—	—C_4H_9(n)	132,5—133,5°	33,2; 33,3; 44,87; 70,10; 1,1
8	Cl—	—C_5H_{11}(i)	132—133°	44,87; 33,2; 33,3; 1,1
9	Cl—	—$\langle$cyclohexyl H$\rangle$	175—176°	44,81
10	Br—	—C_4H_9(n)	125—127°	33,2; 44,87

Tabelle 22b

$$R_1-SO_2-NH-CO-NH-R$$

Nr.	R_1	R	Fp.	Literatur
1	$\langle$pyridin-3-yl$\rangle$	—C_4H_9(n)	105—107°	7,3; 16,2
2	$\langle$pyridin-3-yl$\rangle$	—C_6H_{13}(n)	76—77°	44,80; 44,81
3	$\langle$pyridin-2-yl$\rangle$	—C_4H_9	164°	16,2
4	$\langle$pyridin-4-yl$\rangle$—CH_2—$\langle$phenyl$\rangle$—	—C_4H_9(n)	168°	9,2

Tabelle 22 b (Fortsetzung)

Nr.	R_1	R	Fp.	Literatur
5	(2-Pyridyl)—CH_2—phenyl—	—C_4H_9 (n)	117°	9,2
6	(3-Pyridyl)—CH_2—phenyl—	—C_4H_9 (n)	136°	9,2
7	(4-Pyridyl)—CH_2—CH_2—phenyl—	—C_4H_9 (n)	175°	9,4
8	(4-Pyridyl)—O—phenyl—	—C_4H_9 (n)	130°	9,3
9	(4-Pyridyl)—S—phenyl—	—C_4H_9 (n)	111°	9,3

Tabelle 22 c R_1—SO_2—NH—CO—NH—R

Nr.	R_1	R	Fp.	Literatur
1	4-Methyl-thiazol-2-yl—	—C_4H_9 (n)	130—131°	44,80; 44,81
2	4-Phenyl-thiazol-2-yl—	—C_4H_9 (n)	172—175°	44,81
3	Benzothiazol-2-yl—	—C_4H_9 (n)	153—154°	44,20; 44,80; 79,4; 44,81
4	Benzothiazol-2-yl—	—C_6H_{13} (n)	136—138°	44,20; 44,81
5	Benzothiazol-2-yl—	—cyclohexyl (H)	184—185°	44,20; 44,81

Tabelle 22d $R_1{-}SO_2{-}NH{-}CO{-}NH{-}R$

Nr.	R_1	R	Fp.	Literatur
1	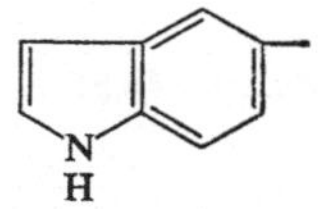 (Indol)	$-C_4H_9\,(n)$	137—138°	66,1
2	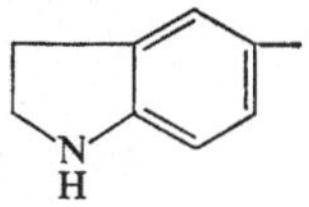 (Indolin)	$-C_4H_9\,(n)$	121—123°	44,87; 66,1
3	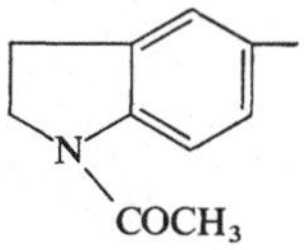 (1-Acetylindolin, COCH₃)	$-C_4H_9\,(n)$	185—187°	66,1
4	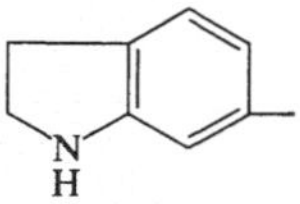 (Indolin)	$-C_4H_9\,(n)$	151—153°	66,1; 66,3
5	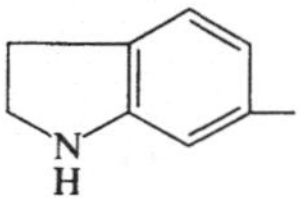 (Indolin)	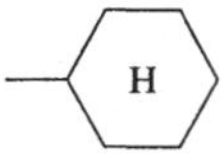 (Cyclohexyl) H	170—175°	66,1; 66,3
6	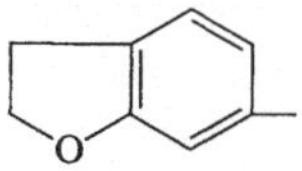 (Benzofuran)	$-C_4H_9\,(n)$	151—151,5°	66,4
7	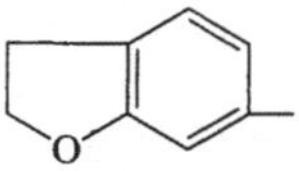 (Benzofuran)	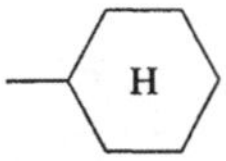 (Cyclohexyl) H	191—191,5°	66,4
8	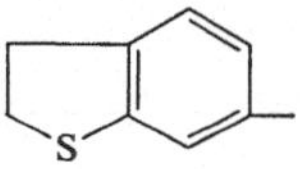 (Benzothiophen, S)	$-C_4H_9\,(n)$	149—150°	66,4

Tabelle 22e $R_1{-}SO_2{-}NH{-}CO{-}NH{-}R$

Nr.	R_1	R	Fp.	Literatur
1	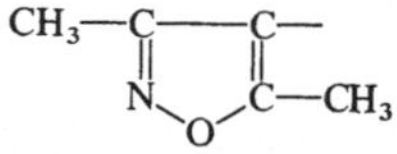 (Isoxazol: CH₃—C=C—, N—O—C—CH₃)	$-C_3H_7\,(n)$	114°	68,1
2	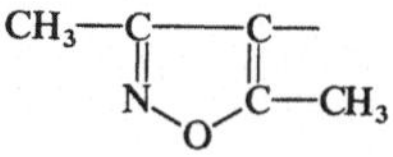 (Isoxazol: CH₃—C=C—, N—O—C—CH₃)	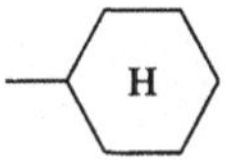 (Cyclohexyl) H	117—121°	68,1
3	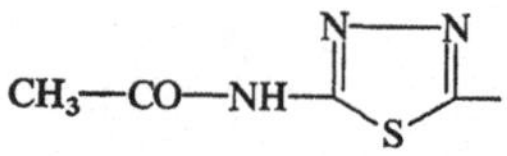 ($CH_3{-}CO{-}NH{-}$ Thiadiazol, N–N, S)	$-C_4H_9\,(n)$	210—211°	7,3

Tabelle 22e (Fortsetzung)

Nr.	R_1	R	Fp.	Literatur
4	H_2N-C (benzothiazol) mit CH_3	$-C_4H_9(n)$	201—203° Zers.	44,81
5	H_2N- (4,5,6-Trimethylpyrimidin-2-yl)	$-C_4H_9(n)$	201—202°	44,80; 44,81
6	C_4H_9-N (benzimidazol), $HC=N$	$-C_4H_9(n)$	189—190°	16,6
7	C_4H_9-N (benzotriazol), $N=N$	$-C_4H_9(n)$	140—141°	16,6
8	$CH_3-CONH-$ (1,3,4-thiadiazol)$-CH_2-$ (phenyl)	$-C_4H_9(n)$	217°	9,2

Tabelle 23a H_3C- (phenyl) $-SO_2-NH-CO-N\langle{}^{R_2}_{R_3}$

Nr.	$-N\langle{}^{R_2}_{R_3}$	Fp.	Literatur
1	$-N\langle{}^{CH_3}_{CH_3}$	166—168°	44,87
2	$-N\langle{}^{CH_3}_{C_2H_5}$	112—115°	44,87
3	$-N\langle{}^{CH_3}_{C_6H_{11}(H)}$	80—84°	44,87
4	$-N\langle{}^{CH_3}_{CH_2-C_6H_5}$	132—137° NH$_4$-Salz	44,27

Tabelle 23a (Fortsetzung)

Nr.	$-N\begin{smallmatrix}R_2\\R_3\end{smallmatrix}$	Fp.	Literatur
5	$-N\big\langle\begin{smallmatrix}CH_3\\CH_2CH_2C_6H_5\end{smallmatrix}$	172—174°	44, 87
6	$-N\big\langle\begin{smallmatrix}C_2H_5\\ \end{smallmatrix}$ (Cyclohexyl, H)	110°	44, 87
7	$-N\big\langle\begin{smallmatrix}C_2H_5\\C_2H_5\end{smallmatrix}$	136—138°	44, 87
8	$-N\big\langle\begin{smallmatrix}C_2H_5\\C_6H_5\end{smallmatrix}$	142—144°	44, 87
9	$-N\big\langle\begin{smallmatrix}C_3H_7(n)\\C_3H_7(n)\end{smallmatrix}$	88—90°	44, 87
10	$-N\big\langle\begin{smallmatrix}C_4H_9(n)\\C_4H_9(n)\end{smallmatrix}$	96—98°	44, 87
11	$-N\big\langle$ (Dicyclohexyl, H, H)	173—175°	44, 87
12	$-N$ (2,2-Dimethylazetidin, H_3C, CH_3)	108—110°	44, 34
13	$-N$ (Pyrrolidin)	211—213°	44, 27; 96, 1
14	$-N$ (Piperidin)	151°	44, 87; 96, 1

Tabelle 23a (Fortsetzung)

Nr.	$-N\!\!<\!\!{}^{R_2}_{R_3}$	Fp.	Literatur
15	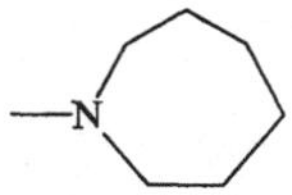 (Azepan-1-yl)	258—261° Na-Salz	44,27
16	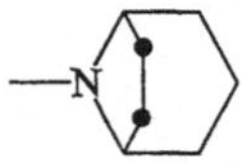 (bicyclisches Amin)	135—137°	75,2
17	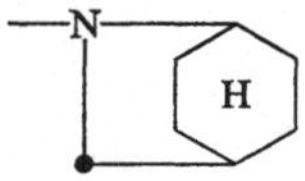 (bicyclisches Amin, H)	183—185°	76,1
18	(bicyclisches Amin, H)	150—152° 167°	75,3; 9,16
19	$-N\!\!<\!\!{}^{C_2H_4-OH}_{C_4H_9(n)}$	121°	44,87
20	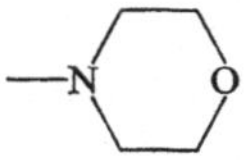 (Morpholin-4-yl)	181—183°	44,87
21	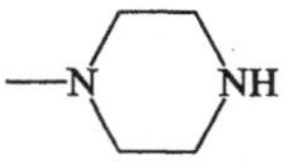 (Piperazin-1-yl, NH)	288—290°	20,1

Tabelle 23b $A\!-\!\langle\!\!\bigcirc\!\!\rangle\!-\!SO_2\!-\!NH\!-\!CO\!-\!N\!\!<\!\!{}^{R_2}_{R_3}$

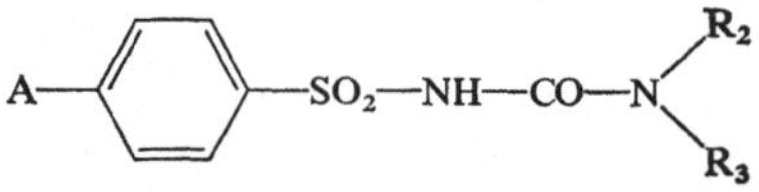

Nr.	A	$-N\!\!<\!\!{}^{R_2}_{R_3}$	Fp.	Literatur
1	$H-$	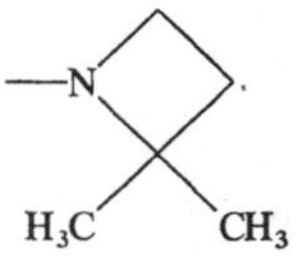 (Azetidin-1-yl, H_3C CH_3)	102—103°	44,34
2	$H-$	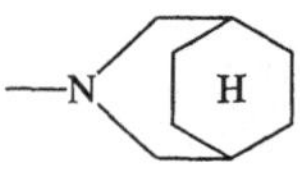 (bicyclisches Amin, H)	195—197°	75,3
3	C_2H_5-	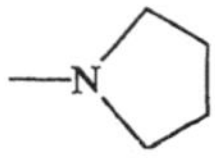 (Pyrrolidin-1-yl)	139—141°	96,1

Tabelle 23 b (Fortsetzung)

Nr.	A	$-N\diagdown\substack{R_2 \\ R_3}$	Fp.	Literatur
4	C_2H_5-		137—140°	75,3
5	$(n)C_3H_7-$		165—167°	96,1
6	CH_3-O-		197—202°	96,1
7	CH_3-O-		159—161°	75,3
8	C_2H_5-O-		204—208°	96,1
9	CH_3-S-		134—136°	75,3
10	CH_3-CO-		155—157°	75,3
11	H_2N-		122°	11,25
12	H_2N-		140—144°	11,25
13	H_2N-		160—164°	11,25
14	H_2N-		187—190°	75,3

Tabelle 23c $Hal{-}\langle\text{C}_6\text{H}_4\rangle{-}SO_2{-}NH{-}CO{-}N\langle^{R_2}_{R_3}$

Nr.	Hal	$-N\langle^{R_2}_{R_3}$	Fp.	Literatur
1	Cl—	—N(CH₂C₆H₅)₂ (Dibenzyl)	189—192°	52,5; 52,8
2	Cl—	Azabicyclo (bridged)	178—180°	75,2
3	Cl—	Azabicyclo H	153—156°	75,3
4	Cl—	—N(CH₂—CH₂—OH)₂	105—107°	16,6
5	Br—	Pyrrolidino	218—224°	96,1

Tabelle 23d $R_1{-}SO_2{-}NH{-}CO{-}N\langle^{R_2}_{R_3}$

Nr.	R_1	$-N\langle^{R_2}_{R_3}$	Fp.	Literatur
1	2,4-(CH₃)₂C₆H₃—	Pyrrolidino	182—185°	96,2
2	Naphthyl—	Piperidino	215—217°	96,1
3	4-CH₃-2-NH₂-C₆H₃—	Azabicyclo	amorph	75,2
4	(n)C₄H₉—	—N(CH₃)₂	Öl	54,5

Tabelle 23d (Fortsetzung)

Nr.	R_1	$-N{\scriptstyle\begin{array}{c}R_2\\R_3\end{array}}$	Fp.	Literatur
5	$(n)C_4H_9-$	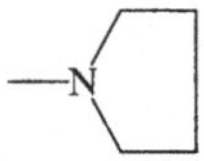 (Pyrrolidin)	125°	54,5
6	$(n)C_4H_9-$	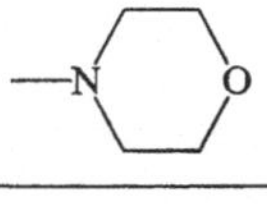 (Morpholin)	95°	54,5

Tabelle 24a $\quad A-\langle\text{C}_6\text{H}_4\rangle-SO_2-NH-CO-NH-R$

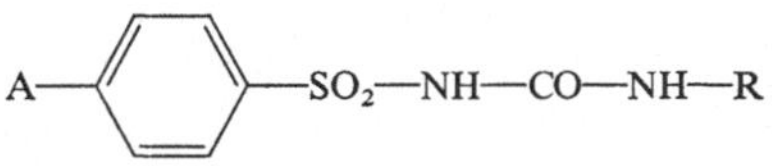

Nr.	A	R	Fp.	Literatur
1	CH_3-	$-CO-CH_3$	183—184°	44,22; 44,81
2	CH_3-	$-CO-C_2H_5$	134—135°	44,22; 44,81
3	CH_3-	$-CO-C_3H_7(n)$	136—137°	44,22; 44,81
4	CH_3-	$-CO-C_3H_7(i)$	165—167°	44,22; 44,81
5	CH_3-	$-CO-C_4H_9(n)$	115—117°	44,22; 44,81
6	CH_3-	$-CO-C_4H_9(i)$	155—157°	7,4; 44,22; 44,81
7	CH_3-	$-CO-C_5H_{11}(n)$	104—106°	44,22; 44,81
8	CH_3-	$-CO-CH=CH-CH=CH-CH_3$	163—165°	44,22; 44,81
9	CH_3-	$-CO-\underset{\underset{C_2H_5\ C_2H_5}{}}{C}-CH_2-CH=CH_2$	143—145°	44,81
10	CH_3-	$-CO-(CH_2)_8-CH=CH_2$	102—104°	44,22; 44,81
11	CH_3-	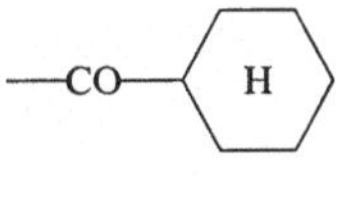 $-CO-\langle C_6H_{11}\rangle H$	182—183°	44,22; 44,81
12	CH_3-	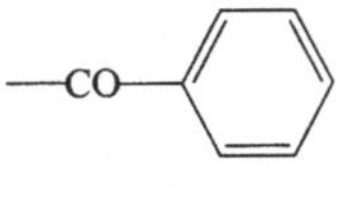 $-CO-\langle C_6H_5\rangle$	200—202°	44,22; 44,81
13	CH_3-	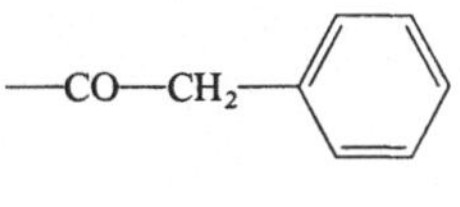 $-CO-CH_2-\langle C_6H_5\rangle$	167—169°	44,22; 44,81
14	CH_3-	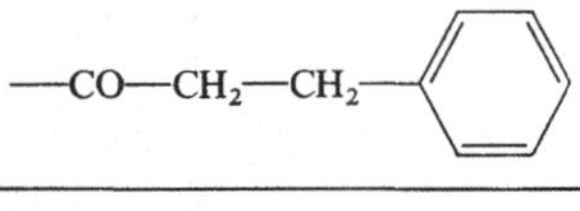 $-CO-CH_2-CH_2-\langle C_6H_5\rangle$	190—192°	44,22; 44,81

Tabelle 24a (Fortsetzung)

Nr.	A	R	Fp.	Literatur
15	CH_3-	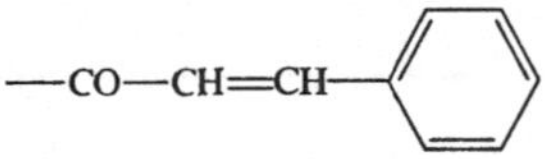 $-CO-CH=CH-C_6H_5$	195—196°	44,22; 44,81
16	C_2H_5-	$-CO-C_3H_7$ (n)	137—139°	44,22; 44,81
17	(i) C_3H_7-	$-CO-CH=CH-CH_3$	175—176°	44,22; 44,81

Tabelle 24b

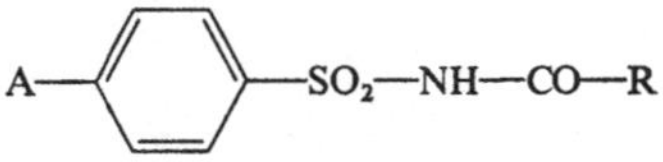

$$A-C_6H_4-SO_2-NH-CO-R$$

Nr.	A	R	Fp.	Literatur
1	$H-$	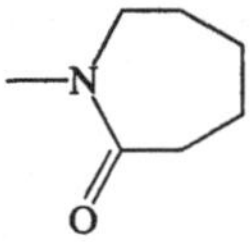 (Azepan-2-on-1-yl, 7-Ring)	107—108°	33,7
2	CH_3-	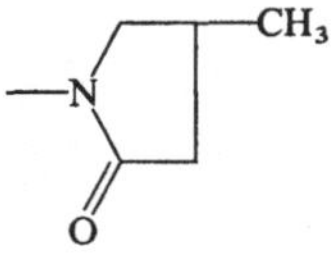 (4-Methyl-pyrrolidin-2-on-1-yl)	134—135°	33,8
3	CH_3-	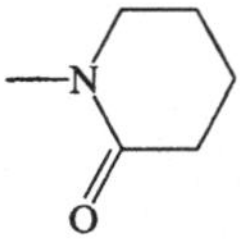 (Piperidin-2-on-1-yl, 6-Ring)	106—107°	33,8
4	CH_3-	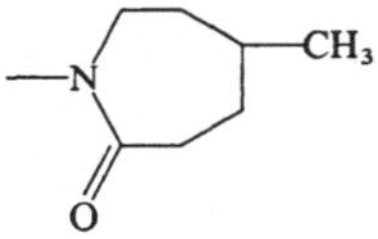 (4-Methyl-azepan-2-on-1-yl)	115—116°	33,8
5	CH_3-	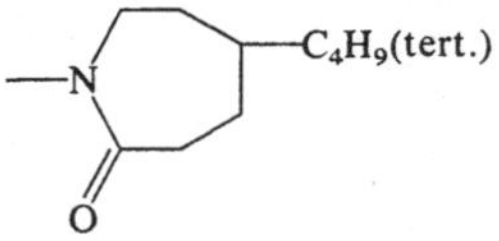 (4-tert.-C_4H_9-azepan-2-on-1-yl)	147—149°	33,8
6	CH_3-	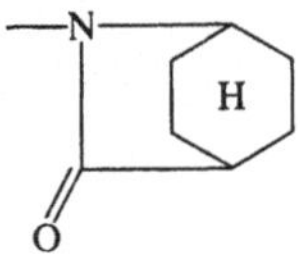 (bicyclisches Lactam mit H)	138—139°	33,8
7	$Cl-$	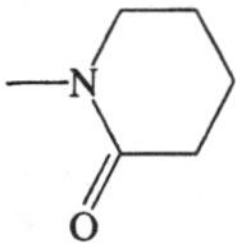 (Piperidin-2-on-1-yl, 6-Ring)	138—140°	33,7
8	$F-$	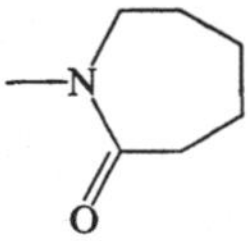 (Azepan-2-on-1-yl, 7-Ring)	115—117°	33,7

Tabelle 25a

$$R_1-SO_2-NH-CO-N-N\begin{smallmatrix}R_2\\ \\R_3\end{smallmatrix}$$
$$|\atop R_4$$

Nr.	R_1	R_2	R_3	R_4	Fp.	Literatur
1	$CH_3-\langle\rangle-$	$-CH_3$	$-H$	$-CH_3$	150—152°	48,2
2	$CH_3-\langle\rangle-$	$-CH_3$	$-CH_3$	$-CH_3$	149—151°	48,2
3	$CH_3-\langle\rangle-$	$-CH_2-CH_2-CH_2-CH_2-CH_2-CH_2-$		$-CH_3$	172—173°	93,11
4	$Cl-\langle\rangle-$	$-CH_2-CH_2-CH_2-CH_2-CH_2-CH_2-$		$-CH_3$	188—189°	93,11
5	$CH_3-\langle\rangle-$	$-C_4H_9(i)$	$-H$	$-H$	128—130°	44,87
6	$CH_3-\langle\rangle-$	$-\langle H\rangle$	$-H$	$-H$	177—179°	44,87
7	$CH_3-\langle\rangle-$	$-\langle\rangle$	$-H$	$-H$	222—224°	48,2
8	$Cl-\langle\rangle-$	$-\langle H\rangle$	$-H$	$-H$	145—147°	44,87
9	$Cl-\langle\rangle-$	$-CO-C_3H_7(n)$	$-H$	$-H$	184—186°	52,6
10	$Cl-\langle\rangle-$	$-COOC_2H_5$	$-H$	$-H$	134—136°	52,6; 52,8

Tabelle 25b

$$CH_3-\langle\rangle-SO_2-NH-CO-NH-R$$

Nr.	R	Fp.	Literatur
1	$-N=(CH_3)_2$	183—186°	11,15; 93,11; 48,2
2	$-N=(C_2H_5)_2$	150—152°	11,15; 93,11

10*

Tabelle 25 b (Fortsetzung)

Nr.	R	Fp.	Literatur
3	$-N=(C_3H_7n)_2$	130—131°	11,15
4	$-N=(C_4H_9i)_2$	134—136°	11,15
5	$-N\begin{smallmatrix}CH_3\\C_2H_5\end{smallmatrix}$	136—138°	48,2
6	$-N\begin{smallmatrix}CH_3\\C_4H_9(i)\end{smallmatrix}$	152—154°	11,15
7	$-N\begin{smallmatrix}CH_3\\C_4H_9(sec)\end{smallmatrix}$	139—140°	11,15
8	$-N\begin{smallmatrix}CH_3\\C_6H_5\end{smallmatrix}$	187—189°	48,2
9	$-N\begin{smallmatrix}CH_3\\CH_2C_6H_5\end{smallmatrix}$	165,5—167°	44,52

Tabelle 25 c $CH_3-\!\!\!\bigcirc\!\!\!-SO_2-NH-CO-NH-R$

Nr.	R	Fp.	Literatur
1	azetidin (2,2-dimethyl)	175—177°	44,45
2	pyrrolidin	189—191°	44,45; 44,51; 93,2; 93,11
3	piperidin	205—208°	11,25; 44,50; 44,51; 93,2; 93,10; 93,11; 93,14
4	tetrahydropyridin	179—181°	93,6; 93,10; 93,11; 93,14

Tabelle 25c (Fortsetzung)

Nt.	R	Fp.	Literatur
5	2-Methylpiperidin	173,5—174,5°	93,2; 93,11
6	3-Methylpiperidin	179—180°	93,2; 93,11
7	4-Methylpiperidin	188—189°	93,2; 93,11; 93,10; 93,14
8	4-Methyl-1,2,3,6-tetrahydropyridin	183,5—184°	93,6
9	4,4-Dimethylpiperidin	165—167°	93,2; 93,10; 93,11; 93,14
10	2,6-Dimethylpiperidin	191—192°	93,11
11	Azepan	172—173,5°	44,50; 44,51; 93,2; 93,3; 93,4; 93,10; 93,11; 93,12; 93,14; 95a,1
12	Azocan	146—147°	93,2; 93,11; 44,49
13	Morpholin	203—205° Zers.	93,2; 93,11; 44,87

Tabelle 25 d CH_3—⟨benzene⟩—SO_2—NH—CO—NH—R

Nr.	R	Fp.	Literatur
1		218—220°	75,1
2		210—211°	75,6
3		210—212°	75,7
4		228°	11,16; 75,1
5		170—172°	80,2
6		180—182°	80,3
7		196—197°	80,2
8		170—171°	80,2
9		194—195°	80,2
10		199—200°	80,2
11		215—216°	80,2

Tabelle 25d (Fortsetzung)

Nr.	R	Fp.	Literatur
12		205—207°	80,2
13		198—199°	80,2
14		203—204°	80,2
15		236—238°	80,2
16		235—237°	80,2
17		181—183°	75,4
18		173—176°	11,11
19		200—203°	11,11

Tabelle 26a

$$\text{—SO}_2\text{—NH—CO—NH—R}$$

Nr.	R	Fp.	Literatur
1	—N=$(C_2H_5)_2$	113°	11,15
2		159—161°	44,43

Tabelle 26 a (Fortsetzung)

Nr.	R	Fp.	Literatur
3	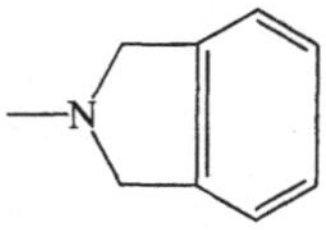	200—202°	80,2
4	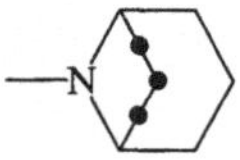	234—236°	11,16
5	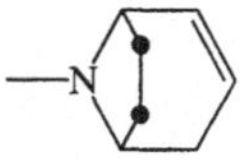	193—195°	75,6
6	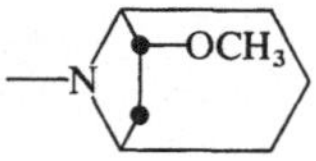	206—208°	75,7
7	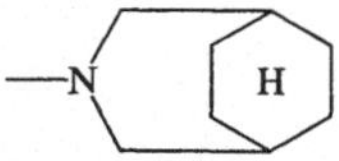	174—176°	75,4

Tabelle 26 b

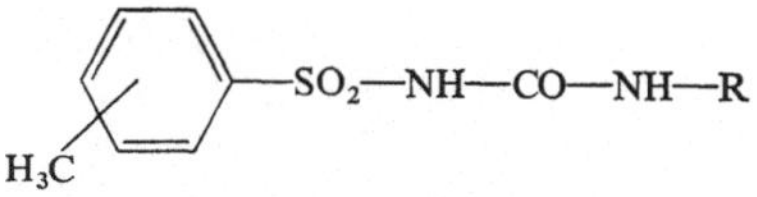

$$H_3C\text{—}\bigcirc\text{—}SO_2\text{—}NH\text{—}CO\text{—}NH\text{—}R$$

Nr.	Subst.	R	Fp.	Literatur
1	2	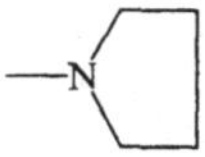	190°	44,45
2	2	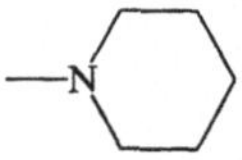	178°	11,31; 44,48; 44,50; 44,51
3	2	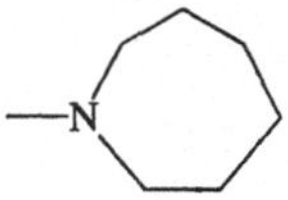	155—156°	44,44
4	3	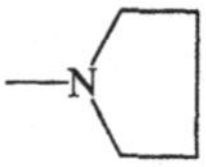	161—163°	44,45
5	3	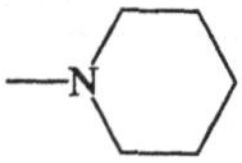	156—158°	44,48
6	3	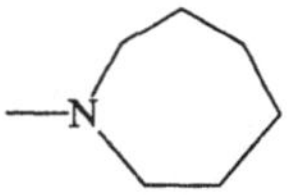	141—142°	44,44

Tabelle 26 c

$$A\!-\!\!\langle\!\!\bigcirc\!\!\rangle\!-\!SO_2\!-\!NH\!-\!CO\!-\!NH\!-\!R$$

Nr.	A	R	Fp.	Literatur
1	C_2H_5-	$-N\!=\!(C_2H_5)_2$	108—110°	11,15
2	C_2H_5-	$-N(CH_3)(CH_2C_6H_5)$	160—161°	44,52
3	C_2H_5-	Piperidino	174—176°	44,46
4	C_2H_5-	Azepano	154—156°	44,50
5	C_2H_5-	Tetrahydropyridino	182—185°	75,6
6	C_2H_5-	$-OCH_3$-subst.	160—162°	75,7
7	C_2H_5-	bicyclisch, H	141—143°	75,4
8	C_2H_5-	bicyclisch, H	149°	80,3
9	C_2H_5-	bicyclisch, H	150—152°	80,2
10	$(i)C_3H_7-$	Pyrrolidino	174—175°	44,45
11	$(i)C_3H_7-$	Azepano	138°	44,49
12	$(tert.)C_4H_9-$	Pyrrolidino	186—187°	44,45

Tabelle 27   A—⟨C₆H₄⟩—SO₂—NH—CO—NH—R

Nr.	A	R	Fp.	Literatur
1	CH_3—O—	(azepan-1-yl)	169—170,5°	44,43; 93,2; 93,11
2	CH_3—O—	(piperidinyl, disubst.)	171—173°	11,16
3	CH_3—O—	(piperidinyl, —OCH_3)	144—148°	75,7
4	CH_3—O—	(isoindolinyl)	174—177°	80,2
5	CH_3—O—	(tetrahydrochinolinyl)	183—184°	11,11
6	C_2H_5—O—	(azepan-1-yl)	170—172°	44,43

Tabelle 28   A—⟨C₆H₄⟩—SO₂—NH—CO—NH—R

Nr.	A	R	Fp.	Literatur
1	CH_3—S—	(piperidinyl)	165,5—166,5°	71,1
2	CH_3—S—	(tetrahydropyridinyl)	173—177°	75,6
3	CH_3—S—	(piperidinyl, —OCH_3)	143—145°	75,7
4	CH_3—S—	(piperidinyl, disubst.)	220°	11,16

Tabelle 28 (Fortsetzung)

Nr.	A	R	Fp.	Literatur
5	$CH_3\text{—}S\text{—}$	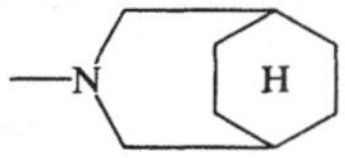 —N⟨bicyclo, H⟩	164—166°	75,4
6	$CH_3\text{—}S(=O)\text{—}$	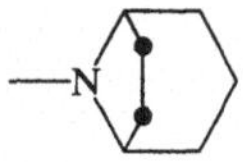 —N⟨bicyclo⟩	195—205° Zers.	75,5
7	$CH_3\text{—}S(=O)\text{—}$	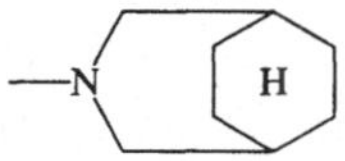 —N⟨bicyclo, H⟩	202—203°	75,4
8	$CH_3\text{—}S(=O)_2\text{—}$	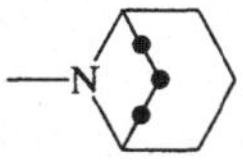 —N⟨bicyclo⟩	212—214°	75,5
9	$CH_3\text{—}S(=O)_2\text{—}$	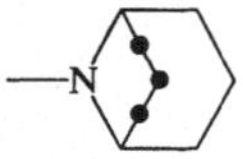 —N⟨bicyclo⟩	195—197°	75,6

Tabelle 29

$$\text{Hal—}C_6H_4\text{—}SO_2\text{—NH—CO—NH—R}$$

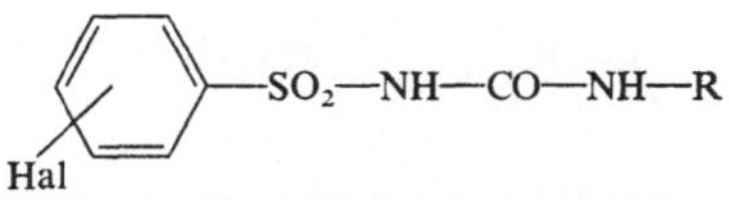

Nr.	Hal	R	Fp.	Literatur
1	4 F—	$\text{—N}{=}(C_2H_5)_2$	140—140,5°	11,15
2	4 F—	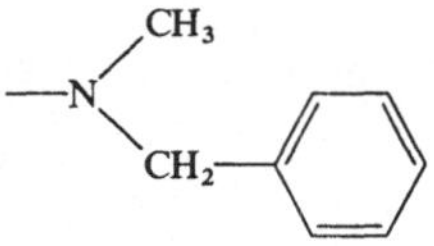 —N(CH₃)(CH₂—C₆H₅)	158—160°	44,52
3	4 F—	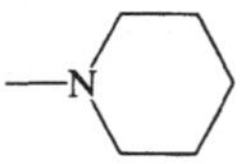 —N⟨piperidin⟩	190—192°	11,19
4	4 F—	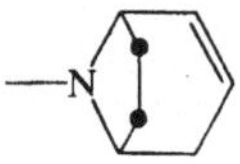 —N⟨tetrahydropyridin⟩	184—185°	75,6
5	4 Cl—	—N(CH₃)(C₃H₇(i))	183°	11,15
6	4 Cl—	—N(CH₃)(C₄H₉(sec))	147°	11,15
7	4 Cl—	$\text{—N—CH(CH}_3)(CH_3)\text{—(CH}_2)_2\text{—CH}_3$	135—137°	11,15

Tabelle 29 (Fortsetzung)

Nr.	Hal	R	Fp.	Literatur
8	4 Cl—	—N(CH₃)(CH₂—C₆H₅)	160—161°	44,52
9	4 Cl—	—N$=$(C₃H₇i)₂	194—197°	11,15; 52,5
10	4 Cl—	—N (pyrrolidine)	205—207°	11,19; 44,51; 52,3; 52,5; 52,9; 52,8; 52,2; 93,11; 93,2
11	4 Cl—	—N (piperidine)	213—214°	11,19; 52,5; 11,29; 52,3; 52,8; 77,7; 44,50; 44,51
12	4 Cl—	—N (tetrahydropyridine)	209°	11,31; 93,6; 93,10; 93,14
13	4 Cl—	—N (4-methylpiperidine)—CH₃	223—225°	11,19; 93,2; 93,11; 93,10; 93,14
14	4 Cl—	—N (dimethylpiperidine)(CH₃)₂	220°	11,31; 93,2; 93,10; 93,11; 93,14
15	4 Cl—	—N (azepane)	197—198,5°	93,2; 93,4; 93,10; 93,11; 93,12; 93,13; 93,16; 93,14; 93,3; 52,8; 52,2; 52,5; 44,50; 44,51
16	4 Cl—	—N (azocane)	176°	11,18
17	4 Cl—	—N O (morpholine)	206—208°	11,31; 52,1; 52,3; 52,5; 52,8
18	4 Cl—	—N (octahydrocyclopenta[c]pyrrole) H	207—208°	80,3
19	4 Cl—	—N (octahydroisoindole) H	191°	80,2
20	4 Cl—	—N (azabicyclo)	212—213°	11,16; 75,1

Tabelle 29 (Fortsetzung)

Nr.	Hal	R	Fp.	Literatur
21	4 Cl—	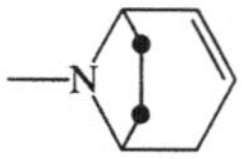 —N (cyclohexenyl ring)	194—195°	75,6
22	4 Cl—	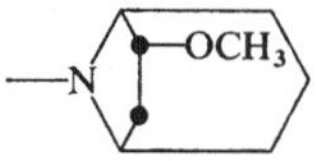 —N (ring with —OCH$_3$)	202—204°	75,7
23	4 Cl—	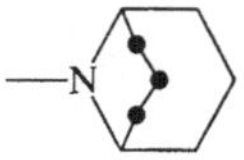 —N (cyclohexyl ring)	223—224°	75,1; 11,16
24	4 Cl—	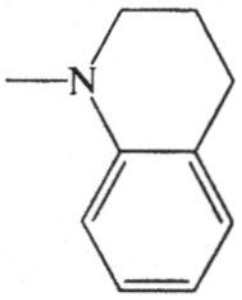 —N (tetrahydroquinoline ring)	213—216°	11,11
25	4 Cl—	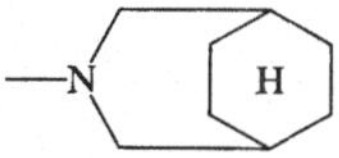 —N (bicyclic ring with H)	202—204°	75,4
26	4 Cl—	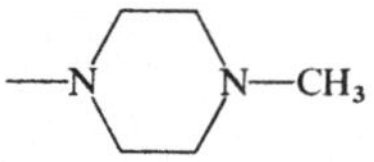 —N N—CH$_3$ (piperazine)	176° Zers.	93,11
27	2 Cl—	—N=(C$_2$H$_5$)$_2$	197—198°	11,15
28	2 Cl—	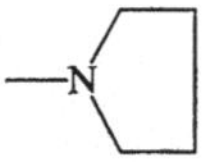 —N (pyrrolidine ring)	183°	11,19
29	2 Cl—	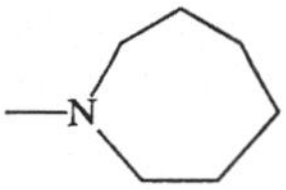 —N (azepane ring)	164—166°	44,44
30	3 Cl—	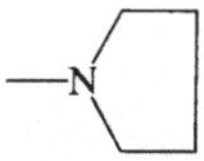 —N (pyrrolidine ring)	167—169°	11,19
31	3 Cl—	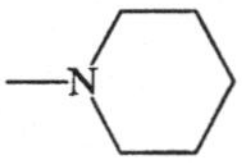 —N (piperidine ring)	169°	11,19
32	3 Cl—	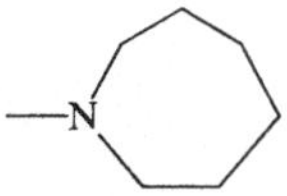 —N (azepane ring)	155°	44,44
33	4 Br—	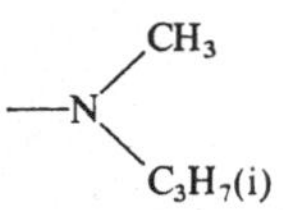 —N(CH$_3$)(C$_3$H$_7$(i))	185°	11,15

Tabelle 29 (Fortsetzung)

Nr.	Hal	R	Fp.	Literatur
34	4 Br—	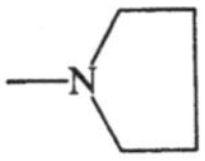	219°	11,19
35	4 Br—	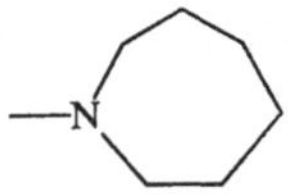	205—206,5°	93,11; 93,2
36	4 Br—	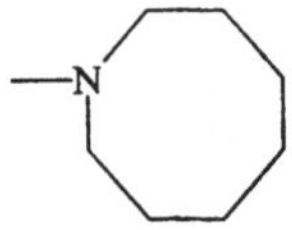	187—189°	11,18
37	4 Br—	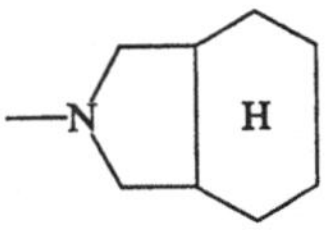	211—212°	80,2
38	4 Br—	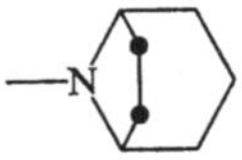	213—215°	75,1
39	4 Br—	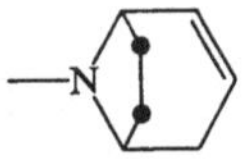	198—200°	75,6
40	4 Br—	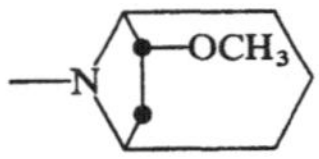	175—177° Zers.	75,7
41	4 Br—	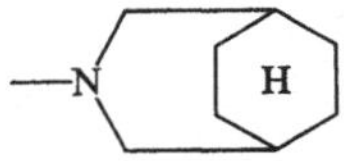	207—209°	75,4
42	2 Br—	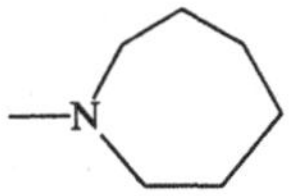	174—176° Zers.	44,44
43	3 Br—	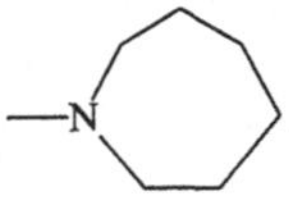	159—161°	44,44
44	3 CF_3—	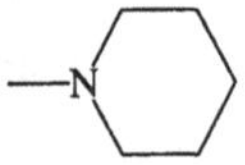	171—173°	44,43; 44,42
45	3 CF_3—	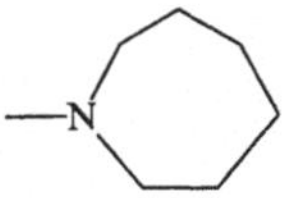	159—161°	44,42; 44,43

Tabelle 30   A—C₆H₄—SO₂—NH—CO—NH—R

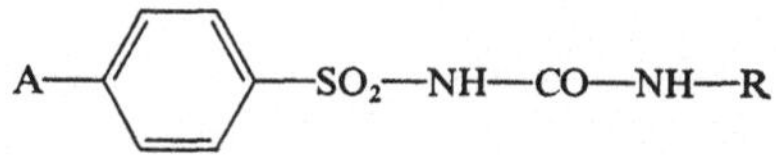

Nr.	A	R	Fp.	Literatur
1	H_2N-	$-N=(C_2H_5)_2$	197°	11,25
2	H_2N-	$-N(CH_3)(C_4H_9(n))$	171°	11,25
3	H_2N-	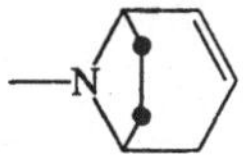 (Tetrahydropyridyl)	170—172°	75,6
4	H_2N-	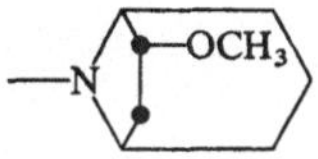 (OCH₃-substit. Tetrahydropyridyl)	173—175°	75,7
5	H_2N-	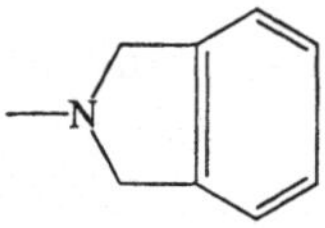 (Isoindolinyl)	187—188°	80,2
6	H_2N-	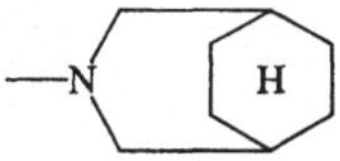 (Azabicyclo, H)	184—186°	75,4
7	$CH_3-CO-NH-$	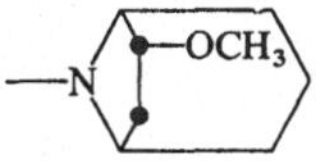 (OCH₃-substit. Tetrahydropyridyl)	220—222°	75,7
8	$CH_3-CO-NH-$	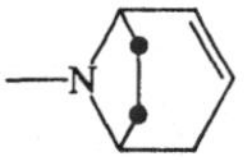 (Tetrahydropyridyl)	231—234°	75,6
9	$CH_3-CO-NH-$	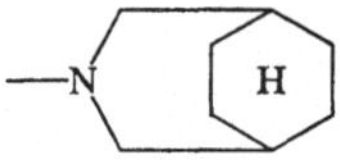 (Azabicyclo, H)	224—226°	75,4
10	N_3-	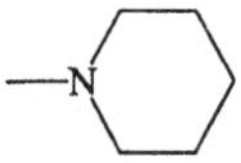 (Piperidyl)	170—171° Zers.	44,42; 44,43
11	N_3-	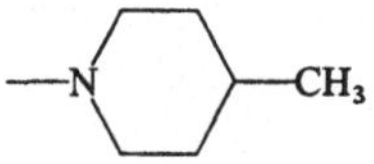 (Methylpiperidyl, $-CH_3$)	190—191° Zers.	44,43
12	N_3-	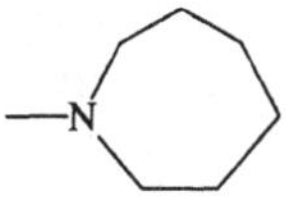 (Azepanyl)	163—164° Zers.	44,42; 44,43

Tabelle 30 (Fortsetzung)

Nr.	A	R	Fp.	Literatur
13	O_2N—	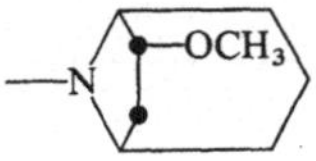	176—179°	75,7
14	O_2N—	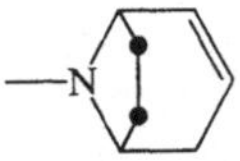	209—211°	75,6
15	O_2N—	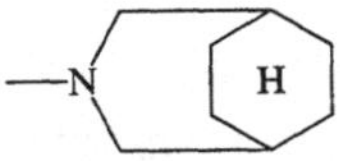	211—213°	75,4

Tabelle 31

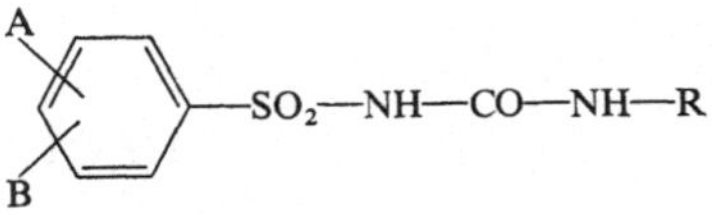

Nr.	A	B	R	Fp.	Literatur
1	4 CH_3—	3 CH_3—	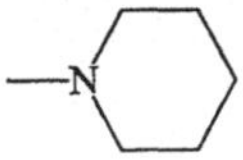	168—170°	44,47; 44,50; 44,51
2	4 CH_3—	3 F—	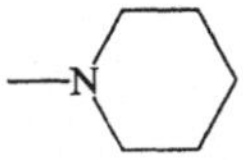	158—159°	44,47
3	4 CH_3—	3 Cl—	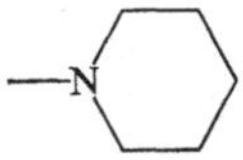	161—162°	44,47
4	4 CH_3—	3 H_2N—	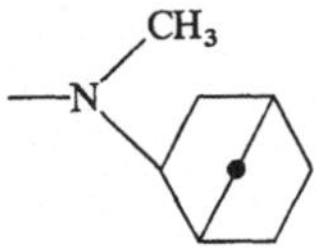	202°	11,12
5	4 CH_3—	3 H_2N—	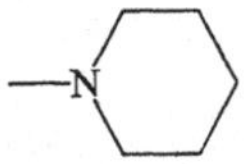	181—182°	11,12
6	4 CH_3—	3 H_2N—	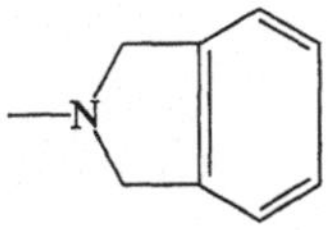	215—216°	80,2

Tabelle 31 (Fortsetzung)

Nr.	A	B	R	Fp.	Literatur
7	4 CH_3—O—	3 CH_3—	2,2-Dimethylazetidino (H_3C, CH_3)	169—171°	44,47
8	4 CH_3—O—	3 CH_3—O—	Piperidino	154—156°	44,47
9	4 CH_3—O—	3 H_2N—	2,6-Dimethylpiperidino (CH_3, CH_3)	194—195°	11,12
10	4 Cl—	3 Cl—	N(C_2H_5)(C_2H_5)	167°	11,15
11	4 Cl—	3 Cl—	Hexahydroazepino	166°	44,47
12	4 Cl—	3 Cl—	Isoindolino	210—212°	80,2
13	4 Cl—	3 H_2N—	N(CH_3)(C_4H_9(i))	173—174°	11,12
14	4 Cl—	3 H_2N—	4-Methylpiperidino (—CH_3)	186°	11,12
15	4 Cl—	2 H_2N—	4-Methylpiperidino (—CH_3)	178—179°	11,12
16	4 CH_3—O—	2 CH_3—	Hexahydroazepino	168—170°	44,87
17	2 CH_3—	5 Cl—	Piperidino	192—193°	44,47

11 Hdb. d. exp. Pharmakologie, Bd. XXIX

Tabelle 31 (Fortsetzung)

Nr.	A	B	R	Fp.	Literatur
18	2 CH$_3$—O—	5 Cl—	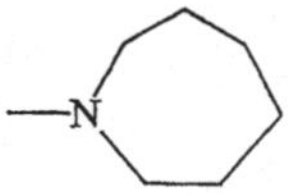 —N(azepane ring)	173—175°	44,47
19	2 Cl—	5 H$_2$N—	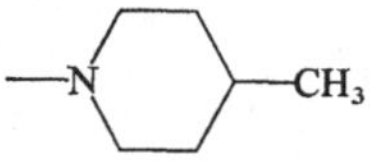 —N(piperidine)—CH$_3$	180—181°	11,12
20	3 Cl—	5 H$_2$N—	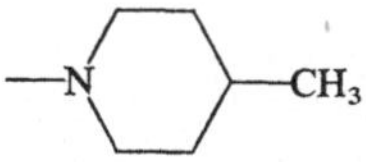 —N(piperidine)—CH$_3$	189—190°	11,12

Tabelle 32   A—C$_6$H$_4$—SO$_2$—NH—CO—NH—R

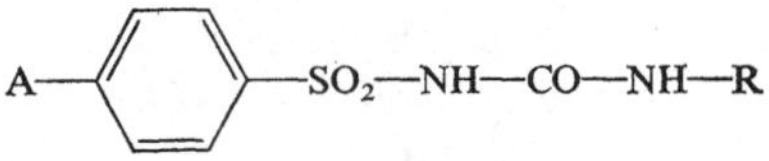

Nr.	A	R	Fp.	Literatur
1	CH$_3$—CO—	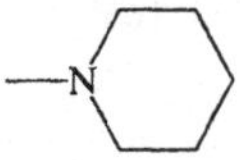 —N(piperidine ring)	196—198°	44,50; 44,51; 93,1
2	CH$_3$—CO—	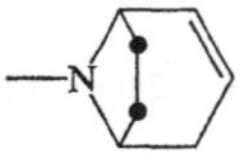 —N(bicyclic ring)	170—172°	75,6
3	CH$_3$—CO—	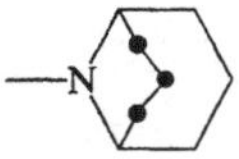 —N(bicyclic ring)	250—255°	75,1
4	CH$_3$—CO—	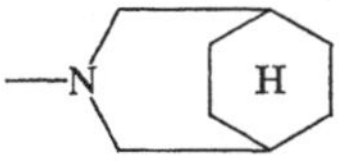 —N(bicyclic ring with H)	179—181°	75,4
5	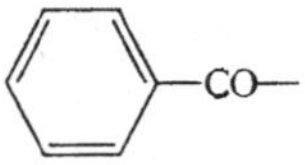 C$_6$H$_5$—CO—	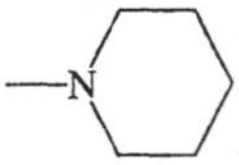 —N(piperidine ring)	192—194°	44,50; 44,51
6	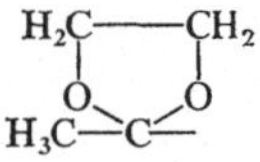 H$_2$C—CH$_2$ / O—C(CH$_3$)—O (dioxolane)	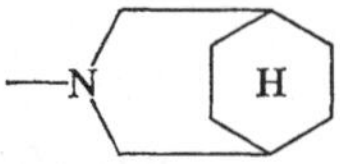 —N(bicyclic ring with H)	190—192°	75,8
7	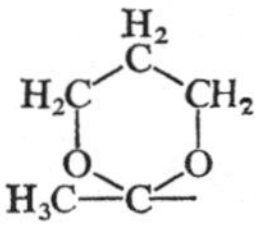 H$_2$C(CH$_2$)$_2$ / O—C(CH$_3$)—O (dioxane)	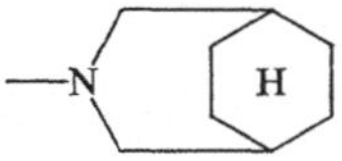 —N(bicyclic ring with H)	181—183°	75,8

Tabelle 33

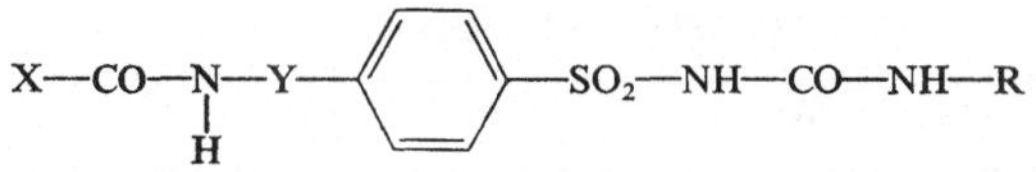

$$X\text{—CO—}\underset{H}{N}\text{—Y—}\text{—}SO_2\text{—NH—CO—NH—}R$$

Nr.	X	Y	R	Fp.	Literatur
1	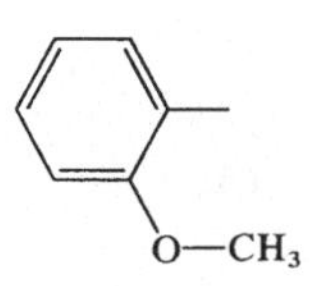 (2-Methoxyphenyl)	$-CH_2-CH_2-$	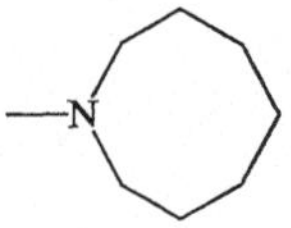 Azepan	157—159°	44,75
2	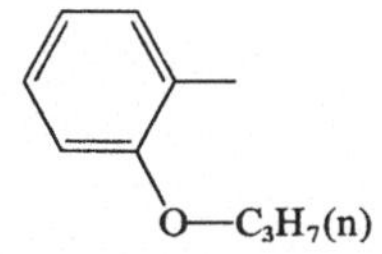 (2-n-Propoxyphenyl)	$-CH_2-CH_2-$	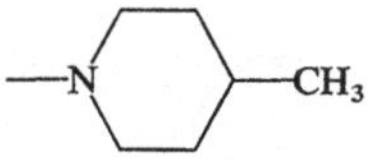 4-Methylpiperidin	171—173°	44,75
3	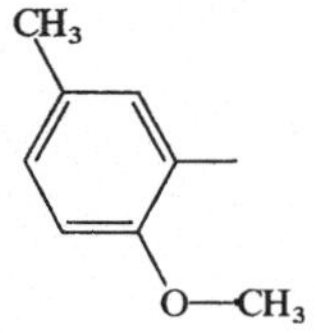 (2-Methoxy-5-methylphenyl)	$-CH_2-CH_2-$	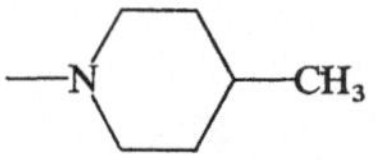 4-Methylpiperidin	176—178°	44,75
4	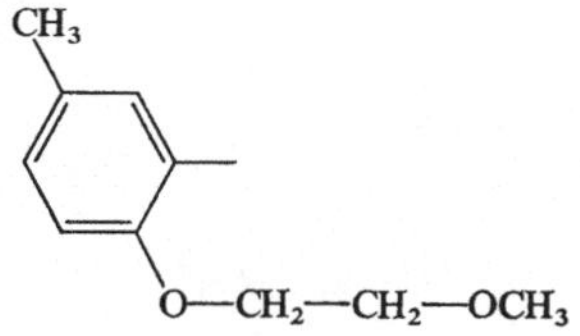 (2-(2-Methoxyethoxy)-5-methylphenyl)	$-CH_2-CH_2-$	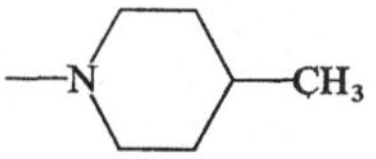 4-Methylpiperidin	151—153°	44,75
5	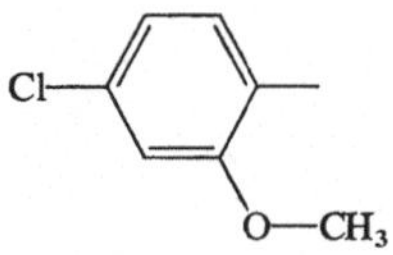 (5-Chlor-2-methoxyphenyl)	$-CH_2-CH_2-$	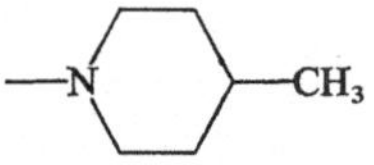 4-Methylpiperidin	177—179°	44,75
6	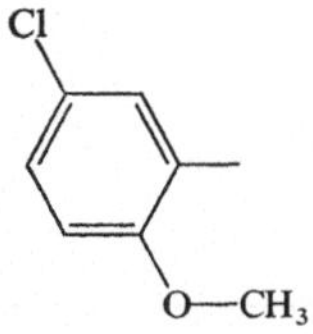 (4-Chlor-2-methoxyphenyl)	$-CH_2-CH_2-$	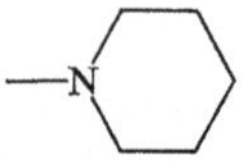 Piperidin	164—166°	44,75
7	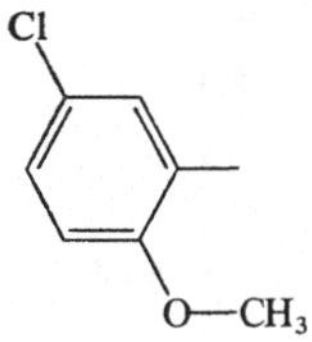 (4-Chlor-2-methoxyphenyl)	$-CH_2-CH_2-$	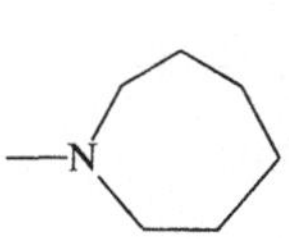 Azepan	161—163°	44,75
8	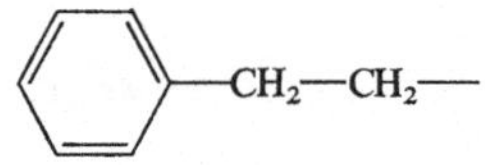 (Phenyl)$-CH_2-CH_2-$	$-CH_2-CH_2-$	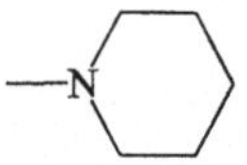 Piperidin	173—176°	44,75

11*

Tabelle 34 R_1—SO_2—NH—CO—NH—R

Nr.	R_1	R	Fp.	Literatur
1	(Indan, H)	—N(piperidin)	191—192°	66,5
2	(Indan, H)	—N(azepan)	169—170°	66,5
3	(Dihydrobenzothiophen, S)	—N(piperidin)	194—196°	66,5
4	(Indolin, N—H)	—N(CH_3)(CH_2—C$_6$H$_5$)	fehlt	66,5
5	(Indolin, N—$COCH_3$)	—N(2,5-dimethylpyrrolidin, CH_3/CH_3)	fehlt	66,5
6	(Indol, N—H)	—N(morpholin, O)	fehlt	66,5
7	(Dihydrobenzofuran, O)	—N(piperidin)	195—196,5°	66,5

Tabelle 35a   A—C$_6$H$_4$—SO_2—NH—CO—NH—R

Nr.	A	R	Fp.	Literatur
1	H—	—O—C_4H_9(n)	120—122°	9,1
2	CH_3—	—O—CH_3	128—129°	9,1
3	CH_3—	—O—C_3H_7(n)	120—121°	9,1; 44,31
4	CH_3—	—O—C_4H_9(n)	133—135°	9,1; 44,31
5	CH_3—	—O—(Cyclohexyl, H)	164—166°	44,30; 44,31

Tabelle 35a (Fortsetzung)

Nr.	A	R	Fp.	Literatur
6	CH_3-	$-O-CH_2-C_6H_5$	137—139°	44,30
7	C_2H_5-	$-O-C_4H_9(n)$	128,5—131°	44,31
8	$Cl-$	$-O-C_4H_9(n)$	139—141°	9,1; 44,31

Tabelle 35b

$$CH_3-C_6H_4-SO_2-NH-CO-N(R^x)(R)$$

Nr.	Rx	R	Fp.	Literatur
1	$-C_2H_5$	$-O-C_2H_5$	93—94°	9,1
2	$-CO-CH_3$	$-O-CH_2-CH=CH_2$	155,5—156,5°	24,1
3	$-COOC_2H_5$	$-O-CH_2-C_6H_5$	97,5—99°	24,1

Tabelle 36

$$R_1-SO_2-NH-CO-NH-R$$

Nr.	R_1	R	Fp.	Literatur
1	C_6H_5-NH-	$-C_6H_5$	168—168,5°	70,13
2	$(H_5C_2)_2N-$	$-C_6H_5$	135—136°	70,8; 70,13
3	$C_6H_5(H_3C)N-$	$-C_6H_5$	122—123°	70,8; 70,13
4	(Pyrrolidino)$N-$	$-C_6H_5$	187,5—188°	22,2; 70,13
5	(Piperidino)$N-$	$-C_6H_5$	135—136°	22,2; 70,8; 70,13; 70,14

Tabelle 36 (Fortsetzung)

Nr.	R₁	R	Fp.	Literatur
6	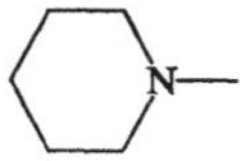	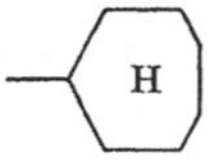 H	108—109°	70,8; 70,13
7	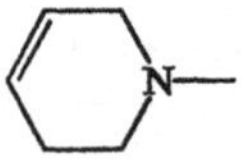	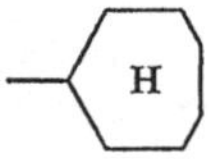 H	98—99°	70,13
8	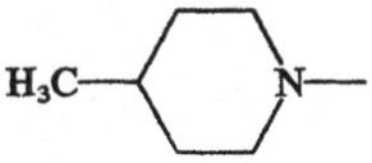 H₃C—	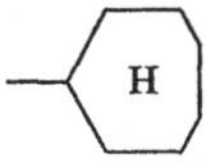 H	123,5—124,5°	70,8; 70,13
9	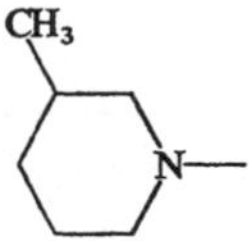 CH₃	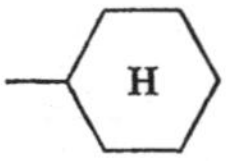 H	111—112°	70,13
10	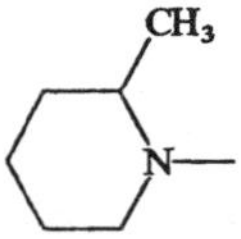 CH₃	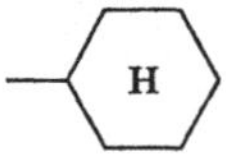 H	149—150°	70,13
11	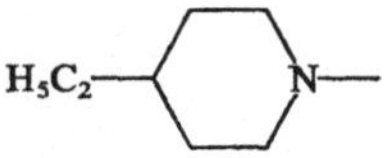 H₅C₂—	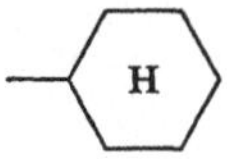 H	156—156,5°	70,13
12	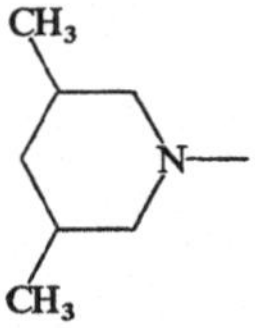 CH₃ ... CH₃	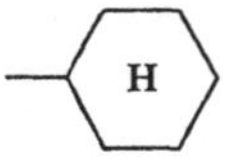 H	139,5—140°	70,13
13	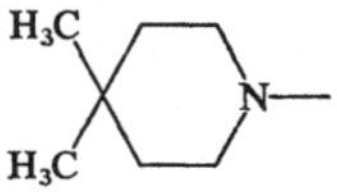 H₃C ... H₃C	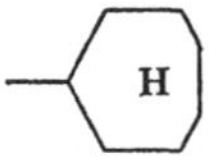 H	138—139°	70,13; 70,14
14	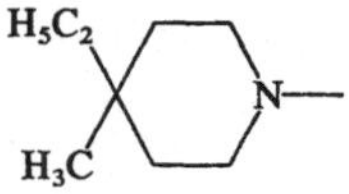 H₅C₂ ... H₃C	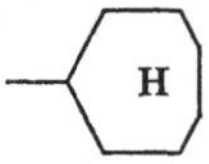 H	174—175°	70,8; 70,13
15	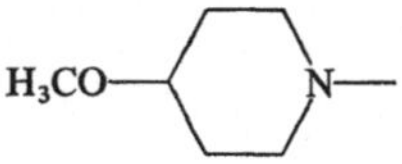 H₃CO—	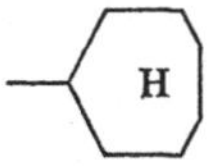 H	143—144°	70,9; 70,13
16	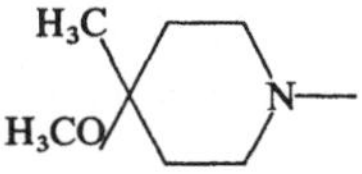 H₃C ... H₃CO	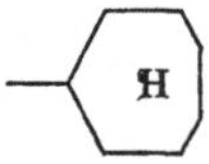 H	132—132,5°	70,9; 70,13
17		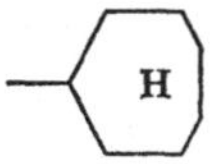 H	154—155°	70,8; 70,13; 70,14

Tabelle 36 (Fortsetzung)

Nr.	R_1	R	Fp.	Literatur
18	(1-Oxa-8-azaspiro[4.5]decan-8-yl)	Cyclohexyl (H)	182,5—183,5°	70,9; 70,13
19	(1-Oxa-8-azaspiro[4.5]decan-8-yl)	—$CH_2CF_2CF_3$	170,5—171,5°	70,13; 70,14
20	(1,4-Dioxa-8-azaspiro[4.5]decan-8-yl)	Cyclohexyl (H)	173—174°	70,13; 70,14
21	(2-Azaspiro[5.5]undecan-2-yl)	Cyclohexyl (H)	154—155°	70,8; 70,13
22	(Piperidin-1-yl)	Cyclohexyl (H)	162—162,5°	22,2; 70,8; 70,13
23	(Morpholin-4-yl)	Cyclohexyl (H)	107—108,5°	70,8; 70,13; 70,14
24	(Morpholin-4-yl)	—CH_2—(bicyclo[2.2.1]hept-5-en-2-yl)	122,5—123,5°	70,5; 70,13
25	(Morpholin-4-yl)	—CH_2CH_2—phenyl	142°	22,2; 44,87
26	(2-Methylmorpholin-4-yl)	—H_2C—(bicyclo[2.2.1]hept-5-en-2-yl)	115—116°	70,5; 70,13; 70,14
27	(Thiomorpholin-4-yl)	Cyclohexyl (H)	130—130,5°	70,13; 70,14
28	(3,3-Dimethylthiomorpholin-4-yl)	Cyclohexyl (H)	143—144°	70,8; 70,13; 70,14
29	(3,3-Dimethylthiomorpholin-4-yl-S-oxid)	Cyclohexyl (H)	140,5—141,5°	70,13; 70,14

Tabelle 36 (Fortsetzung)

Nr.	R₁	R	Fp.	Literatur
30	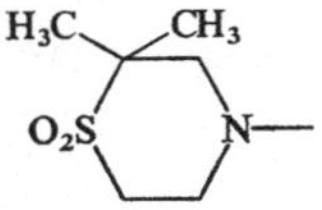 2,2-Dimethyl-1,1-dioxo-thiomorpholino (O₂S-Ring, H₃C, CH₃, N)	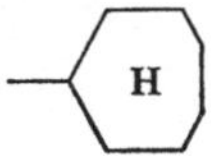 Cyclohexyl (H)	169—170°	70,13
31	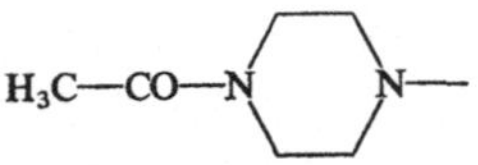 H₃C—CO—N-piperazino-N	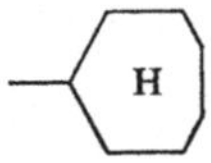 Cyclohexyl (H)	197,5—198,5°	70,17
32	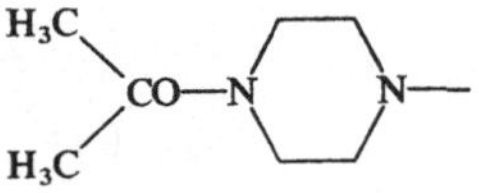 (H₃C)₂CH—CO—N-piperazino-N	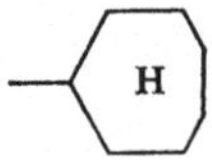 Cyclohexyl (H)	168—169°	70,17

Tabelle 37 $R_1-SO_2-NH-CO-R_2$

Nr.	R₁	R₂	Fp.	Literatur
1	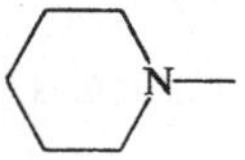 Piperidino (N)	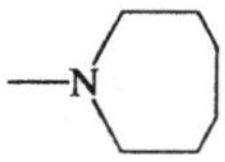 —N-piperidino	139—141°	70,15
2	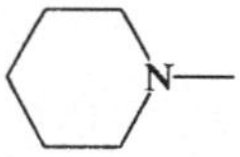 Piperidino (N)	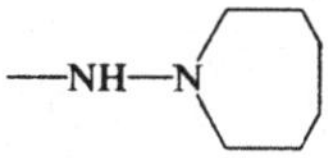 —NH—N-piperidino	157,5° Z.	70,7; 70,16
3	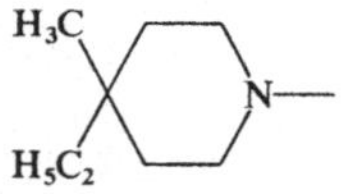 4-Methyl-4-ethyl-piperidino (H₃C, H₅C₂, N)	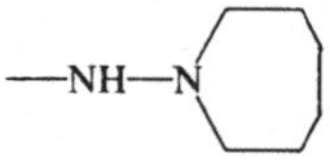 —NH—N-piperidino	135,5° Z.	70,7; 70,16
4	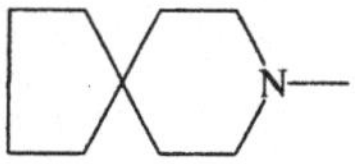 Spiro-azaspiro-piperidino (N)	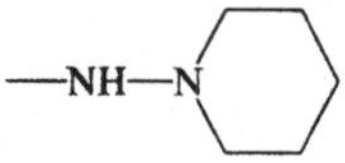 —NH—N-piperidino	154,5—155°	70,7; 70,16
5	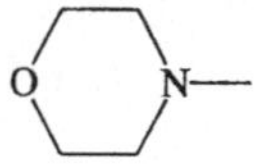 Morpholino (O, N)	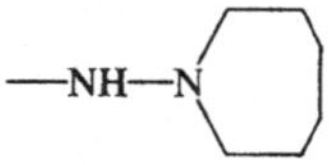 —NH—N-piperidino	154° Z.	70,7; 70,16
6	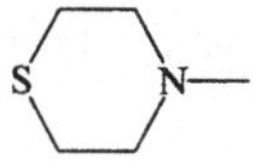 Thiomorpholino (S, N)	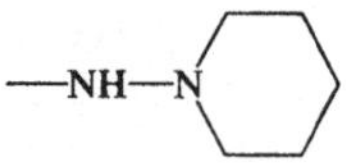 —NH—N-piperidino	150,5—152°	70,7; 70,16
7	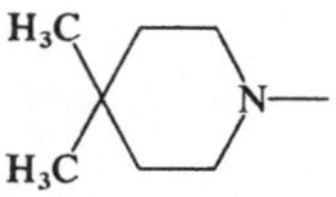 4,4-Dimethyl-piperidino (H₃C, H₃C, N)	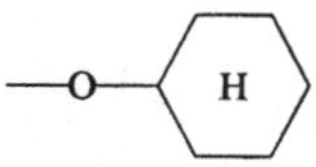 —O—Cyclohexyl (H)	72—63°	70,15

Tabelle 38a R_1—SO_2—[C6H3(4,1)]—SO_2—NH—CO—NH—$C_4H_9(n)$ (mit R_2)

Nr.	R_1	R_2	Fp.	Literatur
1	H_2N—	—H	192—193°	44,87
2	H_5C_2HN—	—H	177—179°	16,3
3	C_6H_{11}—HN—	—H	163—165°	44,87
4	C_6H_5—HN—	—H	186—188°	16,3
5	$(H_3C)_2N$—	—H	168—170°	16,3; 44,87
6	$(H_5C_2)_2N$—	—H	122—123°	44,87
7	Piperidino—	—H	165—167°	16,3; 44,87
8	Morpholino—	—H	177—179°	16,3; 44,87
9	Tetrahydropyridino—	—H	146—147°	16,3
10	$(H_3C)_2N$—	3—CH_3	151—152°	16,3
11	H_2N—$SO_2(CH_2)_6$—SO_2—NH—CO—NH—$C_4H_9(i)$		159—161°	44,80; 44,81
12	H_2N—$SO_2(CH_2)_{10}$—SO_2—NH—CO—NH—$C_4H_9(i)$		156—157°	44,81

Tabelle 38b

$$SO_2-NH-CO-NH-C_4H_9(n)$$

(Struktur: Benzolring mit Substituenten in Position 1: $SO_2-NH-CO-NH-C_4H_9(n)$; Position 3: SO_2-R_1; R_2)

Nr.	R_2	R_1	Fp.	Literatur
1	6-H_3C-	$-CH_3$	158—159°	16,3
2	4-H_3C-	$-NH-CH_3$	150—152°	16,3
3	4-Cl—	$-NH-C_2H_5$	153—155°	16,3
4	H—	$-N(CH_3)_2$	138—140°	16,3
5	4-H_3C-	$-N(CH_3)_2$	156—158°	16,3
6	4-Cl—	$-N(CH_3)_2$	160—162°	16,3

Tabelle 39a

$$R_1-NH-CO-NH-SO_2-\!\!\!\!\!\text{(C}_6\text{H}_4\text{)}-SO_2-NH-CO-NH-R_2$$

Nr.	R_1	R_2	Fp.	Literatur
1	(n)H_9C_4-	$-C_4H_9(n)$	218—219°	16,3
2	(n)H_9C_4-	—(Cyclohexyl) H	210—211 °Z.	44,87
3	(Cyclohexyl) H—	—(Cyclohexyl) H	212—214°	16,3

Tabelle 39b

$$SO_2-NH-CO-NH-R_3$$

(Struktur: Benzolring mit Substituenten in Position 1: $SO_2-NH-CO-NH-R_3$; Position 2: $SO_2-NH-CO-NH-R_3$; R_2 an Position benachbart; R_1 an Position 4)

Nr.	R_1	R_2	R_3	Fp.	Literatur
1	H—	H—	$-C_3H_7(n)$	161—162°	40,3
2	H—	H—	—(Cyclohexyl) H	193°	40,3; 44,87

Tabelle 39 b (Fortsetzung)

Nr.	R_1	R_2	R_3	Fp.	Literatur
3	4-H_3C—	H—	—$C_4H_9(n)$	182—184°	40,3; 44,80; 44,81
4	4-H_3C—	H—	—CH_2—[thiazol]—$NHCOCH_3$	300°	102,1
5	4-Cl—	H—	—$C_4H_9(n)$	186°	16,3; 40,3
6	2-Cl—	5-H_3C—	—$C_3H_7(i)$	289—290°	40,3
7	2-Cl—	5-H_3C—	—[cyclohexyl] H	228—229°	40,3
8	4-Cl—	6-H_3C—	—$C_4H_9(n)$	221°	16,3; 29,1; 40,3
9	4-Cl—	6-H_3C—	—[cyclohexyl] H	211—213°	29,1; 44,87
10	4-Cl—	6-H_2N—	—$C_4H_9(n)$	175—177°	19,1

Tabelle 40

Nr.		Fp.	Literatur
1	$\left(-\langle C_6H_4\rangle-SO_2-NH-CO-NH-C_4H_9(n)\right)_2$	237°	64,1
2	$H_2C\left(-\langle C_6H_4\rangle-SO_2-NH-CO-NH-C_4H_9(n)\right)_2$	186—187,2°	28,2; 67,1
3	$S\left(-\langle C_6H_4\rangle-SO_2-NH-CO-NH-C_4H_9(n)\right)_2$	205—207°	44,80; 44,81
4	$H_2C\left(SO_2NNa-CO-NH-\langle C_6H_4\rangle-Cl\right)_2$	284—284,5	50,1

Tabelle 41

Nr.		Fp.	Literatur
1	$\left(Cl-\langle C_6H_4\rangle-SO_2-NH-CO-NH-\right)_2$	276—279°	52,6
2	$\left(H_3C-\langle C_6H_4\rangle-SO_2-NH-CO-NH-CH_2-\right)_2$	208—210°	23,4; 35,1; 44,80; 44,81

Tabelle 41 (Fortsetzung)

Nr.		.Fp.	Literatur
3	$\left(Cl-\!\!\bigcirc\!\!-SO_2-NH-CO-NH-CH_2-\right)_2$	216—217°	52,5; 52,8
4	$\left(H_3C-\!\!\bigcirc\!\!-SO_2-NH-CO-NH-C_2H_4-\right)_2$	160—163°	23,4
5	$\left(H_3C-\!\!\bigcirc\!\!-SO_2-NH-CO-NH-C_3H_6-\right)_2$	186°	23,4; 44,87
6	$H_3C-\!\!\bigcirc\!\!-SO_2-NH-CO-NH$ / $H_3C-\!\!\bigcirc\!\!-SO_2-NH-CO-NH$ (Cyclohexylen, H)	180—190°	23,4; 44,87
7	$H_3C-\!\!\bigcirc\!\!-SO_2-NH-CO$ / $H_3C-\!\!\bigcirc\!\!-SO_2-NH-CO$ (Piperazin)	282—284°	20,1; 23,4; 44,81
8	$H_3C-\!\!\bigcirc\!\!-SO_2-NH-CO-NH$ / $H_3C-\!\!\bigcirc\!\!-SO_2-NH-CO-NH$ (Piperazin)		93,7
9	$\left(H_3C-\!\!\bigcirc\!\!-SO_2-NH-CO-NH-C_2H_4-\right)_2 O$	90—93°	23,4; 44,87
10	$\left(H_3C-\!\!\bigcirc\!\!-SO_2-NH-CO-NH-C_2H_4-\right)_2 S$	170°	44,87
11	$\left(H_3C-\!\!\bigcirc\!\!-SO_2-NH-CO-NH-C_2H_4S-\right)_2$	193—194°	23,3; 23,4; 44,23
12	$\left(\bigcirc(H)-SO_2-NH-CO-NH-C_2H_4S-\right)_2$	198—201°	23,3; 44,23

Tabelle 42

Nr.		Fp.	Literatur
1	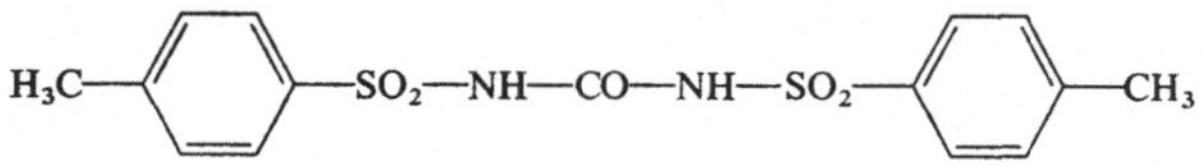 $H_3C-\langle\rangle-SO_2-NH-CO-NH-SO_2-\langle\rangle-CH_3$	160—162°	44,81
2	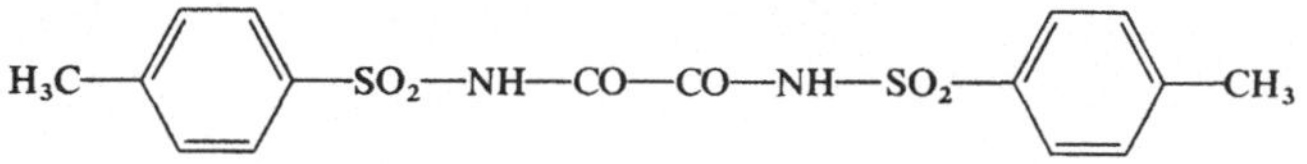 $H_3C-\langle\rangle-SO_2-NH-CO-CO-NH-SO_2-\langle\rangle-CH_3$	287°	44,87; 70,15
3	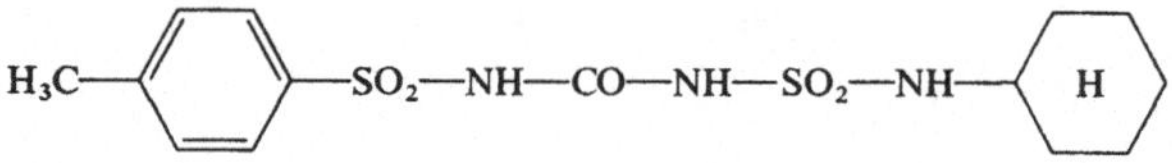 $H_3C-\langle\rangle-SO_2-NH-CO-NH-SO_2-NH-\langle H\rangle$	162—164°	44,81
4	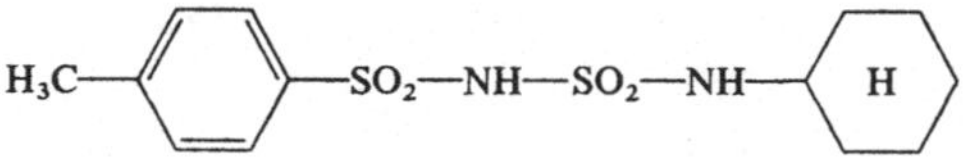 $H_3C-\langle\rangle-SO_2-NH-SO_2-NH-\langle H\rangle$	173—175°	44,81
5	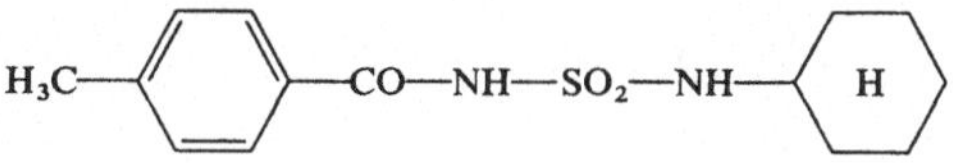 $H_3C-\langle\rangle-CO-NH-SO_2-NH-\langle H\rangle$	205—206°	44,81
6	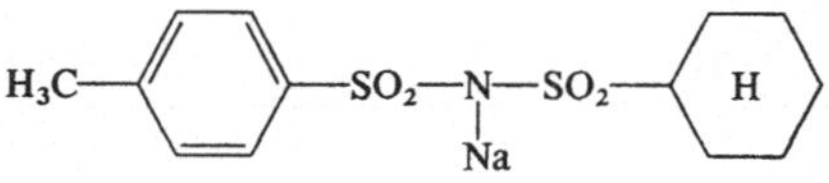 $H_3C-\langle\rangle-SO_2-\underset{\underset{Na}{\vert}}{N}-SO_2-\langle H\rangle$	260—261°	44,81
7	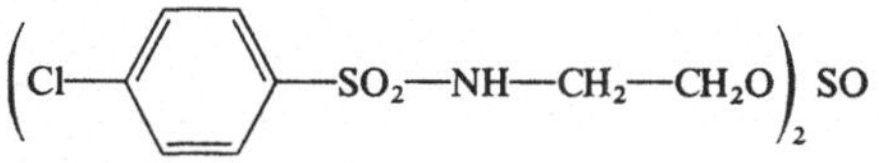 $\left(Cl-\langle\rangle-SO_2-NH-CH_2-CH_2O\right)_2 SO$	150°	48,1

Tabelle 43

$$R_1SO_2-NH-\underset{\underset{S}{\|}}{C}-NH-R$$

Nr.	R_1	R	Fp.	Literatur
1	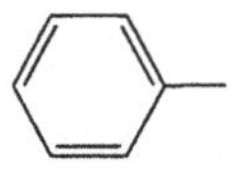 $\langle\rangle-$	$-C_4H_9(n)$	120,5—121,5°	7,4; 43,1; 89,2; 89,3
2	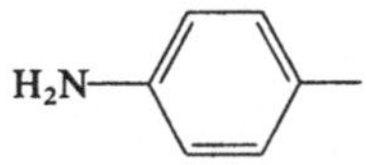 $H_2N-\langle\rangle-$	$-C_4H_9(n)$	115—118°	11,25; 36,1; 43,1; 89,2; 89,3
3	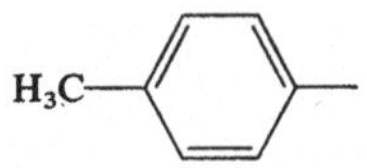 $H_3C-\langle\rangle-$	$-C_4H_9(n)$	96—98°	7,4; 17,10; 36,1; 43,1; 44,81; 59,1; 70,10; 89,3
4	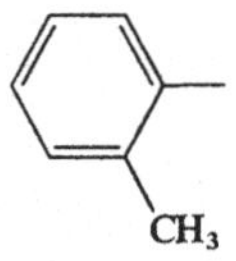 $\langle\rangle-$ (o-CH_3)	$-C_4H_9(n)$	108—109°	89,2; 89,3

Tabelle 43 (Fortsetzung)

Nr.	R_1	R	Fp.	Literatur
5	H_3CO—C₆H₄—	$—C_4H_9(n)$	77—80°	89,2; 89,3
6	Cl—C₆H₄—	$—C_4H_9(n)$	117—118°	89,2; 89,3
7	C₆H₅—CH_2—	$—C_4H_9(n)$	137—139°	7,4; 89,2; 89,3
8	$(n)H_9C_4$—	C₆H₅—	116°	69,1
9	C₆H₅—$NHCSNH$—C₆H₄—	C₆H₅—	116°	91,1
10	H_3C—C₆H₄—	$—N(CH_3)_2$	176—177°	48,2

Tabelle 44

Nr.		Fp.	Literatur
1	H—C₆H₄—SO_2—$N{=}C(OCH_3)$—NH—$C_4H_9(n)$	76—77°	44,81
2	H_3C—C₆H₄—SO_2—$N{=}C(OCH_3)$—NH—$C_4H_9(n)$	79°	44,81
3	$(i)H_7C_3$—C₆H₄—SO_2—$N{=}C(OCH_3)$—NH—$C_4H_9(n)$	69—70°	44,81
4	H_2N—C₆H₄—SO_2—$N{=}C(SCH_3)$—NH—$C_4H_9(n)$	158—159°	98,1
5	H_3C—C₆H₄—SO_2—$N{=}C(SCH_3)$—NH—$C_4H_9(n)$	85—86°	29,2; 98,1
6	H_3C—C₆H₄—SO_2—$N{=}C(SC_2H_5)$—NH—$C_4H_9(n)$	59°	88,2

Tabelle 44 (Fortsetzung)

Nr.		Fp.	Literatur
7	$H_3CCO-\!\!\bigcirc\!\!-SO_2-N\!\!=\!\!C-NH-C_4H_9(n)$, $SCH_2-\bigcirc$	77—79°	29,3
8	$(n)C_{12}H_{25}-SO_2-N\!\!=\!\!C-NH_2$, NH_2	171—172°	23,1
9	$\bigcirc\!\!-SO_2-N\!\!=\!\!C-NH-C_4H_9(n)$, NH_2	128—129,5°	7,4; 16,2
10	$H_3C-\!\!\bigcirc\!\!-SO_2-N\!\!=\!\!C-NH-C_4H_9(n)$, NH_2	115—116°	7,4; 17,10; 44,81; 59,1; 89,2; 89,3
11	$H_3C-\!\!\bigcirc\!\!-SO_2-NH-CO-NH-CO-NH-C_4H_9(n)$	110°	11,25
12	$H_3C-\!\!\bigcirc\!\!-SO_2-NH-C-NH-C-NH-C_4H_9(n)$, NH NH	152—154°	7,4
13	$H_3C-\!\!\bigcirc\!\!-SO_2-NH-C-NH-C-NH-CH_2CH_2-\bigcirc$, NH NH	167—168°	26,1
14	$Cl-\!\!\bigcirc\!\!-SO_2-NH-CO-NH-NH-CO-NH-C_3H_7(n)$	212°	52,6; 52,8
15	$Cl-\!\!\bigcirc\!\!-SO_2-NH-CO-NH-NH-C-NH-C_3H_7(i)$, S		52,8

Tabelle 45 $R_1-SO_2-NH-COO-R$

Nr.	R_1	R	Fp.	Literatur
1	$H_2N-\bigcirc-$	$-(CH_2)_3CH\!\!<\!\!^{CH_3}_{CH_3}$	152°	11,25
2	$\bigcirc-$, H_2N	$-C_2H_5$	98—102°	65,4

Tabelle 45 (Fortsetzung)

Nr.	R_1	R	Fp.	Literatur
3	[phenyl]	$-C_6H_{13}(n)$	Na-Salz 194—199°	44,12; 44,81
4	[phenyl]	—[cyclohexyl with H]—$C(CH_3)_3$	165—166°	70,15
5	H_3C—[phenyl]	$-C_4H_9(n)$	Na-Salz 205—207°	44,12; 44,80; 44,81; 70,10
6	H_3C—[phenyl]	$-C_2H_4OC_2H_5$	78—80°	11,25
7	H_3C—[phenyl]	$-(CH_2)_3$—[phenyl]	Na-Salz 241—242°	44,13; 44,81
8	H_3C—[phenyl]	—Cholesteryl	192—193°	73,1
9	H_5C_2—[phenyl]	$-C_4H_9(n)$	Na-Salz 210—212°	44,14
10	$(i)H_7C_3$—[phenyl]	$-C_6H_{13}(n)$	Na-Salz 128°	44,14; 44,81
11	Cl—[phenyl]	$-CH_3$	126—127°	44,81; 65,2
12	Cl—[phenyl]	$-C_4H_9(n) \cdot 2^1/_2\,H_2O$	183—185° Na-Salz	44,87
13	H_3CO—[phenyl]	$-CH_3$	126—128°	44,81; 65,3
14	H_3C—COO—[phenyl]	$-C_4H_9(n)$	85—88°	65,5
15	H_2N—CO—[phenyl]	$-C_2H_5$	164—166°	44,81; 65,1

Tabelle 45 (Fortsetzung)

Nr.	R_1	R	Fp.	Literatur
16	H₃CO—C₆H₄—COO—C₆H₄—	—C_4H_9(n)	139—141°	65,6
17	(2-H₃C-5-NH₂-C₆H₃)—	Cyclohexyl (H)	141°	11,25
18	2-Naphthyl—	—C_4H_9(n)	Na-Salz 221—223°	44,16; 44,81
19	2-Thienyl—	—C_4H_9(n)	78—80°	44,81
20	Cyclohexyl (H)—	—C_6H_{13}(n)	K-Salz 164—165°	44,15; 44,80; 44,81
21	Cyclohexyl (H)—CH_2—	—C_4H_9(n)	K-Salz 211—213°	44,17; 44,80; 44,81
22	(i)$H_{11}C_5$—	—C_4H_9(n)	44—46°	44,18; 44,80; 44,81

Tabelle 46 R_1—C₆H₄—SO_2—R_2

Nr.		R_1	R_2	Fp.	Literatur
1	D 860	H_3C—	—NH—CO—NH—C_4H_9(n)		
2		H_3C—	—NH—$COCO$—NH—C_4H_9(i)	128—130°	44,81
3		H_3C—	—NH—$COCH_2$—NH—C_4H_9(i)	203—204°	44,81
4		H_3C—	—NH—$COCH_2$—$NHCO$—C_3H_7(n)	178°	14,1
5		H—	—NH—$COCH_2$—$NHCONH$—C_4H_9(n)	158—159°	7,4
6		H_3C—	—NH—CH_2CH_2—$NHCONH$—C_4H_9(n)	118—119,5°	7,4
7	vgl. Tabelle 63,1	H_3C—	—NH—CH_2CO—NH—C_4H_9(n)	94—96°	17,11; 43,2; 44,87
8	vgl. Tabelle 62,4	H_3C—	—NH—CO—CH_2—C_4H_9(n)	79—81°	16,6; 54,5; 70,10

Tabelle 46 (Fortsetzung)

Nr.		R_1	R_2		Fp.	Literatur
9	vgl. Tabelle 42,4	H_3C-	$-NH-SO_2-NH-$ ⬡H		173—175°	44,81
10		H_3C-	$-N$⬡$N-CO-NH-C_4H_9(n)$		133—135°	16,4
11		H_3C-	$-CH_2-CO-NH-C_4H_9(n)$		106—107°	17,11; 23,6; 44,81; 54,5
12		H_3C-	$-CH_2-CO-NHCONH-C_4H_9(n)$		179—181°	7,4; 16,4
13		$H-$	⬡$-NH-CO-NH-C_4H_9(n)$		172—173°	69,1

Tabelle 47 $R_1-X-NH-CO-NH-R$

Nr.	R_1	X	R	Fp.	Literatur
1	H_3C-⬡$-$	$-SO-$	$-C_4H_9(n)$	149,5°	21,10; 86,1
2	H_3C-⬡$-$	$-SO-$	$-C(CH_3)_3$	152—153°	86,1
3	⬡$-$	$-S-$	$-C_4H_9(n)$	96—97°	21,3
4	⬡$-$	$-S-$	$-$⬡H	169,5—170,21,5°	3
5	H_3C-⬡$-$	$-S-$	$-C_4H_9(n)$	107—108°	21,3; 21,9; 21,10
6	H_3C-⬡$-$	$-S-$	$-$⬡H	152—153°	21,3; 21,9
7	$Cl-$⬡$-$	$-S-$	$-C_4H_9(n)$	135—136°	21,3
8	$Cl-$⬡$-$	$-S-$	$-$⬡H	181—182°	21,3

Tabelle 48

$H_2N-\langle\text{phenyl}\rangle-SO_2-NH-\langle\text{1,3,4-thiadiazol}\rangle-R$

Nr.	R	Fp.	Literatur
1	—CH_3		12,1; 47,1; 55,1
2	—C_2H_5	186—187°	12,1; 47,1; 55,1; 89,1
3	—$C_3H_7(n)$		12,1; 47,1; 55,1
4	—$C_3H_7(i)$	195°	11,31; 12,1; 12,2; 55,1; 87,1
5	—$C_4H_9(n)$	187°	11,31; 12,1; 55,1
6	—$C_4H_9(i)$	220—222°	7,5; 12,1; 55,1
7	—C_4H_9 (tert.)		12,1; 55,1; 55,2; 74,1
8	—$C_5H_{11}(n)$	181°	11,31; 12,1; 55,1
9	—$CH(C_2H_5)_2$		12,1; 47,1 55,1;
10	—$C_6H_{13}(n)$		12,1; 55,1
11	—$C_7H_{15}(n)$		12,1; 55,1
12	—$\triangleleft$	221—222°	54,4
13	—$CH_2OC_2H_5$	166—168°	11,31; 97,1
14	—$C_2H_4OC_2H_5$	157—158°	11,31

Tabelle 49

$H_3C-\langle\text{phenyl}\rangle-SO_2-NH-\langle\text{1,3,4-thiadiazol}\rangle-R$

Nr.	R	Fp.	Literatur
1	—CH_3	200—201°	44,81; 85,1; 87,1
2	—C_2H_5	133—134,5° 165—167°	7,5; 7,6; 85,1; 87,1 44,24[a]; 44,81[a]
3	—$C_3H_7(n)$	138—139°	46,2; 46,3; 85,1; 87,1
4	—$C_3H_7(i)$	119—120°	44,24; 44,80; 44,81; 46,2; 46,3; 85,1; 87,1; 90,1
5	—$C_4H_9(n)$	115—116°	46,2; 46,3; 85,1; 87,1
6	—$C_4H_9(i)$	174—175°	7,1; 7,5; 25,1; 25,2; 44,24; 44,81; 46,2; 46,3; 85,1; 87,1; 99,1
7	—C_4H_9 (sec.)	113,5—114,5°	46,2; 46,3; 85,1
8	—C_4H_9 (tert.)	148—150°	44,24; 44,81; 46,2; 46,3
9	—$C_5H_{11}(n)$	131—132°	44,24; 44,80; 44,81; 46,2; 46,3; 87,1
10	—$C_7H_{15}(n)$	112—113°	7,5; 44,81; 46,3; 85,1

Tabelle 49 (Fortsetzung)

Nr.	R	Fp.	Literatur
11	—⟨cyclohexyl, H⟩	203—205°	44,24; 44,80; 44,81; 85,1; 99,1
12	—CH_2CH_2—⟨cyclohexyl, H⟩	154—155°	99,1
13	—CH_2CH_2—⟨phenyl⟩	138—140°	44,24; 44,81

Tabelle 50 R_1—⟨phenyl⟩—SO_2—NH—⟨1,3,4-thiadiazol⟩—R_2

Nr.	R_1	R_2	Fp.	Literatur
1	H—	—C_3H_7(i)	128—129°	12,1; 44,87; 46,3; 85,3; 87,1
2	H—	—C_4H_9(i)	180—181°	7,1; 7,5; 46,3; 85,3
3	H—	—C_4H_9 (tert.)	162—163°	46,3; 55,2; 74,2; 85,3
4	H—	—⟨cyclohexyl, H⟩	203—205°	99,1
5	H_3CO—	—C_3H_7(i)	141—142°	44,24; 44,80; 44,81; 46,2; 46,3
6	H_3CO—	—C_4H_9(i)	148—149°	7,1; 7,5; 44,24; 44,81; 46,1; 46,2; 46,3; 46,4; 99,1; 99,2
7	H_3CO—	—C_4H_9 (tert.)	140—141°	44,87; 46,1; 46,2; 46,3
8	H_3CO—	—⟨cyclohexyl, H⟩	151—153°	44,81; 99,1
9	H_3CO—	—C_2H_4—⟨cyclopentyl, H⟩	168—170°	44,24; 44,81; 99,1
10	Cl—	—C_3H_7(i)	136—137°	46,3; 85,4; 87,1; 90,1
11	Cl—	—C_4H_9(i)	154—155°	46,2; 46,3
12	Cl—	—C_4H_9 (tert.)	164—165°	46,2; 46,3; 55,2; 74,2; 85,4
13	Cl—	—⟨cyclohexyl, H⟩	183—185°	44,24; 44,80; 44,81; 99,1
14	F—	—C_3H_7(n)	119,5—121°	3,1; 7,1; 7,5
15	Br—	—C_4H_9 (tert.)	186—187°	3,1

Tabelle 51 R_1—SO_2—NH—[1,3,4-thiadiazol]—R_2

Nr.	R_1	R_2	Fp.	Literatur
1	3-H_3C-C_6H_4—	—$C_4H_9(n)$	127—129,5°	7,1; 7,5
2	(i)H_7C_3—C_6H_4—	—$C_3H_7(i)$	181—183°	44,24; 44,81
3	tert. H_9C_4—C_6H_4—	—$C_4H_9(i)$	193—194°	25,1; 25,2; 44,24; 44,81
4	H_5C_2O—C_6H_4—	—$C_3H_7(n)$	124,5—125,5°	7,1; 7,5; 46,2; 46,3
5	H_5C_2O—C_6H_4—	—$C_4H_9(n)$	113—114°	7,1; 7,5; 46,1; 46,2; 46,3
6	H_5C_2O—C_6H_4—	—C_4H_9 (tert.)	161—162°	46,1; 46,2; 46,3
7	ClH_4C_2—C_6H_4—	—C_4H_9 (tert.)	204—206°	16,5
8	3,4-(H_3C)(CH_3)-C_6H_3—	—$CH_37(n)$	170—171°	44,24; 44,81
9	2-H_3C-3-NH_2-C_6H_3—	—$C_3H_7(i)$	199—201° 163°	44,87; 87,1
10	H (tetrahydronaphthyl)—	—$C_4H_9(i)$	171—173°	44,24; 44,81
11	H_3C—	—C_4H_9 (tert.)	163—164°	85,2

Tabelle 52

R_1-substituted phenyl—SO_2—NH—(1,3,4-oxadiazol-2-yl)—R_2

Nr.	R_1	R_2	Fp.	Literatur
1	4-H_2N—	—C_4H_9(n)	112—113°	11,31
2	4-H_3C—	—C_3H_7(i)	189,5—190,5°	7,2; 7,5; 44,87
3	4-H_3C—	—C_4H_9(i)[a]	113,5—114,5°	7,2; 7,5; 44,87; 99,1
4	4-H_3C—	—cyclohexyl (H)	163—164°	44,87; 99,1
5	H—	—C_3H_7(n)	87,5—88,5°	7,2; 7,5
6	H—	—C_3H_7(i)	150—151°	7,2; 7,5; 44,87
7	H—	—C_4H_9(i)[a]	107—108°	7,2; 7,5; 99,1
8	4-H_3CO—	—C_3H_7(n)	91,5—92,5°	7,2; 7,5
9	4-H_3CO—	—C_4H_9(i)[a]	97—99°	7,2; 7,5; 99,1
10	4-H_3CO—	—cyclohexyl (H)[a]	139—140°	99,1
11	4-Cl—	—C_3H_7(i)	163—165°	44,87
12	4-Cl—	—cyclohexyl (H)[a]	168—169°	99,1
13	4-F—	—C_3H_7(n)[a]	115—116,5°	7,2; 7,5
14	4-Br—	—cyclohexyl (H)	180—181°	99,1
15	2-Br—	—C_3H_7(n)	149—150°	7,2; 7,5
16	4-(i)C_3H_7—	—C_3H_7(i)	136—137°	44,87
17	4-ClH_4C_2—	—C_4H_9(i)	100—102°	16,5

[a] Vergleichswerte der Wirkung in der Thiadiazolreihe sind in 7,5 bzw. 99,1 zu finden.

Tabelle 53

H—phenyl—SO_2—NH—(pyrimidin-2-yl)—R

Nr.	R	Fp.	Literatur
1	—CH_3	207—210°	77,1
2	—C_3H_7(n)	167—168°	11,31
3	—OCH_3	174°	77,1; 77,5; 77,7

Tabelle 53 (Fortsetzung)

Nr.	R	Fp.	Literatut
4	$-OC_2H_5$	174—175°	9,5; 77,1; 77,5
5	$-OC_3H_7(n)$	184—185°	9,5; 77,1; 77,5
6	$-OC_3H_7(i)$	177°	9,12; 77,5
7	$-OC_2H_4OCH_3$	152—154°	77,1; 77,2; 77,3; 77,4; 77,5
8	$-OC_2H_4OC_2H_5$	131—133°	77,1; 77,5
9	$-OC_2H_4OH$	147—149°	77,3; 77,6
10	$-OCH_2-CH-CH_3$ $\quad \mid$ $\quad OH$	187—189°	77,3
11	$-OCH\big<{}^{CH_3}_{CH_2OH}$	146—148°	77,3
12	$-OC_2H_4-CH-CH_3$ $\quad \mid$ $\quad OH$	150°	77,3
13	$-OC_2H_4O-CO-CH_3$	130°	77,3
14	$-SC_2H_5$	141°	77,5
15	(Phenyl)	224°	9,6; 77,5

Tabelle 54

$$H_3C-\!\!\bigcirc\!\!-SO_2-NH-\langle\text{Pyrimidin}\rangle-R$$

Nr.	R	Fp.	Literatur
1	$-CH_2OCH_3$	200—201°	77,1; 77,5
2	$-OCH_3$	196—197°	77,1; 77,5
3	$-OC_3H_7(n)$	196—197°	9,5; 77,1; 77,5
4	$-OC_2H_4OCH_3$	165°	77,1; 77,5
5	$-OCH_2-CH-CH_3$ $\quad \mid$ $\quad OH$	181°	77,3
6	$\quad CH_3$ $\quad \mid$ $-OCH-CH-CH_3$ $\qquad \mid$ $\qquad OH$	144—145°	77,3

Tabelle 54 (Fortsetzung)

Nr.	R	Fp.	Literatur
7	—SC$_4$H$_9$(i)	175°	11,31
8	(phenyl)	228°	9,6; 77,5

Tabelle 55

$$R_1\text{—}C_6H_4\text{—}SO_2\text{—}NH\text{—}(\text{pyrimidin})\text{—}R_2$$

Nr.	R$_1$	R$_2$	Fp.	Literatur
1	H$_2$N—	(phenyl)	258°	9,6
2	H$_3$CO—	—CH$_3$	235—240°	77,1
3	H$_3$CO—	—OC$_2$H$_4$OCH$_3$	175°	77,2; 77,5
4	H$_5$C$_2$O—	—OC$_2$H$_4$OCH$_3$	158—160°	77,5
5	H$_3$COH$_4$C$_2$O—	—OC$_3$H$_7$(n)	128—130°	77,1
6	H$_3$CS—	—OC$_2$H$_5$	159—160°	77,2
7	H$_3$CS—	—OC$_2$H$_4$OCH$_3$	175°	77,2; 77,4; 77,5
8	H$_5$C$_2$S—	—OC$_2$H$_4$OCH$_3$	184°	77,2; 77,5
9	Cl—	—OC$_2$H$_4$OCH$_3$	199—201°	77,1; 77,5
10	Cl—	—OCH$_2$—CH(OH)—CH$_3$	160—162°	77,3
11	Cl—	(phenyl)	234°	9,6
12	Br—	—OC$_2$H$_5$	174—176°	11,31
13	Br—	—SC$_2$H$_5$	177—179°	11,31
14	F—	—CH$_3$	233—234°	77,1
15	H$_3$C—HC(OH)—	—OC$_3$H$_7$(i)	166°	9,11
16	H$_3$C—CO—	—OC$_3$H$_7$(i)	213°	9,12
17	H$_3$C—CO—	(phenyl)	268—270°	9,9
18	H$_5$C$_2$—CO—	—OC$_2$H$_4$OCH$_3$	178—180°	9,12

Tabelle 56

Nr.		Fp.	Literatur
1	2-CH$_3$-C$_6$H$_4$-SO$_2$-NH-[pyrimidin-2-yl]-5-OC$_2$H$_5$	181°	9,5
2	2,4-(CH$_3$)$_2$-C$_6$H$_3$-SO$_2$-NH-[pyrimidin-2-yl]-5-OC$_2$H$_5$	210—212°	77,1
3	4-Cl-3-CH$_3$-C$_6$H$_3$-SO$_2$-NH-[pyrimidin-2-yl]-5-OC$_2$H$_5$	204—208°	77,1
4	4-Cl-2-CH$_3$-C$_6$H$_3$-SO$_2$-NH-[pyrimidin-2-yl]-5-OC$_4$H$_9$(i)	166—168°	77,1; 77,4
5	2,6-Cl$_2$-C$_6$H$_3$-SO$_2$-NH-[pyrimidin-2-yl]-5-C$_6$H$_5$	240°	9,6

Tabelle 57

$$R_1-SO_2-NH-[\text{pyrimidin-2-yl}]-5-R_2$$

Nr.	R$_1$	R$_2$	Fp.	Literatur
1	(n)H$_9$C$_4$—	—OCH$_3$	138—140°	77,1; 77,5
2	H$_2$C=C(CH$_3$)—CH$_2$—	—OCH$_3$	144—147°	77,1; 77,5
3	(i)H$_{11}$C$_5$—	—CH$_3$	123—125°	77,1
4	(i)H$_{11}$C$_5$—	—OC$_2$H$_4$OCH$_3$	160—162°	77,1
5	(n)H$_{11}$C$_5$—	—C$_6$H$_5$	247°	9,6

Tabelle 57 (Fortsetzung)

Nr.	R_1	R_2	Fp.	Literatur
6	(Cyclohexyl, H)—	$-OCH_3$	231—235°	77,1
7	$H_5C_2OC_2H_4-$	$-OC_3H_7(n)$	87—89°	77,1
8	$H_5C_2OC_2H_4OC_2H_4-$	$-OC_2H_5$	82—84°	77,1
9	$(i)H_7C_3OC_2H_4OC_2H_4-$	$-OCH_3$	90°	77,1; 77,5
10	$H_5C_2O(C_2H_4O)_2C_2H_4-$	$-OC_2H_5$	80—83°	77,1
11	(Tetrahydrofuryl)$-CH_2-$	$-OC_2H_5$	140—143°	77,1

Tabelle 58

$$R_1-C_6H_4-SO_2-NH-\underset{R_3}{\underset{|}{\text{Pyrimidin}}}-R_2$$

Nr.	R_1	R_2	R_3	Fp.	Literatur
1	H—	$-C_3H_7$	$-CH_3$	148°	9,8; 77,5
2	H—	$-OCH_3$	$-CH_3$	207—211°	77,5
3	H_3C-	$-C_4H_9(n)$	$-CH_3$	148°	9,8; 77,5
4	Cl—	$-CH_3$	$-CH_3$	218°	9,8
5	H—	$-(CH_2)_4-$		206—207°	9,8; 77,5
6	H_3C-	$-(CH_2)_4-$		208°	9,8; 77,5
7	H_2N-	$-COCH_3$	$-CH_3$		9,7
8	H—	$-COCH_3$	$-CH_3$	194°	9,7; 77,5
9	H_3C-	$-COCH_3$	$-CH_3$	212°	9,7; 77,5

10	H_3C-	$-CHCH_3$
		  $\mid$
		  OH
			$-CH_3$		77,5

11	Cl—	$-COCH_3$	$-CH_3$	215°	9,7

Tabelle 59

Nr.		Fp.	Literatur
1	C6H5—SO2—NH—(pyrimidin-2-yl, 5-H)	225—226°	7,6; 70,10; 77,5
2	C6H5—SO2—NH—(pyrimidin-2-yl, 5-CH2—C6H5)	202°	77,5
3	C6H5—SO2—NH—(pyrimidin-2-yl, 5-Cl)	218°	77,5
4	C6H5—SO2—NH—(pyrimidin-2-yl, 5-SO2C2H5)	220°	77,5
5	H3C—C6H4—SO2—NH—(pyrimidin-2-yl, 5-NO2)	243°	77,5
6	H3C—C6H4—SO2—NH—(pyrimidin-2-yl, 4-OC3H7(n))	226°	77,5
7	C6H5—SO2—NH—(pyrimidin-2-yl, 4-OH, 5-OC3H7(i))	171°	77,5
8	H3C—C6H4—SO2—NH—(pyrimidin-2-yl, 4-CH3, 6-C4H9(n))	123°	9,6; 17,1; 17,2; 77,5
9	H3C—C6H4—SO2—NH—(pyrimidin-2-yl, 4-OC2H5, 6-OC2H5)	122°	77,5
10	H3C—C6H4—SO2—NH—(pyrimidin-2-yl, 4-CH3, 6-CH2—(2-thienyl))	224—226°	17,1; 17,2

Tabelle 59 (Fortsetzung)

Nr.		Fp.	Literatur
11	C₆H₅—SO₂—NH—(4,5,6-trimethyl-pyrimidin-2-yl)	203°	9,8; 77,5
12	H₃C—C₆H₄—SO₂—NH—(4-methyl-5-C₃H₇(n)-6-OH-pyrimidin-2-yl)	185—186°	77,5
13	HO—C₆H₄—SO₂—NH—(5-OC₂H₄OCH₃-pyrimidin-2-yl)	200—202°	77,5
14	H₃CSO—C₆H₄—SO₂—NH—(5-OC₂H₄OCH₃-pyrimidin-2-yl)	196—199°	77,5
15	C₆H₅—CH₂—SO₂—NH—(5-OCH₃-pyrimidin-2-yl)	162°	77,5
16	C₆H₅—SO₂—NH—C₆H₄—SO₂—NH—(5-OC₂H₄OCH₃-pyrimidin-2-yl)	208°	77,5
17	(—C₆H₄—SO₂—NH—(5-OC₂H₄OCH₃-pyrimidin-2-yl))₂	270°	77,5
18	C₆H₅—SO₂—N(CH₃)—(5-OC₂H₄OCH₃-pyrimidin-2-yl)	68°	77,5

Tabelle 60

R₁—C₆H₄—SO₂—NH—(5-R₂-6-R₃-pyrimidin-4-yl)

Nr.	R₁	R₂	R₃	Fp.	Literatur
1	H—	—H	—OC₃H₇(n)	190°	77,5
2	H—	—OC₃H₇(n)	—H	235°	77,5
3	H—	—C₂H₄OCH₃	—OC₂H₄OCH₃	79—82°	45,4

Tabelle 60 (Fortsetzung)

Nr.	R_1	R_2	R_3	Fp.	Literatur
4	H—	(phenyl)	—$OC_2H_4OCH_3$	126—128°	45,4
5	H_3C—	—$C_2H_4OCH_3$	—$OC_2H_4OC_2H_5$	79—80°	45,4
6	H_3CS—	—$C_2H_4OCH_3$	—OC_2H_4OH	105—106°	45,4
7	Cl—	(phenyl)	—OC_2H_4OH	189—191°	45,4

Tabelle 61

$$R_1\!-\!CO\!-\!\underset{R_2}{N}\!-\!X\!-\!\langle\text{C}_6\text{H}_4\rangle\!-\!SO_2\!-\!NH\!-\!\langle\text{pyrimidin}\rangle\!-\!R_3$$

Nr.	R_1	R_2	X	R_3	Fp.	Literatur
1	(phenyl)	—H	—$(CH_2)_2$—	—C_2H_5	222°	11,21
2	(phenyl)	—H	—CH_2—	—$C_3H_7(n)$	246°	11,21
3	$(i)H_9C_4$—	—H	—$(CH_2)_2$—	—$C_3H_7(n)$	179—180°	11,21
4	(3-CH₃-phenyl)	—H	—$(CH_2)_2$—	—$C_3H_7(n)$	188—190°	11,21
5	(3-OC₂H₅-2-CH₃-thienyl)	—H	—$(CH_2)_2$—	—$C_3H_7(n)$	158—159°	11,23
6	(phenyl)	—H	—$(CH_2)_2$—	—$C_4H_9(n)$	181°	11,21
7	(3-Cl-phenyl)	—H	—$(CH_2)_2$—	—$C_4H_9(i)$	173°	11,21
8	(2-OCH₃-phenyl)	—CH_3	—$(CH_2)_2$—	—$C_4H_9(i)$	169—170°	11,24

Tabelle 61 (Fortsetzung)

Nr.	R_1	R_2	X	R_3	Fp.	Literatur

9	(2-Methoxyphenyl)	—H	—CH—CH₂—
			    |
			   CH₃
				—C₄H₉(i)	142—144°	11,21

10	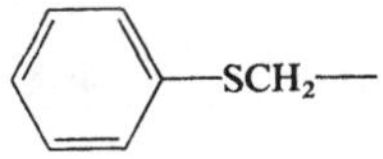 (Phenyl-SCH₂—)	—H	—(CH₂)₂—	—C₄H₉(i)	173—174°	11,21
11	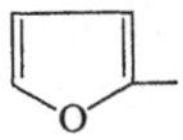 (2-Furyl)	—H	—(CH₂)₂—	—C₄H₉(i)	201—202°	11,23
12	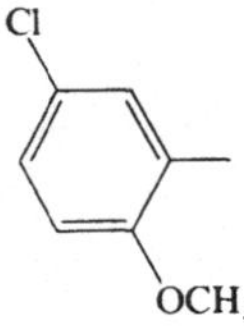 (5-Chlor-2-methoxyphenyl)	—C₂H₅	—(CH₂)₂—	—C₄H₉(i)	148—150°	11,24
13	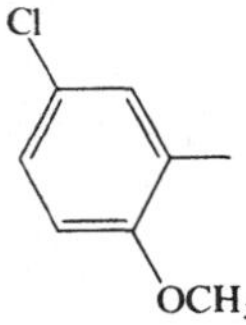 (5-Chlor-2-methoxyphenyl)	—H	—(CH₂)₂—	—C₄H₉(i)	166—167°	11,21
14	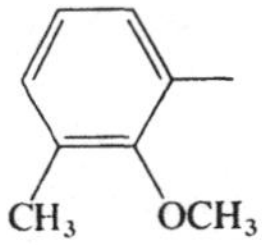 (3-Methyl-2-methoxyphenyl)	—H	—(CH₂)₂—	—C₄H₉(i)	178—179°	11,21
15	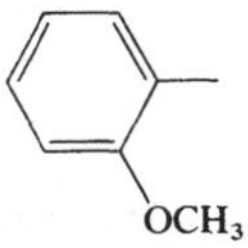 (2-Methoxyphenyl)	—H	—(CH₂)₂—	—C₄H₉ sec.	144—147°	11,21
16	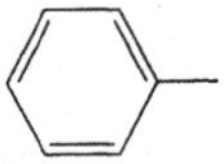 (Phenyl)	—H	—(CH₂)₂—	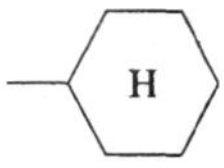 (Cyclohexyl)	233°	11,21
17	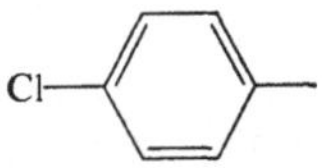 (4-Chlorphenyl)	—H	—(CH₂)₂—	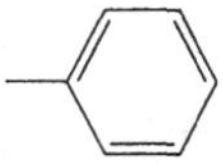 (Phenyl)	228—230°	11,21
18	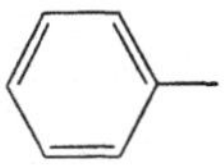 (Phenyl)	—H	—(CH₂)₂—	—OCH₃	198—199°	11,21
19	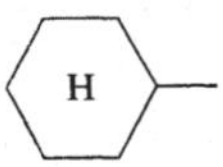 (Cyclohexyl)	—H	—(CH₂)₂—	—OC₃H₇(n)	219—220°	11,21

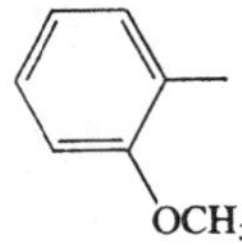

Tabelle 61 (Fortsetzung)

Nr.	R_1	R_2	X	R_3	Fp.	Literatur
20	(2-OCH₃-C₆H₄—)	—H	—$(CH_2)_2$—	—$OC_4H_9(i)$	192—195°	11,21
21	(4-Cl-C₆H₄—)	—H	—$(CH_2)_2$—	—$OC_2H_4OCH_3$	193—194°	11,21

Tabelle 62

$$R_1—SO_2—NH—R_2$$

Nr.	R_1	R_2	Fp.	Literatur
1	H_3C—C₆H₄—	—$COC_3H_7(n)$	82—84°	44,81
2	$(n)H_9C_4$—	—$COC_4H_9(n)$	61—62°	54,5
3	H_3C—C₆H₄—	—$COC_4H_9(i)$	90,5—91,5°	7,4
4	H_3C—C₆H₄—	—$COC_5H_{11}(n)$	79—81°	16,6; 54,5; 70,10
5	H_3C—C₆H₄—	—$COCH_2OCH_3$	124—126°	44,81
6	H_3C—C₆H₄—	—$COCH_2COCH_3$	87—89°	44,81
7	H_3C—C₆H₄—	—$COCH_2$—C₆H₅	148—149°	16,6; 44,87
8	H_3C—C₆H₄—	—CO—C₆H₅		70,10
9	(C₅H₉, H—)	—CO—C₆H₅	133—135°	58,2

Tabelle 62 (Fortsetzung)

Nr.	R_1	R_2	Fp.	Literatur
10	C_6H_{11}— (Cyclohexyl)	—CO—C_6H_4—OCH_3	165—167°	11,31; 58,1; 58,2
11	H_3C—C_6H_4—	—CO—C_6H_4—$OC_3H_7(i)$	171—173°	32,1
12	H_2N—C_6H_4—	—CO—C_6H_4—$OC_3H_7(i)$		32,2

Tabelle 63

Nr.		Fp.	Literatur
1	H_3C—C_6H_4—SO_2NH—CH_2—$CONH$—$C_4H_9(n)$	94—96°	17,11; 43,2; 44,87
2	H_3C—C_6H_4—SO_2NH—CH_2—$CONH$—C_6H_{11}	123—125°	8,1; 44,81
3	Cl—C_6H_4—SO_2NH—CH_2—$CONH$—C_6H_{11}	191—192°	8,1; 48,1
4	H_3C—C_6H_4—SO_2NH—$CH(CH_3)$—$CONH$—$C_4H_9(n)$	108°	11,31
5	H_3C—C_6H_4—SO_2NH—$(CH_2)_2$—$CONH$—C_6H_{11}	175—178°	82,2
6	H_3C—C_6H_4—SO_2NH—CH_2—COO—$C_4H_9(n)$	50—52°	43,2
7	H_3C—C_6H_4—SO_2NH—$CH(CH_3)$—COO—$C_4H_9(n)$	55°	11,31
8	H_3C—C_6H_4—SO_2NH—$CH(C_3H_7(i))$—COO—C_2H_5	54,4—56°	60,1
9	H_3C—C_6H_4—SO_2NH—$CH(CH_3)$—$COOH$	140°	11,31; 17,11

Tabelle 63 (Fortsetzung)

Nr.		Fp.	Literatur
10	Cl—C_6H_4—SO_2NH—$CH(CH_3)$—$COOH$	155°	16,4; 48,1
11	Cl—C_6H_4—$SO_2N(C_4H_9(n))$—CH_2—$CONH$—$C_4H_9(n)$	121°	8,1
12	H_3C—C_6H_4—$SO_2N(C_4H_9(n))$—CH_2—$COOH$	105—106°	8,1; 17,3; 17,4; 17,7; 17,11; 44,87
13	H_3C—$(Cl)C_6H_3$—$SO_2N(C_4H_9(n))$—CH_2—$COOH$	114—115°	17,6; 17,13

Tabelle 64

Nr.		Fp.	Literatur
1	H_3C—C_6H_4—SO_2—NH—(5-CH_3-1,3,4-thiadiazol-2-yl)	223—224°	82,1
2	H_2N—C_6H_4—SO_2—NH—(4-$C_3H_7(n)$-thiazol-2-yl)	143—145°	44,81
3	H_3C—C_6H_4—SO_2—NH—(5-$C_3H_7(i)$-thiazol-2-yl)	153—155°	7,5; 46,3
4	H_3C—C_6H_4—SO_2—NH—(4-$C_4H_9(i)$-thiazol-2-yl)	156—157°	7,5
5	H_3C—C_6H_4—SO_2—NH—(5-NO_2-thiazol-2-yl)	230°	17,9
6	H_2N—C_6H_4—SO_2—NH—(5-$C_3H_7(i)$-4-CH_3-thiazol-2-yl)	155—156°	7,5
7	H_3C—C_6H_4—SO_2—NH—(5-$C_3H_7(i)$-4-CH_3-thiazol-2-yl)	188,5—190°	7,5

Tabelle 64 (Fortsetzung)

Nr.		Fp.	Literatur
8	$H_3C-\langle\rangle-SO_2-NH-$ (4,5,6,7-tetrahydrobenzothiazol-2-yl)		46,3
9	$H_3C-\langle\rangle-SO_2-NH-$ (5-n-butyl-4-oxo-thiazolin-2-yl, $C_4H_9(n)$)	133—134,5°	7,5
10	$H_3C-\langle\rangle-SO_2-NH-$ (5-isobutyl-1,2,4-triazol-3-yl, $C_4H_9(i)$)	165—166°	99,1
11	$H_3C-\langle\rangle-SO_2-NH-$ (1,2,3,4-tetrazol-5-yl)	146—147° Z.	7,6

Tabelle 65

Nr.		Fp.	Literatur
1	$H_3C-\langle\rangle-SO_2-NH-$ (pyridin-2-yl)	112—213°	7,6; 44,81
2	$H_3C-\langle\rangle-SO_2-NH-$ (6-ethylthio-pyridazin-3-yl, SC_2H_5)	144°	31,1
3	$H_3C-\langle\rangle-SO_2-NH-$ (6-chlor-pyridazin-3-yl, Cl)	156°	31,2
4	$H_2N-\langle\rangle-SO_2-NH-$ (1-n-butyl-2,4-dioxo-pyrimidin-5-yl, $C_4H_9(n)$)	244°	18,2
5	$H_3C-\langle\rangle-SO_2-NH-$ (2-oxo-2H-chromen-6-yl)	225—227°	51,1
6	$H_3C-\langle\rangle-SO_2-NH-$ (4-methyl-2-oxo-2H-chromen-6-yl, CH_3)	213—214°	51,1
7	$H_3C-\langle\rangle-SO_2-NH-$ (4,5-dihydrooxazol-2-yl)	129—130°	21,4; 21,11

Tabelle 65 (Fortsetzung)

Nr.		Fp.	Literatur
8	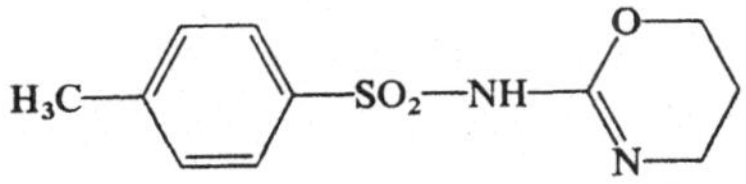 H_3C—⟨⟩—SO_2—NH—(1,3-oxazin)	190—191°	21,12
9	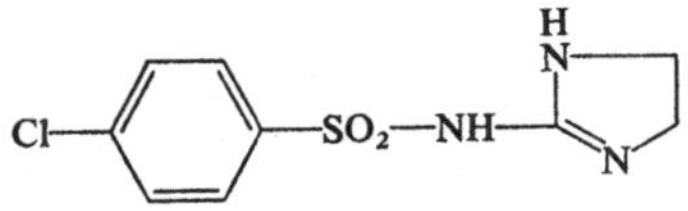 Cl—⟨⟩—SO_2—NH—(imidazolin)		70,10

Tabelle 66

Nr.		Fp.	Literatur
1	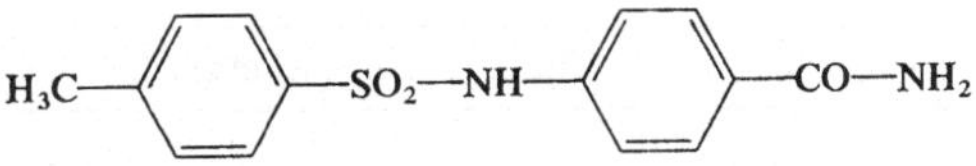 H_3C—⟨⟩—SO_2—NH—⟨⟩—CO—NH_2	181—183°	11,31; 92,1; 92,2
2	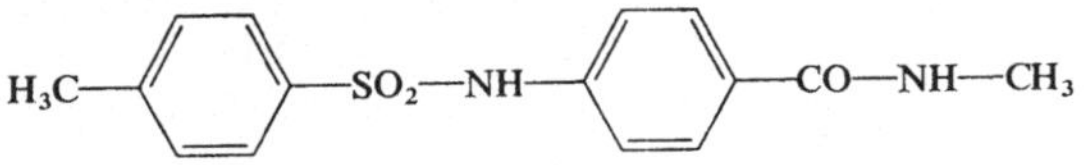 H_3C—⟨⟩—SO_2—NH—⟨⟩—CO—NH—CH_3		92,2
3	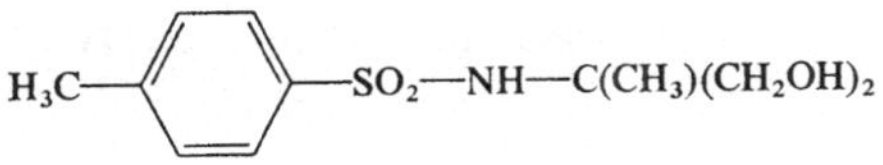 H_3C—⟨⟩—SO_2—NH—$C(CH_3)(CH_2OH)_2$	124—126°	16,4
4	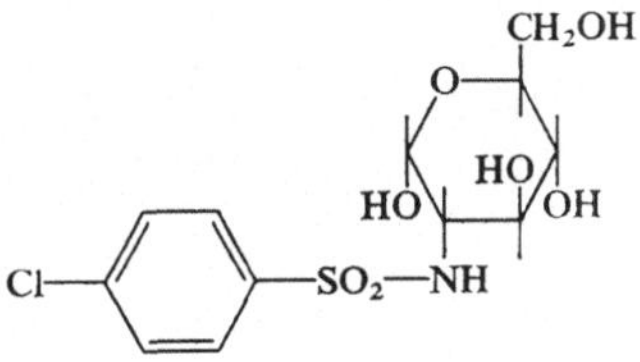 Cl—⟨⟩—SO_2—NH—(glucosyl)	198—200°	100,3; 100,4
5	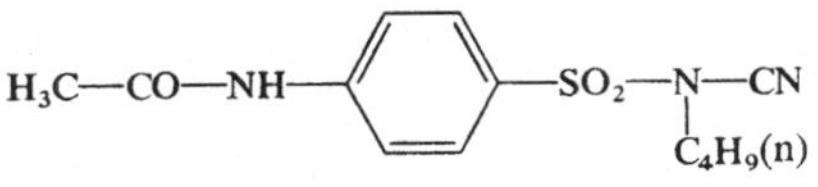 H_3C—CO—NH—⟨⟩—SO_2—N(—CN)($C_4H_9(n)$)		83,1
6	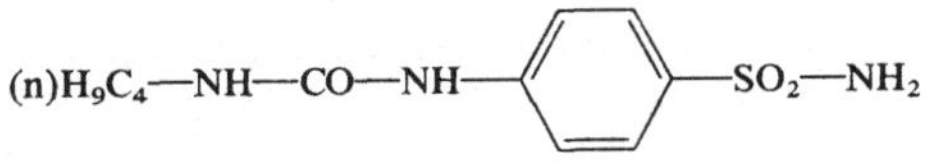 $(n)H_9C_4$—NH—CO—NH—⟨⟩—SO_2—NH_2	196—199°	7,4; 18,2; 44,81
7	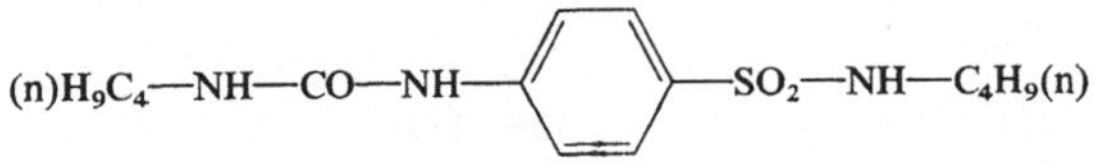 $(n)H_9C_4$—NH—CO—NH—⟨⟩—SO_2—NH—$C_4H_9(n)$	139—141°	44,81
8	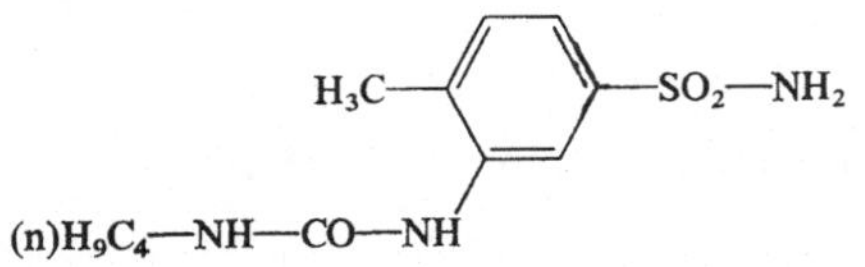 H_3C—⟨⟩(—SO_2—NH_2)(—NH—CO—NH—$C_4H_9(n)$)	163—165°	16,4

Tabelle 66 (Fortsetzung)

Nr.		Fp.	Literatur
9	$(n)H_9C_4$—NH—CS—NH—⟨C$_6$H$_4$⟩—SO_2—NH_2	170—171°	7,4
10	H_2N—C(=NH)—NH—C(=NH)—NH—⟨C$_6$H$_4$⟩—SO_2—$NH_2 \cdot HCl$	207—208°	44,81; 8a,2
11	H_2N—C(=NH)—NH—C(=NH)—NH—CH_2—⟨C$_6$H$_4$⟩—SO_2—$NH_2 \cdot HCl$	175—176°	8a,1; 8a,2
12	H_2N—C(=O)—NH—C(=NH)—NH—⟨C$_6$H$_4$⟩—SO_2—$NH_2 \cdot HCl$	236°	68a,1

Tabelle 67

Nr.		Fp.	Literatur
1	H—⟨C$_6$H$_4$⟩—SO_2—N(imidazolidinon-NH)(=O)	155—156°	21,4; 21,5; 21,6; 21,11; 21,13;
2	H_3C—⟨C$_6$H$_4$⟩—SO_2—N(imidazolidinon-NH)(=O)	163—164°	21,4; 21,5; 21,6; 21,11; 21,13; 44,87
3	Cl—⟨C$_6$H$_4$⟩—SO_2—N(imidazolidinon-NH)(=O)	228—229°	21,4; 21,5; 21,6; 21,11; 21,13; 44,87
4	H_3C—⟨C$_6$H$_4$⟩—SO_2—N(tetrahydropyrimidinon-NH)(=O)	183—184°	21,12; 21,13; 44,87
5	Cl—⟨C$_6$H$_4$⟩—SO_2—N(tetrahydropyrimidinon-NH)(=O)	195—196°	21,12; 21,13; 44,87
6	H_3C—⟨C$_6$H$_4$⟩—SO_2—N(morpholinon)(=O)	136—138°	17,11
7	H—⟨C$_6$H$_4$⟩—SO_2—N(imidazolidinon)N—CH_2—CH=CH_2 (=O)	72,5°	82,2

Tabelle 67 (Fortsetzung)

Nr.		Fp.	Literatur
8	H_3C—⟨benzene⟩—SO_2—N(ring, C=O)N—CH_2—CH=CH_2	69°	82,2
9	H_3C—⟨benzene⟩—SO_2—N(ring, C=O)N—$C_4H_9(n)$	73°	82,2
10	Cl—⟨benzene⟩—SO_2—N(ring, C=O)N—CH_2—CH=CH_2	112°	82,2
11	H_3C—⟨benzene⟩—SO_2—N(ring, C=O)N—CH_2—CH=CH_2	bp 10^{-5} mm 230°	82,2
12	H_3C—⟨benzene⟩—SO_2—N(benzimidazolone ring)NH	211—215°	93,15
13	H_3C—⟨benzene⟩—SO_2—N(hydantoin ring)N—$C_4H_9(n)$	153°	17,12; 44,87; 61,1; 103,1
14	Cl,F—⟨benzene⟩—SO_2—N(hydantoin ring)N—$C_4H_9(n)$	185°	49,2
15	H_3C—⟨benzene⟩—SO_2—N(uracil ring)N—$C_4H_9(n)$	157—158°	18,2
16	H_3C—⟨benzene⟩—SO_2—N(hydantoin ring)N—(5-phenyl-1,3,4-thiadiazol-2-yl)	100—102°	37,1
17	Cl—⟨benzene⟩—SO_2—N(hydantoin ring)N—(thiazol-2-yl)	132°	91,3

Tabelle 68

Nr.		Fp.	Literatur
1	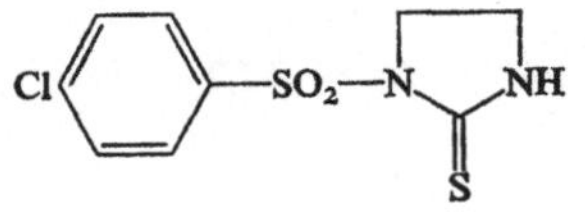	210—211°	21,12; 21,13
2	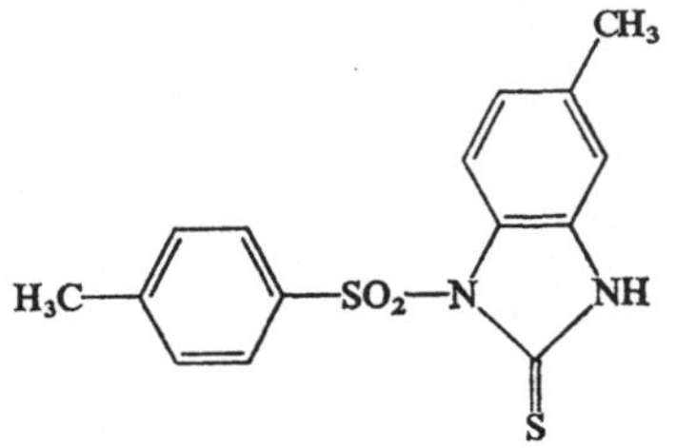	148,5—150°	93,15
3	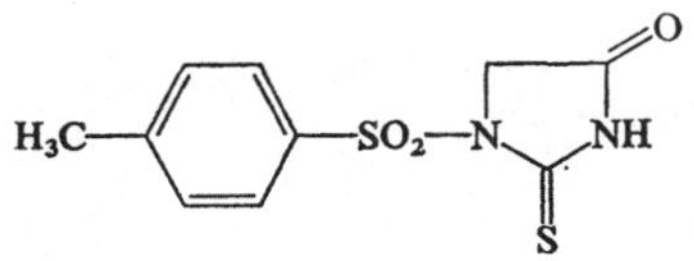	228—230°	103,1
4	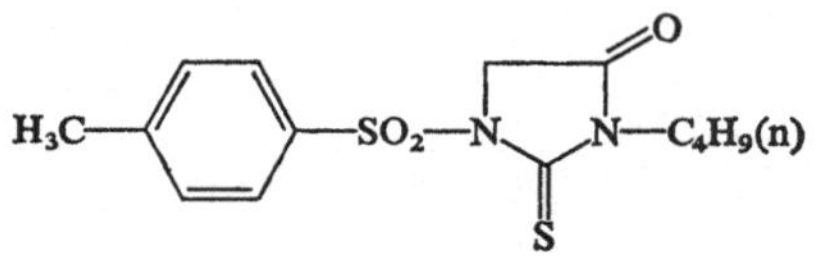	106°	61,1; 103,1
5	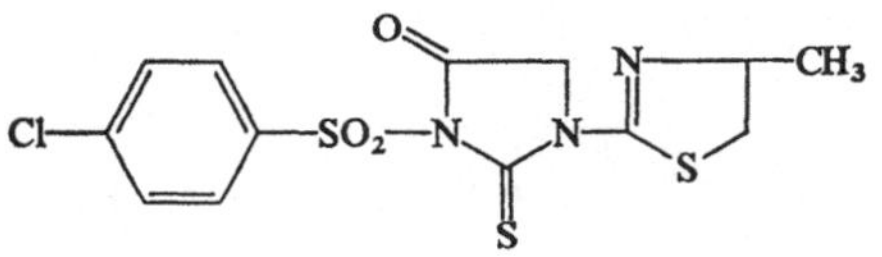	192°	91,3
6	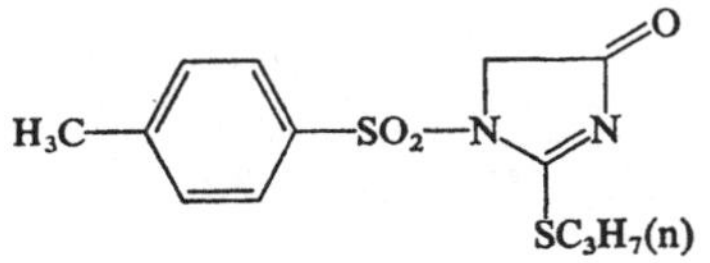	189—190°	81,1; 103,2
7	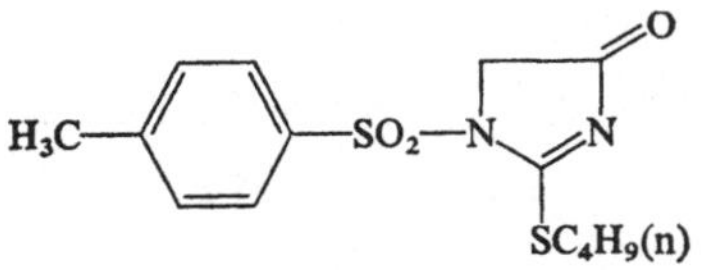	127°	61,1; 81,1
8	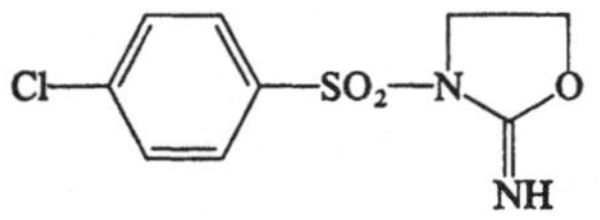	134—135°	21,12; 21,13
9	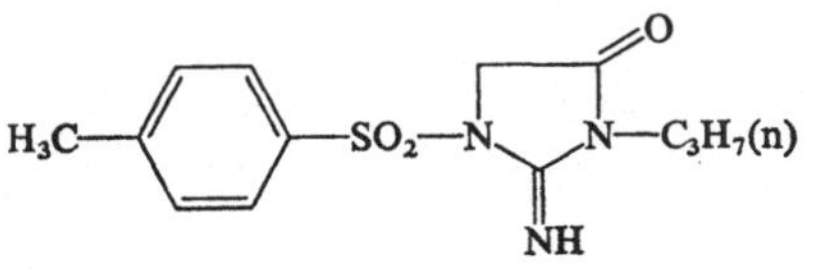	142°	17,8; 17,12

Tabelle 68 (Fortsetzung)

Nr.		Fp.	Literatur
10	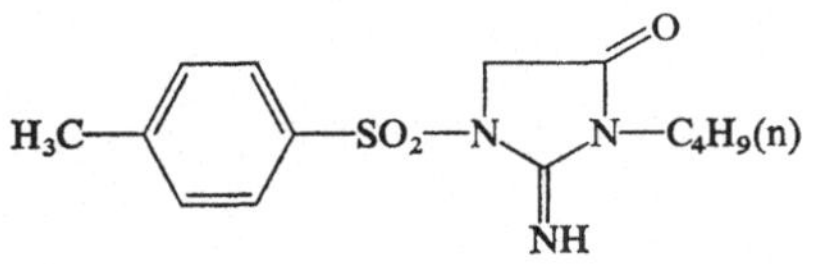 H_3C—C₆H₄—SO_2—N(imidazolidinon)—$C_4H_9(n)$, =NH	142°	17,8; 17,12
11	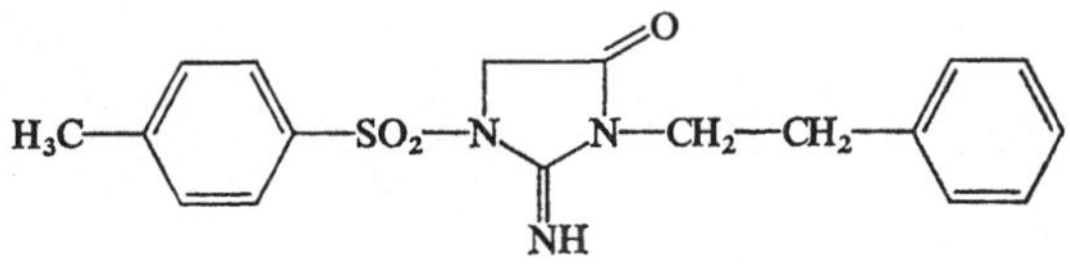 H_3C—C₆H₄—SO_2—N(imidazolidinon)—CH_2—CH_2—C₆H₅, =NH	161°	17,8; 17,12

Tabelle 69

Nr.		Fp.	Literatur
1	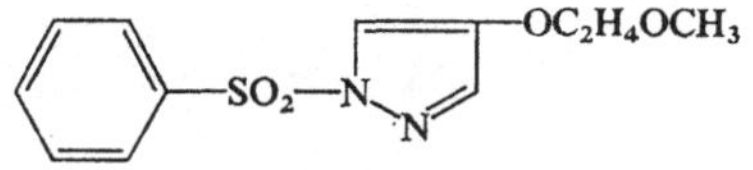 C₆H₅—SO_2—N(pyrazol)—$OC_2H_4OCH_3$	46°	9,13
2	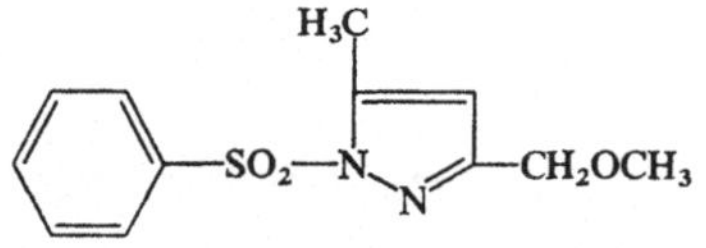 C₆H₅—SO_2—N(pyrazol, H_3C)—CH_2OCH_3	bp 0,5 mm 157—163°	4,2
3	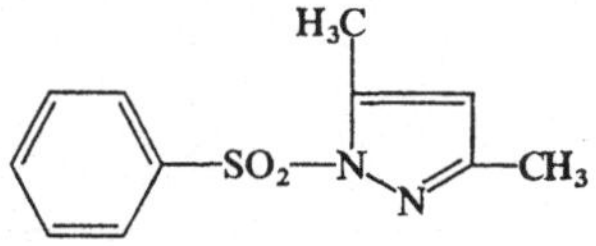 C₆H₅—SO_2—N(pyrazol, H_3C)—CH_3	67—71°	4,2
4	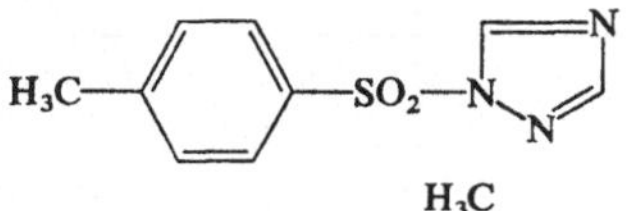 H_3C—C₆H₄—SO_2—N(triazol)	143—145°	4,1
5	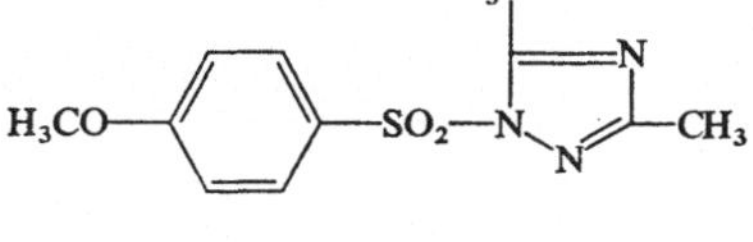 H_3CO—C₆H₄—SO_2—N(triazol, H_3C)—CH_3	107—108°	4,1
6.	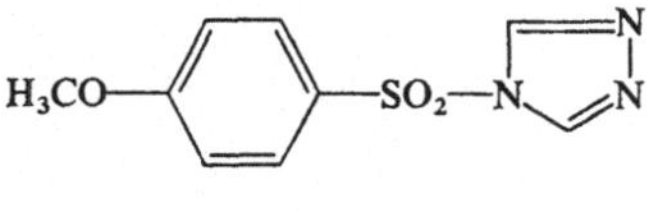 H_3CO—C₆H₄—SO_2—N(triazol)	128—130°	4,1
7	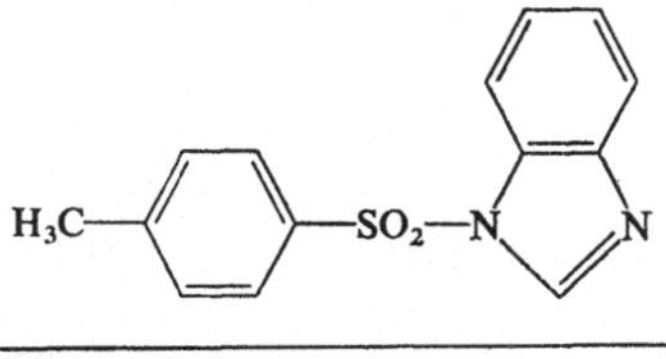 H_3C—C₆H₄—SO_2—N(benzimidazol)	246°	91,2

Tabelle 69 (Fortsetzung)

Nr.		Fp.	Literatur
8	(1-Naphthyl)—SO$_2$—N(benzimidazolin-1-yl)—2-C$_3$H$_7$(n)	231°	91,2
9	Cl—C$_6$H$_4$—SO$_2$—N(pyrrolidino)	100—101°	21,12; 21,13
10	H$_3$C—C$_6$H$_4$—SO$_2$—N(1,2,3,6-tetrahydropyridino)	102—104°	16,4
11	H$_3$C—C$_6$H$_4$—SO$_2$—N(piperidino)-3,4-di-OCOCH$_3$	106—107° trans 131—133° cis	16,4
12	H$_3$C—C$_6$H$_4$—SO$_2$—N(piperazino)—N—(2-hydroxycyclohexyl)	169—171°	16,4
13	H$_3$C—C$_6$H$_4$—SO$_2$—N(piperazino)—N—CO—NH—C$_4$H$_9$(n)	133—135°	16,4

Tabelle 70

Nr.		Fp.	Literatur
1	C$_6$H$_5$—SO$_2$—N=(4-oxo-thiazolidin-2-yliden)	174—175°	81,2; 103,3
2	H$_3$C—C$_6$H$_4$—SO$_2$—N=(4-oxo-thiazolidin-2-yliden)	181—184°	103,3
3	H$_3$C—C$_6$H$_4$—SO$_2$—N=(3-methyl-4-oxo-thiazolidin-2-yliden)	174—175°	7,6; 103,4
4	H$_3$C—C$_6$H$_4$—SO$_2$—N=(3-n-butyl-4-oxo-thiazolidin-2-yliden)	168°	61,1

Tabelle 70 (Fortsetzung)

Nr.		Fp.	Literatur
5	H_3C—⟨C₆H₄⟩—SO_2—N=⟨thiazolidinon, HN, O, S⟩=CH—⟨C₆H₅⟩	234—235°	103,3
6	H_3C—⟨C₆H₄⟩—SO_2—N, H_3C—⟨C₆H₄⟩—SO_2—N=⟨thiazol, S⟩—C_3H_7(i)	162—164°	7,5
7	H_3C—⟨C₆H₄⟩—SO_2—N—N, H_3C—⟨C₆H₄⟩—SO_2—N=⟨thiadiazol, S⟩—C_7H_{15}(n)	128,5—129,5°	7,5

Tabelle 71

Nr.		Fp.	Literatur
1	⟨benzo ring, O, C⟩N—CO—NH—C_4H_9(n), S, O_2	130—131°	16,2
2	⟨benzo ring⟩C—NH—C_4H_9(n), N, S, O_2		70,10
3	⟨benzo ring⟩ H—N—CO—NH—S—O_2	292—293°	44,81; 52,8
4	Cl—⟨benzo ring⟩ H—N—CO—NH—S—O_2	304°	11,31; 16,4; 46,5; 52,4; 52,7; 52,8
5	⟨benzo ring⟩ C_4H_9(n)—N—CO—NH—S—O_2	139—140°	44,87; 94,1
6	H_3C—⟨benzo ring⟩ C_4H_9(n)—N—CO—NH—S—O_2	173—174°	11,31; 46,5; 94,1

Tabelle 71 (Fortsetzung)

Nr.		Fp.	Literatur
7	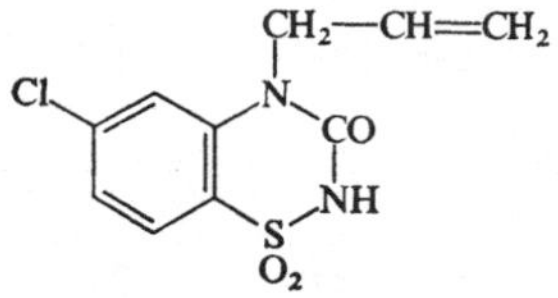	176°	52,7; 52,8
8	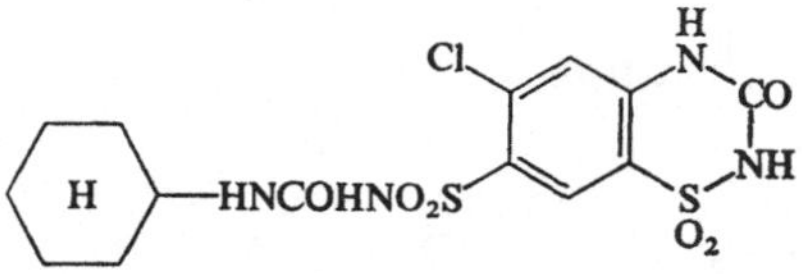		52,8

Tabelle 72

Nr.		Fp.	Literatur
1	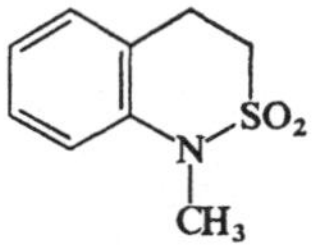	80—82°	84,4
2	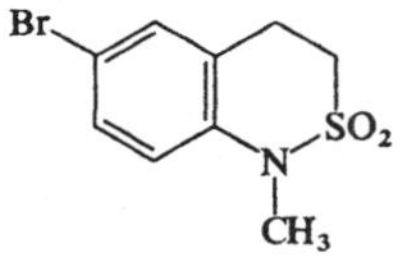	109—111°	84,4
3	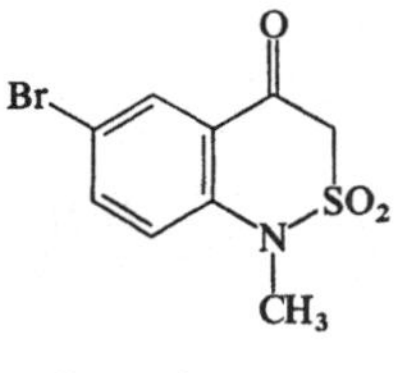	155—161°	84,5
4	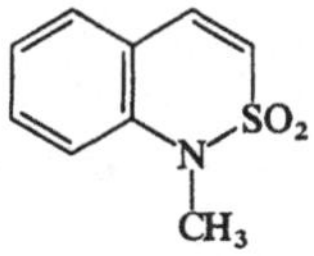	69,5—70°	84,3
5	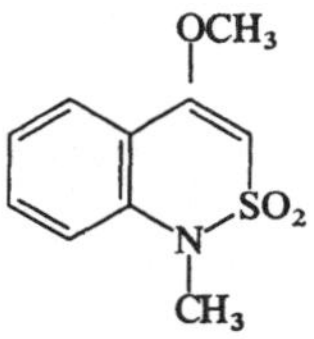	153—155°	84,5

Tabelle E 1 CH_3—⬡—SO_2—NH—CO—NH—R

Nr.	R	Fp.	Literatur
1	(Cyclohexyl, H, $C_3H_7(i)$)	158—159°	44,100
2	(Cyclohexyl, H, $C_4H_9(sec.)$)	181—183°	44,100
3	(Cyclohexyl, HO, H)	cis. 157—161° trans. 160°	45,5; 14,2 45,5; 14,3
4	(Cyclohexanon derivat, O)	165—167°	45,5
5	(Bicyclisches HO derivat)	192—195°	45,6; 14,6
6	(Bicyclisches O derivat)	204°	45,6; 80,5
7	(Norbornyl derivat)	207—209°	33,15
8	(Oxabicyclo derivat)	165—166°	33,17
9	—CH_2—$COOC_4H_9$ (tert.)	157—158°	33,11

10	—CH—$COOC_4H_9$ (tert.)
	    |
	    CH_3
		137—138°	33,11

11	CH_3 | —C—$COOC_4H_9$ (tert.) | CH_3	181—182°	33,11
12	—CH_2—⬡(CH_3)	166,7°	27a,1

Tabelle E 1 (Fortsetzung)

Nr.	R	Fp.	Literatur
13	—CH₂— (2,4-dimethylphenyl)	172°	27 a,1
14	1-methylpyrrolidin-2-yl	192—193°	74 b 1; 74 b 2
15	1-ethylpyrrolidin-2-yl	179—180°	74 b 1; 74 b 2
16	pyrrolidinyl-cyclohexyl	182—183°	74 b 1; 74 b 2
17	azabicyclo	157—160°	77 a,1
18	—CH₂—(1-hydroxycyclohexyl)		14,4
19	—CH₂—C(OH)(CH₂)₁₁		14,4
20	—CH₂—CH₂—N(azepanyl)	155—156°	71 a,1
21	—CH₂—CH₂—CH₂—CH₂—SO₂—N(azepanyl)	175°	71 a,1

Tabelle E 3, 6, 15

$$A-C_6H_3(B)-SO_2-NH-CO-NH-R$$

Nr.	A	B	R	Fp.	Literatur
1	H—	CH₃—	—C₂H₅	147—148°	40,4
2	H—	F—	—C₆H₁₁	173—174°	40,4
3	H—	Cl—	—C₄H₉ (i)	116—117°	40,4
4	H—	CF₃—	—C₃H₇ (i)	144—145°	40,4

Tabelle E 3, 6, 15 (Fortsetzung)

Nr.	A	B	R	Fp.	Literatur
5	CH_3—O—	—COOH	—C_4H_9(n)	159—160°	74 d,1
6	CH_3—O—	—COOCH$_3$	—C_3H_7(n)	139—140°	74 d,1
7	CH_3—O—	—CONH$_2$	—C_4H_9(n)	202—203°	74 d,1
8	CH_3—O—	—CO—NH—C$_2$H$_5$	—C_4H_9(n)	162—163°	74 d,1

Tabelle E 17 c X—NH—CH$_2$—CH$_2$—C$_6$H$_4$—SO$_2$—NH—CO—NH—R

Nr.	X	R	Fp.	Literatur
1	5-Cl-2-OCH$_3$-C$_6$H$_3$—CO—	(Cyclopentenyl)	188—189°	44,96
2	5-CH$_3$-2-OCH$_3$-C$_6$H$_3$—CO—	(2-Methylcyclopentyl)	511—153°	44,96
3	5-Cl-2-OCH$_3$-C$_6$H$_3$—CO—	(2-Chlorcyclopentyl)	196—198°	44,96
4	5-Cl-2-(O-C$_6$H$_5$)-C$_6$H$_3$—CO—	(Cyclohexyl)	175—177°	44,89; 44,101
5	5-Cl-2-OCH$_3$-C$_6$H$_3$—CO—	(Cyclohexenyl)	169—170°	44,99

Tabelle E 17c (Fortsetzung)

Nr.	X	R	Fp.	Literatur
6	CH_3 ... $CO-$ ... $O-CH_2-O-CH_3$	H — CH_3	199—201°	44,76; 44,101
7	CH_3 ... $CO-$ ... CH_3	H — Cl	179—181°	44,91 44,101
8	Cl ... $CO-$ ... OCH_3	HO ... H ... cis	176—177°	45,5
9	CH_3 ... $CO-$ ... CH_3	CH_3	173—175°	44,91 44,101
10	CH_3 ... $CO-$ ... OCH_3	CH_3	149—151°	44,91 44,101
11	CH_3- ... $CO-$ ... Cl	CH_3	185—187°	44,91 44,101
12	Cl ... $CO-$ ... OCH_3	CH_3 CH_3	170—172°	44,96
13	CH_3 ... $CO-$ ... OCH_3	H	140°	44,95 44,101

Tabelle E 17c (Fortsetzung)

Nr.	X	R	Fp.	Literatur
14	5-Cl-2-OCH₃-C₆H₃-CO—		175—177°	44,96
15	5-Cl-2-OCH₃-C₆H₃-CO—		158°	44,96
16	5-Cl-2-OCH₃-C₆H₃-CO—		140—142°	44,96
17	5-CH₃O-2-OCH₃-C₆H₃-CO—		163—165°	44,93 44,101
18	5-CH₃-2-OCH₃-C₆H₃-CO—		172—173°	44,91 44,101
19	5-Cl-2-OCH₃-C₆H₃-CO—		177—179°	44,96
20	5-Cl-2-OCH₃-C₆H₃-CO—		196—198°	44,96
21	5-Cl-2-OCH₃-C₆H₃-CO—		158—161°	33,22

Tabelle E 17c (Fortsetzung)

Nr.	X	R	Fp.	Literatur
22	5-CF₃, 2-OCH₃ benzoyl (–CO–)	–⟨H⟩–CH₃	168—170°	44,94 44,101
23	5-Acetyl-2-OCH₃ benzoyl (–CO–)	–⟨H⟩	162—163°	44,94 44,101
24	⟨H⟩–O–CH₂–CH₂–CO–	–⟨H⟩–CH₃	145—147°	44,65 44,101
25	4-CH₃, 3-CH₃ phenoxy –O–CH₂–CO–	–⟨H⟩–CH₃	185,5°	44,64 44,101
26	⟨⟩–S–CH₂–CH₂–CO–	–⟨H⟩–CH₃	152—153°	44,64 44,101
27	Indanyl –CO–	–⟨H⟩–CH₃	190—192°	44,66 44,101
28	Fluorenyl-9 –CO–	–⟨H⟩	207—208°	11,41 44,101
29	Fluorenyl-9 –CH₂–CO–	–⟨H⟩–OCH₃	196—197°	44,101 11,41

Tabelle E 17 c (Fortsetzung)

Nr.	X	R	Fp.	Literatur
30	O (Xanthen-9-yl)—CH$_2$—CO—	H—CH$_3$	208—210°	44,101 11,41
31	(Dibenzocycloheptadienyl)—CH$_2$—CO—	H—CH$_3$	174—175°	44,101 11,41
32	3-OCH$_3$-thiophen-2-yl—CO—	H—Cl	196—197°	44,91 44,101
33	5-Cl-thiophen-2-yl—CO—	H—CH$_3$	190—192°	44,68 44,101
34	5-Cl-3-OCH$_3$-thiophen-2-yl—CO—	H—CH$_3$	206—207° USP. 3494936	44,68
35	(Tetrahydrobenzothiophen-2-yl)—CO—	H—CH$_3$	127—129°	44,68 44,101
36	Furan-2-yl—CH=CH—CO—	H	200°	44,68 44,101
37	3-CH$_3$-isoxazol-5-yl—CO—	H	206°	9,17
38	5-CH$_3$-isoxazol-3-yl—CO—	H	198°	9,17

Tabelle E 17c (Fortsetzung)

Nr.	X	R	Fp.	Literatur
39	(1,5-Dimethylpyrazol-3-yl)-CO—	H	205—207°	9,17
40	(3-Methylisothiazol-5-yl)-CO—	H	176°	9,17
41	(3-Methyl-5-methylisoxazol-4-yl)-CH₂—CO—	H	160—163°	9,17
42	(Pyridin-3-yl)-CO—	H—CH₃	123—124°	44,68 / 44,101
43	C₆H₅—NH—CO—	H—CH₃	180—181°	44,72 / 44,101
44	C₆H₅—CH₂—N(CH₃)—CO—	H—CH₃	177—179°	44,72 / 44,101
45	(3-Chlorphenyl)-N(CH₃)—CO—	H—CH₃	150—152°	44,90 / 44,101
46	(3,4-Dimethylphenyl)-N(CH₃)—CO—	H—CH₃	157—159°	44,90 / 44,101
47	(Indolin-1-yl)-CO—	H	200—202°	44,90 / 44,101
48	CH₂=CH—CH₂—NH—C(=S)—	H—CH₃	166—168°	44,72 / 44,101

Tabelle E 17 c (Fortsetzung)   X—NH—Y—$\langle$C6H4$\rangle$—SO$_2$—NH—CO—NH—R

Nr.	X-NH-Y—	R	Fp.	Literatur
49	$\langle$C6H5$\rangle$—CO—NH—CH$_2$—	$\langle$cycloheptyl$\rangle$H	203°	44,64 / 44,101
50	$\langle$C6H5$\rangle$—CO—NH—CH(CH$_3$)—	$\langle$cyclohexyl$\rangle$H	190—191°	44,64 / 44,101
51	$\langle$C6H5$\rangle$—CO—NH—CH$_2$—CH(CH$_3$)—	$\langle$cyclohexyl$\rangle$H	176—178°	44,64 / 44,101
52	$\langle$C6H5$\rangle$—CO—NH—CH(CH$_3$)—CH$_2$—	$\langle$cyclohexyl$\rangle$H—CH$_3$	204°	44,64 / 44,101
53	$\langle$C6H5$\rangle$—CO—NH—CH$_2$—C(CH$_3$)$_2$—	$\langle$cyclohexyl$\rangle$H—CH$_3$	190—191°	44,64 / 44,101
54	$\langle$C6H5$\rangle$—CO—NH—CH$_2$—CH$_2$—CH$_2$—	$\langle$cyclohexyl$\rangle$H—CH$_3$	189°	44,64 / 44,101
55	$\langle$C6H5$\rangle$—CO—NH—(CH$_2$)$_4$—	$\langle$cyclohexyl$\rangle$H	163°	44,64 / 44,101

Tabelle E 17 c (Fortsetzung)   A—SO$_2$—NH—CO—NH—R

Nr.	A	R	Fp.	Literatur
56	$\langle$C6H5$\rangle$—CO—N(CH$_2$—C6H5)—CH$_2$—CH$_2$—$\langle$C6H4$\rangle$—	$\langle$cyclohexyl$\rangle$H	135—137° Zers.	44,101 / 44,64
57	$\langle$C6H5$\rangle$—CO—NH—CH$_2$—CH$_2$—$\langle$2-Cl-C6H3$\rangle$—	$\langle$cyclohexyl$\rangle$H	106—108° Zers.	44,101 / 44,64
58	$\langle$C6H5$\rangle$—CO—NH—CH$_2$—CH$_2$—$\langle$2,4,6-(CH$_3$)$_3$-C6H$_2$$\rangle$—	$\langle$cyclohexyl$\rangle$H	197—199°	44,101 / 44,64

14*

Tabelle E 17c (Fortsetzung)

Nr.	A	R	Fp.	Literatur
59	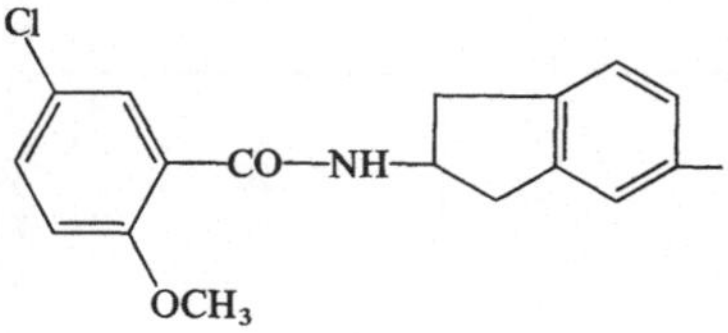 (5-Chlor-2-methoxy-benzoyl)—CO—NH—Indan	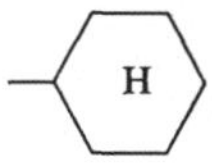 H	124—126°	44,101 11,36
60	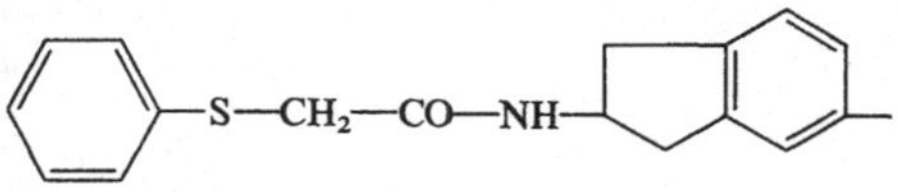 Phenyl—S—CH₂—CO—NH—Indan	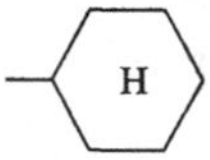 H	144—146°	44,101 11,36
61	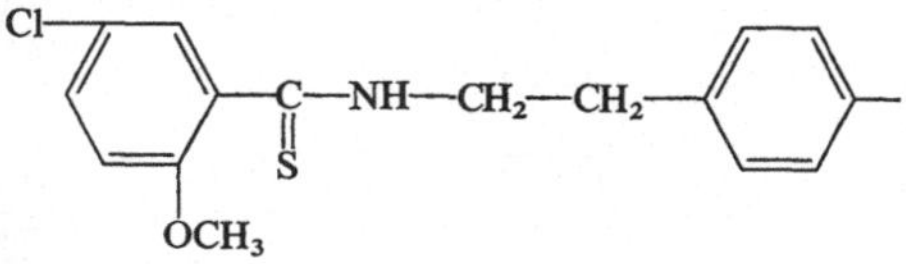 (Cl, OCH₃-phenyl)—C(S)—NH—CH₂—CH₂—phenyl	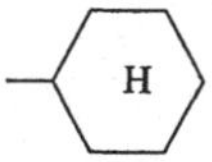 H	171—172°	44,101 44,92

Tabelle E 23a [a]   CH₃—phenyl—SO₂—NH—CO—A

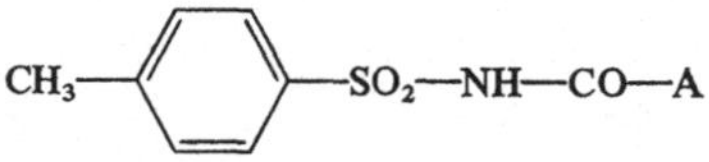

Nr.	A	Fp.	Literatur
1	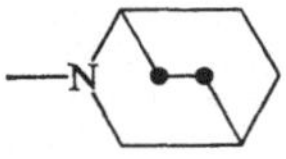 —N (bicyclic)	183—185°	77a,1; 76,1
2	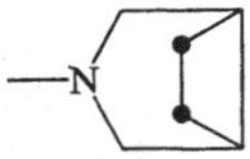 —N (bicyclic)	138°	9,16
3	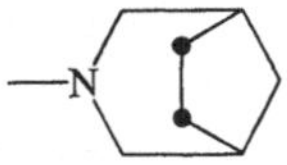 —N (bicyclic)	260° Na-Salz	9,16
4	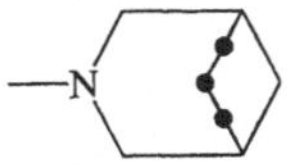 —N (bicyclic)	168°	9,16
5	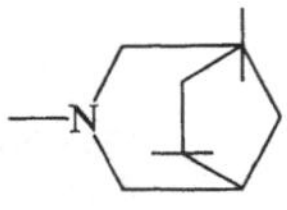 —N (bicyclic)	210°	9,16
6	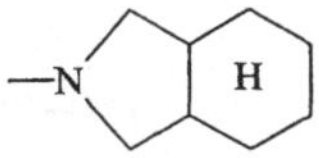 —N (bicyclic) H	143—144°	75,9

[a] Tabelle E 23 s. S. 124

Tabelle E 23a (Fortsetzung)

Nr.	A	Fp.	Literatur
7	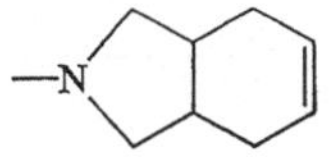	150—151°	75,9
8	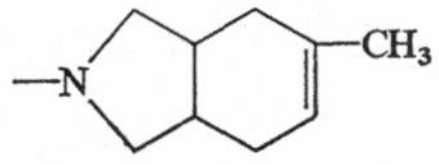	108—109°	75,9
9	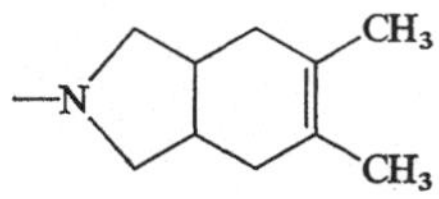	152—153°	75,9
10	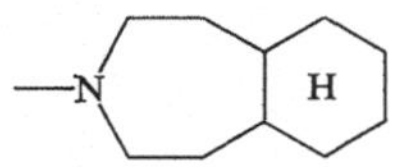	167,5—169°	33,13
11	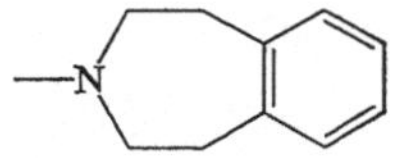	158,5—160°	33,14
12	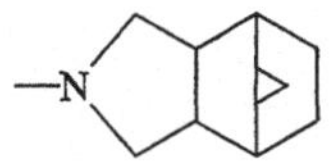	124—126°	9,15
13	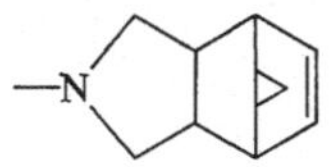	90°	9,15
14	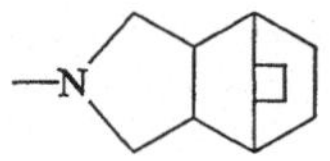	172—174°	9,15
15	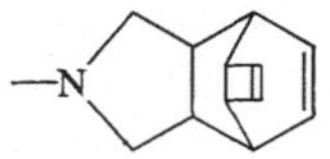	147—148°	9,15
16	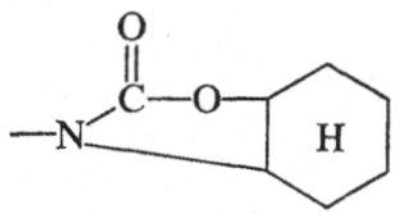	180—181°	14,5; 45,5
17	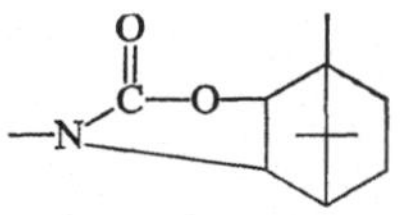	155°	14,6; 45,6

Tabelle E 23   X—NH—CH$_2$—CH$_2$—⟨benzene⟩—SO$_2$—NH—CO—A

Nr.	X	A	Fp.	Literatur
1	5-Cl-2-OCH$_3$-benzoyl (—CO—)	Piperidino (—N⟨ring⟩)	184—186°	44,98
2	5-Cl-2-OCH$_3$-benzoyl (—CO—)	4,4-Dimethylpiperidino	145°	44,98
3	5-Cl-2-OCH$_3$-benzoyl (—CO—)	Hexahydroazepino	100—102°	44,98
4	5-Cl-2-OCH$_3$-benzoyl (—CO—)	Octahydroisoindolino	193—195°	44,98
5	5-Cl-2-OCH$_3$-benzoyl (—CO—)	Hexahydroisoindolino	161—163°	44,98
6	5-Cl-2-OCH$_3$-benzoyl (—CO—)	Azabicyclo	178—180°	44,98
7	5-Cl-2-OCH$_3$-benzoyl (—CO—)	Azaspiro	125°	44,98

Tabelle E 23 (Fortsetzung)

Nr.	X	A	Fp.	Literatur
8	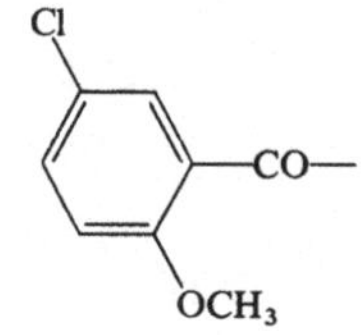 5-Cl, 2-OCH$_3$-benzoyl (—CO—)	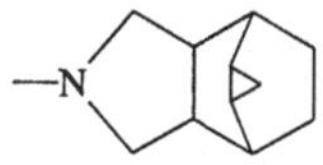	186—188°	44,98
9	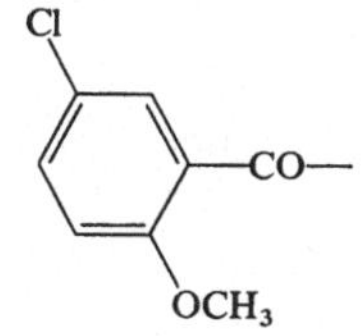 5-Cl, 2-OCH$_3$-benzoyl (—CO—)	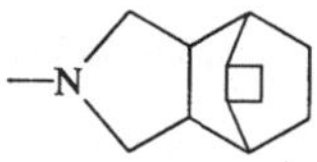	175—176°	44,98
10	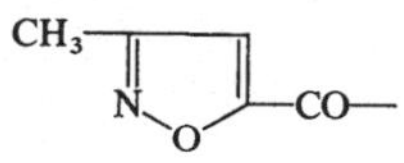 3-CH$_3$-isoxazol-5-yl (—CO—)	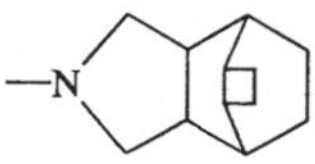	145°	9,17
11	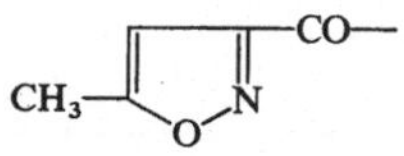 5-CH$_3$-isoxazol-3-yl (—CO—)	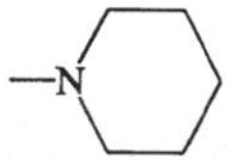	183°	9,17

Tabelle E 25 c/d $\quad$ CH$_3$—C$_6$H$_4$—SO$_2$—NH—CO—NH—R

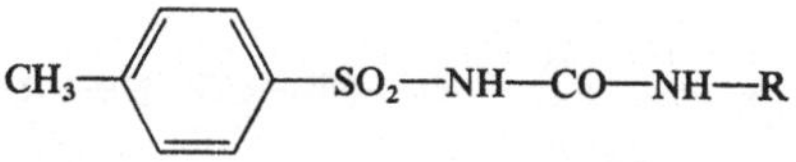

Nr.	R	Fp.	Literatur
1	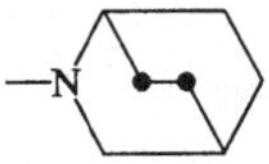	212°	9,14; 33,16; 77a,1; 11,38
2	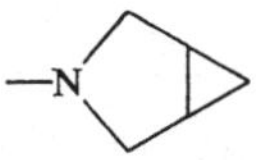	206—207°	80,3
3	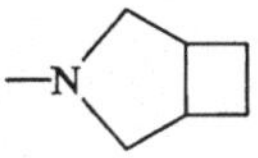	228—230°	80,3
4	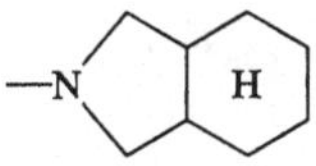	161—162°	75,12; 80,2
5	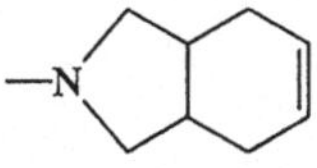	179—181°	75,12; 80,2
6	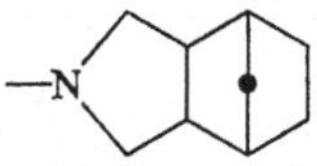	176°	75,11; 80,2

Tabelle E 25 c/d (Fortsetzung)

Nr.	R	Fp.	Literatur
7	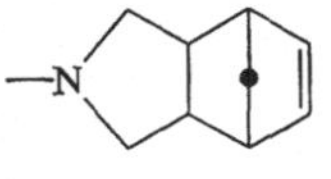	188—190°	75,11; 80,2
8	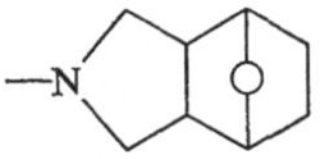	174—175°	75,11
9	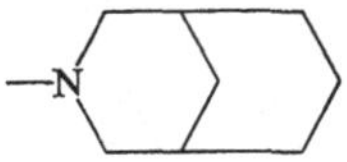	172—174°	11,34
10	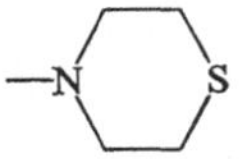	210—212°	85b,1
11	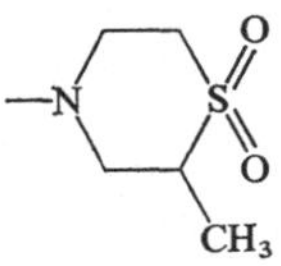	228—229° Zers.	85b,1

Tabelle E 32 $A-\!\!\!\!\bigcirc\!\!\!\!-SO_2-NH-CO-NH-R$

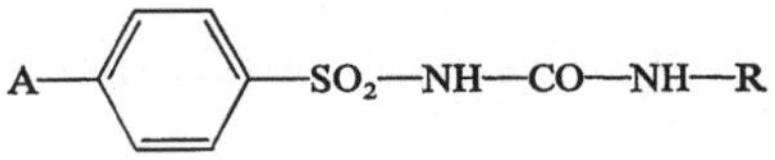

Nr.	A	R	Fp.	Literatur
1	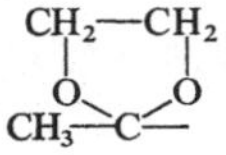	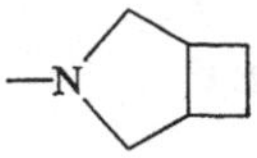	190°	75,10
2	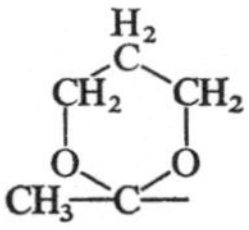	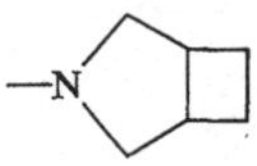	170—172°	75,10
3	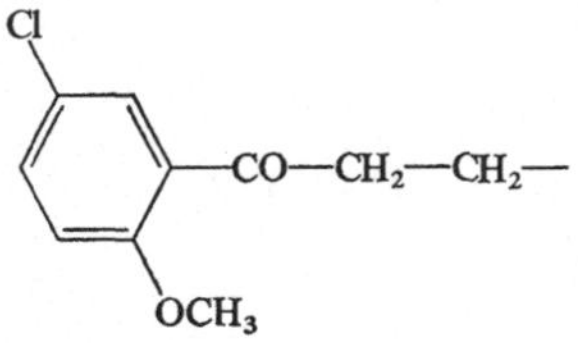	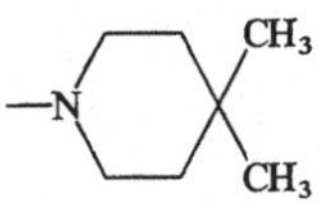	146°	11,37
4	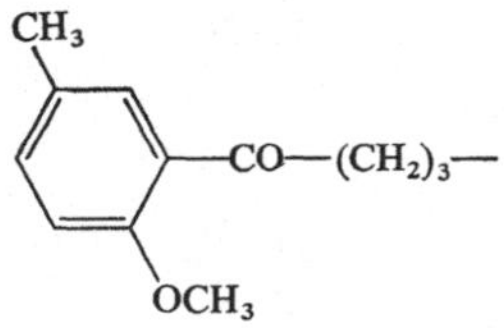	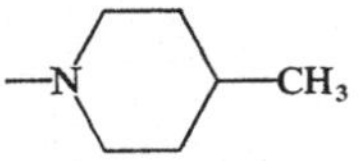	135—136°	11,37

Tabelle E 33 $X-NH-CH_2-CH_2-C_6H_4-SO_2-NH-CO-NH-R$

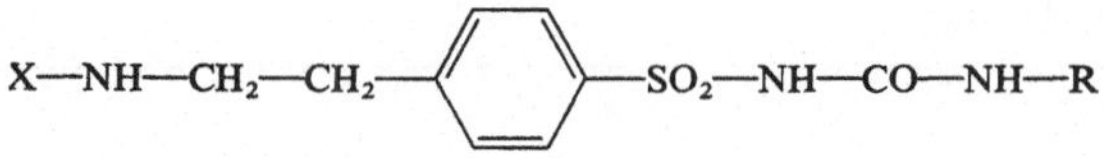

Nr.	X	R	Fp.	Literatur
1	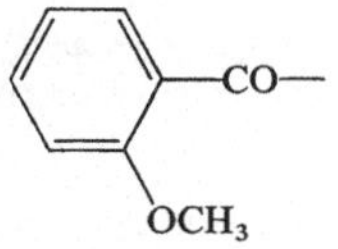 2-OCH₃-C₆H₄-CO—	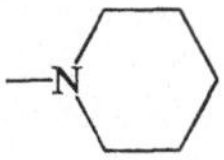 Piperidino	157—159°	44,75 44,102
2	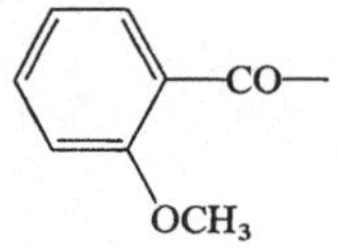 2-OCH₃-C₆H₄-CO—	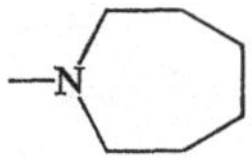 Azepanyl	155—157°	44,75 44,102
3	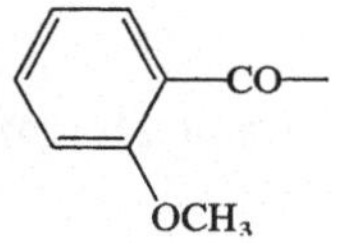 2-OCH₃-C₆H₄-CO—	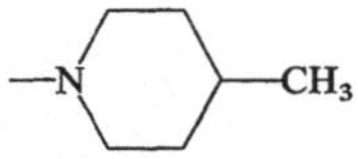 4-CH₃-Piperidino	164°	44,75 44,102
4	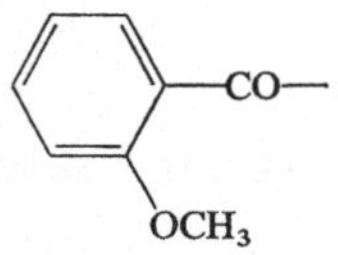 2-OCH₃-C₆H₄-CO—	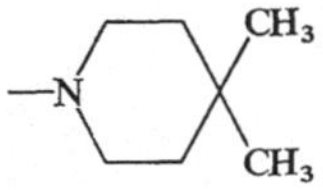 4,4-(CH₃)₂-Piperidino	155—157°	44,75 44,102
5	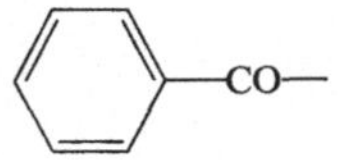 C₆H₅-CO—	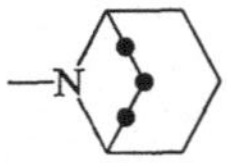 Azabicyclo	229—230°	44,75 44,102
6	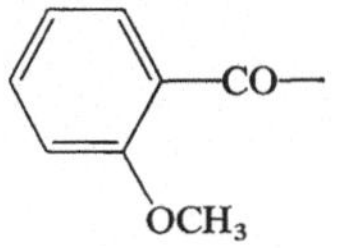 2-OCH₃-C₆H₄-CO—	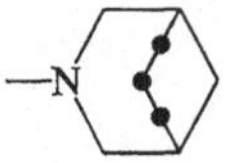 Azabicyclo	170—171°	44,75 44,102
7	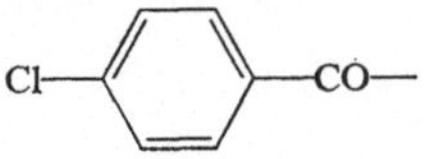 4-Cl-C₆H₄-CO—	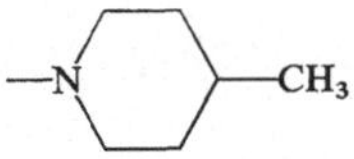 4-CH₃-Piperidino	198—200°	44,75 44,102
8	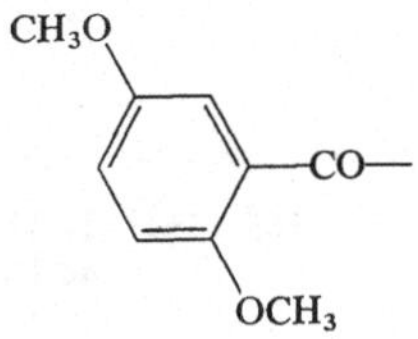 5-CH₃O-2-OCH₃-C₆H₃-CO—	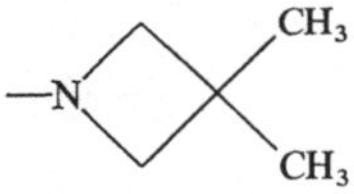 3,3-(CH₃)₂-Azetidino	198—199°	44,75 44,102
9	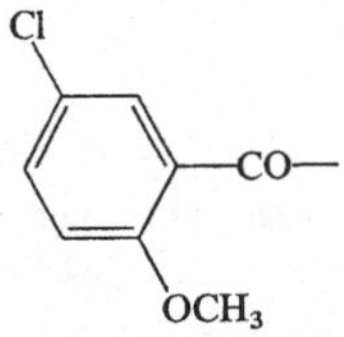 5-Cl-2-OCH₃-C₆H₃-CO—	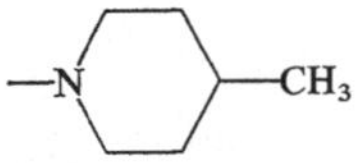 4-CH₃-Piperidino	165—168°	44,75 44,102

Tabelle E 33 (Fortsetzung)

Nr.	X	R	Fp.	Literatur
10	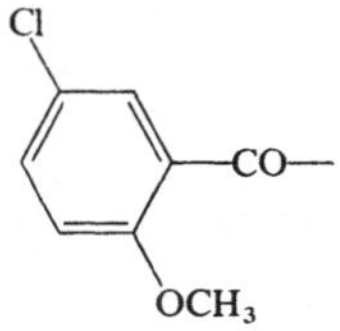 5-Cl-2-OCH₃-benzoyl (—CO—)	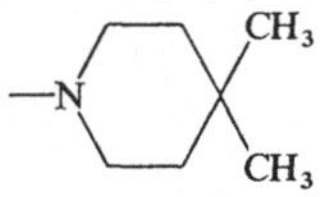 3,3-Dimethylpiperidin	170—172°	44,75 44,102
11	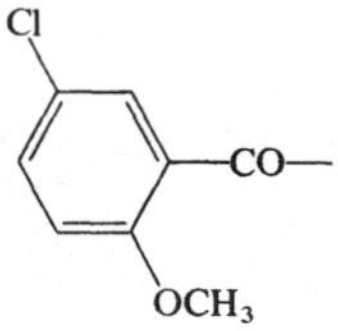 5-Cl-2-OCH₃-benzoyl (—CO—)	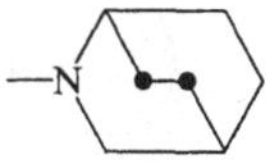 (bicyclisch)	190°	9,14
12	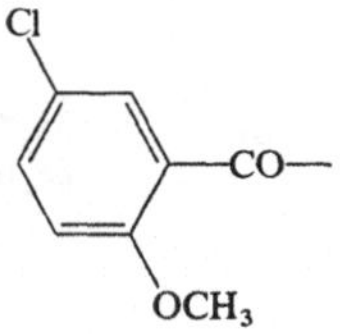 5-Cl-2-OCH₃-benzoyl (—CO—)	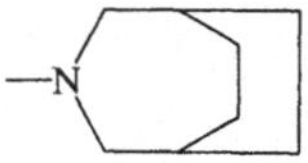 (bicyclisch)	173—175°	44,97
13	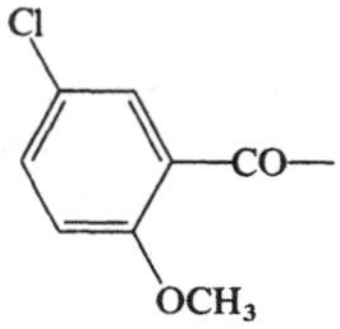 5-Cl-2-OCH₃-benzoyl (—CO—)	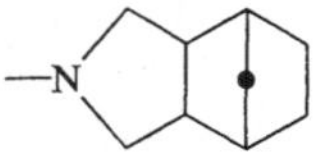 (bicyclisch)	163—165°	44,97
14	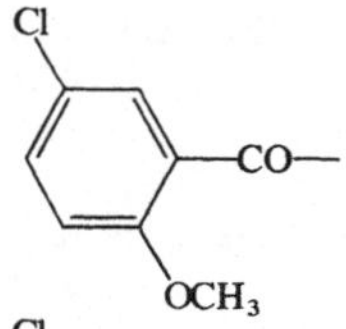 5-Cl-2-OCH₃-benzoyl (—CO—)	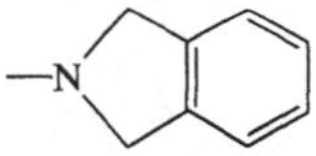 Isoindolin	172—174°	80,4
15	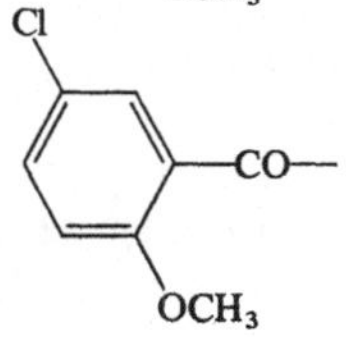 5-Cl-2-OCH₃-benzoyl (—CO—)	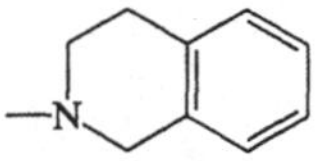 Tetrahydroisochinolin	148—150°	44,97
16	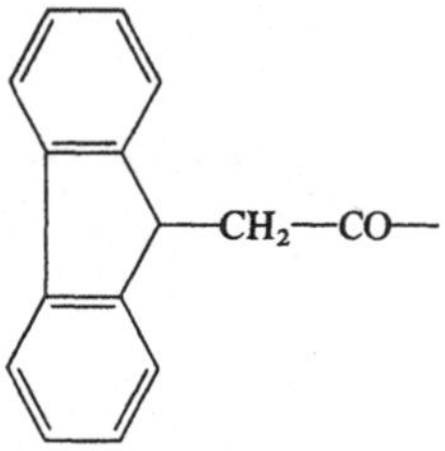 Fluorenyl-9-CH₂—CO—	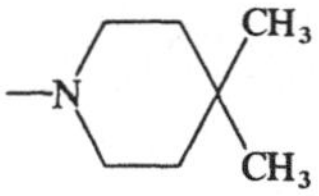 3,3-Dimethylpiperidin	163—164°	11,41 44,102
17	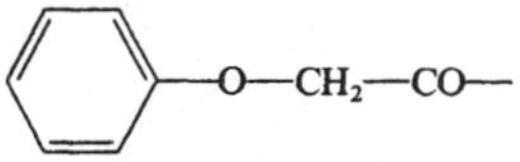 Phenyl-O—CH₂—CO—	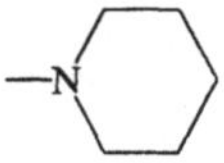 Piperidin	150—151°	44,75 44,102

Tabelle E 33 (Fortsetzung)

Nr.	X	R	Fp.	Literatur
18	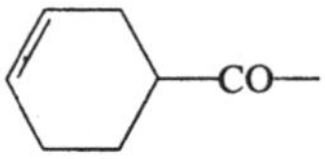 [Cyclohexenyl]—CO—	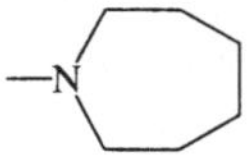 —N[azepan]	170—171° Zers.	44,75 44,102
19	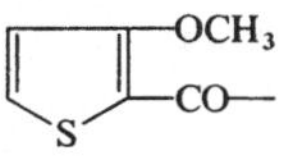 [Thiophen-OCH₃]—CO—	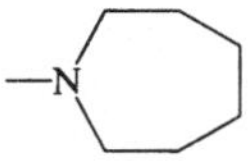 —N[azepan]	181—182°	44,75 44,102
20	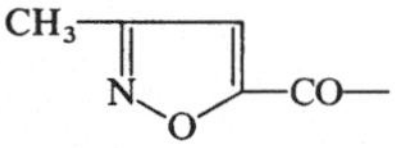 [CH₃-Isoxazol]—CO—	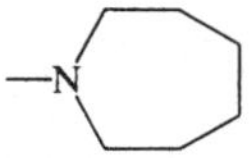 —N[azepan]	194°	9,18
21	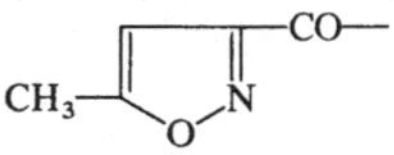 [CH₃-Isoxazol]—CO—	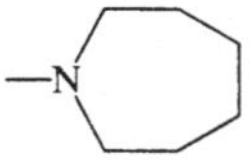 —N[azepan]	189°	9,18
22	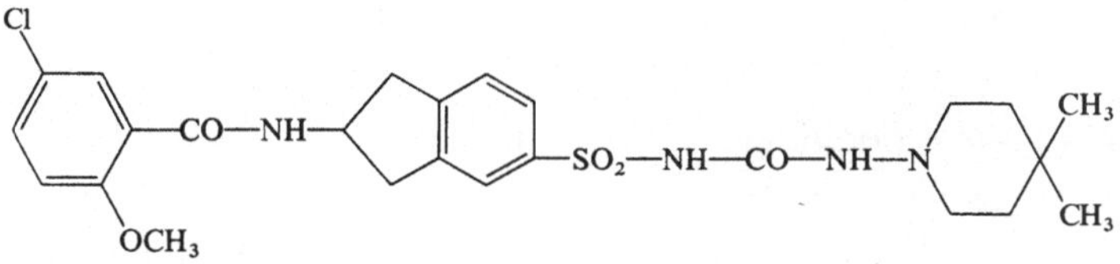 [Cl, OCH₃-Benzoyl]—CO—NH—[indan]—SO₂—NH—CO—NH—N[dimethylpiperidin]		195—197°	11,36 44,102

Tabelle E 37

Nr.			Fp.	Literatur
1	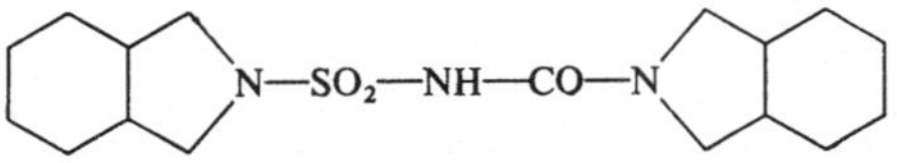 [octahydroisoindolyl]—N—SO₂—NH—CO—N—[octahydroisoindolyl]	cis	100—102°	75,13
2	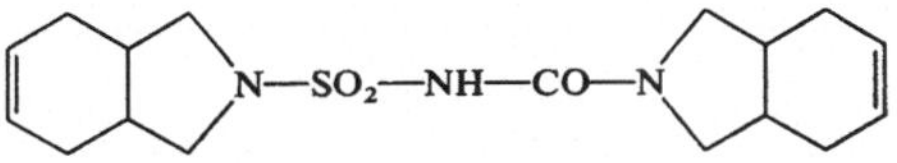 [tetrahydroisoindolyl]—N—SO₂—NH—CO—N—[tetrahydroisoindolyl]	cis	107—109°	75,13

Tabelle E 41

Nr.		Fp.	Literatur
1	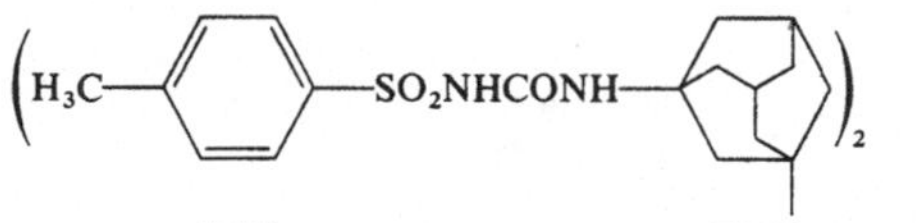 (H₃C—[C₆H₄]—SO₂NHCONH—[adamantyl])₂	345—350°	5,4; 5,5
2	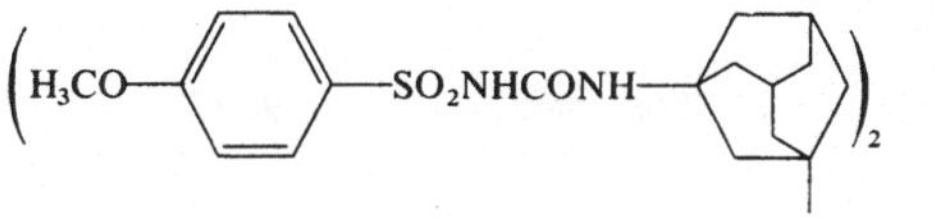 (H₃CO—[C₆H₄]—SO₂NHCONH—[adamantyl])₂	323—327°	5,4; 5,5
3	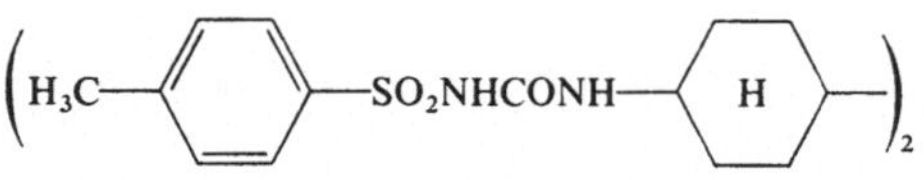 (H₃C—[C₆H₄]—SO₂NHCONH—[cyclohexyl]—H)₂	214—217°	5,5

Tabelle E 44/45

Nr.		Fp.	Literatur
1	H_3C—⟨ ⟩—$SO_2NHCONHCONHC_3H_7(n)$	112—114°	51a,1
2	H_3C—⟨ ⟩—$SO_2NHCOSC_3H_7(n)$	80—82°	51a,1
3	H_3C—⟨ ⟩—$SO_2NHCOSC_4H_9(n)$	60—62°	51a,1
4	H_3C—⟨ ⟩—SO_2—N—$COOC_3H_7(n)$ (N—C_6H_5)	105—106°	85a,1
5	Cl—⟨ ⟩—SO_2—N—$COOC_3H_7(n)$ (N—$C_6H_4OCH_3$)	110—111°	85a,1

Tabelle E 46

Nr.		Fp.	Literatur
1	Cl—⟨ ⟩—$SO_2NHCOCONHC_3H_7(n)$	166—167°	18a,1
2	Cl—⟨ ⟩—$SO_2NHCOCONHC_4H_9(i)$	151—152°	18a,1
3	⟨ ⟩—$SO_2N{=}C{=}N$—$C_4H_9(n)$	$bp_{0,1}$ mm 151—155°	93,17
4	H_3C—⟨ ⟩—$SO_2N{=}C{=}N$—$C_4H_9(n)$	$bp_{0,2}$ mm 159—162°	93,17
5	H_3C—⟨ ⟩—SO_2NH—P(=O)(—$NHC_4H_9(n)$)—$NHC_4H_9(n)$	59—97°	100,5

Tabelle E 49/50

Nr.		Fp.	Literatur
1	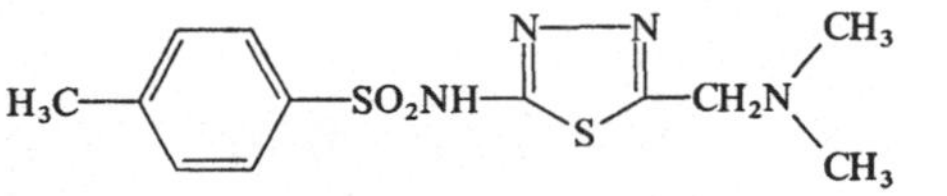 $H_3C-\langle\text{phenyl}\rangle-SO_2NH-\langle\text{thiadiazol}\rangle-CH_2N(CH_3)_2$	246—248°	91 a,1
2	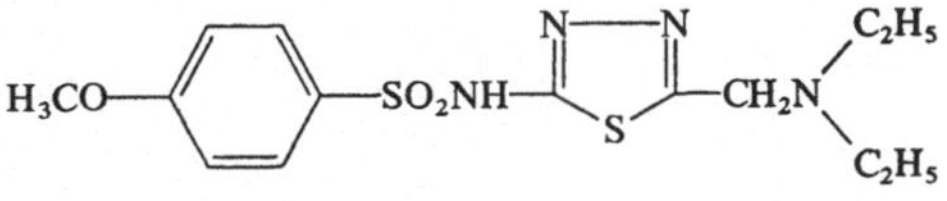 $H_3CO-\langle\text{phenyl}\rangle-SO_2NH-\langle\text{thiadiazol}\rangle-CH_2N(C_2H_5)_2$	203—207°	91 a,1
3	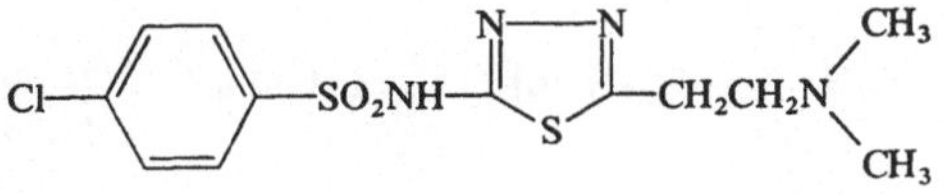 $Cl-\langle\text{phenyl}\rangle-SO_2NH-\langle\text{thiadiazol}\rangle-CH_2CH_2N(CH_3)_2$	200—202°	91 a,1

Tabelle E 61 a

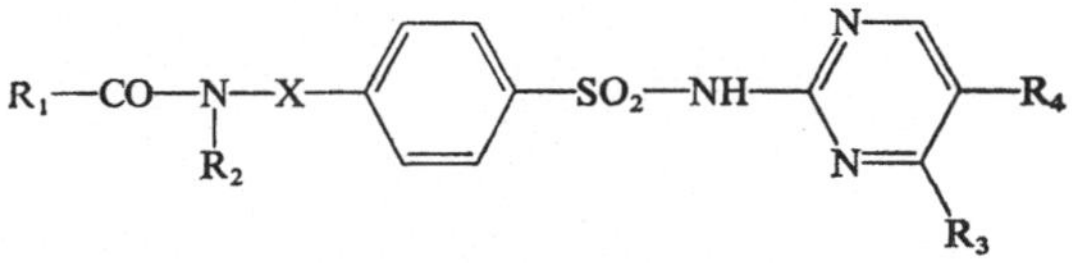

$$R_1-CO-N(R_2)-X-\langle\text{phenyl}\rangle-SO_2-NH-\langle\text{pyrimidin}\rangle(R_4)(R_3)$$

Nr.	R₁	R₂	X	R₃	R₄	Fp.	Literatur
1	H_3C-/OCH_3-phenyl	—H	—(CH₂)₂—	—H	—SC₂H₅	171—173°	11,40 11,43
2	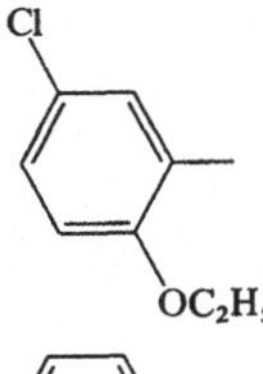 Cl-/OC_2H_5-phenyl	—H	—(CH₂)₂—	—H	—SC₃H₇(n)	145—147°	11,40 11,43
3	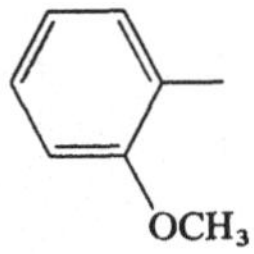 OCH_3-phenyl	—H	—(CH₂)₂—	—H	—SC₃H₇(i)	135—137°	11,40
4	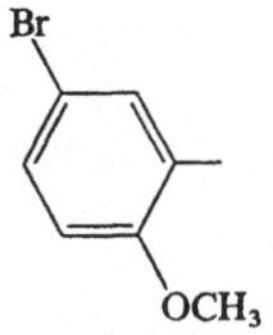 Br-/OCH_3-phenyl	—H	—(CH₂)₂—	—H	—SC₄H₉(i)	151—153°	11,40 11,43

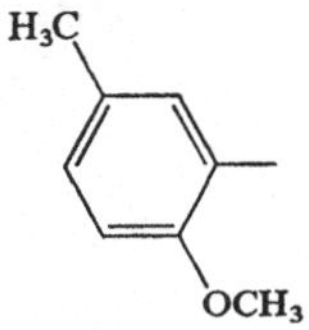

Tabelle E 61a (Fortsetzung)

Nr.	R$_1$	R$_2$	X	R$_3$	R$_4$	Fp.	Literatur
5	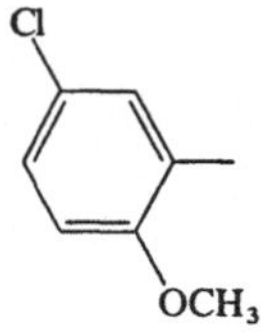 (3-Cl, 6-OCH$_3$-phenyl-CH$_2$)	—H	—(CH$_2$)$_2$—	—H	—S(CH$_2$)$_2$SCH$_3$	156—157°	11,40 11,43
6	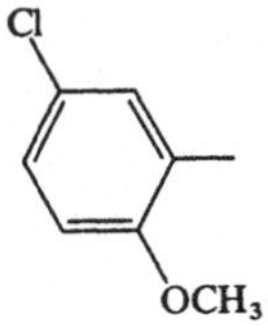 (3-Cl, 6-OCH$_3$-phenyl-CH$_2$)	—H	—CH—CH$_2$— (CH$_3$)	—H	—SC$_3$H$_7$(n)	144—146°	11,40 11,43
7	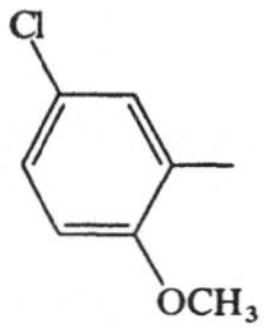 (3-Cl, 6-OCH$_3$-phenyl-CH$_2$)	—H	—CH$_2$—	—CH$_3$	—C$_4$H$_9$(i)	147—148°	11,39 11,43
8	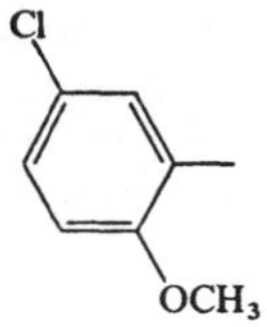 (3-Cl, 6-OCH$_3$-phenyl-CH$_2$)	—H	—(CH$_2$)$_2$—	—C$_4$H$_9$(i)	H	166°	11,39 11,43
9	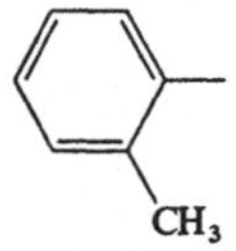 (2-CH$_3$-phenyl-CH$_2$)	—H	—(CH$_2$)$_2$—	—CH$_3$	—C$_4$H$_9$(i)	170°	11,39
10	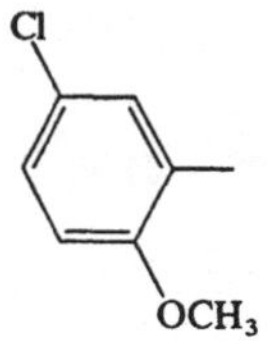 (3-Cl, 6-OCH$_3$-phenyl-CH$_2$)	—H	—(CH$_2$)$_2$—	—C$_2$H$_5$	—C$_2$H$_5$	176—177°	11,39 11,43
11	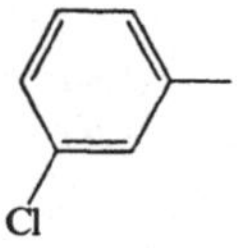 (3-Cl-phenyl-CH$_2$)	—H	—(CH$_2$)$_2$—	—CH$_2$— CH$_2$—	CH$_2$— CH$_2$—	180—181°	11,39

Tabelle E 61 b $R_1{-}CO{-}N(R_2){-}X{-}C_6H_4{-}SO_2{-}NH{-}\text{(Pyrimidin-2-yl, 4-}R_3\text{, 5-}R_4)$

Nr.	R_1	R_2	X	R_3	R_4	Fp.	Literatur
1	5-Methylisoxazol-3-yl (H_3C–isoxazol–N,O)	—H	—$(CH_2)_2$—	—H	—C_4H_9(i)	223°	77,10
2	5-Methylpyrazol-3-yl (H_3C–pyrazol–NH)	—H	—$(CH_2)_2$—	—H	—C_4H_9(i)	243°	77,10
3	4-(H_3CS)-isothiazol-3-yl, —SCH_3	—H	—$(CH_2)_2$—	—H	—OC_3H_7(n)	182°	77,10
4	C_2H_5O—	—C_2H_5	—$(CH_2)_2$—	—H	—C_4H_9(i)	157—159°	11,35; 11,43
5	C_6H_5–N(CH_3)—	—H	—$(CH_2)_2$—	—H	—C_4H_9(i)	170°	11,35; 11,43
6	Indolin-1-yl (2,3-Dihydroindol-1-yl)—	—H	—$(CH_2)_2$—	—H	—C_4H_9(i)	195—197°	11,35; 11,43

Tabelle E 61 c $R_1{-}CO{-}N(R_2){-}\text{(2-Indanyl)}{-}SO_2{-}NH{-}\text{(Pyrimidin-2-yl, 4-}R_3\text{, 5-}R_4)$

Nr.	R_1	R_2	R_3	R_4	Fp.	Literatur
1	Cyclohexyl (H)—	—H	—H	—C_4H_9(i)	190°	11,42
2	3-Chlorphenyl (Cl)—	—H	—H	—C_4H_9(i)	213—215°	11,42
3	3-Methoxythiophen-2-yl (—OCH_3, S)—	—H	—H	—C_4H_9(i)	130—132°	11,42

Tabelle E 61 c (Fortsetzung)

Nr.	R_1	R_2	R_3	R_4	Fp.	Literatur
4	5-Chlor-2-methoxy-phenyl	—H	—H	—OC$_3$H$_7$(n)	122—124°	11,42
5	5-Chlor-2-methoxy-phenyl	—H		—CH$_2$—CH$_2$—CH$_2$—CH$_2$	122°	11,42
6	5-Chlor-2-methoxy-phenyl	—CH$_3$	—H	—C$_4$H$_9$(i)	130—134°	11,42

Tabelle E 61 d $\quad R_1$—N(—R_2)—CO—X—C$_6$H$_4$—SO$_2$—NH—(pyrimidin-2-yl)—R_3

Nr.	R_1	R_2	X	R_3	Fp.	Literatur
1	H$_3$C—	H$_3$C—	—CH$_2$—	—OC$_3$H$_7$(n)	137°	77,8
2	H$_5$C$_2$—	H$_5$C$_2$—	—CH$_2$—	—OC$_3$H$_7$(n)	159°	77,8
3	H$_3$C—	H$_3$C—	—CH$_2$O—	—OC$_2$H$_4$OCH$_3$	155°	77,8
4	H$_3$C—	H$_3$C—	—CH$_2$S—	—OC$_3$H$_7$(i)	153°	77,8
5	5-Chlor-2-methyl-phenyl	H—	—CH$_2$—	—OC$_3$H$_7$(i)	177°	77,9
6	5-Chlor-2-methoxy-phenyl	H—	—CH$_2$—	—C$_4$H$_9$(i)	197°	77,9

Tabelle E 61 d (Fortsetzung)

Nr.	R$_1$	R$_2$	X	R$_3$	Fp.	Literatur
7	4-Cl-2-OCH$_3$-phenyl	H—	—CH$_2$—	—OCH$_3$	230°	77,9
8	4-Cl-2-OCH$_3$-phenyl	H—	—CH$_2$—	—OC$_3$H$_7$(i)	173°	77,9
9	2-Cl-6-CH$_3$-phenyl	H—	—CH$_2$—	—OC$_3$H$_7$(i)	196°	77,9
10	4-Cl-2-OCH$_3$-phenyl	H—	—(CH$_2$)$_2$—	—OC$_3$H$_7$(i)	168°	77,9

Tabelle E 62

Nr.		Fp.	Literatur
1	H$_3$C—C$_6$H$_4$—SO$_2$NHCO—C$_6$H$_4$—N(CH$_3$)$_2$	199—200°	7a,1; 44,87
2	H$_3$C—C$_6$H$_4$—SO$_2$NHCO—C$_6$H$_4$—N(morpholino)	148—150°	7a,1
3	C$_6$H$_{11}$—SO$_2$NHCO—C$_6$H$_4$—N(CH$_3$)$_2$	193—194°	7a,1
4	2-OCH$_3$-C$_6$H$_4$—SO$_2$NHCO—C$_6$H$_4$-2-OH		28,3

15 Hdb. d. exp. Pharmakologie, Bd. XXIX

Tabelle E 63

Nr.		Fp.	Literatur
1	Benzimidazol-2-yl—$SO_2NHCH_2CONHC_3H_7$ (n)	192°	27b,1
2	Benzimidazol-2-yl—$SO_2NHCH_2CONHC_4H_9$ (n)	220—222°	27b,1
3	Benzimidazol-2-yl—SO_2NHCH_2CONH—C_6H_5	147°	27b,1

Tabelle E 64/65

Nr.		Fp.	Literatur
1	H_2N—C_6H_4—SO_2NH—(5-methylisoxazol-3-yl)		72a,1
2	H_2N—C_6H_4—SO_2NH—(3,4-dimethylisoxazol-5-yl)		72a,1
3	H_3C—C_6H_4—SO_2NH—(5-methyl-1,2,4-triazol-3-yl)	211—213°	8a,3
4	H_3CO—C_6H_4—SO_2NH—(5-phenyl-1,2,4-triazol-3-yl)	200—201°	8a,3
5	H_3C—C_6H_4—SO_2NH—(6-methoxy-2-methyl-3-oxo-2,3-dihydropyridazin-4-yl)	189,5—190°	85c,1

Tabelle E 64/64 (Fortsetzung)

Nr.		Fp.	Literatur
6	C₆H₅—CH₂CH₂—SO₂NH—[2,4-Diäthoxy-1,3,5-triazin-6-yl] (OC_2H_5, OC_2H_5)	81—83°	79,5
7	C₆H₅—CH₂CH₂—SO₂NH—[2-Chlor-4-äthoxy-1,3,5-triazin-6-yl] (Cl, OC_2H_5)	110—112°	79,5
8	H_3C—C₆H₄—SO₂NH—[1-Methyl-6-methyl-5-oxo-1,2,4-triazin-3-yl] (CH_3, CH_3)	146—148°	91 b,1
9	Cl—C₆H₄—SO₂NH—[1-Methyl-6-methyl-5-oxo-1,2,4-triazin-3-yl] (CH_3, CH_3)	133—135°	91 b,1

Tabelle E 66

Nr.		Fp.	Literatur
1	C₆H₁₁—HNCOCONH—C₆H₄—SO_2NH_2	306°	18 a,1
2	$(n)H_7C_3CONHNHCOHN$—C₆H₄—SO_2NH_2	216—217°	8 a,4

Tabelle E 67/68

Nr.		Fp.	Literatur
1	H_2N—C₆H₄—SO_2—[N—C=NH—N]—$C_3H_7(n)$	164—166°	33,20
2	H_2N—C₆H₄—SO_2—[N—C=NH—N]—$C_4H_9(n)$	179—181°	33,12

15*

Tabelle E 67/68 (Fortsetzung)

Nr.		Fp.	Literatur
3	H_2N—⬡—SO_2—N⟨...⟩N—$C_4H_9(i)$, =NH	146—147°	33,20
4	H_2N—⬡—SO_2—N⟨...⟩N—⬡ H, =NH	178—179°	33,20
5	H_2N—⬡—SO_2—N⟨H_3C...⟩N—$C_4H_9(n)$, =NH	125—126°	33,18
6	H_2N—⬡—SO_2—N⟨H_3C...⟩N—⬡, =NH	208—209°	33,18
7	H_2N—⬡—SO_2—N⟨H_5C_2...⟩N—$C_4H_9(n)$, =NH	161—163°	33,18
8	H_3C—⬡—SO_2—N⟨...⟩N—$C_3H_7(n)$, =NH	95—96°	33,21
9	Cl—⬡—SO_2—N⟨...⟩N—⬡ H, =NH	108—110°	33,21
10	H_3CS—⬡—SO_2—N⟨...⟩N—⬡ H, =NH	129—130°	33,21
11	$(n)H_7C_3CONHCH_2CH_2$—⬡—SO_2—N⟨...⟩N—$C_3H_7(i)$, =NH	139—140°	33,19

Tabelle E 67/68 (Fortsetzung)

Nr.		Fp.	Literatur
12	(2-OCH₃-C₆H₄)—CONHCH₂CH₂—C₆H₄—SO₂—N〔=NH〕N—C₄H₉(n)	145—146°	33,19
13	(5-Cl-2-OCH₃-C₆H₃)—CONHCH₂CH₂—C₆H₄—SO₂—N〔=NH〕N—C₄H₉(i)	117—119°	33,19
14	(5-Cl-2-OCH₃-C₆H₃)—CONHCH₂CH₂—C₆H₄—SO₂—N〔=NH〕N—C₆H₁₁	167—170°	33,19

Tabelle E 69

Nr.		Fp.	Literatur
1	H_5C_2O—C_6H_4—SO_2—N〔Pyrazolon〕CH_3	168°	85d,1
2	H_5C_2O—C_6H_4—SO_2—N〔Pyrazol, H_3C, CH_3〕	103—105°	85d,1; 60a,1
3	$(H_9C_4)_2NCH_2CONH$—C_6H_4—SO_2—N〔Morpholin〕O	149—151°	51b,1
4	O〔Morpholin〕N—CH_2CONH—C_6H_4—SO_2—N〔Piperidin〕	171°	51b,1
5	H_3C—C_6H_4—SO_2—N〔Piperazin〕N—CONH—C_6H_{11}	206—207°	94,3
6	H_3C—C_6H_4—SO_2—N〔Piperazin〕N—CSNH—C_6H_{11}	200—201°	94,3

Tabelle E 69 (Fortsetzung)

Nr.		Fp.	Literatur
7	$Cl-C_6H_4-SO_2-N(\text{piperazin})N-COOC_2H_5$	104—106°	53a,1; 53a,2
8	$Cl-C_6H_4-SO_2-N(\text{piperazin})N-NHCOOC_2H_5$	173—175°	53a,3
9	$H_3C-C_6H_4-SO_2-N$ (Triazinon mit 2 $C_4H_9(n)$)	78—80°	71b,1; 74c,1

Tabelle E 71/72

Nr.		Fp.	Literatur
1	(2,3-Dihydrobenzo[d]isothiazol-1,1-dioxid-4-on, NH)	220°	95b,1
2	(N-C_2H_5-Derivat)	160°	95b,1
3	(Benzoxathiazin; H_3C-, CH_3; $S O_2$)	183—184°	52,10
4	(Benzoxathiazin; H_3C-, NH-C_6H_{11}; SO_2)	173—176°	52,10
5	(Benzoxathiazin; H_3C-, CH_3, NH; SO_2)	164—165°	52,10
6	(Cl, H_3C-, SO_2-NH, NH-Ring)	199—200°	4,3

Literatur

1   *Übersichtsreferate*
1,1 BAICHWAL, R.S.: Hypoglycaemic sulphonylureas. Indian J. Pharm. **26**, 223—234 (1964).
1,2 DUNCAN, L.J.P., BAIRD, J.D.: Compounds administered orally in the treatment of diabetes mellitus. Pharmacol. Rev. **12**, 91—158 (1960).
1,3 — CLARKE, B.F.: Pharmacology and mode of action of the hypoglycaemic sulphonylureas and diguanides. Ann. Rev. Pharmacol. **5**, 151—162 (1965).
1,4 GUBITZ, H.: Sulfonylharnstoffe und Verwandte als orale Antidiabetika. Dtsch. Apoth.-Ztg **105**, 8—15 (1965).
1,5 HALLER, H., STRAUZENBERG, ST.E.: II. Blutzuckersenkende Sulfamidderivate. Orale Diabetestherapie, S. 15—24. Leipzig: G. Thieme 1966.
1,6 HOLCOMB, G.N.: A survey of diabetes mellitus. J. Pharm. Sci. **55**, 125—143 (1966).
1,7 LOUBATIÈRES, A.: Sulfamides hypoglycémiants et anti-diabétiques. Antibiot. et Chemother. (Basel) **4**, 69—114 (1957).
1,8 POLOSA, P.: Sulfonylureas in the treatment of diabetes mellitus. Med. Intern. **73**, 76 (1965) = C.A. **64**, 18281.
1,9 POULSEN, J.E.: Neue Arzneimittel: Orale Antidiabetika. Arch. Pharm. Chem. **71**, 125 = Pharm. Ind. **26**, 389 (1964).
1,10 SLATER, J.D.H.: Oral hypoglycaemic drugs. Progr. Med. Chemistry **1**, 187—219 (1961).
1,11 STRAUZENBERG, S.E., HALLER, H.: 10 Jahre orale Diabetestherapie mit Sulfonylharnstoff-Präparaten. Med. Klin. **61**, II, 1689—1695 (1966).
1,12 DELACOUX, E.: La chimiothérapie antidiabétique (sulfamides et biguanides). 1.Partie: Chimie. Thérapeutique **37**, 915—924 (1961).
1,13 BRZOZOWSKI, Z.: O zależności miedzy budowa chemiczna i dzialaniem przeciwcukrzycowym sulfonamidów. Wiad. Chemiczne **21**, 513—532 (1967).
1,14 CREUTZFELDT, W., SÖLING, H.-D.: Orale Diabetestherapie und ihre experimentellen Grundlagen. Ergebn. inn. Med. Kinderheilk., N.F. **15**, 1—213 (1960).
1,15 JUCKER, E.: Fortschritte der Arzneimittelforschung, Bd. 4 (1962). — Herbst, H.: Sulfonamide als orale Antidiabetica, S. 168—196. Basel u. Stuttgart: Birkhäuser.
1,16 CAMPBELL, G.D.: Oral hypoglycaemic agents. Pharmacology and therapeutics. BÄNDER, A.: The relationship between chemical structure and hypoglycaemic activity, p.23—27. Medicinal chemistry, a series of monographs, vol. 9. London: Academic Press 1969.
1,17 CHERNER, R.: The oral antidiabetic agents. Topics in Med. Chem., vol. 2, p.185—215, edit. by J.RABINOWITZ and R.M.MYERSON. New York: John Wiley & Sons 1968.
1,18 HOLCOMB, G.N.: Antidiabetics. Ann. Rep. Med. Chem. **1967**, 156—171. London: Academic Press 1968.
1,19 SCHÖFFLING, K.: Stand der Therapie mit Sulfonylharnstoffen und Biguaniden. Therapiewoche **18**, 11—20 (1968).
2,1 ABOU-ZEID, Y.M., ABOU-OUF, A.A., MUSSA, Y.: Synthesis of the new sulphonyl urea derivatives proved to be of oral hypoglycemic activity. Bull. Fac. Pharm. **5**, 59—61 (1966).
3   *American Cyanamid Company, New York*
3,1 American Cyanamid Company, Procédé de préparation des 5-alkyl-2-p-halogéno-benzènesulfonamido-1,3,4-thiadiazoles. Belg.P. 571763.
4   *American Home Products Corp., New York*
4,1 WOLF, M.: Certain 1-arylsulfonyl-1,2,4-triazoles. USP. 3293259.
4,2 — Controlling blood sugar with sulfonyl-pyrazoles. USP. 3294640.
4,3 WEI, P.H.L., DARBY, U., BELL, S.C.: 1,2,5-Benzothiadiazepine-1,1-dioxides. USP. 3453266.
5   *Laboratori Ricerche dell'Istituto de Angeli, Milano*
5,1 ADAMI, E., LARDARUCCIO, V., CARDANI, C.: Azione ipoglicemizzante di alcune N-alchil-N'-(aril-sulfonil)-uree. Minerva med. **49**, 1466—1468 (1958).
5,2 CARDANI, C., CRESCENZI, E., PEDRALI, C., ADAMI, E.: Su alcune N-alchil-N'-(aril-sulfonil)-uree. Farmaco, Ed. sci. **12**, 375—379 (1957).
5,3 PALA, G., MANTEGANI, A., COPPI, G.: Terpenes as drugs, Part I. 1-Terpenyl-3-arylsulfonylureas. J. Med. Chem. **10**, 508 (1967).
5,4 Laboratori Ricerche dell'Istituto de Angeli: Adamantane derivatives. Brit. P. 1140805.
5,5 PALA, G., COPPI, G., MANTEGANI, A., BIANCHI, C.: Hypoglycaemic activity of 1,1'-biadamantylaryl sulphonylureas. J. Pharm. Pharmacol. **20**, 559—563 (1968).
6,1 ARIES, M.R.: Benzène-sulfonyl-1-(pyrimidyl-2)-3-urees. Franz.P. 1468747.
7   *Aktiebolaget Astra Apotekarnes Kemiska Fabriker, Södertälje (Schweden)*
7,1 JÖNSSON, N.A.: Verfahren zur Herstellung von hypoglykämisch wirksamen 1,3,4-Thiadiazolen. DAS 1079057.

7,2 Jönsson, N. A.: Verfahren zur Herstellung von hypoglykämisch wirksamen 1,3,4-Oxadiazolen. DAS 1079058.

7,3 Hökfelt, B., Jönsson, Å.: Hypoglycemic activity in relation to chemical structure of potential oral antidiabetic substances. Part I. 1-Sulfonyl-3-alkylureas. J. med. pharm. Chem. 5, 231—239 (1962).

7,4 — — Hypoglycemic activity in relation to chemical structure of potential oral antidiabetic substances. Part II. Analogs of 1-sulfonyl-3-alkyl-ureas. J. med. pharm. Chem. 5, 240—246 (1962).

7,5 — — Hypoglycemic activity in relation to chemical structure of potential oral antidiabetic substances. Part III. 2-Benzenesulfonamido-5-alkyl-1,3,4-thiadiazoles and -oxadiazoles. J. med. pharm. Chem. 5, 247—257 (1962).

7,6 Dahlbom, R., Ekstrand, T.: Einige Benzol- und Toluolsulfonsäurederivate heterocyclischer Amine. Svensk. kem. Tidskr. 55, 122—125 (1943) = C. 1943, 1188 = C.A. 38, 5208.

7a *Badische Anilin- und Soda-Fabrik AG., Ludwigshafen (Rhein)*

7a,1 Seefelder, M.: Production of aminoaroylsulfonyl imides. USP. 3340297.

8,1 Baichwal, R. S., Damle, D. G., Pinge, K. G.: Oral hypoglycaemic agents. Indian J. Pharm. 28, 211—216 (1966).

8a,1 Basu, U. P., Bose, A., Ghosh, T. N.: Synthesis of biguanides as potential hypoglycemic agents. Indian J. Pharm. 21, 175—177 (1959).

8a,2 Paul, S. P., Bose, A. N., Basu, U. P.: Synthesis of biguanides as potential hypoglycemic agents. Part IV. Structure — activity relationship. Ind. J. Chem. 1, 218—220 (1963).

8a,3 Paul, B. K., Ghosh, S. N., Bose, A. N., Basu, U. P.: Search for oral hypoglycemic agents. I. Synthesis and biological activity of some 5-arylsulfonamido-1,2,4-triazoles. Ind. J. Chem. 6, 618—620 (1968).

8a,4 — — — — Search for oral hypoglycemic agents. II. Synthesis and biological activity of some 1-acyl-4-(p-sulphamyl)phenyl semicarbazides. Ind. J. Chem. 6, 763—764 (1968).

9 *Farbenfabriken Bayer, Leverkusen*

9,1 Gauss, W., Petersen, S.: Verfahren zur Herstellung von Harnstoffderivaten. DAS 1106310.

9,2 Schraufstätter, E., Behnisch, R., Hecht, G., Eicken, S. v.: Verfahren zur Herstellung von Sulfonamiden. DAS 1110152.

9,3 — — — — Verfahren zur Herstellung von Sulfonamiden. DAS 1125906.

9,4 — — — — Verfahren zur Herstellung von Sulfonamiden. DAS 1141991.

9,5 Wörffel, U., Horstmann, H., Wirtz, S.: Certain 2-(benzene-sulfonamido)-5-alkoxypyrimidines. USP. 3207758.

9,6 Horstmann, H., Wörffel, U., Wirtz, S.: Verfahren zur Herstellung von Benzolsulfonamidopyrimidinen. DAS 1147948 = Belg. P. 622085.

9,7 — — — Verfahren zur Herstellung von Benzolsulfonamidopyrimidinen. DAS 1193952.

9,8 — — — Procédé de fabrication de sulfonamides. Belg. P. 637083.

9,9 — Wirtz, S.: Acetyl and hydroxyethyl benzene-sulfonamido-5-phenyl-pyrimidines. USP. 3249612.

9,10 Müller, G., Merten, R., Wirtz, S.: Verfahren zur Herstellung von Benzolsulfonylharnstoffen. DAS 1201337.

9,11 Horstmann, H., Wirtz, S.: Verfahren zur Herstellung von 2-Benzolsulfonamido-5-alkoxypyrimidinen. DAS 1241455 = USP. 3280125.

9,12 Farbenfabriken Bayer: New sulphonamides. Brit. P. 1006890.

9,13 Plümpe, H.: 1-Acyl-4-alkoxypyrazole. Arch. Pharm. (Weinheim) 300, 699—704 (1967).

9,14 Farbenfabriken Bayer: Werkwijze ter bereiding van acrylsulfonylsemicarbaziden. NE 67/11508.

9,15 — — Werkwijze ter bereiding van arylsulfonylurea en arylsulfonylthiourea. NE 67/15534.

9,16 — — Procédé de préparation de dérivés d'arylsulfonylurée d'amines secondaires bicycliques. Belg. P. 712735.

9,17 — — Werkwijze ter bereiding van heterocyclische acylamino-groepen bevattende arylsulfonylurea. NE 68/15633.

9,18 — — Werkwijze voor het bereiden van heterocyclische acylaminogroepen bevattende arylsulfonylsemicarbaziden. NE 68/16331.

10 *Biofarma, Neuilly-sur-Seine, France*

10,1 Biofarma, Compound for the treatment of diabetes. Franz. P. M 956 = C.A. 58, 4471 = C. 1966, 17156.

11 *Boehringer Mannheim GmbH*

11,1 Haack, E., Hagedorn, A., Ruschig, H., Korger, G.: Verfahren zur Herstellung von oral wirksamen Antidiabetika. DAS 1011413 = USP. 2964560.

11,2 HAACK, E., HAGEDORN, A., RUSCHIG, H., KORGER, G.: Verfahren zur Herstellung von neuen oral wirksamen Antidiabetika. DAS 1068243.

11,3 — — — — Verfahren zur Herstellung von oral wirksamen Antidiabetika. DAS 1068244.

11,4 — — — — — N_1-(p-toluene-sulfonyl)-N_2-(α-tetrahydrofurylmethyl)-urea. USP. 3100208.

11,5 — — Verfahren zur Herstellung von oral wirksamen Antidiabetika. DAS 1012598.

11,6 — — PESCHKE, W., AUMÜLLER, W., WAGNER, H.: Verfahren zur Herstellung von oral wirksamen Antidiabetika. DAS 1090193 = USP. 2953578.

11,7 Boehringer & Soehne: Nouveaux antidiabétiques actifs par la voie buccale et procédé pour leur préparation. Belg.P. 570228.

11,8 HAACK, E., HAGEDORN, A.: Verfahren zur Herstellung p-substituierter Benzolsulfonylharnstoffe. DAS 1117103 = USP. 2977375.

11,9 — — Verfahren zur Herstellung von N_1-Sulfanilyl-N_2-(n-butyl)-harnstoff. DAS 1127345.

11,10 — HEERDT, R., SCHMIDT, F.H.: Verfahren zur Herstellung von antidiabetisch wirksamen Derivaten des N_1-Benzolsulfonyl-N_2-cyclohexylharnstoffs. DAS 1164398 = USP. 3232981.

11,11 — HAGEDORN, A., SCHMIDT, F.H., WEYER, R.: Tetrahydro-quinolines and tetrahydroisoquinolines. USP. 3184464.

11,12 — PESCHKE, W., SCHMIDT, F.H., WEBER, H.: Verfahren zur Herstellung neuer Benzolsulfonylsemicarbazide. DAS 1168415.

11,13 — HAGEDORN, A.: Verfahren zur Herstellung von Sulfanilylharnstoffen. DAS 1170929.

11,14 — — Composition for treating diabetes and a process of administering same. USP. 2907692.

11,15 HAGEDORN, A., HEERDT, R., SCHMIDT, F.H., WEYER, R.: Verfahren zur Herstellung von Benzolsulfonyl-semicarbaziden. DAS 1170930.

11,16 HAACK, E., HEERDT, R., STACH, K., SCHMIDT, F.H.: Verfahren zur Herstellung neuer Benzolsulfonyl-semicarbazide und ihrer Salze. DAS 1191826.

11,17 — — SCHMIDT, F.H., STACH, K.: Verfahren zur Herstellung von Benzolsulfonylharnstoffen. DAS 1206914.

11,18 Boehringer & Soehne: New benzene-sulphonyl semicarbazides. Brit.P. 956339.

11,19 HAGEDORN, A., HEERDT, R., ACHELIS, J.D., AUMÜLLER, W.: Verfahren zur Herstellung von Benzolsulfonyl-semicarbaziden. DAS 1233872.

11,20 HAACK, E., PESCHKE, W., HEERDT, R., AUMÜLLER, W., KORGER, G.: Verfahren zur Herstellung von oral anwendbaren, antidiabetisch wirksamen Sulfonylharnstoffen. DAS 1237094 = USP. 3214467.

11,21 Boehringer & Soehne: New sulphonamides. Brit.P. 1034300 = Oest.P. 256847, 256860, 256861 und 256862.

11,22 — — Benzene-sulphonyl-ureas. Brit.P. 1034940.

11,23 — — Composés sulfonamides, leur préparation et leur utilisation. Belg.P. 685537.

11,24 — — Werkwijze voor het bereiden van antidiabetisch werkzame sulfonamiden. NE 66/14126.

11,25 HAACK, E.: Sulfanilyl- und Sulfonylcarbaminsäure-Derivate und ihre blutzuckersenkende Wirkung. Arzneimittel-Forsch. 8, 444—448 (1958).

11,26 BÄNDER, A.: Part IV. The status of oral agents in the therapy of diabetes, pharmacological studies of the sulfonylureas. Ann. N.Y. Acad. Sci. 82, Art. 2, 508—512 (1959).

11,27 GRANVILLE-GROSSMANN, K.L., CRAWFURD, S., CROWLEY, M.F., BLOOM, A.: Further experience with oral therapy in diabetes. Brit. med. J. 1959 II, 841—847.

11,28 POLLEN, R.H., BARNES, R.H., TANNER, D.C., STIMSON, W.H., WILLIAMS, R.H.: Treatment of diabetes with metahexamide. Diabetes 9, 25—30 (1960).

11,29 JØRGENSEN, A.W.: Behandlung des Diabetes mellitus mit Chlorpentazid. Med. Mschr. 21, 278—280 (1967).

11,30 HAACK, E., BÄNDER, A.: Antidiabetika. Therapiewoche 14, 1073—1076 (1964).

11,31 Unveröffentlichte Arbeit.

11,32 ACHELIS, J.D., HARDEBECK, K.: Über eine neue blutzuckersenkende Substanz. Dtsch. med. Wschr. 80, 1452—1455 (1955).

11,33 AZERAD, E., LASRY, M.: Traitement du diabete par le glyhexylamide (1600 S). Presse méd. 68, II, 1356—1357 (1960).

11,34 Boehringer Mannheim GmbH: New benzene-sulphonyl-semicarbazides. Brit.P. 1110645.

11,35 — — New antidiabetically-active sulphonamides. Brit.P. 1121417.

11,36 — — Verfahren zur Herstellung von Hydrindensulfonylharnstoffen und -sulfonylsemicarbaziden. DBP 1294957.

11,37 — — Benzene-sulphonyl-semicarbazides and benzene-sulphonyl-ureas. Brit.P. 1124460.

11,38 Boehringer Mannheim GmbH: Benzene-sulphonyl-semicarbazides. Brit.P. 1137380.
11,39 — — Anti-diabetically effective sulphonamides. Brit.P. 1136190.
11,40 — — Anti-diabetically effective sulphonamides. Brit.P. 1148287.
11,41 — — Anti-diabetically effective sulphonyl-ureas and sulphonyl-semicarbazides. Brit. P. 1153130.
11,42 — — Anti-diabetically effective sulphonamides. Brit.P. 1171070.
11,43 Heerdt, R., Hübner, M., Fauland, E., Hagedorn, A., Weber, H., Aumüller, W., Muth, K., Weyer, R., Schmidt, F. H., Stork, H.: Acylaminoalkyl-benzolsulfonyl-aminopyrimidine als blutzuckersenkende Substanzen. Arzneimittel-Forsch. 19, 1346—1350 (1969).
12,1 Bovet, D., Dubost, P.: Activité hypoglycémiante des aminobenzènesulfamidoalkyl-thiadiazols. Rapports entre la constitution et l'activité pharmacodynamique. C.R. Soc. Biol. (Paris) 138, 764—765 (1944).
12,2 Holt, C. v., Holt, L. v., Kröner, B., Kühnau, J.: Chemische Ausschaltung der A-Zellen der Langerhansschen Inseln. Naturwissenschaften 41, 166—167 (1954).
13,1 Bräuniger, H., Moede, F.: N-Glykoside einiger Sulfonamide. Pharm. Zentralh. 98, 481—487 (1959).
13,2 — — N-Glykoside von Sulfonamiden. 2. Mitteilung: Weitere N-Glykoside, N-Glykosidtetraacetate und Schiffsche Basen einiger Sulfonamide. Pharm. Zentralh. 101, 319—325 (1962).
13,3 — — N-Glykoside von Sulfonamiden. 4. Mitteilung: Umsetzung einiger Sulfonamide mit Acetobromzuckern. Pharm. Zentralh. 102, 681—684 (1963).
14,1 Bretschneider, H., Campidell, H.: Neue N_1-substituierte Sulfonamide. 5. Mitteilung: 4-Amino- bzw. 4-Methyl-N_1-(N-butyrylglycyl)-benzolsulfonamide. Mh. Chem. 89, 346—349 (1958).
14,2 — Egg, H.: Arylsulfonylureido- und Arylsulfonylamidoacyl-derivate von Oxy- und Oxo-cycloalkanen als potentielle Antidiabetika. 1. Vorläufige Mitt.: cis-2-Tosylureido-cyclohexanol. Mh. Chem. 100, 2122—2124 (1969).
14,3 Egg, H.: Arylsulfonylureido- und Arylsulfonylamidoacyl-derivate von Oxy- und Oxo-cycloalkanen als potentielle Antidiabetika. 2. Vorläufige Mitt.: trans-2-Tosylureido-cyclohexanol und dessen Umwandlung in das cis-Isomere. Mh. Chem. 100, 2125—2127 (1969).
14,4 — Arylsulfonylureido- und Arylsulfonylamidoacyl-derivate von Oxy- und Oxo-cyclo-alkanen als potentielle Antidiabetika. 3. Vorläufige Mitt.: 1-Tosylureidomethylcyclo-alkan-1-ole. Mh. Chem. 100, 2128—2130 (1969).
14,5 Bretschneider, H., Egg, H.: Arylsulfonylureido- und Arylsulfonylamidoacyl-derivate von Oxy- und Oxo-cycloalkanen als potentielle Antidiabetika. 4. Vorläufige Mitt.: Arylsulfonylcarbamoyl-cis-cyclohexano-[d]-oxazolidone und deren Umwandlung in cis-2-Arylsulfonylureido-cyclohexanole. Mh. Chem. 100, 2131—2132 (1969).
14,6 — Hohenlohe-Oehringen, K., Grassmayr, K.: Arylsulfonylureido- und Arylsulfonyl-amidoacyl-derivate von Oxy- und Oxo-cycloalkanen als potentielle Antidiabetika. 5. Vorläufige Mitt.: D-, DL- und L-3-endo-Tosylureidoborneol und D-3-endo-Tosyl-ureido-isoborneol. Mh. Chem. 100, 2133—2135 (1969).
15 *Bristol-Myers Company, East Syracuse, N.Y. (V.St.A.)*
15,1 Cheney, L. C., Perron, Y. G., Dewitt, D.: Verfahren zur Herstellung von N-(p-Tri-fluormethylbenzolsulfonyl)-N'-cyclohexyl-harnstoff. DAS 1183496, Brit. P. 899583.
15,2 Perron, Y. G., Pindell, M. H., Crast, L. B., Cheney, L. C.: Synthesis and hypoglycemic activity of trifluoromethylated sulphonylureas. J. med. pharm Chem. 4, 41—49 (1961).
15,3 Cohen, A., Beber, Ch., Leb, S., Felice, E. A. de: Pilot evaluation of BL-H 381 in treatment of diabetes mellitus. Curr. ther. Res. 8, 472—478 (1966).
16 *British Drug Houses, London*
16,1 Hayman, D. F., Petrow, V., Stephenson, O.: New 1-substituted-3-(p-vinylbenzene-sulfonyl)-ureas. USP. 3150180.
16,2 Boggiano, B. G., Petrow, V., Stephenson, O., Wild, A. M.: Hypoglycaemic agents. Part I. J. Pharm. Pharmacol. 13, 567—574 (1961).
16,3 Hayman, D. F., Petrow, V., Stephenson, O., Thomas, A. J.: Hypoglycaemic agents. Part II. J. Pharm. Pharmacol. 14, 451—455 (1962).
16,4 — — — Hypoglycaemic agents. Part III. J. Pharm. Pharmacol. 14, 522—533 (1962).
16,5 — — — Hypoglycaemic agents. J. Pharm. Pharmacol. 16, 538—548 (1964).
16,6 — Jackman, G. B., Petrow, V., Stephenson, O., Wild, A. M.: Hypoglycaemic agents: variants of tolbutamide. J. Pharm. Pharmacol. 16, 677—689 (1964).
17,1 Musil, V., Buděšinský, Z.: Způsob přípravy therapeuticky účinných p-toluensulfon-amidopyrimidinů. Czech.P. 86786.
17,2 — — Therapeutically effective sulfonamides. Czech.P. 86863 = C.A. 54, 2376.

17,3 BUDĚŠINSKÝ,Z., MUSIL,V., ŠVÁB,A., ZIKMUND,E.: Therapeutically effective derivatives of p-toluenesulfonylglycocol. Czech.P. 88457 = C.A. **54**, 2259.

17,4 — — — — Therapeutically effective derivatives of p-toluene-sulfonylglycocol. Czech. P. 88458 = C.A. **54**, 2259; Czech.P. 88459 = C.A. **54**, 2259.

17,5 NOVÁČEK,A., VONDRÁČEK,B.: Therapeutically, effective derivatives of p-toluene-sulfonylglycinamide. Czech. P. 91576 = C.A. **54**, 24432 = C.A. **55**, 2573.

17,6 BUDĚŠINSKÝ,Z., ŠVÁB,A., MUSIL,V., ZIKMUND,E.: Herstellung von mit Arylsulfonyl-glykokoll substituierten N-Alkylderivaten. Czech.P. 97597 = C. **1963**, 15524 = C.A. **55**, 23446.

17,7 — MUSIL,V., ŠVÁB,A., ZIKMUND,E.: Verfahren zur Herstellung von hypoglykämisch wirksamen Derivaten der p-Toluolsulfonyl-aminoessigsäure. DAS 1125439 = Czech. P. 88459.

17,8 — LETOVSKÝ,V., ZIKMUND,E.: 1-Arylsulfonylglycocyamidines. Czech.P. 97860 = C.A. **55**, 23563.

17,9 VONDRÁČEK,B., NOVÁČEK,A.: 2-(Phenylsulfonamido)-5-nitrothiazoles. Czech.P. 110963 = C.A. **62**, 1665.

17,10 BUDĚŠINSKÝ,Z., EMR,A., MUSIL,V., PEŘINA,Z., ZIKMUND,E.: Synthetic antidiabetics. I. Derivatives of urea, thiourea, and guanidine. Čs. Farm. **8**, 129—135 (1959) = C.A. **54**, 3197 = C. **1961**, 1176.

17,11 — — — ŠVÁB,A., ZIKMUND,E.: Synthetic antidiabetics. Part II. N-Tosylated amino acids and their N-alkyl derivatives. Čs. Farm. **8**, 161—166 (1959) = C.A. **54**, 6563 = C. **1963**, 15761.

17,12 — LETOVSKÝ,V., ZIKMUND,E.: Synthetic antidiabetics. Part IV. 1-(p-Toluenesulfonyl)- and 1-(p-chlorobenzenesulfonyl)-3-alkylglycocyamidines and hydantoins. Čs. Farm. **9**, 466—470 (1960) = C.A. **55**, 10435.

17,13 ŠVÁB,A., MUSIL,V., VAVŘINA,J., ZIKMUND,E.: Synthetic antidiabetics. Part V. Aryl-sulfonyl derivatives of glycine and alanine. Čs. Farm. **10**, 64—66 (1961) = C.A. **55**, 25827 = C. **1963**, 3946.

17a,1 BRZOZOWSKI,Z.: Compounds and reactions of sulfonamids with amines. X. Addition of aniline to derivatives of phenylsulfonylurea in relation to their structure and antidiabetic action. Zh. Obshch. Khim. **39**, 430—4 (1969) = C.A. **71**, 12693.

18 *Instituto Carlo Erba, Milano*

18,1 MELI, A., PARENTI, M. A., CAPRARO, V.: Ricerche farmacologiche su alcuni composti ad azioni ipoglicemizzante. Farmaco, Ed. sci. **12**, 268—273 (1957).

18,2 LOGEMANN, W., CAPRIO, L., ARTINI, D.: Ricerche su sulfonamidi ad azione ipoglice-mizzante. Farmaco, Ed. sci. **12**, 586—593 (1957).

18a,1 CHERNYKH, V.P., PETYUNIN, P.A.: Synthesis and hypoglycemic activity of substituted amides of arylsulfonyloxamic and 4-sulfamoyl-oxanilic acids with alkyl and hydroaromatic substituents. Farm. Zh. (Kiev) **23**, 28—31 (1968) = C.A. **70**, 37370s.

19,1 CHEYMOL, J., LESPAGNOL, A., DEBAERT, M., ADOLPHE, M., DEVERGNIES, M.: Recherche de substances hypoglicémiantes. Ann. pharm. franç. **22**, 195—200 (1964).

20 *Chinoin Gyógyszer és Vegyészeti Termékek Gyára, Budapest*

20,1 FORGÁCS, N.: Piperazinverbindungen. Ung.P. 145714 = C. **1963**, 1000.

20,2 LÁNYI, K., SZABÓ, Zs.: Phenylsulfonylurethane derivatives. Part II. Aminolysis of benzenesulfonylurethanes. Acta Chim. Acad. Sci. Hung. **29**, 189—198 (1961) = C.A. **57**, 7137.

20,3 KLYACHKO, V. R., PERELYGINA, A. A., GREINER, E. A.: Concerning treatment of diabetes mellitus with Oradian. Probl. Endokrinol. Gormonoterap. **14**, No 3, 3—6 (1968).

20,4 SHIFMAN, L.M., STETSENKO, K.P.: Clinical efficiency of sugar-reducing preparation Oradian in diabetes mellitus. Probl. Endokrinol. Gormonoterap. **14**, No 3, 7—9 (1968).

21 *Chugai Seiyaku, Tokyo*

21,1 MOMOSE, T.: Novel sulfonylurea derivatives. Jap.P. 13980/62.

21,2 NITTA, Y., KYOGOKU, H., ANDO, N.: p-Toluenesulfenyl-butylurea. Jap.P. 14716/62 = C.A. **59**, 9900.

21,3 — ANDO, N., IKEDA, Y., KOIZUMI, M.: A process for producing arylsulphenyl urea derivatives. Jap.P. 1630/63.

21,4 ANDO, N., KOIZUMI, M.: Process for the manufacture of imidazolidone and/or oxazoline derivatives. Jap.P. 5639/64 = C.A. **61**, 13317.

21,5 — — Imidazolidone derivatives. Jap.P. 12936/64 = C.A. **61**, 16074.

21,6 — — Imidazolidone derivatives. Jap.P. 12937/64 = C.A. **61**, 16075.

21,7 — — Sulfonylurea derivatives. Jap.P. 30280/64 = C.A. **62**, 13090.

21,8 MOMOSE, T., SHOJI, T., IWASAKI, M.: Some 1-arylsulfonyl-3-alkylureas. J. pharm. Soc. Japan **81**, 1045—1047 (1961).

21,9 Nitta, Y., Ando, N., Ikeda, Y., Koizumi, M., Shioya, A.: Studies on sulfonylurea derivatives. I. Synthesis and hypoglycemic action of sulphenylureas. J. pharm. Soc. Japan 82, 191—194 (1962).

21,10 — — — Studies on sulfonylurea derivatives. II. Disproportionation of 1-arylsulfinyl-3-alkylurea. J. pharm. Soc. Japan 82, 967—971 (1962).

21,11 Ando, N.: Studies on sulfonylurea derivatives. IV. Cyclisations of 1-arylsulfonyl-3-(2-bromoethyl)-ureas. J. pharm. Soc. Japan 82, 1542—1546 (1962).

21,12 — Studies on sulfonylurea derivatives. V. Synthesis of 1-arylsulfonyl-2-imidazolidinones and their derivatives. J. pharm. Soc. Japan 82, 1547—1552 (1962).

21,13 — Studies on sulfonylurea derivatives. VI. Hyperglycemic action of 1-arylsulfonyl-2-imidazolidinones and their derivatives. J. pharm. Soc. Japan 82, 1553—1557 (1962).

22   Ciba, Basel

22,1 Schmidt, P., Eichenberger, K., Wilhelm, M.: Verfahren zur Herstellung neuer Sulfonylharnstoffe. DAS 1241816 = USP. 3157700.

22,2 — Wilhelm, M., Eichenberger, K.: Verfahren zur Herstellung neuer Harnstoffe. Schw.P. 421936 = USP. 3234210.

22,3 Daeniker, H. U., Druey, J.: Über bicyclische Sulfonamide. Helv. chim. Acta 45, 1972—1981 (1962).

23   Cilag, Schaffhausen

23,1 Habicht, E.: Verfahren zur Herstellung neuer Alkylsulfonylguanidine. Schw.P. 314488.

23,2 — Verfahren zur Herstellung neuer Sulfonylharnstoffe. Schw.P. 348961 = DAS 1054988.

23,3 — Verfahren zur Herstellung von neuen bis-Sulfonylharnstoffen. Schw.P. 339922, Schw.P. 340819, DAS 1098505.

23,4 — New bis-sulfonyl ureas and process for the production thereof. USP. 2962530.

23,5 Müller, H., Koebel, K.: Verfahren zur Herstellung von N-p-Tosyl-N'-β-methylsulfinyläthylharnstoff. DAS 1167816 = USP. 3140314.

23,6 Cilag: p-Tolylsulfonylacetamide. Belg.P. 558647 = C. 1964/13, 181.

24,1 Cooley, J. H., McCown, J. D.: 1-Acyl-1-alkoxy-3-(p-tolylsulfonyl)-ureas. J. Med. Chem. 8, 887—888 (1965).

25   Dai-Nippon Drug Manufg. Co.

25,1 Kawahara, K., Toyoshima, S., Sato, R., Tatsumi, H.: 2-(Alkylbenzenesulfonamido)-5-alkyl-1,3,4-thiadiazole. Jap.P. 3027/60 = C.A. 55, 571.

25,2 — — — — 2-(Alkylbenzenesulfonamido)-5-alkyl-1,3,4-thiadiazoles. Jap.P. 12580/60 = C.A. 55, 571.

25,3 Kawahara, K., Sato, R., Fujita, A., Miwa, R.: 1-Alkylphenylsulfonyl-3-alkylurea. Jap.P. 15783/60 = C.A. 55, 11362.

26,1 Dansi, A., Zanini, C.: Sulfonilbiguanidi. Boll. chim. farm. 98, 580—581 (1959).

27,1 Delacoux, E., Tsatsas, G., Delaby, R.: Synthèse de quelques sulfonylurées hypoglycémiantes. Bull. Soc. chim. Fr. 1959, 1980—1983.

27a,1 Derasari, H. R., Sata, L. G.: Oral hypoglycaemic activity of N-benzyl-N'-p-toluene sulphonylureas. Ind. J. Pharm. 30, 91—93 (1968).

27b,1 Deshpande, S. M., Datta, K. C., Sanyal, A. K., Raina, M. K.: Potential antidiabetics. Benzimidazole-2-sulfonylglycamide derivatives. J. Med. Chem. 13, 143—144 (1970).

28,1 Dykhanov, N. N., Ivanova, A. I.: The synthesis of a chloro analog of butamide. Med. Prom. SSSR. 14, 17—19 (1960) = C.A. 54, 22445.

28,2 — Synthesis of N,N-bis-(butylcarbamoyl)-diphenylmethane-4,4'-disulfonamide. Zh. Obshch. Khim. 32, 2318—2320 (1962) = C.A. 58, 7863, C. 1964/30, 92.

28,3 Ryzhkova, T. S., Lapynina, L. A., Dykhanov, N. N., Sysoeva, T. F.: Biological characteristics of N-salicyloyl-o-methoxybenzene-sulfonamide. Probl. Endokrinol. 14, 112—114 (1968) = C.A. 69, 94957s.

29   Esai Co., Ltd., Tokyo

29,1 Fukuji, Y., Shoji, T.: Process for the preparation of novel sulphonamide compounds: 3-Chloro-toluene-bis-N-sulphonyl-N'-substituted ureas. Jap.P. 1412/64 = C.A. 60, 11949.

29,2 Toyoshima, S., Tanaka, S., Hashimote, K.: Process for the production of 1-substituted-arylsulfonyl-3-alkyl-2-alkylisothioureas. Jap.P. 28263/65.

29,3 — — — Preparation of 1-(p-acetylbenzenesulfonyl)-2-alkyl-3-alkylisothiourea derivatives. Jap.P. 1785/66.

30,1 Ermili, A., Cortese, I.: Ricerche chimiche e farmacologiche su uree ad azione ipoglicemizzante, Nota I. Farmaco, Ed. sci. 18, 607—613 (1963).

31,1 Fučik, K.: Pyridazine derivatives having hypoglycemic action. Czech.P. 95850, Czech.P. 95873, Czech.P. 95875 = C.A. 55, 15519.

31,2 — 3-(p-Toluenesulfonamido)-6-halopyridazines. Czech.P. 95874 = C.A. 56, 4780.

32,1 García-Blanco, J., Antón, V.: Acción hipoglucemiante de una nueva sulfamida a distintas dosis en perros normales. Rev. esp. Fisiol. 17, 137—144 (1961).

32,2 Bori, V., Antón, J. V.: Acción hipoglucemiante de la N-(4-isopropoxibenzoil)-p-amino benzolsulfamida en perros. Rev. exp. Fisiol. 23, 75—76 (1967).

33 J. R. Geigy AG., Basel

33,1 Stoll, W., Dietrich, H.: Verfahren zur Herstellung von N′-substituierten N-Aryl-sulfonylharnstoffen. Schw.P. 349250 = DAS 1056116 = USP. 3095447.

33,2 — — Verfahren zur Herstellung von N′-substituierten N-Thiophensulfonylharnstoffen. DAS 1139507 = USP. 3124597.

33,3 — — Verfahren zur Herstellung von N′-substituierten N-Thiophensulfonylharnstoffen. Schw.P. 391730.

33,4 Dietrich, H., Stoll, W.: Verfahren zur Herstellung von neuen N-Arylsulfonylcarb-aminsäure-derivaten. Schw.P. 377801.

33,5 — Verfahren zur Herstellung von neuen N′-substituierten N-Arylsulfonylharnstoffen. Schw.P. 421087, Schw.P. 421088, Schw.P. 421089, Schw.P. 421090, Schw.P. 421091, Schw.P. 421092, Schw.P. 421948, Schw.P. 424767, DAS 1203764.

33,6 — Verfahren zur Herstellung von N′-Tricyclo[4,3,1,1^{3,8}]-undec-3-yl-N-arylsulfonyl-harnstoffen. DAS 1215698.

33,7 Geigy: Process for the production of new N′-substituted N-Aryl-sulphonyl ureas. Belg.P. 673985.

33,8 — Werkwijze voor de bereiding van middelen ter behandeling van diabetes. NE 66/17269.

33,9 — Werkwijze voor het bereiden van een N-arylsulfonyl-ureum. NE 67/09634.

33,10 Dietrich, H.: Verfahren zur Herstellung von neuen N′-substituierten N-Arylsulfonyl-harnstoffen. Schw.P. 440279.

33,11 Geigy: N-arylsulfonyl-urées et leur préparation. Belg. P. 700361.

33,12 — Process for the production of new sulphanilamide derivatives. EI 310/67 = Belg. P. 703946.

33,13 — Werkwijze ter bereiding van nieuwe N′-gesubstitueerde N-arylsulfonylurea. NE 67/11670.

33,14 — Werkwijze voor het bereiden van nieuwe N′-gesubstitueerde N-arylsulfonylurea. NE 67/12587.

33,15 — Werkwijze voor het bereiden van nieuwe N′-gesubstitueerde N-arylsulfonylurea. NE 67/17485.

33,16 — Werkwijze voor het bereiden van 1-gesubstitueerde 4-arylsulfonylsemicarbaziden. NE 68/00439.

33,17 — Werkwijze voor de bereiding van nieuwe 1-gesubstitueerde 3-arylsulfonylurea. NE 68/06328.

33,18 Dietrich, H.: Verfahren zur Herstellung von neuen Derivaten des Sulfanilamids. DOS 1912849.

33,19 — Lehmann, C.: Verfahren zur Herstellung von neuen Derivaten des p-Aminoalkyl-benzolsulfonamids. DOS 1912847.

33,20 — Verfahren zur Herstellung von neuen Derivaten des Sulfanilamids. DOS 1912848.

33,21 — Verfahren zur Herstellung von neuen Derivaten des Benzolsulfonamids. DOS 1912851.

33,22 — Lehmann, C.: Verfahren zur Herstellung von neuen Derivaten des p-Aminoalkyl-benzolsulfonamids. DOS 1931197.

34,1 Genes, S. G., Makarewitsh-Galperin, L. M., Uschenko, Ss. N.: Der Einfluß von Butamid, Cyclamid, Chlorcyclamid und Chlorpropamid auf den Glykogengehalt in verschiedenen Geweben. Fragen med. Chem. (UdSSR) 6, 469—474 (1960) = C. 1965, 5587.

34,2 — Plavskaya, A. A., Yurchenko, M. Z.: Potentiating effect of chloroisopropamide, a new antidiabetic peroral preparation. Probl. Endokrinol. i Gormonoterap. 8, 3—10 (1962) = C.A. 57, 14396.

34,3 — Lesnoi, N. G.: Effect of chlorisopropamide on experimentally induced insulin resistance. Byul. Eksp. Biol. i Med. 55, 56—61 (1963) = C.A. 59, 10665.

34,4 — Plavskaya, A. A., Ssawin, B., Jawlinski, M. D.: Hypoglykämische Aktivität von N-Benzolsulfonyl-N′-isopropyl-harnstoff und N-Benzolsulfonyl-N′-n-butyl-harnstoff. Farmakol. i Toksikol. 28, 91—92 (1965) = C. 1966, 7050.

34,5 Vorona, M. I., Genes, S. G., Grinchenko, T. S., Kopelovich, M. A., Lobanovskaya, L. I.: The therapeutic effectiveness of saccharoreducing preparations-Chorcyclamide. Klin. Med. (Mosk.) 46, No 9, 114—118 (1968).

35,1 Georgiev, A. G.: Synthese von N′-substituierten N-Tosylharnstoffen mit potentieller hypoglykämischer Wirkung. C.R. Acad. bulg. Sci. 14, 603—606 (1961) = C. 1965, 8214 = C.A. 58, 5546.

36,1 Giambrone, S.: Über einige Sulfonylalkylthioharnstoffe. Ric. Sic. Suppl. **30**, 2443—2448 (1960) = C. **1963**, 15768 = C.A. **60**, 7939.

37,1 Giri, S., Singh, H.: Studies in thiadiazoles. Part V. Synthesis of some new 1,3-disubstituted ureas, sulphonylureas, and related compounds. J. ind. chem. Soc. **43**, 477—480 (1966).

38,1 Gryglewski, R.: Pharmacological properties of orinase and of some new arylsulfonylureas. Diss. pharm. (Kraków) **10**, 151—168 (1958) = C.A. **53**, 8447.

38,2 Supniewski, J., Gryglewski, R.: Synthesis and principal biological properties of the halogen derivatives of benzenesulfonylisopropylurea. Diss. pharm. (Kraków) **12**, 1—6 (1960) = C.A. **54**, 23197.

39   *Guidotti, Pisa*

39,1 Sansone, M., Marinari, U. M., dell'Omodarme, G.: Azione sul tasso glicemico di alcune nuove uree N,N'-bisostituite. Gazz. med. ital. **120**, 384—386 (1961).

39,2 Bramanti, G., Paco, G. F. di: Sintesi di alcune nuove uree N,N'-bisostituite a presunta azione ipoglicemizzante. Ann. Chim. **51**, 1202—1209 (1961).

40   *Haffkine Institute, Bombay*

40,1 Tonse, U., Ananthanarayanan, K. G.: Hypoglycemic activity of N-benzenesulfonyl-N'-isopropylurea and N-benzenesulphonyl-N'-n-butylurea in experimental animals. Nature (Lond.) **193**, 891 (1962).

40,2 Mhasalkar, M. Y., Shah, M. H., Tonse, U., Ananthanarayanan, K. G., Deliwala, C. V.: Studies in hypoglycemic sulphonylureas. J. Sci. industr. Res. **21**C, 143—149 (1962).

40,3 Mehta, D. V., Deliwala, C. V.: Synthesis of aryldisulphonylureas as possible hypoglycemic agents. Ind. J. Chem. **2**, 196—199 (1964).

40,4 Shah, M. H., Darnule, T. V., Ananthanarayanan, K. G., Deliwala, C. V.: meta-Substituted benzenesulfonylureas as hypoglycemic agents. J. Med. Chem. **12**, 938—939 (1969).

41,1 Hannig, E., Schobess, B.: Zur Synthese von N⁴-(4-Alkoxybenzoylaethyl)-derivaten des N¹-Sulfanilyl-N²-n-butylharnstoffs. Arch. Pharm. (Weinheim) **295**, 241—243 (1962).

42,1 Hartig, S.: Über einige Derivate der β-Styrolsulfonsäure. J. prakt. Chem. **33**, 215—224 (1966).

43   *Heyden, Radebeul*

43,1 Jung, F., Carstens, E., Donat, J., Heidrich, H.-J.: Verfahren zur Herstellung von blutzuckersenkenden Thioharnstoffderivaten. DDR.P. 16086.

43,2 Carstens, E., Heidrich, J.: Verfahren zur Herstellung von blutzuckersenkend wirkenden Sulfonylaminocarbonsäurederivaten. DAS 1101408 = DDR.P. 20745.

43,3 — — Verfahren zur Herstellung blutzuckersenkender Sulfonylharnstoffe. DAS 1087125 = DDR.P. 22101.

44   *Farbwerke Hoechst, Aktiengesellschaft, Frankfurt (M.)*

44,1 Ruschig, H., Korger, G., Aumüller, W., Wagner, H., Scholz, J., Bänder, A.: Verfahren zur Herstellung von neuen Benzolsulfonylharnstoffen. DBP. 974062.

44,2 — Wagner, H., Korger, G., Aumüller, W., Scholz, J., Bänder, A.: Verfahren zur Herstellung von Benzolsulfonylharnstoffen. DBP. 965400.

44,3 — — — — Verfahren zur Herstellung von N-Benzolsulfonyl-N'-cyclohexylharnstoffen. DAS 1182656.

44,4 — Aumüller, W., Korger, G., Wagner, H., Scholz, J., Bänder, A.: Verfahren zur Herstellung von neuen Benzolsulfonylharnstoffen. DBP. 974506.

44,5 — — — — — Verfahren zur Herstellung von neuen Benzolsulfonylharnstoffen. DBP 965234.

44,6 Aumüller, W., Korger, G., Ruschig, H., Scholz, J., Bänder, A.: Verfahren zur Herstellung von Sulfonylharnstoffen. DAS 1024074.

44,7 Wagner, H., Aumüller, W., Ruschig, H., Korger, G.: Verfahren zur Herstellung von Sulfonylharnstoffen. DAS 1028114.

44,8 Aumüller, W., Korger, G., Wagner, H., Ruschig, H., Scholz, J., Bänder, A.: Verfahren zur Herstellung von neuen Benzolsulfonylharnstoffen. DAS 1003716.

44,9 — — Ruschig, H., Wagner, H.: Verfahren zur Herstellung von Sulfonylharnstoffen. DAS 1174306.

44,10 Korger, G., Ruschig, H., Wagner, H., Aumüller, W.: Verfahren zur Herstellung von Sulfonylharnstoffen. DAS 1144259.

44,11 Aumüller, W., Korger, G., Ruschig, H., Wagner, H.: Novel sulfonyl-ureas. USP. 3097240.

44,12 — — Wagner, H.: Verfahren zur Herstellung von Benzolsulfonylurethanen. DAS 1014099.

44,13 — — — Verfahren zur Herstellung von Benzolsulfonylurethanen. DAS 1026742.

44,14 — — — Verfahren zur Herstellung von Benzolsulfonylurethanen. DAS 1038030.

44,15 AUMÜLLER, W., KORGER, G., WAGNER, H.: Verfahren zur Herstellung von Sulfonyl-urethanen. DAS 1075587.

44,16 — — — Verfahren zur Herstellung von Sulfonylurethanen mit blutzuckersenkender Wirkung. DAS 1053493.

44,17 — — — Verfahren zur Herstellung von N-Cyclohexylmethylensulfonyl-urethanen. DAS 1058504.

44,18 — — — Verfahren zur Herstellung von Sulfonylurethanen. DAS 1090650.

44,19 KORGER, G., WAGNER, H., AUMÜLLER, W., RUSCHIG, H.: Verfahren zur Herstellung von Sulfonylharnstoffen. DAS 1034618.

44,20 RUSCHIG, H., WAGNER, H., AUMÜLLER, W., KORGER, G., BÄNDER, A., SCHOLZ, J.: Benzo-thiazol-2-sulfonyl-ureas and a process for their manufacture. USP. 2891960.

44,21 KORGER, G., WAGNER, H., AUMÜLLER, W.: Verfahren zur Herstellung von Sulfonyl-harnstoffen. DAS 1032734.

44,22 AUMÜLLER, W., WEYER, R., KORGER, G.: Verfahren zur Herstellung von N-Sulfonyl-N'-acyl-harnstoffen. DAS 1046026.

44,23 Farbwerke Hoechst, Aktiengesellschaft, Frankfurt (M.): Sulfonylurées et leur procédé de préparation. Belg.P. 569963.

44,24 Farbwerke Hoechst, Aktiengesellschaft, Frankfurt (M.): Dérivés du 2-sulfamido-thia-diazole et leur procédé de préparation. Belg.P. 574133.

44,25 AUMÜLLER, W., KORGER, G., WEYER, R., SCHOLZ, J., BÄNDER, A.: Verfahren zur Herstellung von neuen N-Benzolsulfonyl-N'-benzyl-harnstoffen. DAS 1076664.

44,26 Farbwerke Hoechst, Aktiengesellschaft, Frankfurt (M.): Nouvelles sulfonyl-urées et leur préparation. Belg.P. 574263.

44,27 KORGER, G., AUMÜLLER, W., WEBER, E., WEYER, R., BÄNDER, A.: Verfahren zur Her-stellung von Sulfonylharnstoffen. DAS 1157599.

44,28 Farbwerke Hoechst, Aktiengesellschaft, Frankfurt (M.): Nouvelles sulfonyl-urées et leur préparation. Franz.P. 1328902.

44,29 WEBER, H., AUMÜLLER, W., WEYER, R., KORGER, G.: Verfahren zur Herstellung von N-Benzolsulfonyl-N'-methyl-cyclohexylharnstoffen. DAS 1179200.

44,30 AUMÜLLER, W., WEYER, R., WEBER, H., KORGER, G., BÄNDER, A.: Verfahren zur Her-stellung von Benzolsulfonyl-alkoxy-harnstoffen. DAS 1139830.

44,31 Farbwerke Hoechst, Aktiengesellschaft, Frankfurt (M.): New benzenesulphonyl-alkoxy-ureas, preparations containing them and process of preparing them. Brit.P. 976533.

44,32 AUMÜLLER, W., KORGER, G., WEYER, R., BÄNDER, A., HERR, H.: Verfahren zur Her-stellung von Benzolsulfonylharnstoffen. DAS 1135891.

44,33 — — — — — Verfahren zur Herstellung von Benzolsulfonylharnstoffen. DAS 1156782.

44,34 — — WEBER, H., WEYER, R., BÄNDER, A., WAGNER, H.: Verfahren zur Herstellung von N-Benzolsulfonyl-N',N'-trimethylenharnstoffderivaten und deren Salzen. DAS 1182665.

44,35 — MUTH, K.: Verfahren zur Herstellung von Benzolsulfonylharnstoff-Derivaten. DAS 1157605.

44,36 — — Verfahren zur Herstellung von Benzolsulfonylharnstoffen. DAS 1163804.

44,37 — — Verfahren zur Herstellung von Benzolsulfonylharnstoffen. DAS 1163805.

44,38 KORGER, G., AUMÜLLER, W., PESCHKE, W., HAACK, E.: Verfahren zur Herstellung von Benzolsulfonylharnstoffen. DAS 1192192.

44,39 Farbwerke Hoechst, Aktiengesellschaft, Frankfurt (M.): Nouvelles benzènesulfonyl-urées et leur procédé de préparation. Franz.P. 1331633.

44,40 KORGER, G., AUMÜLLER, W.: Verfahren zur Herstellung von Benzolsulfonylharnstoffen. DAS 1157211.

44,41 AUMÜLLER, W., KORGER, G., WEYER, R.: Verfahren zur Herstellung von Azidobenzol-sulfonylharnstoffen. DAS 1153357.

44,42 KORGER, G., WEYER, R., AUMÜLLER, W., HAACK, E.: Verfahren zur Herstellung von 4-Benzolsulfonyl-1,1-alkylensemicarbaziden. DAS 1237120.

44,43 Farbwerke Hoechst, Aktiengesellschaft, Frankfurt (M.): New benzenesulphonyl semi-carbazides, preparations containing them and a process for their manufacture. Brit. P. 1014424.

44,44 AUMÜLLER, W., MUTH, K., WEBER, H.: Verfahren zur Herstellung von Benzolsulfonyl-semicarbaziden. DAS 1204676.

44,45 WEYER, R., AUMÜLLER, W., KORGER, G.: Verfahren zur Herstellung von Benzol-sulfonylsemicarbaziden und deren Salzen. DAS 1204675.

44,46 KORGER, G., WEYER, R., AUMÜLLER, W., HAACK, E.: Verfahren zur Herstellung von Benzolsulfonylsemicarbaziden. DAS 1245380.

44,47 Farbwerke Hoechst, Aktiengesellschaft, Frankfurt (M.): Nouveaux benzènesulfonyl-semicarbazides et leur procédé de préparation. Franz.P. 1335751.

44,48 — — — — Benzenesulphonyl-semicarbazides, preparations containing them and process for the manufacture. Brit.P. 980116.

44,49 Korger, G., Muth, K., Weber, H.: Verfahren zur Herstellung von Benzolsulfonylsemicarbaziden. DAS 1206906

44,50 Aumüller, W., Korger, G., Weber, H.: Verfahren zur Herstellung von Benzolsulfonylsemicarbaziden. DAS 1196200.

44,51 Muth, K., Korger, G., Aumüller, W.: Verfahren zur Herstellung von Benzolsulfonylsemicarbaziden. DAS 1196199.

44,52 Korger, G., Weyer, R., Aumüller, W.: Verfahren zur Herstellung von Benzolsulfonylsemicarbaziden. DAS 1165012.

44,53 Weber, H., Aumüller, W., Korger, G., Weyer, R.: Verfahren zur Herstellung von N-(4-acylierten Benzolsulfonyl)-N'-cyclooctyl-harnstoffen. DAS 1183498.

44,54 Weyer, R., Aumüller, W., Weber, H., Korger, G.: Verfahren zur Herstellung von N-Benzolsulfonyl-N'-cyclohexyl-harnstoffen. DAS 1181208.

44,55 — — — — Verfahren zur Herstellung von N-Benzolsulfonyl-N'-cyclohexyl-harnstoffen. DAS 1185606.

44,56 Aumüller, W., Muth, K., Weber, H., Weyer, R., Herr, H.: Verfahren zur Herstellung von Benzolsulfonylharnstoffen. DAS 1181209.

44,57 — Weyer, R., Weber, H., Muth, K.: Verfahren zur Herstellung von N-(Hydroxy-alkyl-benzolsulfonyl)-N'-(alkylcyclohexyl)-harnstoffen. DAS 1177632.

44,58 Weber, H., Aumüller, W., Weyer, R., Muth, K.: Verfahren zur Herstellung von Benzolsulfonylharnstoffen. DAS 1198354.

44,59 Aumüller, W., Weber, H., Weyer, R., Muth, K., Herr, H.: Verfahren zur Herstellung von Benzolsulfonylharnstoffen. DAS 1188589.

44,60 Muth, K., Aumüller, W., Weyer, R., Weber, H.: Verfahren zur Herstellung von Benzolsulfonylharnstoffen. DAS 1251753.

44,61 Aumüller, W., Weber, H., Weyer, R., Muth, K.: Verfahren zur Herstellung von Benzolsulfonylharnstoffen. DAS 1188078.

44,62 Weber, H., Aumüller, W., Weyer, R., Muth, K., Schmidt, F. H.: Verfahren zur Herstellung von Benzolsulfonylharnstoffen. DAS 1185180.

44,63 Aumüller, W., Weber, H., Weyer, R., Muth, K., Schmidt, F. H.: Verfahren zur Herstellung von Benzolsulfonylharnstoffen. DAS 1224736.

44,64 Farbwerke Hoechst, Aktiengesellschaft, Frankfurt (M.): Nouvelles benzènesulfonyl-urées et leur préparation. Belg.P. 654561 = Brit.P. 1080705.

44,65 — — — — Nouvelles benzènesulfonylurées et leur préparation. Belg.P. 662626.

44,66 — — — — Nouvelles benzènesulfonylurées et leur préparation. Belg.P. 667035.

44,67 — — — — Nouvelles benzènesulfonylurées et leur préparation. Belg.P. 667699.

44,68 — — — — Nouvelles benzènesulfonylurées et leur préparation. Belg.P. 667769.

44,69 — — — — Nouvelles benzènesulfonylurées et leur préparation. Belg.P. 671760.

44,70 — — — — Benzènesulfonylurées et leur préparation. Belg.P. 671757.

44,71 — — — — Benzènesulfonylurées et leur préparation. Belg.P. 672644.

44,72 — — — — Nouvelles benzènesulfonylurées et leur préparation. Belg.P. 673456 = NE 65/15958.

44,73 — — — — Nouvelles benzènesulfonylurées et leur préparation. Belg.P. 674421.

44,74 — — — — Benzènesulfonylurées et leur préparation. Belg.P. 678358.

44,75 — — — — Nouveaux benzènesulfonyl-semicarbazides et leur préparation. Belg.P. 680661.

44,76 — — — — Nouvelles benzènesulfonylurées et leur préparation. Belg.P. 684269.

44,77 — — — — Benzènesulfonylurées et leur préparation. Belg.P. 684652.

44,78 Aumüller, W., Weber, H., Weyer, R., Muth, K., Fauland, E.: Verfahren zur Herstellung von Benzolsulfonylharnstoffen. DAS 1244174 = Belg.P. 686784.

44,79 Ehrhart, G.: Über neue peroral wirksame blutzuckersenkende Substanzen. Naturwissenschaften 43, 93 (1956).

44,80 Ruschig, H., Korger, G., Aumüller, W., Wagner, H., Weyer, R., Bänder, A., Scholz, J.: Neue peroral wirksame blutzuckersenkende Substanzen. Arzneimittel-Forsch. 8, 448—454 (1958).

44,81 — — — — — Über neue peroral wirksame blutzuckersenkende Substanzen. Medizin u. Chemie 6, 61—118 (1958).

44,82 Aumüller, W., Muth, K.: Ein neues Verfahren zur Herstellung von N-Benzolsulfonyl-N'-cycloheptyl-harnstoffen. Justus Liebigs Ann. Chem. 655, 36—39 (1962).

44,83 — Bänder, A., Heerdt, R., Muth, K., Pfaff, W., Schmidt, F. H., Weber, H., Weyer, R.: Ein neues hochwirksames orales Antidiabetikum. Arzneimittel-Forsch. 16, 1640—1641 (1966).

44,84 BINGLE, J. P., HIGGINS, F. E., TUNBRIDGE, R. E.: Outpatient assessment of oral hypoglycaemic drugs. Lancet 1962 I, 717—720.

44,85 RIDDELL, M. J.: Oral hypoglycaemic drugs. Lancet 1962 I, 868.

44,86 WITTENHAGEN, G., MOHNIKE, G.: Über die orale Behandlung des Diabetes mellitus mit N-[4-Methyl-benzolsulfonyl]-N'-butyl-harnstoff (D 860). Dtsch. med. Wschr. 81, 887—888 (1956).
MOHNIKE, G., WITTENHAGEN, G.: Über Blutspiegel und Ausscheidung von N-(4-Methyl-benzolsulfonyl)-N'-butyl-harnstoff (D 860). Dtsch. med. Wschr. 82, 1556—1557 (1957).

44,87 Unveröffentlichte Arbeit.

44,88 DORFMÜLLER, TH.: Nachweis und Isolierung des Ausscheidungsproduktes von D 860. Dtsch. med. Wschr. 81, 888 (1956).

44,89 Farbwerke Hoechst, Aktiengesellschaft, Frankfurt (M.): Benzènesulfonylurées et leur préparation. Belg.P. 690604.

44,90 — — — — Benzènesulfonylurées et leur préparation. Belg.P. 698498.

44,91 — — — — Benzènesulfonylurées et leur préparation. Belg.P. 699134.

44,92 — — — — Benzènesulfonylurées et leur préparation. Belg.P. 705156.

44,93 — — — — Benzènesulfonylurées et leur préparation. Belg.P. 707241.

44,94 — — — — Benzènesulfonylurées et leur préparation. Belg.P. 708212.

44,95 — — — — Benzènesulfonylurées et leur préparation. Belg.P. 708917.

44,96 — — — — Benzènesulfonylurées et leur préparation. Belg.P. 719372.

44,97 — — — — Benzènesulfonylsemicarbazides et leur préparation. Belg.P. 719374.

44,98 — — — — Benzènesulfonylurées et leur préparation. Belg.P. 719277.

44,99 — — — — Benzènesulfonylurées, leur préparation et les médicaments qui contiennent ses substances. Belg.P. 737061

44,100 WEYER, R., WEBER, H., AUMÜLLER, W., KORGER, G., MUTH, K., PFAFF, W., BÄNDER, A.: Blutzuckersenkende Sulfonylharnstoffe mit substituiertem Cyclohexylrest. Arzneimittel-Forsch. 19, 140—143 (1969).

44,101 WEBER, H., AUMÜLLER, W., MUTH, K., WEYER, R., HEERDT, R., FAULAND, E., BÄNDER, A., PFAFF, W., SCHMIDT, F. H., STORK, H.: Acylaminoalkyl-benzolsulfonyl-harnstoffe. Arzneimittel-Forsch. 19, 1326—1350 (1969).

44,102 AUMÜLLER, W., FAULAND, E., HAGEDORN, A., HEERDT, R., HÜBNER, M., MUTH, K., WEBER, H., WEYER, R., BÄNDER, A., PFAFF, W., SCHMIDT, F. H., STORK, H.: Acylaminoalkyl-benzolsulfonylsemicarbazide als blutzuckersenkende Substanzen. Arzneimittel-Forsch. 19, 1350—1354 (1969).

44,103 WEBER, H., AUMÜLLER, W., FAULAND, E., HEERDT, R., HÜBNER, M., MUTH, K., WEYER, R.: Development and chemistry of HB 419 and related compounds. Hormone and Metabolic Research, Suppl. vol. 1/69, 1—3 (1969).

45   *Hoffmann-La Roche, New Jersey bzw. Basel*

45,1 AESCHLIMANN, J. A., STEMPEL, A.: 1-Terpenyl-3-aryl-sulfonylureas. USP. 2928871.

45,2 — — Certain 1-arylsulfonyl-3-(tetrahydro-dicyclopentadien-9-yl)-ureas. USP. 2969391.

45,3 — — Certain 1-arylsulfonyl-3-(cis-2-decalyl) ureas. USP. 2974166.

45,4 Hoffmann-La Roche, Basel: Werkwijze voor de bereiding van nieuwe sulfonamiden van de pyrimidinereeks. NE 65/07576.

45,5 BRETSCHNEIDER, H., EGG, H., QUITT, P.: Sulfonamides and process for the manufacture thereof. S.A. 67/4471.

45,6 Hoffmann-La Roche: Werkwijze voor de bereiding van sulfonamiden. NE 67/13616, NE 69/06018.

46   *Horner, Montreal, Quebec*

46,1 HORNER, F. W.: Hypoglycaemic thiadiazoles. Brit.P. 851277.

46,2 CHUBB, F. L., NISSENBAUM, J.: Some hypoglycemic thiadiazoles. Can. J. Chem. 37, 1121—1123 (1959).

46,3 McCOLL, J. D.: Oral hypoglycemic activity of substituted thiadiazole and thiazole derivatives. Appl. Therapeutics 1960, 203—208.

46,4 HEALY, M. F., ARNEAUD, J. D.: Preliminary observations on management of diabetes with "Stabinol". Brit. med. J. 1960, 913—915.

46,5 SIMMONS, D. L., DODSWORTH, J. M., CHUBB, F. L.: The synthesis of cyclic analogues of Tolbutamide. Can. J. Chem. 41, 804—807 (1963).

47,1 JANBON, M., LAZERGES, P., METROPOLITANSKI, J.-H., SCHAAP, J.-D.: Action hypoglycémiante de certains composés sulfamidés. Rôle du radical propyl-thiodiazol. Montpellier méd. 1943/23—24, 132—136 [vgl. auch Montpellier méd. 1942 (21—22), 441, 489].

48,1 JENSEN, K. A., BUCHARDT, O.: Derivatives of p-chlorobenzenesulfonic acid. Acta chem. scand. 15, 447—448 (1961).

48,2 — HOLM, A., RACHLIN, SCH.: The reaction between 5-dimethylaminotetrazole and sulfonyl chlorides. Acta chem. scand. 20, 2795—2806 (1966).

49,1 Joshi, K. C., Gupta, J. S.: Studies in potential organofluorine oral hypoglycemic agents. Part II. Synthesis of some 1-aryl-3-alkyl/aryl sulphonylureas. J. ind. chem. Soc. 42, 320—322 (1965).

49,2 — — Synthesis of 1-aryl-sulphonyl-3-alkyl/arylhydantoins as possible hypoglycemic agents. Part III. J. ind. chem. Soc. 43, 808—809 (1966).

50,1 Kessler, W. V., Jenkins, G. L.: Synthesis of N-substituted methanedisulfonamides and N'-substituted methanedisulfonylureas. J. pharm. Sci. 50, 842—844 (1961).

51,1 Kitagawa, H., Iwaki, R.: Coumarin derivatives for medicinal purposes. XVI. Synthesis of sulfonamidocoumarin derivatives. J. pharm. Soc. Japan 83, 1169—1171 (1963).

51a,1 Kriesel, D. C., Menzie, J.: Synthesis and pharmacological evaluation of some tosyl-biurets and tosylthiocarbamates as potential hypoglycemic agents. J. pharm. Sci. 57, 1791—1793 (1968).

51b,1 Kurihara, T., Takeda, H.: Synthesis of hypoglycemic compounds. I. Tohoku Yakka Daigaku Kenkyu Nempo 1966, No 13, 85—6=C.A. 69, 27353d.

52   *Kyorin Seiyaku Kabushiki Kaisha, Tokio*

52,1   Kyorin Seiyaku: Novel benzenesulphonyl urea compounds. Brit.P. 1021515; Jap. P. 5836/65=C.A. 62, 16261.

52,2   Irikura, T., Suzue, S.: Sulfonylsemicarbazides. Jap.P. 7920/65=C.A. 63, 1777.

52,3   — — Abe, Y.: Verfahren zur Herstellung von Sulfonylharnstoffderivaten. DAS 1214675=USP. 3136814.

52,4   — — Yasuo, A.: A method for producing a novel therapeutic agent for diabetes. Jap.P. 1707/66.

52,5   — — Studies on hypoglycemic agents. I. Synthesis of 1,1-disubstituted 4-sulfonyl-semicarbazide derivatives and sulfonylurea derivatives. J. pharm. Soc. Japan 84, 1017—1021 (1964).

52,6   Suzue, S.: Studies on hypoglycemic agents. II. Synthesis of 1-acyl-4-sulfonylsemi-carbazides and 1-sulfonyl biureas. J. pharm. Soc. Japan 84, 1021—1023 (1964).

52,7   — Studies on hypoglycemic agents. III. Synthesis of 2H-1,2,4-benzothiadiazin-3(4H)-one 1,1-dioxides. J. pharm. Soc. Japan 84, 1024—1026 (1964).

52,8   Irikura, T., Abe, Y., Tamada, T.: Studies on hypoglycemic compounds. I. Screening of hypoglycemic compounds. J. pharm. Soc. Japan 85, 104—112 (1965).

52,9   Kyorin Seiyaku: New oral antidiabetic. Japan. med. Gaz. 2, H. 12 (1965), S. 10.

52,10 Suzue, S., Irikura, T.: Studies on hypoglycemic agents. IV. Synthesis of 1,4,3-benz-oxathiazine-4,4-dioxides. Chem. pharm. Bull. 16, 806—813 (1968).

53   *Lakeside Laboratories, Inc., Milwaukee*

53,1   Judd, C. I.: Cyclopropylsulfonyl ureas. USP. 3129247.

53a,1 Lespagnol, A., Lespagnol, Ch., Willecomme, B.: Recherches dans la série des sulfamides. Chim. Ther. 2, 125—129 (1967).

53a,2 — — — Recherches dans la série des sulfamides. C.R. Acad. Sci. (Paris) 264, 1715—1716 (1967).

53a,3 — — — Dérivés de N-amino N'-aryl-sulfonyl-pipérazines. C.R. Acad. Sci. (Paris) 266, 1238—1240 (1968).

54   *Eli Lilly, Indianapolis*

54,1   Gerzon, K.: Novel N-(substituted)-phenylsulfonyl-N'-1-adamantyl ureas.USP.3096372

54,2   Mills, J., Marshall, F. J.: Novel sulfonylureas. USP. 3155721.

54,3   Sigal, M. V., Arendonk, A. M. van: Verfahren zur Herstellung von N-substituierten Benzolsulfonyl-N'-cyclohexyl- oder heptylharnstoffen. DAS 1177631=USP. 3320312.

54,4   Chen, K. K., Anderson, R. C., Maze, N.: Hypoglycemic action of sulfanilamido-cyclopropylthiazole in rabbits, and its reversal by alloxan. Proc. Soc. exp. Biol. (N.Y.) 63, 483—486 (1946).

54,5   Cassady, D. R., Ainsworth, C., Easton, N. R., Livezey, M., Sigal, M. V., Jr., Heyningen, E. van: Sulfonylureas and related compounds. J. org. Chem. 23, 923—926 (1958).

54,6   Marshall, F. J., Sigal, M. V., Jr.: Some N-arylsulfonyl-N'-alkyl-ureas. J. org. Chem. 23, 927—929 (1958).

54,7   Radding, R. S., Kern, L. R., Owens, J. C.: Comparative pharmacology of the sulfonylureas. Metabolism 11, 411—415 (1962).

54,8   Marshall, F. J., Sigal, M. V., Jr., Sullivan, H. R., Cesnik, C., Root, M. A.: Further studies on N-arylsulfonyl-N'-alkyl-ureas. J. Med. Chem. 6, 60—63 (1963).

54,9   Gerzon, K., Krumkalns, E. V., Brindle, R. L., Marshall, F. J., Root, M. A.: The adamantyl group in medicinal agents. I. Hypoglycemic N-arylsulfonyl-N'-adamantylureas. J. Med. Chem. 6, 760—763 (1963).

54,10 Maha, G. E., Kirtley, W. R., Root, M. A., Anderson, R. C.: Acetohexamide. Preliminary report on a new oral hypoglycemic agent. Diabetes 11, 83—90 (1962).

54,11 WELLES, J. S., ROOT, M. A., ANDERSON, R. C.: Metabolic reduction of 1-(p-acteyl-benzenesulfonyl)-3-cyclohexyl-urea (Acetohexamide) in different species (26694). Proc. Soc. exp. Biol. (N.Y.) 107, 583—585 (1961).

55,1 LOUBATIÈRES, A.: Relations entre la structure moléculaire et l'activité hypoglycémiante des aminobenzènesulfamidoalkylthiadiazols. C.R. Soc. Biol. (Paris) 138, 830—831 (1944 [vgl. auch C.R. Soc. Biol. (Paris) 138, 766—767 (1944)].

55,2 — MARIANI, M. M., ALRIC, R., CHAPAL, J.: Actions respectives de trois sulfamides hypoglycémiants thiodiazolés sur la glycémie du chien non anesthésié. C.R. Soc. Biol. (Montpellier) 158, 610—612 (1964).

55,3 — — Étude pharmacologique et pharmacodynamique d'un sulfonylurée hypo-glycémiant particulièrement actif, le glybenzcyclamide. C.R. Acad. Soc. (Paris) 265, Ser. D, 643—645 (1967).

56,1 MADONIA, P.: Substances causing hypoglycemic effects. Farmaco, Ed. sci. 13, 117—120 (1958) = C.A. 53, 274.

57 *Maggioni & Co., Milano*

57,1 CARISSIMI, M., D'AMBROSIO, R., GRUMELLI, F., MILLA, E., RAVENNA, F.: Nuove fenil-cicloesiluree ad azione ipoglicemizzante. Farmaco, Ed. sci. 21, 155—171 (1966).

58 *Merck & Co., Rayway, New Yersey*

58,1 BICKING, J. B.: N-2-Benzothiazolylsulfonyl-benzamide. USP. 3139436 = Belg.P. 579099.

58,2 — Antidiabetic N-Acylaliphatic-sulfonamides. USP. 3298917.

59 *Institut Merieux, Lyon*

59,1 CARRARA, G., BERNINI, G.: Sulfamide antidiabétique à structure chimique retard, 1) Étude chimique. Thérapie 14, 864—866 (1959).

59,2 DORCHE, J., BEANI, L., TROUYEZ, G., MINAIRE, Y., MINAIRE, E.: Sulfamide anti-diabétique à structure chimique retard. 2) Étude expérimentale. Thérapie 14, 867—875 (1959).

59,3 TRAEGER, J., FREYCON, M. T., MICHAUD, P.: Sulfamide antidiabétique à structure chimique retard. 3) Essais cliniques du phenbutamide. Thérapie 14, 876—884 (1959).

60,1 MINOURA, Y., SAKOTA, N.: The synthesis of some esters of p-toluenesulfonyl-1-valine. Nippon Kagaku Zasshi 83, 763—765 (1962) = C.A. 59, 5260.

60a,1 MNDZHOYAN, A. L., AZARYAN, A. S., AROYAN, A. A.: Derivatives of γ-alkoxybenzene-sulfonic acids. Arm. Khim. Zh. 22, 488—492 (1969) = C.A. 72, 21677z.

61 *Monsanto, Victoria, Australien*

61,1 HOLAN, G., SAMUEL, E.: The synthesis of 3-alkyl-1-aryl-sulphonyl-hydantoins and -2-thiohydantoins. J. chem. Soc. 1961, 4660—4663.

62,1 MUSTAFA, A., ABOU-OUF, A. A., MOHTADI, M.: Synthesis of new p-chloro-benzene sulphonyl alkylated and arylated semicarbazides as antidiabetics. Bull. Fac. Pharm. 5, 107—109 (1966).

63,1 NANTKA-NAMIRSKI, P., BELŻECKI, C.: Środki Antydiabetyczne. Synteza pochodnych Arylosulfonylomocznika. Acta Pol. pharm. 16, 475—478 (1959).

64,1 NIEFORTH, K. A., JENKINS, G. L., KNEVEL, A. M.: Potential hypoglycemic sulfonyl-ureas. J. pharm. Sci. 53, 73—75 (1964).

65 *Nordmark-Werke, Hamburg*

65,1 LOOP, W., WOLF, V.: Verfahren zur Herstellung von oral anwendbaren, den Blut-zucker senkenden Benzolsulfonylurethanen. DAS 1027196.

65,2 — — Verfahren zur Herstellung von oral anwendbaren, den Blutzucker senkenden Benzolsulfonylurethanen. DAS 1028560.

65,3 — — Verfahren zur Herstellung von oral anwendbaren, den Blutzucker senkenden Benzolsulfonylurethanen. DAS 1029819.

65,4 — Verfahren zur Herstellung von oral anwendbaren, den Blutzucker senkenden Ver-bindungen. DAS 1030330.

65,5 Nordmark-Werke: Procédé de préparation de p-acyloxy-benzène-sulfonyl-carbamates. Franz.P. 1281218.

65,6 — Nouveaux esters d'acide p-acyloxy-benzène-sulfonyl carbaminique et procédé pour leur préparation. Belg.P. 575343.

66 *Olin Mathieson (Heyden), New York*

66,1 HÖHN, H., BREUER, H.: Novel indolesulfonylureas and indolinesulfonylureas. USP. 3083207.

66,2 BREUER, H., HÖHN, H.: Verfahren zur Herstellung von Hydrindensulfonylharnstoffen. DAS 1159937 = USP. 3097242.

66 3 — — Verfahren zur Herstellung von Indolin-6-sulfonylharnstoffen. DAS 1240866 = USP. 3102120.

66,4 — — Novel cumaransulfonylureas and 2,3-dihydrothionaphthenesulfonylureas. USP. 3102121.

66,5   Breuer, H., Höhn, H.: Sulfonylurea compounds. USP. 3102115.

66,6   Lerner, L. J., Bianchi, A., Borman, A.: A new hypoglycemic compound, 1-Cyclohexyl-3-(5-indanylsulfonyl) urea. Metabolism 14, 578—582 (1965).

66,7   Grinnell, E. H., Skillman, T. G., Brooks, A. M.: A clinical pharmacologic comparison of Glyhexamide, Tolbutamide and Chlorpropamide in the treatment of stable diabetes. Amer. J. med. Sci. 253, 312—320 (1967).

66,8   Azzena, D., Azzolini, A.: Gli ipoglicemizzanti orali. Esperienze cliniche ottenute con l'uso della 1-3-icloesil-3-(5-indanilsulfanil) urea. Minerva med. 58, 3733—3735 (1967).

67   Ono Pharmaceutical Co., Osaka, Japan

67,1   Yamamoto, K.: 4,4'-Bis-(butylcarbamoylaminosulfonyl)-diphenylmethane. Jap.P. 21726/61 = C.A. 57, 15014.

68,1   Orzalesi, G., Musante, C.: Su alcune isossazolilsolfoniluree ad azione ipoglicemizzante. Ann. Chim. 57, 59—63 (1967).

68a,1 Pal, R. K., Mitra, B. N., Poddar, S. N.: A comparative study of the effects of two new hypoglycemic drugs and those of other effective ones already in use on the normal and experimental diabetic dogs as also a few cases of diabetes mellitus. Proc. nat. Inst. Sci. India, Part B 31, 129—149 (1965).

69,1   Palazzo, G., Pozzatti, C.: Alchilsolfonil-uree e tiouree ad azione ipoglicemizzante. Farmaco, Ed. sci. 14, 358—362 (1958).

69a   Parke, Davis Company, Ann Arbor, Michigan

69a,1 Meyer, R. F.: Oxygen-to-nitrogen rearrangement of diethyl N-(p-tolylsulfonyl)-imidocarbonate. J. org. Chem. 28, 2902—2903 (1963).

70   Pfizer, New York

70,1   McLamore, W. M., Laubach, G. D.: Substituted styryl, and thienylethenyl, pyridylethenyl sulfonylureas and method of treating diabetes. USP. 2979437.

70,2   — — Process for the production of sulfonylureas. USP. 3005022 und 3349124.

70,3   — — Novel process for the production of sulfonylureas. USP. 3013072.

70,4   Holland, G. F., McLamore, W. M.: Arylsulfonylureas. USP. 3033902.

70,5   McManus, J. M.: Novel N-Morpholinesulfonyl ureas. USP. 3108098.

70,6   McLamore, W. M.: Oral antidiabetic composition and method of use. USP. 3211615.

70,7   McManus, J. M.: Sulfamylsemicarbazides. USP. 3245982.

70,8   — McLamore, W. M., Laubach, G. D.: 1-(Tertiary aminosulfonyl)-3-(hydrocarbon) ureas. USP. 3242174.

70,9   — — — Novel hypoglycemic agents. USP. 3305556.

70,10 McLamore, W. M., Laubach, G. D.: Hypoglycemic sulfonylureas. Effect of structure on activity. Congr. intern. chim. ind. 2, 443—446 (1958) [vgl. auch Ann. N.Y. Acad. Sci. 74, 443—448 (1959)].

70,11 Holland, G. F.: Preparation of some additional sulfonylureas. J. org. Chem. 26, 1662—1665 (1961).

70,12 — Jaeger, D. A., Wagner, R. L., Laubach, G. D., McLamore, W. M., P'an, S. Y.: Hypoglycemic activity in a series of 1-aryl-3-aryl-sulphonylureas. J. med. pharm. Chem. 3, 99—110 (1961).

70,13 McManus, J. M., McFarland, J. W., Gerber, C. F., McLamore, W. M., Laubach, G. D.: Sulfamylurea hypoglycemic agents. I. Synthesis and screening. J. Med. Chem. 8, 766—776 (1965).

70,14 Wisemann, E. H., Pereira, J. N., Finger, K. F., Pinson, R., Jr.: Sulfamylurea hypoglycemic agents. II. Drug dynamic studies. J. Med. Chem. 8, 777—781 (1965).

70,15 McFarland, J. W., Gerber, C. F., McLamore, W. M.: Sulfamylurea hypoglycemic agents. III. Tetrasubstituted sulfamylureas and N-sulfamylcarbamates. J. Med. Chem. 8, 781—784 (1965).

70,16 McManus, J. M., Gerber, C. F.: Sulfamylsemicarbazide hypoglycemic agents. IV. J. Med. Chem. 9, 256—257 (1966).

70,17 — Piperazinesulfamylurea hypoglycemic agents. V. J. Med. Chem. 9, 967—968 (1966).

70,18 Danowski, T. S., Mateer, F. M.: Comparative hypoglycemic effects of chlorpropamide, tolbutamide, and furfurylurea. Ann. N.Y. Acad. Sci. 74, 971—978 (1959).

71,1   Pique, J. B.: Thioanisoles. Span.P. 318336 = C.A. 65, 12180.

71,2   Pique, J. B.: N-Furfural-N'-arenesulfonylureas. Span.P. 318337 = C.A. 65, 20099.

71,3   — Hypoglycemic 1-arylsulfonyl-3-(tetrahydro-2-pyranylmethyl)-ureas. Span.P. 318338 = C.A. 65, 10568.

71a   Pliva Pharm. Chem. Works, Zagreb

71a,1 Fila-Hromadko, S.: Sulfonamide derivatives of heptamethylenimine. II. The preparation of arylsulfonylureas containing heptamethylenimine. Croat. Chem. Acta 39, 289—291 (1967) = C.A. 69, 2854e.

71b   E.I. du Pont de Nemours and Company, Wilmington

71b,1 McGonigal, W. E.: Novel tetrahydro-s-triazin-2(1H)-ones. USP. 3484439.

72,1   POPOWA, R. JA.: Certain derivatives of N-tosylurea. Med. Prom. SSSR. **12**, Nr. 11, 19—20 (1958) = C.A. **53**, 16032.

72,2   — Derivatives of arylsulfonylurea. Med. Prom. SSSR **14**, Nr. 6, 12—14 (1960) = C.A. **55**, 3498 = C. 1964/9, 76.

72a,1 POSER, W., HASSELBLATT, A., SCHWABE, U.: Die blutzuckersenkende Wirkung von Sulfafurazol und Sulfamethoxazol an der Ratte. Naunyn-Schmiedebergs Arch. Pharmak. exp. Path. **262**, 42—52 (1969).

73   *Riedel-De Haen, Hannover*

73,1   HEYMONS, A., LIEBIG, H.: Verfahren zur Herstellung neuer Sulfonylurethane. DAS 1119263.

74   *Societé des Usines chimiques Rhône-Poulenc, Paris*

74,1   Societé des usines chimiques Rhône-Poulenc: Nouvelles compositions utilisables en thérapeutique. Belg.P. 559654.

74,2   — — — — Nouveaux médicaments dérivés du thiadiazole. Belg.P. 658828.

74,3   POPULAIRE, P., TERLAIN, B., LEBRETON, G., PASCAL, S., DECOUVELAIRE, B.: Resorption, excretion et biotransformation chez le chien et chez le rat du benzène sulfonamido-2-tertiobutyl-5-thiadiazole-1,3,4 (Desaglybuzole = 7891 R.P.). Therapie **24**, 313—326 (1969).

74a,1 RUNTI, C., STENER, A.: Nuovo metodo di sintesi di arilsulfoniluree ipoglicemizzanti. Ann. Chim. **53**, 1370—1378 (1963).

74b   *A. H. Robbins Company, Inc., Richmond, Virginia*

74b,1 HELSLEY, G. C.: 1-(1-substituierte-3-pyrrolidinyl)-3-aryl-sulfonylharnstoffe und Verfahren zu deren Herstellung. DOS 1940841.

74b,2 — FRANKO, B. V., WELSTAED, W. J., LUNSFORD, C. D., Synthesis and biological activity of some 1-substituted 3-pyrrolidinylurea. J.Med. Chem. **11**, 1034—1037 (1968).

74c   *Rohm & Haas Company, Philadelphia, Pennsylvania*

74c,1 Rohm & Haas Company: Werkwijze ter bereiding van een farmaceutisch preparaat, aldus verkregen gevormde preparaten en werkwijze ter bereiding van een therapeutisch werkzame vorbinding. NE 68/07670.

74d,1 ROUSHDI, I. M., SHAMS EL DIN A. EL-AZM: Chemical studies in the field of oral hypoglycemic agents. Persönl. Mitteilung.

75   *Sandoz, Basel*

75,1   Sandoz: Werkwijze ter bereiding van nieuwe heterocyclische Verbindingen. NE 65/00007.

75,2   — Werkwijze voor het bereiden van heterocyclische Verbindingen. NE 65/00020.

75,3   — Werkwijze voor de bereiding van nieuwe sulfonylureumderivaten. NE 66/14879.

75,4   — Werkwijze voor de bereiding van nieuwe sulfonylsemicarbazidederivaten. NE 66/14882.

75,5   — Benzène-sulfonyl-urées et leur préparation. Belg.P. 690545.

75,6   — Werkwijze voor de bereiding van nieuwe semicarbazide derivaten. NE 66/17043 = Belg.P. 690741.

75,7   JUCKER, E., LINDENMANN, A., SCHENKER, E., GADIENT, F., STOLL, A.: Nouvelles sulfonyl-urées et leur préparation. Franz.P. 1483231.

75,8   Sandoz AG: Werkwijze voor het bereiden van sulfonylureumderivaten van azabicyclononaan. NE 67/02089 = Franz. P. 1520954.

75,9   Sandoz: Benzène-sulfonyl-urées et leur préparation. Belg.P. 694460.

75,10 — Werkwijze voor het bereiden van sulfonylureumderivaten van azabicycloheptaan. NE 67/02727.

75,11 — Dérivés hétérocycliques de l'urée et leur préparation. Belg.P. 695616.

75,12 — Sulfonyl-semicarbazides et leur préparation. Franz. P. 1519798.

75,13 SCHENKER, E., GADIENT, F.: Sulphonylurea derivatives. USP. 3491113.

76   *Scherico, Luzern*

76,1   Scherico: Werkwijze voor de bereiding van isochinuclidinederivaten. NE 66/04859.

77   *Schering, Aktiengesellschaft, Berlin*

77,1   PRIEWE, H., GUTSCHE, K.: Verfahren zur Herstellung von 2-Sulfonamidopyrimidinderivaten. DAS 1175680 = USP. 3275635, USP. 3288793 = Belg.P. 609270.

77,2   Schering AG: Nouvelles sulfonamides antidiabétiques à activité prolongée. Belg. P. 638880.

77,3   PRIEWE, H., GUTSCHE, K., LANGECKER, H., GIBIAN, H., GERHARDS, E., HARWART, A.: Verfahren zur Herstellung von in 5-Stellung substituierten 2-Benzolsulfonamidopyrimidinen. DAS 1239690 = Belg.P. 661386.

77,4   Schering AG: Werkwijze ter bereiding van Sulfonamiden. NE 65/05073.

77,5   GUTSCHE, K., HARWART, A., HORSTMANN, H., PRIEWE, H., RASPÉ, G., SCHRAUF-STÄTTER, E., WIRTZ, S., WÖRFFEL, U.: Sulfonamidopyrimidine, eine neue Gruppe blutzuckersenkender Verbindungen. Arzneimittel-Forsch. **14**, 373—376 (1964).

77,6   Gerhards, E., Kolb, K. H.: 2-Benzolsulfonamido-5-(β-methoxy-äthoxy)-pyrimidin (Glycodiazin). II. Der Stoffwechsel von 2-(Benzolsulfonamido-5-(β-hydroxy-äthoxy)-pyrimidin, einem blutzuckersenkenden Metaboliten des Glycodiazin, beim Menschen. Arzneimittel-Forsch. 15, 1375—1379 (1965).

77,7   Mughini, L., Furno, C.: Clinical and experimental observations on two new sulfanilylureas in diabetes mellitus. Boll. Soc. Med. Chim. Catania 33, 259—266 (1965) = C.A. 67, 115698.

77,8   Schering AG: Dérivés de 2-sulfonamidopyrimidine et leurs procées de préparation. Belg.P. 697661.

77,9   Gutsche, K., Schröder, E.: New sulphonylamides and process for their manufacture. S.A. 68/6929.

77,10 Schering AG: Nouveaux sulfamides abaissant la teneur en sucre du sang et leur préparation. Belg.P. 735287.

77a   *Schering Corporation, Bloomfield, New Yersey*

77a,1 Villani, F. J.,Wefer, E. A., Mann, E. A., Ellis, C. A.: Derivatives of 2-azabicyclo [2.2.2]octane. III. Substituted phenylsulfonylcarbamoyl derivatives. J. Med. Chem. 12, 933—934 (1969).

78   *Chemische Fabrik Schweizerhall, Basel (Schweiz)*

78,1   Smith, A. E. W.: Verfahren zur Herstellung von Harnstoffderivaten. DAS 1118187.

78,2   Pulver, W., Stampfli, F., Wilder Smith, A. E.: Ein neuer antidiabetisch wirksamer Sulfonylharnstoff. Ther. Umsch. 17, 12—17 (1960).

78,3   Renovanz, H. D.: Experimentelle Untersuchungen mit peroralen Antidiabetika bei tuberkuloseinfizierten Meerschweinchen. Ther. Umsch. 17, 362—366 (1960).

79   *Schweiz. Serum- und Impfinstitut, Bern (Schweiz)*

79,1   Zahler, P.: Verfahren zur Herstellung von neuen Harnstoffderivaten. Schw.P. 331059 = DAS 1059435 = USP. 3015673.

79,2   Gordonoff, T.: Über ein neues perorales Antidiabeticum: Sucrida Berna, Pharmakologische und toxikologische Untersuchungen. Schweiz. med. Wschr. 89, 1180—1183 (1959).

79,3   Bickel, G., Koralnik, O.: Premiers essais cliniques d'un nouvel antidiabétique de synthèse le SB 1 ou N_1-(3-aminobenzène-sulfonyl)-N_2-n-butylurée. Schweiz. med. Wschr. 89, 1186—1191 (1959).

79,4   Suter, H., Zutter, H.: Studien über Benzthiazole als eventuelle orale Antidiabetica. Helv. chim. Acta 50, 1084—1086 (1967).

79,5   Schweiz. Serum- und Impfinstitut: Novel triazine compounds. Brit.P. 1094577.

79a,1 Schwenker, G.: IR- und kernresonanz-spektrometische Untersuchungen zur Struktur von Sulfanilguanidin. Arch. Pharm. (Weinheim) 295, 753—758 (1962).

80   *Science Union & Cie., Société Française de Recherche Médicale, Suresnes, Seine*

80,1   Beregi, L., Hugon, P.: Verfahren zur Herstellung von N-Benzolsulfonyl-N'-bicyclo-[2,2,1]-heptyl-harnstoffen. DAS 1183075 = USP. 3334302.

80,2   Science Union & Cie.: Nouveaux dérivés de l'isoindolinosulfonylurée. Belg.P. 683614.

80,3   — — — Nouveaux dérivés de la sulfonylurée. Belg.P. 693702.

80,4   — — — Nouveaux dérivés de l'isoindolinosulfonylurée. Belg.P. 718257.

80,5   Beregi, L., Hugon, P., Duhault, J.: Nouveaux dérivés oxobicycliques et leur procédé de préparation. Franz. P. 1555074.

81,1   Sereda, O. Ya.: Hypoglycemic activity of sulfanilamides of the imidazolidine series. Zb. Nauk. Prats L'vivs'k Med. Inst. 24, 51—54 (1963) = C.A. 63, 2290.

81,2   — Hypoglycemic activity of sulfonamides of the thiazolidine series. Zb. Nauk. Prats L'vivs'k Med. Inst. 24, 55—57 (1963) = C.A. 63, 2290.

82,1   Shoeb, A., Popli, S. P., Dhar, M. L.: Studies in possible oral hypoglycemic agents. Part III. Synthesis of some 3-amino-5-phenyl- and 5-amino-3-methyl-1,2,4-thiadiazole derivatives. J. Indian chem. Soc. 40, 369—372 (1963).

82,2   — Mukherjee, S. K., Anand, N., Dhar, M. L.: Oral hypoglycaemic agents. Part IV. Synthesis of 1-arylsulphonyl-3-substituted-2-imidazolidinones and 1,1,3-trisubstituted ureas. Ind. J. Chem. 3, 507—509 (1965).

83,1   Simon, I.: Ricerche farmacologiche su un nuovo farmaco ipoglicemizzante. Boll. Soc. ital. Biol. sper. 36, 189—191 (1960).

84   *Smith Kline & French Laboratories, Philadelphia*

84,1   Blank, B., Kerwin, J. F.: Substituted trifluoromethylthio- and trifluoromethoxy-phenyl-sulfonyl-ureas. USP. 3021368.

84,2   Loev, B.: Sulfonylurea hypoglycemic agents. USP. 3183260.

84,3   — 2,1-Benzothiazine-2,2-dioxides. USP. 3303189.

84,4   — Novel dihydro-2,1-benzothiazine-2,2-dioxide compounds. USP. 3303190.

84,5   — Novel 4-ketodihydro-2,1-benzothiazine-2,2-dioxides. USP. 3303191.

84,6   Blank, B., Farina, F. A., Kerwin, J. F., Saunders, H.: The synthesis of some potential hypoglycemic agents. J. org. Chem. 26, 1551-1553 (1961).

84,7 LOEV, B., SNADER, K. M., WALZ, D. T.: The synthesis of some new sulfonylureas. J. Med. Chem. **6**, 506-508 (1963).

85 *Smith & Nephew, T. J., Yorkshire*
85,1 Smith & Nephew, T. J.: Improvements in sulphonamides. Brit.P. 811522.
85,2 — — Improvements in sulphonamides. Brit.P. 819280.
85,3 — — Improvements in and relating to sulphonamides. Brit.P. 822947.
85,4 — — Improvements in sulphonamides. Brit.P. 824978.
85a,1 SOLOMKO, Z. F., GUŠKO, L. P., MALINOVSKIJ, M. S., FURIN, G. G., BUDNIK, A. G.: Sulfanilide. 16. Mitt. Propylester von N-Arylsulfonyl-N-arylcarbaminsäuren. Z. org. Chim. **1**, 1627—1630 (1965) = C **1967**/44, 1008.

85b *Spofa, Prag*
85b,1 Spofa: Procédé de préparation de nouvelles N_1-benzènesulfonyl-N_2-(1,4-thiazano)-urées. Belg. P. 720664 = Franz. P. 1568890.

85c *Sumitomo Chem. Co. Ltd., Osaka (Japan)*
85c,1 NAKAGOME, H., KOBAYASHI, A., KOBAYASHI, T.: Process for preparing 4-phenyl-sulfonamido-3(2H)-pyridazinone derivatives. Jap.P. 14955/67.
85d,1 SUNKEL, C., SÁNCHEZ, M.: The synthesis of certain 3-5-dimethyl-N'-arylsulfonyl-pyrazoles and 3-methyl-N'-arylsulfonyl-5-pyrazolones. J. Med. Chem. **12**, 726—727 (1969).

86 *Squibb & Sons, E. R., Inc., New York*
86,1 YALE, H. L., FRIED, J.: Chemical compounds. USP. 3281412.
86,2 — SOWINSKI, F.: 1-Alkyl-3-(α,α,α-trifluorotolylsulfonyl) ureas. J. org. Chem. **25**, 1824—1826 (1960).
86a,1 TABACHNICK, I. I. A., GULBENKIAN, A., YANNELL, A.: The hyperglycemic activity of benzodiathiazine and other diuretics. Life Sci. **4**, 1931—1936 (1965).
87,1 TAKATORI, K., YAMADA, Y., ASANO, S.: Syntheses of new sulfonamides. VIII. Syntheses of new hypoglycemic sulfonamides related to IPTD. J. pharm. Soc. Japan **79**, 913—919 (1959).

88 *Takeda Chemical Industries, Ltd.*
88,1 MASUDA, K.: Water-soluble derivatives of N^1-p-aminobenzenesulfonyl-N^2-alkylurea. Jap.P. 11122/61 = C.A. **58**, 13851.
88,2 — 1-Arylsulfonyl-3-alkyl-2-alkylisothiourea derivatives. Jap.P. 10973/61 = C.A. **58**, 13851.

89 *Tanabe Seiyaku Co., Ltd., Tokyo*
89,1 FUJII, T., YOSHIKAWA, H.: Alkylsulfathiadiazoles. Jap.P. 1375/55 = C.A. **51**, 2874.
89,2 ONISI, S.: Studies on sulfonylurea derivatives. I. Synthesis of sulfonylurea derivatives. J. pharm. Soc. Japan **79**, 559—566 (1959).
89,3 — Studies on sulfonylurea derivatives. III. Hypoglycemic action of sulfonylurea derivatives. J. pharm. Soc. Japan **79**, 632—636 (1959).
89,4 — Sulfonylurea derivatives. Yakugaku Kenkyu **34**, 107—111 (1962) = C.A. **58**, 4455.

90 *Teikoku Hormone Manufg. Japan*
90,1 ITO, Y., TAKATORI, K.: Sulfonamido compounds. Jap.P. 3784/60 = C.A. **55**, 3523.
91,1 TIWARI, S. S., SWAROOP, A.: Search for new oral hypoglycemic agents. Part I. Synthesis of some new substituted thioureas. J. Indian chem. Soc. **38**, 245—248 (1961).
91,2 — — Search for new oral hypoglycemic agents. Part II. Synthesis of new oral hypoglycemic agents. Part II. Synthesis of some new substituted benzimidazoles. J. Indian chem. Soc. **39**, 195—196 (1962).
91,3 — — Search for new oral hypoglycemic agents. Part VI. J. Indian chem. Soc. **41**, 129—132 (1964).

91a *Dr. Karl Thomae GmbH, Biberach*
91a,1 GRISS, G.: Verfahren zur Herstellung von neuen Aminoalkyl-substituierten 5-gliedrigen Heterocyclen. DOS 1470363.

91b *Toyama Chemical Industry Co., Tokyo (Japan)*
91b,1 SAIKAWA, I., MAEDA, T.: A method for producing new sulfomamide derivatives. Jap.P. 147/70.
92,1 UEDA, T.: Process for preparing N-phenyl-alkylbenzenesulfonamide-derivatives. Jap. P. 11736/67.
92,2 — Blood sugar-lowering agent. Jap. Med. Gaz. **4**, H. 9, S. 12 (1967).

93 *Upjohn Company, Kalamazoo, Michigan*
93,1 WRIGHT, J. B.: N-Alkanoylbenzenesulfonyl-N'-(cyclicamino) urea derivative. USP. 3041331.
93,2 — Novel N-arylsulfonyl-N'-(cyclicamino) ureas and oral antidiabetic compositions containing said novel compounds. USP. 3063903.
93,3 — Verfahren zur Herstellung von N-Arylsulfonyl-N'-hexamethyleniminoharnstoffen und deren Salzen. DAS 1183089.

93,4   Wright, J. B.: Verfahren zur Herstellung von N-Arylsulfonyl-N'-hexamethylenimino-harnstoffen und deren Salzen. DAS 1186865.
93,5   — Novel N-arylsulfonyl-N'-(2,5-endomethylene-1,2,5,6-tetrahydrobenzyl) ureas. USP. 3072720 = DAS 1169926; USP. 3259544 = C.A. 65, 7105.
93,6   — Novel N-arylsulfonyl-N'-(1,2,3,6-tetrahydro-1-pyridyl) ureas and oral antidiabetic compositions. USP. 3105006.
93,7   — Bis-arylsulfonylureas. USP. 3250777.
93,8   Upjohn Company: Werkwijze voor het invoeren van zuurstof in de cycloalkaanring van cycloalkylaryl-sulfonylureum. NE 65/03532.
93,9   Balodimos, M. C., Stimson, W. H., Tanner, D. C., Reid, J. A., Williams, R. H.: Cycloheptolamide and acetohexamide in therapy of diabetes mellitus. Metabolism 10, 1063—1073 (1961).
93,10 McMahon, F. G., Upjohn, H. L., Carpenter, O. S., Wright, J. B., Oster, H. L., Dulin, W. E.: The comparative pharmacology of a variety of hypoglycemic drugs. Curr. ther. Res. 4, 330—343 (1962).
93,11 Wright, J. B., Willette, R. E.: Antidiabetic agents, N^4-arylsulfonylsemicarbazides. J. med. pharm. Chem. 5, 815—822 (1962).
93,12 Abelove, W. A., Echenique, R., Hills, A. G.: Clinical evaluation of a new hypoglycemic sulfonylurea, tolazamide. Diabetes 11, 216—221 (1962).
93,13 Wood, F. C., Stimson, W. H., Williams, R. H.: Azepinamide therapy in diabetes. Acta endocr. (Kbh.) 42, 432—436 (1963).
93,14 McMahon, F. G.: Sulfonylureas, science and serendipity. Advanc. Chem. Ser. 45, 102—113 (1964).
93,15 Wright, J. B.: Synthesis of potential antidiabetic agents. 1-p-Tolylsulfonyl-2-benzimidazolinones and 1-p-tolylsulfonyl-2-benzimidazolinethiones. J. Med. Chem. 8, 539—540 (1965).
93,16 Abelove, W. A., Echenique, R., Hills, A. G.: Azepinamide. Clinical evaluation of a new sulfonylurea derivative in one hundred patients. Diabetes 11, 142—145 (1962) Suppl.
93,17 Adnan, A. R. S., Haven, N., Ulrich, H.: Benzenesulfonylcarbodiimides as antidiabetic agents. USP. 3422201.
94   U.S. Vitamin and Pharmaceutical Corporation, Yonkers, New York
94,1   Magnien, E., Tom, W., Oroshnik, W.: The preparation of 4-substituted benzothiadiazines. J. Med. Chem. 7, 821—823 (1964).
94,2   Karten, M. J., Schwinn, A., Oroshnik, W.: N-[(4-Tolylsulfonyl)-carbamoyl]-amino acids. J. Med. Chem. 9, 448—449 (1966).
94,3   Shroff, J. R.: N^4-Substituted N^1-toluenesulfonylpiperazines. J. Med. Chem. 11, 196—197 (1968).
94a,1 Vignalou, J., Beck, H.: Un nouveau sulfamide hypoglycémiant: LE 1324 AN. Presse méd. 76, 1827—1828 (1968).
95   Anton von Waldheim Chem.-Pharm. Fabrik in Wien
95,1   Pantlitschko, M.: Verfahren zur Herstellung von neuen Sulfonylharnstoffen. Oest. P. 204563 = USP. 3069466.
95,2   — Salvenmoser, F.: Über N_1-Alkyl-sulfonyl-N_2-butylharnstoffe. Mh. Chem. 89, 285—287 (1958).
95,3   Beringer, A., Pantlitschko, M.: Experimentelle Untersuchungen mit neuen blutzuckersenkenden Substanzen. Wien. med. Wschr. 22, 481—483 (1958).
95a,1 Wassermann, A. S. p. A., Milano: Methode vor het bereiden van N-arylsulfonyl-N'-hexametheeniminourea-verbindingen. NE 65/14623.
95b   Warner-Lambert Pharmaceutical Company, Morrisplains, New Yersey
95b,1 Satzinger, G.: 1H-2,3-Benzothiazin-4(3H)-one-2,2-dioxine and process for their production. USP. 3408346.
96   Wellcome Foundation Ltd., London
96,1   Wellcome Foundation: Perfectionnements aux sulfonylurées et leur préparation. Belg.P. 572428.
96,2   — — Nouvelle sulfonylurée et sa préparation. Belg.P. 592637.
97   White Laboratories, Kenilworth, New Jersey
97,1   Breivogel, P. J., Ridge, G.: Substituted thiadiazoles. USP. 3332942.
98,1   Winthrop, St. O., Gavin, G.: 1-Arylsulphonyl-3-n-butyl-2-methyl-2-thiopseudoureas. Can. J. Chem. 36, 722—723 (1958).
99   Wyeth Laboratories, Philadelphia
99,1   O'Neal, J. B., Rosen, H., Russell, P. B., Adams, A. C., Blumenthal, A.: Potential hypoglycemic agents: 1,3,4-Oxadiazoles and related compounds. J. med. pharm. Chem. 5, 617—626 (1962).

99,2 ROSEN, H., BLUMENTHAL, A., BECKFIELD, W. J., AGERSBORG, JR., H. P. K.: Toxicity of a hypoglycemic agent, 2-(p-methoxybenzenesulfonamido)-5-isobutyl-1,3,4-thiadiazole. Toxicol. appl. Pharmacol. 8, 13—21 (1966) = C.A. 64, 10277.

100 *Yoshitomi Pharmaceutical Industries, Ltd., Osaka*

100,1 NAKANISHI, M.: Sulfonylurea derivatives. Jap.P. 5622/65 = C.A. 62, 16135.

100,2 — OKADA, T.: Urea derivatives. Jap.P. 7492/65 = C.A. 63, 1733.

100,3 TAKIURA, K., NAKANISHI, M.: Process for the preparation of N-substituted-aminopolyol compounds. Jap. P. 22931/65.

100,4 — KOIZUMI, K., TAKEUCHI, A.: Studies on N-arylsulfonylglucosamines and N-arylsulfonylmethylglucamines. J. pharm. Soc. Japan 85, 399—404 (1965).

100,5 NAKANISHI, M., TAKANORI, O.: Process for preparing phosphoric amide compounds. Jap. P. 7379/67.

101 *Zori Pharmaceutical & Chemical Industrial Co., Tel Aviv*

101,1 LEDERER, J.: Verfahren zur Herstellung von Benzolsulfonylharnstoffderivaten. DAS 1199765.

101,2 — para-Substituted benzenesulfonylureas. J. Med. Chem. 7, 370—371 (1964).

102,1 ZOTTA, V., TEFAS, D., BERECHEL, A., SOARE, J., IZBĂSOIU, V.: Cercetări în clasa tiazolilor. II. Sinteza unor noi derivati de sulfoniluree. Farmacia (Bukarest) 11, 27—29 (1963).

103,1 ZUBENKO, V. G., TURKEVICH, M. M.: Synthesis of antidiabetical derivatives of azolidine. Part I. Farm. Zh. 16 (2), 10—15 (1961) = C.A. 57, 12469 = C. 1964, 11, 98.

103,2 — — Synthesis of azolidine derivatives with possible hypoglycemic effect. Part II. Alkylation of N'-acyl derivatives of 2-thiohydantoin. Farm. Zh. 17 (3), 10—14 (1962) = C.A. 59, 2800.

103,3 — — Synthesis of hypoglycemically active azolidine derivatives. Part III. Sulfacyl derivatives of pseudothiohydantoin. Farm. Zh. 20 (1), 6—9 (1965) = C.A. 64, 8166.

103,4 — — Synthesis of azolidine derivatives with a probable hypoglycemic action. Part IV. 2-Arylsulfonyliminothiazolidinone. Farm. Zh. 20 (5) 3—9 (1965) = C.A. 64, 6637.

Die in der Literaturzusammenstellung aufgeführten DOS, DAS und DBP sollen kein Angaben über den Stand der Anmeldung darstellen.

Die Analytik der Sulfonylharnstoffe

A. Häussler und F. Pechtold

Mit 7 Abbildungen

Die Analytik der Sulfonylharnstoffe gestaltet sich wider Erwarten schwierig, da die im Molekül vorhandenen funktionellen Gruppen relativ reaktionsträge sind.

Bei vielen Analysen ist man weitgehend auf physikalisch-chemische Messungen angewiesen.

Chemische Nachweisreaktionen zeigen sich im allgemeinen nur brauchbar, wenn eine Spaltung des Moleküls durchgeführt wird. Sulfonylharnstoffe, die eine reaktionsfreudige Substitutionsgruppe haben (Beispiel: Carbutamid), bieten beim Nachweis keine Schwierigkeit.

Bis heute sind analytisch nur diejenigen Präparate weitgehend bearbeitet, die Handelsprodukte geworden sind, während über die zahlreichen klinischen Prüfpräparate analytisch, wenn überhaupt, nur ganz spärlich berichtet wird.

A. Physikalische Eigenschaften

I. Schmelzpunkte, Löslichkeit, Verteilung

1. Schmelzpunkte

Bei der Bearbeitung analytischer Probleme ist eine genaue Kenntnis der physikalisch-chemischen Eigenschaften der in Frage kommenden Substanzen unerläßlich. Hierher gehören zunächst die *Schmelzpunkte*. In der Tabelle 1 sind außer den wichtigsten oralen Antidiabetica der Sulfonylharnstoffgruppe, zu der wir im weiteren Sinne auch das Glykodiazin (2-Benzolsulfonamido-5-(β-methoxy-äthoxy)-pyrimidin) 1 sowie die „Loubatière-Körper" der allgemeinen Formel 2 rechnen wollen, auch Spalt- und Umsetzungsprodukte einiger Arzneimittel durch den lebenden Organismus aufgeführt. Letztere können bei der Untersuchung am lebenden Objekt (Mensch, Tier oder Organpräparat) auftreten, andererseits erleichtern die Reaktionsprodukte der chemischen Spaltung die Identifizierung. Wir werden auf diesen Punkt noch näher eingehen.

$$\text{C}_6\text{H}_5 - \text{SO}_2 - \text{NH} - \text{Pyrimidyl} - \text{OC}_2\text{H}_4 - \text{OCH}_3 \qquad (1)$$

$$\text{NH}_2 - \text{C}_6\text{H}_4 - \text{SO}_2 - \text{NH} - \text{Thiadiazolyl(R)} \qquad (2)$$

Tabelle 1. *Schmelzpunkte von Sulfonylharnstoffen und ihren Metaboliten bzw. Spaltprodukten*

Substanz	Fp (° C)	Literatur
Carbutamid	138—141	Lucattelli (1956); Mesnard (1960)
Tolbutamid	128—129	Mesnard (1960)
	126—132	verschiedene Pharmakopöen
Chlorpropamid	126—128	Ruschig, Korger, Aumüller, Wagner, Weyer, Bänder u. Scholz (1958)
	127,5—128,5	Toolan u. Wagner (1959)
Glycyclamid	172—173	Ruschig, Korger, Aumüller, Wagner, Weyer, Bänder u. Scholz (1958)
	169—171	Abdel-Wahab, El-Kinawy, Farid u. Shinnawy (1966); Haller und Strauzenberg (1959)
Phenbutamid	130—132	Marshall u. Sigal (1958); Ruschig, Korger, Aumüller, Wagner, Weyer, Bänder u. Scholz (1958)
Acetohexamid	183—185	McMahon, Marshall und Culp (1965)
Metahexamid	151—152	Mesnard (1960)
Glykodiazin	151	Gutsche, Harwart, Horstmann, Priewe, Raspé, Schraufstätter, Wirtz u. Wörffel (1964)
Glyprothiazol	220	Mesnard (1960)
	195—197	Haller u. Strauzenberg (1959)
Glibenclamid	172—174	
Carboxytolbutamid (Tolbutamid)	215—217	Louis, Fajans, Conn, Struck, Wright u. Johnson (1956)
	211	Mesnard (1960); Dorfmüller (1957)
Toluolsulfonylharnstoff (Tolbutamid)	191	Mohnike, Wittenhagen u. Langenbeck (1958)
Acetylcarbutamid (Carbutamid)	187—189	Haller u. Strauzenberg (1959)
p-Toluolsulfonamid (Tolbutamid)	135—138	verschiedene Pharmakopöen
p-Carboxytoluolsulfonamid	275—278	Louis, Fajans, Conn, Struck, Wright u. Johnson (1956)
p-Chlorbenzolsulfonamid (Chlorpropamid)	143	BP 68
Metabolit 1 von Glykodiazin	145—147	Gerhards, Gibian u. Kolb (1964)
Metabolit 2 von Glykodiazin	196—198	Gerhards, Gibian u. Kolb (1964)
Metabolit 2 von Glykodiazin als Äthylester	151—153	Gerhards, Gibian u. Kolb (1964)
Dibutylharnstoff	73,5—74,5	Häussler u. Hajdú (1962)

2. Löslichkeit und Verteilung

Die *Löslichkeit* und die *Verteilung* zwischen nicht miteinander mischbaren Lösungsmitteln ist nicht nur für analytische Arbeiten von größter Wichtigkeit, sondern gibt gerade bei den Sulfonylharnstoffen der allgemeinen Formel 3 ein gutes Abbild des Molekülaufbaues.

$$R2\text{-}C_6H_3\text{-}SO_2\text{-}NH\text{-}\underset{\underset{O}{\|}}{C}\text{-}NH\text{-}R3 \quad R1 \tag{3}$$

Dem lipophilen Phenylrest und dem meist gleichfalls lipophilen R 3 steht die hydrophile Gruppierung —SO_2-NH—C—NH— gegenüber. Die Substituenten R 1

$$\underset{O}{\overset{\parallel}{}}$$

und R 2 können die Löslichkeit in mancherlei Weise verändern. Während aliphatische Reste (bzw. Wasserstoff) den lipophilen Charakter der Verbindung verstärken, wird die Wasserlöslichkeit durch Substituenten wie —NH_2 oder —COOH erhöht. Von besonderer Bedeutung für das Verhalten in wäßrigem Milieu ist die Tatsache, daß der Wasserstoff der —SO_2—NH-Gruppe saure Eigenschaften hat und selbst mit schwachen Basen wie Ammoniak gut wasserlösliche Salze bildet. Dadurch ergibt sich eine starke Abhängigkeit der Löslichkeit dieser einbasischen Säuren vom pH-Wert der wäßrigen Lösungsmittel. Dies gilt in gleicher Weise für Glykodiazin (1) und die „Loubatière-Körper" (2). Zu dieser Eigenschaft tritt zusätzlich noch die Fähigkeit zur Salzbildung von —COOH— oder —NH_2-Gruppen am Phenylrest. Verbindungen mit einer Carboxygruppe reagieren als zweibasische Säuren [z.B. Carboxytolbutamid (4)].

$$HOOC-\!\!\left\langle \bigcirc \right\rangle\!\!-SO_2-NH-\underset{O}{\overset{\parallel}{C}}-NH-C_4H_9 \qquad (4)$$

Verbindungen mit einem —NH_2-Substituenten können sowohl als Säure wie auch als Base reagieren und im ersteren Falle mit Alkalien, im zweiten Falle mit Säuren gut wasserlösliche Salze bilden [z. B. Carbutamid (5) (N-Sulfanilyl-N'-(n-butyl)-harnstoff), Metahexamid (N-3-Amino-4-methylbenzolsulfonyl-N'-cyclohexyl-harnstoff), Loubatière-Körper].

$$H_2N-\!\!\left\langle \bigcirc \right\rangle\!\!-SO_2-NH-\underset{O}{\overset{\parallel}{C}}-NH-C_4H_9 \qquad (5)$$

Die Löslichkeit dieser Verbindungen ist in stark saurem Milieu sehr gut, wird mit steigendem pH im schwach sauren Gebiet schlechter und steigt schließlich bei pH-Werten über 5 wieder an.

Über die für analytische Zwecke so außerordentlich wichtige *Verteilung* zwischen wäßrigen und mit Wasser nicht mischbaren Lösungsmitteln konnten in der uns zugänglichen Literatur nur Angaben über Glykodiazin und Chlorpropamid (6) (N-4-Chlorbenzolsulfonyl-N'-propyl-harnstoff) gefunden werden.

$$Cl-\!\!\left\langle \bigcirc \right\rangle\!\!-SO_2-NH-\underset{O}{\overset{\parallel}{C}}-NH-C_3H_7 \qquad (6)$$

3. Angaben über die Löslichkeit

a) Carbutamid und Acetylcarbutamid

Tabelle 2. *Löslichkeit in Wasser bei 37° (in mg-%)* (ACHELIS und HARDEBECK, 1955)

pH	Carbut-amid	Acetylcarbut-amid
5	70	44
6	155	158
7	1012	1290
8	9570	20000

Nach DAB 7, DDR (Carbutamid):

Wasser: fast unlöslich
Äthanol: löslich
Äther: fast löslich
Aceton: leicht löslich
3N-NaOH: löslich unter Salzbildung
3N-NH$_4$OH: löslich unter Salzbildung
3N-HCl: löslich unter Salzbildung

b) Tolbutamid und Carboxytolbutamid

Ein Vergleich von Tolbutamid (N-4-Methylbenzolsulfonyl-N′-butylharnstoff) mit dem Metaboliten ergibt folgende Unterschiede, die von Bedeutung für das Verhalten im Organismus sind.

α) Lösung von Tolbutamid in Wasser

Die Abhängigkeit der Löslichkeit vom pH-Wert wurde von Forist und Chulski (1956) untersucht (s. Abb. 1), Häussler und Hajdú (1958) kamen zu ähnlichen Ergebnissen.

β) Lösung von Tolbutamid in Lösungsmitteln (Ph. Nord.)

Wasser: unlöslich
Äthanol: 1/12
Äther: 1/100
Chloroform: 1/2,5
Aceton: 1/3

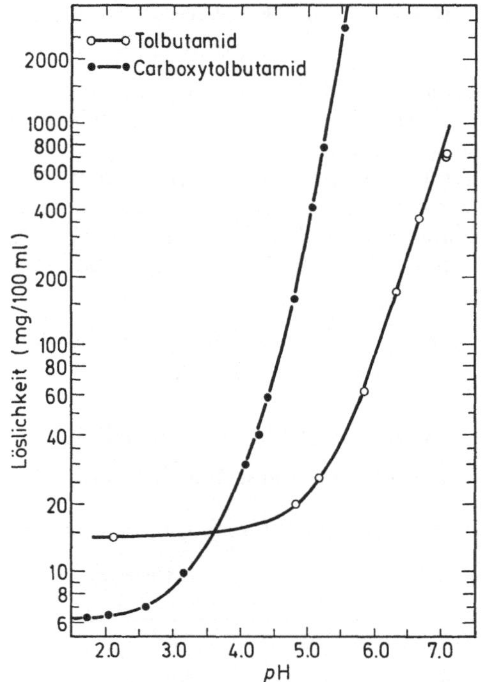

Abb. 1. Die Löslichkeit von Tolbutamid und Carboxytolbutamid in Abhängigkeit vom pH-Wert, Temperatur 37,5°C. (Nach Forist und Chulski, 1956)

Tabelle 3. *Löslichkeit von Tolbutamid und Carboxytolbutamid in verschiedenen Lösungsmitteln* (DORFMÜLLER, 1957)

Lösungsmittel	Tolbutamid mg/ml = $^0\!/_{00}$	Carboxytolbutamid mg/ml = $^0\!/_{00}$
Wasser	—	0,12
Methanol	165	22
Äthanol	8,6	7,9
Aceton	10,8	8,0
n-Butanol	—	2,8
Essigester	10,6	1,4
Chloroform	9,8	0,3
Äther	6,7	0,4
Benzol	4,6	0,3
0,1 N-NaOH	nicht ganz 30	nicht ganz 20
0,2 N-NaOH	nicht ganz 60	nicht ganz 40
Sodalösung 1%	5,4	9,3
Sodalösung 1% mit Decholin 1%	18,5	24,2

c) Chlorpropamid
(TOOLAN und WAGNER, 1959)

Konzentrationen über 25 mg/ml werden bei Zimmertemperatur erreicht mit Chloroform, Aceton, Äthanol, Methanol. Methylenchlorid, Äthylacetat, Isopropylalkohol und Dioxan. Die Substanz ist schlechter löslich in Benzol, Tetrachlorkohlenstoff, Schwefelkohlenstoff und 2,2,4-Trimethylpentan.

Tabelle 4. *Löslichkeit von Chlorpropamid in Wasser von 25°*

pH	Konzentration mg/ml
2,2	0,1—0,2
3,0	0,1—0,2
4,0	0,1—0,2
5,0	0,3—0,4
6,0	2,1—2,3
über 6,5	über 5

Löslichkeit nach BP 68 (bei 20°):

Wasser:	unlöslich
Alkalihydroxid:	löslich
Äthanol 95%:	12 Teile
Chloroform:	9 Teile
Äther:	200 Teile
Aceton:	5 Teile

d) Metahexamid
(MORGENSTERN und GARRETT, 1959)

Tabelle 5. *Löslichkeit von Metahexamid in Wasser*

pH	Konzentration mg/ml
2,0	0,20
3,0	0,10
3,7	0,072
6,0	0,60
7,0	5,00

e) Glykodiazin   [Phenyl]—SO_2—NH—[Pyrimidin]—O—C_2H_4—OCH_3

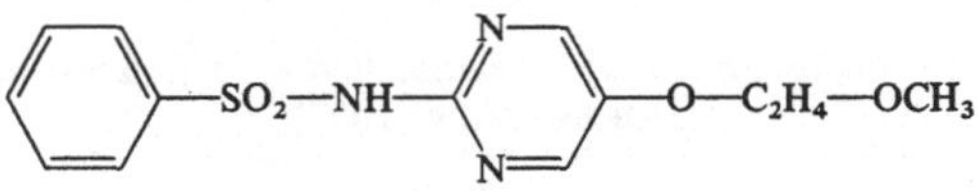

Metabolit 1   [Phenyl]—SO_2—NH—[Pyrimidin]—O—C_2H_4—OH

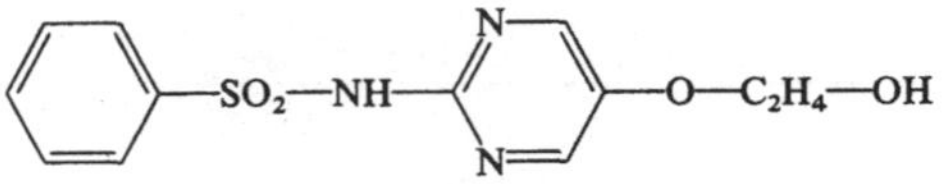

Metabolit 2   [Phenyl]—SO_2—NH—[Pyrimidin]—O—CH_2—COOH

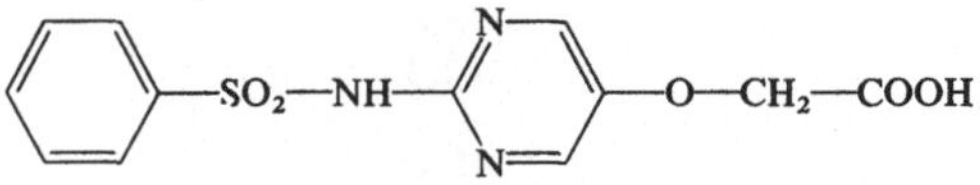

α) Löslichkeit in Wasser von 37° (Phosphatpuffer)
(Kramer, Hecht, Langecker, Harwart, Richter und Gloxhuber, 1964)

pH	Glykodiazin	Metabolit 1	Metabolit 2
4,9	0,041%	0,31%	16,7%
6,0	0,075%	0,51%	18,2%
7,4	0,60%	3,4%	63,2%

β) Löslichkeit der Natriumsalze in Wasser
(Kramer, Hecht, Langecker, Harwart, Richter und Gloxhuber, 1964)

Glykodiazin: 70,5% (bei 37°)
Metabolit 1:   76,9% (bei 25°)
Metabolit 2:   78,4% (bei 25°)
   (Dinatriumsalz)

γ) Löslichkeit in Lösungsmitteln
(Kramer, Hecht, Langecker, Harwart, Richter und Gloxhuber, 1964)

Lösungsmittel	Glykodiazin	Metabolit 1	Metabolit 2
Äthanol	0,91%	3,1%	0,77%
Toluol	0,67%	0,05%	<0,01%

f) Glibenclamid
(N-4-[2-(5-Chlor-2-methoxybenzamido)-äthyl]-phenylsulfonyl-N'-cyclohexylharnstoff)

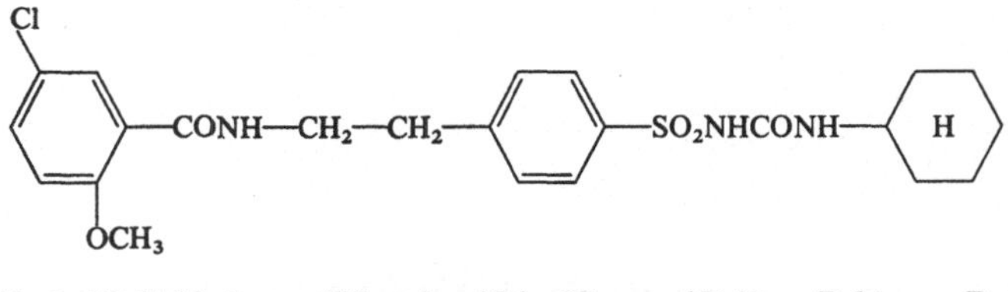

[Cl]—[Benzolring]—CONH—CH_2—CH_2—[Phenyl]—$SO_2NHCONH$—[Cyclohexyl H]   (7)
   OCH_3

Tabelle 6. *Löslichkeit von Glibenclamid in Wasser (Britton-Robinson-Puffer)*
(Hajdú, Spingler, Kohler und Schmidt, 1969)

pH	Konzentration mg/ml
4,0	0,004
6,0	0,005
7,0	0,01
7,8	0,015
8,4	0,1
9,0	0,62

4. Glykodiazin und Chlorpropamid — Untersuchung der Verteilung
(KRAMER, HECHT, LANGECKER, HARWART, RICHTER und GLOXHUBER, 1964)

Jeweils 0,4 m Lösungen in 0,15 m Phosphatpuffer pH 7,4 wurden bei 37°C mit Lipoidlösungsmitteln bis zur Sättigung geschüttelt. Es gingen in die Lipoidphase über:

Tabelle 7. *Verteilung von Glykodiazin und seine Metaboliten*

Lösungsmittel	Glykodiazin	Metabolit 1	Metabolit 2
Toluol	18%	0,4%	ø
Chloroform	92%	11%	ø
Äthylenchlorid	85%	12%	ø
Isobutylalkohol	60%	37%	ø

Bei der Gegenstromverteilung zur Homogenitätsprüfung von Chlorpropamid in einer Chloroformlösung (300 γ/ml) und Clark- und Lubs-Puffer pH 6,7 war der Verteilungskoeffizient $= 1$ (TOOLAN und WAGNER, 1959).

5. Carbutamid und Tolbutamid — Löslichkeit im Harn

Quelle: Wissenschaftliche Abteilung der Farbwerke Hoechst AG, unveröffentlicht.

a) Prüfung der Löslichkeit in Hundeharn von 37°

pH 6,3 Tolbutamid: 0,0904%

pH 7,2 Carbutamid: 0,1774%

Tolbutamid: 0,1437%

b) Die Löslichkeit von Tolbutamid und insbesondere von Carboxytolbutamid wurde von DORFMÜLLER (1957) eingehend untersucht. Es wurde eine Erhöhung der Löslichkeit der Carbonsäure durch steigende Harnstoff- und Phosphatkonzentrationen festgestellt. Zusätzlich spielt natürlich der Gehalt an Ammoniak eine wesentliche Rolle für die Löslichkeit des Carboxytolbutamids.

Tabelle 8. *Dissoziationskonstanten der verschiedenen oralen Antidiabetica*

Substanz	pKa	Literatur
Tolbutamid	5,43 (25° C)	FORIST und CHULSKI (1956)
Tolbutamid	5,32 (37,5° C)	FORIST und CHULSKI (1956)
Tolbutamid	5,3 ± 0,1	HÄUSSLER und HAJDÚ (1958)
Carboxytolbutamid (Carboxylgruppe)	3,54 (37,5° C)	FORIST und CHULSKI (1956)
Tolbutamid in 44%igem Äthanol	6,5	LOUIS, FAJANS, CONN, STRUCK, WRIGHT und JOHNSON (1956)
Carboxytolbutamid in 44%igem Äthanol:		
a) Carboxylgruppe	5,2	LOUIS, FAJANS, CONN, STRUCK,
b) SO$_2$-NH-Gruppe	6,2	WRIGHT und JOHNSON (1956)
Metahexamid:		
a) Aminogruppe	2,4	MORGENSTERN und GARRETT (1959)
b) SO$_2$-NH-Gruppe	5,2	
Glibenclamid	6,5	HAJDÚ, SPINGLER, KOHLER und SCHMIDT (1969)
Glykodiazin	5,7	KRAMER, HECHT, LANGECKER, HARWART, RICHTER und GLOXHUBER (1964)
Glykodiazin-Metabolit 1	5,7	KRAMER, HECHT, LANGECKER, HARWART, RICHTER und GLOXHUBER (1964)
Glykodiazin-Metabolit 2:		
a) Carboxylgruppe	3,0	KRAMER, HECHT, LANGECKER,
b) SO$_2$-NH-Gruppe	6,0	HARWART, RICHTER und GLOXHUBER (1964)

6. Dissoziationskonstante

Von verschiedenen Untersuchern wurden die Dissoziationskonstanten der verschiedenen oralen Antidiabetica folgend bestimmt. In der vorstehenden Tabelle sind diese Werte angegeben. Bezüglich der Definition des pKa (pK)-Wertes verweisen wir auf die Arbeit von Häussler und Hajdú (1958).

$$pK = pH + \log [\text{Undiss}]/[\text{Diss}]$$

II. Spektrometrie

1. UV-Spektrometrie

Die UV-Spektren der Loubatière-Körper, der Sulfonylharnstoffe und des Glykodiazins lassen einige Grundtypen erkennen, die bei den Vertretern der verschiedenen Gruppen oft nur geringfügig variiert werden. Die Form des Spektrums wird in erster Linie durch die Substitution des in allen Verbindungen vorhandenen Phenylrestes bestimmt[1]. Mesnard und Crockett (1960) geben eine Interpretation der Zusammenhänge zwischen Molekülbau und Spektrum.

a) Substanzen mit einer primären Aminogruppe am Phenylrest

α) Loubatière-Körper

Charakteristisch für die Loubatière-Körper ist ein durch den Thiazolring verursachtes Maximum bei 283 nm (+) (Jung, Wermutz und Morand, 1961) bzw. 285 nm (+) (Mesnard und Crockett, 1960). Daneben ist noch ein Maximum bei 259 nm (+) (Mesnard und Crockett, 1960) [nach Jung et al. 269 nm (+) (Jung.

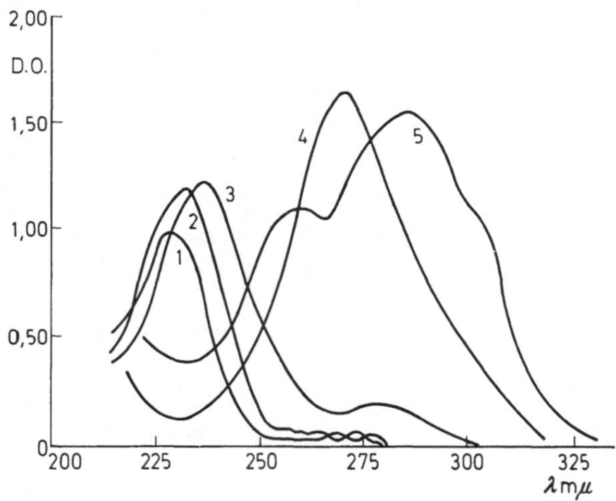

Abb. 2. UV-Spektren. *1* Tolbutamid, *2* Chlorpropamid, *3* Carboxytolbutamid, *4* Carbutamid, *5* Glybuthiazol. (Nach Mesnard und Crockett, 1960)

Wermutz und Morand, 1961)] vorhanden. Den Verlauf der Kurve zeigt die Abb. 2 (Mesnard und Crockett, 1960) (Nr. 5), wobei bemerkenswert ist, daß im Bereich oberhalb von 300 nm noch eine deutliche Schulter ausgebildet ist.

1. Leider sind in einem Teil der vorliegenden Publikationen keine Angaben über die verwendeten Lösungsmittel gemacht. Diese sind jedoch (ebenso wie pH-Angaben) von entscheidender Bedeutung für die Form der Spektren. Die mit + versehenen Angaben sind ohne Hinweis auf das Lösungsmittel. Wir vermuten jedoch, daß Methanol oder Äthanol verwendet wurde.

β) Sulfonylharnstoffe

Carbutamid (p-Aminoverbindung). Dem Carbutamid fehlt der Thiazolring der Loubatière-Körper und damit auch das Maximum bei 285 nm. In neutraler und saurer Lösung ist nur ein Maximum bei 266—270 nm vorhanden, das in alkalischer Lösung bei 255 nm liegt (s. Abb. 2, Nr. 4, MESNARD und CROCKETT, 1960). Es dürfte dem entsprechenden Maximum der Loubatière-Körper analog sein, d.h. es wird durch die p-Aminophenylgruppe verursacht. Das Spektrum des Metaboliten Acetylcarbutamid unterscheidet sich nur wenig von dem des Carbutamids (LUCATTELLI, 1956).

Metahexamid (m-Aminoverbindung). Nach MESNARD (1960) absorbiert diese Verbindung bei 219, 244 und 307 nm (+). In methanolischer Lösung liegen die Maxima bei 220, 245 und 307 nm[2].

b) Substanzen ohne primäre Aminogruppe am Phenylrest

α) Sulfonylharnstoffe

der allgemeinen Formel

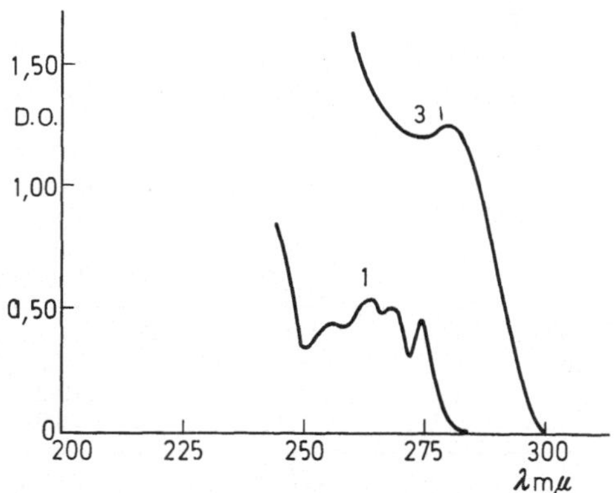

R 1 = —H (z.B. Phenbutamid, N-Butyl-N′-benzolsulfonylharnstoff) oder
R 1 = —CH$_3$ (z.B. Tolbutamid) oder
R 1 = —Cl (z.B. Chlorpropamid)
R 2 = aliphatischer Kohlenwasserstoff oder gesättigter ringförmiger Kohlenwasserstoff

weisen in ihren UV-Spektren nur geringe Unterschiede auf. Der Kurvenverlauf (s. Abb. 2, Nr. 1, 2 und 3, MESNARD und CROCKETT, 1960), zeigt ein stark ausgebildetes Maximum im Bereich von 230 nm. In saurer wäßriger oder in methanolischer Lösung sind daneben im Bereich von 258—280 nm eine Reihe (meist 4) Maxima vorhanden (vgl. Abb. 3), zu deren Messung jedoch eine etwa 20mal höhere Substanzkonzentration erforderlich ist als zur Erfassung des Maximums bei

Abb. 3. *1* Tolbutamid, *3* Carboxytolbutamid. (Nach MESNARD und CROCKETT, 1960)

230 nm. In alkalischer Lösung sind diese Feinstrukturen des Spektrums nicht vorhanden. Der Ersatz der Methylgruppe des Tolbutamids durch die Carboxylgruppe seines Metaboliten Carboxytolbutamid (4) verändert diesen Bereich zu einem schwachen Maximum bei 280 nm (vgl. Abb. 3).

---

2. Farbwerke Hoechst AG, Pharmazeutisches Untersuchungslabor, unveröffentlicht.

Nach Welles u. Mitarb. kann Acetohexamid [N-(4-Acetyl-benzolsulfonyl-N'-cyclohexylharnstoff) (8) durch sein Maximum bei 246 nm von seinem Metaboliten Hydroxyhexamid (9), der ein Maximum bei 277 nm hat, unterschieden werden.

$$CH_3{-}C{-}\langle\text{benzene}\rangle{-}SO_2{-}NH{-}C{-}NH{-}\langle\text{cyclohexyl}\rangle H \qquad (8)$$

$$CH_3{-}CH{-}\langle\text{benzene}\rangle{-}SO_2{-}NH{-}C{-}NH{-}\langle\text{cyclohexyl}\rangle H \qquad (9)$$

Das Spektrum von Glibenclamid hat in schwach alkalischem Milieu zwei Maxima. Das Hauptmaximum liegt bei 227 nm und das Nebenmaximum bei 300 nm (Hajdú, Spingler, Kohler und Schmidt, 1969).

β) Glykodiazin[3]

Das Spektrum hat in neutralem und saurem wäßrigen Milieu sowie in methanolischer oder äthanolischer Lösung eine gewisse Ähnlichkeit mit den Spektren

Tabelle 9. *UV-Spektren der verschiedenen oralen Antidiabetica*

Substanz	H_2O (sauer)	H_2O (alkalisch)	Methanol Äthanol	Literatur
Glybuthiazol			(+) 259 (269), *285 (283)*	Jung, Wermutz u. Morand (1961), Mesnard Crockett (1960)
Carbutamid	*266*	*255*	*268—269*	Häussler (1956); Jung, Wermutz u. Morand (1961); Vitali und Pancrazio (1956)
Acetylcarbutamid			*273*	Lucattelli (1956)
Metahexamid			219, 244, 307	Mesnard (1960)
Tolbutamid		*225*	*228, 258, 263,* 268, 275	Stowers, Mahler u. Hunter (1958); Delaville und Palazzoli (1958)
Carboxytolbutamid			*237, 280*	Mesnard u. Crockett (1960); Stowers, Mahler u. Hunter (1958); West und Johnson (1959)
Chlorpropamid	*232,5, 257,5, 265,5, 269, 277*	*228,5*	*231,5, 258, 265,* 268,5, 276	Jung, Wermutz u. Morand (1961); Toolan und Wagner (1959); West und Johnson (1959)
Phenbutamid			*219,* weitere zwischen 254 und 273	Jung, Wermutz u. Morand (1961)
Glibenclamid		*227, 300*		Hajdú, Spingler, Kohler und Schmidt (1969)
Glykodiazin	*230, 300, 274 (268)*	*242, 318*	*220, 300,, 275 (268)*	

3. Eigene Messungen.

der Tolbutamidgruppe: Neben einem hohen Maximum bei 220—230 nm ist auch die „Feinstruktur" im mittleren UV-Bereich (insbesondere bei 274 nm) angedeutet und verschwindet ebenso wie bei den Sulfonylharnstoffen in alkalischer Lösung. Abweichend von diesen hat Glykodiazin bei 300 nm ein allerdings nicht sehr starkes Maximum. Im Gegensatz zu den Sulfonylharnstoffen wird das UV-Spektrum von Glykodiazin im alkalischen pH-Bereich sehr stark verändert. Das Hauptmaximum liegt bei 242 nm, das Nebenmaximum bei 318 nm.

In der vorstehenden Tabelle sind die wichtigsten Kriterien der UV-Spektren nochmals zusammengefaßt. Die Wellenlängen geben die Lage der Maxima an; die Wellenlänge des am stärksten ausgeprägten Maximums ist durch kursive Ziffern gekennzeichnet.

c) IR-Spektrometrie

Die IR-Spektrometrie ist ein vorzügliches Hilfsmittel insbesondere zur Strukturaufklärung sowie zur Identitäts- und Reinheitsprüfung. Es ist im Rahmen dieser Abhandlung nicht möglich, zu speziellen Arbeiten über die Interpretation der IR-Spektren von Sulfonylharnstoffen detailliert zu referieren. Es muß auf die Originalarbeiten über dieses Gebiet verwiesen werden.

Bei der Aufnahme von Spektren der Sulfonylharnstoffe muß berücksichtigt werden, daß einige dieser Verbindungen in verschiedenen Modifikationen kristallisieren, die sich auch in ihren IR-Spektren unterscheiden. PALA (1957) weist darauf hin, daß Tolbutamid aus wäßrigem Alkohol in zwei unterschiedlichen festen Phasen kristallisiert, die verschiedene Spektren liefern. Dagegen wird bei der Kristallisation aus absolutem Äthanol ein einheitliches Produkt erhalten. Ähnlich verhält sich offenbar auch Chlorpropamid. Dies geht aus der Formulierung im USP XVII hervor; als Identitätsnachweis wird das IR-Spektrum der Probe mit dem Spektrum der Standard-Substanz verglichen. Bei Abweichungen sollen Standard und Probe in einem geeigneten Lösungsmittel umgelöst werden. Anschließend ist die Aufnahme des Spektrums zu wiederholen.

Tabelle 10. *Literaturübersicht von IR-Spektren der verschiedenen oralen Antidiabetica und ihrer Metaboliten*

Verbindungen	Bemerkungen	Verfasser
Tolbutamid, Carboxytolbutamid, Glyclamid	Interpretation der Spektren	ABDEL-WAHAB u. Mitarb. (1966)
Glykodiazin und seine zwei Metaboliten (s. S. 256)	Die Spektren sind abgebildet und interpretiert	GERHARDS u. Mitarb. (1964)
Carboxytolbutamid	Es werden die Unterschiede des Spektrums im Vergleich zu Tolbutamid aufgezeigt	LOUIS u. Mitarb. (1956) sowie JUNG u. Mitarb. (1961)
Tolbutamid und Glycyclamid	Interpretation der Spektren	NITTA und ANDO (1962)
Carbutamid, Tolbutamid sowie n-Butylharnstoff, Sulfanilamid und p-Toluolsulfonamid	Interpretation der Spektren	PALA (1957)
Chlorpropamid	Interpretation des Spektrums	PALA (1960)
Chlorpropamid	Die Spektren in Nujol, KBr und Chloroform sind abgebildet	TOOLAN und WAGNER JR. (1959)

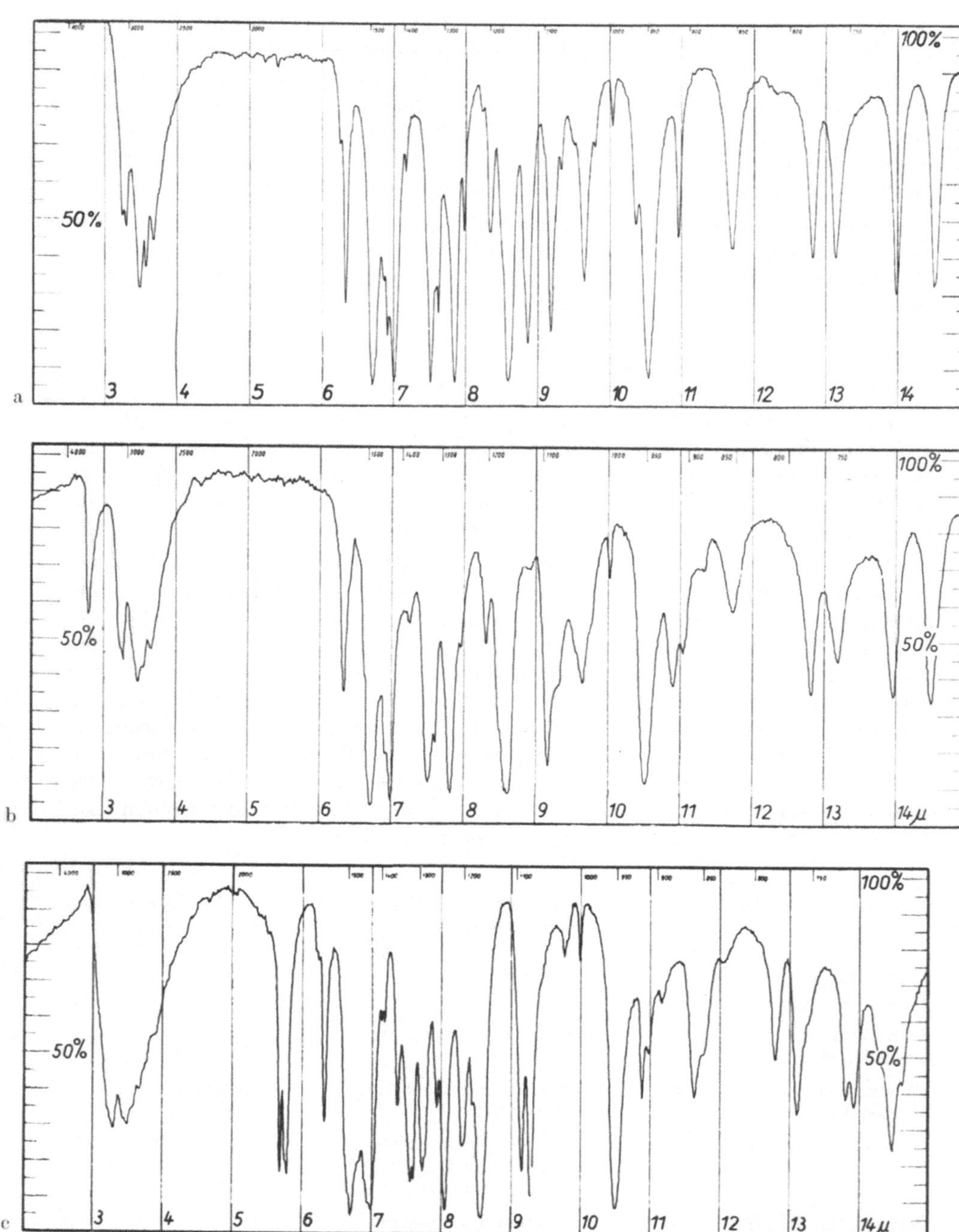

Abb. 4a—c. IR-Spektren von Glykodiazin und seinen Metaboliten. (Nach Gerhards, Gibian und Kolb, 1964.) a IR-Spektrum von 2-Benzolsulfonamido-5-(β-methoxy)-pyrimidin: Glykodiazin. b IR-Spektrum von 2-Benzolsulfonamido-5-(β-hydroxy-aethoxy)-pyrimidin: Metabolit 1. c IR-Spektrum von 2-Benzolsulfonamido-5-carboxy-methoxy-pyrimidin: Metabolit 2. Die IR-Spektren wurden im Perkin-Elmer-Modell 21 in KBr ausgeführt. Charakter: Sulfonamidbanden bei 7,5 und 8,6 μ in a—c; aliphatische Ätherbande bei 8,86 μ in a; OH-Bande der entmethylierten Verbindung bei 2,80 μ in b; C=O-Bande der Carbonsäure bei 5,68 und 5,77 μ in c; Arylätherbande bei 7,85 μ in a, bei 7,82 μ in b und bei 8,04 μ in c

d) Massenspektroskopie (nur Carbutamid)

Bei der Massenspektroskopie wird die Untersuchungssubstanz im Vakuum verdampft und in dieser Form einer elektrischen Glimmentladung ausgesetzt. Die dabei entstehenden, z.T. elektrisch geladenen Bruchstücke werden durch elektrische und magnetische Felder aufgetrennt, wobei neben der Ladung auch die Massenzahl der betreffenden Spaltprodukte von Bedeutung ist. Das Spektrum der Bruchstücke ist für jede Verbindung charakteristisch und erlaubt bei geringstem Aufwand an Untersuchungsmaterial weitgehende Aussagen, z.B. über Struktur und Molekulargewicht einer unbekannten Substanz. Das Massenspektrum von Carbutamid wurde von SPITELLER und KASCHNITZ (1963) sowie von GRÜTZMACHER (1966) beschrieben und mit den Spektren von verschiedenen chemotherapeutischen Sulfonamiden verglichen.

B. Nachweismethoden

I. Isolierung

Bei der Isolierung aus pharmazeutischen Zubereitungen, Körperflüssigkeiten u. dgl. muß immer berücksichtigt werden, daß alle in dieser Abhandlung besprochenen Substanzen mit Alkalien leicht wasserlösliche Salze bilden oder in pharmazeutischen Zubereitungen möglicherweise bereits als lösliche Alkalisalze vorliegen. Andererseits können Verbindungen wie Glybuthiazol, Carbutamid und Metahexamid mit Säuren leicht wasserlösliche Salze an der primären Aminogruppe bilden. Es ist also empfehlenswert, die zu untersuchenden Lösungen auf einen pH-Wert von etwa 3—4 zu bringen und dann mit einem geeigneten Lösungsmittel auszuschütteln[4]. Für die getrennte Extrahierung von Tolbutamid und Carboxytolbutamid wird ein pH von etwa 5,5 (NELSON, O'REILLY und CHULSKI, 1960) empfohlen, bei dem Carboxytolbutamid noch gut wasserlöslich ist (vgl. Abb. 1).

II. Spektrum

Als „Gruppennachweis" empfiehlt sich bei der analytischen Untersuchung die Aufnahme eines *UV-Spektrums*. Wie aus den Ausführungen im Abschnitt A.II.1. zu ersehen ist, kann hiermit leicht die Zuordnung zu einer der an dieser Stelle aufgeführten Gruppen erfolgen. Dabei muß berücksichtigt werden, daß die Spektren vom Lösungsmittel und vom pH-Wert abhängig sind. Die Unterscheidung von verschiedenen Vertretern innerhalb einer Gruppe ist dagegen schwierig, weil die entsprechenden Spektren oft nur geringfügige Abweichungen zeigen. Hierbei kann die Aufnahme eines *IR-Spektrums* eine wertvolle Hilfe sein, wobei die Tatsache, daß einige Sulfonylharnstoffe in mehreren Modifikationen vorliegen können, zu berücksichtigen ist. Bei der Aufnahme muß die Untersuchungssubstanz absolut frei von Wasser und Lösungsmitteln sein und sollte vorher chromatographisch auf ihre Einheitlichkeit geprüft werden.

III. Farbreaktionen

Der Nachweisbarkeit durch Farbreaktionen sind bei den hier besprochenen Verbindungen sehr enge Grenzen gesetzt. Die wenigen Möglichkeiten, die zu

---

4. HÄUSSLER (1956) empfiehlt, Carbutamid aus Harn oder Serum nach dem Alkalisieren mit Chloroform auszuschütteln.

erwähnen sind, haben darüber hinaus den Nachteil, daß sie nicht sehr spezifisch sind und von vielen Arzneimitteln, die nicht zu den Antidiabetica gehören, gleichfalls gegeben werden. Am besten sind noch die Verbindungen nachzuweisen, die die Farbreaktionen der primären aromatischen Aminogruppe geben. Dabei muß berücksichtigt werden, daß ähnlich reagierende Arzneimittel in der Praxis oft angewendet werden. Als Beispiele seien die chemotherapeutischen Sulfonamide sowie Procain erwähnt. Auch das 4-Aminophenazon, Metabolit der Analgetica der Aminopyrazolonreihe, reagiert ähnlich. Der Metabolit von Carbutamid, das Acetylcarbutamid (10), gibt diese Farbreaktionen erst nach vorausgehender Hydrolyse (Cornier, Jouan und Gloaguen, 1957; Lucatelli, 1956).

$$CH_3-\underset{\underset{O}{\|}}{C}-NH--SO_2-NH-\underset{\underset{O}{\|}}{C}-NH-C_4H_9 \tag{10}$$

1. Diazotierung

Prinzip: Die Aminoverbindung wird in saurem Milieu mit Natriumnitrit in das Diazoniumsalz überführt und mit einem geeigneten aromatischen Körper zu einem Azofarbstoff gekuppelt. Als Kupplungskomponenten werden vorgeschlagen:

1. α- oder β-Naphthol
   (Jung, Wermutz und Morand, 1961; Lucattelli, 1956; Vitali und Pancrazio, 1956)
2. N,N-Dimethyl-α-Naphthylamin
   (Lucattelli, 1956)
3. Guajakolsulfonsaures Kalium (Thiocol)
   (Häussler, 1956)
4. N-Naphthyl-1-äthylendiamin
   (Schäfer, Lamprecht und Stuhlfauth, 1961)
5. 1-Sulfomethylaminonaphthochinonsulfonsäure
   (Braun und Büchner, 1957; Haller und Strauzenberg, 1959)

Carbutamid gibt mit 1. und 2. eine rote, mit 3. eine orange, mit 4 und 5. eine violette Farbreaktion. Ein störender Überschuß an Nitrit wird durch Sulfaminsäure beseitigt. Die Farbreaktionen können auch zur quantitativen colorimetrischen Bestimmung (s.u.) herangezogen werden.

2. Bildung von Schiffschen Basen

Primäre Amine kondensieren mit Aldehyden unter Wasseraustritt zu farbigen Schiffschen Basen nach folgendem Schema (Vogt, 1959):

$$R\,1-NH_2 \;+\; \underset{H}{\overset{O}{\underset{\diagdown}{\overset{\diagup\diagdown}{C}}}}-R\,2 \;\longrightarrow\; R\,1-N{=}CH-R\,2 \;+\; H_2O$$

Verwendet wird meist p-Dimethylaminobenzaldehyd (Ehrlich-Reagens) (Jung, Wermutz und Morand, 1961), jedoch sind auch andere Aldehyde, z.B. Salicylaldehyd (Bräuniger und Duda, 1958), gut geeignet. Auch diese Farbreaktion kann zur quantitativen Bestimmung verwendet werden. Auch die Schwermetallkomplexe dieser Schiffschen Basen können als Nachweis dienen (Bräuniger und Duda, 1958).

3. Nachweis der Sulfonylharnstoffe durch die Farbreaktion bei der Spaltung entstehenden Amine

Auch die nicht aminierten Sulfonylharnstoffe können dadurch nachgewiesen werden, daß bei dem Erhitzen der Substanz in saurem Milieu eine Spaltung eintritt:

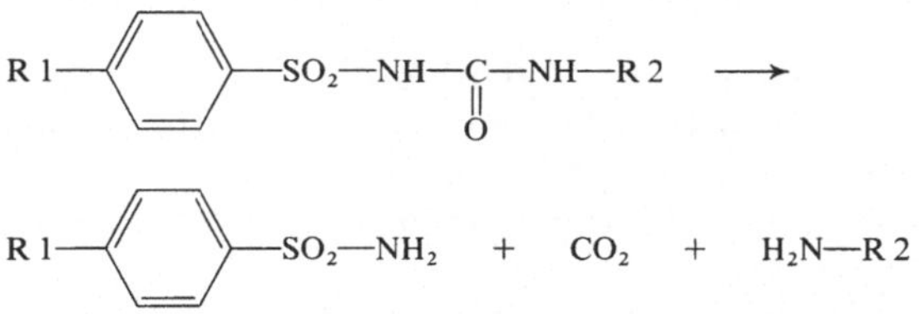

Das hierbei entstehende Amin (z.B. Butylamin aus Carbutamid und Tolbutamid) kann auf verschiedene Weise zu farbigen Substanzen umgesetzt werden. Von den hier besprochenen Verbindungen geben nur die Sulfonylharnstoffe diese Reaktion, dagegen reagieren die Loubatière-Körper nicht (JUNG, WERMUTZ und MORAND, 1961). Auch durch Barbiturate, Thiobarbiturate und chemotherapeutische Sulfonamide wird der Nachweis nicht gestört (BALLARD und NELSON, 1962).

Umsetzung mit 2,4-Dinitrochlorbenzol oder 2,4-Dinitrofluorbenzol (bzw. -phenol) zu gelb gefärbten 2,4-Dinitroaniliden (BALLARD und NELSON, 1962; JUNG u. Mitarb., 1961; LUCATTELLI, 1956; MESNARD und CROCKETT, 1960; SPINGLER, 1957; SPINGLER und KAISER, 1956).

Umsetzung mit p-Nitrophenyldiazoniumchlorid (MESNARD, 1960; MESNARD und CROCKETT, 1960), wobei ein in alkalischer Lösung rotgefärbter Farbstoff von der folgenden Formel entsteht:

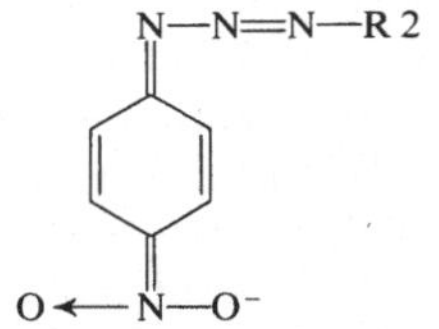

Umsetzung mit Natrium-naphthochinonsulfonat (MESNARD, 1960; MESNARD und CROCKETT, 1960) zu einem braunen Farbstoff.

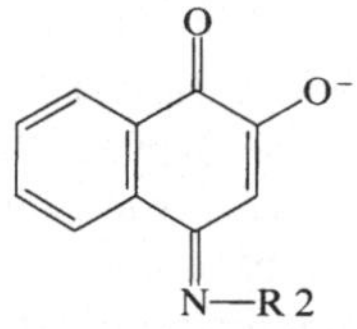

4. Verschiedene Farbreaktionen

Ferner werden in der Literatur noch folgende Farbreaktionen für *Carbutamid* empfohlen.

10 mg Substanz werden in 1 ml Wasser und 9 ml verdünnter Salzsäure gelöst. Nach Zusatz von 0,1 ml 30%iger Kalilauge wird 1 Tropfen einer 0,1 m Kaliumferricyanidlösung zugesetzt. Es entsteht eine Gelborangefärbung, die gegen Natriumsulfit stabil ist (VITALI und PANCRAZIO, 1956).

Einige mg werden in Salzsäure gelöst und mit einigen Tropfen einer 5%igen Phosphormolybdänsäurelösung in verdünnter Salpetersäure versetzt. Es entsteht ein gelbgrüner Niederschlag (LUCATTELLI, 1956).

50 mg bilden mit einigen Tropfen 10%iger Kupfersulfatlösung einen hellblauen Niederschlag, der farblos wird (LUCATTELLI, 1956; vgl. auch DORFMÜLLER, 1957).

Beim Erwärmen mit Resorcin und konzentrierter Schwefelsäure entsteht eine dunkelrote Färbung, die auf Zusatz von Wasser und Alkali in eine gelbgrüne Fluorescenz übergeht (Lucattelli, 1956).

Eine alkoholische Lösung färbt sich nach Zusatz von Natriumhypochlorit rot; nach Zugabe von etwas Salzsäure entsteht ein gelbroter Niederschlag (Lucattelli, 1956).

Sowohl Carbutamid wie auch Glybuthiazol [2—(4'-Aminobenzolsulfonamido)-5-t-butyl-thia-(1)-diazol-(3,4)] geben mit einem von Roux und Roux-Matignon (1963) beschriebenen Nitroferricyanidreagens eine Grünfärbung, während in Anwesenheit von Tolbutamid, Chlorpropamid und Phenbutamid nur eine unspezifische Gelbfärbung auftritt.

Ein einfacher Nachweis von Carbutamid oder anderen chemotherapeutischen Sulfonamiden im Harn wird von Haller und Strauzenberg (1959) beschrieben: 1 Tropfen Urin wird mit 1 Tropfen konzentrierter Salzsäure auf holzhaltiges (Zeitungs-)Papier gegeben. Es entsteht eine gelbe bis tieforange Färbung. Carboxytolbutamid gibt diese Reaktion nicht.

IV. Schmelzpunkte von Spalt- und Umsetzungsprodukten

Zur Charakterisierung und Identifizierung einer Verbindung werden häufig die Schmelzpunkte von gut kristallisierenden Spalt- und Umsetzprodukten herangezogen. Dabei besteht die Möglichkeit, die Aussage durch einen Mischschmelzpunkt zu erhärten. Bei dem Nachweis durch die Spaltprodukte muß allerdings immer berücksichtigt werden, daß dieser Nachweis nur für einen Teil des Gesamtmoleküls gilt: So bilden z.B. sowohl Carbutamid wie Tolbutamid wie auch Phenbutamid bei der Säurespaltung (s. Abschnitt B. III. 3.; S. 265) Butylamin. Dies kann mit 2,4-Dinitrochlorbenzol zum 2,4-Dinitrobutylanilin vom Schmelzpunkt 91 bis 92°C (Lucattelli, 1956) umgesetzt werden.

Bei der Säurespaltung von Tolbutamid und Glycyclamid (N-Cyclohexyl-N'-tolyl-sulfonylharnstoff) kristallisiert in beiden Fällen p-Toluolsulfonamid aus.

Schmelzpunkte verschiedener Sulfonamide, die bei der Spaltung von Sulfonylharnstoffen entstehen, sind in der Tabelle 1 im Abschnitt A. I. 1. angegeben. Es ist zu erwähnen, daß die Schmelzpunkte der Sulfonamide von Tolbutamid und Chlorpropamid nahe zusammenliegen. Deshalb wird im Artikel „Tolbutamidum" der Pharmacop. Nordica, Edit. Dan., Addendum (1964) zusätzlich durch Mineralisieren und Prüfung mit Silbernitrat auf die Abwesenheit von Chlorpropamid geprüft. Dies ist um so mehr berechtigt, als auch die Schmelzpunkte der beiden intakten Verbindungen fast gleich sind (s. Abschnitt A. I. 1.) und die Substanzen auch sonst in analytischer Hinsicht einander recht ähnlich sind.

Anders als bei der Säurespaltung, die insbesondere von Vogt (1959) eingehend untersucht wurde, ist der Reaktionsablauf bei der Spaltung der Sulfonylharnstoffe in alkalischer Lösung. Häussler und Hajdú (1962) geben für Tolbutamid folgendes Reaktionsschema an:

$$H_3C-\langle\text{C}_6\text{H}_4\rangle-SO_2-NH-\underset{\underset{C}{\|}}{C}-NH-C_4H_9 \longrightarrow$$

$$H_3C-\langle\text{C}_6\text{H}_4\rangle-SO_2-NH_2 \quad + \quad O{=}C{=}N-C_4H_9$$

$$2\,C_4H_9-N{=}C{=}O \longrightarrow H_9C_4-NH-\underset{\underset{O}{\|}}{C}-NH-C_4H_9$$

Neben dem Sulfonamid entsteht also über das Butylisocyanat symmetrischer Dibutylharnstoff. Diese Verbindung schmilzt bei 73,5—74,5° (HÄUSSLER und HAJDÚ, 1962). Zur Charakterisierung von Carbutamid können auch die Schmelzpunkte der Schiffschen Basen mit verschiedenen Aldehyden verwendet werden. BRÄUNIGER und DUDA (1958) stellten diese durch Erhitzen äquimolarer Lösungen von Carbutamid und Aldehyden in Methanol am Rückfluß her. Beim Abkühlen kristallisierten die Umsetzungsprodukte aus. In der folgenden Tabelle sind die Schmelzpunkte angegeben (BRÄUNIGER und DUDA, 1958).

Tabelle 11. *Schmelzpunkte der Schiffschen Basen von Carbutamid mit verschiedenen Aldehyden*

Umsetzungsprodukt mit	Aussehen	Fp. (°)
Aminaldehyd	gelbe Nadeln	174
Benzaldehyd	farblose Kristalle	154
p-Dimethylamino-benzaldehyd	citronengelbe Nadeln	184
Furfurol	cremefarbene Nadeln	152
Heliotropin	farblose Nadeln	153
p-Phthaldialdehyd	gelbliche Nadeln	197
Salicylaldehyd	gelbe Kristalle	181
Zimtaldehyd	cremefarbene Nadeln	172
n-Heptylaldehyd	farblose Nadeln	112/3
n-Octylaldehyd	farblose Nadeln	123/4
Proprionaldehyd	farblose Nadeln	108

V. Nachweis durch chromatographische Methoden

Bei der Chromatographie wird der Nachweis oder der Hinweis auf das Vorliegen einer Verbindung durch den Vergleich der Laufstrecke (R_f-Wert) der fraglichen Substanz mit der entsprechenden Standardverbindung erbracht. In der Literatur angegebene R_f-Werte können nie als absolute Kennzahlen gewertet werden, sondern geben nur einen Hinweis auf das Verhalten des Stoffes bei der Chromatographie. Um eine sichere Aussage machen zu können, ist die Verwendung eines Standards unerläßlich. Durch Mischchromatogramme, Wechsel in der Wahl von mobiler und stationärer Phase kann der Nachweis erhärtet werden. Farbreaktionen auf dem Chromatogramm runden das Bild ab.

1. Papierchromatographie

In den folgenden Tabellen 12—16 sind die R_f-Werte einiger oraler Antidiabetica angegeben.

Für die Papierchromatographie von *Metahexamid* schlagen ROOT u. Mitarb. (1959) Mischungen aus Butanol und 5 N-Ammoniak oder Butanol mit 5% Essigsäure vor. Die Reinheit von tritiummarkierten Sulfonylharnstoffen prüften THOMAS und IKEDA (1966) durch Papierchromatographie auf Whatman Nr. 1 mit einem Gemisch aus n-Butanol-Piperidin-Wasser (81:2:17).

Nachweis auf den Chromatogrammen

Zur Sichtbarmachung der Flecke im Chromatogramm kommen in erster Linie die bereits aufgeführten Farbreaktionen in Frage, die bereits gute Unterscheidungsmöglichkeiten geben.

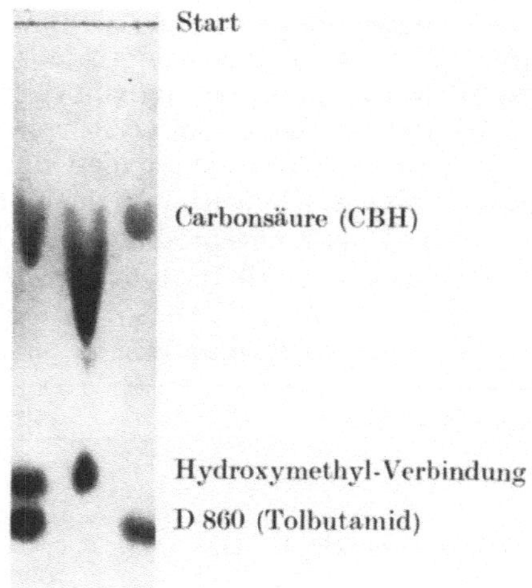

Abb. 5. Papierchromatographischer Nachweis von D 860 und seinen Oxydationsprodukten in Harn und Serum des Menschen. *I* Testsubstanzen; *II* Urinextrakt, erhalten 24 Std nach Gabe von 4 g D 860/60 kg Körpergewicht; *III* Extrakt aus Serum, 3 Std nach Gabe von 4 g D 860/60 kg. (Lösungsmittelgemisch: Butanol/Äthanol/Phosphatpuffer 40:11:19, Anfärbung mit Ninhydrin.) (Nach Wittenhagen, Mohnike und Langenbeck, 1959)

Tabelle 12. *Chromatographie von Carbutamid* (Bräuniger und Moede, 1962)

Laufmittel	Papier	Technik	R_f-Werte
Butanol/Äthanol/Wasser/Diäthylamin 90 10 97 0,1	Schleicher & Schüll, 2043 bm	Rundfilter- chromatographie	0,86
Isopropylalkohol/Wasser/Diäthylamin 42 8 0,1	Schleicher & Schüll, 2043 bm	Rundfilter- chromatographie	1,00
n-Butanol/Wasser/Dimethylformamid 42 8 4	Schleicher & Schüll, 2043 bm	Rundfilter- chromatographie	1,00
n-Butanol/Isopropylalkohol/Wasser/Dimethylformamid 10 10 10 4	Schleicher & Schüll, 2043 bm	Rundfilter- chromatographie	1,00
n-Butanol/Wasser/Dimethylformamid 20 20 4	Schleicher & Schüll, 2043 bm	Rundfilter- chromatographie	1,00
Isopropylalkohol/Wasser 1 1	Schleicher & Schüll, 2045 bac (acetyliert)	Rundfilter- chromatographie	0,64
Wasser/Isopropylalkohol/Dimethylformamid 5 4 1	Schleicher & Schüll, 2045 bac (acetyliert)	Rundfilter- chromatographie	0,52
Wasser/Isopropylalkohol/Essigsäure 5 4 1	Schleicher & Schüll, 2045 bac (acetyliert)	Rundfilter- chromatographie	0,43
Wasser/Isopropylalkohol/Dimethylformamid 20 9 1	Schleicher & Schüll, 2045 bac (acetyliert)	Rundfilter- chromatographie	0,34

In der gleichen Arbeit (Bräuniger und Moede, 1962) werden auch Vorschriften für die Chromatographie von Glykosiden des Carbutamids gegeben.

Tabelle 13. *Trennung von Carbutamid, Acetylcarbutamid, Glyprothiazol und Acetylglyprothiazol*
(CORNIER, JOUAN und GLOAGUEN, 1957; LUCATTELLI, 1956)

Versuchsbedingungen			R_f-Werte			
Laufmittel	Papier	Technik	Carbutamid	Acetylcarbut-amid	Glypro-thiazol	Acetylgly-prothiazol
n-Butanol/Ammoniak/Wasser 250 72 178	Whatman Nr. 1	absteigend	0,29	0,21	0,34	0,49
t-Amylalkohol/Ammoniak/Wasser 100 20 80	Whatman Nr. 1	aufsteigend	0,31	0,16	0,40	0,54
n-Butanol/Ammoniak/Wasser 40 10 50	Whatman Nr. 1	aufsteigend	0,41—0,43	0,57—0,59	—	—

Tabelle 14. *R_f-Werte von Carbutamid, Tolbutamid und Chlorpropamid* (CHAKRABARTI, 1962; HENTRICH, 1963)

Versuchsbedingungen			R_f-Werte		
Laufmittel	Papier	Technik	Carbutamid	Tolbutamid	Chlor-propamid
Äthanol/Ammoniak 6 1	Whatman Nr. 1	aufsteigend[a]	0,71	0,87	0,88
i-Propylalkohol/Ammoniak 3 1	Whatman Nr. 1	aufsteigend[a] absteigend[a]	0,72 0,71	0,90 0,89	0,88 0,83
n-Propanol/Ammoniak 4 1	Whatman Nr. 1	aufsteigend[a]	0,62	0,82	0,83
n-Butanol gesättigt mit Ammoniak	Whatman Nr. 1 Whatman Nr. 1	aufsteigend[a] absteigend[a]	0,52 0,47	0,78 0,81	0,75 0,73
i-Amylalkohol gesättigt mit Ammoniak	Whatman Nr. 1	aufsteigend[a]	0,19	0,68	0,65
n-Butanol/Butylacetat/Ammoniak 10%/Wasser[b] 50 5 5 50	WF1 (VEB Spezialfabrik Niederschlag, Erzgebirge)	aufsteigend	0,40	0,75	—

[a] Bei 30—31°.   [b] Die wäßrige Phase wurde 1:1 mit 10%igem Ammoniak gemischt und zur Kammersättigung verwendet.

Bei der Chromatographie dieser Verbindungen ist besonders die Trennung von Tolbutamid und Chlorpropamid schwierig.

Tabelle 15. *Trennung von Tolbutamid und seinen Metaboliten* (Miller u. Mitarb., 1957; Wittenhagen, Mohnike und Langenbeck, 1959)

Versuchsbedingungen			R_f-Werte		
Laufmittel	Papier	Technik	Tolbutamid	Carboxytol-butamid	Hydroxymethyl-tolbutamid
n-Butanol/Wasser/Piperidin 81 19 2	613 Eaton-Dikeman	absteigend[a]	0,87	0,46	
n-Butanol/Äthanol/Phosphatpuffer pH 7 40 11 19	Schleicher & Schüll, 2043 b[c]	absteigend[b]	0,86—0,88	0,35—0,40	0,84—0,85

[a] 15 h.
[b] 20 h.
[c] Mit m/15 Phosphatpuffer imprägniert.

Tabelle 16. *Chromatographie von Chlorpropamid, p-Chlorbenzolsulfonylharnstoff und p-Chlorbenzolsulfonamid*
(Toolan und Wagner, 1959; Welles, Root und Anderson, 1959)

Versuchsbedingungen			R_f-Werte		
Laufmittel	Papier	Technik	Chlorpropamid	p-Chlorbenzol-sulfonylharnstoff	p-Chlorbenzol-sulfonamid
Äthylacetat/Chloroform, gesättigt mit Formamid 1 3	Whatman Nr. 1[a]		0,1	—	—
2%ige K_2HPO_4-Lösung	Whatman Nr. 4		0,8—0,9	—	—
Chloroform, gesättigt mit Äthylenglykol	Whatman Nr. 4[b]		0,2		
n-Butanol, gesättigt mit 5 N-Ammoniak[c]	Whatmann Nr. 1 oder 3 MM		0,71	0,42	0,82

[a] Mit Formamid/Methanol 1:1 imprägniert.
[b] Mit Äthylenglykol/Methanol 1:1 imprägniert.
[c] Nach dem gleichen Verfahren trennten Welles u. Mitarb. (1961) Acetohexamid (R_f 0,62—0,64) von seinem Metaboliten Hydroxyhexamid (R_f 0,56—0,58).

Für die Verbindungen mit primären, aromatischen Aminogruppen kommen die Diazoreaktion und die Bildung von gefärbten Schiffschen Basen in Frage. Die Diazotierung erfolgt durch Besprühen des Chromatogramms mit einer 0,1%igen Natriumnitritlösung in Eisessig, der einige Tropfen konzentrierte Salzsäure zugesetzt sind (LUCATTELLI, 1956). Die Kupplung zum Farbstoff kann in Analogie zur Reaktion nach BRATTON und MARSHALL (1939) erfolgen (CREUTZFELDT u. Mitarb., 1959; ROOT, ANDERSON und WELLES, 1959), oder es wird mit einer 0,1%igen Lösung von β-Naphthol in Natronlauge nachgesprüht (CORNIER u. Mitarb., 1957; LUCATTELLI, 1956). Zum Nachweis von Acetylcarbutamid ist eine vorherige Hydrolyse durch Salzsäuredampf notwendig. Der Nachweis als gefärbte Schiffsche Basen erfolgt durch Besprühen mit Ehrlich-Reagens (CORNIER u. Mitarb., 1957). Wegen der stärkeren Farbentwicklung ist die Verwendung einer 2%igen alkoholischen Lösung von Dimethylaminozimtaldehydlösung vorteilhafter (BRÄUNIGER und MOEDE, 1962).

Die aminierten und nichtaminierten Sulfonylharnstoffe können auf Chromatogrammen durch Spaltung im sauren Milieu und Nachweis der entstehenden primären Amine sichtbar gemacht werden (vgl. Schema S. 265). Hierzu wird das Chromatogramm mit einer Mischung von 100 ml Isoamylacetat und 10 Tropfen konzentrierter Salzsäure intensiv besprüht und 5 min lang auf 105°C erhitzt (HENTRICH, 1963). Die Salzsäure fixiert die freiwerdenden Amine als Hydrochloride auf dem Papier. Die Farbentwicklung erfolgt dann durch Nachsprühen mit einer 0,1%igen Lösung von 2,4-Dinitrochlorbenzol bzw. 2,4-Dinitrofluorbenzol (CREUTZFELD u. Mitarb., 1959; HENTRICH, 1963; SPINGLER und KAISER, 1956) oder durch Ninhydrinlösung (HENTRICH, 1963; WITTENHAGEN u. Mitarb., 1959) oder Folin-Reagens [0,2%ige Lösung von Natrium 1,2-naphthochinon-4-sulfonat in 5%iger Sodalösung] (HENTRICH, 1963).

Ferner sind noch folgende Nachweismöglichkeiten zu nennen:

Metahexamid kann durch Besprühen mit einer Quecksilber-I-nitrat-Lösung sichtbar gemacht werden (ROOT u. Mitarb., 1959). Für Chlorpropamid schlagen WELLES u. Mitarb. (1959) gleichfalls Quecksilber-I-nitrat vor. Die dabei entstehenden grauen Flecke werden bei langsamem Durchziehen durch eine Lösung von p-Dimethylaminobenzalrhodamin in Aceton (1:3 Verdünnung einer gesättigten Acetonlösung) besser sichtbar (rötlichbraun auf gelbbraunem Grund).

TOOLAN und WAGNER (1959) empfehlen die Detektion von Chlorpropamid durch Beobachtung der UV-Absorption mit einem Zinksilicat-Fluorescenzschirm. Ferner verwenden sie ein Tetrazoliumblau-Sprühreagens (nach PAZDERA et al., 1957). Durch anschließendes Erhitzen entstehen weiße Flecke auf blauem Hintergrund.

CHAKRABARTI (1962) beschreibt die Detektion von Sulfonylharnstoffen durch gefärbte Schwermetallkomplexe von Diphenylcarbazid, das durch Besprühen des im heißen Luftstrom getrockneten Chromatogramms mit einer 2%igen Lösung von Phenylhydrazin in Benzol und 2—3 min langem Trocknen bei 190—195° entsteht. Beim Nachsprühen mit einer 1:1-Mischung einer 10%igen wäßrigen Nickelsulfatlösung und Ammoniak (D 0,88) entstehen rosa Flecke auf hellbraunem Untergrund.

Bei Versuchen mit radioaktiv markierten Substanzen werden die Flecke mit einem Scanner lokalisiert (MILLER u. Mitarb., 1957). Diese Nachweismöglichkeiten können natürlich bei der *Papierelektrophorese*, auf die hier nicht näher eingegangen werden soll, gleichfalls angewendet werden (CORNIER u. Mitarb., 1957; CREUTZFELDT u. Mitarb., 1959).

2. Dünnschichtchromatographie

Die Dünnschichtchromatographie ist durch die Entwicklungsarbeit von E. Stahl zu einem leistungsfähigen Hilfsmittel der Analytik geworden, wobei besonders die kurze Laufzeit der Chromatogramme von Vorteil ist.

Auch für die oralen Antidiabetica vom Sulfonamidtyp kann dieses Verfahren eingesetzt werden.

Glybuthiazol kann nach Pastor und Raimondi (1963) auf Kieselgel von anderen Sulfonamiden mit dem Fließmittel Benzol/Butanol/Pyridin (30:5:5) gut getrennt werden.

Wagner und Wandel (1966) untersuchten die Abtrennung von Carbutamid von anderen chemotherapeutischen Sulfonamiden. Als Sorptionsmittel wurden neben Kieselgel G (Merck), Aluminiumoxid D, Kieselgel D, Aluminiumoxid CD alkalisch (Hersteller der drei letzten Materialien: VEB Chemiewerk Greiz-Dölau) verwendet.

Laufmittel:

1. n-Butanol/Wasser 10:1
2. Methanol/Wasser 12:1
3. Essigester wassergesättigt
4. Methanol/Amylalkohol/Benzol 15,5:7,5:22,5
5. Methanol/Amylalkohol/Benzol/Wasser 15,5:7,5:22,5:3,5

Tabelle 17. R_f-Werte von Carbutamid

Adsorbentien	R_f-Werte in Laufmittel				
	1	2	3	4	5
Aluminiumoxid D	0,50	0,41			
Kieselgel D			0,68		
Kieselgel G			0,54		
Aluminiumoxid CD, alkalisch				0,31	0,61

Die Trennung von Carbutamid und Tolbutamid wurde von Zarnack und Pfeifer (1964) untersucht. Zur Beschichtung der Platten wurde außer Kieselgel G (Merck) auch Kieselgel Apolda verwendet.

Laufmittel 1: Butylacetat/n-Butanol/Aceton/10%ig. Ammoniak 3:3:4:1 (v/v)
Laufmittel 2: Chloroform/n-Butanol/Aceton/85%ig. Ameisensäure 8:2:2:2 (v/v)

Tabelle 18. R_f-Werte von Carbutamid und Tolbutamid auf Kieselgel G (Merck)

Verbindung	R_f-Werte in Laufmittel	
	1	2
Carbutamid	0,21	0,78
Tolbutamid	0,32	0,88

Gemische von oralen Antidiabetica chromatographierten Reisch u. Mitarb. (1964).

Laufmittel:

1. n-Butanol/Methanol/Aceton/Diäthylamin 9:1:1:1
2. n-Butanol/Chloroform/Diäthylamin 10:4:1
3. n-Butanol/Methanol/Chloroform/Diäthylamin 10:3:4:1
4. n-Butanol/Tetrachlorkohlenstoff/Methanol/Diäthylamin 10:4:2:1
5. n-Butanol/Chloroform/Diäthylamin 7:7:1

Tabelle 19. *R_f-Werte einiger oraler Antidiabetica (Kieselgel G, Merck)*

Verbindung	R_f-Werte in Laufmittel				
	1	2	3	4	5
Metasulfanilyl-butyl-carbamid	0,10	0,27	0,35	0,40	0,14
Glybuthiazol	0,15	0,30	0,41	0,48	0,15
Carbutamid	0,30	0,40	0,45	0,50	0,27
Chlorpropamid	0,40	0,55	0,55	0,60	0,47
Tolbutamid	0,45	0,60	0,60	0,65	0,57

Wie bei der Papierchromatographie war auch hier die Trennung Chlorpropamid/Tolbutamid schwierig. Am besten gelang sie mit dem Laufmittel 5.

Ein Gemisch aus Buformin (= 1-N-Butylbiguanid-hydrochlorid, R_f 0,36), Carbutamid (R_f 0,45), Tolbutamid (R_f 0,54) und Glykodiazin (R_f 0,50) trennten NEIDLEIN u. Mitarb. (1965) auf Kieselgel GF mit dem Fließmittel Butanol/Chloroform/Methanol/25%iger Ammoniak 8:3:3:3.

Die Trennung von Acetohexamid (R_f 0,53) und seinem Metaboliten Hydroxyhexamid (R_f 0,26) gelingt nach SMITH u. Mitarb. (1965) auf Kieselgel-Platten mit einer Mischung aus Chloroform und Ameisensäure (97:3).

Durch dünnschichtchromatographische Untersuchungen konnten McMAHON u. Mitarb. (1965) feststellen, daß Acetohexamid in vivo nicht nur durch Reduktion der Ketogruppe zum Hydroxyhexamid metabolisiert wird, sondern daß es darüber hinaus zur Hydroxylierung des Cyclohexanringes in 3- und 4-Stellung kommt. Ferner gelang es den Verfassern, durch Einsatz von Vergleichssubstanzen die Konfiguration des Hydroxyhexamids sowie der entstehenden Cyclohexanolverbindungen zu bestimmen. Zur Trennung dieser Substanzen sowie der durch Umsetzung mit 2,4-Dinitrofluorbenzol erhaltenen Verbindungen wurde auf Kieselgel GF 254 (Merck) mit den folgenden Laufmitteln chromatographiert:

A. Benzol/Essigsäure 9:1
B. Chloroform/Essigsäure 4:1
C. Benzol/Butanol 9:1

Einzelheiten müssen der Originalarbeit entnommen werden.

Auf Platten aus Kieselgel GF 254 (Merck) kann man Glibenclamid mit den Laufmitteln Chloroform/Hexan/Äthanol 96% 75:25:53 (R_f-Wert: 0,70—0,75) und Chloroform/Methanol/Wasser 90:10:0,3 (R_f-Wert: 0,48) gut chromatographieren.

Glykodiazin und seine Metaboliten 1 und 2 (s. S. 256) wurden von GERHARDS u. Mitarb. (1964) auf Platten aus Kieselgel durch dreimaliges Entwickeln mit einer Mischung aus Toluol/Essigester/Eisessig 48:50:2 getrennt.

Wanderung: Glykodiazin 10,4 cm
             Metabolit 1   5,5 cm
             Metabolit 2   2,9 cm

Thomas und Ikeda (1966) prüften die Reinheit von tritierten Sulfonylharnstoffen durch Chromatographie auf Kieselgel GF mit einer Mischung von Chloroform und Ameisensäure (95+5).

Nachweis

Die Lokalisierung der Substanzflecke auf Dünnschichtchromatogrammen kann in gleicher Weise wie auf Papierchromatogrammen erfolgen.

Von den vorher genannten Autoren werden folgende Möglichkeiten empfohlen: p-Dimethylaminobenzaldehyd in Salzsäure/Äthanol (Neidlein u. Mitarb., 1965; Zarnack und Pfeifer, 1964) für Verbindungen mit primären Aminogruppen (Nachweisgrenze: 0,5—1 µg). Für Tolbutamid und aminierte Sulfonamide kann Vanillin-Schwefelsäure verwendet werden, die Nachweisgrenze liegt für Tolbutamid bei etwa 40 µg, für die anderen Sulfonamide bei 0,5—1 µg.

Reisch u. Mitarb. (1964) empfehlen folgendes Verfahren, das eine Unterscheidung zwischen Verbindungen mit primären aromatischen Aminogruppen und solchen ohne diese ermöglicht:

Zunächst wird mit einem nach Kaiser und Hasenmaier (1954) modifizierten Ehrlichschen Reagens besprüht. Es reagieren zunächst nur die Verbindungen mit einer primären aromatischen Aminogruppe. Anschließend wird die Platte zur Spaltung der Sulfonylharnstoffe 5 min lang auf 150°C erhitzt. Nun geben die Verbindungen ohne primäre aromatische Aminogruppe eine violette Farbreaktion beim Nachsprühen mit Ninhydrin-Lösung auf die heiße Platte. Die Farbreaktion der Loubatière-Körper ändert sich dabei nicht, während die gelben Flecke der Sulfonylharnstoffe mit primären aromatischen Aminogruppen einen violetten Rand bekommen.

Tabelle 20. *Farbreaktionen von einigen oralen Antidiabetica*
(Reisch u. Mitarb.)

Verbindung	Ehrlich-Reagens	Ninhydrin	Ehrlich-Reagens, dann 5 min 150° C, anschließend Ninhydrin auf die heiße Platte
Metasulfanilylbutyl-carbamid	gelb	violett	gelb mit violettem Rand
Glybuthiazol	gelb	(violett)	gelb
Carbutamid	gelb	violett	gelb mit violettem Rand
Chlorpropamid	—	—	violett
Tolbutamid	(gelb)	—	violett

Gerhards u. Mitarb. (1964) wiesen die Flecke von Glykodiazin und seinen Metaboliten bei der Verwendung von ^{3}H- und ^{35}S-markiertem Material durch Autoradiographie, bei nicht markierten Substanzen durch eine blaue Fluorescenz im UV-Licht nach.

Da alle hier besprochenen Verbindungen ein starkes UV-Spektrum haben, können sie bei der Chromatographie auf Adsorbentien mit Fluorescenzzusatz (z.B. Kieselgel GF 254/Merck) durch die Beleuchtung mit einer UV-Lampe (254 nm) als violette Schatten auf hellem Grund leicht — wenn auch unspezifisch — lokalisiert werden (Thomas und Ikeda, 1966; Neidlein u. Mitarb., 1965).

Auf die Möglichkeit der annähernden *quantitativen* Bestimmung von aminierten Sulfonamiden durch Dünnschichtchromatographie haben Wagner und Wandel

(1966) hingewiesen. Die Bestimmung erfolgt entweder durch Eluierung des Absorptionsmittels mit 0,1 N-Kalilauge und Aufnahme des UV-Spektrums oder colorimetrisch durch Bildung eines Azomethinfarbstoffes mit Ehrlich-Reagens oder eines Azofarbstoffes durch Diazotieren und Kuppeln mit N,N-Diäthyl-(1-naphthyl)-äthylen-diaminoxalat. Bezüglich der Einzelheiten wird auf die Originalarbeit verwiesen.

C. Quantitative Bestimmungsmethoden

I. Photometrische Bestimmung

Zur Bestimmung des Wirkstoffgehaltes von pharmazeutischen Zubereitungen sowie zu Untersuchungen der Konzentration von Arzneimitteln bzw. Arzneimittel-Metaboliten in Organen, Körperflüssigkeiten und Ausscheidungsprodukten werden häufig photometrische Methoden angewendet. Sie eignen sich besonders gut zur Bestimmung von sehr kleinen Substanzmengen, die durch Titrationen nicht mehr exakt erfaßt werden können.

1. UV-Spektralphotometrie

Wegen des geringen Arbeitsaufwandes ist besonders die direkte Messung im UV-Bereich sehr beliebt. Die bereits in einem vorhergehenden Abschnitt beschriebenen UV-Spektren der hier besprochenen Verbindungen lassen jedoch folgendes erkennen: Die Verbindungen mit primären Aminogruppen am Phenylrest (Loubatière-Körper, Carbutamid, Metahexamid) haben gut auswertbare Maxima bei Wellenlängen um 260 nm. Diese Substanzen sind aufgrund ihrer Struktur auch leicht colorimetrisch bestimmbar. Wesentlich schlechter ist die Bestimmbarkeit der Sulfonylharnstoffe vom Tolbutamid-Typ (ohne primäre Aminogruppe), die auch colorimetrisch schwer zugänglich sind. Das Hauptmaximum dieser Verbindungen liegt bei 230 nm. In diesem Bereich werden Messungen in zunehmendem Maße gestört, z.B. hat reines Methanol nur noch eine Durchlässigkeit von 50% gegenüber Wasser. Die Extinktionskoeffizienten von eventuell vorhandenen Begleitsubstanzen steigen in diesem Wellenbereich stark an und führen oft zu erheblichen und schwer beherrschbaren Abweichungen der Ergebnisse. Es muß auch berücksichtigt werden, daß viele Substanzen, mit deren UV-Absorption im allgemeinen nicht gerechnet zu werden braucht, bei 230 nm einen zwar geringen, aber sich u.U. summierenden Fehler verursachen. Das gilt vor allem bei Bestimmungen in biologischem Material. BAIRD und DUNCAN (1957) weisen darauf hin, daß die Serumblindwerte bei der Tolbutamidbestimmung nach FORIST nicht nur bei verschiedenen Patienten differieren, sondern auch bei dem gleichen Patienten im Laufe eines Tages Schwankungen unterworfen sind. Zur Reduzierung der Serumblindwerte werden verschiedene Verfahren empfohlen. SPINGLER und KAISER (1956) setzen die Absorption bei 280 nm zur Berechnung des Blindwertes ein. Andere Autoren verwendeten Adsorbentien zur Reinigung der Extrakte. FORIST u. Mitarb. (1957) sowie DELAVILLE und PALAZZOLI (1958) verwendeten Kohle, BLADH und NORDÉN (1958) chromatographierten über Säulen aus Calciumcarbonat und Natriumhydrogencarbonat. Die von TOOLAN und WAGNER (1959) für die Bestimmung von Chlorpropamid im Serum entwickelte Methode wurde von mehreren Autoren sowohl für Chlorpropamid als auch für Tolbutamid angewendet (KNAUFF u. Mitarb., 1959; WEST und JOHNSON, 1959). Mit Modifikationen dieses Verfahrens konnte Metahexamid im Serum bestimmt werden (Knauff u. Mitarb., 1959; West und Johnson, 1959), wobei die Messung bei 220 nm in alkalischer Lösung (pH = 10) erfolgte (West und Johnson, 1959).

Auf Einzelheiten der verschiedenen Methoden soll an dieser Stelle nicht eingegangen werden; ein kritischer Vergleich der drei zuerst genannten Verfahren ist bei Mesnard und Crockett (1960) zu finden.

Stowers u. Mitarb. (1958) bestimmten Tolbutamid und Carboxytolbutamid nebeneinander durch Messung der Absorption der äthanolischen Lösung bei 228 nm und bei 237 nm. Aus dem Quotienten der gemessenen Werte ergibt sich der prozentuale Anteil an beiden Komponenten in der Mischung (Eichkurve s. Abb. 6).

Auch Acetohexamid und sein Metabolit Hydroxyhexamid können im Serum nach Chloroformextraktion in saurer Lösung durch Messung bei 247 nm und 228 nm nebeneinander bestimmt werden (Smith u. Mitarb., 1965).

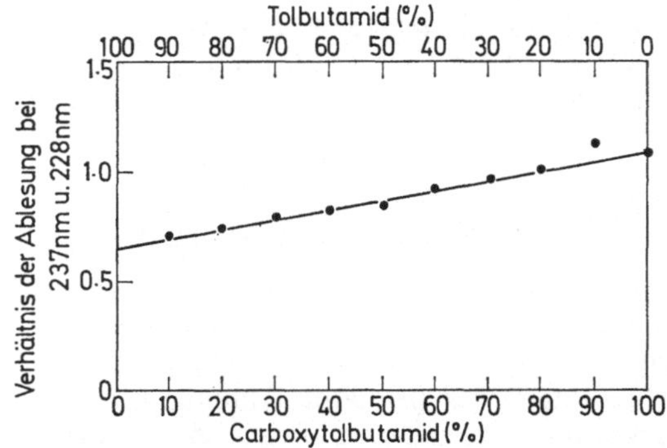

Abb. 6. Bestimmung des prozentualen Anteiles von Tolbutamid und Carboxytolbutamid in Mischungen durch Ermittlung des Quotienten der Absorption bei 237 und 228 nm. (Nach Stowers u. Mitarb., 1958)

Für pharmazeutische Zubereitungen von Sulfonylharnstoffen vom Tolbutamid-Typ kann auch die Absorption im längerwelligen UV-Bereich benutzt werden. So wird der Gehalt von Tolbutamid-Tabletten nach der USP XVII durch Messung in mit Salzsäure geschütteltem Chloroform bei 263 nm in einer Konzentration von etwa 220 mcg/ml bestimmt. Eine Modifikation dieser Methode unter Einsatz eines Auto-Analyzers ermöglicht nach Beyer und Houtman (1965) die automatische Bestimmung von Tolbutamid in einzelnen Tabletten („single-tablet assay"). Für Chlorpropamid-Tabletten wird in der USP XVII jedoch die Bestimmung bei 232 nm in einem Äthanol/Salzsäuregemisch in einer Konzentration von etwa 10 mcg/ml vorgeschrieben.

Die pH-Abhängigkeit aller Spektren wurde bereits erwähnt und muß beim analytischen Arbeiten unbedingt beachtet werden. Auf die Möglichkeit, die quantitative Bestimmung über die UV-Absorption mit der Dünnschichtchromatographie zu kombinieren, wurde bereits hingewiesen (s. S. 274).

In der folgenden Tabelle 21 sind die in der Literatur angegebenen Extinktionskoeffizienten zusammengestellt. Das Zeichen (+) in der Spalte Lösungsmittel bedeutet: Lösungsmittel nicht angegeben, vermutlich Methanol oder Äthanol. Die mit einem [a] versehenen Angaben der Wellenlänge sind isospektrische (pH-unabhängige) Punkte der entsprechenden Kurven.

Tabelle 21. *Extinktionskoeffizienten oraler Antidiabetica und ihrer Metaboliten*

Verbindung	Lösungsmittel	λ (in nm)	$E_{1\,cm}^{1\%}$	ε (molarer Extinktions-koeffizient)	Literatur
Glybuthiazol	(+)	259	540	16850	MESNARD und CROCKETT (1960)
	(+)	285	775	24180	MESNARD und CROCKETT (1960)
Carbutamid	abs. Äthanol	269	705 ± 20	—	VITALI und PANCRAZIO (1956)
	abs. Äthanol	270 ± 3	708	—	Farmac. Ital. VII
	(+)	270	825	21120	MESNARD und CROCKETT (1960)
Metahexamid	Methanol	307	95,4	—	Farbwerke Hoechst AG, Pharmaz. Unters.-Labor, unveröffentlicht
Tolbutamid	(+)	228	498	12800	MESNARD und CROCKETT (1960)
	Wasser	222,25[a]	452	—	HÄUSSLER und HAJDÚ (1958)
	0,01 N-NaOH	226,5	430	—	Pharm. Franc. VIII
	Äthanol	228	490	—	DELAVILLE u. PALAZZOLI (1958)
		263	22,5	—	DELAVILLE u. PALAZZOLI (1958)
Carboxy-tolbutamid	(+)	237	610	18300	KERN (1963)
Chlor-propamid	0,01 N-HCl	232,5	—	16500	TOOLAN und WAGNER (1959)
	0,01 N-HCl	265,5	—	710	TOOLAN und WAGNER (1959)
	0,01 N-HCl	232,5	600	—	BP 68
	0,01 N-NaOH	228,5	—	13200	TOOLAN und WAGNER (1959)
	Äthanol	231,5	—	15800	TOOLAN und WAGNER (1959)
		265	—	580	
	(+)	232,5	598	16530	MESNARD und CROCKETT (1960)
Glykodiazin	Wasser	231[a]		15500	KRAMER u. Mitarb. (1964)
		300[a]		2500	KRAMER u. Mitarb. (1964)
Glykodiazin-Metabolit 1 (s.o.)	Wasser	231[a]		16000	KRAMER u. Mitarb. (1964)
		281[a]		3860	KRAMER u. Mitarb. (1964)
		306[a]		2640	KRAMER u. Mitarb. (1964)
Glykodiazin-Metabolit 2 (s.o.)	Wasser	231[a]		15700	KRAMER u. Mitarb. (1964)
		278[a]		2300	KRAMER u. Mitarb. (1964)
		308[a]		2850	KRAMER u. Mitarb. (1964)

[a] Isospektrischer Punkt.

Tabelle 22. *Literaturübersicht der verschiedenen oralen Antidiabetica*

Verbindungen	Literatur
Loubatière-Körper	MESNARD (1960); MESNARD und CROCKETT (1960)
Carbutamid	MESNARD und CROCKETT (1960); VITALI und PANCRAZIO (1956); WAGNER und WANDEL (1966)
Tolbutamid	BAIRD und DUNCAN (1957); BEYER und HOUTMAN (1965); BLADH und NORDÉN (1958); DELAVILLE und PALAZZOLI (1958); FORIST und CHULSKI (1956); FORIST u. Mitarb. (1957); HÄUSSLER und HAJDÚ (1958); KNAUFF u. Mitarb. (1959); MESNARD (1960); MESNARD und CROCKETT (1960); SPINGLER und KAISER (1956); STOWERS u. Mitarb. (1958); WEST und JOHNSON (1959); WICK u. Mitarb. (1956)
Acetohexamid	SMITH u. Mitarb. (1965)
Chlorpropamid	KNAUFF u. Mitarb. (1959); MESNARD (1960); MESNARD und CROCKETT (1960); TOOLAN und WAGNER (1959); WEST und JOHNSON (1959)
Metahexamid	KNAUFF u. Mitarb. (1959); WEST und JOHNSON (1959)
Glibenclamid	HAJDÚ, SPINGLER, KÖHLER und SCHMIDT (1969)
Glykodiazin	GERHARDS u. Mitarb. (1964); KRAMER u. Mitarb. (1964)

2. Colorimetrische Bestimmungsmethoden

zu denen wir hier auch das von Spingler (1957) entwickelte Verfahren zur Bestimmung der Sulfonylharnstoffe zählen, haben gegenüber der direkten Messung im UV-Bereich den Nachteil des etwas größeren Arbeitsaufwandes. Andererseits ist ihre Spezifität[5] größer und die Anfälligkeit gegen Störungen durch die Anwesenheit von anderen Substanzen geringer als bei der direkten UV-Messung. Dadurch ergeben sich in vielen Fällen Vereinfachungen bei der Aufbereitung und Reinigung von Extrakten aus biologischem Material, die die Vorteile der direkten UV-Messung wieder aufwiegen. Das gilt insbesondere für die Sulfonylharnstoffe der Tolbutamid-Gruppe. Für die colorimetrischen Bestimmungen kommen im wesentlichen die Farbreaktionen in Frage, die bereits in dem betreffenden Abschnitt besprochen wurden.

Verbindungen mit einer *primären aromatischen Aminogruppe* werden meist als *Azofarbstoffe* bestimmt. Die meisten der in der Literatur angegebenen Verfahren gehen auf eine von Bratton und Marshall (1939) für Sulfonamide entwickelte Methode zurück. An dieser Stelle soll auf den Befund von Annino (1964) hingewiesen werden, der bisweilen im Harn von Patienten, die keine Sulfonamide bekommen hatten, eine positive Reaktion nach dieser Methode fand. Die durch eine unbekannte Substanz hervorgerufene Färbung hatte ein Absorptionsmaximum bei 550 nm.

Die folgende Aufstellung gibt einen Überblick über die verschiedenen Modifikationen (Tabelle 23).

Nach diesen Verfahren wurden Carbutamid (Baird und Duncan, 1957; Braun und Büchner, 1957; Creutzfeldt u. Mitarb., 1959; Häussler, 1956; Häussler, 1956; Haller und Strauzenberg, 1959; Mesnard, 1960; Moss, 1957; Pignard, 1958; Root, 1957; West und Johnson, 1959), Metahexamid (Creutzfeldt u. Mitarb., 1959; Forist, 1959; Granville-Grossman, 1959; Root, Anderson und Welles, 1959; West und Johnson, 1959), Glyprothiazol [2-(4'-Aminobenzol-sulfonamido)-5-isopropyl-thia-(1)-diazol-(3,4)] (Mesnard, 1960) und Glybuthiazol (Pignard, 1958) bestimmt.

Die gleichfalls mögliche Erfassung der aminierten Verbindungen als gefärbte Schiffsche Basen (Azomethinfarbstoffe) wurde nur selten angewendet. Bräuniger und Duda (1958) colorimetrierten Carbutamid im Pulfrich-Photometer (Filter S 42) nach Umsetzung mit Salicylaldehyd in alkoholischer Lösung. Wagner und Wandel (1966) schlagen zur Bestimmung von Sulfonamiden (u.a. Carbutamid) die Messung bei 450 nm nach vorausgehender Dünnschichtchromatographie und Reaktion mit Ehrlich-Reagens vor. Sämtliche Sulfonylharnstoffe (nicht aber die Loubatière-Körper und Glykodiazin) können durch Farbreaktionen der bei der Spaltung entstehenden primären Amine (vgl. Schema, S. 265) quantitativ erfaßt werden. Hierbei hat sich das von Spingler und Kaiser (1956) vorgeschlagene und von Spingler (1957) veröffentlichte Verfahren der Umsetzung mit 2,4-Dinitrofluorbenzol in Isoamylacetat besonders bewährt. Wie das Spektrum des Umsetzungsproduktes zeigt (s. Abb. 7), liegt streng genommen kein colorimetrisches Verfahren vor, denn das Absorptionsmaximum liegt im langwelligen UV-Bereich. Lediglich eine Schulter des Spektrums ragt in den sichtbaren Wellenbereich hinein.

Die Methode ist vielfach variiert worden, wobei insbesondere die Spaltungsdauer und -temperatur sowie die Wellenlänge bei der Messung modifiziert wurden.

---

5. Die bei der Metabolisierung im Organismus entstehenden N-Acetylverbindungen reagieren erst nach vorausgehender Hydrolyse mit und können dadurch gesondert neben der unveränderten Verbindung erfaßt werden.

Tabelle 23. *Verschiedene Modifikationen der Farbreaktion nach* BRATTON *und* MARSHALL

Kupplungskomponente	Messung bei λ (nm)	Bemerkungen	Verfasser
N-Naphthyl-1-äthylen-diamin	546	s. auch BAIRD u. DUNCAN (1957), GRANVILLE-GROSSMAN et al. (1959); ROOT (1957); ROOT et al. (1959); SCHÄFER et al. (1961)	BRATTON und MARSHALL (1939)
N-Naphthyl-1-äthylen-diamin	540	Modifikation nach SMITH et al. (1945)	CREUTZFELDT et al. (1959)
N-Naphthyl-1-äthylen-diamin	535	Enteiweißung mit Perchlorsäure	FORIST (1959)
N-Naphthyl-1-äthylen-diamin	—	Lösung des Farbstoffes durch Zusatz von konz. HCl	WEST und JOHNSON (1959)
N-Naphthyl-N-diäthyl-3-propylendiamin	—	Lösung des Farbstoffes durch Zusatz von Aceton	MESNARD (1960)
N-Naphthyl-N-diäthyl-propylendiamin	530—540	Der Farbstoff ist in Gegenwart von Trichloressigsäure unlöslich. Nach Zentrifugieren wird der Farbstoff in Aceton gelöst	PIGNARD (1958)
N,N-Diäthyl-N(1-naphthyl)-äthylen-diamin	542—546	nach vorausgehender Dünnschichtchromatographie	WAGNER und WANDEL (1966)
1-Sulfomethylamino-naphthalin-sulfosäure-(8)-Dinatriumsalz	530	s. auch HALLER und STRAUZENBERG (1959)	BRAUN und BÜCHNER (1957)
Thiocol (guajacolsulfonsaures Kalium)	470	—	HÄUSSLER (1956)
N-Sulfatoäthyl-m-toluidin	495	—	MOSS (1957)

Korrekturfaktoren für verschiedene Photometer bei der Bestimmung von Carbutamid nach BRATTON und MARSHALL (1939) in der Modifikation von ANNINO (1961) unter Verwendung eines Sulfathiazolstandards werden von HAURY (1966) für verschiedene Wellenlängen angegeben.

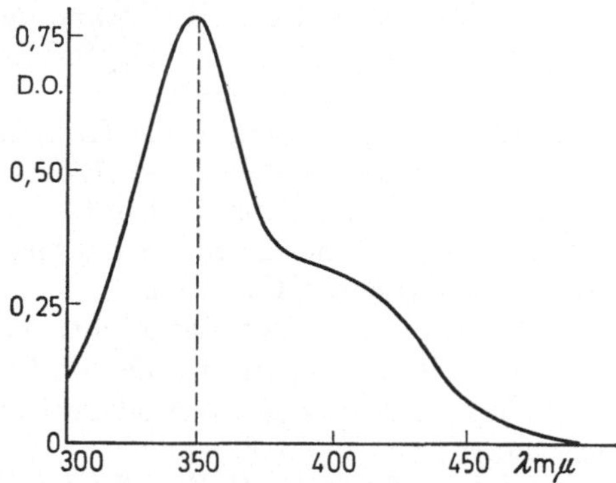

Abb. 7. Spektrum des Kondensationsproduktes von Butylamin und 2,4-Dinitrofluorbenzol. (Nach PIGNARD, 1958)

Nach diesem Verfahren wurden Tolbutamid (HALLER und STRAUZENBERG, 1959; MESNARD und CROCKETT, 1960; PIGNARD, 1958; SPINGLER, 1957; WISEMAN u. Mitarb., 1964; WITTENHAGEN u. Mitarb., 1959), Carboxytolbutamid (NELSON, O'REILLY und CHULSKI, 1960; WITTENHAGEN u. Mitarb., 1959), Carbutamid

Tabelle 24. *Dauer und Temperatur bei der hydrolytischen Spaltung oraler Antidiabetica*

Spaltung		λ (nm)	Bemerkung	Verfasser
°C	Zeit (min)			
150	5	380	s. auch HALLER u. STRAUZENBERG (1959); MAHA et al. (1962); NELSON et al. (1960); ROOT (1959); WITTENHAGEN et al. (1959); WISEMAN et al. (1964); TEODORESCU und NICOLESCU (1965)	SPINGLER (1957)
125	10	346		CARMICHAEL (1959)
100	30	400—420		PIGNARD (1958)
100	30	350		MESNARD und CROCKETT (1960)

(PIGNARD, 1958) sowie Acetohexamid (MAHA u. Mitarb., 1962; WISEMAN u. Mitarb., 1964) und Glycyclamid (PIGNARD, 1958; TEODORESCU und NICOLESCU, 1965) bestimmt.

Gleichfalls auf den Farbreaktionen der durch Spaltung der Sulfonylharnstoffe freiwerdenden Amine beruhen die von MESNARD (1960) und MESNARD und CROCKETT (1960) beschriebenen Methoden, bei denen als Reaktionspartner Naphthochinonsulfonat, p-Nitrophenyldiazoniumchlorid und Pikrinsäure verwendet werden. Bei der Umsetzung mit Naphthochinonsulfonat (vgl. Abschnitt „Farbreaktionen") entsteht ein brauner Farbstoff, dessen Absorptionsmaximum bei 465 nm liegt. Die Reaktion mit p-Nitrophenyldiazoniumchlorid (vgl. Abschnitt „Farbreaktionen") führt bei pH = 8 zu einer Rotfärbung (λ max. 512 nm). Die Amine bilden in Gegenwart von Pikrinsäure gelb gefärbte Salze, die besonders bei 355 nm und 412 nm stark absorbieren. Einzelheiten über diese Verfahren sowie Untersuchungen über die optimalen Spaltungs- und Reaktionsbedingungen sind bei MESNARD und CROCKETT (1960) zu finden. Auf dem gleichen Prinzip beruht offenbar auch die Methode von CHULSKI (1959): Der Tolbutamid enthaltende Chloroformauszug wird eingedunstet und der Rückstand mit Ehrlich-Reagens aufgenommen. Die Mischung wird eingedampft und $2^1/_2$ Std lang auf 70° erwärmt. Nach Lösung in Äthanol wird bei 395 nm gemessen.

Ein anderes, auch zur Bestimmung in Serum und Harn geeignetes Verfahren für Tolbutamid beschreiben McDONALD und SAWINSKI (1957). Tolbutamid reagiert in saurem Milieu mit 2-Naphthol und Natriumnitrit unter Bildung eines dunkelgrünen Niederschlages. Dieser ist mit Chloroform extrahierbar und bildet orange- bis rotgefärbte Lösungen, die colorimetriert werden.

Die Veränderung der Farbintensität einer Phenolphthalein-Lösung in einem Carbonat-Hydrogencarbonat-Puffer bei 550 nm wurde von BEYER und HOUTMAN (1965) zu einem automatischen Verfahren (Auto Analyzer) von Tolbutamid ausgearbeitet („single-tablet assay").

Auf die Möglichkeit, den Benzolkern der Sulfonylharnstoffe zu nitrieren und die entstandenen Nitrokörper nach Reduktion zu Aminoverbindungen colorimetrisch zu bestimmen, hatte bereits DORFMÜLLER (1957) hingewiesen. KERN (1963) arbeitete ein derartiges Verfahren für verschiedene nicht aminierte Sulfonylharnstoffe aus. Die Sulfonylharnstoffe enthaltenden Extrakte werden eingedunstet und 60 min lang mit einem Nitriergemisch auf dem Dampfbad behandelt. Nach Reduktion mit Zinn oder besser Zink in salzsaurer Lösung werden die entstandenen Aminoverbindungen nach BRATTON und MARSHALL (1939) colorimetrisch als Azofarbstoffe bestimmt. Auch diese Methode ist für Bestimmungen in biologischem Material brauchbar.

Die Ureidgruppe der Sulfonylharnstoffe kann nach DORFMÜLLER (1957) durch Modifikationen der Methoden zur Harnstoffbestimmung von WHEATLY (1948) durch Reaktion mit Diacetylmonoxim und Phenylanthranilsäure bzw. Diacetylmonoxim und Phenylhydrazin colorimetrisch erfaßt werden.

Weitere Möglichkeiten für Tolbutamid und Carboxytolbutamid werden von DORFMÜLLER (1957) erwähnt:

Bestimmung des Gesamtstickstoffs nach Kjeldahlisierung mit Nessler-Reagens oder Ninhydrin (s. auch MESNARD und CROCKETT, 1960), Extrahierung als Farbkomplex mit Methylenblau durch Amylalkohol;

Bestimmung von Carboxytolbutamid als gefärbter Eisenkomplex nach Überführung in die entsprechende Hydroxamsäure (s. auch MESNARD, 1960; MESNARD und CROCKETT, 1960).

Nach den vorstehenden Verfahren wurden Tolbutamid (BEYER und HOUTMAN, 1965; CHULSKI, 1959; DORFMÜLLER, 1957; KERN, 1963; McDONALD und SAWINSKI, 1957; MESNARD und CROCKETT, 1960), Carboxytolbutamid (DORFMÜLLER, 1957; MESNARD und CROCKETT, 1960), Chlorpropamid (MESNARD und CROCKETT, 1960), Glycyclamid (KERN, 1963) sowie 1-Cyclohexyl-3-phenylsulfonylharnstoff, 1-Neobornyl-3-p-tolyl-sulfonylharnstoff und Tetrahydrofurfuryl-3-p-tolylsulfonylharnstoff (KERN, 1963) bestimmt.

II. Titrationsmethoden

Gegenüber den direkten spektralphotometrischen und colorimetrischen Bestimmungsmethoden haben Titrationen den Nachteil, daß zu ihrer Ausführung im allgemeinen eine größere Menge Untersuchungssubstanz vorliegen muß. Daher sind letztere bei Untersuchungen in biologischem Material kaum anwendbar. Durch die schnelle und einfache Ausführung, die große Genauigkeit und den geringen apparativen Aufwand ist die Titration zur Reinheitsprüfung und Gehaltsbestimmung von pharmazeutischen Feinchemikalien und Zubereitungen hervorragend geeignet.

Für die Substanzen mit aromatischen primären Aminogruppen kommt speziell die Titration mit *Natriumnitrit* in salzsaurem Milieu bei einer Temperatur von 0° bis +5°C in Frage (LUCATTELLI, 1956; BRÄUNIGER und DUDA, 1958). Der Endpunkt kann durch Tüpfeln mit Kaliumjodid-Stärke-Papier oder durch Potentiometrie erfolgen. Dieses Verfahren wird von der Farmacop. Ital. VII für Carbutamid vorgeschrieben.

Für die Sulfonylharnstoffe können *acidimetrische* Titrationen in verschiedenen Varianten angewendet werden. Nach VOGT (1959) werden Carbutamid, Tolbutamid und Chlorpropamid mit 65%iger Schwefelsäure hydrolysiert. Die bei der Säurespaltung entstehenden Amine werden nach dem Alkalisieren durch Wasserdampfdestillation abgetrennt und acidimetrisch bestimmt (Indicator Tashiro).

Bei der *Kjeldahlisierung* kann der Stickstoffgehalt der Substanzen acidimetrisch (DORFMÜLLER, 1957; MESNARD, 1960; MESNARD und CROCKETT, 1960) oder nach der Hypobromitmethode (DORFMÜLLER, 1957; MESNARD und CROCKETT, 1960) ermittelt werden. Die acidimetrische Stickstoffbestimmung wird in der BP 68 für Chlorpropamid und die entsprechenden Tablettenzubereitungen angegeben.

Durch die saure Reaktion der —SO$_2$—NH—C-Gruppierung können die Sul-

$$\overset{\|}{\text{O}}$$

fonylharnstoffe auch ohne vorherige Zersetzung in wäßriger Lösung als Säuren titriert werden. Der Umschlag kann visuell durch Indicatorzusatz (Dorfmüller, 1957; Mesnard und Crockett, 1960; Wartmann-Hafner und Büchi, 1965) oder potentiometrisch (Beyer und Houtman, 1965; Toolan und Wagner, 1959) ermittelt werden.

Die zuerst genannte Möglichkeit wird von mehreren Arzneibüchern (s. u.) zur Gehaltsbestimmung von Sulfonylharnstoffen angewendet. Beyer und Houtman (1965) beschreiben die automatische Kontrolle von Tolbutamid-Tabletten durch acidimetrische Titration unter Verwendung einer Cahn-Elektrowaage und eines Fisher-Titralyzers.

Auch die acidimetrische Titration in *wasserfreiem* Milieu ist möglich. Mehrere Autoren veröffentlichten Vorschriften für die Titration von Carbutamid, Tolbutamid und Glycyclamid (Bräuniger und Duda, 1958; Franchi, 1957; Kráčmarova und Kráčmar, 1958; Teodorescu u. Mitarb., 1966; Wartmann-Hafner und Büchi, 1965) als Säuren mit 0,1 N-Natriummethylatlösung.

Tabelle 25. *Titration einiger oraler Antidiabetica in wasserfreiem Milieu*

Substanz	Lösungsmittel	Indicator	Verfasser
Carbutamid	Dimethylformamid	Thymolblau	Bräuniger und Duda (1958)
Carbutamid Tolbutamid	10%ige Pyridinlösung in Chloroform-Methanol	Thymolblau	Franchi (1957)
Tolbutamid Carbutamid	Aceton oder Pyridin	Phenolphthalein (oder potentio-metrisch)	Kráčmarova und Kráčmar (1958)
Carbutamid	Dimethylformamid	Thymolblau	Wartmann-Hafner und Büchi (1965)
Glycyclamid	Dimethylformamid	Thymolblau	Teodorescu u. Mitarb. (1966)
Carbutamid	Dimethylformamid	Thymolblau	Farmacop. Ital. VII

Carbutamid kann nach Kráčmarova und Kráčmar (1958) durch seine primäre Aminogruppe auch als Base in Aceton oder Eisessig mit 0,1 N-Perchlorsäure titriert werden, wobei der Umschlag visuell (Indicator: Kristallviolett) oder potentiometrisch erkannt wird.

Die saure —SO_2—NH—C-Gruppe der Sulfonylharnstoffe bildet mit Silber-
$$\overset{\|}{O}$$
und Quecksilberionen in Wasser praktisch unlösliche Salze. Dadurch können diese Substanzen (wie auch andere Sulfonamide) *argentometrisch* oder *komplexometrisch* titriert werden. Bei der argentometrischen Bestimmung (vgl. Ph. Helv. V, Suppl. II, Artikel „Sulfadimidinum", sowie Wartmann-Hafner und Büchi, 1965) erfolgt die Fällung mit 0,1 N-Silbernitratlösung, deren Überschuß im Filtrat nach Zugabe von Salpetersäure und Eisenammonalaun zurücktitriert wird. Dieses Verfahren wird vom DAB 7, DDR für Carbutamid vorgeschrieben.

Tolbutamid und Glycyclamid werden nach Popa und Voicu (1962) in schwach alkalischem Milieu mit Quecksilberacetatlösung gefällt. Im Filtrat wird der Quecksilberüberschuß durch Titration mit ÄDTA (Indicator: Eriochrom-schwarz T) bestimmt.

Bromometrische Titrationsmethoden wurden für Carbutamid (Bräuniger und Duda, 1958; Wartmann-Hafner und Büchi, 1965) und für Glykodiazin (Esche, 1965) mitgeteilt.

Die argentometrische, bromometrische und die acidimetrische Titration (in wäßrigem und wasserfreiem Milieu) von Carbutamid wurde von WARTMANN-HAFNER und BÜCHI, 1965) einer kritischen Prüfung unterzogen. Die Ergebnisse der argentometrischen Titration waren signifikant niedriger als die der anderen Methoden. Auch das bromometrische Verfahren gibt bei variierten Einwaagen Abweichungen gegenüber den acidimetrischen Verfahren. Trotz der niedrigeren Standardabweichung der Titration in wasserfreiem Medium wurde wegen der einfachen und sicheren Ausführung der acidimetrischen Titration in wäßriger Lösung für die Arzneibuchanalytik der Vorzug gegeben.

III. Diverse Methoden

Eine besonders für Untersuchungen über den Metabolismus von Arzneimitteln und ihre Verteilung im Organismus geeignete Methode ist die Verwendung von „markierten" Substanzen und ihre Bestimmung durch Autoradiographie, Radiochromatographie etc. Für die hier besprochenen Verbindungen kommt sowohl die Markierung mit ^{3}H wie auch mit ^{35}S in Frage. Derartige Untersuchungen wurden mit Carbutamid (GUGLIELMI und ZUCCONI, 1958; SCHÄFER u. Mitarb., 1961), Tolbutamid (BÄNDER und SCHOLZ, 1956; MILLER u. Mitarb., 1957; WICK u. Mitarb., 1956), Chlorpropamid (Johnson u. Mitarb., 1959; SCHNEIDER u. Mitarb., 1959) und Glykodiazin (GERHARDS, GIBIAN und KOLB, 1964; KOLB, KRAMER und SCHULZE, 1964) durchgeführt. Die Herstellung und Prüfung von tritierten Sulfonylharnstoffen wird von THOMAS und IKEDA (1966) beschrieben.

Tolbutamid kann nach KALINOWSKI und KORZYBSKI (1963) auch *coulometrisch* bestimmt werden. Es werden Platin- und Amalgamelektroden sowie 0,5 N-Kaliumnitratlösung als Elektrolyt verwendet. Die Bestimmung wird mit einem Strom von 3 mA ausgeführt.

Methoden zur brom- und chlorcoulometrischen Mikrobestimmung von Carbutamid werden von KALINOWSKA und KORZYBSKI (1964) beschrieben.

Die anodische *Chronopotentiometrie* von Carbutamid an einer Platinelektrode in Perchlorsäure beschreiben VOORKIES und FURMAN (1958).

D. Übersicht über die wichtigsten Arzneibücher

Carbutamid

DAB 7—DDR

Artikel: Carbutamidum

Fp.: 137—141° C

Identitätsnachweis:

a) Farbreaktion mit Furfurol-Essigsäure (gelbrot), nach Zusatz von 1 Tropfen konzentrierter Schwefelsäure Rotfärbung.

b) Veraschen mit Natrium- und Kaliumcarbonat, Nachweis von Sulfationen mit Bariumchlorid.

Reinheitsprüfungen:

Trocknungsverlust (max. 0,5%), lauge- und säureunlösliche Verunreinigungen, Farbe der Lösung, alkalisch und sauer reagierende Verunreinigungen, Schwermetallionen, Chlorid, Sulfat, Sulfatasche (max. 0,10%).

Gehaltsbestimmung:

Argentometrisch, Forderung 98,5—101,0% i.T.

Farmacopea ufficiale della Republika Italiana VII

Artikel: Carbutamide
Fp.: 144—145° C

Spektralphotometrische Charakteristik:

In absolutem Äthanol $E_{1cm}^{1\%}$ = 708 bei λ max. = 270 $\pm$ 3 nm

Identitätsnachweis:

a) Diazotieren, kuppeln mit β-Naphthol; es entsteht ein roter Niederschlag.

b) Diazotieren, kuppeln mit N,N-Dimethyl-1-naphthylamin; es entsteht eine violette Färbung.

c) Reaktion mit Phosphormolybdänsäure in salzsaurer Lösung; es entsteht ein gelbgrüner Niederschlag.

Reinheitsprüfungen:

Trocknungsverlust (max. 0,5%), Glührückstand (max. 0,1%).

Gehaltsbestimmung:

Potentiometrische Titration mit 0,1 m Natriumnitrit-Lösung; Forderung mindestens 99% i.T.

Tolbutamid

DAB 7 — DDR

Artikel: Tolbutamidum
Fp.: 126—130° C

Identitätsnachweis:

a) Erhitzen mit Natronlauge; es wird Butylamin entwickelt, das am Geruch und der Reaktion mit feuchtem roten Lackmuspapier erkannt wird.

b) Hydrolyse mit verdünnter Schwefelsäure; Fp. des p-Toluolsulfonamids 136—138° C.

Reinheitsprüfungen:

Unlösliche Verunreinigungen, Farbe der Lösung, Schwermetallionen, Chlorid, Sulfat, organische Verunreinigungen, Sulfatasche (max. 0,10%), Trocknungsverlust (max. 0,50%).

Gehaltsbestimmung:

Acidimetrische Titration in Äthanol mit 0,1 N-Kalilauge (Indicator: Phenolphthalein); Forderung 98,5—100,6% i.T.

USP XVII

Artikel: Tolbutamide
Fp.: 126—132° C

Identitätsnachweis:

a) IR-Spektrum in Mineralöl von 2—12 μ im Vergleich zum USP-Referenzstandard.

b) Hydrolyse mit Schwefelsäure; das entstehende Amin wird nach dem Alkalisieren durch Wasserdampfdestillation abgetrennt und durch die orangerote Farbreaktion mit diazotiertem p-Nitroanilin nachgewiesen. Fp. des p-Toluolsulfonamids 135—138° C.

Reinheitsprüfungen:

Trocknungsverlust (max. 0,5%), Schwermetallionen (max. 20 ppm), in verdünntem Ammoniak unlösliche Substanzen.

Gehaltsbestimmung:

Acidimetrische Titration in Äthanol-Wasser mit 0,1 N-Natronlauge (Indicator: Phenolphthalein); Forderung 98—101% i.T.

BP 68

Artikel: Tolbutamide
Fp.: 126—130° C

Identitätsnachweis:

Hydrolyse mit 50%iger Schwefelsäure; Fp. des p-Toluolsulfonamids etwa 136°C; Nachweis des Butylamins nach dem Alkalisieren durch seinen Geruch.

Reinheitsprüfungen:

Schwermetallionen, Trocknungsverlust (max. 1,0%), Sulfatasche (max. 0,1%).

Gehaltsbestimmung:

Acidimetrische Titration in Äthanol-Wasser mit 0,1 N-Natronlauge (Indicator: Phenolphthalein); Forderung 99—101% i.T.

Staatliche Pharmakopöe der UdSSR IX

Artikel: Butamidum
Fp.: 126—129° C

Identitätsnachweis:

a) Hydrolyse mit Schwefelsäure; Nachweis von Butylamin durch seinen Geruch nach dem Alkalisieren.

b) Oxidation mit Kaliumpermanganat. Nachweis von Sulfationen mit Bariumchlorid.

Reinheitsprüfungen:

Chlorid, Sulfat, Trocknungsverlust (max. 0,5%), Sulfatasche (max. 0,1%), Schwermetalle (max. 0,001%).

Gehaltsbestimmung:

Acidimetrische Titration in Äthanol mit 0,1 N-Natronlauge (Indicator: Thymolphthalein); Forderung mind. 99%.

Pharmacopée Française VIII

Artikel: Tolglybutamide
Fp.: 129±3° C

UV-Absorption:

In 0,01 N-NaOH ist der Extinktionskoeffizient ca. 430 bei 226,5 nm.

Identitätsnachweis:

Etwa wie USP XVII. Fp. des Sulfonamids 136,5±1,5°C.

Reinheitsprüfungen:

Fremde organische Substanzen, Chlorid, Schwermetalle, Ammoniumsalze, Sulfat, Trocknungsverlust (max. 0,5%), Sulfatasche (max. 0,1%).

Gehaltsbestimmung:

a) Stickstoffbestimmung nach Kjeldahl; Forderung mind. 10% N i.T.

b) Acidimetrische Titration in Alkohol-Wasser mit 0,1 N-Natronlauge (Indicator: Phenolphthalein); Forderung mind. 98% i.T.

Pharmacop. Nordica, Edit. Danica, Addendum (1964)

Artikel: Tolbutamidum
Fp.: 126—130° C

Identitätsnachweis:

Hydrolyse mit Schwefelsäure. Fp. des p-Toluolsulfonamids 136—140°C. Nach dem Glühen einer Probe mit Natriumcarbonat darf Chlorid nicht nachweisbar sein (Unterschied zu Chlorpropamid).

Reinheitsprüfungen:

Klarheit und Farbe der Lösungen, pH-Wert, Chlorid, Sulfat, Schwermetalle, Glührückstand (max. 0,1%).

Gehaltsbestimmung:

Acidimetrische Titration in Äthanol-Wasser mit 0,1 N-Natronlauge (Indicator: Phenolphthalein); Forderung 99,0—100,5%.

Farmacopea ufficiale della Republica Italiana VII

Artikel: Tolbutamide
Fp.: 126—130° C

Identitätsnachweis: Etwa wie BP 68.

Reinheitsprüfungen:

Trocknungsverlust (max. 1%), Glührückstand (max. 0,1%).

Gehaltsbestimmung:

Titration in Dimethylformamid mit 0,1 N-Natriummethylatlösung (Indicator: Thymolblau); Forderung mind. 99% i.T.

Chlorpropamid
USP XVII

Artikel: Chlorpropamide
Fp.: 125—129° C

Identitätsnachweis:

IR-Spektrum in Kaliumbromid im Vergleich zu USP-Referenzstandard. Falls die Spektren differieren, ist die Prüfung nach Umlösen und Trocknen von Probe und Standard zu wiederholen.

Reinheitsprüfungen:

Trocknungsverlust (max. 1%), Schwermetalle (max. 30 ppm), Sulfatasche (max. 0,4%).

Gehaltsbestimmung:

Spektralphotometrisch in Äthanol-0,01 N wäßrige Salzsäure bei 232 nm; Forderung 97—103% i.T. Als Vergleich wird eine Lösung des Referenzstandards eingesetzt.

BP 68

Artikel: Chlorpropamide
Fp.: 126—130° C

Identitätsnachweis:

a) Hydrolyse mit 50%iger Schwefelsäure; Fp. des p-Chlorbenzolsulfonamids etwa 143°C.

b) Hydrolyse mit 50%iger Schwefelsäure; nach dem Alkalisieren entsteht ein ammoniakartiger Geruch.

c) Nachweis von Chloridionen nach dem Glühen mit Natriumcarbonat.

d) UV-Spektrum in 0,01 N-Salzsäure, Extinktion im Maximum bei 232 nm 0,48 (0,80 mg/100 ml).

Reinheitsprüfungen:

Schwermetalle, Trocknungsverlust (max. 1,5%).

Sulfatasche: max. 0,1%

Gehaltsbestimmung:

Stickstoffbestimmung nach KJELDAHL, Forderung 99—101% i.T.

Literatur

ABDEL-WAHAB, M. F., EL-KINAWY, S. A., FARID, N. A., EL SHINNAWY, A. M.: Infrared study of new sulfonylurea derivatives and sulfonamides. Analyt. Chem. 38, 508—510 (1966).

ACHELIS, J. D., HARDEBECK, K.: Über eine neue blutzuckersenkende Substanz. Dtsch. med. Wschr. 80, 1452—1455 (1955).

ANNINO, J. S.: Stand. Med. Clin. Chem. 3, 200 (1961).

— An observation concerning the Bratton-Marshall diazo reaction in sulfonamidefree urine. Clin. Chem. 10, 370—371 (1964).

BÄNDER, A., SCHOLZ, J.: Spezielle pharmakologische Untersuchungen mit D 860. Dtsch. med. Wschr. 81, 889—891 (1956).

BAIRD, J. D., DUNCAN, J. P.: An analysis of the hypoglycaemic response to tolbutamide. Scot. med. J. 2, 341—350 (1957).

BALLARD, B. E., NELSON, E.: Identification test for tolbutamide and chlorpropamide. J. pharm. Sci. 51, 1009 (1962).

BEYER, W. F., HOUTMAN, R. L.: Automated systems for the determination of tolbutamide in Orinase® tablets. Ann. N.Y. Acad. Sci. 130, 532—544 (1965).

BLADH, E., NORDÉN, A.: A method for determining 1-Butyl-3-p-tolylsulphonylurea (tolbutamide) in human blood serum. Acta pharmacol. (Kbh.) 14, 188—194 (1958).

BRÄUNIGER, H., DUDA, H.: Beitrag zur Analytik des Sulfanilyl-n-butylcarbamids. Pharm. Zh. 97, 305—310 (1958).

— MOEDE, F.: Papierchromatographie der Sulfonamide und Sulfonamid-N-glykoside. Pharm. Zh. 101, 383—389 (1962).

BRATTON, A. C., MARSHALL, E. K.: A new coupling component for sulfanilamide determination. J. biol. Chem. 128, 537—550 (1939).

BRAUN, H., BÜCHNER, M.: Zur Bestimmung von N_1-sulfanilyl-N_2-n-butylcarbamid im Blut und Urin. Dtsch. Gesundh.-Wes. 12, 115 (1957).

CARMICHAEL, R. H.: A method for the routine determination of chlorpropamide in plasma. Clin. Chem. 5, 597—602 (1959).

CHAKRABARTI, J. K.: Detection of hypoglycemic sulphonylureas on paper chromatograms. J. Chromatogr. 8, 414—416 (1962).

CHULSKI, T.: Spectrophotometric determination of tolbutamide in plasma. J. Lab. clin. Med. 53, 490—494 (1959).

CORNIER, M., JOUAN, P., GLOAGUEN, J.: Congrès soc. pharm. France 9e, Clermont-Ferrand 1957, p. 267—277.

CREUTZFELDT, W., ANDREU-KERN, F., DISCHER, R.: Correlation of plasma levels of oral antidiabetic agents with blood sugar responses. Ann. N.Y. Acad. Sci. 82, 537—546 (1959).

DELAVILLE, G., PALAZZOLI, M.: Ann. Biol. clin. 16, 481—485 (1958).

Dorfmüller, Th.: Ärztl. Lab. 3, 8—18 (1957).

Esche, J.: Zur quantitativen Bestimmung des Glycodiazins (Redul®). Dtsch. Apoth.-Ztg 105, 543—544 (1965).

Forist, A. A.: Determination of methexamide in human plasma. Ann. N.Y. Acad. Sci. 82, 496—501 (1959).

— Chulski, T.: pH-Solubility relationships for 1-Butyl-3-p-tolylsulfonylurea (Orinase) and ist metabolite, 1-Butyl-3-p-carboxyphenylsulfonylurea. Metabolism 5, 807—812 (1956).

— Miller, W. L., Jr., Krake, J., Struck, W. A.: Determination of plasma levels of tolbutamide (1-Butyl-3-p-tolylsulfonylurea, Orinase). Proc. Soc. exp. Biol. (N.Y.) 96, 180—183 (1957).

Franchi, G.: Atti Accad. Fisiocr. Sienna Sez. med.-fis. (13) 4, 61—64 (1956/57).

Gerhards, E., Gibian, H., Kolb, K. H.: Der Stoffwechsel von Glycodiazin beim Menschen. Arzneimittel-Forsch. 14, 394—402 (1964).

Granville-Grossman, K. L., Crawford, S., Crowley, M. F., Bloom, A.: Weitere Erfahrung der oralen Diabetes-Therapie. Brit. med. J. 1959 II, 841—847. Ref. Chem. Zbl. 131, 16158 (1960).

Grützmacher, H.-F.: Massenspektrometrie und ihre Anwendung zur Analyse von Arzneimitteln. Dtsch. Apoth.-Ztg 106, 377—382 (1966).

Guglielmi, G., Zucconi, C.: Fissazione et eliminazione negli organi della carbutamide marcata con S^{35}. Minerva med. 49, 1509—1511 (1958).

Gutsche, K., Harwart, A., Horstmann, H., Priewe, H., Raspe, G., Schraufstätter, E., Wirtz, S., Wörffel, U.: Sulfonamidopyrimidine, eine neue Gruppe blutzuckersenkender Verbindungen. Arzneimittel-Forsch. 14, 373—376 (1964).

Häussler, A.: Die Bestimmung von N_1-sulfanilyl-N_2-n-butyl-carbamid im Serum, im Harn und im Kot. Arzneimittel-Forsch. 6, 393—394 (1956).

— Eine Möglichkeit zur kolorimetrischen Bestimmung von N-Sulfanilyl-N'-n-butyl-harnstoff. Dtsch. Apoth.-Ztg 96, 879—880 (1956).

— Hajdú, P.: Mitteilung über die Dissoziationskonstante und Löslichkeit von Rastinon® „Hoechst". Arch. Pharm. (Weinheim) 291, 531—535 (1958).

— — Die Spaltung von N-[4-Methyl-benzolsulfonyl]-N'-butylharnstoff (Rastinon® „Hoechst") in alkalischer Lösung. Arch. Pharm. (Weinheim) 295, 471—473 (1962).

Hajdú, P., Spingler, H., Kohler, K. F., Schmidt, F. H.: Physikalisch-chemische und analytische Untersuchungen an HB 419; Tegernsee-Konferenz über das neue orale Antidiabetikum HB 419, vom 27. bis 29. Januar 1969, Farbwerke Hoechst AG und Boehringer GmbH, Mannheim.

Haller, H., Strauzenberg, S. E.: Perorale Diabetestherapie. Leipzig: VEB Georg Thieme 1959.

Haury, H.: Die photometrische Bestimmung von Sulfonamiden mit Hilfe eines Sulfathiazol-Standards. Arzneimittel-Forsch. 16, 1090—1092 (1966).

Hentrich, K.: Zur papierchromatographischen Unterscheidung von Sulfonamid-Diuretica und Sulfonamiden anderer Indikationsgebiete. Pharmazie 18, 405—409 (1963).

Johnson, P. C., Hennes, A. R., Driscoll, T., West, K. M.: Metabolic pate of chlorpropamide in man. Ann. N.Y. Acad. Sci. 74, 459—472 (1959).

Jung, L.-M., Wermutz, C.-G., Morand, P.: Ermittlung, Identifizierung und quantitative Bestimmung von synthetischen blutzuckersenkenden Mitteln. Trav. Soc. Pharm. Montpellier 21, 170—175 (1961). Ref. Chem. Zbl. 134, 20932 (1963).

Kaiser, H., Hasenmaier, G.: Papierchromatographischer Vergleich zwischen Blütenköpfchen von Matricaria Chamomilla, L., und Achillea Millefolia L. Arch. Pharm. (Weinheim) 287, 503—505 (1954).

Kalinowska, Z. E., Korzybski, R.: Brom- und chlorcoulometrische Mikrobestimmung von Carbutamid. Acta Pol. pharm. 21, 473—479 (1964). Ref. Chem. Zbl. 137, 33—1662 (1966).

Kalinowski, K., Korzybski, R.: Coulometric determination of tolbutamide by means of mercury ions. Acta Pol. pharm. 20, 221—224 (1963). Ref. Anal. Abstr. 1964, 11, 1, 1092.

Kern, W.: Chemical microdetermination of phenyl- und tolylsulfonylurea derivatives in blood. Analyt. Chem. 35, 50—53 (1963).

Knauff, R. E., Fajans, S. S., Ramirez, E., Conn, J. W.: Metabolic studies of chlorpropamide in normal men and in diabetic subjects. Ann. N.Y. Acad. Sci. 74, 603—617 (1959).

— — — — Metabolic half-life times, blood levels,, potencies and activity patterns of methexamide and other sulfonylurea compounds. Metabolism 8, 606—613 (1959).

Kolb, K. H., Kramer, M., Schulze, P. E.: Resorption, Verteilung und Ausscheidung von radioaktiv markiertem 2-Benzol-sulfonamido-5 (β-methoxy-äthoxy)-pyrimidin (Glycodiazin) im Tierversuch. Arzneimittel-Forsch. 14, 385—389 (1964).

Kráčmarova, J., Kráčmar, J.: Zur Bestimmung von neuen peroralen Antidiabeticis. Čs. Farm. 7, 556—569 (1958). Ref. Z. analyt. Chem. 171, 155 (1959).

Kramer, M., Hecht, G., Langecker, H., Harwart, A., Richter, K.-W., Gloxhuber, Ch.: Pharmakologie des 2-Benzolsulfonamido-5 (β-methoxy-äthyoxy)-pyrimidins (Glycodiazin), einer neuen blutzuckersenkenden Verbindung. Arzneimittel-Forsch. **14**, 377—385 (1964).

Louis, L. H., Fajans, S. S., Conn, J. W., Struck, W. A., Wright, J. B., Johnson, J. L.: The structure of a urinary excretion product of 1-Butyl-3-p-tolyl-sulfonylurea (Orinase). J. Amer. chem. Soc. **78**, 5701 (1956).

Lucattelli, I.: Nachweis und Bestimmung von N'-(Butyl-carbamyl)-sulfanilamid. Farmaco, Ed. prat. **11**, 452—457 (1956). Ref. Chem. Zbl. **130**, 1213 (1959).

Maha, G. E., Kirtley, W. R., Root, M. A., Anderson, R. C.: Acetohexamide: Preliminary report on a new oral hypoglycemic agent. Diabetes **11**, 83—91 (1962).

Marshall, F. J., Sigal, M. V., Jr.: Some N-Arylsulfonyl-N'-alkylureas. J. org. Chem. **23**, 927—929 (1958).

McDonald, H. J., Sawinski, V. S.: Communication to the 132nd meeting of the American Chemical Society, New York, 1957, 75c.

McMahon, R. E., Marshall, F. J., Culp, H. W.: The nature of the metabolites of acetohexamide in the rat and in the human. J. Pharmacol. exp. Ther. **149**, 272—279 (1965).

Mesnard, P.: Boll. chim. farm. **99**, 818—836 (1960).

— Crockett, R.: Les méthodes de dosage des sulfamides hypoglycémiants non aminés. Chimie Analytique **42**, 346—354 (1960).

— — Les méthodes de dosage des sulfamides hypoglycémiants non aminés. Chimie Analytique **42**, 381—387 (1960).

Miller, W. L., Jr., Krake, J. J., Vander Brook, M. J., Reineke, L. M.: Studies on the absorption mechanism of action and excretion of tolbutamide in the rat. Ann. N.Y. Acad. Sci. **71**, 118—124 (1957).

Mohnike, G., Wittenhagen, G., Langenbeck, W.: Über das Ausscheidungsprodukt von N (4-Methyl-benzolsulfonyl)-N'-butylharnstoff beim Hund. Naturwissenschaften **45**, 13 (1958).

Morgenstern, L. L., Garrett, E. R.: Determination of the half life of metahexamide in normal humans. Ann. N.Y. Acad. Sci. **82**, 502—507 (1959).

Moss, D. G.: The estimation of BZ 55 and sulphonamides in blood sugar filtrates. J. clin. Path. **10**, 371—372 (1957).

Neidlein, R., Klügel, G., Lebert, U.: Dünnschichtchromatographische Trennung einiger oraler Antidiabetika und Sulfonamide. Pharm. Ztg (Frankfurt) **110**, 651—652 (1965).

Nelson, E., O'Reilly, J., Chulski, T.: Determination of carboxytolbutamide in urine. Clin. chim. Acta **5**, 774—776 (1960).

Nitta, Y., Ando, N.: Die Infrarotspektren von 1-p-Tolylmercapto-3-alkylharnstoffen und der entsprechenden Sulfonylverbindungen. Chem. Pharm. Bull. **10**, 1081—1084 (1962). Ref. Chem. Zbl. **136**, 28—0764 (1965).

Pala, G.: Infrarotspektrographie der N^1-Sulfanilyl-N^2-n-butylharnstoffe und N^1-p-Tolyl-sulfonyl-N^2-n-butylharnstoffe. Farmaco Ed. sci. **12**, 255—267 (1957). Ref. Chem. Zbl. **129**, 6491 (1958).

— Spettroscopia I.R. delle N,-arilsolfonil-N_2-alchiluree. Ann. Chimica **50**, 55—66 (1960).

Pastor, J., Raimondi, R.: Trav. Soc. Pharm. Montpellier **23**, 220—225 (1963).

Pazdera, H. J., McMullen, W. H., Ciaccio, L. L., Missian, S. R., Grenfell, T. C.: Quality control of pharmaceuticals. Applications of quantitative paper chromatography in conjunction with instrumental methods. Analyt. Chem. **29**, 1649—1659 (1957).

Pignard, P.: Ann. Biol. clin. **16**, 471—480 (1958).

Popa, J., Voicu, A.: Dozarea complexometrică a diabetamidului şi cicloralului. Farmacia (Buc.) **10**, 399—402 (1962).

Reisch, J., Bornfleth, H., Tittel, G.-L.: Dünnschichtchromatographie einiger als Antidiabetica verwendeter Sulfonamide. Pharm. Ztg (Frankfurt) **109**, 74—75 (1964).

Root, M. A.: Pharmacology of carbutamide. J. Pharmacol. exp. Ther. **119**, 468—478 (1957).

— Anderson, R. C., Welles, J. S.: Toxicology and pharmacology of metahexamide. Metabolism **8**, 565—576 (1959).

— Sigal, M. V., Jr., Anderson, R. C.: Pharmacology of 1-(p-Chlorobenzenesulfonyl)-3-n-propylurea (chlorpropamide). Diabetes **8**, 7—13 (1959).

Roux, A., Roux-Matignon, J.: Das Reagens Natrium-Nitrosoferricyanid. Seine Anwendung zum Nachweis von antimikrobiell, hypoglykämisch und diuretisch wirksamen Sulfonamiden. Ann. pharm. franç. **21**, 345—348 (1963). Ref. Chem. Zbl. **135**, 25/26—1577 (1964).

Ruschig, H., Korger, G., Aumüller, W., Wagner, H., Weyer, R., Bänder, A., Scholz, J.: Neue peroral wirksame blutzuckersenkende Substanzen. Arzneimittel-Forsch. **8**, 448—454 (1958).

Schäfer, G., Lamprecht, W., Stuhlfauth, K.: Nachweis und Verteilung von Sulfonilylharnstoffen in Zellstrukturen und Autoradiographie von Gewebsschnitten mit dem tritium-markierten oralen Antidiabeticum. Z. analyt. Chem. **181**, 568—574 (1961).

Schneider, J. A., Salgado, E., Jaeger, D., Delahunt, C.: The pharmacology of chlorpropamide. Ann. N.Y. Acad. Sci. 74, 427—442 (1959).

Smith, D. L., Vecchio, Th. J., Forist, A. A.: Metabolism of antidiabetic sulfonylurea in man. I. Biological half-lives of the p-acetylbenzenesulfonylureas, U-18536 and acetohexamide and their metabolites. Metabolism 14, 229—240 (1965).

Smith u. Mitarb.: J. clin. Invest. 24, 388 (1945).

Spingler, H.: Über eine Möglichkeit zur colorimetrischen Bestimmung von N-(4-Methylbenzol-sulfonyl)-N'-butylharnstoff im Serum. Klin. Wschr. 35, 533—535 (1957).

— Kaiser, F.: Die Bestimmung von N-(4-Methyl-benzolsulfonyl)-N'-butylharnstoff im Serum. Arzneimittel-Forsch. 6, 760—762 (1956).

Spiteller, G., Kaschnitz, R.: Anwendung der Massenspektrometrie zur Untersuchung von Arzneimitteln. 1. Mitt.: Sulfonamide. Mh. Chem. 94, 964—980 (1963).

Stahl, E.: Dünnschichtchromatographie. Ein Laboratoriumshandbuch, II. Aufl. Berlin-Heidelberg-New York: Springer 1967.

Stowers, J. M., Mahler, R. F., Hunter, R. B.: Pharmacology and mode of action of the sulphonylurea in man. Lancet 1958 I, 278—283.

Teodorescu, N., Cîrcoana, R., Văzoiu, V.: Farmacia (Buc.) 14, 167—171 (1966).

— Nicolescu, J.: Elektrophotometrische Bestimmung von N-(4-Methylbenzolsulfonyl)-N'-cyclohexylharnstoff (Cicloral, K 386, Diaboral). Farmacia (Buc.) 13, 347—348 (1965). Ref. Chem. Zbl. 137, 41—1776 (1966).

Thomas, R. C., Ikeda, G. J.: Preparation of tritium-labeled compounds. I. Series of sulfonylurea hypoglycemic agents by exchange with tritium gas. J. pharm. Sci. 55, 112—114 (1966).

Toolan, T. J., Wagner, R. L., Jr.: The physical properties of chlorpropamide and its determination in human serum. Ann. N.Y. Acad. Sci. 74, 449—458 (1959).

Vitali, M., Pancrazio, G.: Analisi delle compresse di N_1-Sulfanilil-N_2-N-butilurea. Farmaco Ed. prat. 11, 512 (1956).

Vogt, H.: Versuche zur Spaltung einiger substituierter Benzolsulfonylharnstoffe durch Einwirkung von Säuren. Pharm. Zh. 98, 651—655 (1959).

Voorkies, J. D., Furman, N. H.: Quantitative anodic chronopotentiometry at a platinum electrode. Application to the sulfa drugs. Analyt. Chem. 30, 1656—1659 (1958).

Wagner, G., Wandel, J.: Versuche zur quantitativen Bestimmung dünnschichtchromatographisch getrennter Sulfonamide. Pharmazie 21, 105—109 (1966).

Wartmann-Hafner, F., Büchi, J.: Untersuchungen über die Gehaltsbestimmung von Carbutamid (Reinsubstanz und Tabletten). Pharm. Acta Helv. 40, 592—609 (1965).

Welles, J. S., Root, M. A., Anderson, R. C.: Urinary metabolites of chlorpropamide in dogs, rabbits and man. Proc. Soc. exp. Biol. (N.Y.) 101, 668—671 (1959).

— — — Metabolic reduction of 1-(p-Acetylbenzenesulfonyl)-3-cyclohexylurea (acetohexamide) in different species. Proc. Soc. exp. Biol. (N.Y.) 107, 583—585 (1961).

West, K. M., Johnson, P. C.: The comparative pharmacology of tolbutamide, carbutamide, chlorpropamide and methexamide in man. Metabolism 8, 596—605 (1959).

Wheatley, V. R.: An improved diacetyl reaction for the estimation of urea in blood. Biochem. J. 43, 420 (1948).

Wick, A. N., Britton, B., Grabowski, R.: The action of a sulphonylurea hypoglycemic agent (Orinase) in extrahepatic tissues. Metabolism 5, 739—743 (1956).

Wiseman, E. H., Chiaini, J., Pinson, R., Jr.: Determination of sulfamylurea hypoglycemic agents and their metabolites in biological fluids. J. pharm. Sci. 53, 766—769 (1964).

Wittenhagen, G., Mohnike, G., Langenbeck, W.: Beiträge zu Abbau und Ausscheidung von N-(4-Methylbenzolsulfonyl)-N'-butylharnstoff (D 860). Hoppe-Seylers Z. physiol. Chem. 316, 157—163 (1959).

Zarnack, J., Pfeifer, S.: Dünnschichtchromatographie in Unterricht und Praxis der Arzneianalyse. Teil 1: Methodik, Analgetica, Antipyretica, Purine, Sulfonamide, Alkaloide, analoge Synthetica. Pharmazie 19, 216—224 (1964).

Zum Stoffwechsel der Sulfonylharnstoffe

A. Häussler und H. Wicha

Mit 4 Abbildungen

A. Einleitung

Das Studium des Stoffwechsels von Sulfonylharnstoffen gestaltet sich in vielen Fällen außerordentlich schwierig. Was in dem Kapitel „Analytik der Sulfonylharnstoffe" gesagt wurde, gilt auch hier. Der Nachweis schon der intakten Sulfonylharnstoff-Moleküle gestaltet sich häufig mühevoll. Wenn nun im Körper eine Metabolisierung der Moleküle eintritt, so ist deren Auffinden oft noch schwieriger, da u. U. die funktionelle Gruppe nur in einem einzigen Bruchstück vorhanden ist, sofern sie nicht auch einem Metabolisierungsprozeß und damit einer zunächst unbekannten chemischen Veränderung unterworfen war. Daneben sind die auftretenden Mengen an Metaboliten oft außerordentlich gering und dadurch natürlich besonders schwer aus dem biologischen Material zu isolieren. Die Nachweisgrenze der analytischen Methoden wird zusätzlich durch das Begleitmaterial, Eiweiß, Fett oder anorganische Ionen, heraufgesetzt. Der Ausweg, über eine markierte Verbindung zum Ziel zu kommen, führt zwar insofern weiter, als man die Aktivität im Körper und in den verschiedenen Organen nachweisen kann, jedoch muß, da es sich im allgemeinen nicht um eine hundertprozentig durchmarkierte Substanz handeln kann, das radioaktive Bruchstück noch mikro-chemisch identifiziert werden.

Eine weitere Schwierigkeit im Studium des Stoffwechsels der Sulfonylharnstoffe ergibt sich daraus, daß bei den verschiedenen Individuen unterschiedliche Metabolisierungen verlaufen. Man wird also aus dem Studium des Stoffwechsels bei einem Tier, z. B. dem Kaninchen, nicht mit derselben Metabolisierung beim Menschen und damit natürlich auch nicht mit denselben chemisch-analytischen Methoden rechnen können. Unterschiedliche Metabolisierung erfolgt nicht nur qualitativ, sondern auch quantitativ. Sie kann von Individuum zu Individuum in weiten Grenzen schwanken, so daß der Fall eintreten kann, daß man von einem Metaboliten bei einem Individuum nichts nachweisen kann, bei einem anderen Individuum derselben Species jedoch gerade von diesen Metaboliten bis zu 30% der Gesamteinnahme findet.

Aus dem Gesagten wird deutlich, wie schwierig sich das Studium des Stoffwechsels der Sulfonylharnstoffe gestaltet. Deshalb sind auch nur bei wenigen Präparaten erschöpfende Angaben möglich. Viele Lücken sind noch zu schließen.

B. Tolbutamid

I. Analytische Methoden

Eine Methode zur quantitativen Bestimmung von Tolbutamid in Serum beschreiben Spingler und Kaiser (1956). Es war schwierig, eine einfache Methode zu finden, da das Molekül, wie aus der Strukturformel hervorgeht, keine Gruppen besitzt, die auf einfache Weise colorimetrisch oder polarographisch verwertbar wären:

$$H_3C-\bigcirc-SO_2\cdot NH-CO\cdot NH\cdot C_4H_9$$

Summenformel: $C_{12}H_{18}O_3N_2S$; Molekulargewicht: 270,34

Auch eine auf der UV-Absorption basierende Methode schien zunächst aussichtslos, da die Maxima so weit im kurzwelligen Teil des Spektrums liegen, daß beim üblichen Vorgehen mit zu hohen Serumblindwerten gerechnet werden mußte. Versuche haben jedoch gezeigt, daß es bei geeigneter Vorbereitung der Proben möglich ist, die UV-Absorption als Basis einer ausreichend genauen Bestimmung zu benutzen.

Benötigte Reagentien

Methanol p.a.
1-N-Salzsäure
Essigsäure-äthylester p.a.

Apparatur

Spektralphotometer
Gefriertrocknungs-Anlage (es wurde eine einfache, selbstgebaute Anlage verwendet, die es gestattete, gleichzeitig 5 Serumproben zu trocknen).

Methode

1 ml Serum wird der Gefriertrocknung unterworfen. Die getrocknete Probe wird in einem Zentrifugenglas mit 3 ml Essigester und nach 1 min mit 5 Tropfen 1-N-HCl versetzt. Mit einem Glasstab wird das Serum zerrieben. Es ballt sich dabei zu festen (nicht klebrigen) Körnern zusammen und setzt sich gut ab. Nach 5 min entnimmt man 1 ml der überstehenden, vollkommen klaren Lösung und bringt sie in einem dünnwandigen Erlenmeyer-Kolben auf dem Dampfbad zur Trockne. Nach 10 min bläst man zur vollständigen Vertreibung des Lösungsmittels Luft über den Eindampfrückstand. Den Rückstand nimmt man in 3 ml Methanol auf. Die methanolische Lösung füllt man in eine 1 cm-Cuvette und mißt die optische Dichte bei 228 mμ (Absorptionsmaximum von Tolbutamid) und 280 mμ (A_{228} und A_{280}), wobei man als Vergleichslösung reines Methanol verwendet.

Berechnung der Ergebnisse

Bei der Berechnung des Gehaltes muß ein Serumblindwert berücksichtigt werden, den man auf folgende Weise erhält: Man behandelt leeres Serum (am besten von derselben Person vor Beginn des Versuchs) in der gleichen Weise wie oben beschrieben. Das Verhältnis der optischen Dichten bei den beiden Wellenlängen 228 und 280 mμ ergibt einen bestimmten Wert $K = \dfrac{A_{228}}{A_{280}}$.

Dieser Wert ist bei genauer Einhaltung der Versuchsbedingungen nahezu konstant, insbesondere ist er konstant bei Seren von derselben Person. Da Tolbutamid selbst bei 280 mμ praktisch nicht absorbiert, ist auch bei Tolbutamidhaltigen Seren die bei 280 mμ gemessene Absorption nur auf die Absorption des Leerserums zurückzuführen. Der zu berücksichtigende Serumblindwert (B_{228}) ergibt sich daher zu: $B_{228} = A_{280}\cdot K$, und die bei einem Tolbutamid-Serum gemessene optische Dichte A_{228} ist wie folgt zu korrigieren:

$$A_{228}\ (\text{korrigiert}) \begin{aligned} &= A_{228} - B_{228} \\ &= A_{228} - K\cdot A_{280} \end{aligned}$$

Der Gehalt des Serums ergibt sich dann (unter Berücksichtigung der Tatsache, daß die zu messende Endlösung gegenüber dem Serum auf das 9fache verdünnt ist) zu

$$C = \frac{A_{228}\ (\text{korrigiert})}{A_{1\,\text{mg-}\%}^{1\,\text{cm}}\ (228\,\text{m}\mu)} \cdot 9 \ \text{mg-}\% \tag{1}$$

$A_{1\,\text{mg-}\%}^{1\,\text{cm}}$ (228 mμ) ist die optische Dichte einer Lösung von 1mg Tolbutamid in 100 ml Methanol, in 1 cm-Cuvetten bei 228 mμ gemessen. Man bestimmt diesen Wert aus einer Eichkurve, die man etwa mit Konzentrationen von 0,1—3,0 mg-% (Serumkonzentrationen von 0,9—27 mg-% entsprechend) erhält. Die Eichkurve ist in diesem Bereich geradlinig. Die Messungen ergaben:

$$A_{1\,\text{mg-}\%}^{1\,\text{cm}} = 0{,}492\,.$$

Setzt man zu Serum bekannte Mengen an Tolbutamid zu und führt die Bestimmung in der angegebenen Weise durch, so erhält man erwartungsgemäß nicht die gesamte eingesetzte Menge zurück. In dem in Frage kommenden Konzentrationsbereich ist jedoch der wiedergefundene Bruchteil a nahezu konstant. Er kann durch Multiplikation des Ergebnisses mit dem Faktor $f = \dfrac{1}{a}$ berücksichtigt werden. Die wirkliche Serumkonzentration C' ergibt sich daher aus der Formel:

$$C' = C \cdot f = \frac{A_{228}\ (\text{korrigiert})}{A_{1\,\text{mg-}\%}^{228}} \cdot 9 \cdot f$$

$$= \frac{A_{228} - K \cdot A_{280}}{A_{1\,\text{mg-}\%}^{228}} \cdot 9 \cdot f\,. \tag{2}$$

Als Durchschnittswert für den Faktor f ergaben die Versuche $f = 1{,}40$. Mit den angegebenen Werten $A_{1\,\text{mg-}\%}$ und f ist:

$$C' = (A_{228} - K \cdot A_{280}) \cdot 25{,}6 \ \text{mg-}\%\,. \tag{3}$$

Falls kein Leerserum zur Verfügung steht, kann man näherungsweise mit $K = 2{,}7$ rechnen und erhält dann als Formel

$$C' = 25{,}6 \cdot A_{228} - 69{,}0 \cdot A_{280} \ \text{mg-}\%\,. \tag{4}$$

Versuche

a) Die Ergebnisse einiger Versuche, bei denen zu frisch gewonnenem Serum wechselnde Mengen an Tolbutamid zugesetzt worden waren, sind in Tabelle 1 (S. 294) aufgeführt. Die Berechnung ist nach Gl. (3) durchgeführt.

b) Die Ergebnisse eines Versuchs zur Serumspiegel-Bestimmung sind in Tabelle 2 (S. 294) zusammengestellt.

Bei der Beurteilungs der Wiedergewinnungs-Versuche ist zu bedenken, daß die Fehler beim Zusetzen (2—20 mg-% entsprechen Zusätzen von 20—200 μg pro ml Serum) mit in das Ergebnis eingehen. Vermutlich sind die Fehler bei den normalen Serumspiegel-Bestimmungen etwas geringer. Darauf deutet auch der regelmäßige Verlauf der Serumspiegel-Kurve hin.

Die Ergebnisse der Serumspiegel-Bestimmung wurden papierchromatographisch nachgeprüft. Dazu wurde der eingedampfte Rückstand von je 1 ml des Essigester-Extraktes verwendet. Es zeigte sich, daß der Tolbutamid-Fleck entsprechend der Konzentrationszu- oder -abnahme seine Intensität änderte. An der Stelle, wo die als Abbauprodukt im Harn auftretende Carbonsäure erscheinen

Tabelle 1. *Ergebnisse der Bestimmung von (zugesetztem) Tolbutamid in einem beliebigen Serum*[a]

mg-% Tolbutamid im Serum (zugesetzt)	A_{228}	A_{280}	A_{228}-$K \cdot A_{280}$	C mg-%	Fehler mg-%
Serum G: $K = 2,80$					
2,0	0,350	0,097	0,078	2,0	+ 0,0
5,0	0,484	0,096	0,215	5,5	+ 0,5
10,0	0,576	0,087	0,333	8,6	− 1,4
15,0	0,814	0,102	0,528	13,6	+ 1,4
20,0	1,130	0,101	0,847	21,7	+ 1,7
Serum S_1: $K = 2,73$					
3,75	0,357	0,068	0,171	4,38	+ 0,6
7,50	0,480	0,072	0,284	7,27	− 0,2
15,0	0,802	0,072	0,606	15,5	+ 0,5
Serum S_2: $K = 3,23$					
15,00	0,738	0,052	0,570	14,6	− 0,4
15,00	0,903	0,078	0,651	16,7	+ 1,7
15,00	0,855	0,065	0,645	16,5	+ 1,5

[a] Erklärungen s. Text S. 292—293.

Tabelle 2. *Ergebnisse eines Versuches zur Serum-Spiegelbestimmung beim Menschen*

Bezeichnung		H	A_{228}	A_{280}	$A_{korr} = A_{228} - K \cdot A_{280}$	C = mg-% Tolbutamid	$K = \dfrac{A_{228}}{A_{280}}$
3.9.	8 Uhr	0	0,196	0,095			2,06
			0,183	0,086			2,13 ∅ 2,10
3.9.	9 Uhr	1	0,519	0,102	0,305	7,8	
	10 Uhr	2	0,771	0,098	0,565	14,5	
	11 Uhr	3	1,070	0,116	0,826	21,2	
			1,110	0,104	0,892	22,8 ∅ 22,0	
	12 Uhr	4	0,940	0,078	0,776	19,9	
	13 Uhr	5	0,862	0,097	0,658	16,9	
	17 Uhr	9	0,772	0,108	0,545	14,0	
4.9.	8 Uhr	24	0,334	0,084	0,158	4,0	
			0,316	0,077	0,154	3,9 ∅ 3,95	
	17 Uhr	33	0,291	0,094	0,094	2,4	
			0,296	0,091	0,105	2,7 ∅ 2,55	
5.9.	8 Uhr	48	0,224	0,094	0,027	0,7	

Dosis: 2 g Tolbutamid oral.

müßte (vgl. „Metaboliten" des Tolbutamid), war kein Substanzfleck zu erkennen (Nachweisempfindlichkeit ca. 0,5—1,0 mg-%). Zum Nachweis auf dem Papier wurde Dinitrochlorbenzol verwendet. Versuche hatten ergeben, daß sich Dinitrochlorbenzol auch zur quantitativen Bestimmung von Tolbutamid in Lösungen eignet.

Auf diesem Prinzip beruht die von Spingler (1957) angegebene colorimetrische Bestimmungsmethode für Tolbutamid in Serum und Harn. Die Substanz bildet bei genügend hohen Temperaturen in inerten Lösungsmitteln Butylamin, das nach einer bekannten Farbreaktion mit Dinitrochlorbenzol oder Dinitrofluorbenzol ein gelbgefärbtes Dinitranilin-Derivat bildet.

Die neuere Methode besitzt den Vorzug größerer Genauigkeit und einfacherer Durchführbarkeit. Eine Gefriertrocknung des Serums ist nicht notwendig. Zur Messung genügt ein übliches Filterphotometer.

Als Extraktionsmittel und als Reaktionsmedium hat sich Amylacetat bewährt. Nach Zusatz von wenig Salzsäure zum Serum gelingt es damit, die Substanz praktisch vollständig zu extrahieren. Die Serumblindwerte sind gering, sie entsprechen einem Gehalt von etwa 0,3—0,5 mg-% Tolbutamid. Wenn eine vorherige Bestimmung nicht möglich ist, kann ein mittlerer Serumblindwert von 0,4 mg-% abgezogen werden.

Reagentien

1. Amylacetat p.a.

Der Ester wird mehrfach mit dem gleichen Volumen destillierten Wassers ausgeschüttelt und schließlich über destilliertem Wasser aufbewahrt.

2. DNFB-Reagens: 0,1 ml 2,4-Dinitrofluorbenzol p.a. werden in 100 ml Amylacetat gelöst.

3. 1-N-HCl.

Apparate

1. Flüssigkeitsthermostat (150° ± 1,0° C).

Als Thermostatenflüssigkeit kann z.B. wasserfreies Glycerin dienen.

2. Filterphotometer mit 1 cm-Cuvetten.

3. Laborzentrifuge.

Methode

1 ml Serum wird mit 5 ml Amylacetat 1 min lang in einem gewöhnlichen Reagensglas geschüttelt. Darauf gibt man 0,2 ml 1-N-HCl zu und schüttelt nochmals 3 min gründlich durch. Nach Überführen in ein Zentrifugenglas wird 2 min lang zentrifugiert. 4 ml der klaren überstehenden Amylacetatlösung werden in ein graduiertes Reagensglas (Teilung 0,1 ml, Inhalt 20 ml) pipettiert und 1 ml DNFB-Reagenslösung dazugegeben. Nach gründlicher Durchmischung bringt man das Reagensglas in das Temperaturbad von 150° C (± 1°), beläßt es darin 5 min und kühlt es anschließend in stehendem und schließlich in fließendem Wasser auf Zimmertemperatur ab. Zur Herstellung der Vergleichsprobe wird statt 1 ml Serum 1 ml Wasser verwendet und ebenso verfahren. Man mißt die beiden Lösungen gegeneinander in 1 cm-Cuvetten mit einem Filter, dessen Schwerpunkt bei etwa 380 mμ liegt (z.B. Elko II, Filter S 38 E).

Zur Erlernung der Methode eignet sich am besten die Aufnahme einer Eichkurve aus wäßriger Lösung: Man stellt sich eine wäßrige Lösung der Substanz in Form des Na-Salzes (durch Zufügen der äquivalenten Menge NaOH zur Einwaage) her und verdünnt so, daß man Lösungen der Konzentrationsreihe 1,0 — 2,0 — 3,0 — 5,0 — 10,0 — 15,0 und 20,0 mg-% erhält. Dann verfährt man nach dem oben für Serum angegebenen Schema. Anschließend verfährt man in gleicher Weise mit dem Serum. Die hierbei gemessenen Extinktionen werden um den für das Leerserum erhaltenen Extinktionswert (0,010—0,020, etwa 0,25—0,50 mg-% entsprechend) verringert.

Es wird aus Serum ebenso wie aus Wasser die gesamte Substanz extrahiert. Die gute Reproduzierbarkeit der Bestimmung geht aus Tabelle 3 (S. 296) hervor. Um den Einfluß des Serumblindwertes zu zeigen, sind in der Tabelle auch die nicht korrigierten Werte angegeben.

Tabelle 3. *Ergebnisse der Bestimmung von Tolbutamid in einem beliebigen Serum nach der colorimetrischen Methode von Spingler (1957)*

Eingesetzt mg-%	Gefunden ohne Korrektur durch Serumblindwert mg-%		Gefunden mit Korrektur durch Serumblindwert mg-%	
0,000	0,44	Mittel 0,48	$-0,04$	Mittel 0,00
	0,52		$+0,04$	
10,554	10,98		10,50	
	10,98		10,50	
	11,32		10,84	
	11,27		10,79	
	11,08		10,60	
	11,23		10,75	
	10,98		10,50	
	10,98		10,50	
			Mittel 10,61	
15,665	16,18		15,70	

II. Verhalten von Tolbutamid

1. Resorption

Tolbutamid ist relativ schlecht wasserlöslich, bildet jedoch gut lösliche Alkalisalze.

Die Frage der Resorbierbarkeit ist von großer praktischer Bedeutung, da es sich ja um ein oral zu verabreichendes Medikament handelt. Nagetiere haben nur wenig Darmalkali, so daß die reine Substanz bei ihnen schlecht zur Resorption kommt. In Gegenwart von Bicarbonat oder als Natriumsalz wird sie dagegen gut resorbiert.

Carnivoren verfügen wie der Mensch über ausreichendes Darmalkali. Die Resorption aus dem Darmkanal ist beim Menschen und beim Hund, bei ausreichender Alkalizufuhr auch bei der Ratte und beim Kaninchen vollständig, wie Untersuchungen mit S^{35}-markiertem Tolbutamid ergaben (Scholz und Bänder, 1956; Bänder, Häussler und Scholz, 1957; Miller, Krake, van der Brook und Reineke, 1957; Creutzfeldt und Soeling, 1960). Nach Pfeiffer u. Mitarb. (1957) gibt es jedoch erhebliche, individuelle Unterschiede hinsichtlich der Resorptionsgeschwindigkeit, die sich auf die Geschwindigkeit des Blutzuckerabfalles auswirken können.

Obwohl Tolbutamid durch die Galle ausgeschieden wird, läßt sich die Substanz nicht im Stuhl nachweisen, sie macht also einen enterohepatischen Kreislauf durch (Bänder und Scholz, 1956; Pellegrini, 1956; Quattrin, Jacono und Brancaccio, 1956; Südhof u. Mitarb., 1958). Nach i.v. Gabe wurden im Duodenalinhalt Tolbutamid-Konzentrationen in Höhe des Blutspiegels gefunden. Es dürfte in der unverdünnten Galle ein noch höherer Gehalt vorhanden sein.

2. Verteilung im Organismus, Blutspiegel, Eiweißbindung

Wick, Britton und Grabowski (1956) konnten an eviscerierten und nephrektomierten Kaninchen nachweisen, daß sich Tolbutamid lediglich im Extracellulärraum verteilt. Dem entspricht die Beobachtung von Bänder und Scholz (1956), daß S^{35}-markiertes Tolbutamid lediglich im Blut, in der Galle und im Urin gefunden wurde. Man muß allerdings aus der Tatsache des Übertritts der Substanz in die Galle schließen, daß sie in die Leberzellen einzudringen vermag (Creutzfeldt und Soeling, 1960).

Nach einmaliger Gabe von 3—4 g Tolbutamid wurden innerhalb von 3—4 Std Blutspiegelwerte von 20—30 mg-% gefunden (PFEIFFER, SCHOEFFLING, STEIGERWALD, DITSCHUNEIT und HEUBEL, 1957; MOHNIKE und WITTENHAGEN, 1957; STOWERS u. Mitarb., 1958). Bei Leberkranken wurden im Mittel niedrigere Plasmaspiegel als bei lebergesunden Menschen erreicht. Die Plasmahalbwertszeit ist relativ kurz und beträgt nur 3—8 Std (BAIRD und DUNCAN, 1957; STOWERS u. Mitarb., 1958; SÜDHOF u. Mitarb., 1958).

Tolbutamid ist beim Kaninchen zu etwa 40—50% an das Serumalbumin gebunden (WITTENHAGEN, MOHNIKE und LANGENBECK, 1959). Über die Festigkeit dieser Bindung ist nichts bekannt. Sie kann beim Tolbutamid wegen seiner kurzen Halbwertszeit jedoch nicht bedeutend sein (CREUTZFELDT und SOELING, 1960).

3. Ausscheidung, Metabolite

Die Ausscheidung der veränderten und unveränderten Sulfonylharnstoffe geschieht vollständig durch die Nieren (BÄNDER und SCHOLZ, 1956; MOHNIKE und WITTENHAGEN, 1957; QUATTRIN, JACONO und BRANCACCIO, 1957). Dabei schwankt die Relation zwischen unverändertem und konjugiertem bzw. abgebautem Anteil von Species zu Species und von Individuum zu Individuum beträchtlich. Das gleiche gilt teilweise auch für die Eliminationsgeschwindigkeit. Tolbutamid, das bei vielen Species zur Carbonsäure oxydiert wird, wird relativ schnell eliminiert. Beim Hund erfolgt die Ausscheidung dagegen verzögert, weil bei dieser Species der Abbaumechanismus ein anderer ist.

Im Harn von Mensch, Kaninchen, Meerschweinchen und Ratte werden etwa 80% des verabfolgten Tolbutamid in oxydierter Form, also als Carbonsäure wiedergefunden (WITTENHAGEN und MOHNIKE, 1956; DORFMÜLLER, 1956; FAJANS u. Mitarb., 1956). Dieses Abbauprodukt kann mit Sulfosalicylsäure oder Pikrinsäure (Esbach-Methode) grobflockige Niederschläge geben, was bei Diabetikern unter Tolbutamid-Therapie in seltenen Fällen eine Eiweißausscheidung vortäuscht. DORFMÜLLER (1956a) und WITTENHAGEN (1957) geben Methoden an, nach denen Eiweiß im Harn auch in Gegenwart der Carbonsäure des Tolbutamid nachzuweisen ist.

Im Serum wird fast ausschließlich unverändertes Tolbutamid gefunden, außerdem können geringe Mengen der Carbonsäure nachgewiesen werden. Ausnahmsweise wurde auch die Hydroxymethyl-Verbindung gefunden (STOWERS, MAHLER und HUNTER, 1958; WITTENHAGEN, MOHNIKE und LANGENBECK, 1959).

Im Stuhl wird praktisch kein Tolbutamid gefunden. WITTENHAGEN, MOHNIKE und LANGENBECK (1959) wiesen auch hier geringe Mengen der Carbonsäure nach.

Die Oxydation des Tolbutamid findet lediglich in der Leber und der Niere statt, wie WITTENHAGEN, MOHNIKE und LANGENBECK an Organschnitten von Ratten zeigten.

Tolbutamid wird in p-Stellung carboxyliert (WITTENHAGEN und MOHNIKE, 1956; DORFMÜLLER, 1956; LOUIS u. Mitarb., 1956; WITTENHAGEN, MOHNIKE und LANGENBECK, 1959). Nach ADAMI (1958) soll die Carbonsäure leicht blutzuckersenkend wirken. Der Hund macht beim Abbau des Tolbutamids eine Ausnahme. Im Organismus des Hundes wird die n-Butylgruppe abgespalten und als Abbauprodukte treten p-Toluolsulfonylharnstoff und p-Toluolsulfonamid auf (WITTENHAGEN, MOHNIKE und LANGENBECK, 1959).

THOMAS und IKEDA (1966) verfolgen den Abbau von Tolbutamid im menschlichen Organismus und bei der Ratte. Sie kommen dabei zu dem Ergebnis, daß bei oraler Verabreichung von H^3-markiertem Tolbutamid im menschlichen Harn etwa 33% der ausgeschiedenen Aktivität der Hydroxymethylverbindung zuzuschreiben sind. Zusammen mit der Carbonsäure werden insgesamt 85% der gemessenen Aktivität von den beiden Metaboliten gegeben. Zirka 9% der verbleibenden Aktivität wurde im Kot gemessen, konnte jedoch keiner Verbindung zugeordnet werden. Bei der Ratte wurde im entsprechenden Versuch die Hydroxymethylverbindung als Hauptmetabolit im Harn gefunden. Spuren der Carbonsäure und von p-Toluolsulfonylharnstoff waren die anderen ermittelten Metaboliten. Alle drei machen zusammen etwa 80% aus. Der Rest der Aktivität, vornehmlich im Kot ausgeschieden, konnte nicht zugeordnet werden.

Zusammenfassung der Metabolisierungsmöglichkeiten nach Scholz und Häussler, 1964:

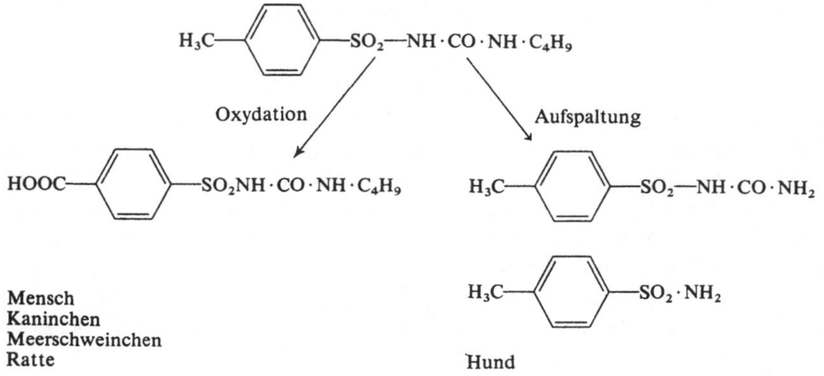

$$H_3C-C_6H_4-SO_2-NH\cdot CO\cdot NH\cdot C_4H_9$$

Oxydation   Aufspaltung

$$HOOC-C_6H_4-SO_2NH\cdot CO\cdot NH\cdot C_4H_9 \qquad H_3C-C_6H_4-SO_2-NH\cdot CO\cdot NH_2$$

$$H_3C-C_6H_4-SO_2\cdot NH_2$$

Mensch
Kaninchen
Meerschweinchen
Ratte   Hund

C. Carbutamid

I. Analytische Methoden

Carbutamid läßt sich im Serum und Urin sowie im Kot mit der Methode von Bratton und Marshall (1939) oder durch Modifikationen dieser Methode nach Häussler (1956) bzw. Moss (1957) nachweisen. Es zeigt als echtes Sulfonamid nach Diazotierung die typischen Farbreaktionen durch Zugabe eines Kupplungsreagens.

Bestimmung von Sulfanilamiden im Blut und Harn nach Bratton und Marshall (1939):

Reagentien.

1. 15%ige wäßrige Lösung von Trichloressigsäure.

2. 0,1%ige NaNO$_2$-Lösung.

3. 0,1%ige wäßrige Lösung von N-(1-Naphthyl)-äthylendiamin-dihydrochlorid (die Lösung muß in dunklen Flaschen aufbewahrt werden).

4. Eine Lösung von Saponin (0,5 g/Liter).

5. 4-N-Salzsäure.

6. 0,5%ige Ammonium-sulfamat-Lösung.

7. Standard-Lösung von Sulfanilamid: 200 mg Sulfanilamid werden in 1 Liter Wasser gelöst. Diese Lösung kann mehrere Monate im Kühlschrank aufbewahrt werden. Die am häufigsten verwendeten Verdünnungen aus dieser Standard-Lösung sind 1,0—0,5 und 0,2 mg pro 100 ml. Um diese Verdünnungen herzustellen, werden 5,0—2,5 und 1,0 ml der Standard-Lösung mit 18,0 ml der Trichloressigsäure-Lösung versetzt und auf 100 ml verdünnt.

Bestimmung im Blut

2 ml Blut (Oxalat enthaltend) werden in ein Kölbchen pipettiert und mit 30 ml der Saponin-Lösung verdünnt. Nach 1—2 min wird mit 8 ml der Trichloressigsäure enteiweißt. Das freie Sulfanilamid wird im Filtrat wie folgt bestimmt:

Zu 10 ml des Filtrats wird 1 ml der $NaNO_2$-Lösung hinzugefügt. Nach 3 min wird mit 1 ml der Sulfamat-Lösung versetzt und nach weiteren 2 min mit 1 ml der N-(1-Naphthyl)-äthylendiamin-dihydrochlorid-Lösung. Die Probe wird mit einem entsprechenden Standard, der auf die gleiche Art und Weise angesetzt wurde, verglichen. Der Vergleich kann sofort vorgenommen werden, aber innerhalb 1 Std ist keine Farbänderung beobachtet worden.

Zur Bestimmung des gesamten Sulfanilamids werden 10 ml des Filtrats mit 0,5 ml der 4-N-HCl versetzt, 1 Std lang im kochenden Wasserbad erhitzt, abgekühlt und das Volumen wieder auf 10 ml ergänzt.

Dann wird, wie bereits beschrieben, weitergearbeitet.

Bestimmung im Harn

Proteinfreier Harn wird so verdünnt, daß er 1—2 mg Sulfanilamid in 100 ml enthält. 50 ml dieses verdünnten Harnes werden mit 5 ml 4-N-HCl versetzt und weiter auf 100 ml verdünnt. 10 ml davon werden nun so behandelt wie das Blutfiltrat zur Bestimmung der freien Sulfanilamide, 10 ml werden ohne weitere Zugabe von HCl erhitzt zur Bestimmung der Gesamt-Sulfanilamide. Enthält der Harn Protein, wird er verdünnt und so behandelt, wie es bei der Bestimmung im Blut beschrieben wurde. Es wird im Spektrophotometer bei 545 mμ gemessen.

Bestimmung von Carbutamid im Serum, im Harn und im Kot nach HÄUSSLER (1956):

Diese Methode kann einfach und ohne großen Aufwand an Zeit und Material routinemäßig durchgeführt werden. Das unveränderte Molekül wird diazotiert und anschließend gekuppelt. Die so erhaltene Farbe ist gelb-gelborange und kann binnen 20 min colorimetrisch gemessen werden.

Reagentien

0,1%ige $NaNO_2$-Lösung (täglich frisch ansetzen).

Thiocol-Reagens: 2 g Thiocol und 10 g Natriumcarbonat werden in 100 ml destilliertem Wasser gelöst (die Lösung ist in einer dunklen Flasche 1 Woche haltbar).

0,1%ige wäßrige Amidosulfosäure.

13%ige Trichloressigsäure 1-N-Salzsäure.

Für die Bestimmung im Serum, Harn und Kot muß jeweils eine getrennte Eichkurve angelegt werden, die bei Serum und Harn allgemeine Gültigkeit hat, da die Eigenfarbe der Proben durch die Verdünnung nicht ins Gewicht fällt.

Bestimmung im Harn

In Proben von normalem Harn wiegt man soviel Carbutamid, daß 10—100 μg pro ml enthalten sind. 1 ml der Harnprobe wird mit 2 ml Aqua dest. und 2 ml 1-N-HCl versetzt; dann diazotiert man mit 1 ml Natriumnitritlösung 5 min in der Kälte. Nach Zugabe von 1 ml 0,1%iger Amidosulfosäure und kräftigem Schütteln während 3 min werden 3 ml Thiocolreagens zugeführt und gegen einen auf die gleiche Art behandelten Kontrollharn mit dem Zeiss-Spektrophotometer bei 470 mμ in 1 cm-Cuvetten gemessen (Abb. 1).

Wie aus Abb. 1 hervorgeht, lassen sich Werte zwischen 10 und 100 μg/ml ohne Schwierigkeiten bestimmen. Übersteigt die Extinktion 0,3, so muß eine neue Analyse mit größerer Verdünnung durchgeführt werden. Die Harnfarbstoffe stören bei der Bestimmung nicht, sofern nicht fremde diazotierbare Stoffe, Arzneimittel, Zucker, Eiweiß oder größere Mengen von Gallenfarbstoffen vorhanden sind.

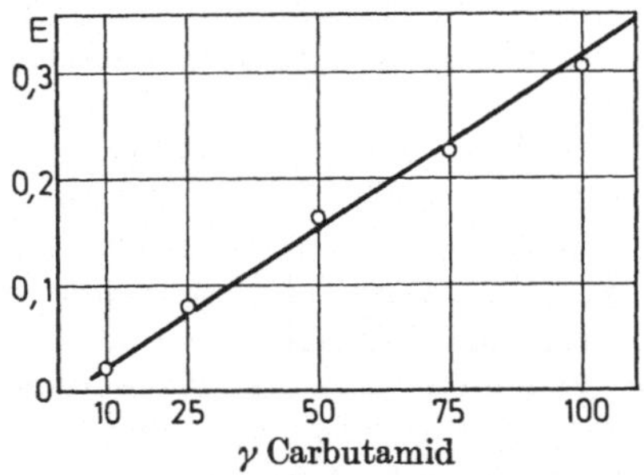

Abb. 1. Eichkurve zur Bestimmung von Carbutamid im Harn

Bestimmung im Serum

Zur Bestimmung im Serum wurden 3 ml Serum mit 3 ml Trichloressigsäure (9 Teile 13%ige Trichloressigsäure und 1 Teil 1-N-Salzsäure) enteiweißt. Die Mischung läßt man 10 min stehen und zentrifugiert anschließend scharf ab. 3 ml der klaren überstehenden Lösung werden dann mit 1 ml aqua dest. und 1 ml Salzsäure versetzt und die Analyse wie oben beschrieben weitergeführt. Auch im Serum läßt sich die Bestimmung in einem Bereich von 10—100 µg in 3 ml ohne Schwierigkeiten durchführen.

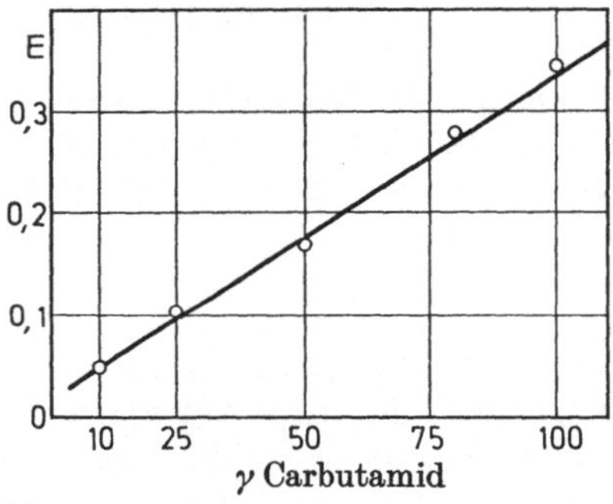

Abb. 2. Eichkurve zur Bestimmung von Carbutamid im Serum

Zum Anlegen der Eichkurve werden Serumproben, die vorher schwach mit Salzsäure angesäuert waren, mit Carbutamid versetzt und ebenfalls wieder gegen einen Blindwert gemessen. Die Kurve (Abb. 2) wurde in diesem Falle im Lange-Colorimeter mit dem Filter BG 7 in 10 ml-Cuvetten aufgenommen. Schwierigkeiten bei der Bestimmung im Serum wurden in keinem Falle beobachtet· Sowohl Serum von Versuchstieren als auch menschliches Serum eignet sich gleichermaßen.

Bestimmung im Kot

3 g Kot werden mit 3 ml aqua dest. und 3 ml der Enteiweißungsflüssigkeit gut durchgemischt und die Proben anschließend scharf zentrifugiert. Die überstehende Flüssigkeit wird abgegossen und zweimal filtriert. Zu 3 ml Filtrat werden dann wie oben die benötigten Reagentien zugegeben und die Extinktion gemessen. Die Bestimmung wurde in einer 5 ml-Cuvette im Lange-Colorimeter mit dem Filter BG 7 gegen eine Kontrolle gemessen (Abb. 3). Die Empfindlichkeit erstreckt sich hier von 10—100 µg in 1 g Kot. Für die Untersuchung im Kot empfiehlt es sich auf jeden Fall, für jedes Individuum eine gesonderte Eichkurve anzulegen.

Mit der geschilderten Bestimmungsmethode nach HÄUSSLER wird nur das unveränderte, nicht acetylierte Carbutamid erfaßt. Zur Erfassung der gesamten Menge muß vor der Bestimmung eine Hydrolyse nach den bekannten Methoden vorgenommen werden. Selbstverständlich ist diese Methode nicht spezifisch für Carbutamid, und es muß noch ein qualitativer Nachweis erbracht werden. Dazu kann aus Harn oder Serum das Carbutamid mit Chloroform nach vorherigem Alkalisieren ausgeschüttelt werden. Die trockenen Chloroformauszüge werden eingeengt und die Rückstände mit 0,1-N-HCl aufgenommen. In dem Salzsäure-Auszug kann

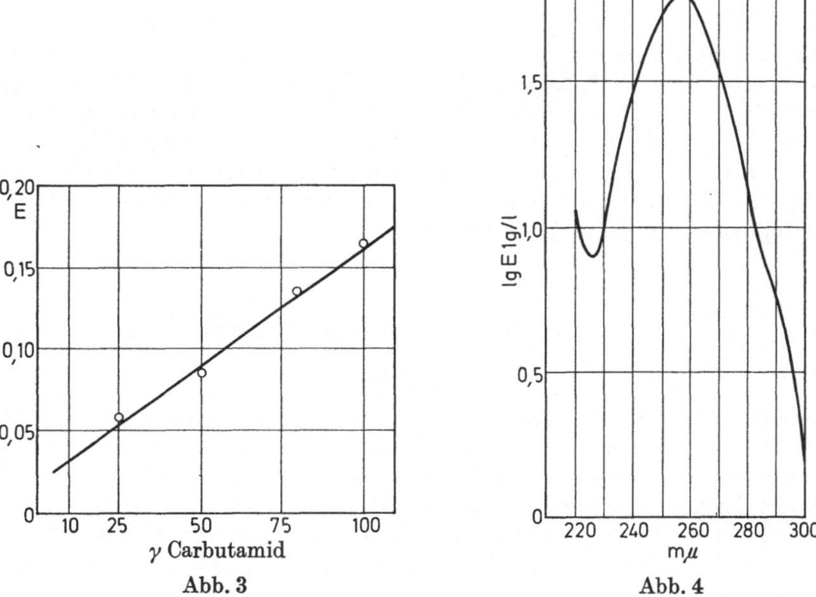

Abb. 3. Eichkurve zur Bestimmung von Carbutamid im Kot

Abb. 4. UV-Aufnahme von 10 mg/l Carbutamid in 1/10 N-Salzsäure mit einem Zeiss-Spektrophotometer (1 cm-Küvette) Maximum 250 mμ

durch eine UV-Aufnahme die Identität des Carbutamid bestimmt werden. Die UV-Aufnahme (Abb. 4) zeigt ein Maximum bei 255 mμ, sie ist in einer Konzentration von 10 mg/l in einer 1 cm-Cuvette mit dem Zeiss-Spektrophotometer aufgenommen worden.

Bestimmung von Carbutamid und Sulfonamiden in Blutzucker-Filtraten nach Moss (1957):

Reagentien

1. Isotonische Na SO₄/CuSO₄-Lösung: eine Mischung von 320 ml 3%iger Na₂SO₄-Lösung (Na₂SO₄·10 H₂O) und 30 ml 7%iger CuSO₄-Lösung (CuSO₄·5 H₂O).

2. Na-wolframat, 10 g pro 100 ml.

3. 1-N-HCl.

4. 0,1%ige NaNO₂-Lösung. Diese Lösung muß in einem Kühlschrank aufbewahrt werden.

5. 1,8%ige Lösung von N-Sulfatoäthyl-m-Toluidin in Wasser. Diese Lösung hält sich im Kühlschrank mehrere Monate lang, sollte jedoch verworfen werden, wenn sich eine braune Färbung zeigt.

6. Eine Sulfonamid-Vorrats-Standardlösung: 15 mg-% Carbutamid in Wasser.

7. Verdünnte Standardlösung: Diese Lösung ist 0,75 mg-%ig (die Vorratslösung wird 1:20 verdünnt).

Methode

0,2 ml Capillarblut wird in 3,5 ml der isotonischen $Na_2SO_4/CuSO_4$-Lösung überführt und 0,3 ml der 10%igen Na-wolframat-Lösung zugesetzt. Die Mischung wird zentrifugiert. 1 ml der überstehenden Lösung dient zur Bestimmung von Carbutamid. (Ein weiterer ml kann zur Bestimmung von Blutzucker verwendet werden.)

Zu 1 ml der überstehenden Lösung werden 0,2 ml 1-N-HCl zugesetzt und anschließend 0,1 ml $NaNO_2$-Lösung. Es wird gut gemischt und 2 ml N-Sulfatoäthyl-m-Toluidin-Lösung hinzugegeben. Eine Standardprobe wird hergestellt durch Verwendung von 1 ml der verdünnten Sulfonamid-Lösung anstelle der Analysenprobe. Die Farbe (orange) bildet sich schnell und ist mehrere Stunden lang beständig. Es wird in einem Spektrophotometer bei 495 mμ oder einem Colorimeter mit entsprechendem Filter gemessen.

II. Verhalten von Carbutamid

1. Resorption

Carbutamid ist wie Tolbutamid relativ schlecht wasserlöslich. Seine Alkalisalze sind jedoch gut lösliche Verbindungen. Beim Menschen und anderen Species, die über ausreichendes Darmalkali verfügen, wird Carbutamid sehr gut aus dem Darm resorbiert. Es kommt beim Menschen im Blut zu 85—97% als nicht acetylisiertes Sulfonamid vor (Franke und Fuchs, 1955; Achelis und Hardebeck, 1955; Ridolfo und Kirtley, 1956; Klaus und Stripecke, 1957; Wolff, Stewart und Crowley, 1956; Root, 1957).

2. Verteilung im Organismus, Blutspiegel, Eiweißbindung

S^{35}-markiertes Carbutamid wurde von Guglielmi und Zucconi (1958) außer im Urin in bemerkenswerter hoher Konzentration in der Leber von Kaninchen gefunden (3 und 6 Std nach einmaliger Injektion eine 10fach höhere Konzentration als in anderen Organen und im Blut). Überhaupt hat Carbutamid nach den Untersuchungen von Quattrin, Jacono und Brancaccio (1957) bei Kaninchen und Meerschweinchen einen größeren Verteilungsraum, wie die relativ hohen Organkonzentrationen es zeigen (Kleinsorge, 1956; Kuether u. Mitarb., 1956; Stuhlfauth u. Mitarb., 1960). Entsprechend wurde auch beim Menschen ein doppelt so großer Verteilungsraum wie für Tolbutamid bestimmt (Stowers, Mahler und Hunter, 1958).

Nach einmaliger Gabe von 2—3 g Carbutamid wurde ein Plasmaspiegel von 10—15 mg-% erreicht (Ridolfo und Kirtley, 1956; Stowers u. Mitarb., 1958 und 1959). Die Plasmahalbwertszeit wird sehr unterschiedlich angegeben, weil sie in weiteren Grenzen schwankt (6—89 Std). Die mittlere Halbwertszeit ergibt sich jedoch aus zahlreichen Untersuchungen mit etwa 40 Std (Klaus und Stripecke, 1957; Baird und Duncan, 1957; Stowers u. Mitarb., 1958 und 1959; Fuchs u. Mitarb., 1957). Etwa 50—60% des im Plasma bestimmten Carbutamids sind beim Menschen und beim Kaninchen an Eiweißkörper gebunden (Quattrin, Jacono und Brancaccio, 1957).

3. Ausscheidung, Metabolite

Carbutamid wird im Organismus von Menschen und anderen Species acetyliert (ACHELIS und HARDEBECK, 1955; ROOT, 1957), wobei erhebliche quantitative Unterschiede von Species zu Species bestehen. So ist der konjugierte Anteil im Blut beim Kaninchen hoch, bei Hund und Affe jedoch niedrig. Auch beim Menschen findet sich Carbutamid größtenteils als freies Sulfonamid im Serum (FRANKE und FUCHS, 1955; ACHELIS und HARDEBECK, 1955; KLAUS und STRIPECKE, 1957). Im Urin findet man etwa 33% des gesamten ausgeschiedenen Sulfonamids in acetylierter Form (RIDOLFO und KIRTLEY, 1956; QUATTRIN, JACONO und BRANCACCIO, 1957). Nach HANUSCH und JORKE sind es sogar 50%. Bei Diabetikern, die auf Carbutamid ansprechen, soll der Anteil an konjugiertem Sulfonamid im Urin größer als bei Therapieversagern sein (WOLFF, STEWART und CROWLEY, 1956). Die Ausscheidung im Stuhl beträgt nur 5—8%. In der Galle werden jedoch um das Mehrfache höhere Carbutamid-Konzentrationen gefunden als im Serum, so daß ein enterohepatischer Kreislauf angenommen werden muß (QUATTRIN, JACONO und BRANCACCIO, 1957).

Die Ausscheidung des acetylierten und des unveränderten Carbutamids erfolgt vollständig durch die Nieren (GUGLIELMI und ZUCCONI, 1958; QUATTRIN, JACONO und BRANCACCIO, 1957; LEE, ANDERSON und CHEN, 1958).

Carbutamid wird langsamer eliminiert als Tolbutamid. Es läßt sich im Blut und Urin noch viele Tage nach Absetzen der Therapie nachweisen.

Die acetylierte Verbindung wirkt nicht blutzuckersenkend.

$$H_2N\!-\!\langle\bigcirc\rangle\!-\!SO_2 \cdot NH \cdot CO \cdot NH \cdot C_4H_9$$

$\downarrow$ Acetylierung

$$H_3C\!-\!CO \cdot NH\!-\!\langle\bigcirc\rangle\!-\!SO_2 \cdot NH \cdot CO \cdot NH \cdot C_4H_9$$

Kaninchen
Meerschweinchen
Mensch
Ratte
Affe
Hund

Die Neigung zur Acetylierung nimmt in der angegebenen Reihenfolge von oben nach unten ab.

D. Chlorpropamid

I. Analytische Methoden

Eine Methode zur Routinebestimmung von Chlorpropamid im Plasma, bei der das Amid mit Isoamylacetat extrahiert, durch Erwärmen gespalten und das entstehende Amin mit 1-Fluoro-2,4-dinitrobenzol nachgewiesen wird, beschreibt CARMICHAEL (1959).

Zur Bestimmung im Serum bewährte sich eine Modifikation der von SPINGLER (1957) für Tolbutamid entwickelten Methode nach ROOT, SIGAL und ANDERSON (1959) sowie eine von TOOLAN und WAGNER (1959) angegebene Methode mit Messung der UV-Absorption bei 232,5 mμ. Die Verfahren sind nicht zur Bestimmung im Urin geeignet.

Eine papierchromatographische Nachweismethode, die sich sowohl für Chlorpropamid als auch für Tolbutamid und Carbutamid eignet, beschreibt CHAKRA-

Barti (1962). Die R_f-Werte dieser drei Sulfonylharnstoffe in verschiedenen Laufmitteln bei aufsteigender und absteigender Chromatographie sind in Tabelle 4 angegeben. Die Sichtbarmachung erfolgt durch eine Farbreaktion.

Methode

Es wird Chromatographie-Papier Whatman Nr. 1 verwendet. Nach Entwicklung der Chromatogramme in einem der in Tabelle 4 (s. unten) angegebenen Laufmittel (nach der aufsteigenden oder absteigenden Methode) werden sie in einem warmen Luftstrom getrocknet. Die getrockneten Papiere werden dann sorgfältig

Tabelle 4. *R_f-Werte einiger hypoglykämischer Sulfonylharnstoffe (aufsteigende Chromatographie)*

Substanz	Äthanol- NH$_4$OH 6:1	iso-Propanol- NH$_4$OH 3:1	n-Propanol- NH$_4$OH 4:1	n-Butanol mit NH$_3$ gesättigt	iso-Amylalkohol mit NH$_3$ gesättigt
Tolbutamid	0,87	0,90 0,89[a]	0,82	0,78 0,81[a]	0,68
Carbutamid	0,71	0,72 0,71[a]	0,62	0,52 0,47[a]	0,19
Chlorpropamid	0,88	0,88 0,83[a]	0,83	0,75 0,73[a]	0,65

[a] R_f-Wert bei absteigender Chromatographie.

mit einer 2%igen Lösung von Phenylhydrazin in Benzol besprüht und anschließend in einem Trockenschrank 2—3 min lang auf 190—195° C erhitzt. Danach besprüht man mit einer Lösung, die gleiche Volumina einer 10%igen Nickelsulfat-Lösung und konz. NH$_4$OH (d-0,88) enthält. Es entstehen rosa Flecken auf hellbraunem Untergrund. 10 μg der Substanzen können aus einem Gemisch getrennt und identifiziert werden.

Eine weitere papierchromatographische Nachweismethode für Chlorpropamid und seine Metaboliten im Harn beschreiben Welles, Root und Anderson (1959). Nach oraler Verabreichung von Chlorpropamid werden 24 Std-Harne gesammelt. Nach dem Ansäuern auf pH 2 wird mit einem kontinuierlichen Extraktor 16 Std lang mit Methylenchlorid extrahiert. Das Methylenchlorid wird verdampft und der Rückstand in Methanol gelöst. Diese Lösung wird papierchromatographisch untersucht.

Methode

Papier: Whatman Nr. 1; aufsteigende Chromatographie.
Laufzeit: 16 Std bei Zimmertemperatur.
Laufmittel: n-Butanol mit 5-N-NH$_4$OH-Lösung gesättigt.

Zum Sichtbarmachen der getrennten Verbindungen werden die bei Zimmertemperatur getrockneten Chromatogramme in eine frisch bereitete, gesättigte wäßrige Lösung von Mercuronitrat nach der Methode von Deininger (1955) getaucht. Anschließend wäscht man 1 min lang in destilliertem Wasser. Um die grau erscheinenden Flecke deutlicher sichtbar zu machen, wird das feuchte Chromatogramm langsam durch eine Lösung von p-Dimethylamino-benzolrhodanin gezogen (eine in Aceton gesättigte Lösung der Substanz wird mit Aceton im Verhältnis 1:3 verdünnt). Die Flecke erscheinen nun rotbraun auf gelbbraunem Untergrund. Das Chromatogramm wird nun bei Zimmertemperatur getrocknet.

Quantitativ können die einzelnen Komponenten spektrophotometrisch bestimmt werden. Nach Markierung der Flecke werden die entsprechenden Zonen ausgeschnitten und mit 0,01-N-NaOH extrahiert, indem man sie 1 Std lang mit der Lauge schüttelt. Die UV-Absorption wird verglichen mit einer Kurve, die entsprechend von Vergleichssubstanzen erhalten wurde.

Durch Auftragen von horizontalen Streifen statt Punkten auf die Chromatogramme können genügend große Mengen auf die oben beschriebene Art und Weise gewonnen werden, um Infrarot-Kurven aufzunehmen.

II. Verhalten von Chlorpropamid

1. Resorption, Verteilung im Organismus, Blutspiegel, Eiweißbindung

Die Resorption des Chlorpropamids aus dem Darmtrakt erfolgt rasch.

Die Halbwertszeit des Chlorpropamids beim Menschen wird mit durchschnittlich 35 Std angegeben (JOHNSON, HENNES, DRISCOLL und WEST, 1959; FORSHAM, MAGID und DOROSIN, 1959; KNAUFF, FAJANS, RAMIREZ und CONN, 1959; STOWERS, CONSTABLE und HUNTER, 1959, WEST und JOHNSON, 1959). Nach JOHNSON u. Mitarb., die mit S^{35}-markiertem Chlorpropamid arbeiteten, gilt diese ungefähr dem Carbutamid entsprechende Halbwertszeit aber nur für 80% des verabfolgten Chlorpropamids. Eine weitere Fraktion wird wesentlich langsamer ausgeschieden (etwa 16 Tage lang). Die Autoren lassen offen, ob es sich dabei um einen Metaboliten des Chlorpropamids handelt, oder ob die langsam ausgeschiedene Komponente einer sehr fest am Serumprotein gebundenen Fraktion entspricht. Denn sie konnten eine sehr feste Eiweißbindung der Substanz nachweisen. Nach 48stündiger Dialyse waren 5—13% des in vivo oder in vitro zugesetzten Chlorpropamids noch an das Serumprotein gebunden. Bei steigender Chlorpropamid-Konzentration nahm die absolute Menge gebundener Substanz zu.

Auch ESMANN, LUNDBAEK und MADSEN (1959) sowie CARLOZZI, LEZZONI und SILVER (1959) betonen die lange Zeit, die zur vollständigen Elimination des Chlorpropamids notwendig ist (8—14 Tage).

Die für eine erfolgreiche Dauerbehandlung mit Chlorpropamid notwendigen Plasmaspiegel betragen durchschnittlich 10—20 mg-%. Die tatsächlich gefundenen Werte lagen zwischen 2,5 und 32 mg-% (ESMANN u. Mitarb., 1959; STOWERS u. Mitarb., 1959; BEASER, 1959; HADLEY, KHACHADURIAN und MARBLE, 1959). CARLOZZI u. Mitarb. (1959) stellten fest, daß mit Dosen unter 100 mg Chlorpropamid täglich ein wirksamer Plasmaspiegel nicht aufrechterhalten werden kann. Bei 250 mg täglich liegt er bei 10 mg-%, bei 500 mg täglich bei 18 mg-% und bei 1,0 g pro Tag bei 32 mg-%.

2. Ausscheidung, Metabolite

Die Ausscheidung von Chlorpropamid findet praktisch nur durch die Nieren statt. Nach JOHNSON u. Mitarb. (1959) scheidet der Mensch die Substanz größtenteils unverändert aus, wie bei der Untersuchung des Harnes nach Applikation von S^{35}-markiertem Chlorpropamid festgestellt wurde. Beim Hund wurden 30—40% des oral verabreichten Chlorpropamids im Harn wiedergefunden, gemessen nach der colorimetrischen Methode von SPINGLER (1957) (s. auch WELLES, ROOT und ANDERSON, 1959). Die Autoren beschreiben auch ein chromatographisches Verfahren zur Identifizierung der Metaboliten des Chlorpropamids im Harn von Hund, Kaninchen und Mensch. Chlorpropamid wird durch die einzelnen Species verschieden metabolisiert (WELLES, ROOT und ANDERSON, 1959).

Der *Hundeharn-Extrakt* zeigt nach oraler Verabreichung von Chlorpropamid 3 Flecke auf dem Papierchromatogramm, die von normalem Hundeharn nicht gegeben werden.

1. Cl—⟨benzene⟩—$SO_2NH \cdot CO \cdot NH \cdot CH_2$—$CH_2$—$CH_3$ Chlorpropamid
$R_f = 0,70$

2. Cl—⟨benzene⟩—SO_2—NH—CO—NH_2 p-Chlorbenzolsulfonylharnstoff
$R_f = 0,42$

3. Cl—⟨benzene⟩—SO_2—NH_2 p-Chlorbenzolsulfonamid
$R_f = 0,82$

Nach chromatographischer Entwicklung werden die entsprechenden Zonen eluiert und die Konzentrationen durch Messung der UV-Absorption ermittelt.

Bei einer Tagesdosis von 0,5 g Chlorpropamid oral wurden im 24 Std-Harn folgende Mengen gefunden:

27—33% der verabreichten Substanz unverändert;
35—40% der verabreichten Substanz als Sulfonylharnstoff;
16—24% der verabreichten Substanz als Sulfonamid.

Diese Zahlen entsprechen einer Wiedergewinnung von 78—97% der verabreichten Substanz.

Der *Kaninchenharn-Extrakt* zeigte nach oraler Verabreichung von Chlorpropamid auf dem Papierchromatogramm einen intensiven Fleck, der den gleichen R_f-Wert zeigt wie Chlorpropamid. Das UV-Absorptionsspektrum des Eluats ist identisch mit dem des Chlorpropamids.

Bei einer Tagesdosis von 100 mg wurden im 24 Std-Harn 86% der verabreichten Substanz unverändert wiedergefunden.

Humanharn-Proben von 3 Patienten, die eine Tagesdosis von 0,3—1 g Chlorpropamid oral erhielten, zeigten auf dem Papierchromatogramm zwei deutliche Flecke, die der Harn von nicht behandelten Probanden nicht zeigte:

1. unverändertes Chlorpropamid;
2. Sulfonamid.

Ein eventuell vorhandener Fleck von Sulfonylharnstoff ist schwer zu ermitteln, da er mit Flecken die Humanharn-Bestandteile liefern, interferiert.

Der Harn eines der 3 Patienten lieferte noch einen Fleck, der nicht identifiziert werden konnte ($R_f = 0,55$).

Zusammenfassung der Metabolisierungs-Möglichkeiten (Scholz und Häussler, 1964):

Cl—⟨benzene⟩—$SO_2 \cdot NH$—CO—NH—$CH_2 \cdot CH_2 \cdot CH_3$

Kaninchen
Cl—⟨benzene⟩—$SO_2 \cdot NH \cdot CO \cdot NH \cdot C_3H_7$

(85%)

Hund   Mensch

Cl—⟨benzene⟩—$SO_2 \cdot NH \cdot CO \cdot NH \cdot C_3H_7$ Cl—⟨benzene⟩—$SO_2 \cdot NH \cdot CO \cdot NH \cdot C_3H_7$

Cl—⟨benzene⟩—$SO_2 \cdot NH \cdot CO \cdot NH_2$ Cl—⟨benzene⟩—SO_2NH_2

Cl—⟨benzene⟩—$SO_2 \cdot NH_2$

E. Glykodiazin

I. Analytische Methoden

Eine quantitative Bestimmungsmethode für Glykodiazin durch bromometrische Titration beschreibt ESCHE (1965). Die Substanz kann unter Verbrauch von 2 Bromäquivalenten mit einem Überschuß an 0,1-N-KBrO$_3$-Lösung titriert werden. Das leicht zersetzliche und sehr leicht wasserlösliche Titrationsprodukt hat mit großer Wahrscheinlichkeit die Konstitution eines Dihydro-pyrimidin-Derivates. Aus der alkalisierten Titrationslösung kann Benzolsulfonylguanidin isoliert werden.

II. Verhalten von Glykodiazin

1. Resorption

Glykodiazin wird aus dem Darmkanal der Ratte rasch und vollständig resorbiert. 15 min nach intraduodenaler Gabe waren 70%, nach 4 Std über 90% der eingegebenen Menge resorbiert. In diese Resorptionsgröße geht auch der mit der Galle ausgeschiedene Glykodiazin-Anteil von etwa 4% der Eingabe über 4 Std ein (KOLB, KRAMER und SCHULZE, 1964). Die Versuche wurden mit H^3- oder S^{35}-markiertem Glykodiazin durchgeführt. Da bei der Radioaktivitätsmessung nur der Gehalt des zur Markierung verwendeten Elements bestimmt werden kann, wurden damit sowohl die unveränderte Substanz als auch die bei GERHARDS u. Mitarb. (1964) beschriebenen Metaboliten erfaßt.

2. Verteilung im Organismus, Blutspiegel, Eiweißbindung

Verteilungsuntersuchungen an Ratte und Hund ergaben keine Anreicherung der Substanz in den Organen.

Nach Gabe von H^3-markiertem Glykodiazin werden von der Ratte innerhalb von 24 Std 90% der Aktivität über die Niere ausgeschieden. Gallenfistel-Ratten scheiden im gleichen Zeitraum nach oraler Gabe 14%, nach i.v. Gabe 20% in die Galle aus.

Die Bindung an Plasma-Eiweiß betrug für Glykodiazin-Konzentrationen zwischen 0,1 und 20 mg-% beim Kaninchen ca. 98—86%, beim Hund ca. 95—81%. Die Bindung an Erythrocyten betrug beim Kaninchen 2—9%, beim Hund 8—25% (KOLB, KRAMER und SCHULZE, 1964).

Nach GERHARDS, GIBIAN und KOLB (1964) ist Glykodiazin beim Menschen bei einem Blutspiegel von ca. 10 mg-% zu 5—10% an Erythrocyten und zu 80% an Plasmaeiweiß gebunden. 5—10% liegen im Plasma in freier Form vor. Seine Halbwertszeit beträgt etwa 4 Std.

3. Ausscheidung, Metabolite

Glykodiazin wird zunächst entmethyliert und dann in einer zweiten Reaktion zur entsprechenden Carbonsäure oxydiert.

Nach oraler Verabreichung von 0,5 bzw. 2 g Glykodiazin werden in 48 Std von normalen und diabetischen Versuchspersonen 83—95% der Eingabe im Harn ausgeschieden. Davon entfallen 60—80% auf die Carbonsäure (2-Benzolsulfonamido-5-carboxy-methoxy-pyrimidin), 20—40% auf die entmethylierte Verbindung (2-Benzolsulfonamido-5-(β-hydroxy-äthoxy)-pyrimidin) und bis 1% auf unverändertes Glykodiazin. Etwa 6% der Eingabe werden mit dem Stuhl eliminiert

(Gerhards, Gibian und Kolb, 1964). Die Autoren verfolgten das Schicksal von H³- und S³⁵-markiertem Glykodiazin im menschlichen Organismus. Nach oraler Verabreichung entfallen 60—85% der im Plasma bestimmten Aktivität auf unverändertes Glykodiazin, auf die beiden Metaboliten je etwa 10—15%.

Kramer u. Mitarb. (1964) konnten beim Kaninchen und Hund im Harn bzw. in der Galle 2-Benzolsulfonamido-5-(β-hydroxy-äthoxy)-pyrimidin papierchromatographisch nachweisen (Metabolit 1). Da dieser Metabolit beim Menschen und bei Laboratoriumstieren den Blutzucker senkt, setzt sich die Wirkung des Glykodiazins aus 2 Komponenten zusammen. Dabei unterscheidet sich die blutzuckersenkende Wirkung des Metaboliten 1 kaum von der des Glykodiazins. Nach oraler Verabreichung von Glykodiazin wird im Harn vom Menschen noch ein zweiter Metabolit nachgewiesen: 2-Benzolsulfonamido-5-(carboxy-methoxy)-pyrimidin. Dieser Metabolit spielt für die blutzuckersenkende Wirkung keine Rolle.

Bei der Ratte ist der Unterschied in der akuten Verträglichkeit zwischen Glykodiazin und Metabolit 1 sehr deutlich. Demnach bedeutet Demethylierung für die Ratte Entgiftung bei erhaltener blutzuckersenkender Wirkung.

Das niedrige pKa und der fehlende Übertritt in lipoide Lösungsmittel von Metabolit 2 lassen an einen tubulären Ausscheidungsmechanismus denken. Glykodiazin und seine Metaboliten werden gut resorbiert und sind gut verträglich.

F. Glibenclamid (HB 419)

I. Analytische Methoden

Glibenclamid ist eine kristalline, farb- und geruchlose, stabile, leicht zu charakterisierende Verbindung aus der Reihe der Sulfonylharnstoffe (Weber, Aumüller, Fauland, Heerdt, Hübner, Muth und Weyer, 1969).

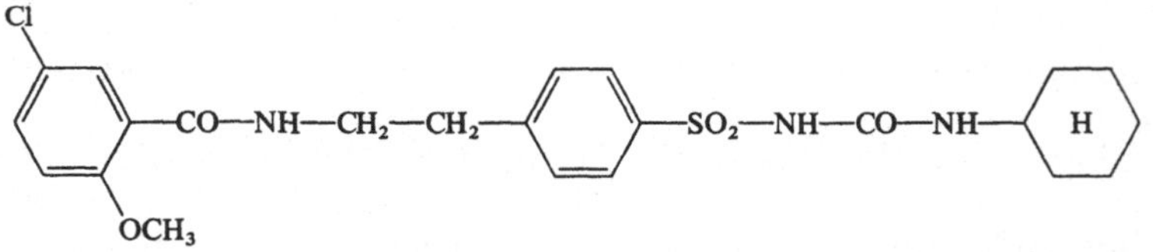

N-4-[2-(5-Chlor-2-methoxybenzamido)-äthyl]-phenylsulfonyl-N'-cyclohexylharnstoff

Die von Spingler (1957) für Tolbutamid beschriebene, colorimetrische Dinitrofluorbenzolmethode eignet sich nur für die Bestimmung höherer Glibenclamid-Konzentrationen. Auch Ultraviolett-, Ultrarot-, Kernresonanz- und Massenspektren können zur Identifizierung herangezogen werden. Im UV-Spektrum bieten die beiden Maxima bei 227 und 300 mµ eine Möglichkeit zur Bestimmung von Glibenclamid in wäßriger Lösung. Für Messungen im Serum wurde mit Äthylacetat bei pH 6,2 extrahiert und in Äthylacetat direkt bei 300 mµ gemessen. Die Fehlerbreite betrug ±13%. Störungen durch körpereigene Substanzen werden dadurch ausgeschaltet, daß man nach der Extraktion zur Trockne eindampft, den Rückstand in Methanol aufnimmt und dann mißt. Die Methode gestattet eine Bestimmung mit hinreichender Genauigkeit bei Konzentrationen zwischen 0,2 und 2 mg-%. Die Fluorescenz der Substanz bei 350 mµ ermöglicht die Bestimmung in hochempfindlichen Fluorimetern. Die Erfassungsgrenze beträgt 0,05 µg/ml in Äthanol und 0,25 µg/ml im Serum.

Diese Methoden eignen sich allerdings nur für Serumspiegel-Bestimmungen im Tierversuch. Bei therapeutischen Dosen beim Menschen reicht die Nachweisempfindlichkeit nicht aus (HAJDÚ, SPINGLER, KOHLER und SCHMIDT, 1969).

II. Verhalten von HB 419

1. Wirkung, Resorption

Als Alkalisalz eingespritzt wirkt Glibenclamid in einer Dosierung ab 0,01 mg pro kg beim Kaninchen und Hund blutzuckersenkend. Meerschweinchen, Ratte und Maus benötigen Dosen von 0,05 bzw. 0,1 mg pro kg. Beim Menschen liegt die wirksame Grenzdosis bei 0,004—0,010 mg pro kg intravenös. Glibenclamid wirkt also schon in μg/kg-Dosen. Es zeichnet sich dabei durch hohe Spezifität, günstige pharmakokinetische Eigenschaften sowie gute Verträglichkeit aus (SCHMIDT, STORK, BÄNDER und PFAFF, 1969).

Nach oraler Gabe erweist sich die Substanz bei guter Wirkungsdauer am Kaninchen etwa 1000mal, am Hund 150mal, an der Ratte 40mal, an der Maus 100mal, am Meerschweinchen ungefähr 25mal und am stoffwechselgesunden Menschen etwa 450mal so wirksam wie Tolbutamid. Wie bei Carbutamid, Chlorpropamid und Tolbutamid ist die Blutzuckersenkung auch bei steigenden Dosen von Glibenclamid limitiert. Nur die Dauer der Senkung nimmt zu. Es ist anzunehmen, daß der Wirkungsmechanismus dem der bisherigen Sulfonylharnstoffe ähnlich ist (BÄNDER, PFAFF, RITTER, WOHLFAHRT und SCHMIDT, 1969).

Der Glucosespiegel fällt bei den Tierspecies unterschiedlich schnell ab. So ist beim Hund das Maximum der Wirkung 1 Std, beim Kaninchen 2 Std nach i.v. Gabe zu beobachten. Bei Mensch und Ratte sinken gleichzeitig auch die unveresterten Fettsäuren im Plasma ab. Dieses Absinken wird gefolgt von einer Triglycerid-Senkung. Darüber hinaus wird auch β-Hydroxybutyrat im Blut gesenkt. An stoffwechselgesunden, gefütterten Ratten wird synchron mit der Blutzuckersenkung ein Abfall des Leberglykogens beobachtet. Dieser Effekt ist auch nach Injektion von Insulin zu finden (SCHMIDT, STORK, BÄNDER und PFAFF, 1969).

Die blutzuckersenkende Wirkung des Glibenclamid blieb aus, wenn den Hunden die Bauchspeicheldrüse entfernt worden war.

Nach fünfmonatiger Behandlung von Hunden mit 2 mg/kg Glibenclamid wurde 2 Monate nach dem Absetzen der Therapie ein Auftreten zahlreicher neugebildeter Langerhansscher Inseln im Pankreas beobachtet. Es darf angenommen werden, daß Glibenclamid einen β-cytotropen Effekt besitzt (LOUBATIÈRES, MARIANI, RIBES, DE MALBOSC, ALRIC und CHAPAL, 1969). GRODSKY, CURRY und BENNETT (1969) vermuten, daß Glibenclamid, wie Tolbutamid, primär in den β-Zellen gespeichertes Insulin freisetzt und nicht in die Insulinsynthese eingreift.

SIREK, VIGAS, NIKI, NIKI und SIREK (1969) führen die Freisetzung des Insulins aus den β-Zellen der Langerhansschen Inseln durch Glibenclamid auf eine Stimulierung der β-Receptoren zurück. Auch COORE (1969) kommt aufgrund seiner Untersuchungen zu dem Schluß, daß Glibenclamid direkt an der Inselzelle insulinfreisetzend wirkt.

Die Substanz verstärkt die glykoseinduzierte Insulinfreisetzung und die Glucoseassimilation mehr als Tolbutamid. Sie verliert auch bei wiederholter Gabe ihre insulinfreisetzende und blutzuckersenkende Wirkung nicht, auch nicht beim Diabetiker. Sie scheint bei manchen Altersdiabetikern noch wirksam zu sein, bei denen z.B. Tolbutamid versagt (RAPTIS, RAU, SCHRÖDER und PFEIFFER, 1969).

Glibenclamid führt zwar wie Tolbutamid zu einer kräftigen Insulinausschüttung aus dem Pankreas, weist dabei jedoch eindeutige Unterschiede im Ablauf dieser Reaktion auf. Auch fehlt eine sofortige Insulinausschüttung, verglichen mit Tolbutamid, wo das Maximum der Insulinkonzentration nach intravenöser Gabe bereits 1 min nach Injektionsende erreicht ist, dann wieder steil abfällt und innerhalb von 30 min wieder den Normwert erreicht.

Bei Glibenclamid kommt es zu einer langsamen, dafür aber plateauartig anhaltenden Insulinausschüttung, die gut mit der Senkung des Blutzuckers korrespondiert (Otto, 1969).

Betzien (1969) berichtet über klinisch-pharmakologische Untersuchungen zur blutzuckersenkenden Wirkung von Glibenclamid an gesunden Menschen. Danach führen 5 µg Glibenclamid pro kg i.v. zu einer Blutzuckerdifferenz von 15—16 mg-% zum Zeitpunkt der maximalen Senkung. Ein Effekt dieser Größenordnung wird als Schwellendosis bezeichnet. 10 µg pro kg führen zu 25—27 mg-% Differenz. Die freien Fettsäuren sinken simultan mit dem Blutzucker ab. Bei oraler Applikation beträgt die Schwellendosis 10—15 µg pro kg.

Nach Gerritzen (1969) wird die maximale Blutzuckersenkung nach Glibenclamid beim Menschen 2—3 Std nach der Applikation beobachtet. Sie beträgt bei 2 mg per os 27%, bei 4 mg 47%. Die Blutzuckersenkung nach 1000 mg Tolbutamid, die 2 Std nach Applikation am ausgeprägtesten ist, beträgt zum Vergleich 26%.

Beim Menschen werden nach Applikation von 5 mg per os ^{14}C-markiertem Glibenclamid eine Resorption von 45% der gegebenen Substanzmenge aus pharmakokinetischen Daten errechnet. Resorbiertes oder i.v. gegebenes Glibenclamid wird nur metabolisiert ausgeschieden. Im Stuhl gefundene, intakte Substanz ist nicht resorbiert. Die aus Bilanzrechnungen ermittelte Resorptionsgröße stimmt gut mit der pharmakokinetisch errechneten überein (Christ, Heptner und Rupp, 1969).

Die Ratte eliminiert nach Heptner (1969) nach i.v. Gabe von ^{14}C-markiertem Glibenclamid keine unveränderte Substanz, nach oraler Applikation werden jedoch mit dem Kot etwa 25% der Eingabe unverändert ausgeschieden. Dieser Anteil repräsentiert nicht resorbiertes Glibenclamid. Demnach beträgt die Resorption 75% der Eingabe. Bei Kaninchen und Hunden werden zwischen 90 und 100% resorbiert, nahezu unabhängig von der Applikationsart.

2. Verteilung im Organismus, Blutspiegel, Halbwertszeit, Eiweißbindung

Bei niedrigen pH-Werten (unter pH 5) zeigt Glibenclamid in Wasser eine Löslichkeit von $0,4 \pm 0,1$ mg/100 ml. Sie nimmt mit steigendem pH-Wert stark zu. Ähnlich verhält sich die Verteilung zwischen Äther und Wasser. Die Verbindung ist gut lipoidlöslich. Aus Löslichkeit und Verteilungsdaten errechnet sich eine Dissoziationskonstante pK = 6,5 (Hajdú, Spingler, Kohler und Schmidt, 1969).

Nach oraler Applikation von 0,2 mg ^{14}C-markiertem Glibenclamid pro kg an Kaninchen, Ratten und Hunden wurden die maximalen Blutspiegel im Mittel nach 4—6 Std erreicht. Die höchsten Werte wurden beim Kaninchen (0,2 µg/ml) gemessen. Im Mittel waren sie etwas mehr als doppelt so hoch wie beim Hund oder 7mal so hoch wie bei der Ratte. Die geringste Elimination wurde mit 8,6 Std Halbwertszeit beim Kaninchen gefunden. Die Konzentration der Radioaktivität war in den Ausscheidungsorganen höher als im Blut. In keinem anderen Organ oder Gewebe fand eine Anreicherung statt, auch nicht im Pankreas (Kellner und Christ, 1969).

Bei Blutspiegel- und kinetischen Untersuchungen mit ^{14}C-markiertem Glibenclamid beim Menschen fanden CHRIST, HEPTNER und RUPP (1969), daß nach 1 mg i.v. die Eliminationshalbwertszeit 6,6 Std beträgt. Die Halbwertszeit für die Extravasation ist 23 min. Nach 5 mg p.o. tritt das Blutspiegelmaximum (0,044 µg pro ml) nach 4 Std auf.

Bei der Bestimmung der Serumspiegel von Glibenclamid an Hunden fanden SCHMIDT, HAJDÚ, KOHLER und STORK (1969), daß das Blutspiegelmaximum nach 1 Std bei Gabe von 5 mg pro kg des Natriumsalzes mit der Schlundsonde mit ca. 2 mg-% erreicht ist. 5 Std nach Gabe waren die Konzentrationen unter 1 mg-% abgesunken. Das relative Verteilungsvolumen, der „lösende Raum", ergab sich im Mittel zu ca. 20% des Körpergewichts bei Hund und Kaninchen. Dies gibt einen Hinweis darauf, daß sich die Substanz im wesentlichen im extracellulären Raum verteilt.

Bei einer Gabe von 10 mg/kg i.v. des Kaliumsalzes resultiert beim Hund eine Halbwertszeit von 1 Std, beim Kaninchen dagegen im Mittel von 5 Std. Die unterschiedliche Ausscheidungsgeschwindigkeit kommt auch in dem unterschiedlichen Verlauf der Senkung des Blutglucosespiegels zum Ausdruck.

Bei der Bestimmung der Eiweißbindung ergibt sich bei höheren Konzentrationen im Pferdeserum ein freier Anteil von 4—5% (HAJDÚ, SPINGLER, KOHLER und SCHMIDT, 1969), während HEPTNER (1969) radiochemisch im physiologischen Konzentrationsbereich praktisch speciesunabhängig ca. 1% fand.

3. Ausscheidung, Metabolite

Der Stoffwechsel von Glibenclamid wurde von HEPTNER (1969) an der ^{14}C-markierten Verbindung nach einmaliger oraler und intravenöser Applikation an Kaninchen, Hunden und Ratten untersucht. Nach der Extraktion der markierten Substanzen aus dem Untersuchungsmaterial erfolgte die Auftrennung und Identifizierung vornehmlich auf chromatographischem Wege.

Im Blut sowie in der Leber von Hunden und Ratten fand sich 4 Std nach oraler Gabe ausschließlich die unveränderte Substanz. Beim Kaninchen waren geringe Mengen eines Metaboliten nachweisbar.

Nach i.v. Injektion enthielt die Galle von Ratten nur Metabolite, in der Galle von Kaninchen und Hunden entfiel weniger als ein Drittel der Aktivität auf Glibenclamid. Mit dem Kot wurden beim Kaninchen nach i.v. und p.o. Gabe sowie bei p.o. Applikation bei Ratten 25—30% unverändertes Glibenclamid ausgeschieden. Nach i.v. Gabe eliminiert die Ratte kein unverändertes Glibenclamid im Kot.

In Leber und Niere dieser Species ist die Konzentration von Glibenclamid nach oraler Gabe 3mal höher als im Blut. In den übrigen Organen und Geweben liegen die Aktivitätskonzentrationen bei einem Drittel der Blutkonzentration.

Die Metabolisierung von Glibenclamid erfolgt in der Leber. Die Abbauprodukte liegen hier in extrem niedrigen Konzentrationen vor und werden im Gegensatz zu Glibenclamid selbst schnell mit der Galle abtransportiert. Zur Geschwindigkeit der Ausscheidung des resorbierten Glibenclamid dürfte danach der Metabolisierungsschritt wesentlich beitragen. Im Kot ist nur intaktes Glibenclamid vorhanden. Im Urin werden nur Metabolite ausgeschieden. Der Eigenstoffwechsel des Glibenclamid erfolgt über zwei verschiedene Wege; Angriffspunkte sind dabei der Cyclohexylring und die Äthylgruppierung, wie aus folgendem Schema ersichtlich ist:

Glibendamid-^{14}C-Metabolisierung bei Mensch, Kaninchen, Hund und Ratte

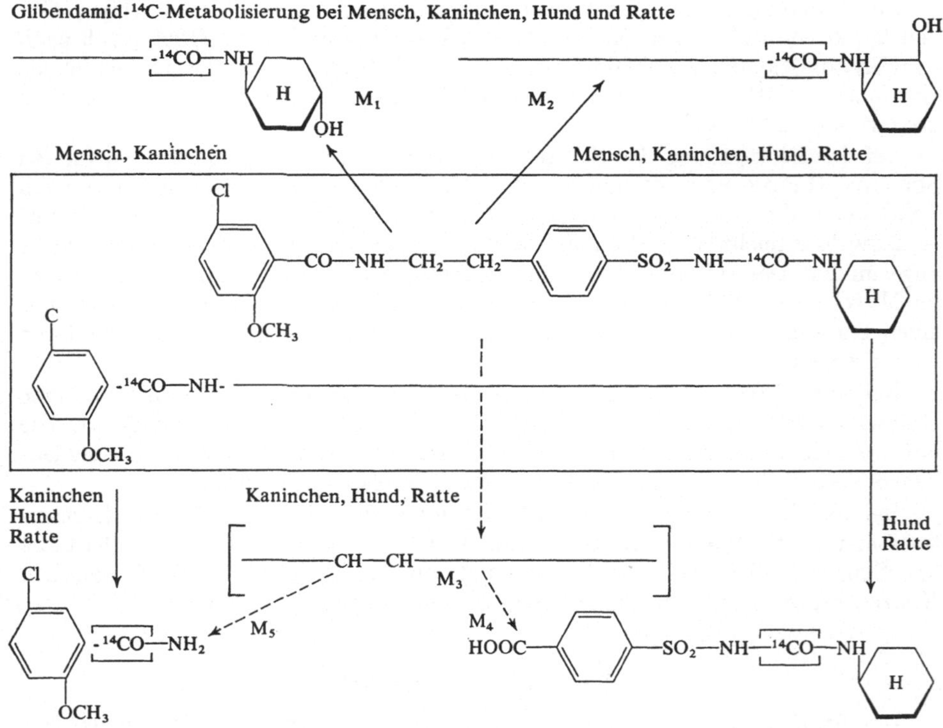

Kaninchen, Hund und Ratte hydroxylieren Glibenclamid in der C-3-Position des Cyclohexylrings. Beim Kaninchen wird zusätzlich in C-4-Position zur trans-Hydrocyclohexylverbindung metabolisiert. Diese Metaboliten überwiegen quantitativ.

Neben dieser Hydroxylierung wird die Äthylgruppierung des Glibenclamid aufgespalten. Als Zwischenprodukt tritt dabei wahrscheinlich eine Verbindung mit einer Äthylengruppe auf.

Die blutzuckersenkende Wirkung der Metaboliten ist im Vergleich zu Glibenclamid an Kaninchen wesentlich geringer. Damit kann im therapeutischen Dosierungsbereich jegliche Wirkung der Metabolite auf den Blutzucker ausgeschlossen werden.

Nach Kellner und Christ (1969) scheidet das Kaninchen nach i.v. und oraler Einmalgabe jeweils etwa die Hälfte der verabreichten Radioaktivität mit Kot und Urin aus. Bei Dauerapplikation lag der Anteil des Urins nur bei 30%. Bei Ratte und Hund wurde unabhängig von Art und Dauer der Applikation etwa 90% der zugeführten Radioaktivität mit dem Kot ausgeschieden.

Bei Applikation von 1 mg ^{14}C-markiertem Glibenclamid i.v. werden beim Menschen nach 2 Tagen ca. 94%, nach 5 Tagen $99 \pm 6\%$ der gegebenen Aktivität ausgeschieden ($54 \pm 10\%$ mit dem Urin und $45 \pm 9\%$ mit dem Stuhl).

Bei 5 mg per os werden nach 2 Tagen ca. 90%, nach 5 Tagen $95 \pm 2\%$ der gegebenen Aktivität ausgeschieden ($23 \pm 3\%$ mit dem Urin und $72 \pm 4\%$ mit dem Stuhl).

Beim Menschen existieren 3 Metabolite: M_1, M_2 und M_6. M_1 ist der Hauptmetabolit, gefunden im Serum, Urin und Stuhl. Er wurde als das in 4-trans-Stellung am Cyclohexylring hydroxylierte Derivat von Glibenclamid identifiziert.

M_2 wurde in geringen Mengen im Serum, sonst im Urin und Stuhl gefunden und ist im selben Ring in 3-cis-Stellung hydroxyliert. M_6, bisher in kleinsten Mengen im Urin gefunden, konnte noch nicht identifiziert werden (CHRIST, HEPTNER und RUPP, 1969).

Literatur

ACHELIS, J. D., HARDEBECK, K.: Über eine neue blutzuckersenkende Substanz. Dtsch. med. Wschr. 80, 1452—1455 (1955).

BÄNDER, A., HÄUSSLER, A., SCHOLZ, J.: Ergänzende pharmakologische Untersuchungen über Rastinon. Dtsch. med. Wschr. 82, 1557—1564 (1957).

— PFAFF, W., RITTER, K., WOHLFAHRT, A., SCHMIDT, F. H.: Zur Pharmakologie von HB 419. Tegernsee-Konferenz über das neue orale Antidiabetikum HB 419, Januar 1969.

— SCHOLZ, J.: Spezielle pharmakologische Untersuchungen mit D 860. Dtsch. med. Wschr. 81, 889—891 (1956).

BAIRD, J. D., DUNCAN, L. J. P.: The interpretation of the intravenous glucose tolerance test. Clin. Sci. 16, 147—153 (1957).

— — An analysis of the hypoglycaemic response to tolbutamide. Scot. med. J. 2, 341—350 (1957).

BALODIMOS, M. C., STIMSON, W. H., TANNER, D. C., REID, J. A., WILLIAMS, R. H.: Cycloheptolamide and acetohexamide in therapy of diabetes mellitus. Metabolism 10, 1063—1073 (1961).

BEASER, S. B.: The correlation between oral dosage, blood levels and clinical and metabolic activity of chlorpropamide in the treatment of diabetes mellitus. Ann. N.Y. Acad. Sci. 74, 701—708 (1959).

BETZIEN, G.: Klinisch-pharmakologische Untersuchungen über die blutzuckersenkende Wirkung von HB 419 an gesunden Menschen. Tegernsee-Konferenz über das neue orale Antidiabetikum HB 419, Januar 1969.

BRATTON, C., MARSHALL, E. K., JR.: A new coupling component for sulfanilamide determination. J. biol. Chem. 128, 537—550 (1939).

CARLOZZI, M., LEZZONI, D. G., SILVER, L.: Blood levels of chlorpropamide in normal men following chronic administration. Ann. N.Y. Acad. Sci. 74, 788—793 (1959).

CARMICHAEL, R. H.: A method for the routine determination of chlorpropamide in plasma. Clin. Chem. 5, 597—602 (1959).

CHAKRABARTI, J. K.: Detection of hypoglycemic sulphonylureas on paper chromatograms. J. Chromatogr. 8, 414—416 (1962).

CHRIST, O., HEPTNER, W., RUPP, W.: Resorption, Ausscheidung und Metabolismus nach Gabe von ^{14}C-markiertem HB 419 an Menschen. Tegernsee-Konferenz über das neue orale Antidiabetikum HB 419, Januar 1969.

COORE, H. G.: Stimulation der Insulinabgabe aus Kaninchen-Pankreas durch HB 419. Tegernsee-Konferenz über das neue orale Antidiabetikum HB 419, Januar 1969.

CREUTZFELDT, W., SOELING, H. D.: Ergebnisse der Inneren Medizin und Kinderheilkunde, 15. Bd., Orale Diabetestherapie und ihre experimentellen Grundlagen. Berlin-Göttingen-Heidelberg: Springer 1960.

DEININGER, R.: Papierchromatographischer Nachweis der Barbitursäuren. Arzneimittel-Forsch. 5, 472 (1955).

DOBSON, H. L.: The use of acetohexamide in the treatment of diabetes mellitus. Metabolism 11, 1282—1286 (1962).

DORFMÜLLER, TH.: Nachweis und Isolierung des Ausscheidungsproduktes von D 860. Dtsch. med. Wschr. 81, 888 (1956).

— Untersuchung des Urins auf Eiweiß bei Verabreichung von D 860, einem neuen peroralen Antidiabeticum ohne antibakterielle Wirkung auf Koli. Ärztl. Lab. 2, 264 (1956a).

ESCHE, J.: Zur quantitativen Bestimmung des Glycodiazins (Redul). Dtsch. Apoth.-Ztg 105, 543 (1965).

ESMANN, V., LUNDBAEK, K., MADSON, P. H.: Clinical and laboratory effects of chlorpropamide, a new oral antidiabetic compound. Acta med. scand. 164, 73—79 (1959).

FAJANS, ST. S., LOUIS, L. H., SELTZER, H. S., GITTLER, R. D., HENNES, A. R., WAJCHENBERG, B. L., ACKERMANN, I. P., CONN, J. W.: Metabolic effects of arylsulfonylurea compounds in normal men and in diabetic subjects. Metabolism 5, 820—839 (1956).

FIELD, J. B., TYROLER, S. A.: Clinical evaluation of acetohexamide, a new sulfonylurea agent. Diabetes 12, 252—256 (1963).

FORSHAM, P. H., MAGID, G. J., DOROSIN, D. E.: A clinical comparison of chlorpropamide and tolbutamide. Ann. N.Y. Acad. Sci. 74, 672—682 (1959).

Franke, H., Fuchs, J.: Ein neues antidiabetisches Prinzip. Dtsch. med. Wschr. 80, 1452—1455 (1955).

Fuchs, K. H., Michel, W., Foerder, H. K.: Klinische Erfahrungen mit dem Sulfonylharnstoff BZ 55. Medizinische 1957, 1290—1296.

Gerhards, E., Gibian, H., Kolb, K. H.: Der Stoffwechsel von Glycodiazin beim Menschen. Arzneimittel-Forsch. 14, 394 (1964).

Gerritzen, F. M.: Orientierende Prüfung von HB 419 bei Gesunden. Tegernsee-Konferenz über das neue orale Antidiabetikum HB 419, Januar 1969.

Grodsky, G., Curry, D., Bennett, L.: Die Wirkung von HB 419 auf die Insulinsekretion in vitro. Tegernsee-Konferenz über das neue orale Antidiabetikum HB 419, Januar 1969.

Guglielmi, G., Zucconi: Fissazione et eliminazione negli organi della carbutamide marcata con S^{35}. Minerva med. 49, 1509—1511 (1958).

Hadley, W. B., Khachadurian, A., Marble, A.: Studies with chlorpropamide in diabetic patients. Ann. N.Y. Acad. Sci. 74, 621—624 (1959).

Häussler, A.: Die Bestimmung von N_1-sulfanilyl-N_2-n-butylcarbamid im Serum, im Harn und im Kot. Arzneimittel-Forsch. 6, 393—394 (1956).

Hajdú, P., Spingler, H., Kohler, K. F., Schmidt, F. H.: Physikalisch-chemische und analytische Untersuchungen an HB 419. Tegernsee-Konferenz über das neue orale Antidiabetikum HB 419, Januar 1969.

Hanusch, A., Jorke, D.: Sulfonamidblutspiegelbestimmungen bei Diabetikern. Ärztl. Forsch. 11, I, 451—457 (1957).

Heptner, W.: Metabolismus von HB 419 am Tier. Tegernsee-Konferenz über das neue orale Antidiabetikum HB 419, Januar 1969.

Johnson, Ph. C., Hennes, A. R., Driscoll, Th., West, K. M.: Metabolic fate of chlorpropamide in man. Ann. N.Y. Acad. Sci. 74, 459—470 (1959).

Kellner, H.-M., Christ, O.: Pharmakokinetische Studien mit ^{14}C-markiertem HB 419 am Tier. Tegernsee-Konferenz über das neue orale Antidiabetikum HB 419, Januar 1969.

Klaus, D., Stripecke, W.: Untersuchungen über die totale und renale clearance des N_1-Sulfanilyl-N_2-n-butylcarbamide. Z. ges. inn. Med. 12, 289 (1957).

Kleinsorge, H.: Bemerkungen zu den Arbeiten über N_1-sulfanilyl-N_2-n-butyl-carbamid als perorales Antidiabeticum. Dtsch. med. Wschr. 81, 750—751 (1956).

— Blutzuckersenkung durch Sulfonamidverbindungen. Z. ärztl. Fortbild. 50, 407—411 (1956).

Knauff, R. E., Fajans, St. J., Ramirez, E., Conn, J. W.: Metabolic half-live times, blood levels, potencies and activity patterns of methexamide and other sulfonylurea compounds. Metabolism 8, 606—613 (1959).

— — — — Metabolic studies of chlorpropamide in normal men and in diabetic subjects. Ann. N.Y. Acad. Sci. 74, 603—617 (1959).

Kolb, K. H., Kramer, M., Schulze, P. E.: Resorption, Verteilung und Ausscheidung von radioaktiv markiertem 2-Benzol-sulfonamido-5-(β-methoxy-äthoxy)-pyrimidin (Glycodiazin) im Tierversuch. Arzneimittel-Forsch. 14, 385—389 (1964).

Kramer, M., Hecht, G., Langecker, H., Harwart, A., Richter, K. D., Gloxhuber, Ch.: Pharmakologie des 2-Benzol-sulfonamido-5-(β-methoxy-äthoxy)-pyrimidins (Glycodiazin), einer neuen blutzuckersenkenden Verbindung. Arzneimittel-Forsch. 14, 377—385 (1964).

Kuether, C. A., Clark, M. R., Scott, E. G., Lee, H. M., Pettinga, C. W.: Lack of effect of carbutamide on activity of rat liver glucose-6-phosphatase. Proc. Soc. exp. Biol. (N.Y.) 93, 215—217 (1956).

Lee, C. C., Anderson, R. C., Chen, K. K.: The effect of carbutamide on tubular glucose transport and glucose tolerance in dogs. Arch. int. Pharmacodyn. 113, 302—312 (1958).

Loubatières, A., Mariani, M. M., Ribes, G., Malbosc, H. de, Alric, R., Chapal, J.: Pharmakologische Untersuchungen mit HB 419. Tegernsee-Konferenz über das neue orale Antidiabetikum HB 419, Januar 1969.

Louis, L. H., Fajans, S. S., Conn, J. W., Struck, W. A., Wright, J. B., Johnson, J. L.: The structure of a urinary excretion product of 1-butyl-3-p-tolyl-sulfonylurea (orinase). J. Amer. chem. Soc. 78, 5701 (1956).

Maha, G. E., Kirtley, W. R., Root, M. A., Anderson, R. C.: Acetohexamide: Preliminary report on a new oral hypoglycemic agent. Diabetes 11, 83—90 (1962).

Miller, W. L., Jr., Krake, J. J., Brook, M. J. van der, Reineke, L. M.: Studies on the absorption, mechanism of action and excretion of tolbutamide in the rat. Ann. N.Y. Acad. Sci. 71, 118—124 (1957).

Mohnike, G., Wittenhagen, G.: Über Blutspiegel und Ausscheidung von N-(4-Methyl-benzol-sulfonyl)-N'-butylharnstoff (D 860). Dtsch. med. Wschr. 82, 1556—1557 (1957).

Moss, D. G.: The estimation of BZ 55 and sulphonamides in blood sugar filtrates. J. clin. Path. 10, 371—372 (1957).

Otto, H.: Plasmainsulin bei Stoffwechselgesunden nach i.v.- und oraler Gaben von HB 419. Tegernsee-Konferenz über das neue orale Antidiabetikum HB 419, Januar 1969.

Owen, J. A., Jr.: Clinical evaluation of acetohexamide in treatment of diabetes. Metabolism 11, 475—481 (1962).

Pellegrini, R.: Ricerche sperimentali sul un nuovo sulfamidico ad azione ipoglizemizzante. Arch. ital. Sci. farmacol. 6, 299—304 (1956).

Pfeiffer, E. F., Schöffling, K., Steigerwald, H., Ditschuneit, H., Heubel, F.: Die Bedeutung der einmaligen Tablettenbelastung für die Indikationsstellung der oralen Diabetestherapie. Dtsch. med. Wschr. 82, 1544—1551 (1957).

Quattrin, N., Jacono, G., Brancaccio, A. G.: Ricerche sul metabolismo della sulfabutilurea. Minerva med. 47, 1777—1780 (1956).

— — — Studio metabolico farmacodinamico sulla sulfabutilurea. Minerva med. 48, 1449—1475 (1957).

Raptis, S., Rau, R. M., Schröder, K. E., Pfeiffer, E. F.: Die Dynamik der Insulinsekretion nach wiederholter Gabe von Glucose, Tolbutamid und HB 419 bei Stoffwechselgesunden und Diabetikern. Tegernsee-Konferenz über das neue orale Antidiabetikum HB 419, Januar 1969.

Ricketts, H. T., Wildberger, H. L., Schmid, H.: Longterm studies of the sulfonylureas in totally depancreatized dogs. Ann. N.Y. Acad. Sci. 71, 170 (1957).

Ridolfo, A. S., Kirtley, W. R.: Clinical experiences with carbutamide, an orally given hypoglycemic agent. J. Amer. med. Ass. 160, 1285 (1956).

Root, M. A.: Effect of carbutamide on the insulin content of the dog pancreas. Diabetes 6, 12—16 (1957).

— Pharmacology of carbutamide. J. Pharmacol. 119, 468—478 (1957).

— Sigal, M. V., Anderson, R. C.: Pharmacology of 1-(p-chlorobenzenesulfonyl)-3-n-propylurea (chlorpropamide). Diabetes 8, 7—13 (1959).

Schambye, P.: On the action of BZ 55 and D 860 in pancreatectomized dogs. Diabetes 6, 146 (1957).

Schmidt, F. H., Hajdú, P., Kohler, K. F., Stork, H.: Pharmakokinetische Untersuchungen mit HB 419 am Tier. Tegernsee-Konferenz über das neue orale Antidiabetikum HB 419, Januar 1969.

— Stork, H., Bänder, A., Pfaff, W.: Über die Pharmakodynamik von HB 419. Tegernsee-Konferenz über das neue orale Antidiabetikum HB 419, Januar 1969.

Scholz, J., Bänder, A.: Pharmakologie des D 860. Dtsch. med. Wschr. 81, 825—826 (1956).

— Häussler, A.: Metabolic fate of several sulphonylureas in different species. Excerpta Medica International Congress Series No. 81, Some factors affecting drug toxicity. Vol. IV of Proceedings of the European Society for the Study of Drug Toxicity, Meeting in Cambridge 1964.

Sirek, A., Sirek, O. V., Best, C. H.: The toxic effect of carbutamide (BZ 55) in diabetic dogs. Diabetes 6, 151 (1957).

Sirek, O. V., Vigas, M., Niki, A., Niki, H., Sirek, Anna: Untersuchungen zum Wirkungsmechanismus von HB 419 an Hunden. Tegernsee-Konferenz über das neue orale Antidiabetikum HB 419, Januar 1969.

Spingler, H.: Über eine Möglichkeit zur colorimetrischen Bestimmung von N-(4-Methyl-benzol-sulfonyl)-N'-butylharnstoff im Serum. Klin. Wschr. 35, 533—535 (1957).

— Kaiser, F.: Die Bestimmung von N-(4-Methyl-benzolsulfonyl)-N'-butylharnstoff im Serum. Arzneimittel-Forsch. 6, 760—762 (1956).

Stowers, J. M., Mahler, R. F., Hunter, R. B.: Pharmacology and mode of action of the sulphonylurea in man. Lancet 1958 I, 278—283.

— Constable, L. W., Hunter, R. B.: A clinical and pharmacological comparison of chlorpropamide and other sulfonylureas. Ann. N.Y. Acad. Sci. 74, 689—695 (1959).

Stuhlfauth, K., Mehnert, H., Schäfer, G., Kaliampetsos, G.: Untersuchungen zum Wirkungsmechanismus der Sulfonylharnstoffe. Klin. Wschr. 38, 825 (1960).

Südhof, A., Altenburg, S., Sander, E.: Zur Frage der D 860-Eliminationsgeschwindigkeit aus dem Serum beim Diabetiker. Klin. Wschr. 36, 585 (1958).

Südhof, H., Eger, W., Altenburg, S., Schumacher, G.: Blutzuckersenkung durch orale Antidiabetica und Verhalten des N-(4-Methyl-benzolsulfonyl)-N'-butylharnstoffes im Serum in Abhängigkeit von der Leberfunktion. Arzneimittel-Forsch. 8, 438—442 (1958).

Thomas, R. C., Ikeda, G. J.: The metabolic fate of tolbutamide in man and in the rat. J. med. Chem. 9, 4, 507—510 (1966).

Toolan, Th. J., Wagner, R. L.: The physical properties of chlorpropamide and its determination in human serum. Ann. N.Y. Acad. Sci. 74, 449—458 (1959).

Weber, H., Aumüller, W., Fauland, E., Heerdt, Ruth, Hübner, M., Muth, K., Weyer, R.: Zur Chemie von HB 419. Tegernsee-Konferenz über das neue orale Antidiabetikum HB 419, Januar 1969.

Weller, Ch., Donesa, A., Lindner, M.: Evaluation of duration of action and clinical effectiveness of acetohexamide. Metabolism 11, 551—555 (1962).

Welles, J. S., Root, M. A., Anderson, R. C.: Urinary metabolites of chlorpropamide in dogs, rabbits, and man. Proc. Soc. exp. Biol. (N.Y.) **101**, 668 (1959).
West, K. M., Johnson, Ph. C.: The comparative pharmacology of tolbutamide, carbutamide, chlorpropamide and methexamide in man. Metabolism **8**, 596—605 (1959).
Wick, A. N., Britton, B., Grabowski, R.: The action of a sulfonylurea hypoglycemic agent (orinase) in extrahepatic tissues. Metabolism **5**, 739—743 (1956).
Wittenhagen, G.: Qualitativer Eiweißnachweis im Harn bei Anwesenheit des Ausscheidungs-produktes von D 860. Dtsch. med. Wschr. **82**, 254 (1957).
— Mohnike, G.: Über das Ausscheidungsprodukt von D 860. Dtsch. med. Wschr. **81**, 887 (1956).
— — Langenbeck, W.: Beiträge zu Abbau und Ausscheidung von N-(4-Methyl-benzol-sulfonyl)-N'-butylharnstoff (D 860). Hoppe-Seylers Z. physiol. Chem. **316**, 157—163 (1959).
Wolff, F. W., Stewart, G. A., Crowley, M. F.: Trial of an oral hypoglycemic agent in diabetes. Brit. med. J. **1956 II**, 440—445.

Zur Pharmakologie und Toxikologie der blutzuckersenkenden Sulfonamide*

Alfred Bänder

Mit 34 Abbildungen

Einleitung

Die blutzuckersenkenden Sulfonamide zeigen neben ihrer Hauptwirkung auf den Blutzucker kaum wesentliche andere pharmakologische Reaktionen. Diese Armut an Effekten bedingt auch letzten Endes ihre gute Verträglichkeit, die im Abschnitt Toxikologie noch eingehender erörtert werden wird. Da die Blutzuckersenkung — wie noch später beschrieben wird — auf einer Insulinfreisetzung aus den Langerhansschen Inseln des Pankreas durch diese Verbindungen beruht, ist die Pharmakologie dieser Körperklasse zum Teil eine Beschreibung der Physiologie des Insulins.

Zur Zeit überblicken wir in der Weltliteratur, ohne Berücksichtigung der Patentliteratur, mehr als 12000 Verbindungen. Ungefähr 70—80% hiervon haben eine Wirkung auf den Blutzucker (Bänder, 1969a, b). Auf Grund dieser enormen Fülle des Materials und einer vergleichenden Betrachtung kamen wir zur Aufstellung einer allgemeinen Formel 1, die in den positiven Verbindungen immer wieder erscheint (Bänder, 1961; Bänder, 1963c und Haack und Bänder, 1964) (vgl. hierzu auch das Kapitel von Aumüller und Heerdt in diesem Handbuch).

$$R_1 - SO_2 - NH - C - Y - R_2 \qquad (1)$$
$$X$$

In dieser Formel können X und Y die Atome N, O oder S sein. Außerdem kann über X ein Ringschluß zu R_2 bestehen. Durch diese Variationen kommt man zu den verschiedensten chemischen Verbindungsklassen. Die Reste R_1 und R_2 sind im großen Maße variabel (Ruschig et al., 1958; Haack, 1958; Weber et al., 1969a, b; Heerdt et al., 1969; Aumüller et al., 1969). Diese Reste sind mitverantwortlich für die Wirkungsstärke und Verträglichkeit bzw. Toxicität eines Präparates. Diese Formel 2 beinhaltet aber auch die Sulfonamidgruppe II:

$$- SO_2 - NH - \qquad (2)$$

Somit gehören alle diese Verbindungen letzten Endes in die Klasse der Sulfonamide, und wir sprechen daher im folgenden nur von blutzuckersenkenden Sulfonamiden. Die chemotherapeutischen Sulfonamide leiten sich von der Sulfanylsäure ab, wie wir sie z.B. beim Carbutamid oder beim Isopropylthiodiazol (IPTD) haben. Daher besitzen diese zwei Verbindungen beide Eigenschaften, nämlich blutzuckersenkend und chemotherapeutisch wirksam zu sein.

---

* Aus den pharmazeutisch-wissenschaftlichen Laboratorien der Farbwerke Hoechst AG Frankfurt/Main-Höchst.

Alle Verbindungen, die die Formel 1 beinhalten und durch entsprechende Reste R_1 und R_2 auch blutzuckersenkend sind, haben den gleichen Wirkungsmechanismus, nämlich Freisetzung von Insulin aus den Langerhansschen Inseln des Pankreas.

Wir können daher alle diese, manchmal chemisch sehr verschiedenen Verbindungen in den nun folgenden Kapiteln gemeinsam abhandeln. Es bestehen anscheinend kaum qualitative, sondern vorwiegend quantitative Unterschiede.

Die nachfolgende Tabelle 1 gibt alle Verbindungen aus der Reihe der blutzuckersenkenden Sulfonamide wieder, die einmal in einer klinischen Prüfung waren oder zur Zeit zur Therapie des Diabetes mellitus angewandt werden. Aus dieser Aufstellung geht noch einmal die allgemeine Verwandtschaft aller dieser Verbindungen mit der zentralen Molekülkonfiguration der Formel 1 hervor.

Tabelle 1

Struktur	Name
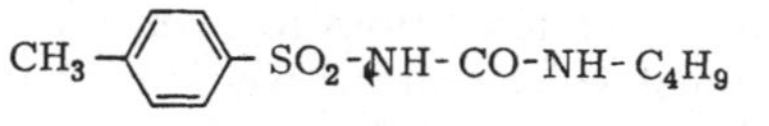 CH_3—⟨ ⟩—SO_2-NH-CO-NH-C_4H_9	Tolbutamid
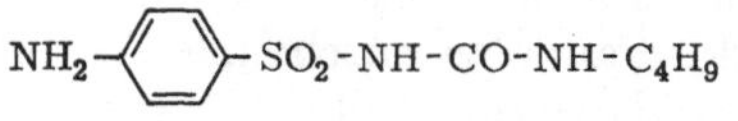 NH_2—⟨ ⟩—SO_2-NH-CO-NH-C_4H_9	Carbutamid
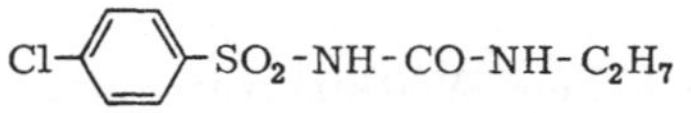 Cl—⟨ ⟩—SO_2-NH-CO-NH-C_2H_7	Chlorpropamid
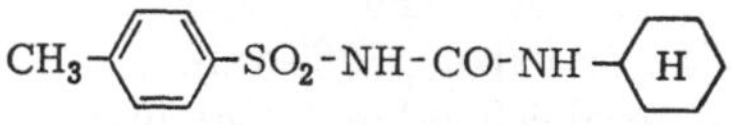 CH_3—⟨ ⟩—SO_2-NH-CO-NH—⟨H⟩	Glycyclamid
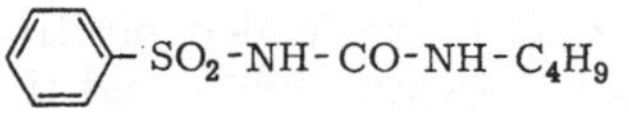 ⟨ ⟩—SO_2-NH-CO-NH-C_4H_9	Phenbutamid
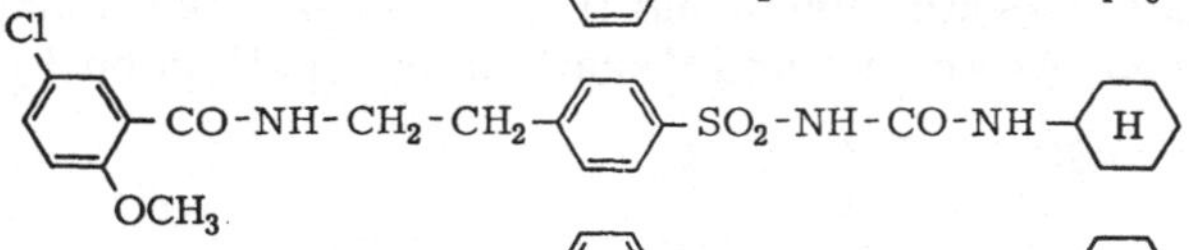 Cl-⟨ ⟩(OCH_3)-CO-NH-CH_2-CH_2—⟨ ⟩—SO_2-NH-CO-NH—⟨H⟩	Glybenclamid
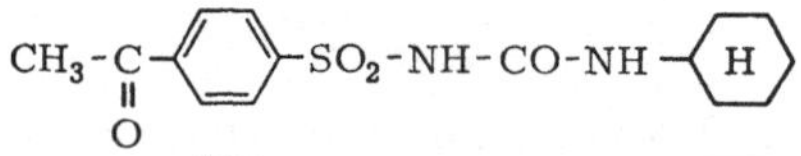 CH_3-C(=O)—⟨ ⟩—SO_2-NH-CO-NH—⟨H⟩	Acetohexamid
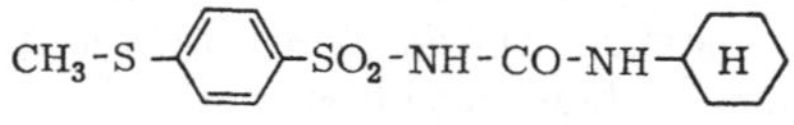 CH_3-S—⟨ ⟩—SO_2-NH-CO-NH—⟨H⟩	Thiohexamid
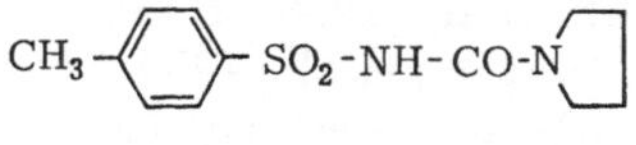 CH_3—⟨ ⟩—SO_2-NH-CO-N⟨ ⟩	Tolpyrramid
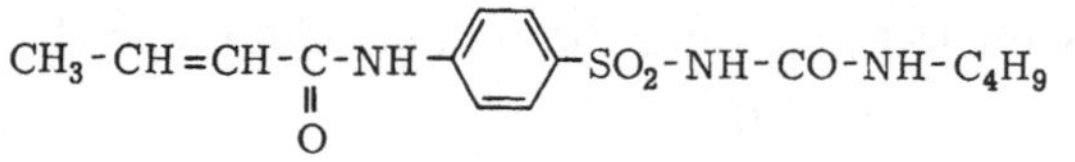 CH_3-CH=CH-C(=O)-NH—⟨ ⟩—SO_2-NH-CO-NH-C_4H_9	Crotonyl-sulfanilyl-butyl harnxtoff
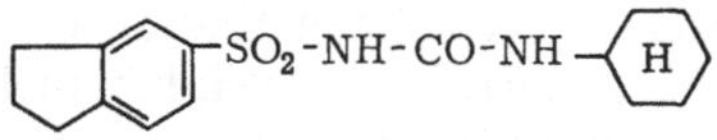 ⟨indan⟩—SO_2-NH-CO-NH—⟨H⟩	Glyhexamid
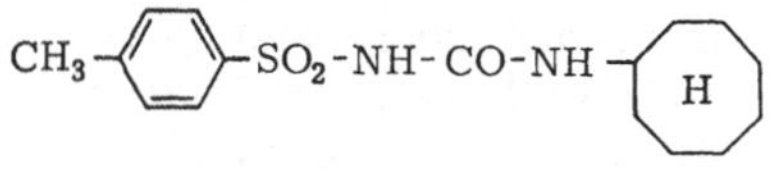 CH_3—⟨ ⟩—SO_2-NH-CO-NH—⟨H⟩	Glyoctamid
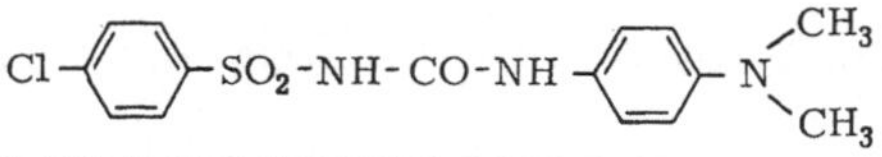 Cl-⟨ ⟩—SO_2-NH-CO-NH—⟨ ⟩-N(CH_3)(CH_3)	Glyparamid

Tabelle 1 (Fortsetzung)

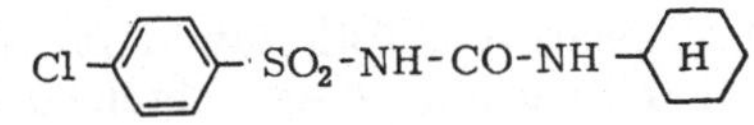

Cl—⟨⟩—SO$_2$-NH-CO-NH—⟨H⟩   Chlorhexamid

⟨⟩(NH$_2$)—SO$_2$-NH-CO-C$_4$H$_9$ Metasulfanilyl-butylcarbamid

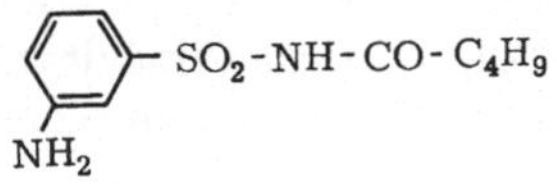

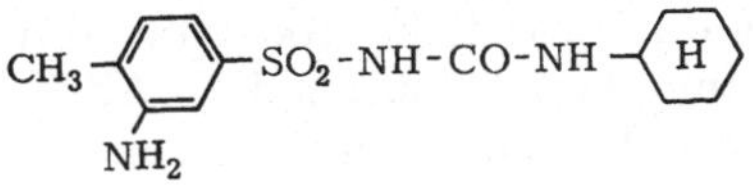

CH$_3$—⟨⟩(NH$_2$)—SO$_2$-NH-CO-NH—⟨H⟩   Metahexamid

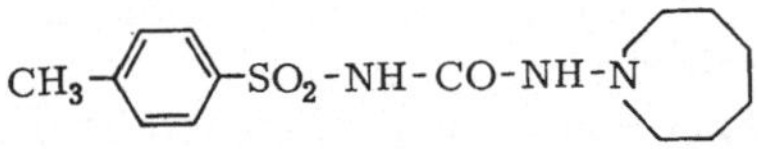

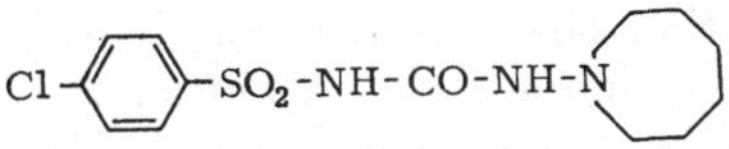

CH$_3$—⟨⟩—SO$_2$-NH-CO-NH-N⟨⟩   Tolazamid

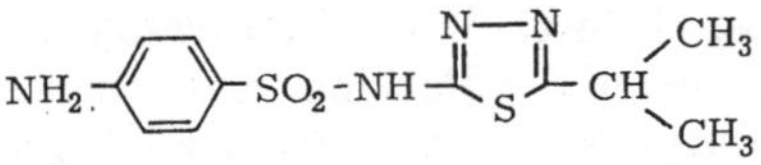

Cl—⟨⟩—SO$_2$-NH-CO-NH-N⟨⟩   Azepinamid

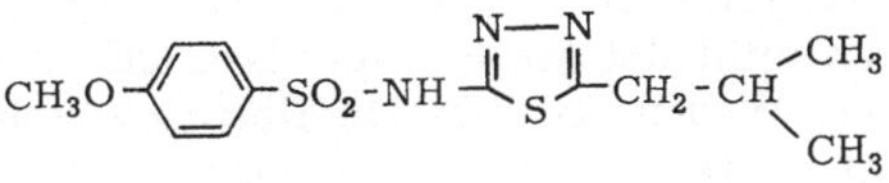

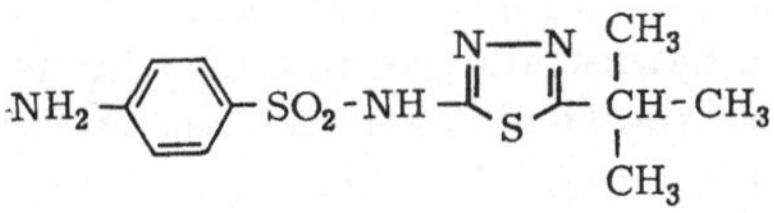

NH$_2$—⟨⟩—SO$_2$-NH—[N—N, S thiadiazol]—CH(CH$_3$)(CH$_3$)   Glyprothiazol IPTD

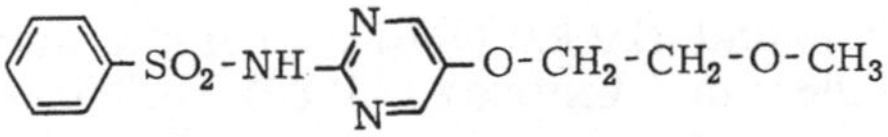

CH$_3$O—⟨⟩—SO$_2$-NH—[N—N, S thiadiazol]—CH$_2$-CH(CH$_3$)(CH$_3$)   Glysobusol

NH$_2$—⟨⟩—SO$_2$-NH—[N—N, S thiadiazol]—CH(CH$_3$)-CH$_3$ (CH$_3$)   Glybuthiazol

⟨⟩—SO$_2$-NH—[N, N pyrimidin]—O-CH$_2$-CH$_2$-O-CH$_3$ Glycodiazin

H$_3$C—⟨⟩—SO$_2$NHCONH—[bornyl-OH]   Glibornurid

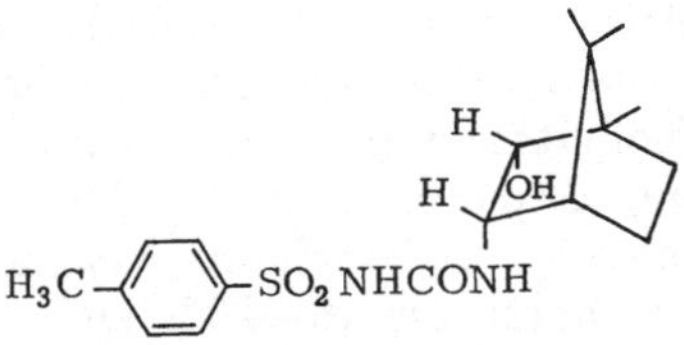

I. Nervensystem

a) Zentrales Nervensystem

SCHNEIDER et al. (1959) untersuchten nach Gaben von Chlorpropamid das EEG an Katzen, die mit Succinylcholin vorbehandelt waren. Bis zu einer Dosis von 50 mg Chlorpropamid/kg Körpergewicht i.v. wurden keine signifikanten Änderungen des EEG gesehen. Nach 150 mg und mehr kam es zu einer Verlangsamung des Wellenablaufes im EEG. Gelegentlich wurden auch Spindeln beobachtet.

Von CASCIO und LA CRUTTA (1957) wurde bei Tauben nach Gaben von Tolbutamid das EEG abgeleitet. Bis 50 mg/kg Tolbutamid wurden ebenfalls, wie bei SCHNEIDER et al. (1959) nach Chlorpropamid, keine Veränderungen im EEG beobachtet. Wurden jedoch hohe Dosen (500 mg/kg) angewandt, so wies das EEG für toxische Schäden charakteristische Bilder auf. Lehotzky et al. (1963) untersuchten das EEG bei Katzen nach Gaben von Tolbutamid im Vergleich zu Strychnin und Insulin. Tolbutamid und Strychnin riefen ähnliche Bilder einer corticalen Aktivität hervor, welche durch Zufuhr von Glucose nicht zu beeinflussen war. Insulin verminderte dagegen die corticale Aktivität. Nach den Ansichten der Autoren soll Tolbutamid ähnlich wie Strychnin einen Angriffspunkt in der Formatio reticularis haben.

Von Anand et al. (1961) wurde die elektrische Aktivität des hypothalamischen Freßzentrums unter Einwirkung von Tolbutamid an Affen und Katzen untersucht. Für diese Versuche wurden bipolare Elektroden in das hypothalamische Freß- und Sättigungszentrum implantiert. Eine Änderung der Ableitungen nach Tolbutamid wurde nicht beobachtet.

Die blutzuckersenkenden Sulfonamide sind auch bei cerebralen Erkrankungen als Therapeutica versucht worden. So sahen Mikula und Kolařik (1961) eine Abnahme der Anfallshäufigkeit bei Epilepsie nach Carbutamid (1,5—3,0 g/Tag). Die gleichen Autoren stellten auch im Elektroschocktest an Mäusen eine antikonvulsive Wirkung von Carbutamid fest. Von Kauchtschischwili (1964) wurden Untersuchungen zur Beeinflussung des Parkinsonsyndroms durchgeführt. Nach intravenöser Gabe von Tolbutamid wurden das EEG und der Tremor registriert. Nach Tolbutamid verminderte sich die Schlagweite des Tremors, ebenso verschwand die Grundaktivität der Muskulatur. Das EEG wurde gleichzeitig mit dem Auftreten von Theta-Wellen aktiviert. Die Blutzuckerschwankungen bei diesen behandelten Patienten waren gering. Es wird angenommen, daß Tolbutamid eine Vaguswirkung auf die Formatio reticularis ausübt, Insulin, im Vergleich zu diesen Untersuchungen, bewirkt die gleichen Rhythmus- und Schlagweiteveränderungen, beeinflußt aber die Grundaktivität der Muskulatur nicht.

Die antikonvulsive Wirkung der oralen Antidiabetica wurde in früheren Jahren von vielen Autoren, wie z.B. von Burns et al. (1961), Robertson (1961), McIntyre (1961), McColl und Sacra (1961), Simpson und Draper (1961), McGregor und Priest (1962) und Leutiger (1962) zur Therapie des Parkinson genutzt. Die Ergebnisse waren aber, vor allem bei der Langzeitbehandlung, sehr unterschiedlich, so daß eine generelle Anwendung nicht empfohlen wurde.

Von Ropp und Snedeker (1961) wurde der Gehalt von nachstehenden Aminosäuren, Aminen und Peptiden nach Tolbutamid (600 mg/kg) im Rattengehirn untersucht: Glutaminsäure, Glutamin, Asparaginsäure, γ-Aminobuttersäure, Alanin, Taurin, Glykokoll, Äthanolamin, Äthanolaminphosphorsäure und Glutathion. Nur die γ-Aminobuttersäure nahm um 16—26% zu.

Ergänzend mag noch Erwähnung finden, daß intraventriculäre Injektionen von Tolbutamid zu einer gleich starken Blutzuckersenkung führen wie intravenöse Verabfolgungen (Bhawe und Sathe, 1965).

b) Peripheres Nervensystem

Vergleiche hierzu auch die Kapitel Muskulatur III, S. 340 und Toxikologie XIV, S. 362.

Nach hohen Dosen von blutzuckersenkenden Sulfonamiden, vor allem Chlorpropamid, werden bei der Therapie Muskelschwäche und auch im Experiment Ataxien (Houssay und Penhos, 1956) beobachtet. Nach Dauerinfusionen von 200 mg/kg Tolbutamid wurden von Hasselblatt und Bludau (1958) head-drop und Lähmungen beschrieben. Ebenso sahen Schneider et al. (1959) bei der indirekten Reizung des Gastrocnemius nach 300 mg/kg Chlorpropamid eine Abnahme der Kontraktionshöhe. Die gleichen Autoren fanden nach Chlorpropamid eine Abnahme der mono- und polysynaptischen Reflexe im Rückenmark.

Zu den gleichen Ergebnissen mit Tolbutamid kamen auch GERSTENBERG et al. (1957), und HASSELBLATT und BASTIAN (1958).

Die letzten Autoren fanden weiter, daß die direkte Reizung der Muskulatur unter Tolbutamid nicht beeinflußt wird und somit ein Einfluß hoher Dosen der blutzuckersenkenden Sulfonamide auf die Synapsen wahrscheinlich ist.

II. Innersekretorische Drüsen

a) Hypophyse

Die blutzuckersenkenden Sulfonamide haben auf die Funktion der Hypophyse keinen Einfluß. Die Erhöhung des Plasmacorticoidspiegels, die nach Verabreichung dieser Substanzen beobachtet wird, ist sekundärer Natur und auf eine Gegenregulation durch die Hypoglykämie zurückzuführen (GERHARDS et al., 1965). Die Hypoglykämie bedingt eine vermehrte Adrenalinsekretion, die wiederum die Hypophyse zu erhöhter ACTH-Ausschüttung veranlaßt und so die erhöhte Corticoidabgabe der Nebennierenrinde erklärt. Als Beweis für die erhöhte Adrenalinabgabe sehen die Autoren die Abnahme des Ascorbinsäuregehaltes des Nebennierenmarkes an. Andererseits vermögen die blutzuckersenkenden Sulfonamide direkt das Nebennierenmark zur Adrenalinabgabe zu stimulieren (BÄNDER, 1958a, 1959a, b), vgl. hierzu auch das Kapitel e) Nebennierenmark. So kommt es auch über diesen Weg zu einer erhöhten ACTH-Abgabe.

KRACHT et al. (1957a) sahen nach Carbutamid eine partielle Entgranulierung der acidophilen Zellen im Hypophysenvorderlappen. Die Autoren deuten diese Bilder aber nicht als eine direkte Wirkung des Sulfonylharnstoffes auf die Hypophyse sondern als sekundär durch den antithyreodalen Effekt bedingt (vgl. Kapitel c) Schilddrüse), da zahlreiche vacuolisierte polygonale β-Zellen (sog. Thyreoidektomiezellen) vorgefunden wurden. Die gonadotropinbildenden Zellen sowie der mucoidzellige Anteil der Chromophoben wiesen keine Besonderheiten auf.

LOPEZ-QUIJADA et al. (1962) machten die Beobachtung, daß die Glucoseaufnahme des Nebenhodenfettgewebes in vitro bei hypophysektomierten Ratten nach Tolbutamid gegenüber normalen Tieren gesteigert ist. Insulin besaß in Vergleichsversuchen allerdings einen weit größeren Effekt, vgl. hierzu das Kapitel V Fettgewebe.

Von vielen Autoren wurde der Einfluß der Hypophyse auf den Ablauf der Blutzuckersenkung nach blutzuckersenkenden Sulfonamiden untersucht (BÄNDER und SCHOLZ, 1956; LOUBATIÈRES et al., 1956c, d; HOUSSAY and PENHOS, 1956; RENOLD et al., 1956; LOUBATIÈRES, 1957a, b; HOUSSAY et al., 1957a, b; RENOLD et al., 1957a, b; COX und WILLIAMS, 1957; GORDON et al., 1957; DULIN and MILLER, 1959; BÄNDER, 1959; und GERHARDS et al., 1965).

Übereinstimmend wurde von den Autoren festgestellt, daß die Hypophyse für das Zustandekommen der Blutzuckersenkung nach blutzuckersenkenden Sulfonamiden nicht verantwortlich ist. Die Abb. 1 gibt einen Versuch an normalen hypophysenlosen und nebennierenlosen Ratten wieder. Die Blutzuckerkurven verlaufen vollkommen gleichsinnig.

Diese Befunde stehen im Gegensatz zu der bekannten, hochgradigen Insulinempfindlichkeit hypophysektomierter Tiere oder Menschen. DULIN and MILLER (1959) vermuten als Ursache eine Abnahme des Insulingehaltes im Pankreas nach der Hypophysektomie. Die Autoren führten Blutzuckerversuche mit Tolbutamid an Ratten durch, bei denen die Hypophysektomie 3 Tage, 1—2 Wochen und 4 Wochen zurücklag. 3 Tage nach der Hypophysektomie war die Blutzuckerreaktion stärker als bei normalen Ratten. Ratten, bei denen die Hypophysektomie 1—2 Wochen zurücklag, reagierten gleich stark wie normale Ratten. Ratten, die 4 Wochen vorher operiert worden waren, zeigten eine abgeschwächte Blutzuckerreaktion. Bei diesen war der Insulingehalt im Pankreas auf die Hälfte abgesunken.

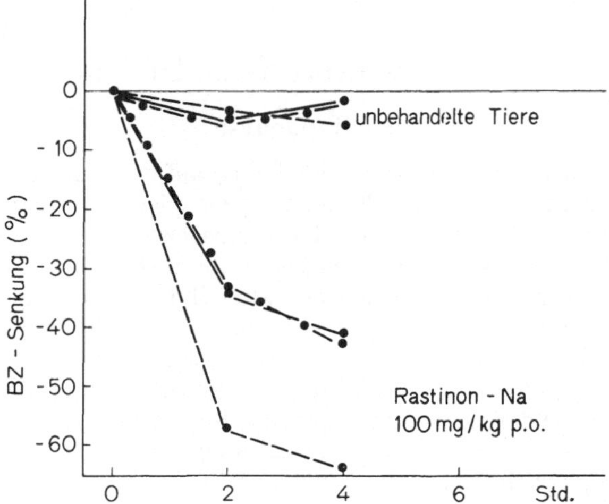

Abb. 1. Veränderung des Blutzuckers nach Tolbutamid (Rastinon) an normalen, hypophysektomierten und nebennierenlosen Ratten (Bänder, 1956, 1959). ——— normale Ratten; —·—·—·— hypophysekt. Ratten; ————— nebennierenlose Ratten

Da die blutzuckersenkenden Sulfonamide Insulin aus dem Pankreas freisetzen, kann der verringerte Insulingehalt im Pankreas nach der Hypophysektomie die obigen Befunde erklären.

Am Rande sei hier noch erwähnt, daß diese Beobachtungen erneut die Frage nach der Existenz eines β-cytotropen Hypophysenhormons aufwerfen.

b) Epiphyse

Untersuchungen darüber, ob die blutzuckersenkenden Sulfonamide die Epiphyse pharmakologisch oder morphologisch beeinflussen, sind bisher noch nicht durchgeführt worden.

c) Thyreoidea

MacKenzie and MacKenzie (1943) s. unten, beschrieben als erste die thyreostatische Wirkung von Sulfonamiden. Da wir es hier ebenfalls mit verschiedenen blutzuckersenkenden Sulfonamiden zu tun haben (vgl. Einleitung), war der Einfluß auf die Schilddrüse zu erwarten. Sowohl im Tierexperiment wie auch in der Klinik bei der Therapie des Diabetes mellitus wurden entsprechende Veränderungen beobachtet. Dabei wurde gefunden, daß die chemisch differenten blutzuckersenkenden Sulfonamide einen unterschiedlich starken Einfluß auf die Schilddrüse haben. Die ausgeprägteste hemmende Wirkung auf die Jodaufnahme besitzt das Carbutamid, während dagegen Tolbutamid und Chlorpropamid einen wesentlich geringeren Einfluß auf die Schilddrüsenfunktion haben (v. Holt et al., 1956b; Kracht et al., 1957a; Brown and Solomon, 1956; Mortimore et al., 1956;

McGAVACK et al., 1956; KUUSISTO and ANTILA, 1956; RENOLD et al., 1956; CREUTZFELD et al., 1957; MONTENERO, 1957; KUUSISTO et al., 1957; KRACHT et al., 1957a; McGAVACK et al., 1957; WRENSHALL, 1957; HAMWI et al., 1959; SKINNER et al., 1959; TRANQUADA et al., 1960; FIŠTER and BENAŠ, 1960; NIKKILA et al., 1960; HUNTON et al., 1965; BURDA, 1965; KRAMER et al., 1964a; CSAPO and HODI, 1957).

Zur Beurteilung der Schilddrüsenfunktion sind im wesentlichen folgende 3 Kriterien herangezogen worden:

1. Die Messung des an Protein gebundenen Jod (PBI)

2. Die Aufnahme von J^{131} durch die Schilddrüse

3. Die morphologischen Veränderungen der Schilddrüse.

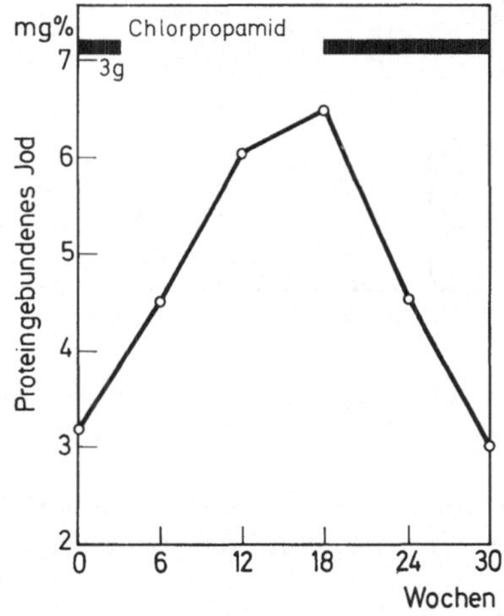

Abb. 2. Wirkung von blutzuckersenkenden Sulfonylharnstoffen (Chlorpropamid) auf das protein-gebundene Jod (HUNTON et al., 1965)

Zu 1. Unter der Medikation von blutzuckersenkenden Sulfonamiden kommt es zu einer Erniedrigung des PBI. Die Abb. 2 veranschaulicht ein solches Ergebnis nach Chlorpropamid.

Zu 2. Die Jodaufnahme der Schilddrüse ist gehemmt. Die Tabelle 2 gibt einen Versuch wieder, bei dem Carbutamid und Tolbutamid mit 2 weiteren chemotherapeutisch wirksamen Sulfonamiden verglichen werden. In diesem Versuch wird auch die stärkere Wirksamkeit des Carbutamids gegenüber dem Tolbutamid deutlich.

Tabelle 2. *Hemmung der J^{131}-Aufnahme der Rattenschilddrüse durch Injektion verschiedener Präparate einschließlich Tolbutamid und Carbutamid.* (WRENSHALL 1957)

Gruppe	Aufnahme von J^{131} in der Schilddrüse gegenüber Kontrollen
Kontrollen	100 ± 30
Carbutamid	10 ± 3
Tolbutamid	61 ± 13
Sulfadiazin	6 ± 2
Sulfapyridin	15 ± 6

Zu 3. Versuche an Ratten, die mit Carbutamid gefüttert wurden (v. Holt et al., 1956) zeigten eine makroskopisch vergrößerte Schilddrüse. Ihr Gewicht betrug etwa das 3—4fache der Kontrollen. Histologisch finden sich die von antithyroidalen Substanzen her bekannten Veränderungen: Kernschwellung, Epithelerhöhung, Kolloidarmut und Hyperämie. Diese strumaartigen Veränderungen sind nach Tolbutamid nicht so stark ausgeprägt (Tranquada et al., 1960; Wrenshall, 1957).

Bei disponierten Patienten kann es aber auch in seltenen Fällen unter Tolbutamid zu myxödematösen Zuständen kommen, die nach dem Absetzen des Präparates wieder verschwinden (Montenero, 1957). Dagegen konnten McGavack

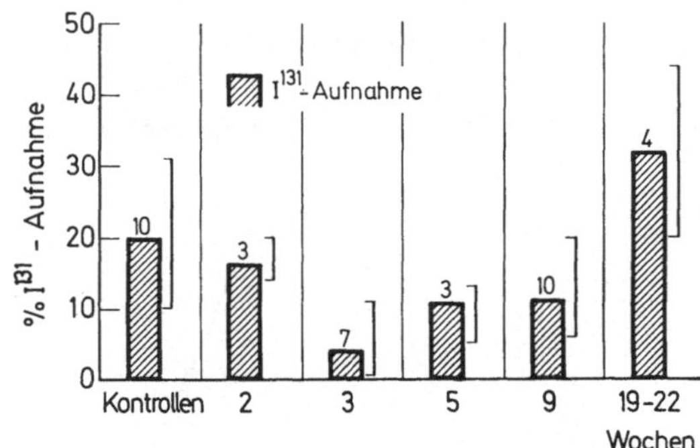

Abb. 3. Wirkung von Carbutamid (2 g täglich) auf die J^{131}-Aufnahme in der Schilddrüse (McGavack et al., 1957)

et al. (1957) zeigen, daß die hemmende Wirkung am Patienten vorübergehender Natur ist. Sie haben die Jodaufnahme der Schilddrüse über mehrere Wochen gemessen (vgl. Abb. 3).

In der 3. Woche ist das Maximum der Hemmung erreicht. Von da an normalisiert sich der Zustand wieder.

Alle unter den Punkten 1—3 erhobenen Befunde deuten darauf hin, daß die blutzuckersenkenden Sulfonamide auf die Schilddrüse wie ein mildes Thyreostaticum vom Thiouraciltyp wirken (Brown and Solomon, 1956). So vermuten Kracht et al. (1956), daß der antithyreodale Effekt mehr auf der Harnstoff- und weniger auf der Sulfonamidstruktur der Substanzen beruhe. Die Schilddrüse hat keinen direkten Einfluß auf die Blutzuckersenkung. Schilddrüsenlose Tiere (Hunde) reagieren wie normale auf die blutzuckersenkenden Sulfonamide (Loubatières et al., 1956d).

d) Parathyreoidea

Bei ausgedehnten toxikologischen Untersuchungen wurde auch auf Veränderungen des morphologischen Bildes der Parathyreoidea geachtet.

Ratten erhielten 9 Monate lang 250, 500, 1000 und 2000 mg/kg Tolbutamid peroral und Hunde für den gleichen Zeitraum 100 mg/kg (Scholz und Bänder, 1956; Bänder, 1957). Eine Änderung des morphologischen Bildes konnte nicht beobachtet werden. Die gleichen negativen Befunde wurden auch nach Chlorpropamid bei Ratten nach Dosen von 250 uud 500 mg/kg peroral und an Hunden nach Dosen von 10 und 50 mg/kg peroral und nach Metahexamid an Ratten nach Dosen von 100, 250, 500, 1000 und 2000 mg/kg peroral und an Hunden nach Dosen von 10, 25 und 50 mg/kg peroral erhoben (Bänder, 1959a, b).

Untersuchungen über Änderungen des Funktionszustandes der Parathyreoidea nach Gaben von blutzuckersenkenden Sulfonamiden sind nicht bekannt.

e) Nebennierenmark

Neben der Hauptwirkung auf die B-Zellen der Langerhansschen Inseln im Pankreas haben die blutzuckersenkenden Sulfonamide noch einen wesentlichen Einfluß auf die Funktion des Nebennierenmarkes (NNM). Als erster wies LOUBATIÈRES (1946a, b) darauf hin, daß nebennierenlose Ratten nach Isopropylthiodiazol (IPTD) wesentlich stärker — bis zum tödlichen hypoglykämischen Schock — den Blutzucker senken. Analoge Befunde wurden auch für das Tolbutamid (BÄNDER und SCHOLZ, 1956) (vgl. Abb. 1) und Chlorpropamid (SCHNEIDER et al., 1959), sowie für Glibenclamid (BÄNDER et al., 1969a) erhoben. Bei normalen

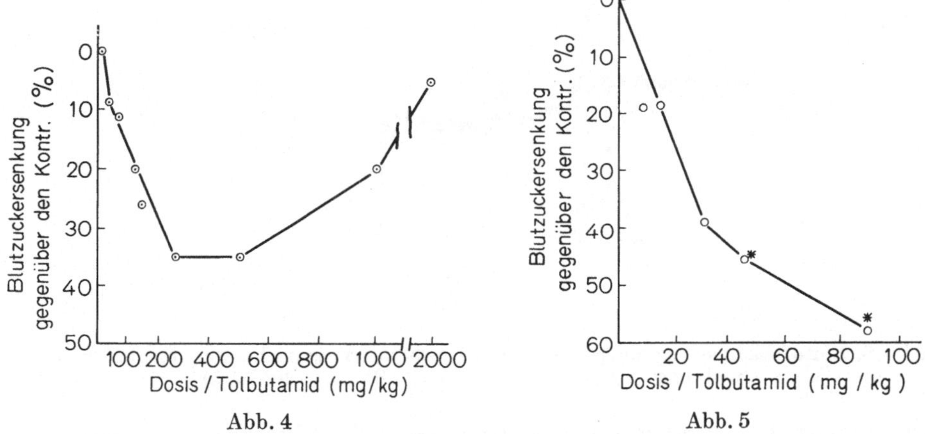

Abb. 4   Abb. 5

Abb. 4. Dosiswirkungskurve an intakten Ratten (DULIN et al., 1956)

Abb. 5. Dosiswirkungskurve an nebennierenlosen Ratten (DULIN et al., 1956)

Tieren ist die Blutzuckersenkung limitiert. DULIN et al. (1956) haben diese Limitierung als gegenregulatorischen Mechanismus des Nebennierensystems erkannt.

Bei normalen Ratten führen extrem hohe Dosen von 2 g/kg Tolbutamid peroral nicht mehr zu einer Blutzuckersenkung, was ein Hinweis dafür ist, daß Tolbutamid in hohen Dosen eine Stimulierung der Adrenalin-Sekretion hervorruft. Dagegen konnten bei adrenalektomierten Ratten durch Gaben von niedrigen Dosen schwere Hypoglykämien, die bis zum tödlichen Schock führten, hervorgerufen werden (Abb. 4 und 5). Viele Autoren bestätigen diese Befunde (v. HOLT, 1956a, b; BÄNDER und SCHOLZ, 1956; HOUSSAY and PENHOS, 1956; LANG et al., 1956). Durch Injektionen von Adrenalin läßt sich die hypoglykämische Reaktion bei adrenalektomierten Ratten völlig aufheben, durch Injektionen von Hydrocortison gelingt dies nur teilweise (DULIN et al., 1956). Das war ein Hinweis dafür, daß der Ausfall des NNM mit dem Fehlen der adrenergischen Gegenregulation die Hauptursache für die nach Adrenalektomie und Präparatgabe eintretende schwere Hypoglykämie ist, und die Abgabe von Adrenalin bei normalen Tieren die Limitierung der Blutzuckersenkung bedingt.

Nach sehr hohen Dosen von Carbutamid (1,4 g/kg i.v.) am Kaninchen sahen ACHELIS and HARDEBECK (1955) sogar Hyperglykämien. Diese gleiche Beobachtung machten auch SCHOLZ und BÄNDER (1956) nach Tolbutamid peroral an Mäusen und Kaninchen (letztere Tierart bisher nicht veröffentlicht). Diese Hyperglykämien werden mit einer hohen Adrenalinabgabe gedeutet.

Histologisch wurden die Nebennieren nach Gaben von blutzuckersenkenden Sulfonamiden von mehreren Autorengruppen untersucht.

Am Nebennierenmark kommt es nach einmaliger Gabe von Tolbutamid (Creutzfeldt und Finter, 1956; Bänder, 1958a) und von Carbutamid (Gepts et al., 1955b; Kracht et al., 1957a) bei Ratten, Kaninchen und Mäusen 6 und 12 Std nach der oralen Verabreichung zu Veränderungen im histologischen Bild, mit Degranulation und Vacuolisierung der NNM-Zellen. Creutzfeld und Finter (1956) fanden, daß diese Veränderungen mit der Blutzuckersenkung ziemlich parallel verliefen und deuteten diese Veränderungen als Sekundärer-

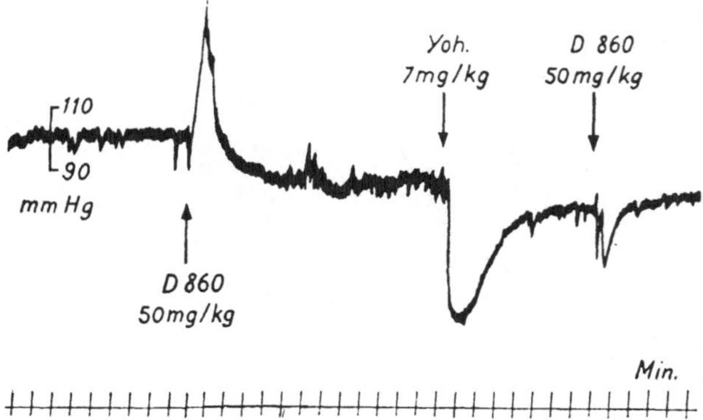

Abb. 6. Blutdruckänderung am Kaninchen in Urethannarkose nach 50 mg/kg D 860 i.v. vor und nach Yohimbin (7 mg/kg i.v.) (Bänder, 1958a, b)

scheinungen. Demgegenüber fand Bänder (1958a, b, 1959a, b, c) Anzeichen dafür, daß eine einmalige Gabe von Tolbutamid das NNM in direkter Weise im Sinne einer Funktionssteigerung beeinflussen kann. Er wies eine Vermehrung der Catecholaminausschüttung an charakteristischen Änderungen des Kaninchen-Blutdrucks nach, und es gelang ihm, mit Hilfe der Yohimbin-Umkehrreaktion das wirksame Substrat als Adrenalin zu identifizieren (Abb. 6).

Auch histochemische Untersuchungen (Bänder, 1958a, b), die bereits 20 min nach Gabe von 400 mg/kg Tolbutamid peroral eine Degranulation der NNM-Zellen mit vergrößerten Zellkernen erkennen ließen, sprechen für eine primäre Funktionssteigerung des NNM, da das Ausmaß der Blutzuckersenkung in dieser frühen Phase noch zu gering ist, um sekundäre Reaktionen am NNM auslösen zu können (Abb. 7 und 8).

Von Noetzel et al. (1969) wurden vergleichende Untersuchungen mit Tolbutamid, Carbutamid und Chlorpropamid (200 mg/kg peroral) im Hinblick auf eine mögliche Beeinflussung der Nebennierenrinde und des Nebennierenmarkes durchgeführt. Es wurde hierbei der Catecholamin-Gehalt im Nebennierenmark bestimmt. Schon nach einer Stunde kommt es zu einem deutlichen Abfall des Catecholamingehaltes, der dann nach 6 Std sein Maximum erreicht. Noetzel et al. (1969) kommen ebenfalls zu dem Schluß, daß die blutzuckersenkenden Sulfonamide einen primären Angriffspunkt am Nebennierenmark haben, und daß dann der weitere Blutzuckerabfall die bekannte sekundäre Gegenregulation auslöst (West, 1951; Vogt, 1951).

Ebenfalls eine Abnahme des Catecholamingehaltes in der Nebenniere von Ratten fanden Gonnard et al. (1959) nach Gaben von Carbutamid. Sie führten aber die Verarmung an Catecholaminen auf eine Verringerung der Synthese zurück, da bei in vitro- Versuchen eine Verminderung der Dopadecarboxylase-Aktivität nach Carbutamid gefunden wurde.

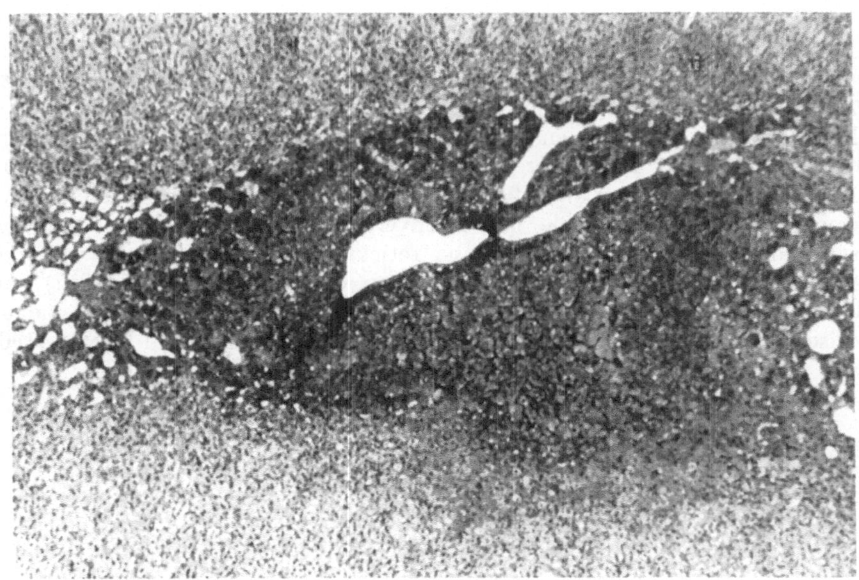

Abb. 7. Nebennierenmark vom normalen Kaninchen. Vergr. 90:1 (BÄNDER, 1961)

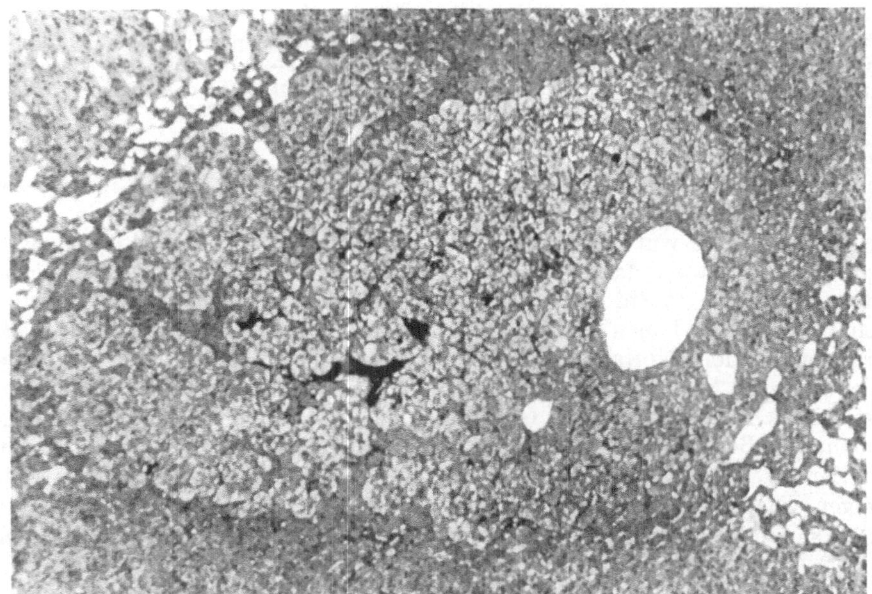

Abb. 8. Nebennierenmark vom Kaninchen, degranuliert nach Tolbutamid.
Vergr. 90:1 (BÄNDER, 1961)

f) Nebennierenrinde

CONSTAM et al. (1956), DUNCAN et al. (1956), MORTIMORE et al. (1956), PFEIF-FER et al. (1956), RAUSCH-STROOMANN und SAUER (1956), RENOLD et al. (1956), GUTMAN et al. (1957) sowie WENGER (1957) fanden nach Gaben von blutzucker-senkenden Sulfonamiden (Carbutamid und Tolbutamid) keine erhöhte Abgabe von 17-Ketosteroiden im Urin. Ebenso war der 17-Hydroxycorticosteronspiegel im Blut nicht verändert und die Wirkung von ACTH wurde nicht beeinflußt (Gutman et al., 1957; Rausch-Stroomann und Sauer, 1957; und Wenger, 1957).

Diesen negativen Befunden stehen Beobachtungen gegenüber, die für eine, wenn auch kurzzeitige Nebennierenrindenaktivierung sprechen. So sahen v. Holt et al. (1956b), Kracht et al. (1957a) nach Carbutamid eine vorübergehende Nebennierenrindenhypertrophie mit Kernvergrößerungen (Abb. 9). An diesem Prozeß waren die Zona fasciculata und reticularis mit einer Lipoidverarmung beteiligt. Analoge Befunde wurden auch von Creutzfeldt et al. (1957) nach Tolbutamid erhoben. Letztere Autoren deuten die Hypertrophie als eine unspezifische Reaktion auf die Blutzuckersenkung. Bloodworth und Hamwi (1961)

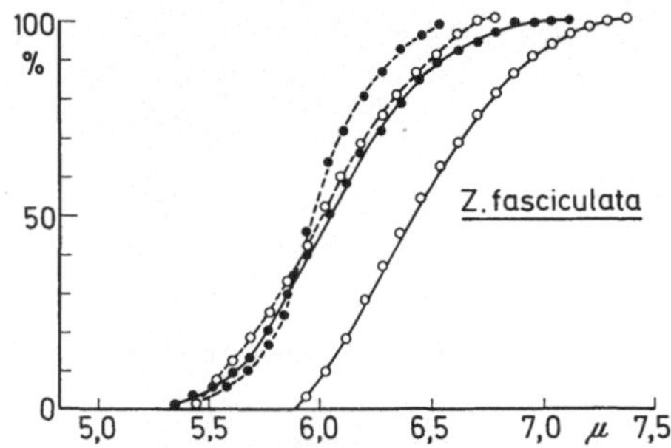

Abb. 9. Kerngrößenveränderungen der Z. fasciculata der Nebennierenrinde nach BZ 55 in Abhängigkeit von der Anwendungsdauer. ●——● Kontrollen; ●----● Versuchsdauer 7 Monate, 0,2 g/kg tgl. oral; ○----○ Versuchsdauer 4 Monate, 0,3 g/kg tgl. oral; ○——○ Versuchsdauer 14—21 Tage, 0,5 g/kg tgl. oral. (Kracht et al., 1957)

sahen ebenfalls beim Menschen Nebennierenrindenhypertrophien. Noetzel et al. (1969) untersuchten den Corticosteroidgehalt der Nebennierenrinde von Ratten nach oralen Gaben von Tolbutamid, Carbutamid und Chlorpropamid (200 mg/kg peroral). Die Autoren fanden schon nach 1 Std eine Abnahme des Corticoidgehaltes, der nach 15 Std seinen Tiefstpunkt erreicht. Dulin et al. (1956) sahen ebenfalls nach sehr hohen Dosen von Tolbutamid (2 g/kg peroral) eine gesteigerte Corticoidsekretion. Noetzel et al. (1969) deuten ihre Befunde nach einmaliger Gabe als eine Stimulierung der Nebennierenrinde mit erhöhter Abgabe von Corticoiden. Nach langzeitigen Gaben werden dagegen normale Funktionen gefunden. Die Beeinflussung der Nebennierenrinde kann möglicherweise über eine Aktivierung des Hypophysen-Hypothalamus-Systems (Adrenalinausschüttung) erfolgen. Die Diskrepanz zwischen tierexperimentellen und klinischen Befunden erklärt sich möglicherweise aus den wesentlich höheren Dosen im Tierexperiment.

g) Langerhanssche Inseln

α) Untersuchungen an pankreaslosen Tieren

Die spezifische pharmakologische Wirkung der blutzuckersenkenden Sulfonamide beruht auf der Insulinfreisetzung aus den B-Zellen der Langerhansschen Inseln im Pankreas. Die Beweisführung für diesen Effekt war einfach durchzuführen: nach operativer oder chemischer Ausschaltung der B-Zellen mit Alloxan wurde der Blutzucker nach Gaben dieser Präparate nicht mehr gesenkt. Folgende Autoren führten derartige Untersuchungen an pankreaslosen Hunden durch: Loubatières (1944), Loubatières (1946a, b), Bänder und Scholz (1956),

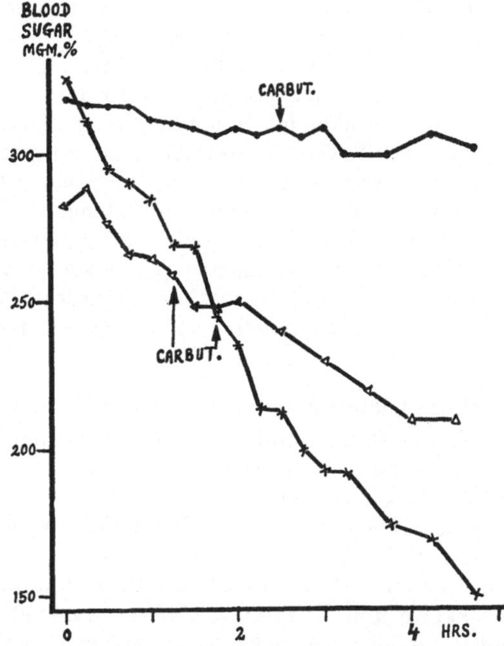

Abb. 10. Carbutamid wirkt bei pankreatektomierten Hunden nicht (obere Kurve), die Blutzuckersenkung nach Insulin wird durch Carbutamid nicht beeinflußt (FRITZ et al., 1956)

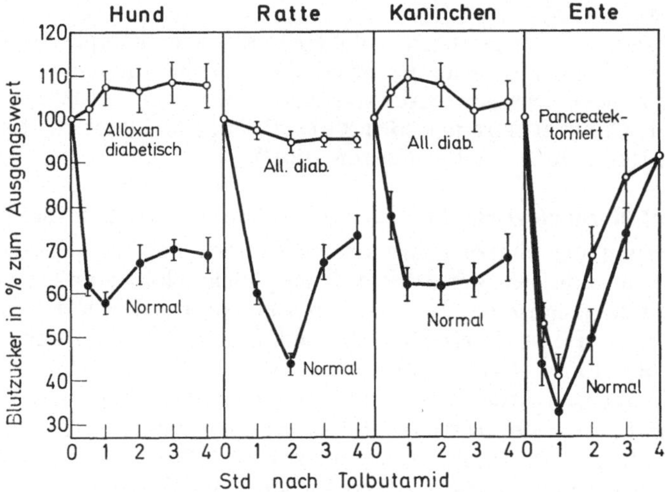

Abb. 11. Wirkung von Tolbutamid auf die Blutzuckerkonzentration von normalen und alloxandiabetischen Hunden, Kaninchen und Ratten und von normalen und pankreatektomierten Enten. (MIRSKY, I. A., GITELSON, U. S., 1957)

SIREK und SIREK (1956), CAMPBELL und LAZIDINS (1956), FRITZ et al. (1956), HOUSSAY und PENHOS (1956), CAREN und CORBO (1957), TISZAY und SZÜCS (1958), MAHA et al. (1962), KRAMER et al. (1964), BÄNDER et al. (1969) und LOUBATIÈRES et al. (1969). Die Abb. 10 gibt einen charakteristischen Versuch am pankreaslosen Hund wieder (FRITZ et al., 1956). Bei diesem Versuch wird außerdem gezeigt, daß blutzuckersenkende Sulfonamide, in diesem Fall Carbutamid, keinen Einfluß auf die Insulinwirkung haben (Kurve 2 und 3 in Abb. 10).

Analoge Untersuchungen an pankreaslosen Ratten wurden von Cox et al. (1956a, b) durchgeführt. Auch bei der pankreaslosen Katze bleibt die Blutzuckersenkung nach den blutzuckersenkenden Sulfonamiden aus (Gordon et al., 1957). Ebenso wird bei pankreaslosen Kröten die Blutzuckersenkung nach Tolbutamid und Carbutamid vermißt (Houssay und Penhos, 1956). Die gleichen Autoren (1960) führten auch Untersuchungen an pankreatektomierten Schlangen der Gattung Xemodon merrimii durch. Auch hier hatten Tolbutamid und Carbutamid keinen Einfluß auf den Blutzucker. Eine Ausnahme machen pankreaslose Vögel. So wird der Blutzucker bei pankreaslosen Enten (Mirsky and Gitelson, 1957) und pankreaslosen Hühnern (Hazelwood, 1958) nach Tolbutamid wie bei normalen Tieren gesenkt (Abb. 11).

β) Untersuchungen an alloxandiabetischen Tieren

Die blutzuckersenkenden Sulfonamide sind auch nach chemischer Ausschaltung der B-Zellen der Langerhansschen Inseln wirkungslos.

Untersuchungen an alloxan-diabetischen Hunden wurden von Bänder und Scholz (1956), Czyzyk (1956), Loubatières (1956d), Mohnike (1957), Roddriguez-Miñón de Oya (1957) und Kramer et al. (1964a) durchgeführt. Beringer und Lindner (1956), Czyzyk (1956), Mohnike (1956), Kracht (1957), Kirtley et al. (1956), Creutzfeldt und Böttcher (1956), Stewart (1957b), Bänder et al. (1969a) machten analoge Versuche an Kaninchen. Auch an alloxan-diabetischen Ratten sind die blutzuckersenkenden Sulfonamide unwirksam (v. Holt et al., 1956a, b; Mirsky et al., 1956b; Lang et al., 1956; Christophe et al., 1956; Gordon et al., 1957; Dulin und Johnston, 1957; Schneider et al., 1959; und Kramer et al., 1964a).

Wird dagegen durch geringere Alloxan-Dosen kein kompletter Diabetes erzeugt, d.h. ein Teil der B-Zellen bleibt erhalten, so sind die blutzuckersenkenden Verbindungen noch wirksam. (Achelis und Hardebeck, 1955; Loubatières et al., 1956d; Creutzfeldt und Böttcher, 1956; Mirsky et al., 1956b; Hultquist et al., 1957; Dulin und Johnston, 1957).

γ) Morphologische Befunde an den Langerhansschen Inseln

Die Wirkung der blutzuckersenkenden Sulfonamide ist in zahlreichen Arbeiten mit lichtoptischen Methoden auf morphologische Veränderungen an den B-Zellen der Langerhansschen Inseln untersucht worden. (Loubatières, 1946a, b; Ashworth und Haist, 1956; Bänder und Scholz, 1956; Creutzfeldt und Finter, 1956; Fritz et al., 1956; Gepts et al., 1956; v. Holt et al., 1956b; Kracht and Rausch-Stroomann, 1956; Maske, 1956; Volk et al., 1956, 1957; Pfeiffer et al., 1957; Loubatières, 1957a, b; Loubatières et al., 1957; Kracht et al., 1957a; Gepts, 1957a, b; Creutzfeldt et al., 1957; Bänder, 1957; Bänder et al., 1957; Volk und Lazarus, 1958; Lazarus und Volk, 1958; Creutzfeldt und Geginat, 1958; Bänder, 1958a, b; Bänder 1959a, b, c; Schneider et al., 1959; Lundback et al., 1959; Fruteau de Laclos und Loubatières, 1960; Mohnike et al., 1962; Logothetopoulos et al., 1964; Bänder, 1963a, b, 1964, 1966; Kramer et al., 1964a; Gepts et al., 1955; Bänder, 1968; Bänder et al., 1969b; Pfaff und Schöne, 1969; Bänder et al., 1969c).

Für diese Untersuchungen wurden verschiedene Tierspecies, wie Hund, Kaninchen, Ratte, Katze, Kalb und Maus verwendet. Dabei konnte gezeigt werden, daß es nach Gaben von blutzuckersenkenden Sulfonamiden zu einer mehr oder weniger starken Degranulierung der B-Zellen kommt. Die verabfolgte Dosis spielt

eine entscheidende Rolle: mit steigender Dosis nimmt der beobachtete Effekt zu.
Die Abb. 12 gibt eine Dosiswirkungskurve in bezug auf den Granulagehalt nach
Gaben von Glibenclamid wieder (BÄNDER et al., 1969a).

Aber nicht nur die Dosen der verwendeten Präparate sind ausschlaggebend
für die unterschiedliche Degranulation sondern auch die Tierspecies. So bestehen
z.B. wesentliche Unterschiede zwischen Ratten und Kälbern einerseits und
Kaninchen andererseits. (VOLK et al., 1957; CREUTZFELD et al., 1957; VOLK und
LAZARUS, 1958; BÄNDER, 1958b, 1968; CREUTZFELD und FINTER, 1956; PFEIFFER
et al., 1957). Kaninchen zeigen nach Gaben von blutzuckersenkenden Sulfonamiden eine schwächere Degranulation, die auch später einsetzt. Der Schwund
der Granula in den B-Zellen von Kaninchen beginnt bei täglicher Gabe der untersuchten Präparate erst nach 2—4 Tagen (VOLK et al., 1957; CREUTZFELD und

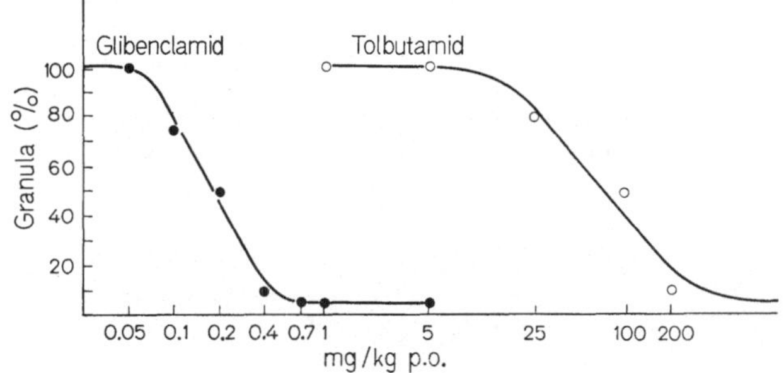

Abb. 12. Dosis-Wirkungs-Beziehung auf den Granulagehalt in den B-Zellen der Langerhansschen Insel von Ratten nach Gaben von Glibenclamid und Tolbutamid. Granulation der
B-Zelle in Abhängigkeit von der Dosierung 24 Std nach der Applikation. (BÄNDER et al., 1969b)

FINTER, 1956; CREUTZFELD et al., 1957). BÄNDER (1968) erklärt diese Unterschiede im Verhalten der Degranulierung mit der verschiedenen Insulinempfindlichkeit der obigen Tierspecies. Um eine Blutzuckersenkung von 40—50% zu erzeugen,
benötigt man bei der Ratte 5 und beim Kaninchen 0,5 E Insulin/kg s.c. Um bei
Kälbern (60—70 kg) den Blutzucker von 60 mg-% auf nur 40 mg-% zu senken,
müssen 300 E Insulin/Tier i.v. gegeben werden (PFEIFFER et al., 1957). Diese
Daten besagen, daß Ratten und Kälber für die gleiche Blutzuckersenkung aus
den Langerhansschen Inseln wesentlich mehr Insulin ausschütten müssen als
Kaninchen. Nach WRENSHALL et al. (1949) geht der Insulingehalt in der B-Zelle
mit der Zahl der Granula parallel. Die beschriebenen morphologischen Unterschiede könnten demnach so erklärt werden, daß eine höhere Insulinabgabe einer
stärkeren Degranulation entspricht.

Bei Ratten und auch Kälbern setzt die Degranulation der B-Zellen schon
wenige Stunden nach Gabe der untersuchten Präparate ein. Die Degranulation
durchläuft ein Maximum, welches im Durchschnitt bei 24 Std nach einer einmaligen Gabe liegt. Danach kommt es wieder zur Regranulation, die je nach
Dosis bis zum normalen histologischen Bild Tage dauern kann. Von da ab beobachtet man eine überschießende Reaktion mit einem Granulagehalt von über 100%
(Abb. 13).

Die Abb. 14 und 15 geben die Degranulation nach Glibenclamid wieder.

Von BÄNDER (1969a), BÄNDER und SCHESMER (1970) und BÄNDER et al.
(1969b) wurde auch das Verhalten des histochemisch nachweisbaren Zinks in der
B-Zelle nach Gaben von Tolbutamid, Chlorpropamid und Glibenclamid untersucht.
Das Zink wurde nach der Methode von TIMM (1958a, b) und TIMM und NETH

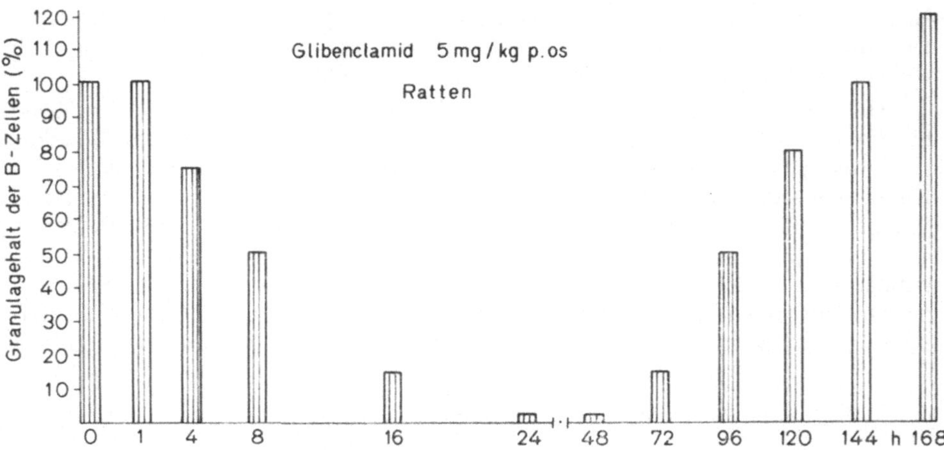

Abb. 13. Ablauf der Degranulation und Regranulation in den B-Zellen der Langerhansschen Insel von Ratten nach einer einmaligen Gabe von 5 mg Glibenclamid/kg per os. (Bänder et al., 1969 b)

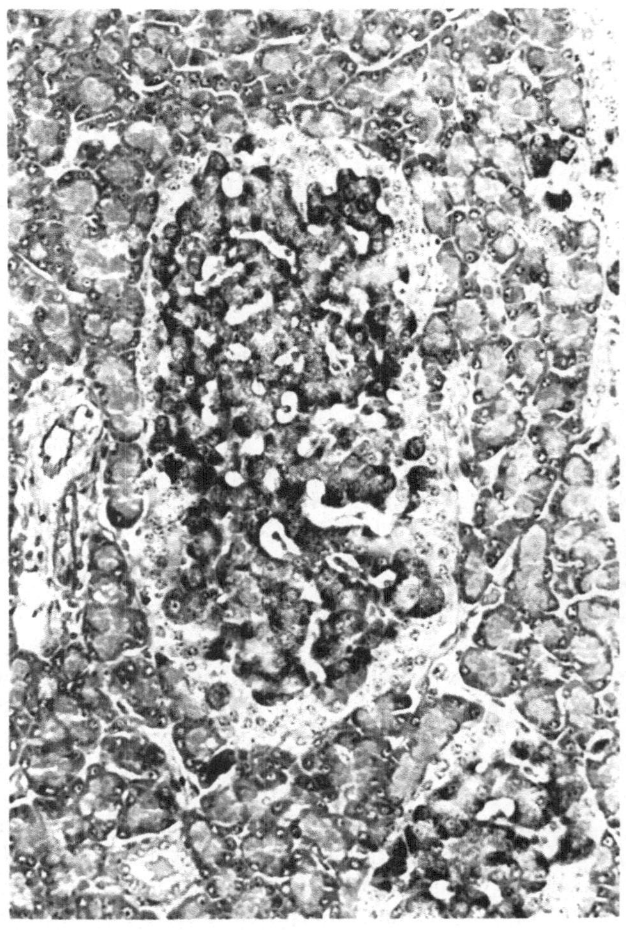

Abb. 14. Normale Langerhanssche Insel der Ratte. Vergr. 210fach. (Bänder et al., 1969 b)

(1958) histochemisch dargestellt. Nach diesen Präparaten kommt es ebenfalls zu einer Degranulation der zinkpositiven Granula. Hierbei verläuft der kinetische Ablauf der Degranulation und Regranulation praktisch wie bei den Gomoripositiven Granula. Auch am Ende der Regranulationszeit kommt es ebenfalls zu einer überschießenden Reaktion wie bei den Gomori-Granula. Die Abb. 16 und 17

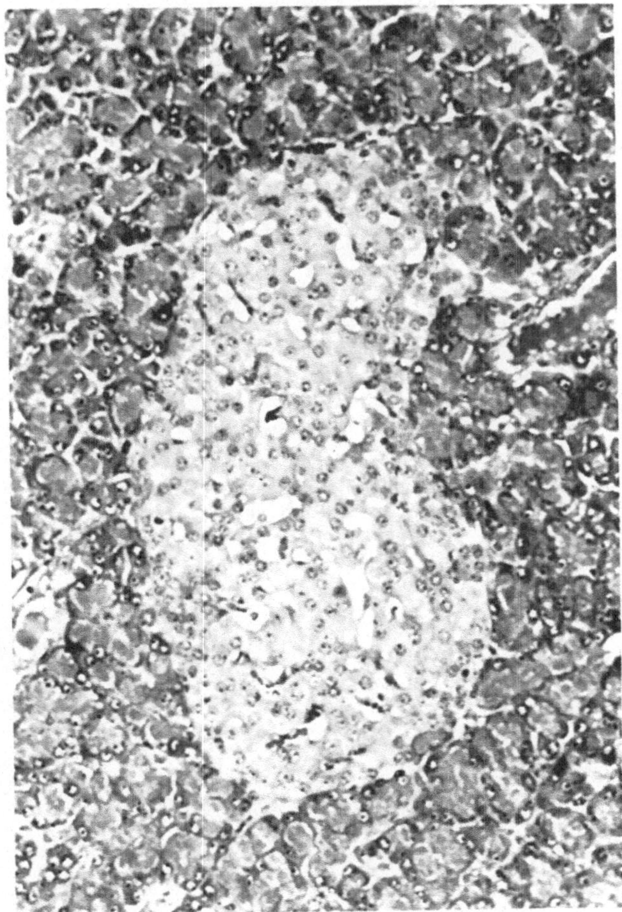

Abb. 15. Degranulierte Langerhanssche Insel der Ratte 24 Std nach einer Gabe von 5 mg Glibenclamid/kg per os. Vergr. 210fach. (BÄNDER et al., 1969b)

demonstrieren die Degranulation der zink-positiven Granula nach Glibenclamid. Entgegen diesen Befunden fand MASKE (1956) bei Untersuchungen mit Tolbutamid an Kaninchen keine Beeinflussung der Zink-Granula. MASKE verwandte die intravitale Methode mit Dithizon (MASKE, 1956). Eine weitere Wirkung der blutzuckersenkenden Sulfonamide auf das Pankreas besteht in einer Induzierung zur Neubildung von A- und B-Zellen. Dieser Effekt ist von vielen Autoren beobachtet und beschrieben worden (LOUBATIÈRES, 1946a, b; GEPTS et al., 1955, 1956; CREUTZFELDT und FINTER, 1956; BÄNDER et al., 1957; GEPTS, 1957a, b; CREUTZFELDT et al., 1957; LOUBATIÈRES, 1957a, b; KRACHT et al., 1957a; LOUBATIÈRES et al., 1957; BÄNDER, 1958b, 1959b; KRAMER et al., 1964a; LOUBATIÈRES et al., 1969; BÄNDER et al., 1969b).

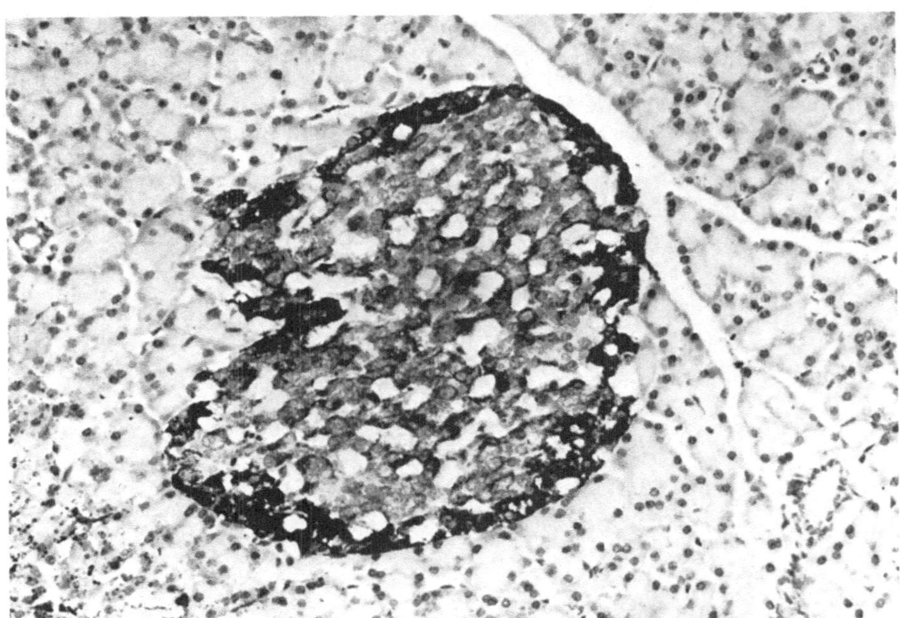

Abb. 16. Histochemische Darstellung von Zink in der Langerhansschen Insel der Ratte Normales Bild. Vergr. 210fach. (Bänder et al., 1969b)

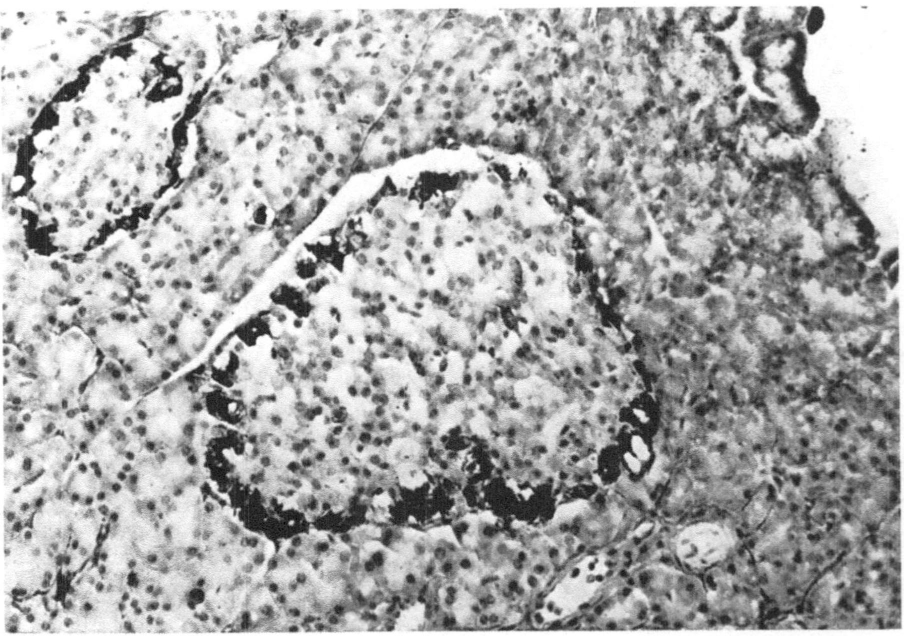

Abb. 17. Degranulation der Zink-positiven Granula in den B-Zellen der Langerhansschen Insel von Ratten 24 Std nach einer einmaligen Gabe von 5 mg Glibenclamid/kg per os. Vergr. 210fach. (Bänder et al., 1969b)

Die Abb. 18 gibt ein solches Neubildungszentrum nach Glibenclamid wieder. Die Neubildung soll von dem Epithel der kleineren endokrinen Gänge und der Schaltstücke ihren Ausgang nehmen. Auch eine azinoinsuläre Transformation wird diskutiert (GEPTS, 1957a; KRACHT et al., 1957a, b; BÄNDER et al., 1957; CREUTZFELDT und GEGINAT, 1958; KRACHT, 1959; GUSEK und KRACHT, 1959).

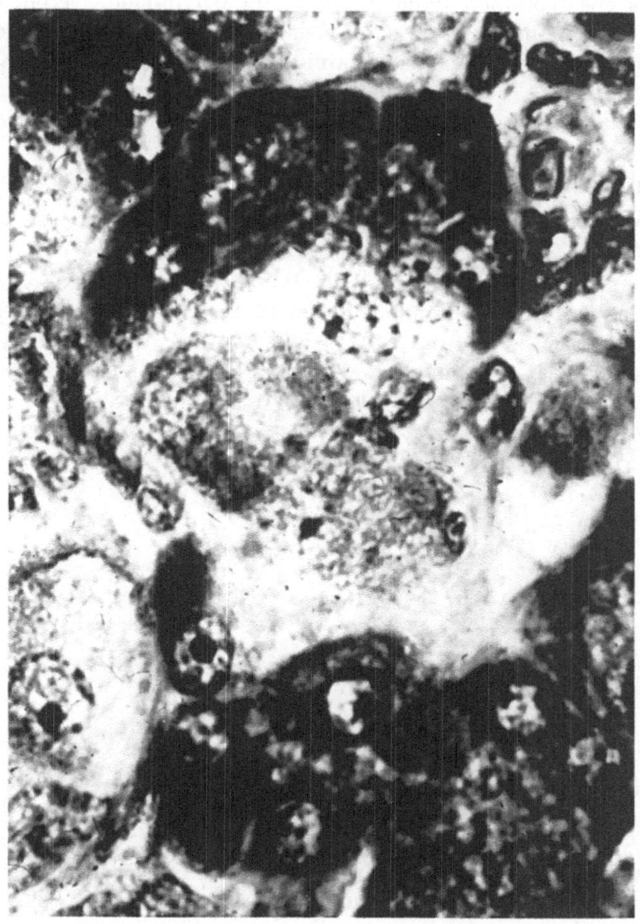

Abb. 18. Neubildung von A- und B-Zellen im Pankreas der Ratte nach täglicher Gabe von 5 mg Glibenclamid/kg per os über 4 Wochen. Vergr. 1320fach. (BÄNDER et al., 1969b)

Nach Gaben von blutzuckersenkenden Sulfonamiden sieht man neben der Degranulation ganz allgemein eine Stimulierung der Inselaktivität. Es kommt zu Kernschwellungen, Kernhypochromasie, Vergrößerung der Nucleolen, Erhöhung der Mitoserate, Zunahme der Kern-Plasmarelation und eine Hyperämie der Inselkapillaren. Wie weiter unten beschrieben wird, kommt es nach der Abgabe von Insulin zur Neuproduktion von Insulin. Die erhöhte Zellaktivität deutet auf diesen Prozeß hin. Dadurch und durch die Neubildung kommt es zur Vergrößerung des Inselvolumens.

Bei normalen Ratten kommt es nach mehrwöchiger Gabe von Carbutamid zu einer Inselhypertrophie (KRACHT und RAUSCH-STROOMANN, 1956). Dieser Eindruck konnte durch quantitative Bestimmung des Inselvolumens von ASHWORTH und

Haist (1956) sowie Gepts (1957a, b) für Carbutamid gesichert werden. Nach Tolbutamid fand sich bei normalen Ratten noch keine Inselvolumenzunahme, lediglich bei sehr jungen Ratten kam es zu einem mäßigen Anstieg des Inselvolumens, der jedoch nicht statistisch zu sichern war (Creutzfeldt et al., 1957). Ein ähnliches Verhalten fanden Gepts et al. (1956) bei Mäusen: signifikante Zunahme des Inselvolumens nach Carbutamid bei jungen Tieren, nicht jedoch bei älteren. Es scheinen hier also quantitative Unterschiede hinsichtlich Alter und Species sowie zwischen Carbutamid und Tolbutamid vorzuliegen. Entsprechend konnten Creutzfeldt und Geginat (1958) mit Tolbutamid eine verstärkte Inselregeneration nur bei teilpankreatektomierten Ratten beobachten.

δ) Stimulierung der Insulinabgabe durch blutzuckersenkende Sulfonamide

In einer Vielzahl von Versuchen wurde die Insulinsekretion aus dem Pankreas nachgewiesen.

a) Abnahme des Insulingehaltes im Pankreas. Der Pankreas-Insulingehalt wurde nach Carbutamid bei Hunden (Root, 1957a), nach Tolbutamid bei Kälbern (Pfeiffer et al., 1957), Ratten (Dulin und Miller, 1959; Williamson et al., 1961) und bei Mäusen (Grodsky und Peng, 1959) und nach Glibenclamid bei Ratten (Pfaff und Schöne, 1969) untersucht (Abb. 19).

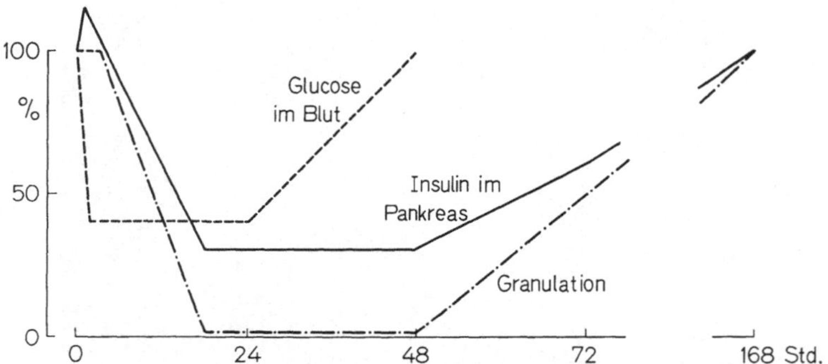

Abb. 19. Zeitliche Korrelation zwischen Blutzucker, Insulingehalt im Pankreas und Granulagehalt der B-Zellen an Ratten (Pfaff, 1968)

Mit Ausnahme der Mäuseversuche ergab sich eine signifikante Abnahme des Insulingehaltes, die teilweise so hochgradig war, daß eine Diskrepanz zu der mäßigen Blutzuckersenkung besteht, die durch die Einwirkung der geprüften Verbindungen auf das Nebennierenmark und die in diesem Abschnitt beschriebene Adrenalinsekretion eine Erklärung findet.

b) Verhalten der Plasmaaktivität. Die direkte Bestimmung des Plasmainsulingehaltes ergab teilweise widersprechende Ergebnisse, die zum Teil durch die unterschiedlichen Bestimmungsmethoden eine Erklärung finden. Auch muß zwischen den Untersuchungen, die mit Pfortaderblut und denjenigen, die mit venösem Blut gemacht wurden, unterschieden werden, weil das aus dem Pankreas freigesetzte Insulin teilweise in der Leber zurückgehalten wird (Mortimore und Tietze, 1959; Madison et al., 1959). In Anastomoseversuchen an Hunden konnten Pozza et al. (1956) nach Carbutamid eine Erhöhung der Insulinaktivität im Pankreasvenenblut nachweisen. Übereinstimmend wurde nach Tolbutamid im Pfortaderblut von Hunden und Ratten ein Anstieg der Insulinaktivität gefunden (Goetz und Egdhal, 1958; Barros Barreto und Recant, 1959; Pfeiffer et al., 1959a, b). Lediglich bei Kaninchen fanden Hasselblatt und Haun (1960b) nach Tolbutamid keine Erhöhung der Insulinaktivität im Pfortaderblut trotz guter Blutzuckersenkung.

Nach den Untersuchungen von KRACHT et al. (1957b), v. HOLT et al. (1957), R.-CANDELA und R.-CANDELA (1957), GOETZ und EGDHAL (1958), BARROS BARRETO und RECANT (1959), PFEIFFER et al. (1959a, b) PFEIFFER et al. (1957), PFEIFFER (1961), PFEIFFER und DITSCHUNEIT (1962), MELANI (1967), MELANI et al. (1967), MELANI (1968) und BÄNDER et al. (1969a) wurden regelmäßig nach Gaben von Tolbutamid, Carbutamid, Glibenclamid und anderen ein Anstieg der Insulinaktivität im peripheren Blut gefunden. Der Anstieg der Insulinaktivität im Blut erfolgt nach intravenöser Gabe der Präparate innerhalb von wenigen Minuten und ist praktisch mit einer intravenösen Insulininjektion vergleichbar (Abb. 20).

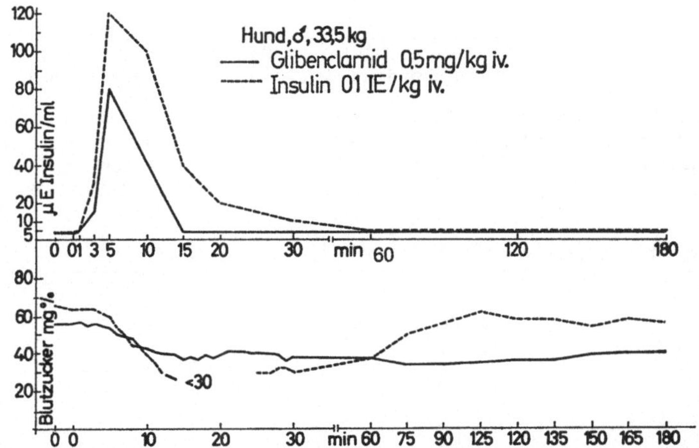

Abb. 20. Insulin im Plasma des Hundes nach Gabe von Glibenclamid-Natriumsalz i.v. (BÄNDER et al., 1969a)

c) Isoliert durchströmtes Pankreas. Von MEHNERT et al. (1962) wurden Versuche am isoliert durchströmten Hundepankreas durchgeführt. Nach Gaben von Carbutamid oder Glucose kommt es zu einer erheblichen Zunahme der Insulinaktivität in der Perfusionsflüssigkeit. Zu analogen Ergebnissen kamen LOUBATIÈRES et al. (1969) nach Gaben von Glibenclamid am perfundierten Rattenpankreas.

d) Wirkung auf Pankreasschnitte in vitro. Der Einfluß der blutzuckersenkenden Sulfonamide auf Pankreasstücke bzw. -schnitte wurde von einer Reihe von Autoren untersucht (BOUMAN, 1960; BOUMAN und GAARENSTROOM, 1961; R.-CANDELA et al., 1961; COORE und RANDLE, 1964; FRERICHS und CREUTZFELDT 1964; TELIB et al., 1967; SCHWARZ et al., 1968). Nach Zugabe der untersuchten Präparate zu den Pankreasstücken kommt es zu einer erhöhten Abgabe von Insulin in das Suspensionsmedium. Die Abb. 21 gibt einen Vergleichsversuch zwischen Tolbutamid und Glibenclamid wieder (SCHWARZ et al., 1968). Entsprechend der 1000fachen Blutzuckerwirksamkeit von Glibenclamid gegenüber Tolbutamid an Kaninchen benötigt man bei diesem in vitro-Versuch am Kaninchenpankreas für die gleiche Insulinfreisetzung auch nur 1:1000 der Menge von Glibenclamid gegenüber Tolbutamid. Durch diese Ergebnisse wird wiederum die hohe Spezifität der blutzuckersenkenden Sulfonamide gegenüber dem Pankreas demonstriert.

e) Wirkung auf isolierte Langerhanssche Inseln. Im Laufe der letzten Jahre sind die Methoden zur Isolierung von Langerhansschen Inseln verbessert worden

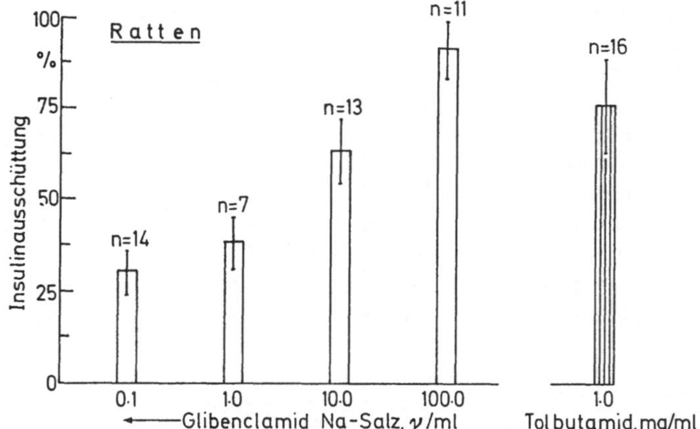

Abb. 21. Insulinausschüttung in Abhängigkeit von der Konzentration: Die Stimulierung der Insulinausschüttung von Kaninchen-Pankreata wird bereits bei 0,1 γ/ml Glibenclamid signifikant gegenüber dem Null-Wert (P < 0,02). Die Unterschiede der Ergebnisse zwischen 1, 10 oder 100 γ/ml sind rein zufällig (P < 0,05). (Schwarz et al., 1968)

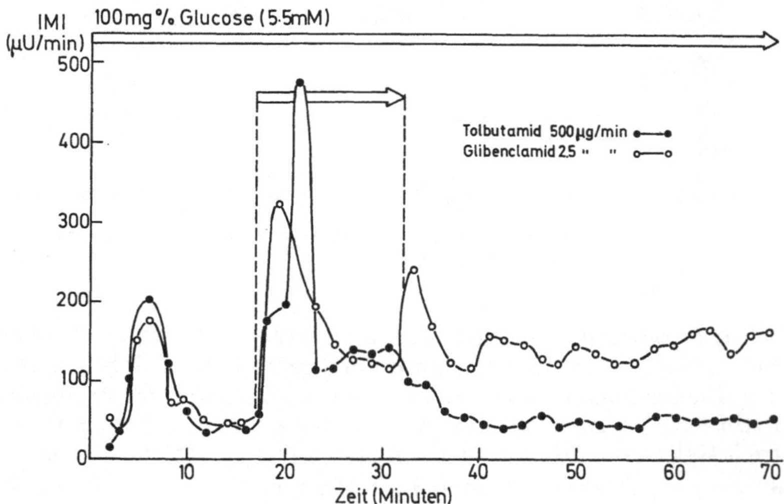

Abb. 22. Wirkung von Tolbutamid 500 µg/min und Glibenclamid 2,5 µg/min auf die Insulinsekretion des isoliert perfundierten Pankreas der Ratte. Basale Glucosekonzentration 100 mg-%, 5,5 mM. (Fussgänger et al., 1969)

(Humbel, 1965). So wurden Methoden zur Isolierung Langerhansscher Inseln durch Mikrodissektion entwickelt (Lacy und Kostianovsky, 1967; Keen et al 1965). Nach diesen Methoden untersuchten Löffler et al. (1969), Weinges et al. (1969) und Hellman et al. (1969) die Insulinsekretion nach Glibenclamid und Tolbutamid. Auch bei diesen Versuchen kommt es zu einer erhöhten Abgabe von Insulin aus den isolierten Langerhansschen Inseln.

In der Einleitung wurde beschrieben, daß die Reste R_1 und R_2 in der allgemeinen Formel 1 für die Wirkungsstärke und Toxicität verantwortlich sind. Diese Reste scheinen aber auch nach den neueren Untersuchungen mit Glibenclamid, Tolbutamid und Glibornurid für Unterschiede in der Kinetik der Insulinfreisetzung aus den B-Zellen der Langerhansschen Inseln verantwortlich zu sein. Die Abb. 22 gibt einen Versuch von Fussgänger et al. (1969) wieder. Nach Tolbutamid kommt es beim isoliert durchströmten Pankreas (Ratte) zu einem sehr hohen primären Insulinpeak, der dann nach wenigen Minuten auf die normalen Werte der Insulinabgabe zurückgeht. Ganz anders sieht die Insulinfreisetzung nach Glibenclamid aus. Der primäre Insulinpeak ist nicht so ausgeprägt, und anschließend bleibt die Insulinsekretion auf einem höheren Niveau stehen. Nach den Untersuchungen von Pfeiffer et al. (1970) mit Glibornurid, welches auch potenter als Tolbutamid ist, ist die Insulinfreisetzung in ihrer Kinetik mit Tolbutamid vergleichbar.

h) Gonaden

In diesem Kapitel kann auf eine getrennte Darstellung von Hoden und Ovarien verzichtet werden.

a) Besteht ein Einfluß der Gonaden auf die Blutzuckersenkung nach Gaben von blutzuckersenkenden Sulfonamiden?

In der Literatur liegen darüber nur wenige Angaben vor (Loubatières et al., 1956a, b, c; Loubatières, 1957a, b). Nach diesen Autoren wird nach Entfernung der Gonaden die Charakteristik der Blutzuckersenkung nach Gaben von blutzuckersenkenden Sulfonamiden nicht beeinflußt.

b) Eventueller Einfluß der blutzuckersenkenden Sulfonamide auf die Funktion der Gonaden.

In Generationsversuchen wurde dieser Frage nachgegangen. Nach den Arbeiten von Bänder und Scholz (1956), Bänder et al. (1957) und Kramer et al. (1964a, b) wird die Gonadenfunktion gemessen an der Wurfrate bei Ratten nicht beeinflußt.

Nach Bänder et al. (1957) besitzt Tolbutamid auch keine oestrogene Wirkung gemessen am Uterusgewicht behandelter Tiere gegenüber Kontrollen.

c) Morphologische Veränderungen am Hoden nach Gaben von blutzuckersenkenden Sulfonamiden.

Kracht et al. (1957a) sahen nach 7monatiger Carbutamid-Zufuhr bei Ratten eine beginnende Atrophie der Samenkanälchen. Nach 1jähriger Gabe beobachtete Kracht (1957) eine schwere Hodenatrophie. Entsprechende Veränderungen nach Tolbutamid wurden nicht beschrieben (Bänder und Scholz, 1956). Lediglich Mancini et al. (1958) fanden nach sehr hohen Dosen Tolbutamid (1—3,0 g/kg) erhebliche morphologische Hodenveränderungen bei Ratten, die sich jedoch in gleicher Weise durch Insulininjektionen (50—400 E/kg) erzeugen ließen und bei gleichzeitigen Glucosegaben wesentlich schwächer waren. Sowohl Tolbutamid wie Insulin wurden freilich in ungewöhnlich hohen Dosen verabreicht.

Ebenfalls wurden keine Hodenveränderungen nach langfristigen Gaben von Chlorpropamid (Root et al., 1959b; Delahunt et al., 1960), Glykodiazin (Kramer et al., 1964a) und nach Acetohexamid (Maha et al., 1962) gesehen.

i) Gewebshormone

Pharmakologische Untersuchungen über die Beeinflussung von Gewebshormonen wurden nicht durchgeführt.

Lediglich der Einfluß auf die Acetylcholin- bzw. Histaminwirkung an der glatten Muskulatur wurde untersucht. Vgl. hierzu den Abschnitt III a.

k) Thymus

Bei endokrinologischen Übersichtstesten wurde auch das Verhalten des Thymus in bezug auf das Gewicht bei Ratten untersucht. Nach 14tägiger Gabe von 10 mg/kg peroral von verschiedenen blutzuckersenkenden Sulfonamiden kommt es zu einer Abnahme des Thymusgewichtes (Vogel, persönliche Mitteilung, 1963). Untersuchungen über Änderung der Funktion oder der Morphologie nach blutzuckersenkenden Sulfonamiden wurden bisher nicht durchgeführt.

III. Muskulatur

a) Glatte Muskulatur

α) Dünndarm

Scholz und Bänder (1956), Kramer et al. (1964a) und Pfaff et al. (1969) führten Untersuchungen an der glatten Muskulatur von Dünndarm, Uterus und Samenblase nach der Methode von Magnus durch. Die Eigenmotorik der glatten Muskulatur dieser drei Organe (Meerschweinchen) wird durch Tolbutamid (Scholz und Bänder) sowie durch Glibenclamid (Pfaff et al.) in Konzentration von 200 µg-% und 10 mg-% nicht beeinflußt. Dagegen sahen Kramer et al. am Meerschweinchendünndarm nach Glykodiazin 10^{-3} eine Erregung und am Kaninchendünndarm nach der gleichen Konzentration eine Verkleinerung der Amplitude und eine Tonusabnahme.

Von diesen drei Untersuchergruppen wurde auch noch der Einfluß der erwähnten Präparate auf die Kontraktionseigenschaften von Acetylcholin, Bariumchlorid und Histamin untersucht. Die niedrigen Konzentrationen von 200 µg-% bei Tolbutamid und Glibenclamid sowie 10^{-3} bei Glykodiazin hatten keinen Einfluß auf die Kontraktionswirkung, während dagegen die hohen Konzentrationen eine Abschwächung hervorriefen. Dieser Effekt ist auswaschbar.

β) Samenblase

Die Motorik der glatten Muskulatur der Samenblase (Ratte) wird durch Tolbutamid (Scholz und Bänder, 1956) sowie durch Glibenclamid (Pfaff et al., 1969) in den untersuchten Konzentrationsbereichen nicht beeinflußt.

Die durch Adrenalin (20 µg-%) bewirkte Kontraktion wird im niedrigen Konzentrationsbereich nicht verändert, dagegen wird bei der hohen Konzentration die Adrenalinwirkung gehemmt. Auch dieser Effekt ist auswaschbar.

γ) Uterus

Der Einfluß auf die Muskulatur des Uterus wurde ebenfalls von Scholz und Bänder (1956) für Tolbutamid, von Stewart (1957a) für Tolbutamid und Carbutamid und von Pfaff et al. (1969) für das Glibenclamid untersucht. Beide Konzentrationen 200 µg-% und 10 mg-% haben keine Wirkung auf die Eigenmotorik. Dagegen wird nur bei der hohen Konzentration die contractile Eigenschaft von 0,02 E/100 ml Hypophysin gehemmt. Auch dieser Effekt ist wiederum auswaschbar.

b) Quergestreifte Muskulatur

Bei der Therapie des Diabetes mellitus mit den verschiedenen blutzuckersenkenden Sulfonamiden wird vor allem bei Überdosierungen als Nebenwirkung eine ‚muscular weakness' im englisch-amerikanischen Schrifttum beschrieben.

Schneider et al. (1959) sind diesem Phänomen für das Chlorpropamid nachgegangen. Nach hohen Dosen von 300 mg/kg Chlorpropamid i.v. beobachteten die Autoren bei Mäusen, Ratten, Katzen und Hunden eine generalisierte Muskelschwäche vergesellschaftet mit Ataxie und Koordinationsstörungen. Diese Erscheinungen treten schon wenige Minuten nach der Injektion auf und können daher noch nicht durch eine Hypoglykämie bedingt sein. An Nerv-Muskelpräparationen bei der Katze konnten die Autoren einen direkten hemmenden Effekt auf die contractile Kraft der Muskulatur nachweisen. Analoge Befunde wurden von GERSTENBERG et al. (1957) für hohe Dosen von Tolbutamid erhoben (720 mg/kg i.v.); SCHNEIDER et al. (1959) fanden weiterhin, daß die mono- und polysynaptischen Reflexe im Rückenmark herabgesetzt sind. Beim Abschnitt Nervensystem wird hierauf noch näher eingegangen werden.

Nach GERSTENBERG et al. (1957) bleibt dagegen die Muskelkontraktion nach direkter Reizung unter Tolbutamid unbeeinflußt.

Biochemische Untersuchungen an der quergestreiften Muskulatur

Zu nicht einheitlichen Ergebnissen in bezug auf die Glucoseaufnahme am isolierten Zwerchfell von normalen Ratten kommen verschiedene Autoren. So sahen CANAL et al. (1956), MOHNIKE et al. (1957b), PLETSCHER und GEY (1957), LUNDBAEK et al. (1958, 1959), sowie RAFAELSEN (1959) eine Steigerung der Glucoseaufnahme nach Tolbutamid bzw. Carbutamid (Abb. 23). Hierbei betrugen die Konzentrationen durchschnittlich weniger als 50 mg-%. Einen analogen Befund erhoben RAFAELSEN und LUNDBAEK (1959) am isolierten Zwerchfell alloxandiabetischer Ratten nach Carbutamid. Entgegen diesen Befunden beobachteten FRY und WRIGHT (1957), CLARKE und SENMAN (1958) und DITSCHUNEIT et al. (1961)

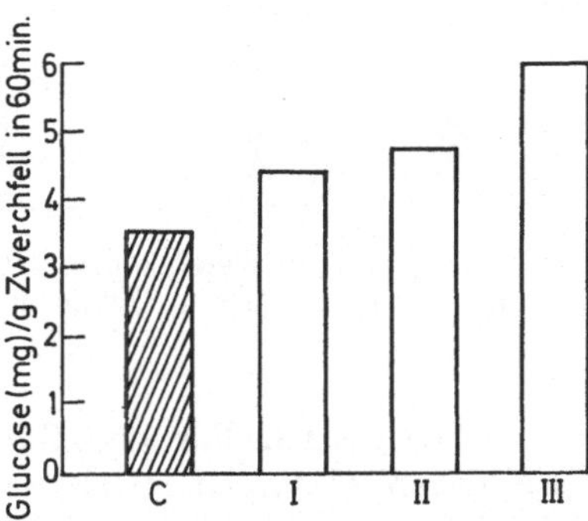

Abb. 23. Durchschnittliche Glucoseaufnahme durch das isolierte Rattenzwerchfell. C, Kontrolle; I, Carbutamid; II, Tolbutamid; III, Phenformin. (RAFAELSEN, 1959)

keine Zunahme der Glucoseaufnahme am isolierten Rattenzwerchfell nach blutzuckersenkenden Sulfonamiden. Darüber hinaus fanden CAHILL et al. (1957) keine zusätzliche Aktivierung der Insulinwirkung auf die Stimulierung der Glucoseaufnahme durch Tolbutamid. Die Glucoseaufnahme des Zwerchfells bei mit Sulfonylharnstoffen vorbehandelten Ratten war nach RECANT und FISCHER (1957) sowie FRY und WRIGHT (1957) nicht erhöht, dagegen beobachteten ORTIGOSA et al. (1957) bei analogen Versuchen eine deutliche Zunahme der Glucoseaufnahme.

Wesentlich einheitlicher sind die Befunde in bezug auf das Muskelglykogen. FIELD und WOODSON (1956), MILLER und DULIN (1956), v. HOLT et al. (1956a, b), PLETSCHER und GEY (1957), DULIN und JOHNSTON (1957), MOHNIKE et al. (1957b), LUNDBAEK et al. (1958), CLARKE und SENMAN (1958) und RAFAELSEN (1959) beobachteten keine für das Insulin typische Glykogenzunahme im isolierten Rattenzwerchfell von Ratten nach Sulfonylharnstoffen, auch wenn gleichzeitig die Glucoseaufnahme gesteigert war (Abb. 24). BÄNDER et al. (1957) sahen eine Abnahme des Muskelglykogens (Zwerchfell) bei Ratten nach 8- bzw. 14tägiger oraler Verabreichung von Tolbutamid, wenn die Tiere gleichzeitig kohlenhydratarm ernährt wurden. Ebenso fanden Haist et al. (1957) an der Ratte nach 0,5 und 1,0 g/kg Carbutamid peroral über 3—5 Wochen keine Veränderung im Muskelglykogen und Schneider et al. (1959) nach Chlorpropamid. Wrenshall (1957) beobachtete dagegen nach 14tägiger parenteraler Gabe von 50 mg Tolbutamid oder Carbutamid pro Ratte eine Zunahme des Zwerchfellglykogens um etwa 30%.

Bemerkenswert ist nun, daß bei gesteigerter Glucoseaufnahme durch das Rattenzwerchfell der Glykogengehalt unverändert bleibt. Das kann mit einem

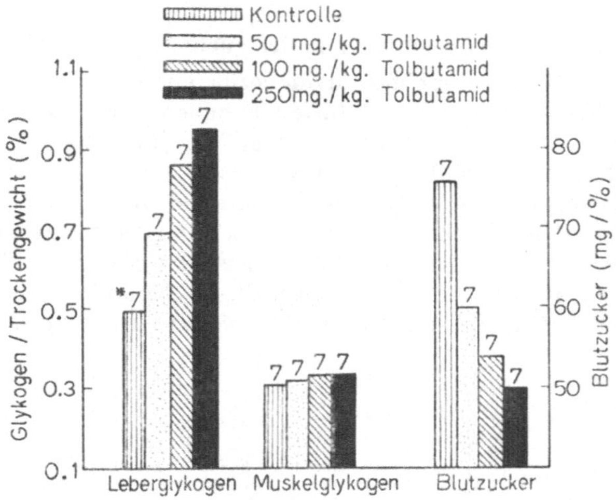

Abb. 24. Das Verhalten von Leber- und Muskelglykogen 2 Std nach oraler Gabe von Tolbutamid an fastenden, normalen Ratten. (Dulin u. Johnston, 1957)

erhöhten Glucosedurchsatz erklärt werden. Für diese Zunahmen können folgende Beobachtungen als Beweise dienen. Garattini et al. (1958) fanden eine erhöhte ^{14}C-Aktivität im Zwerchfellglykogen normaler sowie auch alloxandiabetischer Ratten nach Inkubation mit ^{14}C-markierter Glucose. Zu gleichen Ergebnissen kamen auch v. Holt und v. Holt (1958) sowie Miller et al. (1957b), während dagegen Ashmore et al. (1958) unter ähnlichen Bedingungen die ^{14}C-Anreicherung nicht bestätigen konnte. Mohnike et al. (1957b), Pletscher und Gey (1957) beobachteten einen Anstieg des O_2-Verbrauches und Pletscher und Gey (1957) sowie Garattini et al. (1958) eine Zunahme der $^{14}CO_2$-Produktion aus ^{14}C-Glucose nach Zusatz von Tolbutamid und Carbutamid, wobei die Konzentration unter 50 mg-% lag. Einen vermehrten O_2-Verbrauch beobachteten auch Gourley und Dodd (1958) und Gourley (1958) am isolierten Froschmuskel nach Tolbutamid, während dagegen Carbutamid die O_2-Aufnahme hemmte (7,5 mM). Einen gleichen Effekt hatte auch das einfache Sulfanilamid. Abschließend sei noch erwähnt, daß die Konzentrationen bei den Inkubationsversuchen für die Sulfonylharnstoffe (Tolbutamid und Carbutamid) zwischen 0,5 bis 50 mg-% $= 2 \times 10^{-5} - 2 \times 10^{-3}$ Mol/l lagen. Die besten Ergebnisse wurden bei hohen Konzentrationen von 30—50 mg-% erzielt. Diese liegen aber über den therapeutischen Dosen, die weniger als 20 mg-% betragen. Es ist fraglich, ob die beschriebenen Ergebnisse mit in den Wirkungsmechanismus der Blutzuckersenkung eingehen, vor allem schon deshalb, da Insulin eine Erhöhung des Muskelglykogens zur Folge hat.

c) Herzmuskulatur

KRAMER et al. (1964a) untersuchten die Wirkung von Glykodiazin am isolierten Froschherz nach STRAUB. Die Konzentration betrug 10^{-3}. Eine Wirkung wurde von den Autoren nicht gesehen. PFAFF et al. (1969) führten analoge Versuche mit Glibenclamid am Meerschweinchenherzen nach der Methode von LANGENDORFF durch. In einem Konzentrationsbereich von 1—10 γ der Durchströmungsflüssigkeit zugegeben, bleibt die Herzaktion unbeeinflußt. Konzentrationen von 20, 30 und 50 γ bewirken eine negativ inotrope Wirkung. Diese ist reversibel. Die letzteren Dosen aber liegen bei diesem hochwirksamen Sulfonamid außerhalb des therapeutischen Bereiches. Nach Tolbutamid beobachtet man diese negativ inotrope Wirkung erst nach 1000 γ (BÄNDER, 1969a). Auch diese Dosis liegt außerhalb des therapeutischen Bereiches. Dagegen sah GRYGLEWSKI (1962) nach Tolbutamid 5×10^{-4} am isolierten Kaninchenherz (LANGENDORFF) eine geringe positiv inotrope und chronotrope Wirkung. Der Coronardurchfluß war dabei kurzfristig vermindert.

KHACHADURIAN und BADEER (1960) und KHACHADURIAN et al. (1961) führten Untersuchungen am Herz-Lungenpräparat (Hund) unter Gaben von 0,25—1,0 g Tolbutamid durch. Die Autoren fanden eine Zunahme der Glucoseaufnahme durch den Herzmuskel, eine Abnahme des Coronardurchflusses, eine Zunahme des Venendruckes, während der O_2-Verbrauch unverändert blieb. Den Versuchen am Herz-Lungen-Präparat stehen die Untersuchungen von WITTELS und HACKEL (1961) am intakten Hund gegenüber. An Hunden in Morphin-Nembutal-Dial-Urethan-Narkose wurde gemessen: Herzminutenvolumen, Coronardurchfluß, O_2-Verbrauch, CO_2-Produktion, Blutdruck, Herzfrequenz, Glucoseaufnahme, Pyruvat- und Lactatkonzentrationen und Na^+ und K^+. Nach 40 mg Tolbutamid/kg i.v. erhöht sich nur die Glucoseaufnahme durch den Herzmuskel, während alle anderen Parameter unverändert blieben. BÄNDER et al. (1957) und LEIJNSE und YBEMA (1958) beobachteten eine Zunahme des Glykogens im Herzmuskel nach Tolbutamid. Damit stehen diese Befunde im Gegensatz zu den Ergebnissen an der übrigen quergestreiften Muskulatur. Am EKG wurden nach Glykodiazin KRAMER et al. (1964a), Glibenclamid PFAFF et al. (1969) und Tolbutamid BÄNDER (1969a) keine Veränderungen im Erregungsablauf gesehen.

IV. Sekretorische Organe

a) Speicheldrüsen

Untersuchungen über eine pharmakologische Beeinflussung der Speicheldrüsen durch die blutzuckersenkenden Sulfonamide wurden bisher noch nicht durchgeführt.

Bei toxikologischen Untersuchungen (vgl. Kap. XIV) konnten keine morphologischen Veränderungen gesehen werden. Auch bei der therapeutischen Anwendung bleibt die Speichelsekretion unbeeinflußt.

b) Pankreas

Der Einfluß der blutzuckersenkenden Sulfonamide, speziell der Sulfonylharnstoffe, wurde von einigen wenigen Autorengruppen auf die Sekretionsleistung des exokrinen Pankreas untersucht. BRAHMACHARI (1959), KNICK (1962) und GÜLZOW et al. (1963) fanden nach Tolbutamid eine Zunahme der Diastase, Carboxypeptidase, des Trypsins und der alkalischen Phosphatase im Duodenalsaft.

LOEW (1964) und RUCKES et al. (1965) fanden parallel zu dieser Funktionssteigerung auch ein aktiviertes morphologisches Bild. Die Kerndurchmesser bzw. Volumina nehmen nach Carbutamid zu. Diese Messungen wurden statistisch gesichert.

c) Magen

Die Befunde, die am Magen in bezug auf Sekretion, Motorik und Entleerung nach Gaben von Sulfonylharnstoffen erhoben wurden, sind nicht einheitlich und außerdem widersprechend. Für ein objektives Bild ist die Zahl der Untersuchungen zu gering und die Untersuchungsmethoden sind zu verschieden. Auch vom Tier zum Menschen differieren die Befunde.

WEISS and SCIALES (1961) untersuchten nach 1 g Tolbutamid i.v. an normalen Probanden die Magensekretion, die Acidität und das Pepsin. Nach Tolbutamid kommt es zur Erhöhung der 3 gemessenen Parameter. Da ähnliche Wirkungen auch nach Insulin gefunden werden, führen die Autoren diese Befunde ebenfalls auf das durch Tolbutamid freigesetzte Insulin zurück. KULKARNI et al. (1964) sahen ebenfalls eine Zunahme der Acidität bei nicht diabetischen Patienten nach 3 g Tolbutamid peroral. Von AYLETT (1965) wurde nach 1 g Tolbutamid i.v. am Menschen eine Beschleunigung der Magenentleerung beobachtet, sowie auch eine Erhöhung der Magensaftsekretion. AYLETT vermutet ebenfalls, daß das Insulin hier eine ursächliche Rolle spielt. Im Gegensatz zu den am Menschen sich nicht widersprechenden Befunden sahen KUJALOVÁ und FÁBRY (1960) eine Hemmung der Magenentleerung bei Ratten nach 50 mg/kg Tolbutamid und Carbutamid i.v. In bezug auf die Magensekretion — gemessen an der freien und Gesamtacidität — sahen McCOLL et al. (1963) ebenfalls eine Hemmung. Diese Untersuchungen wurden an weiblichen Sprague-Dawley Ratten durchgeführt, bei denen eine Pylorusligatur angelegt wurde. Geprüft wurden Tolbutamid, Chlorpropamid, Carbutamid und Glysobuzol (s. Tabelle der Einleitung) in einer Dosis von 500—1200 mg/kg s.c.

d) Darm

Ähnlich wie beim Magen die Befunde nach blutzuckersenkenden Sulfonamiden in der Literatur differieren, so unterschiedlich sind die Verhältnisse auch beim Darm. Sehr frühe Untersuchungen befaßten sich mit dem Einfluß der Glucoseresorption aus dem Darm nach Sulfonylharnstoffen. Nach den Untersuchungen von FRIEDLICH et al. (1956) und HAIST et al. (1957) kommt es zu einer Hemmung der Glucoseresorption aus dem Dünndarm von Ratten nach 100 mg/kg Carbutamid i.v. Nach KLIMAS and SEARLE (1958) beeinflussen 0,1% Tolbutamid, das einer 1%igen Glucoselösung zugesetzt ist und narkotisierten Ratten intraintestinal verabfolgt wird, die Glucoseresorption nicht. Nach KUJALOVÁ und FÁBRY (1960) haben 500 mg/kg Carbutamid i.v. keinen Einfluß auf die Glucoseresorption aus der isolierten Dünndarmschlinge nach der Methode von VERZÁR und McDOUGALL (1939). BIRÓ et al. (1959) versuchen eine Erklärung für die von FRIEDLICH et al. (1956) beobachtete Hemmung der Glucoseresorption zu geben. Sie führten Versuche an 2 Gruppen von nebennierenlosen Ratten durch, von denen die eine mit Corticoiden im Gleichgewicht gehalten wurde, während die andere keine Corticoidsubstitution erhielt. Sie kamen zu folgendem Ergebnis: Carbutamid 250 mg/kg s.c. bewirkt sowohl bei normalen als auch bei mit Corticoiden im Gleichgewicht gehaltenen adrenalektomierten Tieren eine deutliche Hemmung der Glucoseresorption. Ohne Corticoide wurde bei nebennierenlosen Tieren die verminderte Resorption nicht weiter herabgesetzt. Die Autoren schließen daraus, daß die hemmende Wirkung des Carbutamids auf die Glucoseresorption an das Vorhandensein der Corticoide gebunden ist, denn ohne ihre Anwesenheit tritt der Effekt nicht auf. Nach den Arbeiten von Scholz und Bänder (1956), Pfaff et al. (1969) wird die Eigenmotorik des isolierten Meerschweinchendünndarms durch Tolbutamid bzw. Glibenclamid nicht beeinflußt. Dagegen sahen Kramer et al. (1964a) nach Glykodiazin in einer Konzentration von 10^{-3} eine Erregung des Meerschweinchendünndarms und eine Tonusabnahme am Kaninchendünndarm. Buñag et al. (1960) beobachteten an mit Morphin (10 mg/kg) und Chloralose (50 mg/kg) i.v. narkotisierten Hunden eine Zunahme der Darmmotilität nach Applikation von 30 mg/kg Carbutamid bzw. 20—30 mg/kg Tolbutamid i.v. Diese Wirkung setzt aber erst 3 Std nach Präparatgabe ein. Insulin 1 E/kg i.v. besitzt einen stärkeren Effekt auf die Darmmotorik, der auch früher einsetzt. Die Verfasser bringen die gesteigerte Peristaltik mit der Hypoglykämie in einen ursächlichen Zusammenhang. Im Gegensatz zu den Befunden von Buñag et al. (1960) wurde die Motorik des Darmes an wachen normalen Hunden nach 12,5—50,0 mg/kg Carbutamid peroral nicht beeinflußt (Lee et al., 1958).

Die an sich nicht einheitlichen Befunde am Magen-Darm-Kanal mögen doch manche Nebenwirkung (vgl. Kap. XIV), die hier in geringem Grade beobachtet wurde, erklären.

V. Fettgewebe

Der Einfluß von blutzuckersenkenden Sulfonamiden auf das Fettgewebe wurde am isolierten Fettgewebe, an isolierten Fettzellen, am Fettgewebe des normalen und pankreatektomierten Tieres untersucht. An Parametern wurden gemessen: Glucoseutilisation, O_2-Verbrauch, CO_2-Bildung, Glykogengehalt und Einfluß auf die Lipolyse und Lipogenese.

Der Einfluß der Sulfonamide auf die Glucoseaufnahme, Glykogenese, Glucoseoxydation und Lipogenese wurden von Krahl (1957), Knitsch und Mohnike (1958), Humbel et al. (1959a), Ditschuneit et al. (1961), Faulhaber et al. (1969), Stork et al. (1969) untersucht. Knitsch und Mohnike (1958) fanden am isolierten Fettgewebe nach Carbutamid (15 mg-%) keine Glykogenzunahme. Dagegen sahen sie in vivo an normalen Ratten eine Glykogenvermehrung im Nieren- und Hodenfett, die durch die Insulinfreisetzung zu erklären ist. Nach Krahl (1957), Knitsch und Mohnike (1958) bleibt auch die Glucoseaufnahme am isolierten Fettgewebe unbeeinflußt.

Die Tabelle 3 gibt einen analogen Versuch von Hasselblatt und Haun (1960a) im Vergleich zum Insulin wieder:

Tabelle 3. *Prozentuale Veränderung in der Glucoseaufnahme in mg/g Trockengewicht von Rattenfettgewebe bei Inkubation in Krebs-Ringer-Bicarbonat und nach Zusatz von Rastinon (12 mg-%), Insulin (0,001 E/ml) und Rastinon und Insulin*

Versuch	Puffer	Rastinon	Insulin	Insulin+Rastinon
1	100	110	309	308
2	100	82	204	191
3	100	91	244	240
4	100	121	360	300
5	100	82	258	298
	100	97	275	267

Aus diesem Versuch ist — wie später noch eingehender beschrieben wird — zu ersehen, daß auch die Insulinwirkung am Erfolgsorgan nicht beeinflußt wird. Zum gleichen Ergebnis kommen auch Humbel et al. (1959a). Letztere Autoren sahen ebenso keinen Einfluß auf den respiratorischen Quotienten. Lopez-Quijada et al. (1962) fanden entgegen diesen Befunden eine gesteigerte Glucoseaufnahme und Glykogensynthese nach Tolbutamid. Bei diesen Untersuchungen betrug die Tolbutamidkonzentration nur 25 µg/ml und war somit wesentlich geringer als bei den vorher referierten Versuchen.

Renold et al. (1959) beschrieben eine Zunahme der Glucoseoxydation am isolierten epididymalen Fettgewebe der Ratten bei hohen Konzentrationen von 80 mg/100 ml Tolbutamid. Dieser Befund konnte jedoch von Ditschuneit et al. (1961) nicht bestätigt werden. Untersucht wurden Tolbutamid und Chlorpropamid bei Konzentrationen von 20—100 mg/100 ml und Metahexamid bei Konzentrationen von 5—50 mg/100 ml.

Der Einfluß auf die Lipogenese wurde von Renold et al. (1959) untersucht. Sie fanden eine Hemmung nach Tolbutamid und Chlorpropamid bei einer Konzentration von 80 mg/100 ml. Zum gleichen Ergebnis kamen auch Prod'Hom und Plattner (1957) bei Mäusen, die mit Carbutamid vorbehandelt waren. Analoge Befunde wurden auch von Freinkel und Ingbar (1959) nach Tolbutamid (5×10^{-3} M) erhoben, sowie von Ditschuneit et al. (1961). Diesen Befunden stehen die Ergebnisse von Ashmore et al. (1958) entgegen, die keine Abnahme des ^{14}C-Einbaus in die Fettsäuren des peripheren Gewebes bei Vorbehandlung von Ratten mit Tolbutamid sahen.

Der Einfluß auf die Lipolyse wurde ebenfalls von mehreren Arbeitskreisen untersucht. So sahen Freinkel und Ingbar (1959) nach Tolbutamid (5×10^{-3} M) eine Hemmung der Lipolyse.

Faulhaber et al. (1969), Stork et al. (1969) und Kruger (1969) untersuchten Glibenclamid ebenfalls im Hinblick auf die durch Adrenalin bzw. Noradrenalin stimulierte Lipolyse isolierter Fettzellen normaler wie auch alloxandiabetischer Tiere. Die Konzentrationen betrugen 0,01—50 µg/ml. Diese drei Arbeitskreise sahen einheitlich eine Hemmung der Lipolyse. Stork et al. (1969) beobachteten darüber hinaus auch noch einen geringen Hemmeffekt auf die Basis-Lipolyse. Faulhaber et al. (1969) untersuchten vergleichsweise auch Tolbutamid und Tolazamid. Beide Präparate hemmten ebenfalls die durch Noradrenalin gesteigerte Lipolyse. Auf Grund ihrer Untersuchungen kommen Stork et al. (1969) zu dem Schluß, daß die blutzuckersenkenden Sulfonamide einen direkten Angriffspunkt am Cyclasesystem haben.

Bei einer vergleichenden Betrachtung dieser Ergebnisse stellt sich heraus, daß die untersuchten Vertreter dieser Substanzklasse die Lipogenese sowie auch die Lipolyse hemmen. Dieses an sich paradoxe Ergebnis findet vielleicht seine Erklärung in den sehr hohen Dosen — welche manchmal weit außerhalb des therapeutischen Bereiches liegen — wie sie bei den älteren Untersuchungen mit Tolbutamid, Carbutamid u.a. angewandt wurden.

VI. Leber

a) Versuche an leberlosen Tieren

Von verschiedenen Autorengruppen wurden Untersuchungen mit der Fragestellung durchgeführt, ob die Leber für das Zustandekommen der Blutzuckersenkung nach Gabe von blutzuckersenkenden Sulfonamiden mitverantwortlich ist. Cox et al. (1956b), Cox und Williams (1957) führten Versuche an der leberlosen Ratte, DULIN und JOHNSTON (1957) an leberlosen Ratten und Hunden, sowie LEVINE (1956), SOBEL et al. (1958), RICHTER (1958) und FRAWLEY et al. (1959) an leberlosen Hunden und MADSEN und MADSEN (1960) an leberlosen Katzen durch. HAZELWOOD (1958) machte analoge Versuche an leberlosen Hühnern. Alle Untersuchergruppen kommen zu dem Schluß, daß die Leber keine Rolle beim Zustandekommen der Blutzuckersenkung spielt. Normale Tiere und

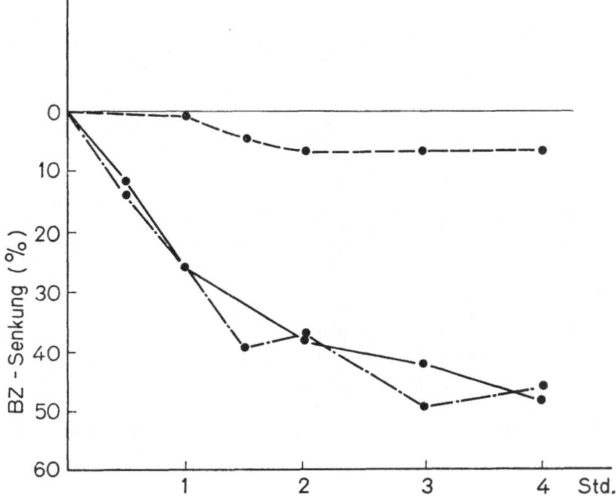

Abb. 25. Das Verhalten des Blutzuckers an normalen und leberlosen Hunden nach Tolbutamid (Nach SOBEL et al., 1958). ●——–—● Leberlose Hunde, ●———● Normale Hunde + 125 mg/kg D 860 i. v., ●—·—·—● Leberlose Hunde + 125 mg/kg D 860 i. v.

leberlose Tiere senken den Blutzucker in gleichem Maße nach Gaben von Tolbutamid oder Carbutamid. Die Abb. 25 veranschaulicht einen solchen Versuch an leberlosen und normalen Hunden nach Tolbutamid (SOBEL et al., 1958).

b) Einfluß auf die Gallensekretion

In der Literatur sind als toxische Nebenwirkung der blutzuckersenkenden Sulfonamide Cholestasen beschrieben worden, die nach Absetzen der Präparate wieder verschwanden (KIRTLEY, 1957; CAMRINI-DAVALOS et al., 1957; WILD und LINDEN, 1959; DOBSON et al., 1959; STEWART et al., 1959; BROWN et al., 1959; PALMAS, 1959; HAMFF et al., 1959; GRANVILLE-GROSSMAN et al., 1959; WILLIAMS et al., 1959; BAIRD und HULL, 1960). In bisher unveröffentlichten Versuchen (BÄNDER und PFAFF, 1969) wurde der Gallenfluß an wachen Kaninchen, denen 24 bzw. 48 Std vorher operativ eine Gallenfistel angelegt worden war, untersucht. Die Tiere erhielten 100 mg Tolbutamid, 100 mg Chlorpropamid bzw. 0,2 mg Glibenclamid pro kg i.v. Im Vergleich zu diesen Präparaten wurde an weiteren Kaninchen 10 mg Chlorpromazin/kg i.v. verabfolgt. Zwei Stunden vor Präparatgabe wurde der Gallenfluß kontrolliert und dann wiederum 2 Std lang nach der Medikation. Die Abb. 26 gibt die Ergebnisse wieder. Die vier untersuchten Präparate bewirken eine Verringerung des Gallenflusses, wobei Glibenclamid den geringsten Effekt zeigt. Diese Befunde, vor allem bei Chlorpropamid und Chlorpromazin, würden somit in gutem Einklang mit den klinischen Beobachtungen stehen. Es muß allerdings noch gesagt werden, daß die Dosis der verabfolgten Präparate eine ganz entscheidende Rolle spielt. So wurden in der Klinik in früheren

Jahren bei den hohen therapeutischen Dosen von Chlorpropamid (0,5—1,0 g/die) wesentlich mehr cholestatische Hepatosen beobachtet als bei der jetzigen durchschnittlichen Dosierung von 0,2 g/die. Unseren Befunden am Kaninchen stehen ältere Beobachtungen von Káldor und Pogátsa (1959) entgegen, die an narkotisierten (Urethan) Ratten eine Zunahme der Gallensekretion fanden. Eine Zunahme der Gallensekretion sahen ebenfalls Creutzfeldt et al. (1957) nach Car-

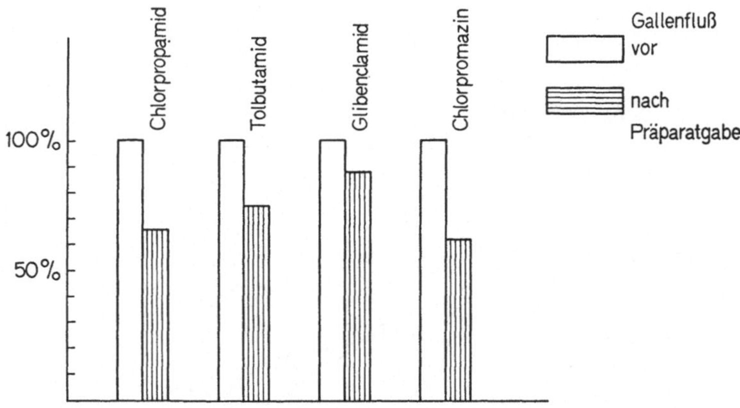

Abb. 26. Gallenfluß (Bänder u. Pfaff, 1969 unveröffentlicht)

butamid an der isoliert perfundierten Leber, während dagegen Glibenclamid nach den Arbeiten von Willms et al. (1969) an der perfundierten Leber den Gallenfluß nicht beeinflußt.

c) Einfluß auf das Leberglykogen

Als erster beobachtete Loubatières (1944, 1946a, b) eine Zunahme des Leberglykogens nach Isopropylthiodiazol (IPTD). Beringer und Lindner (1956) und Beringer und Keibl (1956) sahen ebenfalls eine regelmäßige Zunahme des Leberglykogens nach Carbutamid bei fastenden Kaninchen. Diese Befunde wurden für das Meerschweinchen (Abb. 27) von Bänder und Scholz (1956) und für die Ratte von v. Holt et al. (1956a, b), Miller und Dulin (1956), Tyberghein et al. (1956), Lang et al. (1956), Cox et al. (1956b), Creutzfeldt und Sütterle (1957), Renold et al. (1957a, b), Fry und Wright (1957), Dulin und Johnston (1957), Ashmore et al. (1958), Schneider et al. (1959), Gerhards und Kolb (1965), Schmidt et al. (1969a, b) und Hasselblatt et al. (1969) bestätigt. Vergleiche hierzu auch Abb. 24.

Diese Befunde stehen in einem gewissen Gegensatz zur Insulinwirkung auf das Leberglykogen (Abb. 28). Vergleicht man die Ergebnisse dieser Abbildung mit denen der Abb. 24, so muß man einen direkten Angriffspunkt der blutzuckersenkenden Sulfonamide auf die Leber folgern. Hierzu wären zwei Möglichkeiten zu diskutieren:

1. eine Hemmung der Glykogenolyse oder 2. eine Zunahme der Glucoseassimilation in der Leber. Für den Punkt 1 spräche die Reduzierung der Glucosefreisetzung aus Leberschnitten von mit Sulfonylharnstoffen vorbehandelten Ratten (Tyberghein et al., 1956; Recant und Fischer, 1957; Clarke et al., 1956; Mohnike und Knitsch, 1956; Berthet et al., 1956). Diese Befunde konnten allerdings von Vaughan (1956, 1957) nicht bestätigt werden. Die positiven Ergebnisse wurden nur bei hohen Sulfonamidkonzentrationen (25 mg-% und mehr)

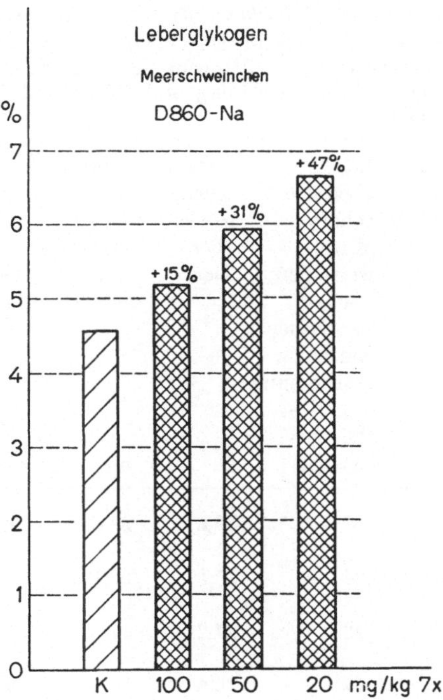

Abb. 27. Verhalten des Leberglykogens beim Meerschweinchen unter verschiedenen kleinen Dosen D860 nach 7tägiger Zufuhr (BÄNDER u. SCHOLZ, 1956)

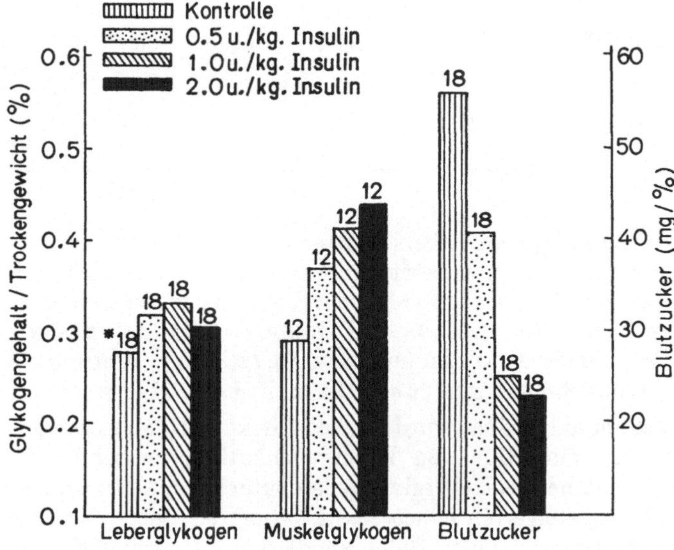

Abb. 28. Das Verhalten von Leber-, Muskelglykogen und Blutzucker nach Insulin. (Nach DULIN u. JOHNSTON, 1957)

erhoben. Denselben hemmenden Effekt besaßen auch nicht blutzuckersenkende Sulfonamide, wie z.B. Gantrisin in gleichen hohen Konzentrationen (100 mg-%) (BERTHET et al., 1956).

Tabelle 4. *^{14}C-Aktivitäten von Rattenleberglykogen*

Nach Behandlung der Tiere mit: a) 50 µC $NaH^{14}CO_3$/kg intraperitoneal (793 I und 793 II);
b) 50 µC $NaH^{14}CO_3$/kg intraperitoneal, 5 E Altinsulin/kg subcutan (795 I und 795 II); c) 50 µC
$NaH^{14}CO_3$/kg intraperitoneal, 250 mg D 860/kg oral (794 I und 794 II), 500 mg D 860/kg
oral (196). (Summ et al., 1960).

Behandlung	Gruppe	Zahl der Tiere	Leberglykogengehalt, Mittelwerte der photometrischen Einzelbestimmung in mg-% (Feuchtgewicht)	Leberfeuchtgewicht aller Tiere	Gesamt mg-% Leberglykogen isoliert	Glykogen isoliert (berechnet auf Leberfeuchtgewicht)	Intraperitoneal m/m M CO_2	
				g	mg	mg-%	einzelne Messung	Durchschnitt
a) $NaH^{14}CO_2$ (50 µC/kg intraperitoneal)	793 I	5	161	32,8	20,6	63	8024 8523	8273
	793 II	5	134	35,2	26,1	74	7122 7303	7212
b) $NaH^{14}CO_3$ (50 µC/kg intraperitoneal)	795 I	5	143	27,2	17,3	64	2984 3122	3053
	795 II	5	37	29,4	14,4	49	2265	2308
+5 E/kg Altinsulin subcutan	795 II	5					2351	
c) $NaH^{14}CO_3$ (50 µC/kg intraperitoneal)	794 I	5	160	30,8	29,7	96	23476 230407	23436
+250 mg D 860/kg oral	794 II	4	158	25,9	34,6	134	50618 51010 50765	50797
+500 mg D 860/kg oral	796	5	364	38,5	69,4	180	20006 21022	20514

Diese Beobachtungen an Leberschnitten sind für den Wirkungsmechanismus
der Blutzuckersenkung sehr umstritten. Weiterhin wurde auch am intakten Tier
eine Hemmung der Glucoseabgabe aus der Leber nach den blutzuckersenkenden
Sulfonamiden beobachtet (Kibler und Gordon, 1956; Anderson et al., 1956;
Purnell et al., 1956; Tarding und Schambye, 1958; Ashmore et al., 1958;
Craig et al., 1959; Shoemaker et al., 1959a, b, 1961; Hasselblatt, 1961).

Von Miller et al. (1957a) wurde dieser Effekt auch an normalen und diabetischen Menschen mit Hilfe von Lebervenenkatheter unter Tolbutamid festgestellt. Die Zunahme des Leberglykogens deuten Beringer und Keibl (1956)
als Zeichen einer gesteigerten Glucoseassimilation der Leber. Nach ihrer Ansicht
lenken die blutzuckersenkenden Sulfonamide den „Zuckerstrom" in die Leber,
während dagegen das Insulin die Verwertung der Glucose in der Peripherie fördert.
Für diese Ansicht sprechen Untersuchungen mit C^{14}-markierter Glucose. Nach den
Sulfonylharnstoffen findet man einen erhöhten Einbau der markierten Glucose
in das Leberglykogen bei Ratten und Kaninchen (Beringer und Hofmann-
Credner, 1957; Miller et al., 1957b; Ashmore et al., 1958; v. Holt und
v. Holt, 1958). Dieser gesteigerte Einbau von C^{14}-markierter Glucose in das

Leberglykogen kann als eine spezifische Wirkung der blutzuckersenkenden Sulfonamide auf die Leber angesehen werden, da sie unter Insulin nicht eintritt.

Neben der gesteigerten Aufnahme von Blutglucose durch die Leber beobachtet man auch eine erhöhte Glucosebildung aus Nichtglucosevorstufen, wie Untersuchungen mit C^{14}-Glykokoll (MILLER et al., 1957a) und mit $NaH^{14}CO_3$ (SUMM et al., 1960) gezeigt haben. Wie die Tabelle 4 wiedergibt, kommt es zu einer erheblichen Zunahme der C^{14}-Aktivität im Leberglykogen nach Tolbutamid, während nach Insulin eine Abschwächung gesehen wird.

Faßt man alle diese Befunde zusammen, kann man sagen, daß unter den blutzuckersenkenden Sulfonamiden die Leber zur höheren Arbeitsleistung angeregt wird. HORN et al. (1961) konnten hierfür auch einen morphologischen Nachweis liefern. Sie fanden, daß nach Carbutamid die Kernvolumina der Leberzellen bis zu 15% zunahmen (nach Insulingaben nur etwa 5%). Dieses Anwachsen der Kerngröße ist nach CASPERSON (1950) als ein Zeichen einer gesteigerten Zellfunktion zu deuten.

d) Einfluß auf die Ketogenese

RENOLD et al. (1959) sowie BOSHELL et al. (1960) konnten nachweisen, daß Tolbutamid an Leberschnitten die Ketogenese um 30% hemmt bei einer Konzentration von 20 mg-% im Medium, während Insulin (0,1 E/ml im Inkubationsmedium) diesen Effekt nicht aufwies. HASSELBLATT (1967) konnte diese hemmende Wirkung nach Glykodiazin bestätigen, indem er fand, daß dieses Präparat eine noch stärkere Wirkung auf die Ketogenese besitzt als Tolbutamid. Diesen in vitro-Versuchen stehen nun Untersuchungen am intakten Tier (HASSELBLATT, 1967) und an der isoliert-perfundierten Leber (CREUTZFELDT et al., 1967) entgegen. Diese beiden Untersuchergruppen fanden an ihren Versuchsmodellen keine Hemmung der Ketogenese. Nach CREUTZFELDT widersprächen auch die von RENOLD et al. (1959) und BOSHELL et al. (1960) erhobenen Befunde an Leberschnitten den klinischen Erfahrungen, da Sulfonylharnstoffe im allgemeinen beim ketotischen Diabetiker wenig oder gar nicht wirksam sind. HASSELBLATT erklärt diese Diskrepanz der in vitro- und in vivo-Versuche in der folgenden Weise: Die blutzuckersenkenden Sulfonamide verhindern, daß aus den Fettsäureestern der Leber freie Fettsäuren für die Ketonkörperbildung zur Verfügung gestellt werden. Auf die diabetische Ketonämie haben die blutzuckersenkenden Sulfonamide deshalb keinen Einfluß, weil hier die Ketonkörper aus den freien Fettsäuren des Blutes gebildet werden.

e) Untersuchungen an der isoliert-perfundierten Leber

CREUTZFELDT et al. (1967) haben verschiedene Parameter an der perfundierten Leber nach Carbutamid untersucht. So wurde die Nettoabgabe von anorganischem Phosphat an normalen und diabetischen (Alloxan) Rattenlebern signifikant vermindert. Die erhöhte Kaliumabgabe diabetischer Lebern wird normalisiert. Die Nettoabgabe von α-Aminosäuren wurde durch Carbutamid an normalen und diabetischen Lebern signifikant vermindert bzw. es wurde eine Nettoaufnahme nachweisbar. Bei diesen Versuchen kam es zu einem Anstieg der Lactat- und Pyruvatkonzentrationen.

Analoge Versuche wurden von WILLMS et al. (1969) mit Glibenclamid durchgeführt. Von diesen Untersuchern wurden folgende Parameter gemessen: Lactat, Pyruvat, β-Hydroxybutyrat, Acetoacetat, unveresterte Fettsäuren, Kalium, Harnstoff-N, α-Amino-N, anorganisches Phosphat und der Glykogengehalt. Nur die Harnstoffbildung, die Nettoabgabe von α-Aminosäuren und anorganischem Phosphat wurde signifikant vermindert, während die anderen Parameter keine signifikanten Änderungen zeigten. In Ergänzung zu diesen Befunden fanden Goto und Lukens (1961) ebenfalls eine Abnahme des Reststickstoffes und des α-Aminostickstoffes an Leberschnitten nach Inkubation mit Tolbutamid.

f) Der Einfluß auf den Fett- und Eiweißstoffwechsel in der Leber

Nach Gaben von Tolbutamid wird der Einbau von C^{14}-markierter Glucose in die Fettsäuren der Leber wesentlich stärker gesteigert als in die Fettsäuren der Peripherie. Ein Vergleich mit Insulin zeigte einen schwächeren Effekt (Ashmore et al., 1958). Leberschnitte von Ratten, die mehrere Tage mit Tolbutamid behandelt wurden, inkorporieren in vitro C^{14}-markiertes Glykokoll in stärkerem Maße in das Protein als unbehandelte Kontrolltiere (Recant und Fischer, 1957). Nach einer einmaligen Gabe von Tolbutamid war dieser Effekt auf die Proteinsynthese jedoch noch nicht nachweisbar.

g) Einfluß auf Fermentsysteme

In einer Vielzahl von Arbeiten ist der Einfluß der blutzuckersenkenden Sulfonamide auf Enzymreaktionen der Leber untersucht worden. Vergleiche hierzu den Beitrag von Sund: Enzyme, Proteinbiosynthese und oral wirksame Antidiabetica. 403

VII. Nieren

a) Allgemeine Wirkungen auf die Niere

Die Niere ist für das Zustandekommen der Blutzuckersenkung nicht nötig. So fanden Cox et al. (1956b), daß nierenlose Tiere in gleichem Ausmaß den Blutzucker senken wie normale Tiere. Auch das Nierengewicht wird durch Carbutamid und Tolbutamid, 1% der Nahrung 4 Wochen lang zugesetzt, nicht verändert.

Clarke (1959) beobachtete eine Hemmung des Sauerstoffverbrauchs an Nierenschnitten nach Zusatz von Chlorpropamid in einer Konzentration von 0,1 bzw. 0,01 mg/ml. Die Hemmung betrug 19 bzw. 14%. Zu gleichen Ergebnissen kommen auch Freinkel and Ingbar (1959). Nach Zusatz von 5×10^{-3} mol Tolbutamid verringerte sich der O_2-Verbrauch an Nierenschnitten um 50—60%. Das Abbauprodukt von Tolbutamid, die Carboxysäure (vgl. den Beitrag von Häussler und Wicha: Zum Stoffwechsel der Sulfonylharnstoffe, S. 291, in diesem Handbuch) erzeugt dagegen nur eine geringe Oxydationshemmung von etwa 10%.

Cohn et al. (1965) beobachteten eine Zunahme der pressorischen Wirkung des Urins von Diabetikern nach Tolbutamid. Die gleiche Beobachtung machten die Autoren auch nach Insulin. Es wird Adrenalin als ursächliches Agens diskutiert (vgl. hierzu auch das Kapitel II e, Nebennierenmark).

Nach Otto (1957) kommt es unter Tolbutamid (nicht jedoch unter Carbutamid) bei Dosen von über 1,0 g täglich beim Diabetiker zu einer vermehrten Citronensäureausscheidung im Harn. Diese geht parallel mit der Menge des Ausscheidungsproduktes von Tolbutamid, dem N-(4-Carboxy-benzolsulfonyl)-N′-butylcarbamid. Eine Erklärung kann hierfür nicht gegeben werden.

Lee et al. (1958) fanden nach Carbutamid (25—50 mg/kg p.o.) an Hunden eine leichte Hemmung der Glucoserückresorption. Dieser Befund konnte von Petrovic et al. (1959) bestätigt werden. Bei der hohen Dosis von 50 mg/kg i.v. Carbutamid an Hunden beobachteten sie eine Hemmung der Glucoserückresorption im Mittel um 30%. Wegen der hohen Dosen sind Rückschlüsse auf den Menschen kritisch zu beurteilen. So sahen auch Henningsen und Benveniste (1966) eine Zunahme der Glucoserückresorption beim Patienten nach 1 g Tolbutamid. Nach intravenöser Gabe betrug die Zunahme 9,1% und nach peroraler Medikation 4,8%. Die gleichen Autoren fanden keine Änderung in der Inulin-Clearance nach Tolbutamid i.v. bzw. p.o.

PogÁtsa et al. (1965) sahen nach sehr hohen Dosen von Chlorpropamid (125 mg/kg p.o.) an Ratten eine Zunahme der Stickstoffausscheidung, während dagegen Goetz (1957) beim Patienten unter Tolbutamidmedikation (5—10 g/die) keine Änderung der N-Ausscheidung fanden. Mortimore et al. (1956) sahen dagegen nach Tolbutamid (4 g/die) beim Patienten eine geringe Erhöhung der N-Ausscheidung.

b) Diurese

Nach Lee et al. (1958) wird die Menge des Glomerulusfiltrates durch Carbutamid (25—50 mg/kg p.o.) an Hunden nicht signifikant beeinflußt. Gleiche Befunde wurden von Hümmer et al. (1960) an Patienten erhoben.

Nach Mohnike et al. (1957a) kommt es nach Tolbutamid zu einer vorübergehenden Erhöhung der Diurese um 5—13%. Dieser Befund wurde ebenfalls von Mortimore et al. (1956) erhoben. Analoge Ergebnisse wurden von Blöch und Lenhardt (1956) nach Carbutamid gesehen.

c) Salurese

Die Ausscheidung von Na, K, Ca, Cl und P wird durch die blutzuckersenkenden Sulfonamide beeinflußt. So sahen Mohnike et al. (1957a) eine Zunahme der Na-Ausscheidung um 34—39% und eine verringerte K-Abgabe um 9% nach Tolbutamid. Mortimore et al. (1956) kamen zu analogen Ergebnissen. Diese Autoren fanden auch noch eine Zunahme der Ca- und P-Ausscheidung. Fraenkel und Schulz (1956) beobachteten dagegen unter Carbutamid eine geringe Abnahme der Na-Ausscheidung. Die letzteren Autoren sahen den gleichen Effekt auch nach Insulin. Ähnliche Befunde im Hinblick auf die Na-, K-, Cl-, P- und Kreatininausscheidung nach Tolbutamid und Insulin wurden von Elrick und Purnell (1957) erhoben; beide Medikamente setzen die Phosphat-Clearance beim Patienten deutlich herab, während die Clearance von Na, K, Cl und Kreatinin unbeeinflußt blieb.

Die unterschiedlichen Wirkungen, die an der Niere beobachtet wurden, haben verschiedene Ursachen: unterschiedliche Methoden (Versuche an Tieren, Diabetikern und nicht diabetischen Menschen), Verwendung verschiedener Präparate und die Dosis-Unterschiede. Weiterhin kommt es zur Interferenz mit dem durch die Sulfonamide freigegebenen Insulin. Zu klareren und einheitlicheren Ergebnissen käme man daher besser an pankreaslosen Tieren oder Menschen. Bei Diabetikern mögen die spezifisch diabetischen Veränderungen der Niere entsprechende Versuchsergebnisse noch beeinflussen.

VIII. Lunge

Untersuchungen über die Beeinflussung der Lungentätigkeit durch die blutzuckersenkenden Sulfonamide wurden bisher noch nicht durchgeführt. Bei toxikologischen Untersuchungen (s. dort) kommt es zu keinen morphologischen Veränderungen.

IX. Stützgewebe

Pharmakologische Untersuchungen am Stützgewebe (Knochen, Knorpel und Bindegewebe) sind bisher praktisch nicht durchgeführt worden. Nur Scherz und Lawrence (1966) beobachteten nach chronischen Gaben von Tolbutamid ein verstärktes Längenwachstum der Knochen. Diese Zunahme soll auf einer Verdickung des Epiphysenknorpels beruhen. Dieser Effekt soll aber nicht direkt durch Tolbutamid ausgelöst werden, sondern die Hypoglykämie nach Tolbutamid bedingt eine erhöhte Abgabe von Wachstumshormon, welches dann die Verdickung des Knorpels verursacht.

X. Die Beeinflussung des Kreislaufes durch die blutzuckersenkenden Sulfonamide

Die Untersuchungen der Kreislauffunktionen bezogen sich praktisch nur auf den Blutdruck. Wie im Abschnitt Nebennierenmark beschrieben, kommt es nach Gaben von blutzuckersenkenden Sulfonamiden zu einer Adrenalinausschüttung. Es lag daher nahe zu untersuchen, ob diese Adrenalinfreisetzung auch eine hämodynamische Wirkung zur Folge hat. Bänder (1958a, b) beobachtete eine akute Erhöhung des Blutdruckes an mit Urethan narkotisierten Kaninchen nach einer schnellen intravenösen Injektion von 50 mg Tolbutamid/kg. Nach Vorbehandlung mit 7 mg Yohimbin/kg i.v. kommt es nach der gleichen Tolbutamidgabe zur Blutdrucksenkung (vgl. Abb. 6). Nach oraler Gabe von Tolbutamid bleibt der Blutdruck unbeeinflußt. Wie schon im Abschnitt Nebennierenmark beschrieben, ist die Affinität der verschiedenen blutzuckersenkenden Präparate zum Nebennierenmark sehr unterschiedlich. So ist die adrenalinfreisetzende Wirkung von Chlorpropamid geringer als die von Tolbutamid. Auch Schneider et al. (1959) sahen an Katzen nach 300 mg Chlorpropamid/kg i.v. keinen Einfluß auf den Blutdruck. Nach Kramer et al. (1964a, b) bewirkt Glykodiazin, in hohen Dosen (0,3—1 g/kg) i.v. verabreicht, bei Ratte und Kaninchen, abhängig von der Dosis, eine Blutdrucksteigerung. Bei der Ratte ist sie geringer, hält aber länger an. Am nebennierenlosen Tier bleibt die Blutdrucksteigerung nach Sulfonamiden aus.

Die Versuche legen die Deutung nahe, daß auch Glykodiazin Katecholamine freisetzt. Mit dieser Annahme steht die Beobachtung von Eberhardt (1964) im Einklang, daß 4 Std nach Verabreichung von Glykodiazin der Adrenalingehalt der Nebenniere etwa auf die Hälfte absinkt.

Neuere Untersuchungen über die Beeinflussung des Blutdruckes wurden von Pfaff et al. (1969) mit Glibenclamid durchgeführt. Danach bleibt der Blutdruck von narkotisierten Ratten nach niedrigen Dosen von 1—10 mg/kg, die im therapeutischen Bereich liegen, unbeeinflußt. Nach 1—5 mg/kg i.v. steigert Glibenclamid den Blutdruck um 20 bzw. 28 mm Hg. Nach 10 bzw. 16 min sind die Ausgangswerte wieder erreicht.

An wachen hypertonen Ratten kommt es nach intravenösen Gaben von 2, 4 und 8 mg/kg Glibenclamid zu einer Blutdrucksenkung. Injektionen von 0,5 und 1,0 mg/kg waren wirkungslos. Analoge Befunde wurden von den gleichen Autoren auch für Tolbutamid erhoben. 25, 50 und 100 mg Tolbutamid/kg i.v. senkten den hypertonen Blutdruck. 6,25 und 12,5 mg/kg waren wirkungslos. Offensichtlich bestehen deutliche Unterschiede zwischen der Wirkung bei normotonen und hypertonen Tieren, die durch das Ausgangswert-Gesetz von Wilder erklärt werden können.

Die im Tierexperiment bei intravenöser Gabe beobachteten hämodynamischen Wirkungen werden in der Klinik bei der oralen Therapie nicht beobachtet.

XI. Beeinflussung des respiratorischen Quotienten durch blutzuckersenkende Sulfonamide

Der respiratorische Quotient (RQ) ist wie die im Abschnitt XII, Blut, beschriebenen anderen Stoffwechselgrößen insulinabhängig. Unter Insulin kommt es zu einer Erhöhung des RQ-Wertes. Je nach der mehr oder weniger guten Ansprechbarkeit oder Einstellung der Diabetiker auf die oralen Präparate verändert sich der RQ-Wert nicht (GOETZ, 1957) oder es kommt zu einer Erhöhung des Wertes wie nach Insulin (TOLBERT und KIRK, 1957; STÖTTER und SEIDLER, 1956). Die letzteren Autoren sahen einen Anstieg des RQ-Wertes von 0,72 auf 0,8—0,9, was auf eine Insulinfreisetzung deutet. So fanden auch CERLETTI und GREGOLIN (1959) keine Änderung des RQ-Wertes nach Tolbutamid an alloxandiabetischen Ratten, während dagegen Insulin und auch die Kombination von Insulin mit Tolbutamid eine Erhöhung des RQ-Wertes zur Folge hatten.

XII. Blut

a) Einfluß auf die corpusculären Elemente

Bei der Therapie des Diabetes werden gelegentliche Leukopenien, Granulocytopenien und Thrombopenien beobachtet. Diese sind jedoch allergisch-toxischer Natur. Vergleiche hierzu den Abschnitt XIV, Zur Toxikologie der blutzuckersenkenden Sulfonamide.

Untersuchungen über den Einfluß der oralen Antidiabetica auf die Blutzellen sowie auf das Knochenmark wurden bisher am Tier nicht durchgeführt. Auch die chronisch-toxikologischen Arbeiten (Abschnitt XIV) geben keine Anhaltspunkte für eine Wirkung auf Knochenmark und Blutzellen.

b) Wirkung auf verschiedene, durch Insulin beeinflußte Stoffwechselgrößen

Es wurden zahlreiche Untersuchungen angestellt, um zu klären, ob Gaben von blutzuckersenkenden Sulfonamiden am intakten Organismus von den gleichen Veränderungen im Stoffwechsel begleitet sind, wie sie im Verlauf einer Insulinhypoglykämie beobachtet werden. Dabei wurden sowohl gleiches wie auch abweichendes Verhalten verschiedener Parameter beobachtet. Bei der Interpretation dieser Befunde muß auch noch berücksichtigt werden, daß eine periphere Injektion von Insulin nicht ohne weiteres mit dem physiologischen Vorgang der Abgabe des Insulins aus dem Pankreas nach den Gaben von blutzuckersenkenden Sulfonamiden verglichen werden kann.

Weit über 100 klinische Arbeiten wurden veröffentlicht, die die Veränderung verschiedener Stoffwechselparameter im Plasma bzw. Serum zum Gegenstand haben. Hier wird die Deutung der Befunde noch schwieriger, da die Untersuchungen sowohl an stoffwechselgesunden Menschen, als auch bei leichten bzw. schweren Diabetikern durchgeführt wurden [Übersichtsliteratur bei: CREUTZFELDT und SÖLING (1960) und PFEIFFER et al. (1969)].

Folgende Parameter im Blut wurden von verschiedenen Autoren untersucht: Freie Fettsäuren Triglyceride, Cholesterin, $\varkappa$-Aminosäuren, Serumproteine, Gesamtstickstoff und die Ionen Na^+, K^+, Ca^{++}, Cl^- und PO_4^{---}.

Da diese Stoffwechselparameter aber auch durch Insulin beeinflußt werden, war es notwendig, derartige Untersuchungen an pankreaslosen oder alloxandiabetischen Tieren durchzuführen, um klare Aussagen über die Wirkung der blutzuckersenkenden Sulfonamide machen zu können. Aber auch dann sind die erhaltenen Ergebnisse mit Vorsicht zu interpretieren, weil die blutzuckersenkenden Sulfonamide nicht nur eine Wirkung auf das Pankreas, sondern auch noch eine solche auf das Nebennierenmark und die Nebennierenrinde besitzen. Vergleiche hierzu Abschnitt II e und f.

Untersuchungen am experimentell diabetischen und gleichzeitig adrenalektomierten Tier sind aber in bezug auf die hier aufgeworfenen Fragestellungen nicht durchgeführt worden. In diesem Abschnitt werden nur die Arbeiten berücksichtigt, die am experimentell diabetischen Tier die speziellen Fragestellungen in bezug auf die angeführten Parameter zu lösen versuchen. So untersuchten MOHNIKE und BIBERGEIL (1956) am meta-alloxandiabetischen Hund das Verhalten von Kalium, Natrium und Phosphat nach Carbutamid im Vergleich zu Insulin und nach der kombinierten Anwendung von Carbutamid und Insulin. Nach Carbutamid und nach Insulin kommt es zur Abnahme des Kaliumspiegels im Serum. Dabei blieb die Kaliumsenkung nach Carbutamid über 10 Std erhalten, während dieser Effekt nach Insulin nur 150 min anhält. Bei der Anwendung der Kombination von Carbutamid mit Insulin reagiert das Kalium ähnlich wie nach Carbutamidgabe allein. Das anorganische Phosphat erniedrigt sich nach Carbutamid vorübergehend, um dann ganz erheblich über den Ausgangswert anzusteigen. Das Maximum ist nach $12^1/_2$ Std erreicht. Nach Insulin vermindert sich das Phosphat zunächst etwas stärker, um dann auch wieder anzusteigen, wobei ein Maximum nach 330 min beobachtet wurde. Nach der kombinierten Anwendung von Carbutamid und Insulin verläuft die Kurve etwa so wie nach Carbutamid allein. Der Natriumspiegel wurde nicht beeinflußt. Da es sich bei diesen Versuchen aber um meta-alloxandiabetische Tiere handelte und bei dieser experimentellen Methode das Pankreas nicht vollkommen zerstört wird und noch in der Lage ist, nach den blutzuckersenkenden Sulfonamiden geringe Mengen Insulin auszuschütten, können diese Beobachtungen nur sehr vorsichtig gedeutet werden.

c) Einfluß auf die Brenztraubensäure

Die Brenztraubensäure im Blut scheint sich nach den Arbeiten von HENNES et al. (1957) und FAJANS et al. (1957) nach Insulin und nach blutzuckersenkenden Sulfonamiden verschieden zu verhalten. Danach kommt es bei gesunden Versuchspersonen nach glucagonfreiem Insulin zu einem Anstieg des Pyruvatspiegels im Blut. Bei keinem Experiment wurde ein Abfall beobachtet (n = 8). Im Gegensatz dazu war die durch Tolbutamid hervorgerufene Hypoglykämie von einer Abnahme des Pyruvats im Blut begleitet.

d) Einfluß auf die Fibrinolyse

Die Steigerung der fibrinolytischen Aktivität nach den blutzuckersenkenden Sulfonamiden wurde in früheren Jahren therapeutisch angewandt; deshalb soll hier nur kurz darauf eingegangen werden. Auch dieser Effekt ist sekundärer Natur und beruht auf dem freigesetzten Insulin. So beobachteten FEARNLEY et al. (1959) die Steigerung der fibrinolytischen Aktivität nach Insulininjektionen am Diabetiker.

Es lag daher nahe, auf Grund dieses Wirkungsmechanismus die blutzuckersenkenden Sulfonamide für diese Indikationsstellung einzusetzen (FEARNLEY et al., 1960; TSAPOGAS et al., 1962; VERSTRAETE et al., 1963). Eine Bedeutung hat die Anwendung bei dieser Indikationsstellung aber nicht erlangt.

XIII. Interferenz mit anderen Pharmaka

a) Der Einfluß auf die Insulinwirkung

Wie im Kapitel Langerhanssche Inseln (IIg) beschrieben, ist die Wirkung der blutzuckersenkenden Sulfonamide an ein noch funktionstüchtiges Inselorgan gebunden. Trotz dieser Erkenntnis wurden in früheren Jahren viele Untersuchungen darüber durchgeführt, ob diese Verbindungen die Insulinwirkung abschwächen, potenzieren oder ob sich die Wirkungen von Insulin und Sulfonamiden addieren. So fanden Houssay et al. (1957a, b) an eviscerierten Hunden, Madsen (1960) an eviscerierten Katzen und Creutzfeldt et al. (1961) an eviscerierten Ratten eine Potenzierung kleiner, gerade nicht mehr wirksamer intravenöser

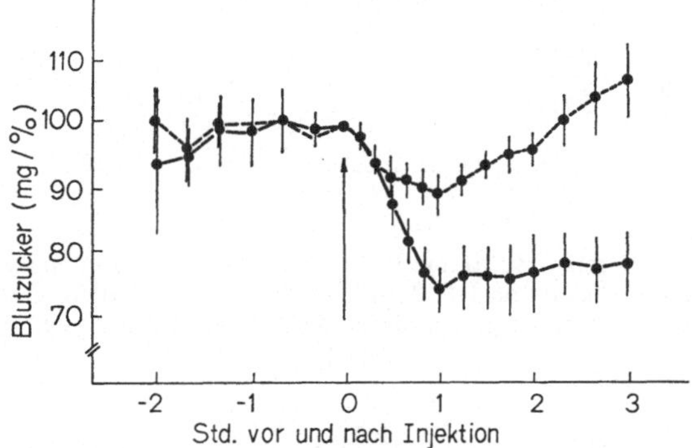

Abb. 29. Blutzuckerreaktion an eviscerierten Katzen. Gebrochene Linie nach 0,01 E/kg Insulin i.v. Ausgezogene Linie nach 0,01 E/kg Insulin i.v. plus 100 mg/kg Tolbutamid i.v.

Insulingaben nach Vorbehandlung mit Tolbutamid i.v. (100—250 mg/kg). Die Abb. 29 gibt einen solchen Versuch von Madsen wieder.

Gegen eine Potenzierung, die nur bei dieser speziellen Versuchsanordnung beobachtet wurde, sprechen die klinischen Erfahrungen, die zeigen, daß therapeutische Dosen nicht potenziert werden. Wenn in der Klinik bei einer doppelten Medikation von blutzuckersenkenden Sulfonamiden und Insulin mit der Insulin-Gabe zurückgegangen werden kann, dann spricht das für einen additiven Effekt, da die oralen Präparate zusätzlich zum verabreichten Insulin noch endogenes Insulin freisetzen (Lamprecht und Trautschold, 1958; Linke, 1960).

So beobachtet man auch keinen potenzierenden Effekt bei pankreaslosen Tieren und Menschen. Vergleiche hierzu die Abb. 10 von Fritz et al. (1956) im Kapitel IIg (Langerhanssche Inseln). Auch mit dem neuen hochwirksamen Präparat Glibenclamid konnten Pfaff und Schröder (1969) an alloxandiabetischen Kaninchen und pankreatektomierten Hunden keinen potenzierenden Effekt auf die Insulinwirkung nachweisen. Die Abb. 30 gibt einen ebenfalls negativen Befund an einem pankreaslosen Menschen wieder (Creutzfeldt et al., 1959). Bei diesen Beobachtungen liegen die Kurven mit zusätzlichem Tolbutamid immer höher. Dies kann durch die gleichzeitige Abgabe von Adrenalin erklärt werden. Wie Creutzfeldt et al. am pankreaslosen Menschen sahen Lang et al. (1956) an alloxandiabetischen Ratten eine Abschwächung der Insulinwirkung durch Tolbutamid. Diese Befunde von Creutzfeldt et al. (1959) bestätigen hiermit diejenigen von Goetz et al. (1956) und MacCallagh und Goebert (1959). Diesen Ergebnissen stehen nur drei von Loubatières et al. (1956a, b), von Houssay und Penhos (1956) und Caren und Corbo (1957) gegenüber, die an pankreaslosen Hunden eine Verstärkung der Insulinwirkung durch IPTD bzw. Tolbutamid sahen.

Wie im Kapitel II g gezeigt wurde, sind die blutzuckersenkenden Sulfonamide am pankreaslosen bzw. alloxandiabetischen Tier und am pankreaslosen Menschen wirkungslos. Demgegenüber gibt es einige Beobachtungen, nach denen pankreaslose Hunde oder alloxandiabetische Kaninchen nach Tolbutamid oder Carbutamid den Blutzucker senken. Bei den Versuchen von Becker et al. (1956) wurde Carbutamid 24 Std nach der letzten Insulin-Gabe gegeben. Aiman und Chaudhary (1959)

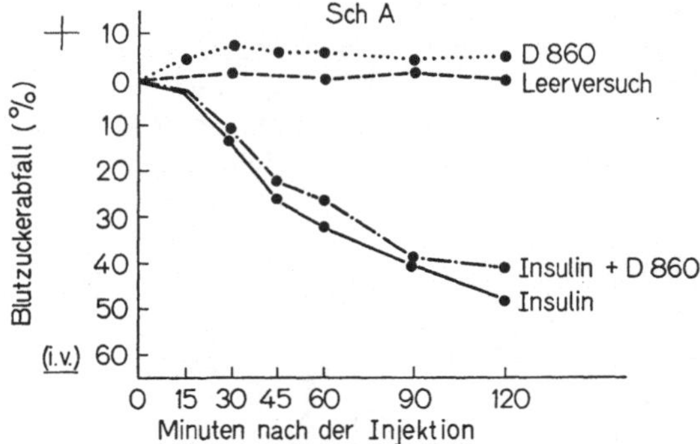

Abb. 30. Blutzuckerverhalten an total duodenalpankreatektomierten Menschen nach alleiniger und kombinierter i. v.-Injektion von D 860 und Insulin bei zwei Fällen. D 860 hat allein keinen blutzuckersenkenden Effekt und verstärkt auch die Insulinwirkung nicht. (Creutzfeld et al., 1959)

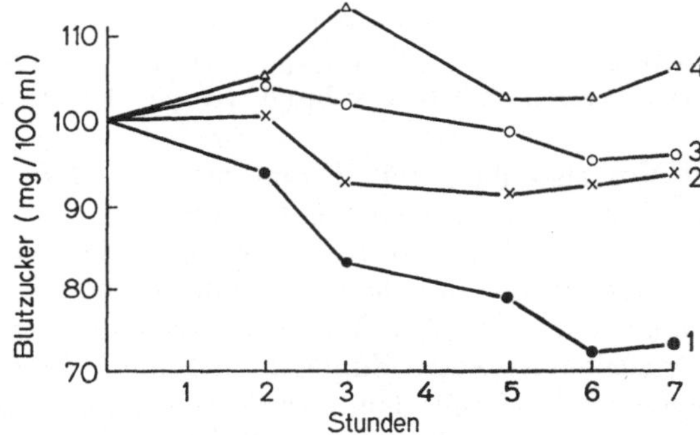

Abb. 31. Blutzuckerreaktion an alloxandiabetischen Kaninchen. 1. 500 mg/kg Carbutamid i.v. 24 Std nach einer Insulininjektion; 2. Kontrolle hierzu; 3. 500 mg/kg Carbutamid i.v. 72 Std nach der letzten Insulininjektion; 4. Kontrolle hierzu. (Nach Aiman u. Chaudhary, 1959)

konnten analoge Befunde am alloxandiabetischen Kaninchen erheben (Abb. 31). 24 Std nach der letzten Insulingabe senkten die Kaninchen den Blutzucker nach Carbutamid (500 mg/kg p.o.), während dagegen 72 Std nach dem zuletzt verabreichten Insulin diese Reaktion ausblieb. Prinzipiell die gleichen Befunde wurden von Root (1957b) mit 2 g Carbutamid am pankreatektomierten Hund erhoben. 16 Std nach der letzten Insulingabe wurde der Blutzucker gesenkt, während 66 Std nach der letzten Insulininjektion keine Blutzuckersenkung mehr beobachtet wurde. Pfaff und Schröder (1969) konnten mit der Versuchsanordnung von Aiman und Chaudhary für Tolbutamid die gleichen Befunde erheben, während Glibenclamid diesen Effekt vermissen ließ. Eine Erklärung mag in der wesentlich geringeren Dosierung von Glibenclamid liegen (0,3 mg/kg p.o.). Kurtz et al. (1959) fanden eine Blutzuckersenkung nach Tolbutamid, wenn die Substanz akut pankreatektomierten Hunden injiziert wurde. Für diese an sich sehr eigenartigen

Befunde hat AIMAN versucht, folgende Interpretation zu geben: Nach den Arbeiten von BRONSTEIN (1953) und RANDLE und TAYLOR (1958) kann Insulin an Plasmaproteine gebunden werden. AIMAN nimmt nun an, daß 24 Std nach einer Insulininjektion noch geringe Mengen gebundenes Insulin, das in dieser Form unwirksam ist, im Organismus vorliegen, und daß die blutzuckersenkenden Sulfonamide diesen Komplex spalten und wieder wirksames Insulin zur Verfügung stellen. 66 oder 72 Std nach der letzten Insulininjektion soll kein gebundenes Insulin mehr vorhanden sein und eine Blutzuckersenkung nach Sulfonamiden wird deshalb vermißt. ANTONIADES et al. (1963) konnten ebenfalls nachweisen, daß Tolbutamid einen Insulinkomplex im Plasma zu spalten vermag, in dem es nach der Medikation zur Abnahme von gebundenem und zur Zunahme von freiem Insulin kommt. In diese gleiche Richtung gehen auch Befunde von HASSELBLATT (1961), der nachweisen konnte, daß der pathologische Komplex zwischen Insulin und Insulinantikörpern durch Tolbutamid — allerdings in hoher Dosierung (70 mg-% in vitro) — gespalten wird. Auch die Ergebnisse von SUND (1961) zeigen, daß die blutzuckersenkenden Sulfonamide in der Lage sind, hochpolymere Aggregatzustände des Zink-Insulinkomplexes in Untereinheiten zu spalten. Interessant mag in diesem Zusammenhang noch sein, daß SUND auch eine Spaltung der Glutaminsäuredehydrogenase in Untereinheiten durch Carbutamid und Tolbutamid, nicht jedoch durch andere Sulfonamide fand. In diesem Zusammenhang sei noch zu erwähnen, daß HASSELBLATT (1965) einen hemmenden Einfluß von Tolbutamid auf die Eiweißbindung von Bilirubin und Bromsulphalein im Serum beobachtete. Letzteres kann zu einer Beeinflussung der Ergebnisse des Bromsulphaleintestes führen.

In diesem Zusammenhang möge am Ende dieses Abschnittes noch kurz auf den Einfluß der blutzuckersenkenden Sulfonamide auf den Abbau des Insulins eingegangen werden. Da hierbei die Insulinase eine Rolle spielt, sei auf die ausführlichere Darstellung bei H. SUND: Enzyme, Proteinbiosynthese und oral wirksame Antidiabetika, S. 403, verwiesen.

Als erste beschrieben MIRSKY et al. (1956a) eine nicht kompetitive Hemmung der Leberinsulinase in vitro bei Zusatz von Tolbutamid. Demgegenüber sahen WICK et al. (1957) weder an eviscerierten-nephrektomierten noch an eviscerierten Kaninchen mit intakten Nieren nach intravenöser Gabe von Tolbutamid eine Änderung im Insulinabbau. Die meisten Untersucher sind sich darüber einig, daß die in vitro zur Insulinasehemmung notwendigen Sulfonylharnstoffkonzentrationen (10fach höher als der durchschnittliche Plasmaspiegel) es unwahrscheinlich machen, daß die Insulinasehemmung eine wesentliche Rolle im Wirkungsmechanismus der Sulfonylharnstoffe spielt, zumal COX et al. (1956b), WILLIAMS und TUCKER (1956), BERSON et al. (1957) sowie MORTIMORE et al. (1959) im Gegensatz zu MIRSKY bei mit Sulfonylharnstoffen vorbehandelten Tieren keinen Effekt auf die Insulinaseaktivität und den Insulinabbau sahen. Für die Annahme einer unspezifischen Wirkung spricht weiter, daß Schwermetalle, SH-Gifte sowie auch l-Tryptophan die Insulinase hemmen, ohne aber einen Einfluß auf den Blutzucker zu haben (MIRSKY, 1956).

b) Der Einfluß von Chlorpromazin und Diäthylbarbitursäure

Nach den Untersuchungen von HASSELBLATT und SCHUSTER (1958) und von WIEZOREK und GRAUPNER (1963) wird die Blutzuckersenkung nach Tolbutamidgaben am Kaninchen bzw. Meerschweinchen durch Chlorpromazin vollkommen und durch Diäthylbarbitursäure um etwa 50% gehemmt. Analoge Befunde wurden auch von OPITZ und LOESER (1962) an der Ratte erhoben.

Auf der Suche nach einer Erklärung für diese Befunde fanden Hasselblatt und Haun (1960a), daß die oben beschriebene Hemmung ausbleibt, wenn die sympathische Innervation der Leber chirurgisch (Durchtrennung des rechten N. splanchnicus) oder medikamentös durch Pendiomid (Hüdepohl und Lederbogen, 1963) ausgeschaltet wird.

Barrett (1965) fand ebenfalls eine Blockierung der Tolbutamid-Hypoglykämie nach Mebanazin — einem Hemmer der Monoaminoxydase. Barrett führt diesen Effekt auf eine Abnahme des Tonus im Sympathicusbereich zurück. Weiterhin beobachteten Opitz (1962) sowie Hawkins et al. (1964) eine Abschwächung der Blutzuckersenkung nach Tolbutamid durch Reserpin an Ratten. Eine Deutung dieser Ergebnisse kann nicht gegeben werden.

c) Der Einfluß von Thyroxin und Dihydroergotamin auf die Tolbutamidhypoglykämie

Hasselblatt und Bastian (1958) beobachteten eine Empfindlichkeitssteigerung an mit Thyroxin vorbehandelten Mäusen für Tolbutamid auf das 20fache, während dagegen die Empfindlichkeit gegen Insulin nur auf das 1,67fache gestiegen war. Als Erklärung wird die verminderte Glykogenreserve der Leber unter Thyroxin angenommen.

Die Vorbehandlung von Kaninchen mit Dihydroergotamin bewirkt ebenfalls eine Verstärkung der Blutzuckersenkung nach Tolbutamid, die dem Verhalten nebennierenloser Tiere nahekommt und die auf einer Blockierung der Adrenalinsekretion beruht (Bänder et al., 1957).

d) Die Wechselwirkung von Aminosäuren — speziell Leucin — und blutzuckersenkenden Sulfonamiden

Danowski et al. (1962) beobachteten bei gleichzeitiger Gabe von Leucin und Tolbutamid eine potenzierende Wirkung auf den Blutzucker. Dieser Effekt kann als ein additiver aufgefaßt werden, da Leucin selber Insulin aus den Langerhansschen Inseln freisetzt (Sussman et al., 1967; Czyzyk und Lawecki, 1968; Pfeiffer und Telib, 1968).

e) Der Einfluß auf die Narkose

Bänder und Scholz (1956) fanden, daß der Nachschlaf nach einer Evipan-Narkose durch Vorbehandlung mit Tolbutamid an Ratten um 60% verlängert wird. Pfaff et al. (1969) sahen eine Potenzierung der Urethannarkose. Die ED_{50} für Tolbutamid beträgt 120 mg/kg i.p. Diese liegt aber weit über den im therapeutischen Bereich blutzuckersenkenden Dosen. Glibenclamid war bei diesem Versuch bis zu 100 mg/kg i.p. unwirksam.

Eine Verstärkung der Hexobarbital-Narkose durch Tolbutamid sahen auch Rümke und Bout (1960) sowie Bhide et al. (1963). Nach Menon und Iyer (1964) wird auch die Paraldehyd-Narkose an Ratten durch Tolbutamid potenziert.

f) Der Einfluß auf die Wirkung von Acetylcholin, Histamin, Bariumchlorid, Atropin, Papaverin, Adrenalin und Oxytocin

Vergleiche hierzu das Kapitel III a, Muskulatur, S. 340.

g) Der Einfluß auf den Alkoholabbau

Siehe auch hierzu das Kapitel: Zur Toxikologie der blutzuckersenkenden Sulfonamide XIV, d, S. 362; dort auch weitere Literatur.

Alle blutzuckersenkenden Sulfonamide, vor allem das Chlorpropamid, bewirken eine Verminderung der Alkoholtoleranz, die durch eine Antabus-artige Wirkung zustande kommen soll (FITZGERALD et al., 1962; TRUITT et al., 1962; ROYER et al., 1962; PODGAINY und BRESSLER, 1968). BÜTTNER (1961) konnte nach Alkoholgenuß beim Menschen einen erhöhten Acetaldehydspiegel im Blut nachweisen, Analoge Befunde konnten früher schon CZYZYK und MOHNIKE (1957) an Kaninchen nach Vorbehandlung mit Carbutamid und Tolbutamid erheben.

h) Der Einfluß verschiedener Pharmaka auf den Abbau blutzuckersenkender Sulfonamide

In zwei Übersichtsarbeiten von KRISTENSEN und CHRISTENSEN (1969) und ARIËNS (1969a, b) wird der Einfluß verschiedener Pharmaka auf den Abbau der blutzuckersenkenden Sulfonamide untersucht und referiert. Die nachfolgenden 3 Tabellen sind — mit den entsprechenden Literaturzitaten — diesen Arbeiten

Tabelle 5. *Wechselwirkung zwischen verschiedenen Medikamenten und blutzuckersenkenden Sulfonamiden.* [Nach KRISTENSEN und CHRISTENSEN (1969)]

Sulfonylharnstoffe	Geprüfte Verbindungen	Literatur
Tolbutamid	Sulfaphenazole	CHRISTENSEN et al. (1963)
—	Methyl- und Äthyl-Sulfaphenazole	KRISTENSEN und CHRISTENSEN (1969)
—	Dicoumarol	KRISTENSEN und HANSEN (1967), SOLOMON und SCHROGIE (1967)
—	Phenylbutazon	GULBRANDSEN (1959), KAINDL et al. (1961) CHRISTENSEN et al. (1963)
—	Phenyramidol	SOLOMON und SCHROGIE (1967)
—	Sulfisoxazol	SOELDNER und STEINKE (1965)
Chlorpropamid	Salicylate	STOWERS und CONSTABLE (1959)
—	Dicoumarol	KRISTENSEN und HANSEN (1968)
—	Sulfaphenazol	KRISTENSEN und HANSEN (1968)
—	Phenylbutazon	DALGAS et al. (1965)
Carbutamid	Phenylbutazon	KAINDL et al. (1961)
Acetohexamid	Phenylbutazon	FIELD et al. (1967)

Tabelle 6. *Halbwertszeit von Tolbutamid im Blut vor und nach Behandlung mit verschiedenen Medikamenten.* [Nach KRISTENSEN und CHRISTENSEN (1969)]

Geprüfte Verbindungen	Zahl der getesteten Personen	Halbwertszeit von Tolbutamid in Std	
		vor der Behandlung	während der Behandlung
Sulfaphenazol	4	$3^3/_4$	22
Methylsulfaphenazol	5	$4^3/_4$	$37^1/_2$
Äthylsulfaphenazol	5	$4^3/_4$	$32^3/_4$
Phenylbutazon	6	$4^1/_2$	$10^1/_2$
Oxyphenylbutazon	5	$4^3/_4$	12
Sulfadiazin	4	$3^1/_2$	$5^1/_2$
Sulfadimethoxin	5	5	$2^3/_4$
Phenazon	3	$4^3/_4$	5
Aminophenazon	2	$4^1/_4$	$5^1/_4$
Dicoumarol	8	5	$17^1/_2$
Phenindion	3	$5^1/_2$	6

Tabelle 7. *Halbwertszeit von Tolbutamid im Blut vor und nach Behandlung mit verschiedenen Medikamenten.* (Nach Ariens (1969b))

Halbwertszeit Tolbutamid	Kombinationen mit Tolbutamid	Halbwertszeit Tolbutamid-Kombin.	Literatur
8 Std	Sulfaphenazol 1 g/Tag	24 Std	Dubach et al. (1966)
5—6 Std	Sulfaphenazol 2 g/Tag	24 Std	Dubach et al. (1966)
4 Std	Sulfadimethoxin 2 g/Tag	4 Std	Dubach et al. (1966)
7 Std	Sulfisoxazol 2 g/Tag	7 Std	Dubach et al. (1966)
4 Std	Sulfaphenazol 2 g/Tag	17 Std	Christensen et al. (1963)
$6^1/_2$ Std	Dicoumarol (Blutspiegel 1,2 µg/ml)	18 Std	Kristensen und Hansen (1967)
$4^1/$ Std	Dicoumarol (Blutspiegel 1,2 µg/ml)	10 Std	Kristensen und Hansen (1967)
3,3 Std	Dicoumarol (Blutspiegel 1,2 µg/ml)	10 Std	Kristensen und Hansen (1967)
$4^1/_2$ Std	Dicoumarol (Blutspiegel 1,2 µg/ml)	17 Std	Kristensen und Hansen (1967)
5 Std	Dicoumarol (Blutspiegel 10,8 µg/ml)	24 Std	Kristensen und Hansen (1967)
$6^1/_2$ Std	Dicoumarol (Blutspiegel 10,8 µg/ml)	25 Std	Kristensen und Hansen (1967)
2,8 Std	Dicoumarol (Blutspiegel 10,8 µg/ml)	17,6 Std	Kristensen und Hansen (1967)
11,6 Std	Dicoumarol 50 mg/Tag	20 Std	Solomon und Schrogie (1967)
6,5 Std	Dicoumarol 50 mg/Tag	14,6 Std	Solomon und Schrogie (1967)
4 Std	Phenyramidol 3 × 400 mg/Tag	15 Std	Solomon und Schrogie (1967)
8 Std	Phenyramidol 3 × 400 mg/Tag	17 Std	Solomon und Schrogie (1967)
9 Std	Phenyramidol 3 × 400 mg/Tag	22 Std	Solomon und Schrogie (1967)

entnommen und geben einen guten Überblick über die bisher untersuchten Verbindungen.

Wie aus den Tabellen 6 und 7 hervorgeht, verlängern vor allem Sulfaphenazole und Dicoumarol die Halbwertszeiten von Tolbutamid, Chlorpropamid, Carbutamid und Acetohexamid. Über Glykodiazin und Glibenclamid liegen bis jetzt noch keine Untersuchungen vor.

Diese Verlängerung der Halbwertszeit führt in der Klinik zu stärkeren hypoglykämischen Reaktionen (Christensen et al., 1963). Über den Mechanismus des veränderten Abbaus der blutzuckersenkenden Sulfonamide sind bis jetzt nur spekulative Diskussionen angestellt worden, unter anderem auch über Kompetitionsphänomene bei der Eiweißbindung im Plasma (Büttner und Portwich, 1967).

XIV. Zur Toxikologie der blutzuckersenkenden Sulfonamide

Wie in der Einleitung schon erwähnt und in den weiteren Ausführungen dargestellt, besitzen die blutzuckersenkenden Sulfonamide neben ihrer Hauptwirkung auf die B-Zellen der Langerhansschen Inseln und der Wirkung auf die Nebennierenmarkzellen praktisch keine weiteren wesentlichen pharmakologischen Effekte. Dieser günstige Umstand bedingt ihre gute Verträglichkeit.

a) Akute Toxicität

α) Tier

Bei der akuten Toxicität und der chronischen Toxicität der blutzucker-senkenden Sulfonamide muß zwischen den echten toxischen Effekten und den hypoglykämischen Reaktionen, die nicht als primär toxisch zu bezeichnen sind, sondern die auf eine spezifische pharmakologische Wirkung zurückzuführen sind, unterschieden werden.

Wie aus der Tabelle 8 zu ersehen ist, liegt die DL_{50} peroral bei den in die Therapie eingeführten Produkten und bei vielen weiteren Verbindungen (Tabelle 9), die während der Entwicklungsarbeiten auf diesem Gebiet toxikologisch getestet wurden, über 1 g/kg.

Tabelle 8. *Akute Toxicität verschiedener blutzuckersenkender Sulfonamide*

Präparate	LD_{50} mg/kg					Literatur s. Tabelle 9
	Maus p.o.	Maus s.c.	Ratte p.o.	Ratte s.c.	Hund p.o.	
Tolbutamid	2500	750	4000	—	—	1
Carbutamid	4000	2500	—	—	—	2
Chlorpropamid	1675	780	2390	760	≈800	4
Glycyclamid	4000			1150 i.p.		7
Phenbutamid		530	2000			9, 9a
Acetohexamid	2500					8
Glykodiazin	5300	1480 i.v.	2850	2000 i.v.		3
Tolazamid	> 5000	2239 i.p.				6
Glyprothiazol IPTD			3940			12
	468		534			10
Glysobusol	950		900			11
Glibenclamid	>15000		>15000		>10000	13

Tabelle 9

Präparat	LD_{50} mg/kg		Literatur
	Maus p.o.	Ratte p.o.	
Metahexamid	1360	1444	5
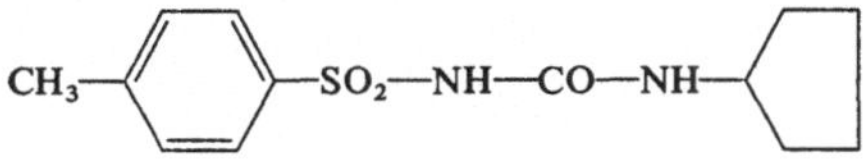 CH_3—⟨⟩—SO_2—NH—CO—NH—⟨⟩	2500		14
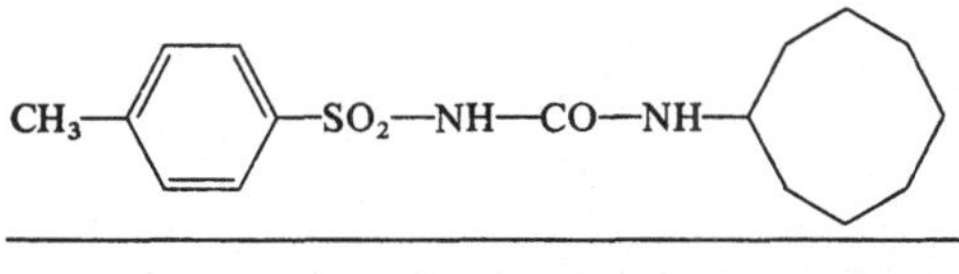 CH_3—⟨⟩—SO_2—NH—CO—NH—⟨⟩	8500		14

1. Scholz und Bänder (1956), 2. Achelis und Hardebeck (1955), 3. Kramer et al. (1964b), 4. Schneider et al. (1959), 5. Root et al. (1959b), 6. Dulin et al. (1961), 7. Meli et al. (1957), 8. Maha et al. (1962), 9. Tonse et al. (1962), 9a. Dorche et al. (1959), 10. Rosen et al. (1966), 11. Healy and Arneaud (1960), 12. Penhos (1957), 13. Hebold et al. (1969), 14. Bänder (1969a), 15. Patentschrift Nr. 58716 (1956) Government of India, Patent Office Calcutta, 16. Wernicke (1968), 17. Loret et al. (1971).

Tabelle 9 (Fortsetzung)

Präparat	LD$_{50}$ mg/kg		Lite-ratur
	Maus p.o.	Ratte p.o.	
CH$_3$—⟨C$_6$H$_4$⟩—SO$_2$—NH—CO—NH—N⟨C$_5$H$_{10}$⟩		3000	14
⟨C$_6$H$_5$⟩—SO$_2$—NH—CO—NH—C$_4$H$_9$(i)	4500		15
CH$_3$—⟨C$_6$H$_4$⟩—SO$_2$—NH—CO—NH—C$_4$H$_9$(i)	4000		15
CH$_3$—⟨C$_6$H$_4$⟩—SO$_2$—NH—CO—NH—C$_4$H$_9$(t)	6000		15
CH$_3$—⟨C$_6$H$_4$⟩—SO$_2$—NH—CO—NH—C$_3$H$_7$(n)	5000		15
CH$_3$—⟨C$_6$H$_4$⟩—SO$_2$—NH—CO—NH—C$_6$H$_{13}$(n)	6000		15
C$_3$H$_7$(n)—⟨C$_6$H$_4$⟩—SO$_2$—NH—CO—NH—C$_4$H$_9$(n)	4500		15
C$_3$H$_7$(i)—⟨C$_6$H$_4$⟩—SO$_2$—NH—CO—NH—C$_4$H$_9$(n)	5000		15
H—⟨C$_6$H$_{10}$⟩—SO$_2$—NH—CO—NH—C$_4$H$_9$(n) Na-Salz	2000		15
H—⟨C$_6$H$_{10}$⟩—SO$_2$—NH—CO—NH—⟨C$_6$H$_{10}$⟩—H	4500		15
(CH$_3$)$_2$CH—CH$_2$—CH$_2$—⟨C$_6$H$_4$⟩—SO$_2$—NH—CO—NH—C$_4$H$_9$(n)	6500		15
CH$_3$—⟨C$_6$H$_4$⟩—SO$_2$—NH—COO—C$_4$H$_9$(n)	640		16
CH$_3$—⟨C$_6$H$_4$⟩—SO$_2$NHCONH—(Borneol-Rest)		>16000	17

Akute Toxizität verschiedener blutzuckersenkender Sulfonamide

Damit sind solche Verbindungen nach Spector (1956) als "slightly toxic" (0,5—5 g/kg peroral) und "practically non toxic" (5—15 g/kg peroral) zu bezeichnen.

Bei der neuen hochwirksamen Gruppe der blutzuckersenkenden Sulfonamide, wie z.B. dem Glibenclamid, konnte sogar eine DL_{50} nicht mehr bestimmt werden, da 15 g/kg peroral die höchste zuführbare Menge darstellte.

β) Mensch

Bei dieser Besprechung der akuten Toxicität sollten noch die wenigen in der Weltliteratur bekannt gewordenen Suicide bzw. Suicidversuche erwähnt werden. So berichtet Pribilla (1968) über einen letalen Ausgang nach 100 Tolbutamidtabletten (50 g) bei einer Nichtdiabetikerin. Die Obduktion ergab: eine Rechtsdilatation des Herzens, hochgradiges Lungenödem, trübe Schwellung der parenchymatösen Organe und eine Hirnschwellung mit Hirnrindencyanose. Der Tod trat 18 Std nach Einnahme des Präparates ein.

Locket und Brown (1960) berichten von einem Suicid nach Chlorpropamid. Bei dieser Patientin trat eine schwere Hypoglykämie auf, die mit Glucose-Dauertropf nicht beherrscht werden konnte. Die gleichen Autoren beobachteten einen zweiten Fall von Suicidversuch, bei dem trotz 96stündigem Koma und 6tägigen Stupor keine erkennbaren neurologischen Dauerschäden zurückblieben. Von Cosnett (1961) wird ein Fall beschrieben, bei dem eine Inderin in suicidaler Absicht mindestens 20 g Tolbutamid zu sich nahm. Die stationäre Aufnahme erfolgte im tiefen Koma, das trotz 40 ml 50%iger Glucoselösung i.v. und anschließendem Dauertropf unverändert weiterbestand. Danach blieb eine hochgradige Demenz als Dauerschaden bestehen. Nach 4 Wochen entwickelten sich Tetraplegie, gesteigerte Sehnenreflexe, Fußklonus und Beeinträchtigung des Sehvermögens. Der Exitus letalis trat nach 6 Monaten ein.

Weitere Fälle von Suiciden und Suicidversuchen sind noch von Schnack und Schobel (1962) und von Duncan et al. (1961) beobachtet worden. Von Schulz und Börner (1966) wird ein Fall beschrieben, bei dem der diabetische Patient aus suicidaler Absicht allerdings nur 5 g Tolbutamid zusammen mit 5 Glas Branntwein und 5 Glas Bier zu sich nahm. Der Patient wurde im tiefen Koma mit Kußmaulscher Atmung eingeliefert. Blutzucker 38 mg-% (Creccelius-Seifert). Glucosezufuhr führte zum sofortigen Erwachen. Bei diesem Fall spielt sicher die Wechselwirkung zwischen dem Präparat und dem Alkohol (vgl. auch Kapitel XIII) noch eine wesentliche Rolle. Aus den hier geschilderten Fällen geht hervor, daß das Vergiftungsbild beim Menschen nicht einheitlich ist.

b) Chronische Toxicitätsversuche

Bei der Beurteilung der toxikologischen Befunde spielt der Abbau der einzelnen Verbindungen bei den verschiedenen Tierspecies und beim Menschen eine ganz entscheidende Rolle. Wie aus dem Beitrag von Häussler in diesem Handbuch, S. 251 u. 291, zu ersehen ist, sind die Metaboliten in Zahl und chemischer Struktur sehr unterschiedlich. So können bei einer Tierspecies oder auch beim Menschen toxische Verbindungen entstehen, die bei den anderen Arten nicht auftreten. Auch Analogieschlüsse und Voraussagen von einem Produkt auf das andere sind nicht möglich. So ist letzten Endes die Prüfung am Menschen ausschlaggebend für die Beurteilung der weiteren therapeutischen Verwendbarkeit eines Produktes.

Mit *Tolbutamid* und mit *Carbutamid* sind an Ratten, Hunden, Kaninchen und Affen ausgedehnte chronische Fütterungsversuche durchgeführt worden. Dabei wurde bis zur 100fachen der beim Menschen gebräuchlichen Tagesdosis bis zu 9 Monaten verabreicht (Achelis und Hardebeck, 1955; v. Holt et al., 1956a, b; Kracht et al., 1957a, b; Anderson et al., 1957; Scholz und Bänder, 1956; Creutzfeldt und Finter, 1956; Creutzfeldt et al., 1957; Bänder et al., 1957; Bänder, 1959a). Eine Hemmung des normalen Wachstums bzw. eine Gewichtsabnahme tritt nur bei sehr hohen Dosen ein. Die Abb. 32 gibt einen 28tägigen Fütterungsversuch von Cox et al. (1956b) an Ratten mit Carbutamid bzw. Tolbutamid wieder, deren Nahrung 1% von den Präparaten enthielt. Die histologischen Untersuchungen der inneren Organe erbrachten prinzipiell keine präparatbedingten Organschäden. Einige unbedeutende Organveränderungen sollen hier

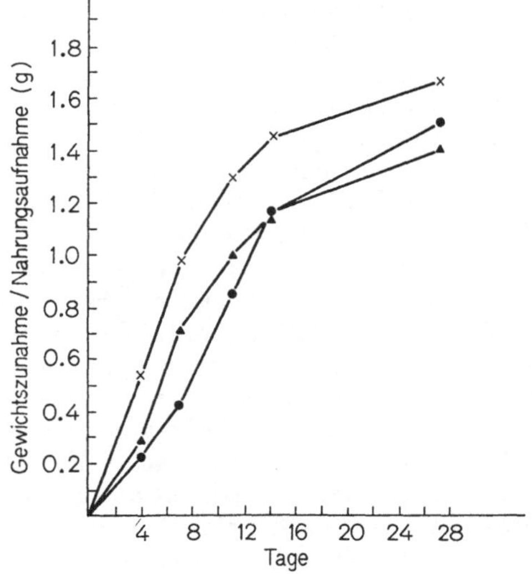

Abb. 32. Die Wirkung von Carbutamid und Tolbutamid auf das Wachstum von Ratten.
×————× Tolbutamid ▲————△ Carbutamid ●————● Kontrolle. (Cox et al., 1956b)

Erwähnung finden. In den meisten chronischen Versuchen mit Carbutamid und Tolbutamid wurden keine morphologischen Leberveränderungen beobachtet. Nur nach höheren Dosierungen (1—2 g/kg Tolbutamid bei Ratten) sahen Scholz und Bänder (1956) und Bänder (1959a) sowie am Kaninchen Creutzfeldt und Finter (1956) leichte Leberzellverfettungen. Kracht et al. (1957a) sahen diese mittel- bis grobtropfigen Verfettungen bei Fütterungsversuchen an Ratten mit Carbutamid nach 4—7 Monaten. Analoge Befunde wurden auch von Bruns et al. (1959) erhoben. Knick (1958) berichtet über Leberschäden nach 8monatiger Gabe von 500 mg/kg Tolbutamid an Ratten, konnte jedoch bei gleicher Dosierung in einer Wiederholung dieser Versuchsserie die Veränderungen nicht mehr reproduzieren. Knick und Ruckes (1959), Sirek et al. (1959b) fanden bei normalen Hunden nach Tolbutamid (30 mg/kg peroral) eine Lebervergrößerung und Leberzellveränderung. Diese Beobachtung steht im Widerspruch zu den Befunden von Bänder et al. (1957). Übereinstimmend wird jedoch berichtet, daß pankreaslose Hunde die Sulfonylharnstoffe sehr schlecht tolerieren, wofür in erster Linie eine geschädigte Leber infolge der diabetischen Stoffwechsellage verantwortlich zu machen sein dürfte. So fanden Campbell (1956), Schambye (1957), Sirek et al. (1957), Ricketts et al. (1957) und Sirek et al. (1959a) nach langfristigen Gaben von Carbutamid und Tolbutamid bei pankreaslosen Hunden Fettleber, Ikterus, pathologische Bromthaleinretention, verminderte Prothrombin- und Albuminsynthese. Diese nur beim Hund und vor allem bei diabetischen Hunden mit vorgeschädigter Leber auftretenden Befunde können in dem andersartigen Abbau dieser Präparate beim Hunde (s. Beitrag von Häussler und Wicha) eine Erklärung finden.

Bei der Beurteilung von toxikologischen Schäden wurde insbesondere auf Veränderungen an den Nieren geachtet. Von den meisten Autoren wurden keine morphologischen Nierenveränderungen nach Carbutamid und Tolbutamid gesehen. Vereinzelt wurden jedoch Tubulusschäden nach hohen Dosen von Tolbutamid (Creutzfeldt und Finter, 1956) und Carbutamid (Mohnike und Hagemann, 1956; Bruns et al., 1959) beim Kaninchen beobachtet. Die Veränderungen, die an Schilddrüse, Hypophyse, Nebennierenrinde und -mark und an den Keimdrüsen gefunden wurden, sind in den speziellen Kapiteln bereits beschrieben worden.

Mit *Chlorpropamid* sind ebenfalls ausgedehnte chronische toxikologische Untersuchungen an Ratten, Affen und Hunden bis zu 20 Monaten von Schneider et al. (1959) durchgeführt worden. Ratten erhielten bis zu 500 mg/kg peroral, Hunde 150 mg/kg peroral und Rhesusaffen bis zu 200 mg/kg peroral täglich, präparatbedingte Schädigungen an den inneren Organen wurden von den Untersuchern nicht beobachtet. Entgegen diesen Befunden sah Bänder (1959a) Fetteinlagerungen bei Hunden (50 mg/kg peroral) in Leber und Herzmuskel und bei Ratten (500 mg/kg peroral) in Leber und Niere. Im Rahmen einer weiteren chronischen Toxizitätsstudie von Delahunt et al. (1960) wurden bei Ratten, die 2 Jahre lang 500 mg/kg peroral, bei Hunden, die 1 Jahr lang 150 mg/kg peroral und bei Rhesusaffen, die 200 mg/kg peroral über 46 Wochen erhielten, keine Abnormitäten des Blutbildes, histologisch an den inneren Organen oder bei biochemischen Untersuchungen beobachtet. Lediglich bei Dosen von 250 und 500 mg/kg kam es bei Ratten zu einer Verringerung der Gewichtszunahme gegenüber den Kontrollen. Analoge Befunde wurden auch von Root et al. (1959a) erhoben.

Acetohexamid wurde von Maha et al. (1962) eingehend toxikologisch untersucht. Das Präparat wurde Ratten im Futter mit 0,25, 0,5, 1,0 und 2,0% über 1 Jahr verabfolgt. Das Wachstum der Ratten verlief bei den Konzentrationen bis zu 1% normal. Bei der Zugabe von 2% Acetohexamid im Futter war ein deutlich verringertes Wachstum der Ratten zu beobachten. Die Sektion der Tiere und die histologische Untersuchung der inneren Organe ergaben keine präparatbedingten Veränderungen. An den Langerhansschen Inseln war die für den Wirkungsmechanismus spezifische Regranulation zu beobachten. Hunde erhielten für 1 Jahr 25, 100 und 200 mg/kg peroral. Irgendwelche toxischen Schäden wurden nicht gesehen. Die alkalische Serumphosphatase und die GOT waren normal. Roberts und Plaa (1966) konnten zeigen, daß die durch α-Naphthylisothiocyanat induzierte Hyperbilirubinämie und Cholestase an der Maus durch Acetohexamid potenziert wurde. Die Hexobarbitalnarkose wurde durch Acetohexamid nicht verlängert.

Von McMahon et al. (1962) wurden chronisch-toxikologische Untersuchungen an Ratten und Hunden über einen Zeitraum von 6 und 12 Monaten mit der Verbindung *Tolazamid* durchgeführt. Die Dosen betrugen 12,5, 25,0 und 50,0 mg/ kg peroral. Irgendwelche präparatbedingten Schädigungen wurden bei den klinisch-chemischen Untersuchungen, bei der Sektion und bei der Histologie der inneren Organe nicht gefunden.

Über das *Glykodiazin* liegt ein Bericht von Kramer et al. (1964b) über ausgedehnte toxikologische Untersuchungen vor. Ratten erhielten wöchentlich 5mal 20, 200 und 1000 mg/kg peroral über einen Zeitraum von 18 Monaten. Das Wachstum der weiblichen Tiere war bei allen Dosierungen unbeeinflußt. Nur bei den männlichen Ratten war das Wachstum bei der Dosierung von 1000 mg/kg deutlich verzögert. Am Blutbild wurden keine Veränderungen beobachtet. Die Harnuntersuchungen erbrachten keine pathologischen Befunde. Die Sektion sowie die histologische Untersuchung der inneren Organe ergaben keine präparatbedingten Schädigungen. Hunde erhielten für 1 Jahr 20, 120 und 240 mg/kg peroral. Das Verhalten des Körpergewichtes zeigte keine Besonderheiten. Bei der hohen Dosierung traten bei 3 von 12 eingesetzten Hunden Granulocytopenien auf. Bei einem dieser Hunde wurde ein Sternalpunktat gewonnen. Dieser Hund entwickelte auch eine Thrombopenie. Das Sternalpunktat ergab fast nur Erythrocyten oder unausgereifte Formen der myeloischen Reihe. Erythro- und Myelopoeseherde fehlten völlig. In dem Knochenmarkausstrich, der post mortem aus dem

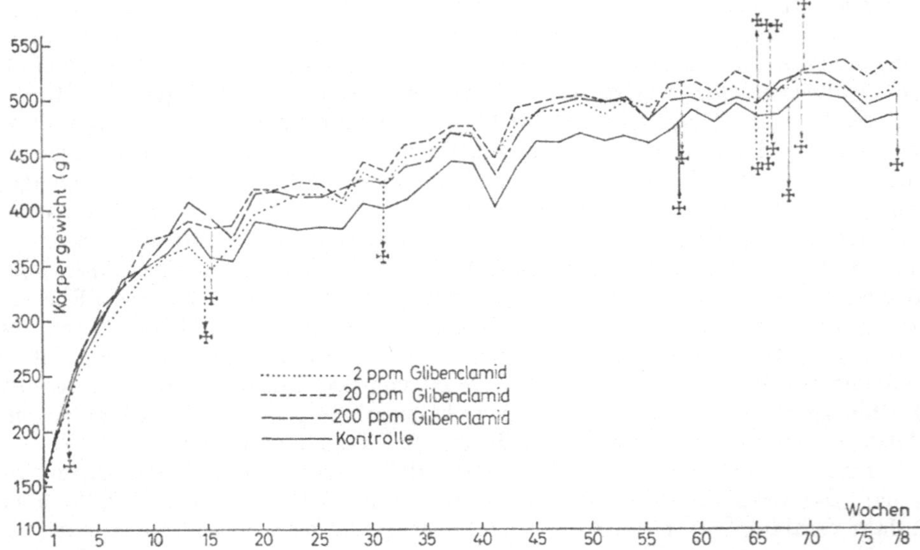

Abb. 33. Körpergewichte. Chronische Toxicität (18 Monate-Versuch) mit Glibenclamid. Ratten (♂) per os. (Hebold et al., 1969)

Sternum gewonnen wurde, fanden sich nur vereinzelt sehr kleine Hämatopoeseherde. Die Zahl der weißen Blutkörperchen und deren Vorstufen war im Vergleich zum gesunden Knochenmark stark vermindert. Ein Zusammenhang der aufgetretenen Knochenmarkschäden mit den hohen Glykodiazin-Gaben ist wahrscheinlich. Die Sektion der Tiere und die histologische Untersuchung der inneren Organe erbrachten sonst keine weiteren präparatbedingten Schäden. Bei Generationsversuchen an Mäusen konnten durch Glykodiazin keine Mißbildungen beobachtet werden.

Eingehende toxikologische Untersuchungen wurden von Hebold et al. (1969) mit dem *Glibenclamid* durchgeführt. Die Fütterungsdauer an Ratten und Hunden betrug 18 Monate, hierbei erhielten die Ratten 2, 20 und 200 ppm mit dem Futter und die Hunde 0,2, 2,0 und 20 mg/kg peroral. Die Entwicklung des Körpergewichtes war bei allen Gruppen nicht gestört. Die Abb. 33 gibt eine solche Kurve an männlichen Ratten wieder. Die an insgesamt 560 Ratten und 88 Hunden durchgeführten Untersuchungen ergaben weder klinisch, klinisch-chemisch, hämatologisch, neurologisch, ophthalmologisch, morphologisch oder histologisch einen Hinweis auf substanzbedingte Schädigungen.

In einem weiteren subchronischen Versuch über 45 Tage wurden Ratten einer starken Belastung ausgesetzt. Die Dosen betrugen 0,2, 20,0 und 2000 mg/kg peroral. Auch bei dieser erheblichen Belastung, die bis zur 10000fachen blutzuckerwirksamen Schwellendosis ging, blieb die Körpergewichtszunahme normal (Abb. 34).

Die makro- und mikroskopischen Untersuchungen der Organe und die Organgewichte ergaben bei den Ratten keinen Hinweis auf pathologische Befunde, die durch Glibenclamid verursacht sein könnten. Unterschiede zwischen Versuchs- und Kontrollgruppen sind nicht festzustellen. Versuchs- und Kontrolltiere zeigten die bei konventionell gehaltenen Ratten nachweisbaren entzündlichen Verände-

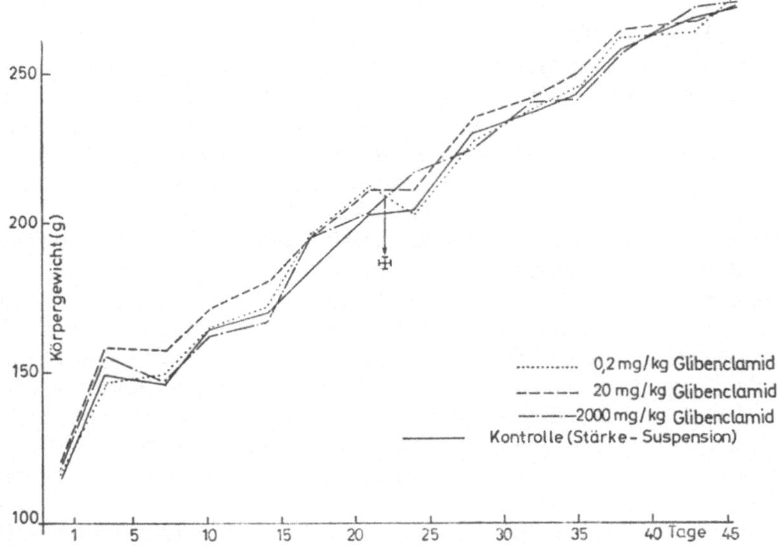

Abb. 34. Körpergewichte. Subchronische Toxicität (45 Tage-Versuch) mit Glibenclamid Ratten (♂) per os. (HEBOLD et al., 1969)

rungen in Leber und Nieren, seltener auch im Herzmuskel und in der Lunge. Spermiogenese, Follikelreifung und Hämatopoese waren morphologisch unauffällig. Störungen im Neutralfett- und Eisenstoffwechsel wurden nicht beobachtet. Pathologische Veränderungen des Inselapparates wurden nicht gesehen.

MIZUKAMI et al. (1969) führten ebenfalls Toxicitätsversuche über 6 Monate mit hohen Dosen an Ratten durch. Den Tieren wurden 2, 20, 200 und 2000 mg/kg peroral verabfolgt. Analog dem oben beschriebenen 45 Tage-Versuch wurden auch bei der jetzt längeren Behandlungsdauer makroskopisch, histologisch, hämatologisch und physiologisch-chemisch keine pathologischen Befunde erhoben. Auch das Körpergewicht zeigte keine Besonderheiten.

c) Untersuchungen zur teratogenen Wirkung der blutzuckersenkenden Sulfonamide

Nach Gaben von Carbutamid, Tolbutamid und Chlorpropamid wurden nach sehr hohen und wesentlich über den therapeutischen liegenden Dosen (600 bis 900 mg/kg peroral) teratogene Effekte bei Ratten nachgewiesen (DE MEYER, 1961;

Tisna-Amidjaja, 1958; Tuchmann-Duplessis, 1958a, b, c; Tuchmann-Duplessis und Mercier-Parot, 1959; Tuchmann-Duplessis und Lefebvre-
Boisselot, 1957; de Meyer und Isaac-Mathy, 1958).

Die Interpretation dieser Beobachtung bereitet gewisse Schwierigkeiten, da die
Verbindungen an normalen Tieren getestet wurden. Durch die Medikationen wird
aber eine hypoglykämische Stoffwechsellage erzeugt. Es ist bekannt, daß durch
stoffwechselaktive Substanzen Mißbildungen erzeugt werden können. Die Miß-
bildungs- und Totgeburtsquote betrug auch bei Diabetikern vor der Insulinära
bis zu 80%, bedingt durch die Hyperglykämien. Insulin wiederum erzeugt ebenfalls nach den Arbeiten von Brinsmade et al. (1956), Brinsmade (1957), Chomette (1955), Duraiswami (1950), Erhard (1959), Landauer (1945, 1947, 1953),
Landauer und Rhodes (1952), Wickes (1954), Zwilling (1948) — an normalen
Tieren verabfolgt — Mißbildungen.

Gegenüber der hohen Mißbildungsquote unbehandelter oder mit Insulin behandelter Diabetikerinnen wird dagegen im Schrifttum nur vereinzelt von Mißbildungen nach oraler Behandlung mit blutzuckersenkenden Sulfonamiden berichtet: Campbell, G. (1961), Larsson and Sterky (1960), Lass (1958), Ghanem
und Mikhail (1957), Ghanem (1961), Moss et al. (1959). Durch die Behandlung
wird die pathologisch-diabetische Stoffwechsellage normalisiert und die Miß-
bildungsrate herabgesetzt. Es ist daher zweifelhaft, ob die Verbindungen selber
die Mißbildungen hervorrufen.

Mizukami et al. (1969) führten teratogene Untersuchungen an Ratten und
Mäusen durch. Die Tiere erhielten 2, 20, 200 und 2000 mg/kg peroral. Bei den
durch Kaiserschnitt entbundenen Ratten und Mäusen konnte kein signifikanter
Unterschied gegenüber den Kontrollen in bezug auf Gesamtzahl der Implantationen,
Anzahl der zu einem früheren oder späteren Zeitpunkt der Trächtigkeit ab-
gestorbenen Feten, der lebenden Früchte, Häufigkeit äußerer Mißbildungen,
Abnormitäten der inneren Organe, Körpergewicht, Körpergröße und Geschlechts-
verteilung gefunden werden.

Weitere teratologische Untersuchungen mit Glibenclamid wurden von Baeder
und Sakaguchi (1969) durchgeführt. Hierbei wurde das Präparat, aufgeschwemmt
in 2%igem Stärkeschleim, zuchtreifen trächtigen Mäusen (ICR-JCL: n = 20) und
Ratten (30 Wistar K und 20 Sprague-Dawley-JCL) in der kritischen Phase der
Organogenese in Tagesdosen von 0,2, 2, 20, 200 und 2000 mg/kg Körpergewicht
sowie 30 Kaninchen (Gelbsilber-Rasse) in Tagesdosen von 0,035, 3,5 und 350 mg/
kg Körpergewicht peroral mit der Schlundsonde verabreicht. Die Mäuse wurden
vom 5.—14. Schwangerschaftstag behandelt. Untersucht wurden insgesamt 480
gravide Mäuse, Ratten und Kaninchen mit 4022 Früchten. Es wurde kein Anhalt
für eine teratogene Wirkung gefunden. Von Nothdurft und Hebold (1969)
wurden Fertilitätsuntersuchungen mit Glibenclamid an Wistar-Ratten und
NMRI-Mäusen durchgeführt. Die Dosen betrugen peroral 0,4, 20,0 und 1000 mg/kg
und bei einer zweiten Versuchsreihe wurden 6 ppm, 300 ppm und 15000 ppm dem
Futter zugesetzt. An insgesamt 185 graviden Ratten und Mäusen mit einer Gesamt-
wurfgröße von 1753 Jungen hat die Prüfung von Glibenclamid bis zur applizierten
Dosis von 1000 mg/kg/Tag bei Ratten und bis zu 2700 mg/kg/Tag bei Mäusen
keinen Anhalt für eine Störung der Fertilität ergeben.

d) Nebenwirkungen am Menschen nach chronischer Behandlung

Die Nebenwirkungen aller angewandten blutzuckersenkenden Sulfonamide
sind im Prinzip gleich, ihre Häufigkeit allerdings variiert bei den einzelnen Präparaten (Tabelle 10). Die niedrigen Prozentzahlen demonstrieren die Ungiftigkeit

dieser ganzen Verbindungsklasse. Die beobachteten Nebenwirkungen sind zu einem großen Teil durch toxisch-allergische Mechanismen bedingt. Die Tabelle 11 gibt eine Übersicht der am häufigsten beobachteten Nebenwirkungen wieder.

Tabelle 10

Präparate	Tolbut-amid		Carbut-amid		Chlorprop-amid		Aceto-hexamid		Tolaz-amid		Glykodiazin		Glibenclamid	
	%	Lit.	%	Lit.	%	Lit.	%	Lit.	%	Lit.	%	Lit.	%	Lit.
Neben-	0,1	1	2,0	9	6,2	15	4,0	28	1	57	1—3	36	1,46	50
wirkungen	0,5	9	5,4	12	6,2	43			1	54				
in % und	1,0	16	5,44	14					1	58				
Literatur-	1,6	22	8,0	16										
code	2,46	12												
	3,2	13												

Tabelle 11

Nebenwirkungen	Literaturcode
Magen- und Darmstörungen	2, 10, 11, 12, 15, 17, 21, 28, 36, 39, 41, 43, 48, 50, 51, 52, 53
Cholestatische Hepatose	4, 15, 20, 21, 36, 39, 41, 44
Leberfunktionsproben	2, 7, 11, 28, 35, 37, 38, 43, 48, 50, 54, 55, 56
Leukopenien	1, 11, 12, 18, 28, 36, 52
Thrombocytopenien	1, 11, 18, 32, 34, 36, 50
Agranulocytosen	25, 26, 27, 31
Hautallergien	1, 10, 11, 12, 15, 36, 39, 41, 43, 48, 50, 51, 52, 53
Photosensibilität	33, 47, 50
Hypoglykämische Reaktionen	3, 5, 6, 8, 9, 15, 19, 21, 23, 24, 28, 29, 30, 39, 41, 42, 43, 45, 46, 48, 50
Muskelschwäche	39, 52
Alkoholunverträglichkeit	10, 40, 53

1. Balodimos et al. (1966), 2. Lozano-Castaneda et al. (1964), 3. Dougherty (1966), 4. Goldstein und Rothenberg (1966), 5. Alexander (1966), 6. Cowen et al. (1967), 7. Ferrero et al. (1965), 8. Rull und Lennhoff (1967), 9. Otto (1964), 10. Powell und Howells (1966), 11. Berger (1965), 12. Bernhard (1965), 13. O'Donovan (1959), 14. Kirtley (1957), 15. Hadden et al. (1962), 16. Constam (1961), 17. Krall (1957), 18. Da Costa (1960), 19. Baird und Rickards (1962), 20. Baird und Hull (1960), 21. Camerini-Davalos et al. (1962), 22. Schöffling et al. (1957). 23. Bendtfeldt und Otto (1956), 24. Camerini-Davalos et al. (1957), 25. Aarseth und Willumsen (1958), 26. Kaeding (1959), 27. Possner (1959), 28. Montgomery et al. (1964), 29. Alexander (1966), 30. Bauer (1965), 31. Wenderoth und Balzereit (1958), 32. Fitz Patrick (1963), 33. Hitselberger und Fosnaugh (1962), 34. Jakobson (1961), 35. Illig et al. (1959), 36. Kühnau jr. (1966), 37. Haunz et al. (1964), 38. Langsch und Takáč (1965), 39. Schöffling et al. (1961), 40. Fitzgerald et al. (1962), 41. Fineberg (1960), 42. Bradley et al. (1960), 43. Shlevin et al. (1960), 44. Reichel et al. (1960), 45. Duncan, G. et al. (1961), 46. Trick (1961), 47. Ippen (1962), 48. Retiene et al. (1969), 49. Krall (1969), 50. Müller et al. (1969), 51. Hadley et al. (1959), 52. Sugar und Thomas (1959), 53. Greenhouse (1959), 54. Beckott und Donovan (1965), 55. Stern (1965), 56. Kanzler et al. (1968), 57. McMahon et al. (1962), 58. Moorhouse (1967).

Weitere Literatur über Nebenwirkungen ist zu finden in den Bänden:
Ann. N. Y. Acad. Sci. 71 Art. 1 (1957), 74 Art. 3 (1959) und 82 Art. 2 (1959) sowie in den Kongreßbänden der Intern. Diabetes Federation von Düsseldorf 1958, Genf 1961, Toronto 1964 und Stockholm 1967.

Bei der Fülle des Materials — mehrere Millionen Diabetiker werden zur Zeit mit diesen Präparaten behandelt — konnten nicht alle klinischen Veröffentlichungen, bei denen Nebenwirkungen beschrieben wurden, berücksichtigt werden.

In einzelnen Fällen besteht eine deutliche Relation zwischen der verwendeten Dosis und der aufgetretenen Schädigung. In der Mehrzahl sind es harmlose Nebenerscheinungen, wie Nausea, Völlegefühl, gelegentliche Durchfälle und Brennen in den Augen sowie photo-allergische Exantheme. Schwerwiegender ist das Auftreten einer exfoliativen Dermatitis. Flüchtige Hautexantheme, die im allgemeinen harmlos sind, können in einzelnen Fällen Vorläufer einer Agranulocytose oder einer cholestatischen Hepatose sein. Häufig kann man in den ersten Tagen bei genauer Beobachtung eine vorübergehende Senkung der Leukocyten und Thrombocyten feststellen. Leberschädigungen im Sinne einer cholestatischen Hepatose sind vor allem nach Carbutamid und Chlorpropamid vorgekommen. So beobachtet man cholestatische Hepatosen nach Tolbutamid in einem Verhältnis von 1:100000 und nach Chlorpropamid bei 1 von 5000 der behandelten Diabetiker. Allerdings wurden in den meisten beschriebenen Fällen von Nebenwirkungen höhere Dosen verabreicht als heute üblich sind.

Alle zur Therapie eingesetzten Präparate, vor allem aber das Chlorpropamid, bewirken bei einem Teil der Patienten eine Verminderung der Alkoholtoleranz, die durch eine Antabus-artige Wirkung zustande kommt. BÜTTNER (1961) konnte nach Alkoholgenuß einen erhöhten Acetaldehydspiegel im Blut nachweisen.

Literatur

Für die Ausarbeitung dieses Artikels wurden neben der speziellen Literatur nachfolgende Monographien, Handbücher und Kongreß- sowie Symposionbände verwendet:

BROLIN, S. E., HELLMAN, B., KNUTSON, H.: The structure and metabolism of the pancreatic islets, p. 1—528. London: Pergamon Press 1964.
BUTTERFIELD, W. J. H., WESTERING, W. VAN: Tolbutamide ... after ten years. Excerpta Medica Foundation, Congr. ser. 149, 1—346 (1967).
CAMPBELL, G. D.: Oral hypoglycaemic agents, p. 1—482. London: Academic Press 1969.
CREUTZFELDT, W., CZYZYK, A.: i.V. tobutamide test. Acta diabet. lat. 4, 1—268 (1967).
— SÖLING, H. D.: Orale Diabetestherapie und ihre experimentellen Grundlagen. Ergebn. inn. Med. Kinderheilk. 15, 5—213 (1960).
DEMOLE, M.: 4e Congr. de la Fédération intern. du Diabète, p. 1—822. Genève: Éditions Médécine et Hygiène 1961.
LEIBEL, B. S., WRENSHALL, G. A.: On the nature and treatment of diabetes. Excerpta Medica Foundation, Congr. Series 84, 1—804 (1965).
LEVINE, R., PFEFFER, E. F.: Mechanism and regulation of insulin secretion. Acta diabet. lat. 5, 1—525 (1968).
LOUBATIÈRES, A., RENOLD, A. E.: Pharmacokinetics and mode of action of oral hypoglycemic agents. Acta diabet. lat. 6, 1—735 (1969).
OBERDISSE, K., JAHNKE, K.: Diabetes Mellitus. III. Kongr. der Intern. Diabetes Federation, S. 1—799. Stuttgart: Thieme 1958.
ÖSTMAN, J., MILNER, R. D.: Diabetes. Excerpta Medica Foundation, Congr. Series 172, 1—928 (1969).
WILLIAMS, R. H.: Diabetes, p. 1—775. New York: Hoeber 1960.
The effects of the sulfonylureas and related Compounds in experimental and clinical diabetes. Ann. N.Y. Acad. Sci. 71, 1—292 (1957).
Chlorpropamide and Diabetes mellitus. Ann. N.Y. Acad. Sci. 74, 407—1028 (1959).
Current trends in research and clinical management of diabetes. Ann. N.Y. Acad. Sci. 82, 191—644 (1959).

ANAND, B. K., MALHOTRA, C. L., DUA, S., SINGH, B.: Electrical activity of the hypothalamic feeding centers under the effect of reserpine, rastinon and preludin. Indian J. med. Res. 49, 152—157 (1961).

ANDERSON, G. E., PERFETTO, A. J., TERMINE, C. M., MONACO, R. R.: Hypoglycemic action of orinase. Effect on output of glucose by liver. Proc. Soc. exp. Biol. (N.Y.) 92, 340—345 (1956).

ANDERSON, R. C., WORTH, H. M., HARRIS, P. N.: Toxicological studies on carbutamide. Diabetes 6, 2—7 (1957).

ANTONIADES, H. N., BOUGAS, J. A., CAMERINI-DAVALOS, R., PYLE, H. M., MAZURKIE, S. J., LOZANO-CASTANEDA, O., MARBLE, A.: Insulin-regulatory mechanisms and diabetes mellitus. Effect of tolbutamide on the insulin-regulatory mechanisms. New Engl. J. Med. 269, 368—390 (1963).

ARIËNS, E. J.: Verwachte en onverwachte reacties bij combinatie von geneesmiddelen. Ned. T. Geneesk 113, 344—351 (1969a).
— Oral antidiabetics. Dose, plasma concentration and effect. Acta diabet. lat. 6, Suppl. 1, 143—176 (1969b).

ASHMORE, J., CAHILL, G. F., EARLE, A., ZOTTU, S.: Studies on the disposition of blood glucose. Diabetes 7, 1—8 (1958).

ASHWORTH, M. A., HAIST, R. E.: Some effects of BZ 55 on the growth of the islets of Langerhans. Canad. med. Ass. J. 74, 975—976 (1956).

AUMÜLLER, W., FAULAND, E., HAGEDORN, A., HEERDT, R., HÜBNER, M., MUTH, K., WEBER, H., WEYER, R., BÄNDER, A., PFAFF, W., SCHMIDT, F. H., STORK, H.: Acylaminoalkyl-benzolsulfonylsemicarbazide als blutzuckersenkende Substanzen. Arzneimittel-Forsch. 19, 1350—1354 (1969).

AYLETT, P.: Effects of tolbutamide upon gastric secretion and emptying. Brit. med. J. 1965 I, 1464—1466.

BAEDER, C., SAKAGUCHI, T.: Teratologische Untersuchungen mit HB 419. Arneimittel-Forsch. 19, 1419—1420 (1969).

BÄNDER, A.: Toxicological and histological studies with tolbutamide. Ann. N.Y. Acad. Sci. 71, 152—153 (1957).
— Die Wirkung von N-(4-Methyl-benzolsulfonyl)-N'-butylharnstoff auf das Nebennieren-mark. Arzneimittel-Forsch. 8, 459—462 (1958a).
— Histologische Untersuchungen nach Gaben des oralen Antidiabeticums Rastinon. Medizin u. Chemie 6, 119—133 (1958b).
— Pharmacological studies of the sulfonylureas. Ann. N.Y. Acad. Sci. 82, 508—512 (1959a).
— Zum Wirkungsmechanismus blutzuckersenkender Sulfonylharnstoffe D 860 und BZ 55. Dtsch. med. Wschr. 84, 996—1002 (1959).
— Zur Pharmakologie und Toxikologie der Sulfonylharnstoffe. In: DEMOLE, M. (Hrsg.), 4e Congr. de la Fédération internationale du Diabète, Genève 1961, vol. 1, p. 694—696. Genève: Éd. Médecine et Hygiène 1961.
— Zur Wirkung der Sulfonylharnstoffe auf die A- und B-Zellen der Langerhansschen Inseln. In: OBERDISSE, K., u. K. JAHNKE (Hrsg.), Fortschritte der Diabetesforschung, S. 137—140. Stuttgart: Thieme 1963a.
— Experimental investigations with sulphonylureas. In: Proceedings of the first international pharmacological meeting, vol. 1, p. 91—107. Oxford: Pergamon Press 1963b.
— Effects of sulfonylureas on the islets of Langerhans. In: BROLIN, S. E., B. HELLMAN and H. KNUTSON (Hrsg.), The structure and metabolism of the pancreatic islets, p. 451—456. Oxford: Pergamon Press 1964.
— The histological basis of antidiabetic therapy. Acta diabet. lat. 3, 301—308 (1966).
— Normal histology of the β-cells during insulin secretion. Acta diabet. lat. 5, Suppl. 1, 417—435 (1968).
— The relationship between chemical structure and hypoglycaemic activity. In: CAMPBELL, G. D., Oral hypoglycaemic agents. p. 23—37. London and New York: Academic Press 1969.
— HÄUSSLER, A., SCHOLZ, J.: Ergänzende pharmakologische Untersuchungen über Rastinon. Dtsch. med. Wschr. 82, 1545, 1557—1558, 1561—1564 (1957).
— PFAFF, W., SCHESMER, G.: Lichtoptisch-morphologische Untersuchungen an der B-Zelle der Langerhansschen Insel nach Verabreichung von HB 419. Arzneimittel-Forsch. 19, 1448—1451 (1959b).
— — SCHMIDT, F. H., STORK, H., SCHRÖDER, H. G.: Zur Pharmakologie von HB 419, einem neuen, stark wirksamen oralen Antidiabeticum. Arzneimittel-Forsch. 19, 1363—1368 (1969a).
— SCHESMER, G.: Histochemical evidence for a sulfonylurea effect on the zinc content of the pancreatic islets. In: FALKMER, S., B. HELLMAN and I. B. TÄLJEDAL, The structure and metabolism of the pancreatic islets. Oxford and New York: Pergamon Press 1970.
— SCHOLZ, J.: Spezielle pharmakologische Untersuchungen mit D 860. Dtsch. med. Wschr. 81, 889—891 (1956).

BAIRD, I. M., RICKARDS, D. F.: Hypoglycaemic coma during change from insulin to tolbut, amide. Brit. med. J. 1962 II, 1585.

374   A. Bänder: Zur Pharmakologie und Toxikologie der blutzuckersenkenden Sulfonamide

Baird, R. W., Hull, J. G.: Cholestatic jaundice from tolbutamide. Ann. intern. Med. 53, 194—196 (1960).
Balodimos, M. C., Camerini-Dávalos, R. A., Marble, A.: Nine years' experience with tolbutamide in the treatment of diabetes. Metabolism 15, 957—970 (1966).
Barrett, A. M.: Modification of the hypoglycaemic response to tolbutamide and insulin by mebanazine—an inhibitor of monoamine oxidase. J. Pharm. Pharmacol. 17, 19—27 (1965).
Barros Barreto, H. P., Recant, L.: Tolbutamide studies in prediabetes. Ann. N.Y. Acad. Sci. 82, 560—569 (1959).
Bauer, H. G.: Severe and prolonged hypoglycemic shock during sulfonylurea treatment. Metabolism 14, 220—228 (1965).
Becker, W. H., Buddecke, E., Müller, H.: Blutzuckerwirkung von Nadisan (BZ 55) beim pankreasresezierten Hund. Klin. Wschr. 34, 920—921 (1956).
Bendfeldt, E., Otto, H.: Schwere hypoglykämische Reaktionen im Verlauf der peroralen Diabetesbehandlung mit N_1-sulfanilyl-N_2-n-butylcarbamid (BZ 55). Münch. med. Wschr. 98, 1136—1137 (1956).
Berger, W.: Die klinische Anwendung der peroralen Antidiabetika. Schweiz. Apoth.-Ztg 103, 677—686 (1965).
Beringer, A., Hofmann-Credner, D.: Über eine Affinität der Leber zum Zucker. Wien. med. Wschr. 107, 94—96 (1957).
— Keibl, E.: Untersuchungen mit den blutzuckersenkenden Sulfonamiden beim Menschen und beim Versuchstier. Wien. med. Wschr. 106, 792—798 (1956).
— Lindner, A.: Zur Frage des Wirkungsmechanismus blutzuckersenkender Sulfonamide. Wien. klin. Wschr. 68, 316 (1956).
Bernhard, H.: Long-term observations on oral hypoglycemic agents in diabetes; the effect of carbutamide and tolbutamide. Diabetes 14, 59—70 (1965).
Berson, S. A., Yalow, R. S., Weisenfeld, S., Goldner, M. G., Volk, B. W.: Effect of sulfonylureas on the rates of metabolic degradation of insulin-I^{131} and glucagon-I^{131} in vivo and in vitro. Diabetes 6, 54—60 (1957).
Berthet, J., Sutherland, E. W., Makman, M. H.: Observations on the action of certain sulfonylurea derivatives. Metabolism 5, 768—773 (1956).
Bhawe, W. B., Sathe, V. S.: Hypoglycemia following tolbutamide injected into the lateral cerebral ventricles of cats. Indian J. med. Sci. 19, 281—285 (1965).
Bhide, M. B., Joglekar, G. V., Shrotri, D. S., Balwani, J. H.: Potentiation of hexobarbiton anaesthesia by tolbutamide. Indian J. med. Res. 51, 341—343 (1963).
Biró, L., Weisz, K., Bányász, T., Fried, H.: Die Wirkung des Invenols auf die Zuckerresorption aus dem Dünndarm. Klin. Wschr. 37, 768—769 (1959).
Blöch, J., Lenhardt, A.: Die orale Behandlung des Diabetes mellitus mit Invenol. Wien. med. Wschr. 106, 594—598 (1956).
Bloodworth, J. M. B., Hamwi, G. J.: Histopathologic lesions associated with sulfonylurea administration. Diabetes 10, 90—99 (1961).
Bornstein, J.: The insulin content of blood plasma. Diabetes 2, 23—25 (1953).
Bouman, P. R.: Release of insulin from isolated rat pancreas in vitro. Acta endocr. (Kbh.) 35, 560—567 (1960).
— Gaarenstroom, J. H.: Stimulation by carbutamide and tolbutamide of insulin release from rat pancreas in vitro. Metabolism 10, 1095—1099 (1961).
Bradley, J., Fitzgerald, M. G., Scott, D. J.: Oral hypoglycaemic agents. Lancet 1960 II, 929.
Brinsmade, A. B.: Entwicklungsstörungen am Kaninchenembryo nach Glukosemangel beim trächtigen Muttertier. Beitr. path. Anat. 117, 140—153 (1957).
— Büchner, F., Rübsamen, H.: Mißbildungen am Kaninchenembryo durch Insulininjektion beim Muttertier. Naturwissenschaften 43, 259 (1956).
Brod, R. G.: Blood dyscrasias associated with tolbutamide therapy. J. Amer. med. Ass. 171, 296—297 (1959).
Brolin, S. E., Hellman, B., Knutson, H. (Hrsg.): The structure and metabolism of the pancreatic islets. Oxford: Pergamon Press 1964.
Brown, G., Zoidis, J., Spring, M.: Hepatic damage during chlorpropamide therapy. J. Amer. med. Ass. 170, 2085—2088 (1959).
Brown, J., Solomon, D. H.: Effects of tolbutamide and carbutamide on thyroid function. Metabolism 5, 813—819 (1956).
Bruns, G., Kiehl, W., Reiss, H. J., Nagel, E.: Vergleichende histologische Untersuchungen zur Wirkung der antidiabetischen Sulfonamide auf das Kaninchen. Verh. dtsch. Ges. Path. 42, 139—144 (1959).
Büttner, H.: Äthanolunverträglichkeit beim Menschen nach Sulfonylharnstoffen. Dtsch. Arch. klin. Med. 207, 1—18 (1961).
— Portwich, F.: Kompetitionsphänomene bei der Bindung von Pharmaka an Albumin. Klin. Wschr. 45, 225—230 (1967).

BUÑAG, R. D., RIGOR, B. M., TAN-GATUE, L. G., REOTUTAR, W. R., GUEVARA, R.: The relation of drug-induced hypoglycemia to duodenal motility in anesthetized dogs. J. Pharmacol. exp. Ther. **128**, 85—89 (1960).

BURDA, C. D.: Sulphonylurea hypothyroidism in diabetics. Lancet **1965 II**, 1016—1017.

BURNS, R. A., EHRENREICH, D. L., ALMAN, R. W., FAZEKAS, J. F.: Intravenous tolbutamide and cerebral hemodynamics and oxygen consumption. Amer. J. med. Sci. **242**, 189—192 (1961).

BUTTERFIELD, W. J. H., van WESTERING, W. (Hrsg.): Tolbutamide... after ten years. Amsterdam: Excerpta Medica Foundation 1967.

CAHILL, G. F., JR., HASTINGS, A. B., ASHMORE, J.: Effects of substituted sulfonylureas on rat diaphragm and liver tissue. Diabetes **6**, 26—27 (1957).

CAMERINI-DAVALOS, R., LOZANO-CASTANEDA, O., MARBLE, A.: Five years' experience with tolbutamide. Diabetes **11**, Suppl., 74—80 (1962).

— ROOT, H. F., MARBLE, A.: Clinical experience with carbutamide (BZ 55). Diabetes **6**, 74—77 (1957).

CAMPBELL, G. D.: Possible teratogenic effect of tolbutamide in pregnancy. Lancet **1961 I**, 891—892.

— Oral hypoglycaemic agents. London and New York: Academic Press 1969.

CAMPBELL, J., LAZIDINS, O.: Action of BZ 55 in dogs; observations on depancreatized and metahypophyseal diabetic dogs. Canad. med. Ass. J. **74**, 962—965 (1965).

CANAL, N., GARATTINI, S., TESSARI, L.: Un nuova ipoglicemizzante: la N_1-sulfanilil-N_2-n-butilcarbamide. 2. Sul mecanismo d'azione periferico dei nuovi ipoglicemizzanti. Clin. ter. **11**, 472—476 (1956).

CAREN, R., CORBO, L.: The potentiation of exogenous insulin by tolbutamide in depancreatized dogs. J. clin. Invest. **36**, 1546—1550 (1957).

CASCIO, G., LA GRUTTA, V.: Influenza della N-(4-metil-benzensulfonil)-N_1-butilurea, da sola e associata all'insulina sull'attività elettrica corticale del colombo. Arch. Fisiol. **57**, 319—325 (1957).

CERLETTI, P., GREGOLIN, C.: The effect of sulfonylureas on the respiratory quotient in diabetic and normal animals. Clin. chim Acta **4**, 579—582 (1959).

Chlorpropamide and diabetes mellitus. Ann. N.Y. Acad. Sci. **74**, Art. 3, 407—1028 (1959).

CHOMETTE, G.: Entwicklungsstörungen nach Insulinschock beim trächtigen Kaninchen. Beitr. path. Anat. **115**, 439—451 (1955).

CHRISTENSEN, L. K., HANSEN, J. M., KRISTENSEN, M.: Sulphaphenazole-induced hypoglycaemic attacks in tolbutamide-treated diabetics. Lancet **1963 II**, 1298—1301.

CHRISTOPHE, J., BELLENS, R., GEPTS, W.: Etude expérimentale de l'action du BZ 55 sur le rat normal ou alloxanisé. 2. Action sur la glycémie. Ann. Endocr. (Paris) **17**, 291—298 (1956).

CLARKE, D. W.: Effects of administration of chlorpropamide upon the carbohydrate metabolism of isolated tissues. Ann. N.Y. Acad. Sci. **74**, 478—481 (1959).

— DAVIDSON, M., SCHÖNBAUM, E., SENMAN, H.: Some in vitro studies with BZ 55. Canad. med. Ass. J. **74**, 966—968 (1956).

— SENMAN, H.: Fourteen-day administration of carbutamide, tolbutamide and cortisone. Effects on metabolism of rat liver and diaphragm. Diabetes **7**, 283—287 (1958).

COHN, R. E., SABEH, G., LIMAYE, N. R., SUNDER, J. H., DANOWSKI, T. S.: Increased urinary pressor activity (aortic strip assay) in tolbutamide-treated diabetes. Proc. Soc. Exp. Biol. (N.Y.) **120**, 316—318 (1965).

CONSTAM, G. R., BONHÔTE, D., FELLMANN, H., HELLER, A., LABHART, A., SPÜHLER, O., WENGER, V.: Über blutzuckersenkende Sulfonamide. Schweiz. med. Wschr. **86**, 699—705 (1956).

COSNETT, J. E.: Tolbutamide overdosage and irreversible cerebral damage; a case report. S. Afr. med. J. **35**, 43—44 (1961).

COSTA, B. DA: A case of hypoplastic anemia appearing in a diabetic, in the course of treatment with D-860. Arch. Mal. Appar. dig. **49**, 399—405 (1960).

COWEN, D. L., BURTIS, B., YOUMANS, J.: Prolonged coma after acetohexamide ingestion. J. Amer. med. Ass. **201**, 141—142 (1967).

COX, R. W., HENLEY, E. D., FERGUS, E. B., WILLIAMS, R. H.: Sulfonylureas and diabetes mellitus. 1. Clinical evaluation. Diabetes **5**, 358—365 (1956a).

— — WILLIAMS, R. H.: Sulfonylureas and diabetes mellitus. 2. Preliminary studies of the mechanism of action. Diabetes **5**, 366—371 (1956b).

— WILLIAMS, R. H.: Studies on the actions of oral hypoglycemic compounds. Diabetes **6**, 270—273 (1957).

CRAIG, J. W., DRUCKER, W. R., MILLER, M., WOODWARD, H., MOLZAHN, V.: A comparison of the influence of tolbutamide and small doses of insulin of the splanchnic output and peripheral uptake of glucose in man. Ann. N.Y. Acad. Sci. **74**, 537—547 (1959).

CREUTZFELDT, W., BÖTTCHER, K.: Die Wirkung des D 860 auf den Alloxandiabetes des Kaninchens. Dtsch. med. Wschr. 81, 896—899 (1956).
— DETERING, L., WELTE, O.: Das β-Zellsystem von normalen und hypophysektomierten Ratten sowie Kaninchen unter D 860 und diabetogenen Hormonen. Dtsch. med. Wschr. 82, 1546, 1559, 1564—1568 (1957).
— DEUTICKE, U., SÖLING, H. D.: Potenzierung der Wirkung von exogenem Insulin durch N-(4-Methylbenzolsulfonyl)-N'-butylcarbamid und N_1-n-Butylbiguanid beim eviscerierten Tier. Klin. Wschr. 39, 790—795 (1961).
— FINTER, H.: Blutzucker und histologische Veränderungen nach D 860 bei normalen Kaninchen. Dtsch. med. Wschr. 81, 892—896 (1956).
— GEGINAT, G.: Glukosetoleranz und Inselregeneration bei teilpankreatektomierten Ratten unter ACTH und langfristiger Behandlung mit N-(4-Methyl-benzolsulfonyl)-N'-butylharnstoff. Arzneimittel-Forsch. 8, 464—469 (1958).
— KÜMMERLE, F., KERN, E.: Beobachtungen an vier Patienten mit totaler Duodenopankreatektomie wegen eines Karzinoms des Pankreas. Dtsch. med. Wschr. 84, 541—549 (1959).
— SKUTELLA, E., MOSHAGEN, D., KNEER, P., SÖLING, H. D.: Die Wirkung von N_1-Sulfanilyl-N_2-butylcarbamid (Carbutamid) auf den Stoffwechsel der isolierten perfundierten Leber von normalen und alloxandiabetischen ketotischen Ratten. Diabetologia 3, 9—19 (1967).
— SÖLING, H.-D.: Orale Diabetestherapie und ihre experimentellen Grundlagen. Ergebn. inn. Med. Kinderheilk., N.F. 15, 1—213 (1960).
— SÜTTERLE, H.: Vergleichende Untersuchungen über das Verhalten des Leber- und Diaphragma-Glykogens der Ratte unter Insulin und D 860. Dtsch. med. Wschr. 82, 1574—1576 (1957).
Current trends in research and clinical management of diabetes. Ann. N.Y. Acad. Sci. 82, Art. 2, 191—644 (1959).
CZYZYK, A.: Der Einfluß von N_1-sulfanilyl-N_2-n-butyl-carbamid auf den Verlauf des Alloxan-Diabetes beim Kaninchen und auf den Glukagon-Gehalt des Hunde-Pancreas. Arzneimittel-Forsch. 6, 700—701 (1956).
— LAWECKI, J.: Insulin secretion following amino acids administration. Acta diabet. lat. 5, 177—190 (1968).
— MOHNIKE, G.: Über die Beeinflussung der Alkoholtoleranz durch blutzuckersenkende Harnstoffderivate. Dtsch. med. Wschr. 82, 1585—1586 (1957).
DALGAS, M., CHRISTIANSEN, I., KJERULF, K.: Fenylbutazoninduceret hypoglykaemitilfaelde hos klorpropamidbehandlet diabetiker. Ugeskr. Læg. 127, 834—836 (1965).
DANOWSKI, T. S., BONESSI, J. V., BALASH, W. R., MOSES, C.: Leucine prolongation of tolbutamide-induced hypoglycemia. Metabolism 11, 556—561 (1962).
DELAHUNT, C. S., P'AN, S. Y., DARDIN, V. J., SCHNEIDER, J. A.: Prolonged administration studies with chlorpropamide. Toxicol. appl. Pharmacol. 2, 195—205 (1960).
DEMOLE, M. (Hrsg.): 4e Congr. de la Fédération internationale du Diabète, Genève 1961. Vol. 1. Genève: Éd. Médecine et Hygiène 1961.
DITSCHUNEIT, H., PFEIFFER, E. F., ROSSENBECK, H. G.: Über die Bestimmung von Insulin im Blute am epididymalen Fettanhang der Ratte mit Hilfe markierter Glukose. 3. Die Wirkung von Sulfonylharnstoffen und Biguanid (DBI) auf den Kohlenhydratstoffwechsel des isolierten Rattenfettgewebes und Rattenzwerchfells. Klin. Wschr. 39, 71—76 (1961).
DOBSON, H. L., GUILAK, H., CARTER, R. E., MONTGOMERY, H., GREENE, J. A.: The use of chlorpropamide in brittle and poorly controlled diabetes mellitus. Ann. N.Y. Acad. Sci. 74, 940—952 (1959).
DOUGHERTY, J.: Hypoglycemic stupor caused by acetohexamide. New Engl. J. Med. 274, 1256—1257 (1966).
DUBACH, U. C., BÜCKERT, A., RAAFLAUB, J.: Einfluß von Sulfonamiden auf die blutzuckersenkende Wirkung oraler Antidiabetica. Schweiz. med. Wschr. 96, 1483—1486 (1966).
DULIN, W. E., JOHNSTON, R. L.: Studies concerning the role of the liver in the hypoglycemic response of animals to tolbutamide. Ann. N.Y. Acad. Sci. 71, 177—191 (1957).
— MILLER, W. L.: Role of the pituitary in the response of rats to tolbutamide. Diabetes 8, 199—204 (1959).
— MORLEY, E. H., NEZAMIS, J. E.: Role of the adrenal in response of rats to orinase. Proc. Soc. exp. Biol. (N.Y.) 93, 132—136 (1956).
— OSTER, H. L., MCMAHON, F. G.: A new high potency antidiabetic sulfonylurea [N-(1-hexahydro-1-azepinyl)-N'-p-tolyl-sulfonylurea]. Proc. Soc. exp. Biol. (N.Y.) 107, 245—248 (1961).
DUNCAN, G. G., JENSON, W., EBERLY, R. J.: Factitious hypoglycemia due to chlorpropamide. Report of a case, with clinical similarity to an islet cell tumor of the pancreas. J. Amer. med. Ass. 175, 904—906 (1961).
DUNCAN, L. J. P., BAIRD, J. D., DUNLOP, D. M.: A clinical trial of BZ 55. Brit. med. J. 1956 II 433—439.

DURAISWAMI, P. K.: Insulin und Mißbildungen. Brit. Med. J. 11, 148 (1950).
EBERHARDT, D.: Dissertation Heidelberg (1964) unveröffentlicht.
ELRICK, H., PURNELL, R.: The response of kidney, liver, and peripheral tissues to tolbutamide
and insulin. Ann. N.Y. Acad. Sci. 71, 38—45 (1957).
ENGELBART, K., BÄHR, H., KIEF, H.: Ultrastruktur der B-Zellen des Rattenpankreas nach
ein- und- und mehrmaliger Gabe von HB 419. Arzneimittel-Forsch. 19, 1456—1463 (1969).
ERHARD, R.: Untersuchungen über die Insulinmikromelie am Hühnerembryo. Wilhelm Roux'
Arch. Entwickl.-Mech. Org. 151, 381—429 (1959).
FAJANS, ST. S., HENNES, A. R., WAJCHENBERG, B. L., CONN, J. W.: Metabolic effects of
arylsulfonylurea compounds in normal subjects and in diabetic patients. Diabetes 6, 41—43
(1957).
FAULHABER, J.-D., DITSCHUNEIT, H., DITSCHUNEIT, H. H.: Die Wirkung von Sulfonylharnstoffen HB 419 (Glibenclamid), Tolbutamid und Tolazamid auf die Lipolyse isolierter
menschlicher Fettzellen. Arzneimittel-Forsch. 19, 1476—1478 (1969).
FEARNLEY, G. R., CHAKRABARTI, R., VINCENT, C. T.: Effect of the sulphonylureas on fibrinolysis. Lancet 1960 II, 622—625.
— VINCENT, C. T., CHAKRABARTI, R.: Reduction of blood fibrinolytic activity in diabetes
mellitus by insulin. Lancet 1959 II, 1067.
FERRERO, E., MARIONI, G., ANTOGNETTI, R.: Tolazamide e danno epatico. Minerva med.
56, 3609—3613 (1965).
FIELD, J. B., OHTA, M., BOYLE, C., REMER, A.: Potentiation of acetohexamide hypoglycemia
by phenylbutazone. New Engl. J. Med. 277, 889—894 (1967).
— WOODSON, M. L.: Effect of oral hypoglycemic drug (carbutamide) on glyogen deposition
by isolated rat diaphragm. Proc. Soc. exp. Biol. (N.Y.) 93, 534—536 (1956).
FINÈBERG, S. K.: Clinical experience with chlorpropamide and comparative evaluation with
tolbutamide. J. Amer. Geriat. Soc. 8, 441—448 (1960).
FIŠTER, V., BENAŠ, A.: The influence of oral hypoglycaemic agents (carbutamide and tolbutamide) on the serum proteins of normal rats. J. Endocr. 20, 320—324 (1960).
FITZGERALD, M. G., GADDIE, R., MALINS, J. M., O'SULLIVAN, D. J.: Alcohol sensitivity in
diabetics receiving chlorpropamide. Diabetes 11, 40—43 (1962).
FITZPATRICK, W. J.: Thrombocytopenia occuring during chlorpropamide therapy. Diabetes 12,
457—458 (1963).
FRAENKEL, K. A., SCHULZ, K.: Kritische Betrachtungen zur Wirkungsweise des oralen Anti-
diabetikums Nadisan. Dtsch. med. J. 7, 209 (1956).
FRANKE, H., FUCHS, J.: Ein neues antidiabetisches Prinzip. Dtsch. med. Wschr. 80, 1449—
1452 (1955).
FRAWLEY, T. F., SHELLEY, T. F., RUNYAN, J. W., JR., MARGULIES, E. J., CINCOTTI, J. J.:
Further studies on the significant role of the liver in sulfonylurea hypoglycemia. Ann.
N.Y. Acad. Sci. 82, 460—478 (1959).
FREINKEL, N., INGBAR, S. H.: The effects of the arylsulfonylureas on the respiratory activity
and glucose metabolism of isolated rabbit kidney cortex. Endocrinology 64, 1002—1009
(1959).
FRERICHS, H., CREUTZFELDT, W.: Insulin-release from pancreas pieces of rat and rabbit in
vitro and islet morphology. Excerpta Medica (1964). Internat. Congr. Series No 74, S. 66.
FRIEDLICH, T. L., ASHWORTH, M. A., HAWKINS, R. D., HAIST, R. E.: An effect of BZ 55 on the
rate of absorption of glucose from the gastrointestinal tract. Canad. med. Ass. J. 74,
973—974 (1956).
FRITZ, I. B., MORTON, J. V., WEINSTEIN, M., LEVINE, R.: Studies on the mechanism of action
of the sulfonylureas. Metabolism 5, 744—748 (1956).
FRY, I. K., WRIGHT, P. H.: The action of hypoglycaemic sulphonylureas on carbohydrate
metabolism in the fasted rat. Brit. J. Pharmacol. 12, 350—355 (1957).
FUSSGÄNGER, R. D., GOBERNA, R., JAROSCH, P., RAPTIS, S., PFEIFFER, E. F.: Vergleichende
Untersuchungen zur Wirkung von HB 419 und Tolbutamid auf die Insulinsekretion am
isolierten perfundierten Pankreas der Ratte. Tegernseekonferenz über das neue orale
Antidiabetikum HB 419 vom 27.—29. 1. 69, Farbwerke Hoechst AG.
GARATTINI, S., PAOLETTI, R., TESSARI, L.: Influence of N_1-sulfanilyl-N_2-n-butylcarbamide on
glucose-U-C^{14} metabolism in the isolated rat diaphragm. Arzneimittel-Forsch. 8, 477—479
(1958).
GEPTS, W.: Contribution à l'étude morphologique des îlots de Langerhans au cours du diabète.
Bruxelles: Les éditions „Acta Medica belgica" 1957.
— Etude histologique de l'effet des sulfamides hypoglycémiants sur les îlots de Langerhans
du rat. Ann. Endocr. (Paris) 18, 204—217 (1957).
— CHRISTOPHE, J., BELLENS, R.: Etude expérimentale d'un sulfamide hypoglycémiant.
1. Modifications morphologiques, et en particulier pancréatiques, provoquées chez le rat
normal et le rat diabétique par le R.P. 2254. Ann. Endocr. (Paris) 16, 946—955 (1955).

GEPTS, W., CHRISTOPHE, J., BELLENS, R.: Etude expérimentale du BZ 55 sur le rat normal ou alloxanisé. Modifications morphologiques et en particulier pancréatiques. Ann.Endocr. (Paris) 17, 278—290 (1956).

GERHARDS, E., GIBIAN, H., KOLB, K. H.: Glycodiazin-Plasmaspiegel und blutzuckersenkende Wirkung beim Menschen, sowie der Einfluß von Glycodiazin auf die Hypophysen-Nebennierenrinden-Achse. Hoppe-Seylers Z. physil. Chem. 343, 150—161 (1965).

— KOLB, K. H.: Über 2-Benzolsulfonylamino-5-[beta-methoxy-äthoxyl]-pyrimidin (Glycodiazin). 4. Der Einfluß von Glycodiazin und anderen blutzuckersenkenden Substanzen auf das Leberglykogen der Ratte. Hoppe Seylers Z. physiol. Chem. 343, 162—177 (1965).

GERSTENBERG, E., HASSELBLATT, A., SCHMIDT, G.: Wirkung hoher Dosen des oralen Antidiabetikum D 860 („Artosin“, „Rastinon“) auf neuromotorische Funktionen, besonders des Rückenmarkes. Naunyn-Schmiedebergs Arch. exp. Path. Pharmak. 231, 407—419 (1957).

GHANEM, M. H.: Possible teratogenic effect of tolbutamide in the pregnant diabetic. Lancet 1961I, 1227.

— MIKHAIL, M. N.: The role of oral arylsulfonurea compounds in the management of diabetes mellitus. Alexandria med. J. 1957, 383—409.

GOETZ, F. C.: Respiratory quotient and nitrogen balance during tolbutamide administration. Ann. N.Y. Acad. Sci. 71, 46—50 (1957).

— EGDAHL, R. G.: Direct demonstration of insulin release from the pancreas by tolbutamide. Fed. Proc. 17, 55 (1958).

— GILBERTSEN, A. S., JOSEPHSON, V.: Acute effects of orinase on peripheral glucose utilization. Metabolism 5, 788—800 (1956).

GOLDSTEIN, M. J., ROTHENBERG, A. J.: Jaundice in a patient receiving acetohexamide. New Engl. J. Med. 275, 97—99 (1966).

GONNARD, P., PELOU, A., NGUYEN PHILIPPON, C.: Action de la carbutamide (BZ 55) sur l'adrénalinogénèse. Bull. Soc. Chim. biol. (Paris) 41, 127—132 (1959).

GORDON, M. F., BUSE, J. F., LUKENS, F. D. W.: Hypoglycemic sulfonylureas in various types of experimental diabetes. Diabetes 6, 7—12 (1957).

GOTO, Y., LUKENS, F. D.: Effects of tolbutamide, mesoxalate and phenformin in vitro on the liberation of nitrogen by rat liver slices. Diabetes 10, 52—57 (1961).

GOURLEY, D. R. H.: Relation between structure of sulfonylurea compounds and their effect on frog muscle metabolism. Proc. Soc. exp. Biol. (N.Y.) 99, 69—71 (1958).

— DODD, R. H.: In vitro effects of carbutamide and tolbutamide on isolated frog muscle. Amer. J. Physiol. 192, 471—475 (1958).

GRANVILLE-GROSSMAN, K. L., CRAWFORD, S., CROWLEY, M. F., BLOOM, A.: Further experience with oral therapy in diabetes. Brit. med. J. 1959II, 841—847.

GREENHOUSE, B.: Clinical experience with chlorpropamide. Ann. N.Y. Acad. Sci. 74, 643—655 (1959).

GRODSKY, G. M., PENG, C. T.: Extractable insulin measured by immuno-chemical assay: effect of tolbutamide. Proc. Soc. exp. Biol. (N.Y.) 101, 100—103 (1959).

GRYGLEWSKI, R.: Influence of p-toluensulphonylbutylurea on the action of the isolated rabbit heart. Bull. Acad. pol. Sci. (Biol.) 10, 109—110 (1962).

GÜLZOW, M., DIWOK, K., TRETTIN, H. J.: Zur Verwendung von Tolbutamid für die Sekretionsprüfung des Pankreas. Dtsch. Z. Verdau.- u. Stoffwechselkr. 23, 7—12 (1963).

GULBRANDSEN, R.: Økt tolbutamideffekt ved hjælp of fenylbutazon. T. norske Lægeforen. 79, 1127—1128 (1959).

GUSEK, W., KRACHT, J.: Elektronenmikroskopische Untersuchungen über Inselwachstum und acinoinsulinäre Transformation. Frankfurt. Z. Path. 70, 98—106 (1959).

GUTMAN, A., ZIFFER, H., GABRILOVE, J. L., SOFFER, L. J.: Effect of orinase (1-butyl-3p-toluenesulfonylurea) on adrenal response to corticotropin. J. Mt Sinai Hosp. 24, 516—518 (1957).

HAACK, E.: Sulfanilyl- und Sulfonylcarbaminsäure-Derivate und ihre blutzuckersenkende Wirkung. Arzneimittel-Forsch. 8, 444—448 (1958).

— BÄNDER, A.: Antidiabetika. Therapiewoche 14, 1073—1076 (1964).

HADDEN, D. R., MONTGOMERY, D. A., WEAVER, J. A.: Long-term experience with chlorpropamide in diabetes mellitus. Diabetes 11, 91—95 (1962).

HADLEY, W. B., KHACHADURIAN, A., MARBLE, A.: Studies with chlorpropamide in diabetic patients. Ann. N.Y. Acad. Sci. 74, 621—624 (1959).

HAIST, R. E., HAWKINS, R. D., ASHWORTH, M. A.: Some effects of BZ 55 (carbutamide) in experimental animals. Diabetes 6, 21—23 (1957).

HAMFF, L. H., FERRIS, H. A., EVANS, E. C., WHITEMAN, H. W.: The effects of tolbutamide and chlorpropamide on patients exhibiting jaundice as a result of previous chlorpropamide therapy. Ann. N.Y. Acad. Sci. 74, 820—829 (1959).

HAMWI, G. J., SKILLMANN, T. G., KRUGER, F. A., FREEDY, L. R.: The effects of chlorpropamide on endocrine function in patients with diabetes mellitus and its effects in other endocrine disorders. Ann. N.Y. Acad. Sci. 74, 1003—1011 (1959).

HASSELBLATT, A.: Changes in glucose concentration in the blood of the femoral artery and of the hepatic, portal, and femoral vein during onset of tolbutamide- or insulin-hypoglycaemia. Biochem. Pharmacol. 8, 123 (1961).
— Die Ausscheidungsfunktion der Leber für Bromsulphalein und Bilirubin unter Tolbutamid. Klin. Wschr. 43, 913 (1965).
— Die Hemmung der Ketonkörperbildung im Lebergewebe durch in vitro zugesetzte blutzuckersenkende Pharmaka. Naunyn-Schmiedebergs Arch. Pharmak. exp. Path. 257, 281 (1967).
— BASTIAN, G.: Vergleichende Untersuchungen über die krampferregende Wirkung von Insulin und N_1-(4-Methylbenzol-sulfonyl)-N_2-butylharnstoff an der Maus. Arzneimittel-Forsch. 8, 590—594 (1958).
— BLUDAU, W.: Dosisabhängigkeit von Serumkonzentration und Blutzuckerwirkung des N-4-Methyl-benzolsulfonyl-N-butyl-harnstoff („Rastinon", D 860, „Artosin") bei intravenöser Dauerinfusion. Klin. Wschr. 36, 157—163 (1958).
— HAUN, G.: Die Bedeutung der sympathischen Innervation der Leber für die hemmende Wirkung von Chlorpromazin (Megaphen) und Veronal auf die Rastinonhypoglykämie. Klin. Wschr. 38, 1108—1112 (1960a).
— — Die Insulinaktivität in Pfortader- und Venenblut des Kaninchens unter Insulin-, Rastinon- und Glucoseinfusionen. Z. ges. exp. Med. 133, 163—176 (1960b).
— PANTEN, U., POSER, W.: Wirkung von Tolbutamid und HB 419 auf Blutglukose, Plasma-Corticosteron und Leberglykogen bei der Ratte. Arzneimittel-Forsch. 19, 1483—1487 (1969).
— SCHMIETA, J.: Aktivierung von gebundenem Insulin durch Tolbutamid. Klin. Wschr. 39, 910—911 (1961).
— SCHUSTER, R.: Wirkung von Megaphen und Veronal auf die Rastinonhyperglykämie. Klin. Wschr. 36, 814—819 (1958).
HAUNZ, E. A., CORNATZER, W. E., LUPER, M.: Liver function in chlorpropamide therapy. Five year clinical study of 181 patients. J. Amer. med. Ass. 188, 237—240 (1964).
HAWKINS, R. D., CRAWFORD, A. L., HAIST, R. E.: The effect of reserpine on the sensitivity of rats to insulin and tolbutamide. Canad. J. Physiol. Pharmacol. 42, 13—20 (1964).
HAZELWOOD, R. L.: The peripheral action of tolbutamide in domestic fowl. Endocrinology 63, 611—618 (1958).
HEALY, M. F., ARNEAUD, J. D.: Preliminary observations on management of diabetes with 'stabinol'. Brit. med. J. 1960 II, 913—915.
HEBOLD, G., SCHOLZ, J., SCHÜTZ, E., CZERWEK, H., BRUNK, R.: Verträglichkeitsprüfung von HB 419 im Tierversuch. Arzneimittel-Forsch. 19, 1404—1413 (1969).
HEERDT, R., HÜBNER, M., FAULAND, E., HAGEDORN, A., WEBER, H., AUMÜLLER, W, MUTH, K., WEYER, R., SCHMIDT, F. H., STORK, H.: Acylaminoalkyl-benzolsulfonylaminopyrimidine als blutzuckersenkende Substanzen. Arzneimittel-Forsch. 19, 1346—1350 (1969).
HELLMAN, B., IDAHL, L.-A., TJÄLVE, H., DANIELSSON, A., LERNMARK, A.: Beobachtungen zum Wirkungsmechanismus des hypoglykämisch wirksamen Sulfonylharnstoff-Präparates HB 419. Arzneimittel-Forsch. 19, 1472—1476 (1969).
HENNES, A. R., WAJCHENBERG, B. L., FAJANS, S. S., CONN, J. W.: Comparative effects of insulin and orinase on blood levels of pyruvate and alpha-ketoglutarate in normal subjects. Metabolism 6, 63—69 (1957).
HENNINGSEN, P., BENVENISTE, D.: Effect of tolbutamide on renal glucose reabsorption. Diabetes 15, 90—92 (1966).
HITSELBERGER, J. F., FOSNAUGH, R. P.: Photosensitivity due to chlorpropamide. J. Amer. med. Ass. 180, 62—63 (1962).
HOLT, C. VON, BENEDICT, I.: Über die Wirkung von Arylsulfonylharnstoffen auf den Kohlenhydratstoffwechsel. Endokrinologie 36, 158—167 (1958).
— — KRACHT, J.: Über die Wirkung von N_1-sulfanilyl-N_2-n-butylcarbamid auf den Kohlenhydratstoffwechsel. Naturwissenschaften 43, 162 (1956).
— HOLT, L. VON, KRACHT, J., KRÖNER, B., KÜHNAU, J.: Carbutamide and plasma insulin activity. Science 125, 735—736 (1957).
— KRACHT, J., KRÖNER, B., HOLT, L. VON: Wirkung von N_1-sulfanilyl-N_2-n-butylcarbamid auf Kohlenhydratstoffwechsel und endokrines System. Schweiz. med. Wschr. 86, 1123—1129 (1956).
HORN, Z., PALKOVITS, M., HORVÁTH, N.: Die Wirkung des peroralen Antidiabeticums N_1-sulfanilyl-N_2-n-butylcarbamid auf Funktion und Glykogenbildung der Leberzellen. Arzneimittel-Forsch. 11, 94—98 (1961).
HOUSSAY, B. A., PENHOS, J. C.: Action of the hypoglycemic sulfonyl compounds in hypophysectomized, adrenalectomized and depancreatized animals. Metabolism 5, 727—732 (1956).

Houssay, B. A., Penhos, J. C.: Pancreatic diabetes and hypophysectomy in the snake Xenodon merremii. Acta endocr. (Kbh.) **35**, 313—323 (1960).
— — Teodosio, N., Bowkett, J., Apelbaum, J.: Action of the hypoglycemic sulfonyl compounds in hypophysectomized, adrenalectomized, and depancreatized animals. Ann. N.Y. Acad. Sci. **71**, 12—24 (1957).
— — Urgoiti, E., Teodosio, N., Apelbaum, J., Bowkett, J.: The role of insulin in the action of the hypoglycemic sulfonyl compounds. Ann. N.Y. Acad. Sci. **71**, 25—34 (1957).
Huemmer, N., Lehrnbecher, M., Moeller, J.: Nierenfunktion und orale Diabetesbehandlung. Dtsch. med. Wschr. **85**, 501—506 (1960).
Hultquist, G., Nathorst-Windahl, G., Johansson, L.: Några synpunkter på mekanismen för den antidiabetiska verkan av sulfonamidurinämnepreparat. Nord. Med. **58**, 1873 (1957).
Humbel, R. E.: Biosynthesis of the two chains of insulin. Proc. nat. Acad. Sci. (Wash.) **53**, 853—859 (1965).
— Staub, M., Froesch, E. R.: Der Einfluß von Insulin und oralen Antidiabetica auf die Glukoseaufnahme und den Gasaustausch von isoliertem Fettgewebe. Schweiz. med. Wschr. **89**, 381—382 (1959).
— Voellm, K., Froesch, E. R., Labhart, A.: Insulinaktivität im Blut der V. hepatica und V. portae nach i.v. Carbutamid beim Menschen. Schweiz. med. Wschr. **89**, 1217—1219 (1959).
Hunton, R. B., Wells, M. V., Skipper, E. W.: Hypothyroidism in diabetics treated with sulphonylurea. Lancet **1965 II**, 449—451.
Illig, H., Uexkuell, T. von, Wagner, H. H.: Nil nocere! Zur Frage der Leberschäden bei oraler Diabetes-Therapie. Münch. med. Wschr. **101**, 2121—2123 (1959).
Ippen, H.: Lichtbeeinflußte Arzneimittel-Nebenwirkungen an der Haut. Dtsch. med. Wschr. **87**, 480—484, 487—488, 544—548 (1962).
Jakobson, T.: Effects of long-term sulfonylurea treatment on the haematopoietic system of diabetic patients. Ann. Med. intern. Fenn. **50**, 83—93 (1961).
Janbon, N., Chaptal, J., Vedel, A., Schaap, J.: Accidents hypoglycémiques graves par un sulfamidothiodiazol (le V. K. 57 ou 2254 R.P.). Montpellier méd. **21/22**, 222—250 (1942).
Jost, F.: Blood dyscrasias associated with tolbutamide therapy. J. Amer. med. Ass. **169**, 1468—1469 (1959).
Kaeding, A.: Störungen der Leukopoese nach oraler Diabetesbehandlung. Dtsch. Gesundh.-Wes. **14**, 345—348 (1959).
Kaindl, F., Kretschy, A., Puxkandl, H., Wutte, J.: Zur Steigerung des Wirkungseffektes peroraler Antidiabetika durch Pyrazolonderivate. Wien. klin. Wschr. **73**, 79—80 (1961).
Káldor, A., Pogátsa, G.: Effect of tolbutamide on bile secretion. Lancet **1959 II**, 1094.
Kanzler, G., Trenkner, G., Rausch-Stroomann, J.-G.: Erfahrungen mit dem Sulfonylharnstoff Tolazamid in einer Diabetikerambulanz. Arzneimittel-Forsch. **18**, 1345—1348 (1968).
Keen, H., Sells, R., Jarrett, R. J.: A method for the study of the metabolism of isolated mammalian islets of Langerhans and some preliminary results. Diabetologia **1**, 28—32 (1965).
Khachadurian, A. K., Badeer, H. S.: Effect of tolbutamide on glucose utilization by denervated heart-lung preparation. Metabolism **9**, 890—896 (1960).
— Karam, J. D., Badeer, H. S.: Effect of tolbutamide on glucose and oxygen uptake and coronary flow in the isolated dog heart. Arch. int. Pharmacodyn. **132**, 42—48 (1961).
Kibler, R. F., Gordon, G.: Effect of tolylsulfonylurea (orinase) on net splanchnic glucose production (NSGP) in man. J. Lab. clin. Med. **48**, 824 (1956).
Kirtley, W. R.: Occurence of sensitivity and side reaction following carbutamide. Diabetes **6**, 72—73 (1957).
— Ridolfo, A. S., Root, M. A., Anderson, R. C.: Clinical and pharmacological effects of substance BZ 55 in diabetes. Diabetes **5**, 351—357 (1956).
Klimas, J. E., Jr., Searle, G. W.: Effects of tolbutamide on intestinal glucose absorption and blood glucose levels. Proc. Soc. exp. Biol. (N.Y.) **98**, 901—902 (1958).
Knick, B., Ruckes, J.: Untersuchungen zur Frage der Leberschutzwirkung von Sulfonylharnstoffderivaten. Verh. dtsch. Ges. inn. Med. **65**, 709—712 (1959).
Knitsch, K. W., Mohnike, G.: Über die Wirkung von N-Sulfanilyl-N'-butylharnstoff auf den Glykogengehalt von Fettgeweben. Naturwissenschaften **45**, 292—293 (1958).
Kracht, J.: Experimentelle Morphologie des Inselorgans unter BZ 55, D 860 und IPTD. Medizinische **12**, 525 (1959).
— Holt, C. von, Holt, L. von: Morphologische Befunde zur Wirkungsweise oraler Antidiabetica. Endokrinologie **34**, 129—146 (1957a).
— Kröner, B., Holt, L. von, Holt, C. von: Zunahme von Plasmainsulinaktivität und B-Zellmitosen nach D 860. Naturwissenschaften **44**, 16—17 (1957b).
— Rausch-Stroomann, J. G.: Das Inselzellsystem unter N_1-sulfanilyl-N_2-n-butylcarbamid. Naturwissenschaften **43**, 180—181 (1956).

KRAHL, M. E.: Discussion. Third Lilly Conference on Carbutamide, Sept. 1956. Diabetes 6, 31 (1957).

KRALL, L. P.: The oral insulin substitutes. Med. Art. Sci. 11, 102—108 (1957).

— A critical appraisal of the new sulfonylurea HB 419 (Glibenclamide). Hormone and metabolic res. 1, Suppl., 85—87 (1969).

KRAMER, M., HECHT, G., GÜNZEL, P., HARWART, A., RICHTER, K.-D., GLOXHUBER, C.: Verträglichkeit von 2-Benzolsulfonamido-5-(β-methoxy-äthoxy)-pyrimidin (Glycodiazin) bei langdauernder Verabreichung im Tierversuch. Arzneimittel-Forsch. 14, 389—394 (1964).

— — LANGECKER, H.,HARWART, A., RICHTER, K.-D., GLOXHUBER, C.: Pharmakologie des 2-Benzolsulfonamido-5(β-methoxy-äthoxy)-pyrimidins (Glycodiazin), einer neuen blutzuckersenkenden Verbindung. Arzneimittel-Forsch. 14, 377—385 (1964).

KRISTENSEN, M., CHRISTENSEN, L. K.: Drug induced changes of the blood glucose lowerin effect of oral hypoglycemic agents. Acta diabet. lat. 6, Suppl. 1, 116—136 (1969).

— HANSEN, J. M.: Potentiation of the tolbutamide effect by dicoumarol. Diabetes 16, 211—214 (1967).

— — Accumulation of chlorpropamide caused by dicoumarol. Acta med. scand. 183, 83—86 (1968).

KÜHNAU, J., JR.: Komplikationen der Langzeit-Therapie mit Antidiabetika. Ther. d. Gegenw. 105, 326—345 (1966).

KUJALOVÁ, V., FÁBRY, P.: Der Einfluß von N_1-sulfanilyl-N_2-n-butylharnstoff und N_1-(4-Methylbenzolsulfonyl)-N_2-butylharnstoff auf die Resorption der Glukose aus dem Darm und auf die Motorik des Verdauungstraktes. Arzneimittel-Forsch. 10, 58—60 (1960).

KULKARNI, D. R., SHASTRI, S. D., RAO NARASIMHA, S.: Influence of tolbutamide on gastric acidity. J. Indian med. Ass. 42, 460—466 (1964).

— — — Influence of tolbutamide on gastric acidity. J. Indian med. Ass. 42, 460—466 (1969).

KURTZ, M., HOLTZMAN, C. M., MEILMAN, E.: Tolbutamide hypoglycemia in acutely depancreatized dogs. J. clin. Invest. 38, 902—906 (1959).

KUUSISTO, A. N., ANTILA, V.: Has the new antidiabetic drug, N_1-sulfanilyl-N_2-n-butylcarbamide goitrogenic properties? Acta endocr. (Kbh.) 23, 433—436 (1956).

— — TELKKÄ, A.: Effect of N_1-sulphanilyl-N_2-n-butylurea on the rat thyroid. Nature (Lond.) 179, 822—823 (1957).

LACY, P. E., KOSTIANOVSKY, M.: Method for the isolation of intact islets of Langerhans from the rat pancreas. Diabetes 16, 35—39 (1967).

LAMPRECHT, W., TRAUTSCHOLD, I.: Zum Wirkungsmechanismus des N_1-sulfanilyl-N_2-n-butylcarbamid. Arzneimittel-Forsch. 8, 462—464 (1958).

LANG, S., SHERRY, S., SICHER, N.: Some effects of orinase in the rat. Metabolism 5, 733—738 (1956).

LANGSCH, H. G., TAKÁČ, A.: Langzeitige Therapie mit Sulfonylharnstoffderivaten bei Diabetikern in ihrer Auswirkung auf die Leber. Endokrinologie 48, 152—158 (1965).

LARSSON, Y., STERKY, G.: Possible teratogenic effect of tolbutamide in a pregnant prediabetic. Lancet 1960 II, 1424—1425.

LASS, A.: Gefahren der oralen Diabetestherapie während der Schwangerschaft. Geburtsh. u. Frauenheilk. 18, 1167—1171 (1958).

LAZARUS, S. S., VOLK, B. W.: Functional and morphologic studies on the effect of orinase on the pancreas. Endocrinology 62, 292—307 (1958).

LEE, C. C., ANDERSON, R. C., CHEN, K. K.: The effect of carbitamide on tubular glucose transport and glucose tolerance in dogs. Arch. int. Pharmacodyn. 113, 302—312 (1958).

LEHOTZKY, K., MÉSZÁROS, I., TARDOS, L.: Central nervous effect of antidiabetic sulfonylurea compounds. Acta physiol. Acad. Sci. hung. 23, 219—223 (1963).

LEIBEL, B. S., WRENSHALL, G. A.: On the nature and treatment of diabetes. Amsterdam: Excerpta Medica Foundation 1965.

LEIJNSE, B., YBEMA, H. J.: Investigations of the influence of tolbutamide on carbohydrate metabolism. 2. Clin. chim. Acta 3, 143—148 (1958).

LEVINE, R., PFEIFFER, E. F.: Mechanism and regulation of insulin secretion. Acta diabet. lat. 5, Suppl. 1, 1—525 (1968).

LEUTIGER, H.: Neue Indikationen für Sulfonylharnstoffe? Med. Welt 33, 1698—1700 (1962).

LINKE, A.: Über die Verstärkung der Wirkung von Insulin durch Tolbutamid. Dtsch. med. Wschr. 85, 2069—2073 (1960).

LOCKET, S., BROWN, I. P.: Oral hypoglycaemic agents. Lancet 1960 II, 602—603.

LÖFFLER, G., TRAUSCHOLD, I., SCHWEITZER, T., LOHMANN, E.: Zur Wirkung von HB 419 und Tolbutamid an isolierten Langerhansschen Inseln der Ratte. Arzneimittel-Forsch. 19, 1469—1472 (1969).

LOPEZ-QUIJADA, C., R.-CANDELA, R., R.-CANDELA, J. L.: Tolbutamide influence in vitro on glucose uptake, glycogen and lactic acid by the epididymal fat of normal and hypophysectomized rats. Med. exp. (Basel) 6, 65—71 (1962).

Lorch, E., Gey, K. F., Bigler, F., Rider, J., Rentsch, G., Schärer, K., Hummler, H.: Tierexperimentelle Untersuchungen mit Glibornurid (Ro$_6$-4563), einem neuen hochwirksamen Antidiabeticum. II. Int. Donau-Symposium, Budapest (1971).

Loubatières, A.: Etude physiologique et pharmacodynamique de certains dérivés sulfamidés hypoglycémiants. Arch. int. Physiol. 54, 174—177 (1946).

— Physiologie et pharmacodynamie de certains dérivés sulfamidés hypoglycémiants. Montpellier, Naturwissenschaftl. Diss. von 1946.

— The mechanism of action of the hypoglycemic sulfonamides; a concept based on investigations in animals and in man. Diabetes 6, 408—417 (1957 b).

— Le mécanisme d'action des sulfamidés hypoglycémiants et de leurs dérivés. Ann. Endocr. (Paris) 18, 161—170 (1957 c).

— Thèse Doct. Sci. naturelles Nr 86, Montpellier (1966).

Bouyard, P., de Laclos, C. F., Sassine, A.: Origine intrapancréatiques de l'action hypoglycémiant et anti-diabétique du para-aminobenzéne-sulfamido-isopropylthiadiazol. C.R. Acad. Sci. (Paris) 242, 2044—2045 (1956 a).

— — — Renforcement et prolongation des effets de l'insuline par les sulfamides hypoglycémiants et antidiabétiques. C.R. Soc. Biol. (Paris) 150, 1601 (1956 b).

— — — Hypophyse et mécanisme d'action du para-aminobenzène-sulfamido-isopropylthiadiazol. J. Physiol. (Paris) 48, 620 (1956 c).

— — — L'hypophyse et les centres diencèphaliques sont-ils directement impliqués dans l'action hypoglycémiante du para-aminobenzéne-sulfamido-isopropylthiadiazol. C.R. Soc. Biol. (Paris) 150, 770—774 (1956 d).

— Mariani, M. M., Ribes, G., Malbosc, H. de, Alric, R., Chapal, J.: Pharmakologische Untersuchungen eines neuen hochwirksamen blutzuckersenkenden Sulfonamids, des Glibenclamid (HB 419). Arzneimittel-Forsch. 19, 1354—1363 (1969).

— Sassine, A., Fruteau de Laclos, C., Bouyard, P.: Actions des sulfamides hypoglycémiants sur la croissance du rat blanc et l'histologie du pancréas. C.R. Soc. Biol. (Paris) 151, 957—959 (1957 a).

Lozano-Castaneda, O., Camerini-Davalos, R. A., Krall, L. P., Marble, A.: Two years' experience with acetohexamide. Metabolism 13, 99—106 (1964).

Lundbaek, K., Nielsen, K., Rafaelsen, O. J.: Mode of action of oral antidiabetic compounds. Lancet 274, 1036—1039 (1958).

— — — Studies on the effect of oral antidiabetic compounds on glucose tolerance, on islet cell structure, and on the in vitro metabolism of isolated muscle. Ann. N.Y. Acad. Sci. 74, 419—426 (1959).

MacKenzie, C. G.: Differentiation of the antithyroid action of thiouracil, thiourea and PABA from sulfonamides by iodide administration. Endocrinology 40, 137—153 (1947).

— MacKenzie, J. B.: Effect of sulfonamides and thioureas on the thyroid gland and basal metabolism. Endocrinology 32, 182—209 (1943).

Madison, L. L., Combes, B., Unger, R. H., Kaplan, N.: The relationship between the mechanism of action of the sulfonylureas and the secretion of insulin into the portal circulation. Ann. N.Y. Acad. Sci. 74, 548—556 (1959).

Madsen, J.: Insulin potentiating action of tolbutamide in eviscerated cats. Proc. Soc. exp. Biol. (N.Y.) 105, 273—274 (1960).

— Madsen, M. L.: Action of tolbutamide in hepatectomized cats. Acta pharmacol. (Kbh.) 16, 325—330 (1960).

Maha, G. E., Kirtley, W. R., Root, M. A., Anderson, R. C.: Actohexamide. Preliminary report on a new oral hypoglycemic agent. Diabetes 11, 83—90 (1962).

Mancini, R. E., Penhos, J. C., Gerschenfeld, H. M., Izquierdo, I.: Action de l'hypoglycémie par l'insuline ou la tolbutamide sur le testicle du rat. C.R. Soc. Biol. (Paris) 152, 184—188 (1958).

Maske, H.: Vorläufige Beobachtungen über das Verhalten des histochemisch nachweisbaren Zinks in den Langerhansschen Inseln von Kaninchen nach i.v. Injektion von D 860. Dtsch. med. Wschr. 81, 899—900 (1956).

McColl, J. D., Lee, C. F., Hajdu, A.: Effect of some sulfonylurea derivatives in experimental ulcer formation in the rat. Arch. int. Pharmacodyn. 141, 181—189 (1963).

— Sacra, P.: Anticonvulsant properties of some oral hypglycemic agents. Appl. Ther. 3, 27—30 (1961).

McGavack, T. H., Seegers, W., Haar, H. O., Enzinger, J., Erk, V. O.: Thyroid function of diabetic patients as influenced by the sulfonylureas. Ann. N.Y. Acad. Sci. 71, 268—274 (1957).

— — — Erk, V.: Some clinical experiences with the arylsulfonylureas in the management of diabetes mellitus. Metabolism 5, 919—932 (1956).

McGregor, C. C., Priest, R. G.: Chlorpropamide in Parkinsonism. Brit. med. J. 1962 I, 114.

McIntyre, A. R.: Serendipity, the sulfonamides and the use of tolbutamide on non-diabetic conditions. J. New Drugs 1, 5—9 (1961).

McMahon, F. G., Upjohn, H. L., Carpenter, O. S., Wright, J. B., Oster, H. L., Dulin. W. E.: The comparative pharmacology of a variety of hypoglycemic drugs. Curr. ther, Res. 4, 330—343 (1962).

Mehnert, H., Schäfer, G., Kaliampetsos, G., Stuhlfauth, K., Engelhardt, W.: Die Insulinsekretion des Pankreas bei extracorporaler Perfusion. 2. Durchströmungen der Bauchspeicheldrüse mit Periston, Glucose, Carbutamid und Biguaniden. Klin. Wschr. 40, 1146—1151 (1962).

Melani, F.: Critical considerations regarding the obesity-hyperinsulinism concept. Acta diabet. lat. 5, Suppl. 1, 332—340 (1968).

— Lawecki, J., Bartelt, K. M. Pfeiffer E. F.: Immunologisch meßbares Insulin (IMI) bei Stoffwechselgesunden, Fettsüchtigen und adipösen Diabetikern nach intravenöser Gabe von Glucose, Tolbutamid und Glucagon. Diabetologia 3, 422—426 (1967).

Meli, A., Parenti, M. A., Capraro, V.: Ricerche farmacologiche su alcuni composti ad azione ipoglicemizzante. Farmaco, Ed. sci. 12, 268—273 (1957).

Menon, M. M., Iyer, K. S.: Potentiation of paraldehyde hypnosis by tolbutamide. Indian J. Physiol. Pharmacol. 8, 65—67 (1964).

Meyer, R. de: Étude expérimentale de la glycorégulation gravidique et de l'action tératogène des perturbations du métabolisme glucidique. Paris: Masson 1961.

— Isaac-Mathy, M.: A propos de l'action tératogène d'un sulfamide hypoglycémiant (N-sulfanilil-N'-butylurée-BZ 55). Ann. Endocr. (Paris) 19, 167—172 (1958).

Mikula, F., Kolařik, J.: Das perorale Antidiabetikum Nadisan in der Therapie der zerebralen Anfallsleiden. Münch. med. Wschr. 103, 372—374 (1961).

Miller, M., Craig, J. W., Mackenzie, M. S., Drucker, W. R., Cammarn, M., Woodward, H., Jr.: Studies of the effect of intravenous tolbutamide on pyruvic and lactic concentrations in peripheral venous blood in normal and diabetic subjects, and on splanchnic metabolism of fructose and glucose. Ann. N.Y. Acad. Sci. 71, 51—61 (1957).

Miller, W. L., Jr., Dulin, W. E.: Orinase, a new oral hypoglycemic compound. Science 123, 584—585 (1956).

— Krake, J. J., Van der Brook, M. J.: Studies on the utilization of uniformly labeled C^{14}-glucose by rats given tolbutamide (orinase). J. Pharmacol. exp. Ther. 119, 171, 513—521 (1957).

Mirsky, I. A.: The role of insulinase and insulinase-inhibitors. Metabolism 5, 138—143 (1956).

— Gitelson, S.: Comparison of the hypoglycemic action of tolbutamide in the fowl and other species. Endocrinology 61, 148—152 (1957).

— Perisutti, G., Diengott, D.: Inhibition of insulinase by hypoglycemic sulfonamides. Metabolism 5, 156—161 (1956).

— — Jinks, R.: Ineffectiveness of sulfonylureas in alloxan diabetic rats. Proc. Soc. exp. Biol. (N.Y.) 91, 475—477 (1956).

Mizukami, K., Miyamoto, M., Hayashi, S., Kobayashi, T., Sakurai, M., Sakaguchi, T.: Toxikologische Untersuchung von N-4-[2-(5-chlor-2-methoxy-benzamido)-aethyl] phenylsulfonyl-N'-cyclohexylharnstoff (HB 419). Arzneimittel-Forsch. 19, 1413—1419 (1969).

Mohnike, G.: Die Beeinflussung des Blutzuckers durch N_1-sulfanilyl-N_2-n-butyl-carbamid und Insulin beim Meta-Alloxan-Diabetes des Kaninchens. Arzneimittel-Forsch. 6, 388—389 (1956).

— Daueranwendung von blutzuckersenkenden Harnstoffderivaten bei stoffwechselgesunden und alloxandiabetischen Hunden. Dtsch. med. Wschr. 82, 1576—1578 (1957).

— Bibergeil, H.: Die Wirkung von N_1-sulfanilyl-N_2-n-butyl-carbamid auf den Blutzucker sowie auf den Serumspiegel an Phosphor, Kalium und Natrium eines Hundes mit Meta-Alloxan-Diabetes. Arzneimittel-Forsch. 6, 391—393 (1956).

— Hagemann, U.: Die Wirkung verschiedener Dosen von N_1-sulfanilyl-N_2-n-butyl-carbamid beim Kaninchen. Arzneimittel-Forsch. 6, 389—391 (1956).

— Holle, G., Moritz, V.: Untersuchungen am Inselorgan der weißen Maus. 4. Über die Beeinflussung des Granula-Bildes der B-Zelle des Langerhansschen Organs der weißen Maus durch N-Sulfanilyl-N'-butylharnstoff. Endokrinologie 43, 190—197 (1962).

— Knitsch, W.: Über die Wirkung von D 860 an Leberschnitten. Dtsch. med. Wschr. 81, 891 (1956).

— — Boser, H., Werner, G., Werner, S.: Untersuchungen über die Wirkung von N-(4-Methyl-benzolsulfonyl)-N'-butylharnstoff (D 860) an Geweben und Fermenten in vitro. Dtsch. med. Wschr. 82, 1580—1581 (1957).

— Ulrich, H., Bibergeil, H., Czyzyk, A.: Beobachtungen während der Einstellung von Diabetikern auf N-(4-Methyl-benzol-sulfonyl)-N'-butylharnstoff (D 860). Dtsch. med. Wschr. 82, 1526—1528 (1957).

Montenero, P.: Über einen während Tolbutamidbehandlung aufgetretenen Fall von Myxödem. Medizinische 44, 1622—1623 (1957).

Montgomery, D. A., Rastogi, G. K., Weaver, J. A.: Acetohexamide in treatment of diabetes mellitus. Brit. med. J. 1964I, 868—871.

Moorhouse, J. A.: A comparison of the effects of tolazamide and tolbutamide upon blood glucose and serum insulin and lipid levels in diabetic subjects. Canad. med. Ass. J. 96, 536—539 (1967).

Mortimore, G. E., DiRaimondo, V. C., Forsham, P. H.: Metabolic effects of orinase in diabetes including two cases complicated by other endocrinopathies. Metabolism 5, 840—846 (1956).

— Tietze, F.: Studies on the mechanism of capture and degradation of insulin-I[131] by the cyclically perfused rat liver. Ann. N.Y. Acad. Sci. 82, 329—337 (1959).

— — Stetten, D., Jr.: Metabolism of insulin-I[131]; studies in isolated, perfused rat liver and hind-limb preparations. Diabetes 8, 307—314 (1959).

Moss, J. M., DeLawter, D. E., Canary, J. J.: The results of the treatment with tolbutamide of 200 diabetic patients: a discussion of secondary failure. Ann. intern. Med. 58, 1407—1417 (1959).

Müller, R., Bauer, G., Schröder, R., Saito, S.: Summary report of clinical investigation of the oral antidiabetic drug HB 419 (glibenclamide). Hormone and metabolic research 1, Suppl., 88—92 (1969).

Nikkilä, E. A., Jakobson, T., Jokipii, S. G., Karlsson, K.: Thyroid function in diabetic patients under long-term sulfonylurea treatment. Acta endocr. (Kbh.) 33, 623—629 (1960).

Noetzel, G., Bänder, A., Vogel, H. G.: Tierexperimentelle Untersuchungen von Sulfonylharnstoffen auf Nebennierenmark und Nebennierenrinde. Arzneimittel-Forsch. 19, 1171—1177 (1969).

Nothdurft, H., Hebold, G.: Fertilitätsuntersuchungen mit HB 419. Arzneimittel-Forsch. 19, 1420—1421 (1969).

Oberdisse, K., Jahnke, K. (Hrsg.): Diabetes mellitus. 3. Kongr. der International Diabetes Federation, Düsseldorf 1958. Stuttgart: Thieme 1959.

O'Donovan, C. J.: Analysis of long-term experience with tolbutamide (orinase) in the management of diabetes. Curr. Ther. Res. 1, 69—87 (1959).

Opitz, K.: Abschwächung der blutzuckersenkenden Wirkung antidiabetischer Substanzen durch Reserpin. Klin. Wschr. 40, 56—57 (1962).

— Loeser, A.: Abschwächung der blutzuckersenkenden Wirkung antidiabetischer Substanzen durch Neuroleptika. Dtsch. med. Wschr. 87, 105—106 (1962).

Ortigosa, M. I., Carcia-Fernandez, M. C., R.-Candela, R., R.-Candela, J. L.: Efecto de la tolbutamida (D 860) sobre la respiración y consumo de glucosa del cerebro y diafragma aislado de rata. Rev. ibér. Endocr. 5, 31—37 (1957).

Otto, H.: Die Zitronensäureausscheidung im Harn nach Verabfolgung von N-(4-Methyl-benzol-sulfonyl)-N'-butyl-carbamid (D 860). Naturwissenschaften 44, 12 (1957).

— Orale Diabetestherapie mit Sulfonylharnstoffderivaten. n+m Boehringer Mannheim GmbH 1, 57—63 (1964).

Palmas, S.: Azione della chlorpropamide in 110 casi di diabete mellito confronto con altri ipoglicemizzanti. Minerva med. 50, 2563—2569 (1959).

Petrovic, C., Pilgrim, C., Südhoff, H.: Das Verhalten der maximalen tubulären Rückresorption für Glucose unter der Behandlung mit N_1-Sulfanilyl-N_2-n-butylcarbamid beim Hund. Naunyn-Schmiedebergs Arch. exp. Path. Pharmak. 235, 96—102 (1959).

Pfaff, W.: Diskussionsbemerkung. Acta diabet. lat. 5, Suppl. 1, 458—463 (1968).

— Bänder, A., Starey, F., Hardebeck, K., Ritter, K., Wohlfarth, A.: Allgemeine pharmakologische Untersuchungen mit HB 419. Arzneimittel-Forsch. 19, 1378—1381 (1969).

— Schöne, H. H.: Zur Insulinfreisetzung aus Pankreas durch Sulfonylharnstoffe. Arzneimittel-Forsch. 19, 1445—1448 (1969).

— Schröder, H.-G.: Zur Wirkung von HB 419 auf exogenes und endogenes Insulin bei Hund und Kaninchen. Arzneimittel-Forsch. 19, 1488—1491 (1969).

Pfeiffer, E. F.: Die medikamentöse Behandlung der Zuckerkrankheit. Ther. d. Gegenw. 100, 198—208 (1961).

— Ditschuneit, H.: Aktuelle Probleme der Diabetestherapie. Dtsch. med. Wschr. 87, 2290—2298 (1962).

— Pfeiffer, M., Ditschuneit, H., Chang-Su, A.: Clinical and experimental studies of insulin secretion following tolbutamide and metahexamide administration. Ann. N.Y. Acad. Sci. 82, 479—495 (1959).

— — — Über die Bestimmung von Insulin im Blute am epididymalen Fettanhang der Ratte mit Hilfe markierter Glucose. 2. Experimentelle und klinische Erfahrungen. Klin. Wschr. 37, 1239—1245 (1959).

PFEIFFER, E. F., SCHÖFFLING, K., DITSCHUNEIT, H., ZIEGLER, R., GEPTS, W.: Pharmacology and mode of action of the hypoglycaemic sulphonylureas. In: CAMPBELL, G. D., Oral hypoglycaemic agents, p. 39—134. London and New York: Academic Press 1969.

— — STEIGERWALD, H.: Die Ausscheidung von Nebennierenrindenhormonen während der Behandlung mit D 860. Dtsch. med. Wschr. 81, 838—840 (1956).

— STEIGERWALD, H., SANDRITTER, W., BÄNDER, A., MAGER, A.,BECKER, U., RETIENE, K.: Vergleichende Untersuchungen von Morphologie und Hormongehalt des Kälberpankreas nach Sulfonylharnstoffen. Dtsch. med. Wschr. 82, 1568—1574 (1957).

— TELIP, M.: Insulin secretion in vitro: Studies in amphibians and mammalians. Acta diabet. lat. 5, Suppl. 1, 30—63 (1968).

PLETSCHER, A., GEY, K. F.: Über die Wirkung blutzuckersenkender Sulfonylharnstoffe auf das isolierte Rattenzwerchfell. Experientia (Basel) 13, 447—449 (1957).

PODGAINY, H., BRESSLER, R.: Biochemical basis of the sulfonylurea-induced antabuse syndrome. Diabetes 17, 679—683 (1968).

POGATSA, G., VAJDA, L., RADOS, M.: Effect of chlorpropamide on phlorhizin glycosuria. Metabolism 14, 1273—1275 (1965).

POSSNER, W.: Betrachtungen zur Agranulozytose durch orale Antidiabetika anläßlich eines tödlich verlaufenen Falles nach Oranilmedikation. Dtsch. Gesundh.-Wes. 14, 765—770 (1959).

POWELL, T., HOWELLS, L.: Diabetes mellitus treated with chlorpropamide and tolbutamide. A four-year clinical study. Diabetes 15, 269—275 (1966).

POZZA, G., GALANSINO, G., FOÀ, P.: Insulin secretion following carbutamide injections in normal dogs. Proc. Soc. exp. Biol. (N.Y.) 93, 539—542 (1956).

PRIBILLA, O.: Über eine letale Vergiftung mit Tolbutamid (Rastinon®) bei einer Nichtdiabetikerin. Arch. Toxikol. 23, 153—159 (1967/1968).

PROD'HOM, S., PLATTNER, H. C.: Influence d'un sulfamide hypoglycémiant sur la synthèse des graisses chez la souris. Arch. Sci. Geneva 10, 261—267 (1957).

PURNELL, R., ARAI, Y., PRATT, E., HLAD, C., JR., ELRICH, H.: Some observations on the mode of action of orinase. Metabolism 5, 778—787 (1956).

R.-CANDELA, J.-L., R.-CANDELA, R.: Acción de la carbutamida (BZ 55) sobre el efecto insulínico del plasma. Rev. ibér. Endocr. 4, 413—415 (1957).

RAFAELSEN, O. J.: Action of oral antidiabetic drugs on carbohydrate metabolism of isolated rat diaphragm. Metabolism 8, 195—204 (1959).

— LUNDBAEK, K.: Action of carbutamide on isolated diaphragm of alloxan-diabetic rats. Metabolism 8, 757—761 (1959).

RANDLE, P. J., TAYLOR, K. W.: Insulin in protein fractions of serum from healthy people and from insulin-treated diabetics. Lancet 1958II, 996—997.

RAUSCH-STROOMANN, J.-G., SAUER, H.: Steroidhormonuntersuchungen unter Therapie mit N_1-Sulfanilyl-N_2-N-Butylcarbamid (Nadisan). Klin. Wschr. 34, 707—708 (1965).

— — 17-Hydroxy-corticosteronspiegel im Plasma unter Therapie mit N_1-Sulfanilyl-N_2-N-Butylcarbamid. Klin. Wschr. 35, 550—551 (1957).

RECANT, L., FISCHER, G. L.: Studies on the mechanism of tolbutamide hypoglycemia in animal and human subjects. Ann. N.Y. Acad. Sci. 71, 62—70 (1957).

REICHEL, J., GOLDBERG, S. B., ELLENBERG, M., SCHAFFNER, F.: Intrahepatic cholestasis following administration of chlorpropamide. Report of a case with electron microscopic observations. Amer. J. Med. 28, 654—660 (1960).

RENOLD, A. E., MARTIN, D. B., BOSHELL, B. R., THORN, G. W.: Studies on the site of action of the arylsulfonylureas in man. 2. Ann. N.Y. Acad. Sci. 71, 71—80 (1957).

— WINEGRAD, A. I., FROESCH, E. R., THORN, G. W.: Studies on the site of action of the arylsulfonylureas in man. Metabolism 5, 757—767 (1956).

— — — — The site of action or the arylsulfonylureas in man. Diabetes 6, 33 (1957).

— ZAHND, G. R., JEANRENAUD, B., BOSHELL, B. R.: Some effects of tolbutamide and chlorpropamide in vitro. Ann. N.Y. Acad. Sci. 74, 490—498 (1959).

RETIENE, K., PETZOLDT, R., ALTHOFF-ZUCKER, C., BEYER, J., SCHÖFFLING, K.: Clinical studies on glibenclamide (HB 419). Hormone and metabolic research 1, Suppl., 55—60 (1969).

RICHTER, H.: Über die Blutzuckersenkung durch N-(4-Aminobenzol-sulphonyl)-N'-n-butylharnstoff und N-(4-Methylbenzol-sulphonyl)-N'-n-butylharnstoff nach Leberausschaltung. Naturwissenschaften 45, 165 (1958).

RICKETTS, H. T., WILDBERGER, H. L., SCHMID, H.: Long-term studies of the sulfonylureas in totally depancreatized dogs. Ann. N.Y. Acad. Sci. 71, 170—176 (1957).

ROBERTS, R. J., PLAA, G. L.: Effect of norethandrolone, acetohexamide, and enovid on α-naphthylisothiocyanate-induced hyperbilirubinemia and cholestasis. Biochem. Pharmacol. 15, 333—341 (1966).

ROBERTSON, J.: Antidiabetic drugs in Parkinsonism. Brit. med. J. 1961I, 363—364.

Rodriguez-Miñón, J. L., Oya, J. C. de: Sobre el mecanismo de acción de los derivados sulfamidicos hipoglucemicos. Rev. clín. esp. **66**, 303—305 (1957).

Root, M. A.: Effect of carbutamide on the insulin content of the dog pancreas. Diabetes **6**, 12—16 (1957).

— Pharmacology of carbutamide (p-aminophenylsulfonylbutylcarbamide). J. Pharmacol. exp. Ther. **119**, 468—478 (1957).

— Anderson, R. C., Welles, J. S.: Toxicology and pharmacology of metahexamide. Metabolism **8**, 565—576 (1959).

— Sigal, M. V., Anderson, R. C.: Pharmacology of 1-(p-chlorobenzenesulfonyl)-3-n-propylurea (chlorpropamide). Diabetes **8**, 7—13 (1959).

Ropp, R. S. de, Snedeker, E. H.: Effect of drugs on amino acid levels in rat brain. Hypoglycemic agents. J. Neurochem. **7**, 128—134 (1961).

Rosen, H., Blumenthal, A., Beckfield, W. J., Agersborg, H. P. K., Jr.: Toxicity of hypoglycemic agent, 2-p-methoxybenzene-sulfonamido-5-isobutyl-1,3,4-thiadiazole. Toxicol appl. Pharmacol. **8**, 13—21 (1966).

Royer, R., Debry, G., Lamarche, M.: Recherches expérimentales sur les réaction vasomotices à l'alcool après administration de quelques sulfamides hypoglycémiants. Thérapie **17**, 989—997 (1962).

Ruckes, J., Loew, D., Knick, B.: Histomorphologische Befunde am exkretorischen Teil des Pankreas der Ratte nach Entwicklung von oralen Antidiabetica. Frankfurt. Z. Path. **74**, 319—326 (1965).

Rümke, Chr. L., Bout, J.: Die Beeinflussung der Hexabarbitalnarkose durch vorher verabfolgte Pharmaka. Naunyn-Schmiedebergs Arch. exp. Path. Pharmak. **240**, 218—223 (1960).

Rull, J. A., Lennhoff, L.: Prolonged and recurrent tolazamide-induced hypoglycemia. Report of a case. Diabetes **16**, 352—353 (1967).

Ruschig, H., Korger, G., Aumüller, W., Wagner, H., Weyer, R., Bänder, A., Scholz, J.: Neue peroral wirksame blutzuckersenkende Substanzen. Arzneimittel-Forsch. **8**, 448—454 (1958).

Schärer, K., Hummler, H.: Toxicological experiments with drugs of the sulfonylurea type in animals. Internat. Symposion on Recent Hypoglycemic Sulfonylureas, Basel 1970.

Schambye, P.: On the action of BZ 55 and D 860 in pancreatectomized dogs. Diabetes **6**, 146—150 (1957).

Scherz, D., Lawrence, A. M.: Effect of chronic tolbutamide administration on growth and carbohydrate metabolism in weanling rats. Acta endocr. (Kbh.) **53**, 499—504 (1966).

Schmidt, F. H., Stork, H., Bänder, A., Pfaff, W.: Pharmakodynamik und Untersuchungen zum Wirkungsmechanismus von HB 419. Arneimittel-Forsch. **19**, 1369—1373 (1969).

— — — — Concerning the pharmacodynamics of HB 419. Hormone and metabolic research **1**, Suppl. 25—33 (1969).

Schnack, H., Schobel, B.: Klinische Beobachtungen über einen Selbstmordversuch mit Sulfonylharnstoffderivat. Wien. klin. Wschr. **74**, 293—295 (1962).

Schneider, J. A., Salgado, E. D., Jaeger, D., Delahunt, Ch.: The pharmacology of chlorpropamide. Ann. N.Y. Acad. Sci. **74**, 427—442 (1959).

Schöffling, K., Pfeiffer, E. F., Treser, G., Ditschuneit, H., Steigerwald, H., Otto, M.: Erfahrungen bei der ambulanten Einstellung und Dauerbehandlung von 758 Zuckerkranken mit D 860. Dtsch. med. Wschr. **82**, 1515—1518 (1957).

Scholz, J., Bänder, A.: Über die orale Behandlung des Diabetes mellitus mit N-[4-Methylbezolsulfonyl]-N'-butylharnstoff (D 860), Pharmakologie. Dtsch. med. Wschr. **81**, 825—826 (1956).

Schulz, E., Börner, H.: Suizide mittels oraler Antidiabetika (Sulfonylharnstoffe). Münch. med. Wschr. **108**, 961—965 (1966).

Schwarz, H., Ammon, J., Yeboah, J.-E., Hildebrandt, H. E., Pfeiffer, E. F.: Förderung der Insulinsekretion in vitro durch ein neues, hochwirksames Antidiabetikum. Diabetologia **4**, 10—15 (1968).

Shlevin, E. L., Zarowitz, H., Weisenfeld, S., Goldner, M. G.: Clinical experiences with chlorpropamide in management of diabetes mellitus. Metabolism **9**, 570—579 (1960).

Shoemaker, W. C., Carruthers, P. J., Powers, I. C., Yanof, H. M.: Hepatic effect of inzulin in unanaesthetized normal, diabetic, and adrenalectomized dogs. Amer. J. Physiol. **201**, 804—810 (1961).

— Mahler, R., Ashmore, J.: The effect of insulin on hepatic glucose metabolism in the unanesthetized dog. Metabolism **8**, 491—511 (1959).

— — — Pugh, D. E., Hastings, A. B.: The hepatic glucose response to insulin in the unanesthetized dog. J. biol. Chem. **234**, 1631—1633 (1959).

Simpson, J. A., Draper, I. T.: Antidiabetic drugs in Parkinsonism. Brit. med. J. **1961I**, 208—209.

Sirek, A., Sirek, O. V.: The action of BZ 55 in dogs. 1. Observations on depancreatized and houssay dogs. Canad. med. Ass. J. **74**, 960—962 (1956).
— — Best, C. H.: The toxic effect of carbutamide (BZ 55) in diabetic dogs. Diabetes **6**, 151—153 (1957).
— — Hanus, Y., Monkhouse, F. C., Best, C. H.: Effect of prolonged administration of tolbutamide in depancreatized dogs. Diabetes 8, 284—288 (1959).
— — Logothetopoulos, J., Best, C. H.: Histologic studies in tolbutamide-treated dogs. Metabolism 8, 577—584 (1959).
Skinner, N. S., Jr., Hayes, R. L., Hill, S. R., Jr.: Studies on the use of chlorpropamide in patients with diabetes mellitus. Ann. N.Y. Acad. Sci. **74**, 830—844 (1959).
Smithberg, M.: Teratogenic effects of some hypoglycemic agents in mice. Univ. Minn. med. Bull. **33**, 67—72 (1961).
Sobel, G.W., Rodriguez-Inigo, J., Morton, J. V., Levine, R.: Studies on the action of the sulfonylureas in liverless dogs. Metabolism **7**, 222—226 (1958).
Soeldner, J. S., Steinke, J.: Hypoglycemia in tolbutamide-treated diabetes; report of two cases with measurement of serum insulin. J. Amer. med. Ass. **193**, 398—399 (1965).
Solomon, H. M., Schrogie, J. J.: Effect of phenyramidol and bishydroxycoumarin on the metabolism of tolbutamide in human subjects. Metabolism **16**, 1029—1033 (1967).
Spector, W. (Hrsg.): Handbook of toxicology. 1. Acute toxicities of solids, liquids and gases of laboratory animals. Philadelphia and London: Saunders 1956.
Spurny, O. M., Wolf, J. W., Devins, G. S.: Protracted tolbutamide-induced hypoglycemia. Arch. intern. Med. **115**, 53—56 (1965).
Stern, S. B., Jr.: Clinical study of tolazamide: a new antidiabetic sulfonylurea. J. La med. Soc. **117**, 198—202 (1965).
Stewart, G. A.: Effets du BZ 55 et du D 860 sur certaines activités des hormones du lobe postérieur de l'hypophyse et de l'hexoestrol. Ann. Endocr. (Paris) **18**, 196—203 (1957).
— Effets du BZ 55 et du D 860 sur des animaux de laboratoire normaux ou rendus diabétiques par l'administration d'alloxane. Ann. Endocr. (Paris) **18**, 230—245 (1957).
Stewart, R. C., Piazza, E. U., Hyman, H., III, Hurwitz, D.: Chlorpropamide therapy of diabetes; on appraisal. New Engl. J. Med. **261**, 427—430 (1959).
Stötter, G., Seidler, J.: Der respiratorische Quotient (RQ) bei Zuckerkranken unter D 860 und Glukose. Med. Wschr. **81**, 837 (1956).
Stone, D. B., Brown, J. D., Cox, C. P.: Effect of tolbutamide and phenformin on lipolysis in adipose tissue in vitro. Amer. J. Physiol. **210**, 26—30 (1966).
Stork, H., Schmidt, F. H., Bänder, A., Pfaff, W.: Der Einfluß von HB 419 — einem neuen oralen Antidiabeticum — auf den Fettstoffwechsel. Arzneimittel-Forsch. **19**, 1373—1378 (1969).
Stowers, J. M., Constable, L. W.: A clinical and pharmacological comparison of chlorpropamide and other sulfonylureas. Ann. N.Y. Acad. Sci. **74**, 689—695 (1959).
Sugar, S. J. N.: Use of the sulfonylureas in diabetes mellitus. Ann. N.Y. Acad. Sci. **71**, 256—263 (1957).
— Thomas, L. J.: Use of chlorpropamide in diabetes mellitus in usual diabetic patients and in primary and secondary tolbutamide failures. Ann. N.Y. Acad. Sci. **74**, 625—631 (1959).
Summ, H. D., Creutzfeldt, W., Wallenfels, K.: Über den Einfluß von N-[4-Methyl-Benzolsulfonyl]-N′-Butylharnstoff (D 860) und Insulin auf die $^{14}CO_2$-Fixierung im Leberglykogen. Klin. Wschr. **38**, 85—87 (1960).
Szücs, S., Tiszai, A.: Effect of carbutamide on blood levels of glucose, potassium and inorganic phosphate. Diabetes **7**, 288—292 (1958).
Tarding, F., Schambye, P.: The action of sulfonylureas and insulin on the glucose output from the liver of normal dogs. Endokrinologie **36**, 222—228 (1958).
Timm, F.: Zur Histochemie der Schwermetalle. Dtsch. Z. ges. gerichtl. Med. **46**, 706—711 (1958).
— Zur Histochemie des Zinks. Dtsch. Z. ges. gerichtl. Med. **47**, 428—431 (1958).
Tisna-Amidjaja, D. A.: Wachstumsbeeinflussung durch Acetylcholin, Histamin, Alloxan, Nadisan, Aristamid, Nikotinsäureamid und p-Aminobenzoesäure beim Hühnerembryo. Wilhelm Roux' Arch. Entwickl.-Mech. Org. **150**, 655—688 (1958).
Tiszay, A., Szücs, S.: Akute Wirkung von BZ 55 auf den Blutzucker, Kalium- und anorganischen Phosphor-Spiegel des Serums an pankreatektomisierten Hunden. Z. ges. inn. Med. **13**, 314 (1958).
Tonse, U., Ananthanarayanan, K. G., Mhasalkar, M. Y., Shah, M. H., Deliwala, C. V.: Hypoglycaemic activity of N-benzenesulphonyl-N′-isopropylurea and N-benzenesulphonyl-N′-n-butylurea in experimental animals. Nature (Lond.) **193**, 891 (1962).
Tranquada, R. E., Solomon, D. H., Brown, J., Greene, R.: The effect of oral hypoglycemic agents on thyroid function in the rat. Endocrinology **67**, 293—297 (1960).
Trick, K.: Hypoglycaemic coma from chlorpropamide. Brit. med. J. **1961I**, 1108—1109.

TRUITT, E. B., JR., DURITZ, G., MORGAN, A. M., PROUTY, R. W.: Disulfiramlike actions produced by hypoglycemic sulfonylurea compounds. Quart. J. Stud. Alcohol **23**, 197—207 (1962).

TSAPOGAS, M. J., COTTON, L. T., FLUTE, P. T., MURRAY, J. G.: The effects of chlorpropamide on intermittent claudication and fibrinolysis. Lancet **1962I**, 1213—1215.

TUCHMANN-DUPLESSIS, H., LEFEBVRE-BOISSELOT, J.: Les effets teratogenes de l'acide x-methylfolique chez la chatts. C.R. Soc. Biol. (Paris) **151**, 2045 (1957).

— MERCIER-PAROT, L.: Influence d'un sulfamide hypoglycémiant, l'amino-phénurobutane BZ 55, sur la gestation de la ratte. C.R. Acad. Sci. (Paris) **246**, 156—158 (1958a).

— — Influence de trois sulfamides hypoglycémiants sur la ratte gestante. C.R. Acad. Sci. (Paris) **247**, 1134—1137 (1958b).

— — Sur l'action tératogène de l'amino-phénurobutane (BZ 55) chez la ratte. C.R. Soc. Biol. (Paris) **152**, 460—463 (1958c).

— — Sur l'action tèratogène d'un sulfamide hypoglycémiant. Etude expérimentale chez la ratte. J. Physiol. (Paris) **51**, 65—83 (1959).

TYBERGHEIN, J. M., HALSEY, Y. D., WILLIAMS, R. H.: Action of butyltolylfulfonylurea on liver glycogenolysis. Proc. Soc. exp. Biol. (N.Y.) **92**, 322—324 (1956).

VAUGHAN, M.: In vitro studies on the action of sulfonamide hypoglycemic agents. Science **123**, 885—886 (1956).

— Studies on the mechanism of action of orinase (tolbutamide). Diabetes **6**, 16—18 (1957).

VERSTRAETE, M., AMERY, A., MAES, H., VERMYLEN, J.: Influence of chlorpropamide and glucose on fibrinolytic activity. J. Lab. clin. Med. **61**, 926—934 (1963).

VERZÁR, F., McDOUGALL, E. J.: Absorptions from the intestine. London: Longmans, Green & Co. 1939.

VOGT, M.: The role of hypoglycaemia and of adrenaline in response of adrenal cortex to insulin. J. Physiol. (Lond.) **114**, 222—233 (1951).

VOLK, B. W., GOLDNER, M. G., WEISENFELD, S., LAZARUS, S. S.: Functional and histological studies concerning the action of sulfonylureas. Ann. N.Y. Acad. Sci. **71**, 141—151 (1957).

— LAZARUS, S. S.: Pathogenesis of orinase-induced beta-cell degranulation. Diabetes **7**, 125—128 (1958).

— WEISENFELD, S., LAZARUS, S. S., GOLDNER, M. G.: Mechanisms of action of the hypoglycemia-producing sulfonylurea derivatives (with some clinical observations). Metabolism **5**, 894—903 (1956).

WEBER, H., AUMÜLLER, W., FAULAND, E., HEERDT, R., HÜBNER, M., MUTH, K., WEYER, R.: Development and chemistry of HB 419 and related compounds. Hormone and metabolic research 1, Suppl., 1—3 (1969).

— — MUTH, K., WEYER, R., HEERDT, R., FAULAND, E., BÄNDER, A., PFAFF,W., SCHMIDT, F. H., STORK, H.: Acylaminoalkyl-benzolsulfonyl-harnstoffe. Arzneimittel-Forsch. **19**, 1326—1346 (1969).

WEINGES, K. F., BIRO, G., KETTL, H., MITZUNO, M.: Vergleichende Untersuchungen zwischen HB 419 (Glibenclamid) und Tolbutamid über ihre Wirkung auf die Insulinabgabe an isolierten Inseln des Rattenpankreas in vitro. Arzneimittel-Forsch. **19**, 1467—1469 (1969).

WEISS, A., SCIALES, W. J.: The effect of tolbutamide on human basal gastric secretion. Ann. intern. Med. **55**, 406—415 (1961).

WENDEROTH, H., BALZEREIT, F.: Zwei Agranulozytosefälle nach Sulfonamidtherapie des Diabetes. Med. Klin. **53**, 1560—1561 (1958).

WENGER, V.: Zur Wirkungsweise peroraler Antidiabetica: Sulfonylharnstoff und Hypophysen-Nebennierenrinden-System. Helv. med. Acta **24**, 91—99 (1957).

WERNICKE, K.: Inaugural-Dissertation der Johann-Wolfgang-Goethe-Universität zu Frankfurt/M. (1968).

WEST, G. B.: Insulin and suprarenal gland of rabbit. Brit. J. Pharmacol. **6**, 289—293 (1951).

WICK, A. N., KARASEK, M., BRITTON, B.: Effect of tolbutamide on insulin-I^{131} degradation in the extrahepatic tissues. Ann. N.Y. Acad. Sci. **71**, 35—37 (1957).

WICKES, I. G.: Foetal defects following insulin coma therapy in early pregnancy. Brit. med. J. **1954II**, 1029—1030.

WIEZOREK, W. D., GRAUPNER, K.: Der Einfluß von Bestandteilen lytischer Mischungen auf die Wirkung blutzuckersenkender Substanzen. Arch. int. Pharmacodyn. **146**, 386—391 (1963).

WILD, H., LINDEN, H. W.: Klinische Beobachtungen über Schädigungen des peripheren Nervensystems und der Leber bei Diabetikern unter der Behandlung mit Sulfanilylharnstoff. Dtsch. med. J. **10**, 286—292 (1959).

WILLIAMS, R. H. (Hrsg.): Diabetes. New York: Hoeber 1960.

WILLIAMS, R. H., POLLEN, R. H., TANNER, T. C., BARNES, R. H.: Oral antidiabetic therapy. Ann. intern. Med. 51, 1121—1133 (1959).
— TUCKER, B. W.: Hypoglycemic actions of tolbutamide and carbutamide. Metabolism 5, 801—806 (1956).
WILLIAMSON, J. R., LACY, P. E., GRISHAM, J. W.: Ultrastructural changes in islets of the rat produced by tolbutamide. Diabetes 10, 460—469 (1961).
WILLMS, B., JELLINGHAUS, M., KLEINEKE, J., SÖLING, H.-D.: Die Wirkung von HB 419 auf den Stoffwechsel der isoliert perfundierten Leber von normalen und alloxandiabetischen Ratten. Arzneimittel-Forsch. 19, 1479—1483 (1969).
WITTELS, B., HACKEL, D. B.: Effects of tolbutamide on cardiovascular function and myocardial metabolism of intact dogs. Proc. Soc. exp. Biol. (N.Y.) 107, 375—377 (1961).
WRENSHALL, G. A.: Reports on studies with carbutamide and tolbutamide done at the Charles H. Best Institute, University of Toronto. Ann. N.Y. Acad. Sci. 71, 164—169 (1957).
— COLLINS-WILLIAMS, J., HARTROFT, W. S.: Incidence, control and regression of diabetic symptoms in the alloxan treated rat. Amer. J. Physiol. 156, 100—116 (1949).

Addendum

Weitere orale Antidiabetika
verschiedener chemischer Stoffklassen[1]

A. Bänder

Die in diesem Addendum abgehandelten Verbindungen haben bis auf die Mesoxalsäure keine therapeutischen Bedeutungen erlangt. Sie können daher kürzer in bezug auf ihre Eigenschaften beschrieben werden.

Eine etwas ausführlichere Darstellung dieser Verbindungen ist von Creutzfeldt und Söling (1960) in den „Ergebnissen der Inneren Medizin und Kinderheilkunde" erschienen.

I. Salicylsäure und ihre Derivate

Die blutzuckersenkende Wirkung der Salicylsäure ist beim Diabetes mellitus lange bekannt (Ebstein, 1876; Bartels, 1878; Greenhow, 1880; Nicolaier, 1893; Williamson, 1901). Man beobachtete eine Verringerung der Glucosurie und eine Verbesserung der Stoffwechsellage. An normalen Tieren senkten die Salicylsäure und ihre Derivate den Blutzucker nicht. Bei Hunden, Ratten und Mäusen wird dagegen sogar eine Hyperglykämie beobachtet (Barbour und Herrmann, 1921; Smith, 1955; Söling, Jarre und Schmidt 1961; Sproull, 1954; Smith, Meade und Bornstein, 1952; Bornstein, Meade und Smith, 1952; Söling, Jarre und Schmidt 1961 fanden dagegen bei alloxandiabetischen Ratten eine deutliche Blutzuckersenkung. Auch bei teilpankreatektomierten diabetischen Ratten kommt es zu einer Blutzuckersenkung (Ingle und Meeks, 1952). Ingle et al. (1953) und Smith (1952) fanden eine deutliche Blutzuckersenkung auch an adrenalektomierten Ratten. Durch diese Befunde bekommt die Nebenniere eine besondere Bedeutung im Wirkungsmechanismus. Die Salicylsäure und ihre Derivate werden seit vielen Jahrzehnten zur Therapie des Rheumatismus angewendet. Ebenfalls haben die Steroide einen therapeutischen Effekt beim Rheumatismus. Blanchard et al. (1950), Hetzel et al. (1959), Hetzel und Hine (1951), Loewenthal und Jaques (1952), van Cauwenberge (1951) stellten fest, daß es durch die Salicylsäure zu einer erhöhten Ausschüttung von Nebennierenrindensteroiden kommt. Da diese Hormone aber einen diabetogenen Effekt

---

1. Aus den pharmazeutisch-wissenschaftlichen Laboratorien der Farbwerke Hoechst AG Frankfurt a. M.-Höchst.

besitzen (Steroiddiabetes), kann man hierdurch die Tatsache erklären, daß normale Tiere auf die Salicylsäuren nicht mit einer Blutzuckersenkung reagieren. Es wird dadurch der eventuelle „eigentliche" blutzuckersenkende Effekt der Salicylsäure überlagert.

Auch das Fehlen der Abnahme der Ascorbinsäure bei hypophysektomierten Tieren deutet darauf hin, daß Salicylsäure über eine erhöhte ACTH-Ausschüttung auf die Nebennierenrinde wirkt (BLANCHARD et al., 1950; VAN CAUWENBERGE, 1951; CRONHEIM et al., 1952; CRONHEIM und HYDER, 1954).

An weiteren Untersuchungen zum Wirkungsmechanismus der Blutzuckersenkung wurde von MANCHESTER et al. (1958) eine erhöhte Glucoseaufnahme am isolierten Rattendiaphragma im Carbonat-Bicarbonatpuffer beobachtet. Die Konzentration der Salicylsäure betrug $5 \cdot 10^{-3}$ m. Dagegen bleibt die Steigerung der Glucoseaufnahme nach SMITH und JEFFREY (1956) im Phosphatpuffer aus.

Der O_2-Verbrauch ist nach BRODY (1956) an Gewebsschnitten erhöht bei gleichzeitiger gesteigerter Glykolyse und Abnahme des P/O-Quotienten. Analoge Befunde wurden auch in vivo gefunden (ANDREWS, 1958, 1960; SINGER, 1901; HSIEH und CHIU, 1959; HALL et al., 1954; ROWE et al., 1956; WALTNER et al., 1958). Von MANCHESTER et al. (1958) wurde eine Hemmung des Aminosäureneinbaues in Proteine am Rattendiaphragma gesehen.

Die Wirkung auf verschiedene Enzyme wie z.B. auf die Dehydrogenasen des Tricarbonsäurecyclus sind widersprechend (KAPLAN et al., 1954; BRODY, 1956).

Nach Salicylsäure kommt es bei normalen Ratten zu einer Abnahme des Leber- und Muskelglykogens (LUTWAK-MANN, 1942; SMITH, 1954; SMITH et al., 1952). An alloxandiabetischen Ratten wird dagegen nach SMITH et al. (1952) das Leberglykogen nicht signifikant verändert. Ein weiterer wesentlicher Effekt der Salicylsäure ist die Entkopplung der Atmungskettenphosphorilierung (BRODY, 1956). Diese Entkopplung ist wahrscheinlich hauptverantwortlich für die Blutzuckersenkung, da nämlich auch andere entkoppelnde Substanzen, wie z.B. 2-4-Dinitrophenol, den Blutzucker senken und wie die Salicylsäure eine erhöhte Glucoseaufnahme durch das isolierte Rattendiaphragma bewirken (RANDLE und SMITH, 1957).

Durch die Entkopplung der Atmungskettenphosphorilierung kommt es zu einer erhöhten Glucoseverwertung durch Steigerung der aeroben Glykolyse. Aus den aufgeführten Befunden geht hervor, daß die Angriffspunkte der Salicylsäure komplexer Natur sind. Ein konkreter Wirkungsmechanismus für die Blutzuckersenkung nach Salicylsäure kann daher nicht angegeben werden.

Einen praktischen Wert in der Diabetestherapie hat die Salicylsäure nicht erlangt, da die Dosen sehr hoch sein müssen und auf die Dauer zu Nebenerscheinungen führen, wie sie auch von der Rheumatherapie her bekannt sind.

II. Para-aminosalicylsäure (PAS)

Nach hohen Dosen wurden von LANGERON et al. (1950) bei tuberkulösen Diabetikern eine Blutzuckersenkung beobachtet.

III. 2,4-Dinitrophenol (DNP)

Auf die entkoppelnde Wirkung dieser Substanz wurde bereits hingewiesen (vgl. S. 391). Randle und Smith (1957) und Forbath und Clarke (1959) beobachteten ebenso wie nach der Salicylsäure eine gesteigerte Glucoseaufnahme am isolierten Rattenzwerchfell. Diese Phänomene werden für die Blutzuckersenkung in vivo mit verantwortlich gemacht. Allerdings tritt dieser Effekt beim Menschen erst nach etwa 7 Tagen auf. Die Dosen, die verabfolgt wurden, lagen zwischen 100 und 300 mg pro die und Mensch. Da die therapeutische Wirkung auf den Blutzucker zu gering ist, hat das DNP keine therapeutische Bedeutung erlangt.

IV. Mesoxalsäure

Von Kobayashi et al. (1951) wurde zum ersten Mal die blutzuckersenkende Wirkung der Mesoxalsäure und ihrer Salze beobachtet.

$$\begin{array}{c} HO \diagdown \\ \quad\quad C \\ HO \diagup \end{array} \begin{array}{c} \diagup COOH \\ \\ \diagdown COOH \end{array} \quad\quad \text{Mesoxalsäurehydrat}$$

Das Mesoxalsäurehydrat und auch die Salze der Mesoxalsäure sind chemisch beständiger als die Mesoxalsäure selber. Daher wird, wie anschließend bei der Therapie des Diabetes erwähnt wird, hauptsächlich das Ca-Salz verwendet.

Bei Untersuchungen zum Wirkungsmechanismus kamen die obigen Autoren zu Ergebnissen, die denen der blutzuckersenkenden Sulfonamide sehr ähnlich sind. So wird der Blutzucker nach oraler sowie parenteraler Verabreichung von Mesoxalsäure an normalen und alloxandiabetischen Kaninchen gesenkt, jedoch nicht bei totalpankreatektomierten Hunden. Hohe intravenöse Dosen von mehr als 1,3 ml/min einer Lösung, die 4% übersteigt, führen zum hypoglykämischen Schock und Tod dieser Tiere. Nach Mesoxalsäurebehandlung steigt das Plasmainsulin an (Kobayashi and Ohashi, 1955). Nach Takeuchi (1958) nimmt auch der Insulingehalt im Pankreas von behandelten Ratten zu. Am deutlichsten war dieser Befund nach 3 Monaten. Auch kommt es im Pankreas zu einer Neubildung von B-Zellen und einer Vermehrung von Langerhansschen Inseln bei Kaninchen und Ratten. Die Dosen lagen zwischen 50 und 500 mg/kg. Von Takeda et al. (1955) wurde eine Zunahme des Leberglykogens sowohl bei der gesunden als auch bei der diabetischen Ratte gesehen.

Toxikologisch scheint die Mesoxalsäure (und ihre Salze) indifferent zu sein, da nach chronischen Toxicitätsversuchen an Ratten und Kaninchen über 15 Monate mit Dosen zwischen 50—500 mg/kg keine nachweisbaren Schäden an Leber, Niere und Milz auftraten.

Therapeutisch wird die Mesoxalsäure als Ca-Salz vor allem in Japan seit über 10 Jahren verwendet. Die Dosen betragen 0,3—2,0 g per os und die. Unverträglichkeitsreaktionen wurden auch bei den hohen Dosen nicht beobachtet.

V. Secale-Alkaloide

Nach Kroneberg und Stoepel (1958) kommt es besonders nach dehydrierten Sekalealkaloiden, wie z.B. Hydergin, zu einer Blutzuckersenkung. Sherif et al. (1957) sahen nach 5 γ/kg Hydergin s.c. einen Blutzuckerabfall im Mittel um 27%. Wesentlich deutlicher war die Blutzuckersenkung bei gleicher Dosierung beim Diabetiker (Mittel —38%). Die Wirkung hielt etwa 3—4 Std an.

Über den Wirkungsmechanismus ist wenig bekannt. Es wird die Hemmung der Adrenalinausschüttung diskutiert, wobei die glykogenolytische Eigenschaft des Adrenalins in der Leber gehemmt wird.

Eine therapeutische Bedeutung haben die Secale-Alkaloide für die Diabetestherapie nicht erlangt.

VI. Sympathicolytische Imidazolderivate

SHERIF et al. (1957) untersuchten die Wirkung von Tolazolin und Phentolamin auf den Blutzucker. Die Dosen betrugen für beide Verbindungen 3 mg/kg s.c. Nach Tolazolin kam es beim Kaninchen zu einer Senkung um 40%, während dagegen Phentolamin eine wesentlich schwächere Wirkung zeigte. Auch beim gesunden Menschen kommt es zu einer Blutzuckersenkung im Mittel um 38%. Beim Diabetiker war, wie bei den Secale-Alkaloiden, der blutzuckersenkende Effekt stärker (im Mittel um 46% bei Tolazolin und um 40% nach Phentolamin). Auch hier wird, wie bei den Secale-Alkaloiden, die Erklärung zum Wirkungsmechanismus in der Hemmung der Adrenalinhyperglykämie gesucht.

VII. Antihistaminica

Von GENAZZINI et al. (1951) und GOLDNER und JAUREGUI (1954) wurde berichtet, daß es nach Gaben von Antazolin und Pyrilamin zu einer Blutzuckersenkung kommt. 150 mg Antazolin i.v. senken bei gesunden Versuchspersonen den Blutzucker um 20—27%. Bei oraler Verabfolgung bis zu 600 mg wird jedoch der Blutzucker nicht beeinflußt. Nach den Arbeiten von GOLDNER und JAUREGUI (1954) wird auch hier die Hemmung der Adrenalinhyperglykämie und die antiglykogenolytische Einwirkung auf den Vorgang der Glykogenolyse für den Wirkungsmechanismus diskutiert.

Für die Therapie des Diabetes haben aber auch diese Substanzen keine praktische Bedeutung erlangt.

VIII. Hypoglycin A und B

$$CH_2=C\!-\!CH\!-\!CH_2\!-\!CH\!-\!C\!\!\diagdown^{O}_{OH} \qquad \text{Hypoglycin A}$$
$$\diagdown_{CH_2} \qquad\qquad NH_2$$

Hypoglycin B ist ein Dipeptid aus Hypoglycin A und Glutaminsäure (v. HOLT et al., 1956).

Die Hypoglycine erwiesen sich nach CHEN et al. (1957) und HASSALL et al. (1955) im Tierversuch als hochtoxisch. Mäuse, Ratten und Affen starben im hypoglykämischen Schock. Die Dosen lagen dabei zwischen 20—160 mg/kg i.v. Dagegen zeigen Katzen, Hunde und Tauben nach Verabfolgung von Hypoglycinen keine Blutzuckersenkung. Bei den letzteren Tieren kommt es regelmäßig zu Erbrechen, was als toxisches Zeichen gewertet wird. CHEN et al. (1957) sahen auch eine Blutzuckersenkung an alloxandiabetischen Ratten. Dieselben Autoren fanden eine verstärkte Empfindlichkeit nach Hypoglycin an adrenalektomierten Mäusen. Eine Hypoglycinvergiftung kann durch Glucosegaben nur vorübergehend gebessert werden. Die histologischen Untersuchungen ergaben nach PATRICK (1954) und CHEN et al. (1957) eine starke Leberglykogenverarmung mit einer deutlichen Leberverfettung. Der Abfall des Leberglykogens beginnt bereits schon Stunden vor der Blutzuckersenkung (Patrick, 1954). Die histologischen Befunde an den Langerhansschen Inseln sind widersprechend. Chen et al. (1957) sahen keine Schäden, während Feng (1957) massive Schäden an den A-Zellen von Meerschweinchen und Ratten sah. Die Dosen betrugen hierbei 150—300 mg/kg i.p.

Zum Wirkungsmechanismus wäre noch weiter zu erwähnen, daß es zu keiner gesteigerten Glucoseaufnahme durch das isolierte Rattenzwerchfell kommt (200 mg-% in der Inkubationsflüssigkeit) (v. Holt und Leppla, 1958; Feng und Patrick, 1958). Ebenso wird die Glykogenbildung im Rattenzwerchfell und in Leberschnitten unterbunden, bei gleichzeitigem Anstieg des RQ (de Ropp et al., 1958; Bell et al., 1958). Unter dem Einfluß der Hypoglycine kommt es zu einer Erhöhung der Blutlipide (de Ropp et al., 1958) und zu einem Anstieg der Harnstoffkonzentration im Blut (Hassall et al., 1954).

Nach diesen kurz skizzierten negativen Befunden erübrigt sich eine therapeutische Anwendung beim Menschen.

IX. Monojodessigsäure und Jodacetamid

$$CH_2J{-}C{\Big\langle}{}^{O}_{OH} \qquad CH_2J{-}C{\Big\langle}{}^{O}_{NH_2}$$

Nach Hultquist (1958) kommt es bei Ratten nach 50 mg/kg bzw. 30 mg/kg s.c. zu einem deutlichen Blutzuckerabfall. Der Autor fand histologisch eine verstärkte Aktivität der B-Zellen und nimmt eine Erhöhung der Insulinsekretion an.

Aber aus den bekannten toxikologischen Befunden ist auch hier eine Therapie des Diabetes nicht möglich.

X. Tris-Puffer

$$NH_2{-}C{\Big\langle}{}^{CH_2OH}_{CH_2OH}\,{\scriptstyle CH_2OH}$$

Nach 0,3 m Tris-Lösung in 0,03 m NaCl und 0,005 m KCl kommt es bei einer Dauerinfusion von 0,7—1,0 ml/kg/min beim Hund zu einem schweren hypoglykämischen Schock. Der Abfall des Blutzuckers wird begleitet von einem Abfall des anorganischen Phosphates im Blut (Tarall und Bennett, 1959). Die Autoren nehmen eine Stimulierung der Insulinsekretion an. Dafür würde auch der Abfall des Blutphosphates sprechen.

XI. 5-Methylpyrazol-3-carbonsäure (MPC)

Bei dem Präparat MPC handelt es sich um eine schwach blutzuckersenkende Substanz. Die blutzuckersenkende Wirkung dieses Pyrazols ließ sich bei niederen Dosierungen (0,5 mg/kg bis 1 mg/kg p.o.) nur an speziellen Versuchsmodellen, wie an fastenden und anschließend glucosebehandelten Ratten, nachweisen (Smith et al., 1965). Bei unvorbehandelten Ratten kam es erst bei höherer Dosierung (5 mg/kg bis 50 mg/kg p.o.) zur Blutzuckersenkung. Ganz besonders starke Blutzuckersenkungen wurden bei nebennierenlosen Ratten beobachtet. Blutzuckerversuche an Kaninchen, unvorbehandelt, und an Kaninchen, fastend mit anschließender Glucosebehandlung, ergaben, daß auch bei hohen Dosierungen (50 mg/kg bzw. 100 mg/kg p.o.) keine Blutzuckersenkung eintrat. Ebenso konnte bei normalen Hunden keine Blutzuckersenkung nachgewiesen werden.

In weiteren pharmakologischen Testen: Blutdruck, Atmung, isolierte Organe (Herz, Dünndarm, Uterus bzw. Samenblase) wurden keine verwertbaren pharmakologischen Effekte gefunden.

Nach MPC wurde eine leichte, kurzfristige Blutdruckerhöhung bei höheren Dosierungen (20, 50, 100 mg/kg i.v.) beobachtet.

Am isolierten Herz ließ sich nur bei toxischen Dosen (1—5 mg) eine negativ inotrope Wirkung nachweisen.

Die akuten und chronischen Toxicitätsversuche an Mäusen und Ratten ergaben, daß es sich um eine wenig toxische Verbindung handelt. Bei der akuten Toxicität an Mäusen beträgt die $DL_{50} = 6533$ mg/kg p.o.

Bei chronischen toxikologischen Untersuchungen an Ratten über einen Zeitraum von 4 Wochen mit 25 mg/kg p.o. und 100 mg/kg p.o. wurden gegenüber den Kontrollen keine präparatbedingten pathologischen Befunde in bezug auf klinisches Verhalten, Urin-Status, Sektions- und histologischen Befunde erhoben (ITZEK, 1971).

Eine weitere pharmakologische Eigenschaft der MPC ist, die Blutlipide, wie freie Fettsäuren, Triglyceride und Cholesterin, stark zu senken.

1. GERRITSEN und DULIN (1965)
2. GRUNDERSEN und DEMISSIANOS (1969)
3. BERINGER et al. (1969)
4. BERINGER und BÄNDER (1970)
5. BERINGER et al. (1970a, b, c, d)
6. BERINGER und THALER (1970)
7. BERINGER et al. (1971)

XII. 3-5-Dimethylisoxazol (DMIO)

DULIN und GERRITSEN (1963) fanden, daß DMIO an fastenden und vor dem Versuch wieder mit Glucose gefütterten Ratten den Blutzucker senkt. Die Dosis betrug 10 mg/150 g Ratte oral.

Der Wirkungsmechanismus ist nicht geklärt. Die Autoren fanden 1., daß DMIO nicht wie Insulin wirkt, da es an eviscerierten Ratten nicht wirkt, 2. auch nicht mit Tolbutamid vergleichbar ist, da alloxandiabetische Tiere auf DMIO mit einer Blutzuckersenkung reagieren, und 3. auch nicht wie die Biguanide wirkt, da es nach DMIO nicht zu einer Erhöhung der Glucoseoxidation kommt.

Ebenfalls konnten SCHWABE und HASSELBLATT (1966) eine schwache blutzuckersenkende Wirkung nach DMIO an Ratten (Stamm FW 49) nachweisen, während beim Menschen der Blutzucker unbeeinflußt bleibt (0,2 mg/kg p.o.).

GEYER und SOKOPP (1969) fanden bei Altersdiabetikern nach DMIO eine Blutzuckersenkung. Das Präparat mußte aber 3—4mal im Abstand von 6—8 Std gegeben werden. Die Tagesdosen lagen zwischen 80 und 160 mg. Die Konzentration der Injektionslösung betrug 4 mg/ml. Bei einigen Patienten wird nach längerer Gabe eine Tachyphylaxie beobachtet.

Neben der Wirkung auf den Blutzucker kommt es nach Bubenheimer et al. (1966) und Schwabe und Hasselblatt (1966) zu einer Abnahme der freien Fettsäuren im Blut, und damit wird auch die Bildung der Ketonkörper aus den freien Fettsäuren in der Leber eingeschränkt. Ebenso verringert sich das Glycerin im Plasma.

XIII. 3-Methyl-5-isoxazolcarbonsäure

Nach einem belgischen Patent 627420 von Upjohn soll diese Verbindung ebenfalls den Blutzucker senken und ebenso eine Lipolysehemmung verursachen.

XIV. Valeramid

Dulin et al. (1962) beobachteten die blutzuckersenkende Wirkung von Valeramid an intakten und nebennierenlosen Ratten. Valeramid hat keinen Einfluß auf den Blutzucker von alloxandiabetischen oder eviscerierten Ratten. Damit ist diese Verbindung im Wirkungsmechanismus nicht vergleichbar mit Insulin. Auch ist der Wirkungsmechanismus nicht vergleichbar mit den blutzuckersenkenden Sulfonamiden oder den Biguaniden. Möglicherweise führt der Wirkungsmechanismus über die Leber, da es zu einer Abnahme der Glucose aus der Leber kommt. Eigene, bisher unveröffentlichte Versuche haben gezeigt, daß die therapeutische Breite sehr eng ist. Nachstehende Tabelle 1 veranschaulicht dies an Kaninchen. Weiterhin enthält diese Tabelle Blutzuckersenkungen an Hunden, normalen und nebennierenlosen Ratten.

Bisher mit Pfaff unveröffentlichte Versuche ergaben, daß das Valeramid an großhirnlosen Kaninchen nicht den Blutzucker senkt. Damit liegt die Vermutung nahe, daß Valeramid einen zentralen Angriffspunkt hat.

XV. 2-Piperazino-3 H, 4-quinazolon-monoacetat

Tabelle 1

	Dosis mg/kg	p.o.
Kaninchen	400	alle Tiere gestorben
	100	alle Tiere gestorben
	50	— 34% nach 6 h
		— 22% nach 24 h
		— 8% nach 48 h
	25	— 8% nach 6 h
		0% nach 24 h
Hund	5	— 4% nach 2 h
		— 20% nach 6 h
		— 24% nach 24 h
		— 20% nach 48 h
		— 15% nach 72 h
		0% nach 96 h
Ratten (normale)	100	— 15% nach 3 h
	50	— 15% nach 3 h
	25	— 8% nach 3 h
	12,5	— 5% nach 3 h
Ratten (nebennierenlos)	3	— 10% nach 3 h
	10	— 12% nach 3 h
	30	— 30% nach 3 h
	60	— 40% nach 3 h

Nach den Arbeiten von GUPTA et al. (1969) soll obige Verbindung an Ratten und Kaninchen den Blutzucker senken. Die Dosen liegen zwischen 10 und 100 mg/kg p.o. Die LD_{50} beträgt an der weißen Maus 550 mg/kg i.p. Über den Wirkungsmechanismus ist bis jetzt nichts bekannt.

XVI. Tranylcypromin

BRESSLER et al. (1968) fanden nach Applikation dieser Verbindung — einem nicht hydrazinhaltigen Monoaminoxydasehemmer — eine erhebliche Blutzuckersenkung an Mäusen. Dieser Effekt soll seine Ursache in einer starken Insulinsekretion haben.

XVII. Chemotherapeutische Sulfonamide

Nach POSER et al. (1969) senken Sulfafurazol und Sulfamethoxazol nur bei der intakten Ratte und nach hohen Dosen den Blutzucker (200—450 mg/kg s.c.).

Diese beiden Verbindungen sind an alloxandiabetischen Tieren oder auch eviscerierten Ratten unwirksam. An hepatektomierten Tieren sind diese Verbindungen wie die blutzuckersenkenden Sulfonamide wirksam. Über den Plasmainsulinspiegel sind in dieser Arbeit keine Angaben gemacht.

XVIII. 1-Methyl-4-(3-methyl-5-isoxazolyl)-pyridinium

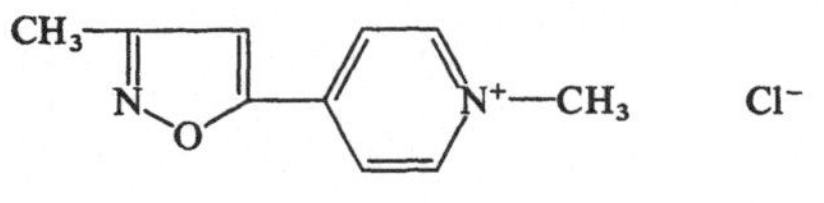

Von RIGGI et al. (1968) wurde eine signifikante Blutzuckersenkung an Meerschweinchen, Mäusen, Ratten und Hühnern beobachtet. An alloxandiabetischen Mäusen und Ratten war die Verbindung auch wirksam, was auf einen anderen Wirkungsmechanismus schließen läßt gegenüber den blutzuckersenkenden Sulfonamiden.

XIX. 4-[3 (5)-Pyrazolyl]-pyridin-Verbindungen

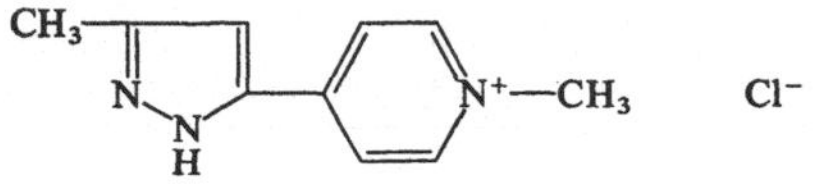

und 4-(4-Pyrimidinyl)-pyridin-Verbindungen

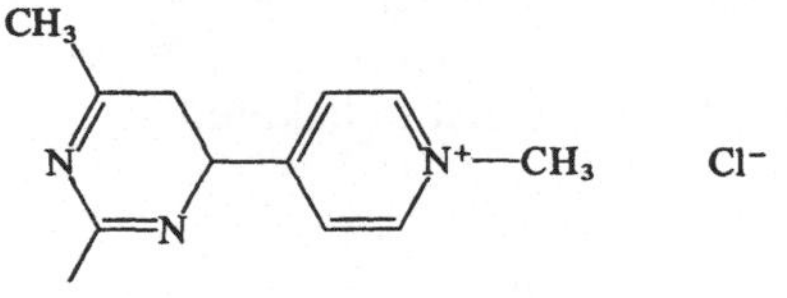

BAUER et al. (1968) fanden an normalen Küken und alloxandiabetischen Mäusen einen hypoglykämischen Effekt. Über einen eventuellen Wirkungsmechanismus konnten die Autoren keine Angaben machen.

XX. Indol-2-carbonsäuren

Von BAUMAN et al. (1969) wurde die hypoglykämische Wirkung von Derivaten der Indol-2-carbonsäure gefunden. Hierbei zeigte die 5-Methoxy-indol-2-carbonsäure (MICA) eine besonders starke Wirkung auf den Blutzucker.

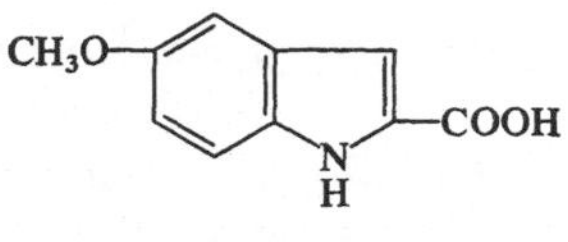

MICA

Von BAUMAN und PEASE (1969) wurden ausführliche Untersuchungen, die besonders auf den Wirkungsmechanismus abzielten, gemacht. MICA fördert weder die Aufnahme der Glucose oder Galaktose im peripheren Gewebe, noch steigert sie die Oxydation der Glucose. Damit ist die Wirkung nicht mit dem Insulin gleichzusetzen. Weiterhin ist MICA aktiv in alloxandiabetischen Mäusen. MICA setzt kein Insulin aus dem Pankreas frei. MICA hemmt die Gluconeogenese in vivo und an der perfundierten Leber. Die Autoren nehmen an, daß die Hemmung der Gluconeogenese der hauptsächlichste Effekt beim Zustandekommen der Blutzuckersenkung darstellt.

Literatur

ANDREWS, M. M.: The relative potencies of some substituted salicylic acids as metabolic stimulants in the intact rat. Brit. J. Pharmacol. **13**, 419—423 (1958).
— The glycgenolytic activity of some substituted salicylic acids. Biochem. J. **75**, 298—303 (1960).
BARBOUR, H. G., HERRMANN, J. B.: The relation of the dextrose and water contents of the blood to antipyretic drug action. J. Pharmacol. exp. Ther. **18**, 165—183 (1921).
BARTELS, G.: Über die therapeutische Verwertung der Salicylsäure und ihres Natronsalzes in der inneren Medizin. Dtsch. med. Wschr. **3**, 435—437 (1878).
BAUER, J., DALALIAN, H. P., SAFIR, S. R.: 4-(4-pyrimidinyl)pyridinium salts. Analogs of the hypoglycemic 4-pyrazolpyridinium salts. J. med. Chem. **11**, 1263—1264 (1968).
BAUMAN, N., GORDON, S., PEASE, B. S.: Indole-2-carboxylic acids, a new class of hypoglycemic compounds. Biochem. Pharmacol. **18**, 1241—1243 (1969).
— PEASE, B. S.: Effects of 5-methoxyindole-2-carboxylic acid on carbohydrate metabolism. Biochem. Pharmacol. **18**, 1093—1101 (1969).
BELL, P. H., RENZO, E. C. DE, MCKERNS, K. W.: Biological activities of hypoglycin A. Abstr. IV Int. Conf. Biochem. Wien 1958, 9/15, S. 104.
BERINGER, A., BÄNDER, A.: Versuch einer oralen Diabetestherapie beim Menschen mit 5-Methylpyrazol-3-carbonsäure. 5. Kongr. der Dtsch. Diabetesges. Bad Godesberg (1970).
— — GLANINGER, J., MAYRHOFER, E.: Der Einfluß der Lipolyse und ihrer Hemmung auf die diabetische Stoffwechselstörung und den Cholesteringehalt im Blut. Wien. Z. inn. Med. **52**, 1—14 (1971).
— — — — SCHNACK, H.: Experimentelle Grundlagen zum Versuch einer oralen Diabetestherapie auf dem Wege der Hemmung der Lipolyse mit 5-Methylpyrazol-3-carbonsäure. Verh. dtsch. Ges. inn. Med. **76**, 438—441 (1970a).
— — — — — Attempts towards oral diabetes therapie by means of inhibition of lipolysis with 5-methylpyrazole-3-carbonic acid. Hormone and Metabolic Res. **2**, 81—85 (1970c).
— — MAYRHOFER, E.: Therapeutic tests with oral 5-methylpyrazole-3-carboxylic acid in human diabetics. VII. Int. Diab. Kongr. Buenos Aires (1970b).
— — — SCHNACK, E.: Experimentelle Untersuchungen zum Versuch einer oralen Diabetestherapie mit der Hemmung der Lipolyse durch 5-Methylpyrazol-3-carbonsäure. I. Intern. Donausymposium über Diabetes Mellitus (1969).
— THALER, H.: Zusammenhänge zwischen Diabetes mellitus und Fettleber. Dtsch. med. Wschr. **95**, 836—838 (1970).
BLANCHARD, K. C., DEARBORN, E. H., WARREN, T. H., MARSHALL, E. K.: Stimulation of the anterior pituitary by certain cinchoninic acid derivatives. Bull. Johns Hopk. Hosp. **86**, 83 (1950).
BORNSTEIN, J., MEADE, B. W., SMITH, M. J. H.: Salicylates and carbohydrate metabolism. Nature (Lond.) **169**, 115—116 (1952).
BRESSLER, R., VARGAS-CORDON, M., LEBOVITZ, H. E.: Tranylcypromine: A potent insulin secretagogue and hypoglycemic agent. Diabetes **17**, 617—624 (1968).
BRODY, T. M.: Action of sodium salicylate and related compounds on tissue metabolism in vitro. J. Pharmacol. exp. Ther. **117**, 39—51 (1956).
BUBENHEIMER, P., HASSELBLATT, A., SCHWABE, U.: Hemmung der Ketonämie bei Hunger und Insulinmangel durch 3,5-Dimethyl-isoxazol. Klin. Wschr. **44**, 713—716 (1966).
CAUWENBERGE, H., VAN: Relation of salicylate action to pituitary gland. Observation in rat. Lancet 1951 II, 374—375.
CHEN, K. K., ANDERSON, R. C., MCCOWEN, M. C., HARRIS, P. N.: Pharmacologic action of hypoglycin A and B. J. Pharmacol. exp. Ther. **121**, 272—285 (1957).
CREUTZFELD, W., SÖLING, H. D.: Orale Diabetestherapie und ihre experimentellen Grundlagen. Ergebn. inn. Med. Kinderheilk. **15**, 5—213 (1960).
CRONHEIM, G., HYDER, N.: Effect of salicylic acid on adrenal pituitary system. Proc. Soc. exp. Biol. (N.Y.) **86**, 409—413 (1954).
— KING JR., J. S., HYDER, N.: Effect of salicylic acid and similar compounds on the adrenal-pituitary system. Proc. Soc. exp. Biol. (N.Y.) **80**, 51—55 (1952).
DULIN, W. E., GERRITSEN, G. C.: Hypoglycemic activity of 3,5-dimethyl-isoxazole. Proc. Soc. exp. Biol. (N.Y.) **113**, No. 3 (1963).

Dulin, W. E., Schmidt, F. L., Blanks, M. C., Lund, G. H.: Hypoglycemic activity of valer-amide, 4-dimethylamino-N-methyl-2, 2-diphenyl-, hydrochloride. Proc. Soc. exp. Biol. (N.Y.) **109**, 721—724 (1962).

Ebstein, W.: Zur Therapie des Diabetes mellitus, insbesondere über die Anwendung des Salicylsauren Natron bei denselben. Berl. klin. Wschr. **13**, 337—340 (1876).

Feng, P.: Effect of hypoglycin A on the alpha cells of the pancreas. Nature (Lond.) **180**, 855—856 (1957).

— Patrick, S. J.: Studies of the action of hypoglycin A, and hypoglycaemic substance. Brit. J. Pharmacol. **13**, 125—130 (1958).

Forbath, N., Clarke, D. W.: The effect of phenethylbiguanide upon the metabolism of the isolated rat's diaphragm. Canad. J. Biochem. **37**, 881 (1959).

Genazzini, E., Javicoli, T., Donatelli, L.: Variazoni glicemiche da istamina e neoantergan. Boll. Soc. ital. Biol. sper. **27**, 787—788 (1951).

Gerritsen, G. C., Dulin, W. E.: The effect of 5-methylpyrazole-3-carboxylic acid on carbo-hydrate and free fatty acid metabolism. J. Pharmacol. exp. Ther. **150**, 491—498 (1965).

Geyer, G., Sokopp, B.: Über den Einfluß von Dimethylisoxazol auf den Glukosestoffwechsel beim Menschen. Med. u. Ernähr. **10**, 115—117 (1969).

Goldner, M. G., Jauregui, R. H.: Hypoglycemic action of an antihistaminic. Amer. J. Dis. Child. **21**, 160—163 (1954).

Greenhow, E. H.: Med. Tms (London) **1**, 597 (1880).

Grundersen, K., Demissianos, H. V.: The effects of 5-methylpyrazole-3-carboxylic acid (U-19,425) and nicotinic acid (NA) on free fatty acids (FFA), triglycerides (TG) and cholesterol in man. Drug Aff. Lip. Metab., Plenum Press 1969.

Gupta, C. M., Husain, S. T., Bhaduri, A. P., Khana, N. M., Mukherjee, S. K.: New potent blood sugar lowering compound. Nature (Lond.) **223** (1969).

Hall, G. H., Tomich, E. G., Woolett, A. E.: Metabolic effect of salicylate. Brit. med. J. **1954 II**, 99.

Hassall, C. H., Reyle, K., Feng, P.: Hypoglycin A, B two biologically active polypeptides from Blighia sapida. Biochem. J. **60**, 334—339 (1955).

Hetzel, B. S., Charnock, J. S., Lander, H.: Metabolic effects of salicylate in man. Metabolism 8, 205—213 (1959).

— Hine, D. C.: The effect of salicylates on the pituitary and suprarenal glands. Lancet **1951 II**, 94.

Holt, C. v., Leppla, W.: Die Konstitution von Hypoglycin A und B. Hoppe-Seylers Z. physiol. Chem. **313**, 276—290 (1958).

— — Kröner, B., Holt, L. v.: Zur chemischen Kennzeichnung der Hypoglycine. Natur-wissenschaften **43**, 279 (1956).

Hsieh, A. C. C., Chiu, C. C.: The effects of sodium salicylate on the oxygen consumption of rat. Brit. J. Pharmacol. **14**, 219—221 (1959).

Hultquist, G. T.: Hypoglycemic effect of monoiodoacetic acid and iodoacetamide in rats. Nature (Lond.) **182**, 318—319 (1958).

Ingle, D. J., Beary, D. F., Purmalis, A.: The effect of aspirin upon the glucosuria of partially depancreatized rats in the presence and absence of the adrenal glands. Endo-crinology **52**, 403—406 (1953).

— Meeks, R. C.: Suppresion of glucosuria during administration of large doses of aspirin to force-fed partially depancreatectomized rats. Amer. J. Physiol. **171**, 600—603 (1952).

Itzek, K.: Ein Beitrag zur Pharmakologie des 3,5-Dimethylpyrazol und der 5-Methyl-pyrazol-3-carbonsäure. Inaug.-Diss. der Johann-Wolfgang-Goethe-Universität zu Frank-furt a. M. (1971).

Kaplan, E. H., Kennedy, J., Davis, J.: Effects of salicylate and other benzoates on oxyda-tive enzymes of the tricarbocylic acid cycle in rat tissue homogenate. Arch. Biochem. **51**, 47—61 (1954).

Kobayaski, Y., Ohashi, S.: Mechanism of anti-diabetic activity of calcium mesoxalate. Jap. J. Pharmacol. **4**, 103—110 (1955).

— — Takeuchi, S.: Effect of salts of mesoxalic acid on alloxan diabetes mellitus. Jap. J. Pharmacol. **1**, 9—12 (1951).

Kroneberg, G., Stoepel, K.: Untersuchungen über die Guanidhypoglykämie und die Be-einflussung der Adrenalinwirkung durch β-Phenylacethyl-Biguanid und andere Guanidin-verbindungen. Arzneimittel-Forsch. **8**, 470 (1958).

Langeron, L., Michaux, Q., Dstombes, A., Paul, J.: Action hypoglycémiante du P.A.S. Presse méd. **58**, 1037 (1950).

Loewenthal, D. and Jaques, L. B.: A comperative study of the effects of a series aromatic acids on the ascorbic acid content of the adrenal gland. J. Pharmacol. exp. Ther. **107**, 172—177 (1952).

Lutwak-Mann, C.: The effect of salicylate and cinchophen on enzymes and metabolic progresses. Biochem. J. **36**, 706—728 (1942).

MANCHESTER, K. L., RANDLE, P. J., SMITH, G. H.: Some effects of sodium salicylate on muscle metabolism. Brit. med. J. 1958 I, 1028.

NICOLAIER, A.: Ther. Mh. 7, 102 (1893).

PATRICK, S. J.: Effect of hypoglycin A on liver glycogen with a method for the studies of changes in liverglycogen. J. appl. Physiol. 7, 140—142 (1954).

POSER, W., HASSELBLATT, A., SCHWABE, U.: Die blutzuckersenkende Wirkung von Sulfafurazol und Sulfamethoxazol an der Ratte. Naunyn-Schmiedebergs Arch. exp. Path. 262, 42—52 (1969).

RANDLE, P. J., SMITH, G. H.: Regulation of the uptake of glucose by the isolated rat diaphragm. Biochem. biophys. Acta (Amst.) 25, 442—443 (1957).

RIGGI, S. J., BLICKENS, D. A., BOSHART, C. R.: A new oral hypoglycemic agent: 1-methyl-4-(3-methyl-5-isoxazolyl) pyridinium chloride. Diabetes 17, 646—647 (1968).

ROPP, R. S. DE, METER, J. C. VAN, RENZO, E. C. DE, MCKERNS, K. W., PIDACKS, C., BELL, P. H., ULLMANN, E. F., SAFIR, S. R., FANSHAWE, W. J., DAVIS, S. B.: The structure and biological activities of hypoglycin. J. Amer. chem. Soc. 80, 1034—1039 (1958).

ROWE, G. G., MAXWELL, G. M., CASTINO, C., EMANUEL, D. A., BROWN, J. F., SCHUSTER, B.: Hemodynamic effects of salicylate. Circulation 14, 991 (1956).

SCHWABE, U., HASSELBLATT, A.: Vergleich der Wirkung von Insulin und 3,5-Dimethylisoxazol auf den Stoffwechsel von unveresterten Fettsäuren, Glycerin und Glucose. Klin. Wschr. 44, 707—713 (1966).

SHERIF, M. A. F., RAZZAK, M. B., HASSABALLAH, A. M.: Comparative study of some imidazoline derivatives and dihydrogenated ergot alkaloids on blood sugar and gastric acidity. Arch. int. Pharmacodyn. 110, 1—9 (1957).

SINGER, H.: Über Aspirin. Beitrag zur Kenntnis der Salicylwirkung. Pflügers Arch. ges. Physiol. 84, 527—546 (1901).

SMITH, D. L., FORRIST, A. A., GERRITSEN, G. C.: Metabolism of 3,5-dimethyl-pyrazole-C^{14} in the rat. J. Pharmacol. exp. Ther. 150, 316—321 (1965).

SMITH, M. J. H.: The effect of salicylate on the glycosuria and hyperglycemia induced by cortisone in normal rat. Biochem. J. 52, 649—652 (1952).

— The effect of salicylate on liver glycogen in rat. Biochem. J. 57, 349—352 (1954).

— The effects of salicylate and adrenocortical preparations added in vitro upon glycogen content of liver slices. Biochem. J. 59, 52—55 (1955).

— JEFFREY, S. W.: The effects of salicylate on oxygen consumption and carbohydrate metabolism in the isolated rat diaphragm. Biochem. J. 63, 524—528 (1956).

— MEADE, B. W., BORNSTEIN, J.: The effect of salicylate on glycosuria blood glucose and liver glycogen of the alloxan-diabetic rat. Biochem. J. 51, 18—20 (1952).

SÖLING, H. D., JARRE, H. D., SCHMIDT, L.: Über die Wirkung von Salicylat und Kehellin auf den Blutzucker normaler und alloxandiabetischer Ratten. Z. Ges. Eyp. Med. 135, 58—65 (1961).

SPROULL, D. H.: The glycogenolytic action of Na-salicylate. Brit. J. Pharmacol. 9, 121—124 (1954).

TAKEDA, M., NAKANO, K., WAKABAYASHI, K.: Effect of mesoxalate upon the carbonhydrate figures of liver in normal and alloxan diabetic rabbits. Endocr. jap. 2, 171—174 (1955).

TAKEUCHI, S.: Effect of mesoxalate on insulin content of pankreas. Endocr. jap. 5, 177—184 (1958).

TARAIL, R., BENNETT, T. E.: Hypoglycemic activity of tris buffer in man and dog. Prog. Soc. exp. Biol. (N.Y.) 102, 208—209 (1959).

WALTNER K., JR., TANOS, B., KELEMEN, E.: Increase of venous oxygen saturation after a high salicylate dose in human adults. Acta med. Acad. Sci. hung. 12, 147—151 (1958).

WILLIAMSON, R. T.: On the treatment of glykosuria and diabetes mellitus with sodium salicylate. Brit. med. J. 1901 I, 760—762.

Enzyme, Proteinbiosynthese und oral wirksame Antidiabetika

Horst Sund[1]

Mit 12 Abbildungen

A. Einleitung[2]

Die hypoglykämische Wirkung von Sulfonylharnstoff-Derivaten ist eng an das Pankreas gekoppelt, da pankreaslose oder vollständig alloxan-diabetische Tiere nach Zufuhr von Sulfonylharnstoff-Derivaten nicht mehr mit einer Blutzuckersenkung reagieren. Sowohl im Tierversuch als auch beim Menschen ist der Effekt der Sulfonylharnstoff-Derivate abhängig vom Vorhandensein funktionsfähiger B-Zellen, also einer gewissen endogenen Insulin-Produktion. Ein Effekt, möglicherweise der Haupteffekt, besteht in einer direkten Wirkung auf die B-Zellen der Langerhansschen Inseln, da durch Sulfonylharnstoff-Derivate die Insulin-Ausschüttung stimuliert wird. Es ist zunächst aber noch offen, ob Sulfonylharnstoff-Derivate die Insulin-Biosynthese selbst — direkt oder indirekt — erhöhen oder ob sie lediglich die Freisetzung des endogen gebildeten Insulins ermöglichen. Rufen Sulfonylharnstoff-Derivate die Freisetzung hervor, so könnten sie die hochmolekularen Insulin-Komplexe zur Dissoziation bringen, indem sie das Assoziations-Dissoziations-Gleichgewicht direkt beeinflussen oder indirekt, indem sie den Stoffwechsel stimulieren und durch die hierbei in erhöhtem Maße gebildeten Metaboliten das Insulin ausgeschüttet wird (Sund, 1961).

Die Wirkungsweise von Biguanid-Derivaten ist prinzipiell anders wie die der Sulfonylharnstoff-Derivate, da diese Klasse oral wirksamer Antidiabetika auch bei alloxan-diabetischen Tieren wirksam ist. Ihre Wirkung ist wohl in der Hauptsache extrapankreatisch zu erklären.

Unabhängig von einer direkten (primären) Wirkung auf die B-Zellen beeinflussen Sulfonylharnstoff-Derivate aber auch verschiedene extrapankreatische Stoffwechselprozesse, insbesondere die der Kohlenhydrate. Der Ort dieser Stoffwechselwirkung, die nicht durch Insulin auszulösen ist und daher einer Eigenwirkung der Sulfonylharnstoff-Derivate zugeschrieben werden muß, ist wahrscheinlich weniger die Peripherie als vielmehr die Leber.

Stoffwechseleffekte durch Pharmaka werden neben Einflüssen auf Membranen auf zwei Wegen hervorgerufen:

1. Hemmung oder Aktivierung von enzym-katalysierten Reaktionen;
2. Beeinflussung der Proteinbiosynthese.

Um auf molekularer Basis die Wirkungsweise von Pharmaka aufzuklären, ist es daher notwendig, ihren Einfluß auf Membranprozesse, auf enzym-katalysierte

---

1. Fachbereich Biologie der Universität Konstanz.
2. Zur Einführung in die Problematik s. Bänder (1958, 1959), Creutzfeldt und Söling (1960), Duncan und Baird (1960), Hasselblatt (1966), Mehnert et al. (1962), Strauzenberg und Haller (1965).

Reaktionen sowie auf die Biosynthese von Proteinen zu untersuchen. Nur durch solche Untersuchungen lassen sich jene Prozesse ermitteln, an denen Pharmaka ihre Wirkung entfalten und regulierend eingreifen.

Bedenkt man, daß tagtäglich Millionen von Diabetikern insbesondere mit Sulfonylharnstoff-Derivaten behandelt werden, so ist es erstaunlich, daß bisher nur relativ wenig getan wurde, um die Wirkungsweise — und zwar auf molekularer Basis — dieser Klasse von biologisch aktiven Verbindungen aufzuklären. Unzählige Publikationen sind zu diesem Problem erschienen, doch nur einige wenige von ihnen haben die Oberfläche der ganzen Problematik durchstoßen und versucht, Grundlegendes zur Aufklärung der Wirkungsweise beizutragen.

In dem vorliegenden Artikel werden jene Untersuchungen referiert, die sich mit der Beeinflussung von Enzymreaktionen sowie der Biosynthese von Proteinen durch oral wirksame Antidiabetika befassen. Das insgesamt vorliegende Material ist sehr lückenhaft. Es wird deshalb nicht versucht, aus den Ergebnissen Rückschlüsse auf die Wirkungsweise dieser Gruppe von Pharmaka zu ziehen, zumal auch die Konzentrationen, bei denen Effekte in vitro erzielt werden, im allgemeinen sehr hoch sind. Erst wenn wesentlich mehr Material vorliegt, kann versucht werden, den Wirkungsmechanismus einer Deutung zuzuführen.

B. Proteinbiosynthese[3]

Die Frage nach der Beeinflussung der Proteinbiosynthese durch oral wirksame Antidiabetika ist besonders interessant im Hinblick auf Ergebnisse, die gezeigt haben, daß Insulin als Induktor wirken kann. WEBER et al. (1965) haben wahrscheinlich gemacht, daß Insulin die Synthese von Pyruvat-Kinase in der Rattenleber induziert. Zu dem gleichen Schluß kamen STEINER und KING (1964) bei der Untersuchung der Glykogen-Synthetase und SALAS et al. (1963) bei der Glucokinase.

Nach Behandlung mit D 860[4] findet sich in den Leberpunktaten von Diabetikern eine Zunahme der Enzymaktivitäten, besonders von Glucokinase, Fructose-6-phosphat-Kinase, Phosphotriose-Isomerase und Malatenzym (WALLENFELS et al., 1959). Aus vergleichenden Untersuchungen an Leberpunktaten von mit D 860 und Insulin behandelten Diabetikern konnte gezeigt werden, daß durch die Behandlung mit Insulin die erhöhten Enzymaktivitäten, die in der diabetischen Leber gefunden werden, wieder rückgängig gemacht werden. D 860 zeigt den zusätzlichen Effekt, daß gerade solche Enzyme in ihrer Aktivität besonders gesteigert werden, die in der normalen Leber geschwindigkeitsbestimmende Schritte katalysieren. D 860 stimuliert also den Kohlenhydratstoffwechsel speziell an Reaktionsschritten, bei denen eine Änderung der Enzymaktivität den größten Effekt auf die Geschwindigkeit des Glucose-Umsatzes ausüben kann (WALLENFELS et al., 1959).

Behandlung von Ratten mit D 860 führt mit Ausnahme des Malatenzyms (Erhöhung) und der Glucose-6-phosphatase (etwa 20% Erniedrigung) zu keiner wesentlichen Veränderung der Enzymaktivitäten in der Rattenleber, d.h. offenbar zu keiner wesentlichen Beeinflussung der Biosynthese der meisten Enzyme (WALLENFELS et al., 1957).

Untersucht man die nicht-sezernierende Milchdrüse, die als charakteristisch für das Fettgewebe angesehen werden kann, dann beobachtet man bei Ratten nach Gabe von D 860 eine Erhöhung der Enzymaktivitäten von

3. Siehe auch bei β-Galaktosidase, Glucose-6-phosphatase und Transaminase.
4. D 860 (Tolbutamid).

Aldolase ($+212\%$),
Äpfelsäure-Dehydrogenase ($+130\%$),
Glucose-6-phosphat-Dehydrogenase ($+72\%$),
α-Glycerophosphat-Dehydrogenase ($+190\%$),
Hexose-Isomerase ($+49\%$),
Malatenzym ($+250\%$),
6-Phosphogluconsäure-Dehydrogenase ($+195\%$).

Glucose-6-phosphatase wird auch hier (um 36%) erniedrigt (WALLENFELS et al., 1957).

In Leberzellen von Hühnerembryonen bewirkt D 860, sehr wahrscheinlich durch Induktion der δ-Aminolävulinsäure-Synthetase, eine hepatitische Porphyrie (GRANICK, 1966). Die Biosynthese dieses Enzyms ist durch Feedback-Repression (Corepressor: Hämin) kontrolliert.

BZ 55, D 860, Chlorpropamid und Glykodiazin[5] hemmen den Leucin-Einbau während der Proteinbiosynthese durch Rattenzwerchfell, -leber, -nieren und -fettgewebe. Zusatz von Glucose oder Insulin vermindern den Hemmeffekt. Daraus kann geschlossen werden, daß die Hemmung durch eine Beeinträchtigung des Energiestoffwechsels zustande kommt (DE SCHEPPER, 1967; s. auch DE CHATELET und McDONALD, 1966).

C. Enzymreaktionen

Bei der Beurteilung der in den nachfolgenden Abschnitten beschriebenen Effekte oral wirksamer Antidiabetika auf Enzymreaktionen ist zu beachten, daß die Geschwindigkeit enzymkatalysierter Reaktionen sehr stark abhängt vom

Tabelle 1. *Untersuchte und im Text erwähnte Verbindungen*

Bezeichnung im Text	Systematischer Name	Andere häufig verwendete Abkürzungen oder Trivialnamen	Formel	Mol.-Gew.
BZ 55	N-Sulfaninyl-N'-n-butyl-harnstoff	Carbutamid, Invenol, Nadisan	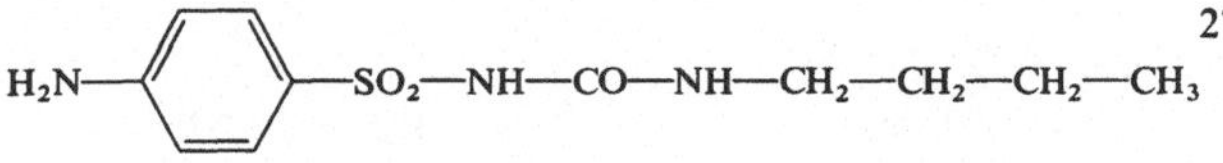 H_2N—〈 〉—SO_2—NH—CO—NH—CH_2—CH_2—CH_2—CH_3 $C_{11}H_{17}N_3O_3S$	271,3
Chlor-propamid	N-(p-Chlor-benzol-sulfonyl)-N'-n-propyl-harnstoff	P 607	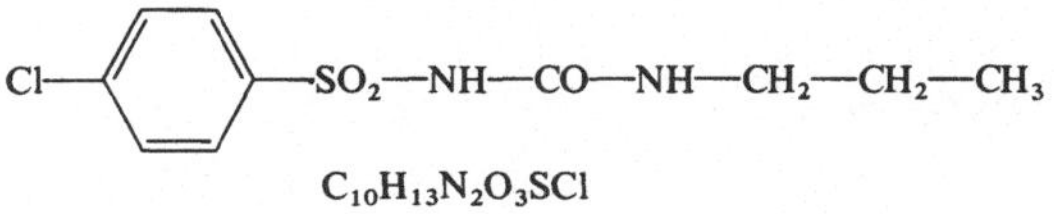 Cl—〈 〉—SO_2—NH—CO—NH—CH_2—CH_2—CH_3 $C_{10}H_{13}N_2O_3SCl$	276,7
D 860	N-(p-Methyl-benzol-sulfonyl)-N'-n-butyl-harnstoff	Tolbutamid, Artosin, Orinase, Rastinon	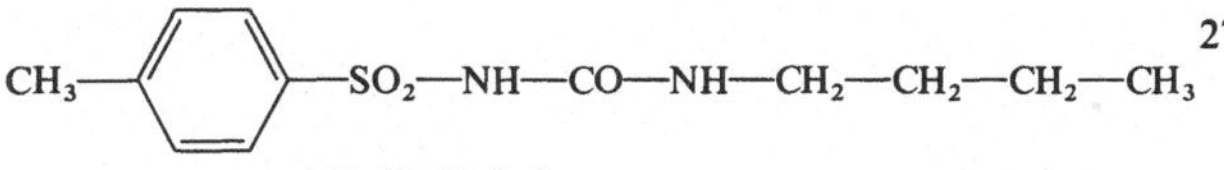 CH_3—〈 〉—SO_2—NH—CO—NH—CH_2—CH_2—CH_2—CH_3 $C_{12}H_{18}N_2O_3S$	270,3
IBTD	2-(p-Amino-benzol-sulfamido)-5-isobutyl-thiodiazol		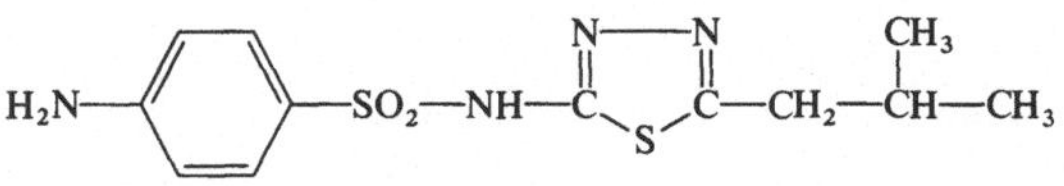 H_2N—〈 〉—SO_2—NH—C(N—N)C—CH_2—CH(CH_3)—CH_3 (Thiodiazolring mit S) $C_{12}H_{16}N_4O_2S_2$	312,40

---

5. Ref. zur Chemie S. 52, Tabelle 53.

Tabelle 1 (Fortsetzung)

Bezeichnung im Text	Systematischer Name	Andere häufig verwendete Abkürzungen oder Trivialnamen	Formel	Mol.-Gew.
IPTD	2-(p-Amino-benzol-sulfonamido)-5-isopropyl-thiodiazol	2254 RP	H_2N—C$_6H_4$—SO_2—NH—C(=N—N=C)S, C mit CH(CH$_3$)—CH$_3$ ($C_{11}H_{14}N_4O_2S_2$)	298,4
K 386	N-(p-Methyl-benzol-sulfonyl)-N'-cyclo-hexyl-harnstoff	Diaboral	CH_3—C$_6H_4$—SO_2—NH—CO—NH—CH(cyclohexyl) ($C_{14}H_{20}N_2O_3S$)	296,4
WP 40	N-(3-Amino-4-methyl-benzol-sulfonyl)-N'-cyclohexyl-harnstoff	Metahexamid	CH_3—C$_6H_3$(NH_2)—SO_2—NH—CO—NH—CH(cyclohexyl) ($C_{14}H_{21}N_3O_3S$)	311,4
Gantrisin	3,4-Dimethyl-5-sulfanil-amido-isoxazol		H_2N—C$_6H_4$—SO_2—NH—C(=N—O)(isoxazol, H_3C—C=C—CH_3) ($C_{11}H_{13}N_3O_3S$)	267,3
Sulfa-diazin	2-Sulfanil-amido-pyrimidin		H_2N—C$_6H_4$—SO_2—NH—(pyrimidin) ($C_{10}H_{10}N_4O_2S$)	250,2
Syn-thalin A	Dekamethylen-diguanidin		H_2N—C(=NH)—NH—$(CH_2)_{10}$—NH—C(=NH)—NH_2 ($C_{12}H_{28}N_6$)	256,4
DBI	N_1-Phenyläthyl-biguanid		C$_6H_5$—CH_2—CH_2—NH—C(=NH)—NH—C(=NH)—NH_2 ($C_{10}H_{15}N_5$)	205,3
N_1-n-Amyl-biguanid	N_1-n-Amyl-biguanid		CH_3—$(CH_2)_4$—NH—C(=NH)—NH—C(=NH)—NH_2 ($C_7H_{17}N_5$)	171,2
N_1-Iso-amyl-biguanid	N_1-Isoamyl-biguanid		$(H_3C)_2$CH—CH_2—CH_2—NH—C(=NH)—NH—C(=NH)—NH_2 ($C_7H_{17}N_5$)	171,2

Tabelle 2. *Enzyme, die unter den angegebenen Versuchsbedingungen durch oral wirksame Antidiabetika in ihrer Aktivität nicht oder zu weniger als 10% beeinflußt werden*

Enzym	Konzentration des oral wirksamen Antidiabetikums	Literatur
Aldolase (EC 4.1.2.13) aus Rattenleber	$8{,}4$—$50 \times 10^{-4}\,M$ BZ 55 $1{,}5$—$30 \times 10^{-4}\,M$ D 860 $2{,}5 \times 10^{-3}\,M$ IPTD	WALLENFELS, SUMM und CREUTZFELDT (1957); GONNARD (1960)
aus Meerschweinchenleber	1—$25 \times 10^{-3}\,M$ BZ 55, D 860, K 386 bzw. Chlorpropamid	TROPEANO (1960c)
Carboanhydratase (EC 4.2.1.1) aus Rattenerythrocyten	$10^{-3}\,M$ BZ 55 $10^{-3}\,M$ D 860	KITANI (1960)
Cholinesterase (EC 3.1.1.8) aus Rattenerythrocyten und -leber	$0{,}4$—$3{,}7 \times 10^{-3}\,M$ D 860	BOSE et al. (1961)
Glucose-6-phosphat-Dehydrogenase (EC 1.1.1.49) aus Rattenleber	$0{,}2$—$16 \times 10^{-3}\,M$ D 860	WALLENFELS, SUMM und CREUTZFELDT (1957); WEBER und CANTERO (1958)
α-Glycerophosphat-Dehydrogenase (EC 1.1.1.8) aus Rattenleber	$0{,}2$—$5{,}5 \times 10^{-3}\,M$ D 860	WALLENFELS, SUMM und CREUTZFELDT (1957)
Isocitronensäure-Dehydrogenase (EC 1.1.1.42) aus Rattenleber	$0{,}2$—$5{,}5 \times 10^{-3}\,M$ D 860	WALLENFELS, SUMM und CREUTZFELDT (1957)
Phosphoglucomutase (EC 2.7.5.1) aus Rattenleber	$1{,}6$—$16 \times 10^{-3}\,M$ D 860	WEBER und CANTERO (1958)
Phosphogluconat-Dehydrogenase (EC 1.1.1.44) aus Rattenleber	$1{,}6$—$16 \times 10^{-3}\,M$ D 860	WALLENFELS, SUMM und CREUTZFELDT (1957); WEBER und CANTERO (1958)

Ionenmilieu, insbesondere dem pH der Lösung, von der Temperatur sowie von der Konzentration der Substrate. Unkontrollierbare Effekte treten häufig auf, wenn die Untersuchungen nicht mit reinen oder gereinigten Enzymen, sondern mit Homogenaten vorgenommen werden.

Tabelle 1 enthält eine Aufstellung über die Verbindungen, die in den nachfolgenden Abschnitten erwähnt werden. Tabelle 2 gibt diejenigen Enzyme an, die unter den angewandten Versuchsbedingungen durch oral wirksame Antidiabetika in ihrer Aktivität nicht oder nur wenig beeinflußt werden.

Alle Konzentrationen, die die oral wirksamen Antidiabetika betreffen, sind in Mol/Liter (M) angegeben. Enthielt die Literatur andere Angaben, so wurden diese umgerechnet. Ebenso wurden häufig aus den experimentellen Daten die Hemmeffekte umgerechnet, um eine einheitliche Darstellung zu erreichen. Zur eindeutigen Charakterisierung wurden die einzelnen Enzyme mit den offiziellen Numerierungen[6] versehen.

a) Alkohol-Dehydrogenase (EC 1.1.1.1)

Kristallisierte Alkohol-Dehydrogenase aus Pferdeleber wird durch verschiedene Sulfonylharnstoff-Derivate bei Konzentrationen oberhalb $10^{-3}\,M$ gehemmt (Abb. 1,

6. *EC-Nummer:* Enzyme Nomenclature. Recommendations (1964) of the International Union of Biochemistry on the Nomenclature and Classification of Enzymes, together with their Units and the Symbols of Enzyme Kinetics. Amsterdam: Elsevier 1965.

Wallenfels und Summ, 1957). BZ 55 und D 860 üben auf dieses Enzym einen stärkeren Hemmeffekt aus als IPTD. Bei fast 10^{-1} molaren Hemmstoff-Konzentrationen hemmen BZ 55 und D 860 zu etwa 90%, IPTD dagegen nur zu 30%.

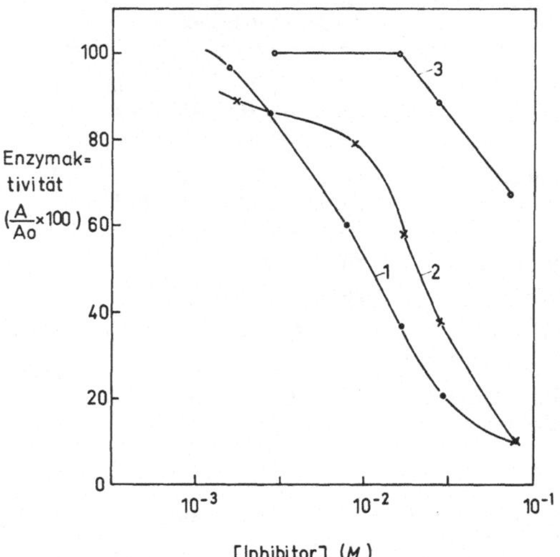

Abb. 1. Hemmung von Alkohol-Dehydrogenase aus Pferdeleber durch BZ 55 (*2*), D 860 (*1*) und IPTD (*3*). A_0 = Enzymaktivität in Abwesenheit des Inhibitors, A = Enzymaktivität in Gegenwart des Inhibitors (Wallenfels und Summ, 1957)

b) Äpfelsäure-Dehydrogenase (EC 1.1.1.37)

In Gegenwart relativ hoher Konzentrationen von D 860 (10^{-2}—10^{-1} M) wird Äpfelsäure-Dehydrogenase aus Schweineherz aktiviert (Wallenfels, Summ und Creutzfeldt, 1957). Untersucht man die Reaktion mit Äpfelsäure als Substrat, so findet sich eine Aktivitätssteigerung bis zu maximal 35%, mit Oxalessigsäure als Substrat steigt die Aktivität um mehr als das Doppelte an.

c) Arginase (EC 3.5.3.1)

D 860, BZ 55, Chlorpropamid und K 386 hemmen die Arginase aus Meerschweinchenleber bei Konzentrationen oberhalb 10^{-3} M (Tropeano et al., 1960 b). Bei Inhibitor-Konzentrationen von 10^{-2} M beobachtet man Hemmungen zwischen 10 und 35%, bei $2,5\times10^{-2}$ M steigt die Hemmung bis auf 60% an.

d) Bernsteinsäure-Dehydrogenase (EC 1.3.99.1)

Die Hemmbarkeit von Bernsteinsäure-Dehydrogenase aus Rattenleber und Meerschweinchenherz durch oral wirksame Antidiabetika wurde von verschiedenen Autoren untersucht.

Das Enzym aus Meerschweinchenherz wird durch BZ 55, D 860, Chlorpropamid und Diaboral zu 10—45% in Gegenwart 10^{-3} molarer, zu 25—72% in Gegenwart 10^{-2} molarer Konzentrationen von Sulfonylharnstoff-Derivaten gehemmt (Tropeano et al., 1960 a).

Das Rattenleber-Enzym läßt sich in Gegenwart kleiner Konzentrationen von D 860 ($0,7$—$1,9\times10^{-4}$ M) aktivieren (bis zu 17%) (Bose et al., 1961). Bei höheren Konzentrationen von BZ 55, D 860 bzw. IPTD ($0,4$—16×10^{-3} M) beobachtet man dagegen eine 20—50%ige Hemmung (Bose et al., 1961; Gonnard et al., 1960).

Eingehender wurde der Effekt von Biguaniden auf die Aktivität des Ratten-leber-Enzyms untersucht. In Konzentrationen von 2,4—10 × 10⁻³ M hemmt DBI die Enzymaktivität zu 26—58% (STEINER und WILLIAMS, 1958; WICK et al., 1958). Synthalin A ist ein etwas stärkerer Inhibitor als DBI, während N_1-n-Amyl-biguanid bei Konzentrationen zwischen 3,3—6,7 × 10⁻³ M ohne Einfluß auf die Enzymaktivität ist (STEINER und WILLIAMS, 1958). Die Aktivierung der Bernstein-säure-Dehydrogenase aus Meerschweinchenherz in Gegenwart von DBI (10⁻² bis 10⁻³ M) beobachtet man nur mit unreinen NAD⁺-enthaltenden, nicht dagegen

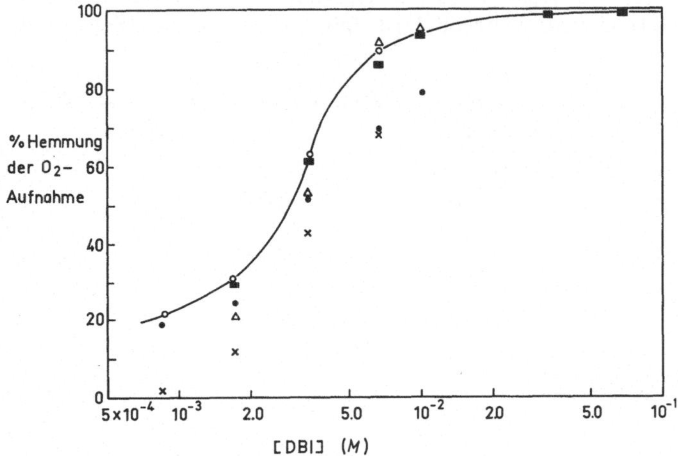

Abb. 2. Hemmung des Bernsteinsäure-Oxydase-Systems aus Rattenleber durch DBI. Cyto-chrom c-Konzentration: 1,8 × 10⁻⁶ M (×); 3,7 × 10⁻⁶ M (•); 7,3 × 10⁻⁶ M (▲); 1,1 × 10⁻⁵ M (■) und extrapoliert auf unendlich hohe Konzentration (entsprechend V_{max}, ∘) (STEINER und WILLIAMS, 1958)

mit gereinigten Enzympräparaten. Die Aktivierung beruht wahrscheinlich auf der Hemmung der Bildung von Oxalessigsäure, einem Inhibitor der Bernsteinsäure-Dehydrogenase (UNGAR et al., 1960).

Die Abhängigkeit der Hemmung des Bernsteinsäure-Oxydase-Systems der Rattenleber von der DBI-Konzentration ist aus Abb. 2 zu ersehen. Bemerkens-wert ist die Zunahme der Hemmung mit zunehmender Cytochrom c-Konzen-tration, besonders bei niedrigen DBI-Konzentrationen.

e) Cholesterin-Biosynthese

Oral wirksame Antidiabetika beeinflussen verschiedene Stoffwechselwege, unter anderem solche, an denen die Essigsäure beteiligt ist. Aus diesen Grunde wurde der Einfluß von D 860, Chlorpropamid, WP 40 und DBI auf die Biosynthese des Cholesterins untersucht (McDONALD und DALIDOWICZ, 1962; DALIDOWICZ und McDONALD, 1965). Die Biosynthese des Cholesterins nimmt ihren Ausgang von Acetyl-CoA, das über Acetacetyl-CoA in β-Hydroxy-β-methylglutaryl-CoA in Mevalonsäure umgewandelt wird. Phosphorylierung und Decarboxylierung geben Isopentenyl-pyrophosphat, aus dem durch zweimalige Reaktion mit weiterem Iso-pentenyl-pyrophosphat Farnesyl-pyrophosphat entsteht. Die reduktive Dimeri-sierung führt dann zum Squalen, das zum Lanosterin cyclisiert wird. Über mehrere Zwischenstufen entsteht aus diesem schließlich Cholesterin (BLOCH, 1965; LYNEN, 1965; Abb. 3).

Untersuchungen mit Enzymsystemen aus Rattenleber haben unter Verwendung von [1-^{14}C]-Essigsäure und [2-^{14}C]-Mevalonsäure gezeigt, daß alle untersuchten oral wirksamen Antidiabetika in etwa gleichem Maße sowohl den Einbau von Essigsäure als auch von Mevalonsäure in das Cholesterin-Molekül hemmen (McDonald und Dalidowicz, 1962; Dalidowicz und McDonald, 1965; Abb. 4). Mit zunehmender Konzentration von D 860 und DBI nimmt die Hemmung zu, sie erreicht ihr Maximum bei 4—5×10^{-3} molarer Inhibitor-Konzentration.

D 860 und DBI greifen aber an unterschiedlichen Stellen der Cholesterin-Biosynthese ein. D 860 hemmt die enzymatisch katalysierte Cyclisierung von Squalen zu Lanosterin, während DBI den vorhergehenden Schritt, die reduktive

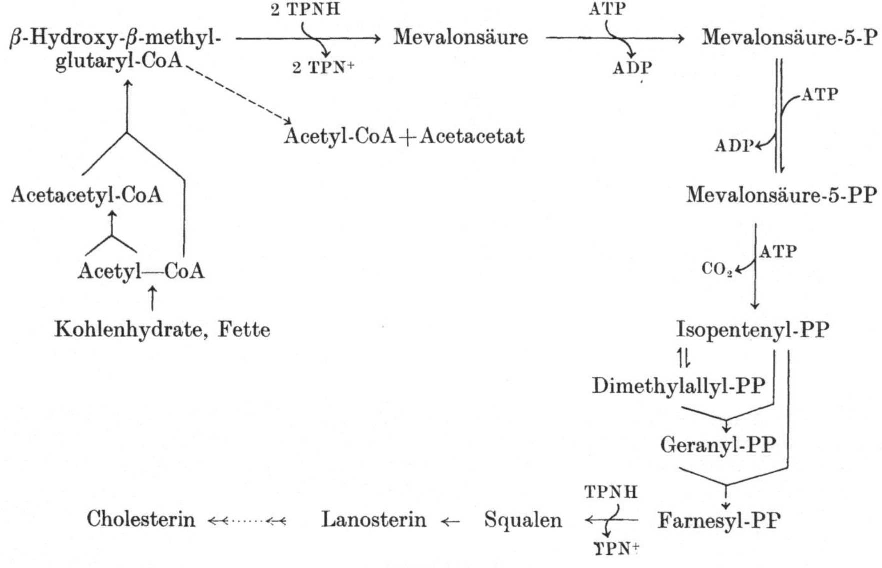

Abb. 3. Der Weg der Biosynthese des Cholesterins (Lynen, 1965)

Dimerisierung von zwei Molekülen Farnesyl-pyrophosphat zu Squalen (Squalen-Synthetase-Reaktion) blockiert. Ob der hier für ein Sulfonylharnstoff-Derivat und ein Biguanid-Derivat gefundene Unterschied generelle Bedeutung für die Wirkungsweise der beiden Gruppen von oral wirksamen Antidiabetika hat, ist bisher nicht bekannt.

f) Cytochrom-Oxydase (EC 1.9.3.1)

Nach den Untersuchungen von Gonnard et al. (1960) wird Cytochrom-Oxydase aus Rattenleber durch 12×10^{-3} M BZ 55 zu 15% gehemmt. Bei einer Konzentration von 6×10^{-3} M haben BZ 55, D 860 oder IPTD praktisch keinen Einfluß auf die Enzymaktivität.

Synthalin A hemmt Rattenleber-Cytochrom-Oxydase stärker als DBI oder N$_1$-n-Amylbiguanid (Steiner und Williams, 1958; s. auch Wick et al., 1958; Ungar et al., 1960). Synthalin A reduziert die Enzymaktivität um 71% bei 2×10^{-3} molarer Konzentration, bei gleicher Konzentration hemmt DBI nur um 20%. 7×10^{-3} M DBI oder N$_1$-n-Amylbiguanid reduziert die Enzymaktivität auf 40%. Der Hemmeffekt ist wesentlich stärker, wenn Enzympräparate nicht aus Rattenleber, sondern aus Rattenhirn untersucht werden.

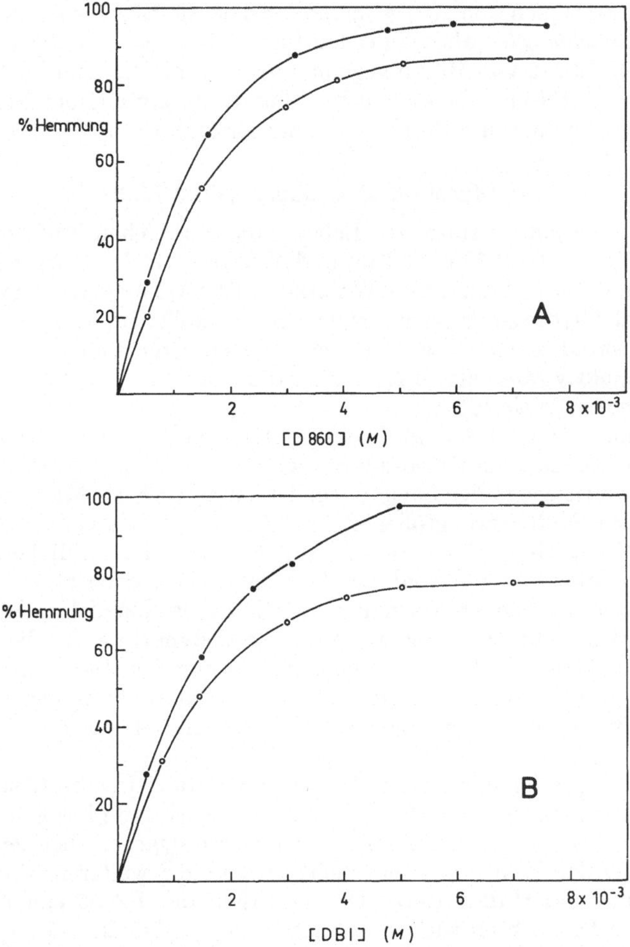

Abb. 4. Einfluß von D 860 (A) und DBI (B) auf die Biosynthese des Cholesterins aus [1-¹⁴C]-Acetat (•) und [2-¹⁴C]-Mevalonsäure (○) durch die Enzyme aus Rattenleber (McDonald und Dalidowicz, 1962)

g) Dopa-Decarboxylase (EC 4.1.1.26)

Die Decarboxylierung von 3,4-Dihydroxy-L-phenylalanin (Dopa) durch die Decarboxylase der Meerschweinchenniere wird durch D 860 relativ schwach gehemmt (Gonnard et al., 1959). Eine etwa 40%ige Hemmung beobachtet man bei D 860-Konzentrationen von $9,2 \times 10^{-3}$ M, eine etwa 75%ige Hemmung bei $1,85 \times 10^{-2}$ M D 860. Unterhalb 10^{-3} M D 860 wird die Aktivität der Decarboxylase durch D 860 praktisch nicht mehr beeinflußt.

h) β-Galaktosidase (EC 3.2.1.23)

Nach den Untersuchungen von Hicks (1961 b) wird β-Galaktosidase aus *Escherichia coli* durch BZ 55 nur sehr schwach gehemmt. Im zellfreien Extrakt reduziert $3,3 \times 10^{-2}$ M BZ 55 die Aktivität auf 86%, in Gegenwart von $3,3 \times 10^{-3}$ M BZ 55 ist keine Hemmung mehr zu beobachten.

In Konzentrationen von $10^{-4}\,M$ hemmt BZ 55 die Biosynthese der β-Galaktosidase in *Escherichia coli* während der log-Phase bis zu 60%, in der Ruhephase dagegen ist nach Zusatz von BZ 55 gegenüber der Kontrolle kein Unterschied festzustellen (Hicks, 1961 b). Es ist denkbar, daß die Hemmung der Biosynthese auf einen gestörten Aminosäure-Stoffwechsel zurückzuführen ist.

i) Glucose-6-phosphatase (EC 3.1.3.9)

Die Glucose-6-phosphatase der Leber, von zahlreichen Autoren untersucht (z.B. Ashmore et al., 1956a, b; Fry und Wright, 1957; Hawkins und Haist, 1957; Knitsch, 1957; Segal und Washko, 1959; Weber und Cantero, 1958), spielt im Kohlenhydratstoffwechsel eine wichtige Rolle. Im Alloxan-Diabetes und im Hungerzustand sowie nach Gabe von Nebennierenrindenhormonen werden höhere Enzymaktivitäten als im Normalzustand gefunden, nach Insulin-Injektion dagegen geringere Aktivitäten.

Segal und Washko (1959) beobachteten, daß in der Rattenleber nach Injektion von Alloxan die Glucose-6-phosphatase-Aktivität im Homogenat etwa doppelt so hoch ist wie in der Leber normaler Tiere, auch die Michaelis-Konstante ist etwa um den Faktor zwei größer ($K_M = 3{,}5 \times 10^{-3}\,M$) als bei der Untersuchung der normalen Leber ($K_M = 1{,}7 \times 10^{-3}\,M$). Injiziert man alloxan-diabetischen Tieren Insulin, dann findet man sowohl für die spezifische Aktivität als auch für die Michaelis-Konstante wieder Normalwerte. Die unterschiedlichen Michaelis-Konstanten sind aber nicht charakteristisch für das Enzym (bzw. für die Enzyme, wie man annehmen könnte) selbst, denn nach Zerstörung der Mikrosomen finden sich für die Enzympräparate aus normaler und alloxan-diabetischer Leber gleiche Werte ($K_M = 0{,}8 \times 10^{-3}\,M$), die außerdem kleiner sind als vor der Zerstörung der Mikrosomen.

BZ 55 (0,5 g pro kg Körpergewicht) führt wie auch Insulin (Ashmore et al., 1956b) bei Normaltieren zu einer Abnahme der Glucose-6-phosphatase-Aktivität in der Rattenleber, bei alloxan-diabetischen Tieren dagegen, bei denen die Aktivität gegenüber den Kontrolltieren erhöht ist, zu einer weiteren Aktivitätssteigerung (Hawkins und Haist, 1957). Da der Effekt des BZ 55 erst nach längerer Einwirkung zu beobachten ist, wurde angenommen, daß BZ 55 die Biosynthese der Glucose-6-phosphatase beeinflußt, die enzymatischen Eigenschaften selbst aber nicht verändert. In vitro läßt sich das Enzym zwar durch Sulfonylharnstoff-Derivate hemmen, die Hemmung setzt aber erst bei Konzentrationen oberhalb $10^{-3}\,M$ ein, so daß ihr wahrscheinlich keine physiologische Bedeutung zukommt. Fry und Wright (1957) beobachten bei $3{,}2 \times 10^{-3}$ molaren Konzentrationen von BZ 55 oder D 860 Hemmungen zwischen 10 und 30%, Ashmore et al. (1956a) finden eine 25%ige Hemmung bei $10^{-2}\,M$ BZ 55 oder D 860 (im Falle des Sulfanilamid beträgt die Hemmung 12%), bei noch höheren Konzentrationen, z. B. $1{,}6 \times 10^{-2}\,M$ D 860, stellt man eine Hemmung von 65% fest (Knitsch, 1957; Weber und Cantero, 1968).

k) Glucose-6-phosphat-Dehydrogenase (EC 1.1.1.49)

Nach den Untersuchungen von Desforges et al. (1960) hemmt D 860 Glucose-6-phosphat-Dehydrogenase aus Hefe und Erythrocyten[7]. Die Hemmung soll nichtkompetitiv in bezug auf das Substrat, Glucose-6-phosphat, sein[8]. Glucose-6-phosphat-Dehydrogenase aus Rattenleber wird durch D 860 dagegen nicht gehemmt (Weber und Cantero, 1958).

---

7. In der Arbeit fehlen Angaben über die Herkunft der Erythrocyten.
8. Experimentelle Einzelheiten über die Messungen wurden nicht publiziert.

1) Glutaminsäure-Dehydrogenase (EC 1.4.1.3) und die Einwirkung von Sulfonyl-harnstoff-Derivaten auf das Assoziations-Dissoziations-Gleichgewicht von Proteinen

Glutaminsäure-Dehydrogenase katalysiert unter Beteiligung von Pyridin-nucleotiden (NAD, NADP) die reversible reduktive Aminierung von α-Ketoglutar-säure zu Glutaminsäure entsprechend Gl. 1. Diese Reaktion ist von besonderer Bedeutung für den Stoffwechsel, da sie den Hauptweg darstellt, auf dem die Überführung von anorganischem Stickstoff in organische Bindung erfolgt. Glutaminsäure und α-Ketoglutarsäure nehmen als Intermediärprodukte des Metabolismus verschiedener Aminosäuren und als Bindeglied zwischen den Auf- und Abbauprozessen der Kohlenhydrate und Proteine eine zentrale Stellung im Stoffwechsel ein.

$$HOOC—CH_2—CH_2—\underset{\underset{O}{\|}}{C}—COOH + NADH + NH_3 + H^+ \rightleftharpoons$$

$$HOOC—CH_2—CH_2—\underset{\underset{NH_2}{|}}{CH}—COOH + NAD^+ + H_2O \tag{1}$$

Glutaminsäure-Dehydrogenase aus Rinderleber besitzt eine Reihe interessanter Eigenschaften, deren Kenntnis für die nachfolgende Beschreibung der Einwirkung von Sulfonylharnstoff-Derivaten auf das Enzym erforderlich ist (SUND, 1968a; KRAUSE, MARKAU, MINSSEN und SUND, 1970):

1. Die Abhängigkeit der Reaktionsgeschwindigkeit von der $NADP^+$- oder von der NADPH-Konzentration ergibt eine normale Lineweaver-Burk-Beziehung. NAD^+ dagegen aktiviert in höheren Konzentrationen die Reaktion, während NADH die Reaktion hemmt. Das Ausmaß der durch NADH hervorgerufenen Hemmung ist sehr stark abhängig von den verwendeten NADH-Präparaten und daher auch die durch verschiedene Verbindungen (u. a. Sulfonylharnstoff-Derivate) hervorgerufenen Aktivierungen in Gegenwart hoher NADH-Konzentrationen (SUND, 1964a, b). Offenbar enthalten NADH-Präparate einen oder mehrere für Glutaminsäure-Dehydrogenase spezifische Inhibitoren und möglicherweise sind die durch NADH beobachteten Hemmungen in der Hauptsache auf die Gegenwart von Verunreinigungen zurückzuführen.

2. Bis vor einigen Jahren nahm man an, daß Glutaminsäure-Dehydrogenase wie andere pyridinnucleotid-abhängige Dehydrogenasen ein Zinkenzym ist (VALLEE, 1959, 1960). Als Zinkenzyme sind heute aber lediglich die Alkohol-Dehydrogenasen anzusprechen, bei der Glutaminsäure-Dehydrogenase wie bei den anderen pyridinnucleotid-abhängigen Dehydrogenasen ist Zink weder an der Bindung zwischen Enzym und Coenzym noch am Wasserstofftransfer beteiligt (SUND, 1964a, 1965b, 1968a). Zinkionen werden aber durch Glutaminsäure-Dehydrogenase sehr fest gebunden (Dissoziationskonstante des Enzym-Zink-Komplexes $10^{-7} M$) und hemmen die Enzymaktivität sehr stark (Inhibitorkonstante etwa $5 \times 10^{-7} M$) (SUND, 1965).

3. Glutaminsäure-Dehydrogenase dissoziiert spontan und reversibel beim Verdünnen, wodurch das anomale Sedimentationsverhalten dieses Proteins erklärt wird. Das im assoziierten Zustand langgestreckte Molekül steht im Assoziations-Dissoziations-Gleichgewicht mit Untereinheiten, die alle enzymatisch aktiv sind. Die kleinste enzymatisch noch aktive Untereinheit besitzt ein Molekulargewicht von 310 000 (M_1). Das Gleichgewicht läßt sich als offenes Assoziations-Dissozia-tions-Gleichgewicht ohne Begrenzung und mit identischen Gleichgewichtskon-

stanten für alle Schritte, also als konsekutive Assoziation von Monomeren entsprechend Gl. 2, beschreiben (Abb. 5; Krause, Markau, Minssen und Sund, 1970). Nucleotide, Phenanthrolin, Steroide, Thyroxin und das Coenzym können wie Sulfonylharnstoff-Derivate (s. Abb. 6 und Tabelle 3) das Assoziations-Dis-

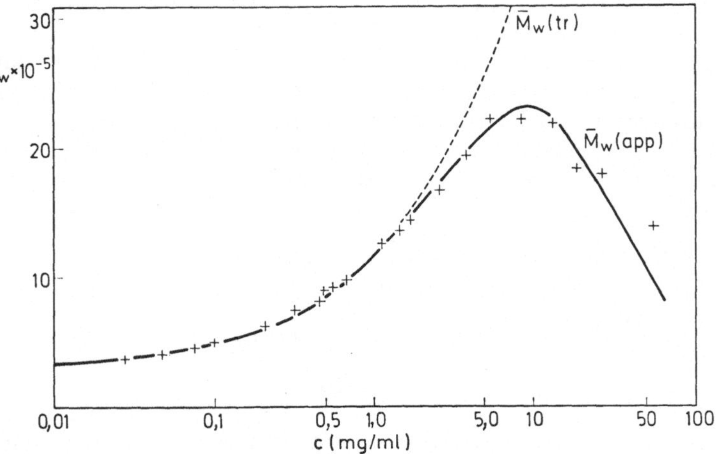

Abb. 5. Abhängigkeit des Gewichtsmittels des Molekulargewichtes ($\overline{M}_w$) von der Proteinkonzentration (c) bei Glutaminsäure-Dehydrogenase aus Rinderleber. Messungen in M/15 Kalium-Natrium-Phosphat-Puffer pH 7,6 bei 20° C. Die experimentellen Daten wurden durch Messungen der Lichtzerstreuung bei 436 mμ (×) erhalten. Die angegebenen Kurven sind berechnet für ein offenes Assoziations-Dissoziations-Gleichgewicht entsprechend Gl. 2 mit $K_{i, i+1}$ = $1,1 \times 10^6 \, M^{-1}$ ($M_1 = 310000$) und einem zweiten Virialkoeffizienten von 8×10^{-9} ($Mol \times l/g^2$) [$\overline{M}_{w(app)}$] bzw. ohne Berücksichtigung des zweiten Virialkoeffizienten [$\overline{M}_{w(tr)}$] (Krause, Markau, Minssen und Sund, 1970)

Tabelle 3. *Sedimentationsverhalten von Glutaminsäuredehydrogenase aus Rinderleber in Gegenwart von Sulfonylharnstoff-Derivaten, Gantrisin und Harnstoff* (Sund, 1961). (Messungen in der SPINCO-Ultrazentrifuge, Modell E bei 59780 UpM in 0,05 *M* Tris-Puffer pH 7,6 bei 19,7 bis 20,0° C)

Verbindung	Konzentration (*M*)	Enzymkonzentration in mg/ml	$s_{20, w}$ (S)[a]
BZ 55	$1,00 \times 10^{-2}$	4,2	24,0 (80%) 17,1 (20%)
	$5,00 \times 10^{-2}$	5,4	16,8 (70%) 13,7 (30%)
D 860	$1,00 \times 10^{-2}$	5,4	21,6 (75%) 16,3 (25%)
	$1,25 \times 10^{-2}$	5,4	19,0 (80%) 14,0 (20%)
	$2,50 \times 10^{-2}$	5,4	17,0 (70%) 13,0 (30%)
WP 40	$1,00 \times 10^{-2}$	5,5	20,4 (90%) 15,5 (10%)
	$1,25 \times 10^{-2}$	5,5	21,9 (80%) 13,4 (20%)
Gantrisin	$1,25 \times 10^{-2}$	5,4	27,0
	$5,00 \times 10^{-2}$	5,7	18,6 (70%) 13,2 (30%)
Harnstoff	0,1	6,8	27,6
	1,0	6,8	26,3
	3,0	6,8	19,0 ($\approx$ 65%) 14 ($\approx$ 35%)
	5,0	7,35	2,76
Kontrolle ohne Zusatz		4,0— 7,0	26—28

[a] Die relativen Konzentrationen der einzelnen Komponenten sind nicht korrigiert.

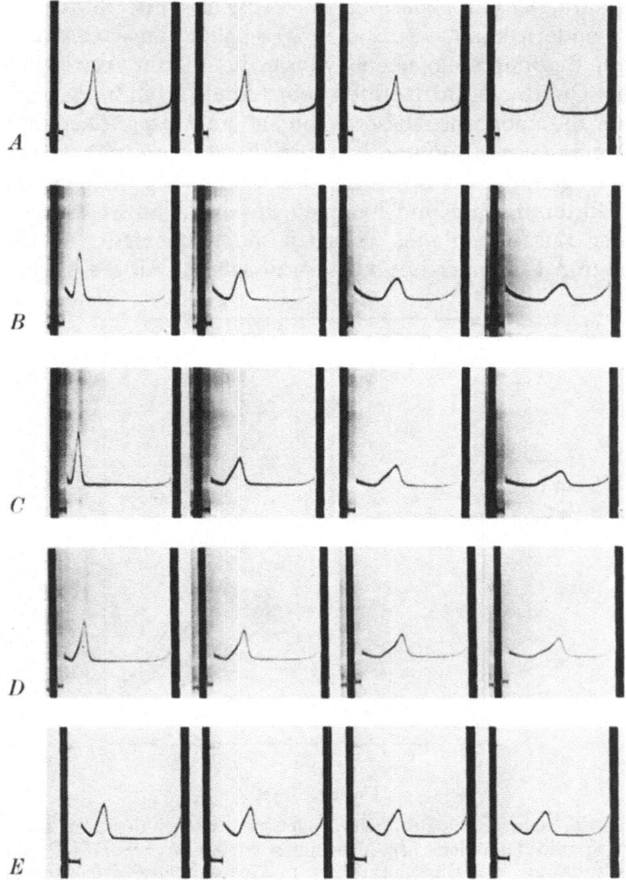

Abb. 6. Sedimentation von Rinderleber-Glutaminsäure-Dehydrogenase in 0,05 M Tris-HCl-Puffer pH 7,6 bei 19,7—20,0° C. Messungen in der analytischen Ultrazentrifuge Spinco, Modell E, bei 59780 UpM in der 12 mm-Zelle, Winkel 60°. A Kontrolle, 5,6 mg/ml, Aufnahme-abstand 2 min. B 5,4 mg/ml, in Gegenwart von 5×10^{-2} M BZ 55, Aufnahmeabstand 8 min. C 5,4 mg/ml, in Gegenwart von $1,25 \times 10^{-2}$ M D 860, Aufnahmeabstand 8 min. D 5,5 mg/ml, in Gegenwart von 10^{-2} M WP 40, Aufnahmeabstand 4 min. E 5,7 mg/ml, in Gegenwart von 5×10^{-2} M Gantrisin, Aufnahmeabstand 2 min (SUND, 1961, 1964a)

soziations-Gleichgewicht beeinflussen und sind als Aktivatoren oder Inhibitoren der Enzym-katalysierten Reaktion wirksam.

$$M_1 + M_1 \xrightleftharpoons{K_{1,2}} M_2; \qquad K_{1,2} = \frac{[M_2]}{[M_1]^2}$$

$$M_2 + M_1 \xrightleftharpoons{K_{2,3}} M_3; \qquad K_{2,3} = \frac{[M_3]}{[M_2][M_1]}$$

$$M_3 + M_1 \xrightleftharpoons{K_{3,4}} M_4; \qquad K_{3,4} = \frac{[M_4]}{[M_3][M_1]}$$

$$M_i + M_1 \xrightleftharpoons{K_{i,i+1}} M_{i+1}; \qquad K_{i,i+1} = \frac{[M_{i+1}]}{[M_i][M_1]}$$

(2)

$(M_1 = $ Monomere Untereinheit vom Molekulargewicht 310000$)$.

4. Glutaminsäure-Dehydrogenase besitzt keine absolute Substratspezifität für Glutaminsäure, sondern kann, wenn auch wesentlich langsamer, andere Aminosäuren umsetzen. Besonders eingehend wurde die Alanin-Oxydation im Zusammenhang mit der Quartärstruktur untersucht: Alle Verbindungen oder Versuchsbedingungen, die die spontane Dissoziation in die Untereinheiten begünstigen, aktivieren die Alanin-Oxydation und hemmen die Glutaminsäure-Oxydation. Alle Verbindungen dagegen, die die spontane Assoziation begünstigen, aktivieren die Oxydation der Glutaminsäure und hemmen die des Alanins. Entgegen früheren Ansichten ist der Zusammenhang zwischen den verschiedenen Einflüssen auf Quartärstruktur und Enzymaktivität darin zu sehen, daß die Verbindungen mit

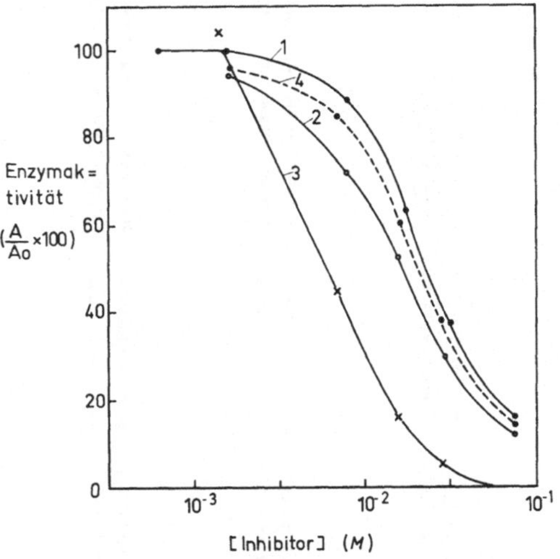

Abb. 7. Hemmung der Glutaminsäure-Dehydrogenase aus Rinderleber durch BZ 55 (1)-D 860 (2), IPTD (3) und Gantrisin (4). Messungen in 0,1 M Tris-HCl-Puffer pH 7,6 mi, Glutaminsäure als Substrat. A_0=Enzymaktivität in Abwesenheit des Inhibitors, A=Enzymt aktivität in Gegenwart des Inhibitors (Wallenfels und Summ, 1957)

den funktionellen Gruppen des Enzymmoleküls reagieren und/oder dessen Konformation ändern. Hierdurch werden sowohl das Assoziations-Dissoziations-Gleichgewicht als auch die Enzymkatalyse beeinflußt, ohne daß ein direkter Zusammenhang zwischen Teilchengröße und Enzymaktivität besteht: beide Phänomene sind lediglich die Folgen der gleichen Ursache.

Sulfonylharnstoff-Derivate (BZ 55, D 860, IPTD) hemmen die durch Glutaminsäure-Dehydrogenase katalysierte Reaktion bei Konzentrationen oberhalb 10^{-3} M, wenn die Reaktion mit Glutaminsäure als Substrat untersucht wird (Summ, 1958; Wallenfels und Summ, 1957; Wallenfels, Summ und Creutzfeldt, 1957). IPTD hemmt von den drei untersuchten Sulfonylharnstoff-Derivaten am stärksten, BZ 55 am schwächsten (Abb. 7). Synthalin A hat wie das antidiabetisch nicht wirksame Gantrisin etwa den gleichen Effekt wie das BZ 55. Sulfadiazin, das Äthylanaloge des BZ 55 (n-Butylgruppe durch Äthylgruppe ersetzt) sowie das Methylanaloge des D 860, die keinen Effekt auf den Blutzuckerspiegel ausüben, und DBI hemmen etwas schwächer als D 860. Der Einfluß der NAD^+-Konzentration auf die Hemmung durch verschiedene Inhibitoren zeigt, daß die Hemmungen keinem reinen Hemmungstyp (kompetitiv, nicht-kompetitiv, un-kompetitiv) zuzuordnen sind (Abb. 8).

Beim Studium der Enzym-katalysierten Reaktion der entgegengesetzten Richtung (reduktive Aminierung der α-Ketoglutarsäure mit NADH als Coenzym) beobachtet man bei Konzentrationen zwischen $10^{-3}\,M$ und $10^{-1}\,M$ in Gegenwart von BZ 55, D 860 oder IPTD keine Hemmung, sondern eine Aktivierung (SUMM, 1958; WALLENFELS und SUMM, 1957; WALLENFELS, SUMM und CREUTZFELDT, 1957). Synthalin A verhält sich anders als die Sulfonylharnstoff-Derivate. Bei 10^{-2} molarer Konzentration aktiviert es die Reaktion in geringem Maße, eine 3×10^{-3} molare Konzentration führt aber schon zu einer vollständigen Hemmung.

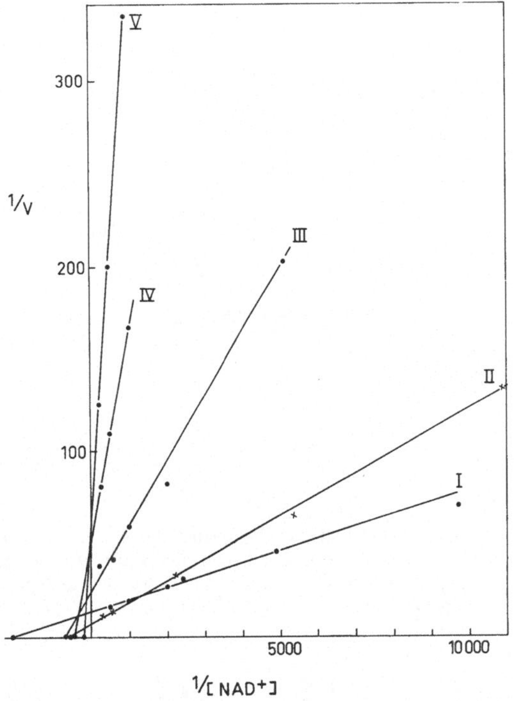

Abb. 8. Abhängigkeit der Anfangsgeschwindigkeit v von der NAD$^+$-Konzentration bei Glutaminsäure-Dehydrogenase aus Rinderleber in der Auftragung nach LINEWEAVER und BURK. Messungen in 0,1 M Tris-HCl-Puffer pH 7,6 in Gegenwart von BZ 55 (II), D 860 (III), IPTD (IV) und IBTD (V) (jeweils $4{,}35 \times 10^{-2}\,M$), I: in Abwesenheit eines Inhibitors (SUMM, 1958)

Gantrisin hemmt in geringem Maße bei kleinen und aktiviert zu etwa 10% bei höheren Konzentrationen. Die Aktivierungen beruhen darauf, daß in Gegenwart der Sulfonylharnstoff-Derivate die Hemmung durch NADH verhindert wird. Das Ausmaß der Aktivierung muß notwendigermaßen von dem Ausmaß der Hemmung abhängen, das die verwendeten NADH-Präparate hervorrufen (s. oben).

Im Zusammenhang mit den beobachteten Aktivierungen beim reinen Enzym sind Beobachtungen von HELLMAN (1967) interessant. Er fand, daß BZ 55 die Glutaminsäure-Dehydrogenase in Homogenaten der Mäuseleber oder des exokrinen Pankreas hemmt, das Enzym im Homogenat aus den B-Zellen des Pankreas bei Konzentrationen oberhalb $10^{-2}\,M$ dagegen aktiviert. Die Aktivierung nimmt zu mit abnehmender NADH-Konzentration, bei hohen NADH-Konzentrationen beobachtet man nur noch eine Hemmung (Abb. 9). In Gegenwart von antidiabetisch nicht wirksamen Sulfonylharnstoff-Derivaten vom Typ des BZ 55 (äthylanaloges oder acetyliertes BZ 55) finden sich je nach Konzentration geringfügige Aktivierungen oder Hemmungen. Der spezifisch hohe Zink-Gehalt in den B-Zellen (Maske et al., 1956; Maske, 1960) ist möglicherweise die Ursache für die Aktivierbarkeit. Glutaminsäure-Dehydrogenase aus Rinderleber wird durch Zinkionen

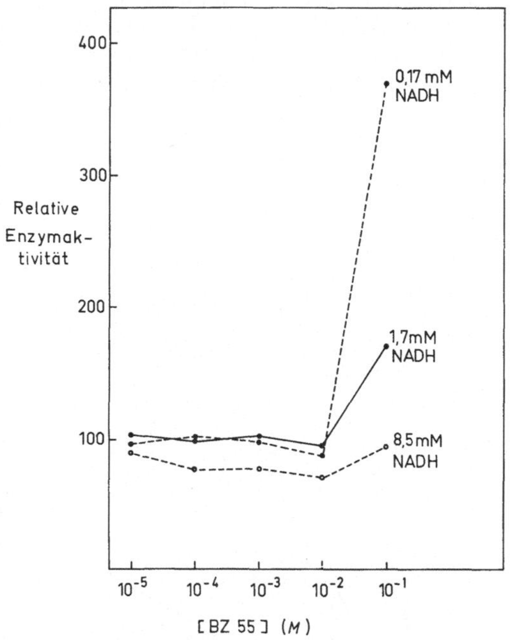

Abb. 9. Einfluß von BZ 55 und NADH auf die reduktive Aminierung von α-Ketoglutarsäure durch Homogenate aus den B-Zellen des Pankreas der Maus. Messungen in 0,1 M Tris-HCl-Puffer pH 7,8 bei 37° C. A_0=Enzymaktivität in Abwesenheit von BZ 55, A=Enzymaktivität in Gegenwart von BZ 55 (Hellman, 1967)

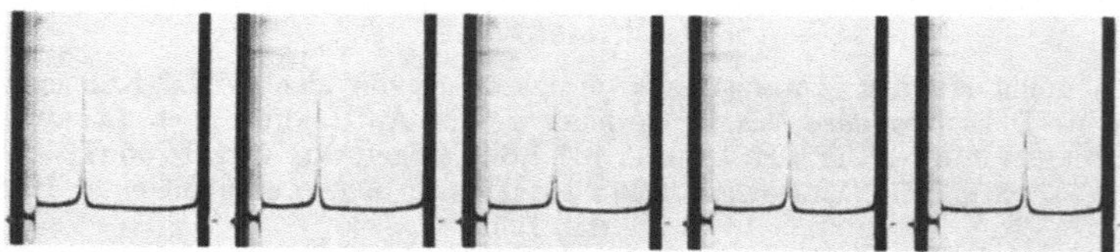

Abb. 10. Sedimentation von Glutaminsäure-Dehydrogenase aus Rinderleber (11,23 mg/ml) in 0,05 M Tris-HCl-Puffer pH 7,6 bei 20,0° C und 59780 UpM. Messung in der analytischen Ultrazentrifuge Spinco, Modell E, in der 3 mm-Zelle, Winkel 60°. Aufnahmeabstand 2 min. Erste Aufnahme 11 min nach Sedimentationsbeginn (Sund, 1964)

sehr stark gehemmt (s. oben), es ist denkbar, daß diese Hemmung in Gegenwart von Sulfonylharnstoff-Derivaten nicht wirksam werden kann.

Wie oben erwähnt, dissoziiert Glutaminsäure-Dehydrogenase spontan und reversibel beim Verdünnen. Man erkennt dies zum Beispiel daran, daß die während der Sedimentation sich ausbildenden Konzentrationsgradienten nicht symmetrisch, sondern zum Meniscus hin abgeflacht sind (Abb. 6 A). Bei sehr konzentrierten Lösungen ist dieser Effekt weitgehend zurückgedrängt (Abb. 10). In Konzentrationen oberhalb 10^{-2} M erhöhen BZ 55, D 860, WP 40 und, allerdings schwächer (bei einer Konzentration von $1,25 \times 10^{-3}$ M ist noch kein Effekt fest-

zustellen), das antidiabetisch nicht wirksame Gantrisin die Dissoziation der Glutaminsäure-Dehydrogenase (Abb. 6, Tabelle 3) (Sund, 1961, 1964a). Die bei
höheren Konzentrationen gebildeten Komponenten mit Sedimentationskoeffi-
zienten von etwa 13 S entsprechen der bei sehr kleiner Proteinkonzentration vorliegenden Untereinheit vom Molekulargewicht 310000 ($s^0_{20,\,w} = 13{,}0$ S; Sund und
Burchard, 1968b; Krause, Markau, Minssen und Sund, 1970).

Harnstoff in höheren Konzentrationen denaturiert Proteine. Bestehen Protein-
moleküle aus mehreren Polypeptidketten, die nur durch Nebenvalenzbindungen

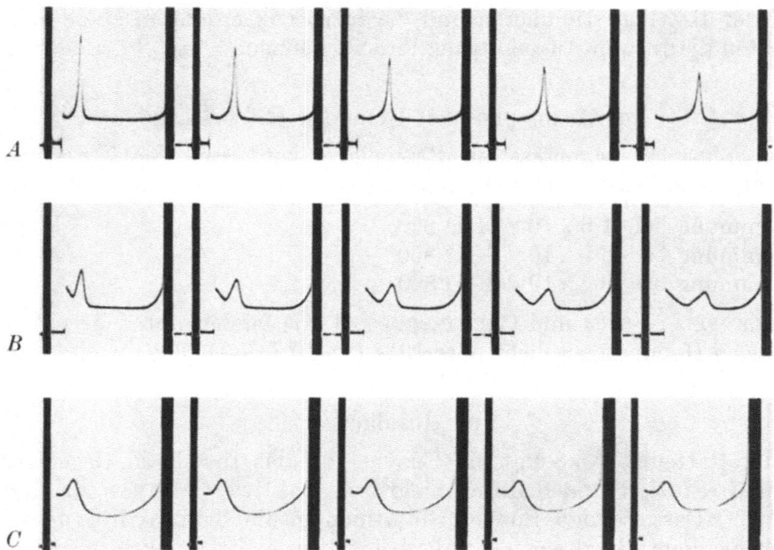

Abb. 11. Sedimentation von Glutaminsäure-Dehydrogenase aus Rinderleber in Gegenwart
verschiedener Harnstoff-Konzentrationen. Messungen in 0,05 M Tris-HCl-Puffer pH 7,6 bei
20,0° C in der analytischen Ultrazentrifuge Spinco, Modell E, bei 59780 UpM, 12 mm-Zelle,
Winkel 60°. A 6,83 mg/ml, in Gegenwart von 0,1 M Harnstoff, Aufnahmeabstand 2 min.
B 6,83 mg/ml, in Gegenwart von 3 M Harnstoff, Aufnahmeabstand 4 min. C 7,35 mg/ml, in
Gegenwart von 5 M Harnstoff, Aufnahmeabstand 8 min (Sund, 1961, 1964a)

zusammengehalten werden, dann dissoziieren sie im allgemeinen bei Denaturierung
in Untereinheiten oder Polypeptidketten (Sund und Weber, 1966). Man könnte
deshalb daran denken, daß die untersuchten Verbindungen als Harnstoff-Derivate
wie der Harnstoff selbst als unspezifische Denaturierungsmittel wirken. Dies ist
sicherlich nicht der Fall, wie Abb. 11 zeigt. Die Sulfonylharnstoff-Derivate wirken
sehr viel spezifischer, denn Harnstoff hat auf das Assoziations-Dissoziations-
Gleichgewicht der Glutaminsäure-Dehydrogenase selbst bei einmolarer Konzentration keinen Einfluß (Tabelle 3, vgl. auch Abb. 11A), der Effekt bei dreimolarer
Konzentration ist der des D 860 bei $1{,}25 \times 10^{-2}$ M vergleichbar, eine Konzentration, die mehr als hundertfach geringer ist als die des Harnstoffs. Erhöht man
die Harnstoff-Konzentration auf 5 M, dann tritt Dissoziation in die Polypeptidketten ein (Tabelle 3, Abb. 11 C).

Die Zunahme der Dissoziation unter dem Einfluß von Sulfonylharnstoff-
Derivaten ist die Folge einer Änderung der Konformation des Proteins, die durch
Sulfonylharnstoff-Derivate hervorgerufen wird (Sund, 1961, 1964a, 1968a, 1969).
Ganz analog ist der Effekt des BZ 55 auf die Assoziation des Insulins zu erklären
(Wallenfels et al., 1962) und es ist möglich, daß Sulfonylharnstoff-Derivate in

gleicher Weise nicht nur die Nebenvalenzbindungen zwischen den Untereinheiten innerhalb eines Proteinmoleküls beeinflussen, sondern auch zwischen verschiedenen Proteinen, z.B. zwischen Insulin und Serumeiweißkörpern oder Antikörpern (Sund, 1961; s. auch Hasselblatt und Schmieta, 1961). Insulin liegt in den B-Zellen wahrscheinlich als hochmolekularer Komplex vor, der die Zellwand erst nach Dissoziation passieren kann (Maske, 1960). Es ist denkbar, daß Sulfonylharnstoff-Derivate direkt in diesen Prozeß eingreifen, indem sie eine Dissoziation bewirken. Andererseits ist aber auch ein indirekter Einfluß auf diesen Prozeß zu diskutieren, da Sulfonylharnstoff-Derivate den Kohlenhydratstoffwechsel der B-Zellen stimulieren und die hierbei in erhöhtem Maße gebildeten Metaboliten die Insulin-Ausschüttung fördern können.

m) Hexosephosphat-Isomerase (EC 5.3.1.9)

Hexosephosphat-Isomerase aus Rattenleber wird nach den Untersuchungen von Weber und Cantero (1958) durch D 860 nur relativ schwach gehemmt:

12% Hemmung bei $1{,}6 \times 10^{-3}\ M$ D 860,
21% Hemmung bei $6\ \ \times 10^{-3}\ M$ D 860,
38% Hemmung bei 16 $\times 10^{-3}\ M$ D 860.

Wallenfels, Summ und Creutzfeldt (1957) fanden unter ihren Versuchsbedingungen Hemmungen nicht über 10% ($3 \times 10^{-3}\ M$ D 860).

n) „Insulinase"

In der Rattenleber kommt ein Enzym vor, das Insulin in Gegenwart von Glutathion reduziert und dadurch biologisch inaktiviert (Narahara und Williams, 1959). Das gereinigte Enzym (Glutathion-Insulin-Transhydrogenase) hydrolysiert keine Peptidbindungen, sondern katalysiert die reduktive Spaltung der Disulfidbindungen, die die beiden Polypeptidketten des Insulinmoleküls zusammenhalten, reduziertes Glutathion (GSH) dient in dieser Reaktion als Wasserstoff-Donator (Reaktionen 3a und 3b):

$$\text{Insulin} \begin{array}{c} S \\ | \\ S \end{array} + \text{GSH} \xrightarrow{\text{Enzym}} \text{Insulin} \begin{array}{c} SH \\ \\ S\text{---}SG \end{array} \tag{3a}$$

$$\text{Insulin} \begin{array}{c} SH \\ \\ S\text{---}SG \end{array} + \text{GSH} \xrightarrow{\text{Enzym}} \text{Insulin} \begin{array}{c} SH \\ \\ SH \end{array} + \text{GSSG} \tag{3b}$$

Reduziertes Glutathion wird dabei in die oxydierte Form (GSSG) übergeführt. Die Reaktion läßt sich mit einem zweiten Enzym, der Glutathion-Reduktase, koppeln, das das gebildete oxydierte Glutathion mit NADPH als Wasserstoff-Donator wieder in die reduzierte Form zurückverwandelt (Reaktion 4):

$$\text{GSSG} + \text{NADPH} + \text{H}^+ \xrightarrow{\text{Glutathion-Reduktase}} 2\,\text{GSH} + \text{NADP}^+ \tag{4}$$

Bisher ist nicht bewiesen, daß diese Enzymsysteme bei Vorliegen des Diabetes eine besondere Rolle spielen.

Nach den Untersuchungen von Mirsky et al. (1956) hemmt D 860 den Abbau von Insulin durch die „Insulinase" der Rattenleber unkompetitiv. Bei etwa 5×10^{-2} molarer Konzentration beträgt die Hemmung etwa 40% (27% im Falle des BZ 55). Zu ähnlichen Ergebnissen gelangten Strässle und Pletscher (1957).

Darüber hinaus stellten diese Autoren fest, daß die Hemmung bei hohen Substrat-Konzentrationen ($\geqq 30\ \mu\mathrm{g}$ Insulin pro ml $\geqq 5 \times 10^{-6}\ M$) im Gegensatz zur Hemmung bei kleinen Substrat-Konzentrationen kompetitiv ist.

o) Milchsäure-Dehydrogenase (EC 1.1.1.27)

Nach den Untersuchungen von TROPEANO et al. (1960d) wird Milchsäure-Dehydrogenase aus Meerschweinchenherz durch $10^{-2}\ M$ Chlorpropamid aktiviert (125% gegenüber der Kontrolle), während BZ 55 in gleicher Konzentration praktisch ohne Einfluß ist.

p) Oxydative Phosphorylierung und Citronensäurecyclus

DBI[9] hemmt in Konzentrationen von oberhalb $5 \times 10^{-5}\ M$ die Oxydation von L-Glutaminsäure, β-Hydroxybuttersäure und Bernsteinsäure durch Rattenlebermitochondrien, wobei der P/O-Quotient praktisch nicht beeinflußt wird (Tabelle 4). Einen gegenteiligen Effekt bewirkt Chlorpropamid[10]. Bis zu Konzentrationen von $2,4 \times 10^{-3}\ M$ Chlorpropamid wird die Oxydation nicht beeinflußt, während der P/O-Quotient auf etwa 50% abfällt (Tabelle 5) (FALCONE et al., 1962).

Tabelle 4. *Effekt von DBI auf die Oxydation verschiedener Substrate und auf die Phosphorylierung durch Rattenlebermitochondrien* (FALCONE et al., 1962). Die Reaktionslösungen (3 ml) enthielten jeweils 6 μMol ATP, 15 μMol $MgSO_4$, 50 μMol Kaliumphosphat-Puffer pH 7,4, 305 μMol Rohrzucker, 0,5 ml Rattenlebermitochondrien (in 0,25 M Rohrzucker-Lösung), Substrat-Konzentration wie in der Tabelle angegeben. Zur Zeit Null wurden 1 mg Hexokinase und 50 μMol Glucose zugegeben. Temperatur: 30° C

[DBI] (M)	Glutaminsäure ($10^{-2}\ M$)		β-Hydroxybuttersäure ($1,33 \times 10^{-2}\ M$)		Bernsteinsäure ($0,67 \times 10^{-2}\ M$)	
	Q_{O_2} (N)[a]	P/O[b]	Q_{O_2} (N)[a]	P/O[b]	Q_{O_2} (N)[a]	P/O[b]
0	184	3,0	154	3,0	200	2,1
$0,4 \times 10^{-4}$	180	3,0	134	2,9	210	2,0
$1,0 \times 10^{-4}$	164	3,2	120	3,0	190	2,2
$5,0 \times 10^{-4}$	120	2,9	58	3,1	193	1,9
$10,0 \times 10^{-4}$	80	3,0	34	2,9	118	1,9

[a] O_2-Aufnahme (in μl) pro mg N und pro Stunde.
[b] Verestertes anorganisches Phosphat (in μMol) pro μg aufgenommenem O_2.

Tabelle 5. *Effekt von Chlorpropamid auf die Oxydation verschiedener Substrate und auf die Phosphorylierung durch Rattenlebermitochondrien* (FALCONE et al., 1962). (Versuchsbedingungen und Erläuterungen wie in Tabelle 1 angegeben)

Chlorpropamid (M)	Glutaminsäure ($10^{-2}\ M$)		β-Hydroxybuttersäure ($1,33 \times 10^{-2}\ M$)		Bernsteinsäure ($0,67 \times 10^{-2}\ M$)	
	Q_{O_2} (N)	P/O	Q_{O_2} (N)	P/O	Q_{O_2} (N)	P/O
0	128	3,0	109	3,0	194	2,0
$3,3 \times 10^{-4}$	129	2,5	93	2,8	181	1,8
$10,0 \times 10^{-4}$	151	1,8	124	2,0	207	1,5
$16,7 \times 10^{-4}$	126	1,7	99	1,9	217	1,2
$24,0 \times 10^{-4}$	125	1,5	102	1,4	217	0,8
$30,0 \times 10^{-4}$	90	1,6	94	1,4	205	0,7

9. Analoges gilt für N_1-n-Amylbiguanid und N_1-iso-Amylbiguanid.
10. Analoges gilt für D 860 und WP 40.

Die durch 10^{-3} M DBI hervorgerufene Hemmung der Substratoxydation wird ebenso wie durch 2,4-Dinitrophenol oder Salicylsäure auch durch Chlorpropamid aufgehoben. Andererseits hebt DBI die in Gegenwart von Chlorpropamid, 2,4-Dinitrophenol oder Salicylsäure zu beobachtende Stimulierung der Substratoxydation partiell oder ganz auf (Ungar et al., 1960; Falcone et al., 1962).

Nach den Untersuchungen von Ungar et al. (1960) hemmt DBI in einer Konzentration von 5×10^{-4} M zu mehr als 50% die O_2-Aufnahme bei der Oxydation von Citrat, α-Ketoglutarsäure und Fumarsäure durch Homogenate aus verschiedenen Geweben (Herz, Leber, Muskel, Niere) des Meerschweinchens, des Kaninchens und der Ratte. Zahlreiche weitere Biguanid-Derivate hemmen mit etwa

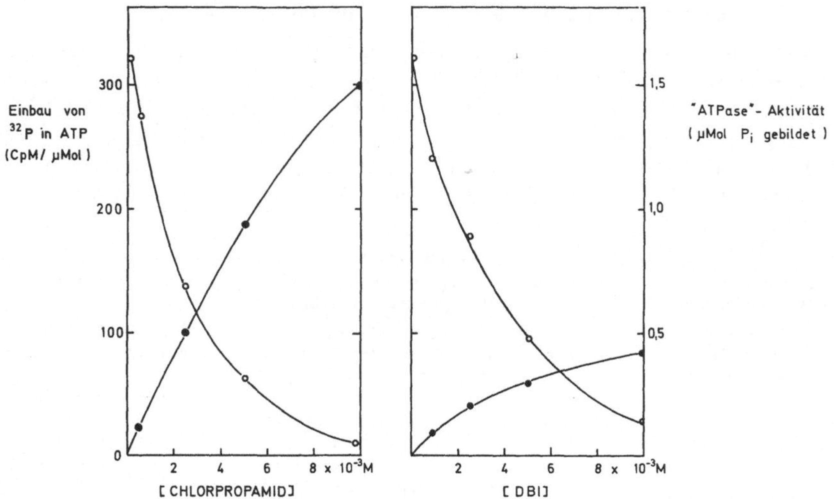

Abb. 12. Vergleich des Effektes verschiedener Konzentrationen von Chlorpropamid und DBI auf die Hemmung der $^{32}P_i$-ATP-Austauschreaktion (○) und auf die Geschwindigkeit der ATP-Hydrolyse (•) durch Rattenleber-Mitochondrien (Falcone et al., 1962)

gleicher Effektivität wie DBI, während Synthalin A einen wesentlich stärkeren Hemmeffekt ausübt. Für eine etwa 50%ige Hemmung der Succinat-Oxydation wird wie zur Hemmung der Cytochrom-Oxydase eine wesentlich höhere DBI-Konzentration ($1,5 \times 10^{-2}$ M) benötigt.

Die Hemmung der Citrat-Oxydation in Meerschweinchenleber-Mitochondrien durch DBI und zahlreiche weitere Biguanid-Derivate geht der Hemmung der oxydativen Phosphorylierung parallel (Ungar et al., 1960).

Im Gegensatz zu den Homogenaten aus Säugetiergewebe werden die entsprechenden Enzyme in Homogenaten aus Taubengewebe durch 10^{-3} M DBI nicht gehemmt (Ungar et al., 1960).

Im Gegensatz zu den in den Tabellen 4 und 5 angegebenen Ergebnissen beeinflussen DBI und Chlorpropamid den Austausch zwischen ATP und $^{32}P_i$ sowie die ATP-Hydrolyse („ATPase") in etwa gleicher Weise (Abb. 12; Falcone et al., 1962). N_1-n-Amylbiguanid und N_1-iso-Amylbiguanid stimulieren die ATP-Hydrolyse etwas stärker und hemmen die Austauschreaktion sehr viel schwächer als DBI. Synthalin A ist in beiden Reaktionen weniger effektiv als DBI.

Aus den Versuchen von Falcone et al. (1962) und Ungar et al. (1960) geht hervor, daß die untersuchten Sulfonylharnstoff-Derivate — im Gegensatz zu den Biguaniden — ähnliche Effekte wie 2,4-Dinitrophenol hervorrufen: 2,4-Dinitrophenol entkoppelt die oxydative Phosphorylierung, stimuliert die ATP-Hydrolyse, hemmt den Austausch zwischen $^{32}P_i$ und ATP und verhindert die durch Biguanide hervorgerufene Hemmung der Substrat-Oxydation.

q) Phosphoglucomutase (EC 2.7.5.1)

Die Phosphoglucomutase der Kartoffel wird durch D 860 gehemmt (MOHNIKE et al., 1957). Die Hemmung beträgt

7% bei $3,7 \times 10^{-3}\ M$ D 860,
36% bei $11,1 \times 10^{-3}\ M$ D 860 und
46% bei $18,5 \times 10^{-3}\ M$ D 860.

Kristallisierte Phosphoglucomutase aus Kaninchenmuskel (MOHNIKE et al., 1957) sowie das Enzym aus Rattenleber (WEBER und CANTERO, 1958) werden im Gegensatz zum Kartoffelenzym durch D 860[11] nicht gehemmt.

r) Phosphogluconat-Dehydrogenase (EC 1.1.1.44)

Nach den Untersuchungen von DESFORGES et al. (1960) hemmt D 860 Phosphogluconat-Dehydrogenase aus Hefe und Erythrocyten[12]. Die Hemmung soll nicht-kompetitiv in bezug auf das Substrat, 6-Phosphogluconsäure, sein[13]. Phosphogluconat-Dehydrogenase aus Rattenleber wird dagegen durch D 860 nicht gehemmt (WEBER und CANTERO, 1958).

s) Phosphorylase (EC 2.4.1.1)

Kristallisierte Phosphorylase aus Kaninchenmuskel wird durch therapeutisch verwendete Konzentrationen von D 860 nicht merklich gehemmt, erst bei Konzentrationen oberhalb $7,5 \times 10^{-4}\ M$ tritt Hemmung ein (KNITSCH, 1957):

15% Hemmung bei $1,9 \times 10^{-3}\ M$ D 860,
31% Hemmung bei $7,4 \times 10^{-3}\ M$ D 860,
49% Hemmung bei $18,5 \times 10^{-3}\ M$ D 860.

t) Transaminase (EC 2.6.1)

Alanin-Transaminase (EC 2.6.1.2) aus Rattenleber wird durch D 860 etwas stärker als durch BZ 55 gehemmt. Bei $10^{-2}\ M$ D 860 ist das Enzym zu etwa 70% gehemmt, BZ 55 führt bei gleicher Konzentration nur zu einer etwa 50%igen Hemmung. In Gegenwart von $10^{-3}\ M$ beobachtet man bei beiden Sulfonylharnstoff-Derivaten nur noch eine Hemmung der Enzymaktivität von 5% (BORNSTEIN, 1957; s. auch BOSE et al., 1961). Im Gegensatz zur Alanin-Transaminase wird die Aspartat-Transaminase (EC 2.6.1.10) aus Rattenleber bzw. -pankreas durch $3,7 \times 10^{-3}\ M$ D 860 nicht gehemmt (BOSE et al., 1961). Höhere Konzentrationen an D 860, BZ 55 oder IPTD ($1,2 \times 10^{-2}\ M$) hemmen die Aspartat-Transaminase bis zu 33% (GONNARD et al., 1960).

Chlorpropamid hemmt die Transaminase aus Rattenmuskel bzw. Rattenleber nicht-kompetitiv gegenüber den Aminosäuren (z.B. Glutaminsäure, Valin) bzw. gegenüber den Ketosäuren (z.B. α-Ketoglutarsäure, Ketoisovaleriansäure) (PENTTILÄ, 1966).

Die Aktivität von Transaminasen aus *Escherichia coli* (Aspartat-Transaminase (EC 2.6.1.1) und Glutamat-Valin-Transaminase) wird durch $10^{-2}\ M$ BZ 55 bis zu

---

11. In der Arbeit fehlen Angaben über die untersuchten D 860-Konzentrationen.
12. In der Arbeit fehlen Angaben über die Herkunft der Erythrocyten.
13. Experimentelle Einzelheiten über die Messungen wurden nicht publiziert.

39% gehemmt. $10^{-3} M$ BZ 55 hat keinen Einfluß auf die Enzymaktivität. Die Biosynthese der beiden Coli-Transaminasen wird durch $10^{-4} M$ BZ 55 nicht signifikant beeinflußt (Hicks, 1961a, 1961b).

Literatur

Ashmore, J., Cahill, G. F., Hastings, A. B.: Inhibition of glucose-6-phosphatase by hypoglycemic sulfonylureas. Metabolism 5, 774 (1956a).
— Hastings, A. B., Nesbett, F. B., Renold, A. E.: Studies on carbohydrate metabolism in rat liver slices. VI. Hormonal factors influencing glucose-6-phosphatase. J. biol. Chem. 218, 77 (1956b).
Bänder,A.: Histologische Untersuchungen nach Gaben des oralen Antidiabetikums Rastinon. Med. u. Chem. 4, 119 (1958).
— Zum Wirkungsmechanismus blutzuckersenkender Sulfonylharnstoffe D 860 und BZ 55. Dtsch. med. Wschr. 84, 996 (1959).
Bloch, K.: Die Biosynthese des Cholesterins. Angew. Chem. 77, 944 (1965).
Bornstein, J.: Inhibition of alanine transaminase by the hypoglycaemic sulphonylurea derivatives. Nature (Lond.) 179, 534 (1957).
Bose, B. C., Vijayvargiya, R., Saifi, A. Q.: Observations on the effect of tolbutamide and alloxan on transaminases, cholinesterase and succinic dehydrogenase. Indian J. med. Sci. 15, 106 (1961).
Chatelet, L. R. de, McDonald, H. J.: The in vitro effect of two oral hypoglycemic agents on hepatic protein synthesis. Proc. Soc. exp. Biol. (N.Y.) 122, 765 (1966).
Creutzfeldt, W., Söling, H.-D.: Orale Diabetestherapie und ihre experimentellen Grundlagen. Ergebn. inn. Med. Kinderheilk. 15, 1 (1960).
Dalidowicz, J. E., McDonald, H. J.: Site of the in vitro inhibition of cholesterol biosynthesis to tolbutamide and phenethylbiguanide. Biochemistry 4, 1138 (1965).
Desforges, J. F., Kalaw, E., Gilchrist, P.: Inhibition of glucose-6-phosphate dehydrogenase by hemolysis inducing drugs. J. Lab. clin. Med. 55, 757 (1960).
Duncan, L. J. P., Baird, J. D.: Compounds administered orally in the treatment of diabetes mellitus. Pharmacol. Rev. 12, 91 (1960).
Falcone, A. B., Mao, L., Shrago, E.: A study of the action of hypoglycemia-producing biguanide and sulfonylurea compounds on oxidative phosphorylation. J. biol. Chem. 237, 904 (1962).
Fry, I. K., Wright, P. H.: The action of hypoglycaemic sulphonylureas on carbohydrate metabolism in the fasted rat. Brit. J. Pharmacol. 12, 350 (1957).
Gonnard, M. P., Godefroy, M. M., Delcorte, M.: Action de sulfamides hypoglycémiants sur quelques systèmes enzymatiques in vitro. Ann. pharm. franç. 18, 658 (1960).
Gonnard, P., Pelou, A., Philippon, C. N.: Action de la carbutamide (BZ 55) sur l'adrénalinogénèse. Bull. Soc. Chim. biol. (Paris) 41, 127 (1959).
Granick,S.: The induction in vitro of the synthesis of δ-aminolevulinic acid synthetase in chemical porphyria: a response to certain drugs, sex hormones, and foreign chemicals. J. biol. Chem. 241, 1359 (1966).
Hasselblatt, A.: Biochemische Gesichtspunkte zur Erklärung der blutzuckersenkenden und antidiabetischen Wirksamkeit von Sulfonylharnstoffderivaten. Internist (Berl.) 7, 369 (1966).
— Schmieta, J.: Aktivierung von gebundenem Insulin durch Tolbutamid. Klin. Wschr. 39, 910 (1961).
Hawkins,R.D., Haist, R.E.: The effect of BZ-55 (carbutamide) on the glucose-6-phosphatase activity in the livers of intact and alloxanized female rats. Canad. J. Biochem. 35, 215 (1957).
Hellman, B.: Carbutamide stimulation of glutamic dehydrogenase activity in the pancreatic β cells from obese-hyperclycemic mice. Metabolism 16, 1059 (1967).
Hicks, R. M.: The effect of isoniazid, carbutamide, propamidine, and pentamidine on the transaminases and growth of Escherichia coli, strain 15, mutant M_2. Biochim. biophys. Acta (Amst.) 46, 143 (1961a).
— The effect of isoniazid, carbutamide, propamidine, and pentamidine on the activity and synthesis of β-galactosidase, and the synthesis of transaminases in Escherichia coli, strain 15, mutant M_2. Biochim. biophys. Acta (Amst.) 46, 152 (1961b).
Kitani, T.: An enzymic approach to the hypoglycemic mechanism of sulfonylurea (D 860). III. The influence of D 860 on carbonic anhydrase and phosphatase. Nippon Naibunpi Gakkai Zasshi (Folia endocr. Jap.) 36, 1627 (1960). [Chem. Abstr. 55, 9643f (1961)].

KNITSCH, K. W.: Beitrag zum Wirkungsmechanismus des blutzuckersenkenden Harnstoffderivates N-[4-Methyl-benzolsulfonyl]-N'-butyl-harnstoff. Hoppe-Seylers Z. physiol. Chem. **309**, 184 (1957).

KRAUSE, J., MARKAU, K., MINSSEN, M., SUND, H.: Quaternary structure and enzymic properties of beef liver glutamate dehydrogenase. In: Pyridine nucleotide-dependent dehydrogenases (ed. by H. SUND), p. 279. Berlin-Heidelberg-NewYork: Springer 1970.

LYNEN, F.: Der Weg von der „aktivierten Essigsäure" zu den Terpenen und Fettsäuren. Angew. Chem. **77**, 929 (1965).

MASKE, H.: Role of zinc in insulin secretion. In: Diabetes (ed. by R. H. WILLIAMS), p. 46. NewYork: Paul B. Hoeber 1960.

— MUNK, K., HOMAN, J. D. H., BOUMAN, J., MATTHIJSEN, R.: Über die Verteilung von Insulin und Zink in verschiedenen Zellbestandteilen der Rieseninseln bei Flundern und Schollen (Pleuronectiden). Z. Naturforsch. **11b**, 407 (1956).

MCDONALD, H. J., DALIDOWICZ, J. E.: In vitro inhibition of cholesterol biosynthesis from acetate-1-C^{14} and mevalonate-2-C^{14} by hypoglycemic compounds. Biochemistry **1**, 1187 (1962).

MIRSKY, I. A., PERISUTTI, G., DIENGOTT, D.: The inhibition of insulinase by hypoglycemic sulfonamides. Metabolism **5**, 156 (1956).

MEHNERT, H., SCHÄFER, G., KALIAMPETSOS, G., STUHLFAUTH, K., ENGELHARDT, W.: Die Insulinsekretion des Pankreas bei extracorporaler Perfusion. II. Durchströmungen der Bauchspeicheldrüse mit Periston, Glucose, Carbutamid und Biguaniden. Klin. Wschr. **22**, 1146 (1962).

MOHNIKE, G., KNITSCH, K. W., BOSER, H., WERNER, G., WERNER, S.: Untersuchungen über die Wirkung von N-[4-Methyl-benzolsulfonyl]-N'-butyl-harnstoff (D 860) an Geweben und Fermenten in vitro. Dtsch. med. Wschr. **82**, 1580 (1957).

NARAHARA, H. T., WILLIAMS, R. H.: Reduction of insulin by extracts of rat liver. J. biol. Chem. **234**, 71 (1959).

PENTTILÄ, I. M.: Effect of insulin, chlorpropamide and tolbutamide on the metabolism of branched chain amino acids. Ann. Med. exp. Biol. Fenn. **44**, Suppl. 11 (1966).

SALAS, M., VIÑUELA, E., SOLS, A.: Insulin-dependent synthesis of liver glucokinase in the rat. J. biol. Chem. **238**, 3535 (1963).

SCHEPPER, P. J. DE: Metabolic effects of hypoglycemic sulfonylureas. I. In vitro effect of sulfonylureas on leucine incorporation and metabolism and on respiration of rat tissues. Biochem. Pharmacol. **16**, 2337 (1967).

SEGAL, H. L., WASHKO, M. E.: Studies of liver glucose 6-phosphatase. III. Solubilization and properties of the enzyme from normal and diabetic rats. J. biol. Chem. **234**, 1937 (1959).

STEINER, D. F., KING, J.: Induced synthesis of hepatic uridine diphosphate glucose-glycogen glucosyltransferase after administration of insulin to alloxan-diabetic rats. J. biol. Chem. **239**, 1292 (1964).

— WILLIAMS, H.: Respiratory inhibition and hypoglycemia by biguanides and decamethylenediguanidine. Biochim. biophys. Acta (Amst.) **30**, 329 (1958).

STRÄSSLE, R., PLETSCHER, A.: Über Hemmung von Insulinase durch Sulfonylharnstoffe. Klin. Wschr. **35**, 719 (1957).

STRAUZENBERG, S. E., HALLER, H.: Zum heutigen Stand der Kenntnisse und Anschauungen über den Wirkungsmechanismus der peroralen Antidiabetika aus der Sulfonylharnstoffreihe. Mannheim: C. F. Boehringer & Soehne GmbH 1965.

SUMM, H. D.: Untersuchungen über die Aktivität von Stoffwechselenzymen bei Lactation, Diabetes mellitus und Behandlung mit oralen antidiabetischen Mitteln. Dissertation, Universität Freiburg, 1958.

SUND, H.: Über die Einwirkung von Sulfonylharnstoffderivaten auf das Assoziations-Dissoziations-Gleichgewicht von zinkhaltigen Proteinen. Verhandlungen, 4e Congrès de la Fédération Internationale du Diabète (publ. par M. DEMOLE), vol. I, p. 726. Genf: Editions Médecine et Hygiène 1961.

— Struktur und Wirkungsweise NAD-abhängiger Dehydrogenasen. In: Mechanismen enzymatischer Reaktionen (14. Colloquium der Gesellschaft für Physiologische Chemie), S. 318. Berlin-Göttingen-Heidelberg: Springer 1964a.

— Struktur und Wirkungsweise der Glutaminsäuredehydrogenase aus Rinderleber. Ein Beitrag zur Beziehung zwischen Quartärstruktur und Enzymeigenschaften von Proteinen. Habilitationsschrift, Freiburg 1964b.

— Fluorescence studies of zinc binding to beef liver glutamate dehydrogenase. (Studies on glutamate dehydrogenase, part III). Acta chem. scand. **19**, 390 (1965a).

— Zinkenzyme: Funktion und Struktur. Z. naturwiss.-medizin. Grundlagenforsch. **2**, 284 (1965b).

— The pyridine nucleotide-dependent dehydrogenases. In: Biological oxidations (ed. by T. P. SINGER), p. 641. New York: Interscience 1968a.

Sund, H., Burchard, W.: Sedimentation coefficient and molecular weight of beef liver glutamate dehydrogenase at the microgram and the milligram level. Europ. J. Biochem. 6, 202 (1968b).
— Pilz, I., Herbst, M.: The X-ray small-angle investigation of beef liver glutamate dehydrogenase. Europ. J. Biochem. 7, 517 (1968c).
— Weber, K.: Die Quartärstruktur der Proteine. Angew. Chem. 78, 217 (1966); The quaternary structure of proteins. Angew. Chem., Int. Ed. 5, 231 (1966).
Tropeano, L., Belfiore, F., Stefano, S. di: Inibizione esercitata dalle solfaniluree sulla attivita' succinodeidrasica di omogenati di cuore di cavia. Boll. Soc. ital. Biol. sper. 36, 491 (1960a).
— — — Azione della carbutamide e della clorpropamide sulla attività latticodeidrogenasica di omogenati di cuore di cavia. Boll. Soc. ital. Biol. sper. 36, 501 (1960d).
— Stefano, S. di, Belfiore, F.: Inibizione esercitata dalle solfaniluree sulla attivita' arginasica di omogenati di fegato di cavia. Boll. Soc. ital. Biol. sper. 36, 495 (1960b).
— — — Esclusione di una evidente azione inibente delle solfaniluree sulla attivita' aldolasica di omogenati di fegato di cavia. Boll. Soc. ital. Biol. sper. 36, 498 (1960c).
Ungar, G., Psychoyos, S., Hall, H. A.: Action of phenethylbiguanide, a hypoglycemic agent, on tricarboxylic acid cycle. Metabolism 9, 36 (1960).
Vallee, B. L.: Biochemistry, physiology and pathology of zinc. Physiol. Rev. 39, 443 (1959).
— Metal and enzyme interactions: correlation of composition, function and structure. In: The enzymes, 2nd ed. (ed. by P. D. Boyer, H. Lardy and K. Myrbäck), p. 225. New York: Academic Press 1960.
Wallenfels, K., Creutzfeldt, W., Summ, H. D.: Die Enzyme des Kohlenhydratstoffwechsels in Leberpunktaten von Normalpersonen und Diabetikern. Verhandlungen, 3. Kongreß der International Diabetes Federation, S. 330. Stuttgart: Thieme 1959.
— Summ, H. D.: Hemmung und Aktivierung von DPN+-abhängigen Zinkenzymen durch blutzuckersenkende Sulfonylharnstoffverbindungen. Klin. Wschr. 35, 849 (1957).
— — Creutzfeldt,W.: Enzymatische Untersuchungen zum Wirkungsmechanismus der blutzuckersenkenden Medikamente. Dtsch. med. Wschr. 82, 1581 (1957).
— Sund, H., Burchard, W.: Über den Einfluß von BZ 55 auf die Aggregation des Insulins in Gegenwart von Zinkionen. Biochem. Z. 335, 315 (1962).
Weber, G., Cantero, A.: Effect of orinase on hepatic enzymes involved in glucose-6-phosphate utilization. Metabolism 7, 333 (1958).
— Stamm, N. B., Fisher, E. A.: Insulin: Inducer of pyruvate kinase. Science 149, 65 (1965).
Wick, A. N., Larson, E. R., Serif, G. S.: A site of action of phenethylbiguanide, a hypoglycemic compound. J. biol. Chem. 233, 296 (1958).

Light Microscopic and Electron Microscopic Changes and *in Vitro* Effects of Sulfonylureas

Paul E. Lacy

With 3 Figures

The discovery of insulin is justly acclaimed as a tremendous triumph in the therapy of diabetes mellitus. Untold millions of lives have been saved by this replacement therapy and yet the unremitting, complicating ravages of this disease continued unabated as longevity was increased by this hormone and our basic understanding of the cause and mechanism of development of diabetes has remained in darkness. The discovery of the sulfonylurea compounds as oral hypoglycemic agents ushered in a new era for the basic scientist working in this field. These simple compounds were able to slip behind a wall of scientific ignorance enclosing the beta cells, unleash a depot of insulin and return the blood sugar to normal values. As clinical and basic investigations progressed, it was apparent that the sulfonylurea compounds were effective when a significant reservoir of insulin was present in the pancreas. Thus it was forcefully brought to the attention of every scientist working in this field the almost complete lack of basic information on the mechanisms of formation, storage and release of insulin by the beta cell and the internal controls which regulate each of the processes. Attention has been focused once again upon the islets of Langerhans in an attempt to understand these normal mechanisms and to accompany the sulfonylurea compounds through the wall of ignorance and observe how these agents circumvent the abnormal barrier to glucose-induced insulin release. Elucidation of these normal processes and the mechanism of action of these compounds will provide insight into the etiology and pathogenesis of a segment of the disease—diabetes mellitus. The purpose of this chapter is to review some of the recent advances in the elucidation of the intracellular mechanisms involved in response to glucose as the normal stimulus for insulin secretion in man and comparing these events with the action of the sulfonylurea compounds. Hopefully this compilation will stimulate further basic investigations in comparing the action of glucose and these compounds and at some time in the future the defect or defects which must reside in the beta cells of certain diabetics will be unveiled.

1. Morphologic Events in Beta Cell Secretion

Light microscopy in conjunction with specific stains for beta granules, Gomori (1946); Gomori (1950) has been used to demonstrate the degranulation which occurs following the administration of glucose to an experimental animal. It has been demonstrated repeatedly, that the sulfonylurea compounds also produce degranulation of beta cells, Creutzfeldt et al. (1956); Gepts et al. (1956); Loubatières et al. (1956); Pfeifer et al. (1957); Bänder et al. (1957); Volk et al.

(1957); Scholer et al. (1958). Unfortunately, the limitations imposed by this technique made it difficult to gain much further insight into the normal mechanism of insulin secretion and to compare the action of glucose and the sulfonylurea compounds.

In the mid 1950's, electron microscopy was being developed as a tool which could be utilized to study the internal structure of cells and to correlate changes in these structures with different functional states. An area of obvious application of this tool was the study of the islets of Langerhans. Initially, ultrastructural criteria were established for the identification of the different types of islet cells,

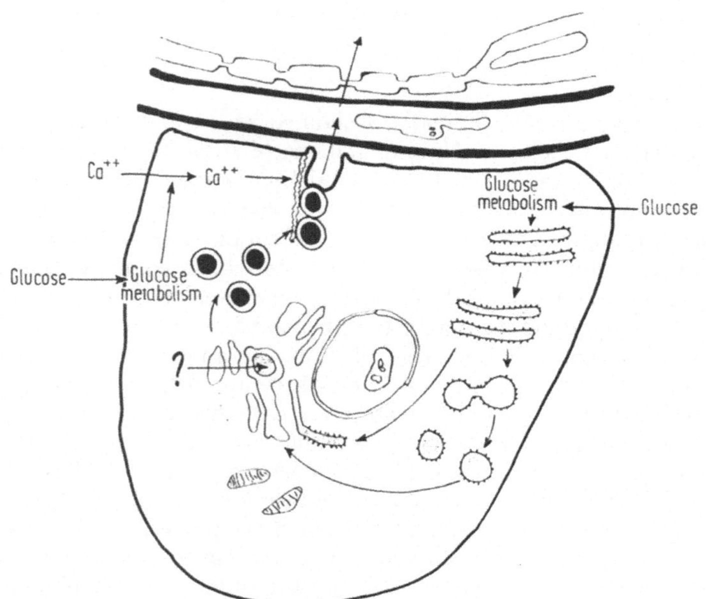

Fig. 1. Ultrastructural events in the secretion of beta granules

Lacy (1957a, 1957b); Bencosme et al. (1958). After this was accomplished, it was then possible to initiate investigations of the changes in the organelles of the beta cell during the process of the formation, storage and release of beta granules, Lacy et al. (1959); Williamson et al. (1961); Lacy (1961).

The major steps involved in insulin secretion are shown schematically in Fig. 1. The beta granules are apparently formed within the endoplasmic reticulum—appearing first as an amorphous substance between the lamellar membranes of the reticulum. This material may represent a precursor of insulin or "pro-insulin" since the insulin content of the pancreas as measured by the epididymal fat-pad technique, was extremely low when the beta cells of the rat contained this amorphous material within the endoplasmic reticulum, Williamson et al. (1961). Steiner et al. (1967) has demonstrated recently the presence of a "pro-insulin" in isolated islets maintained in vitro. Further ultrastructural and biochemical studies are needed to determine if this amorphous substance corresponds to the "pro-insulin" described by Steiner. In the next phase of the formation of the beta granules, the endoplasmic reticulum is transformed from a lamellar structure to a saccular form. The sacs are pinched off from the lamellar ergastoplasm and still retain ribosomes on the outer surface of the membranes and the amorphous material within the lumen of the sacs. The next stage in the formation of the beta granules is not clearly established. Since a few mature beta granules were observed with ribosomes still attached to their encasing membranes it was assumed that the maturation of the granules occurred in the endoplasmic reticulum. Early studies on the developing rat pancreas were interpreted by FERREIRA (1957) that mature beta granules were formed in the Golgi complex. Electron microscopic

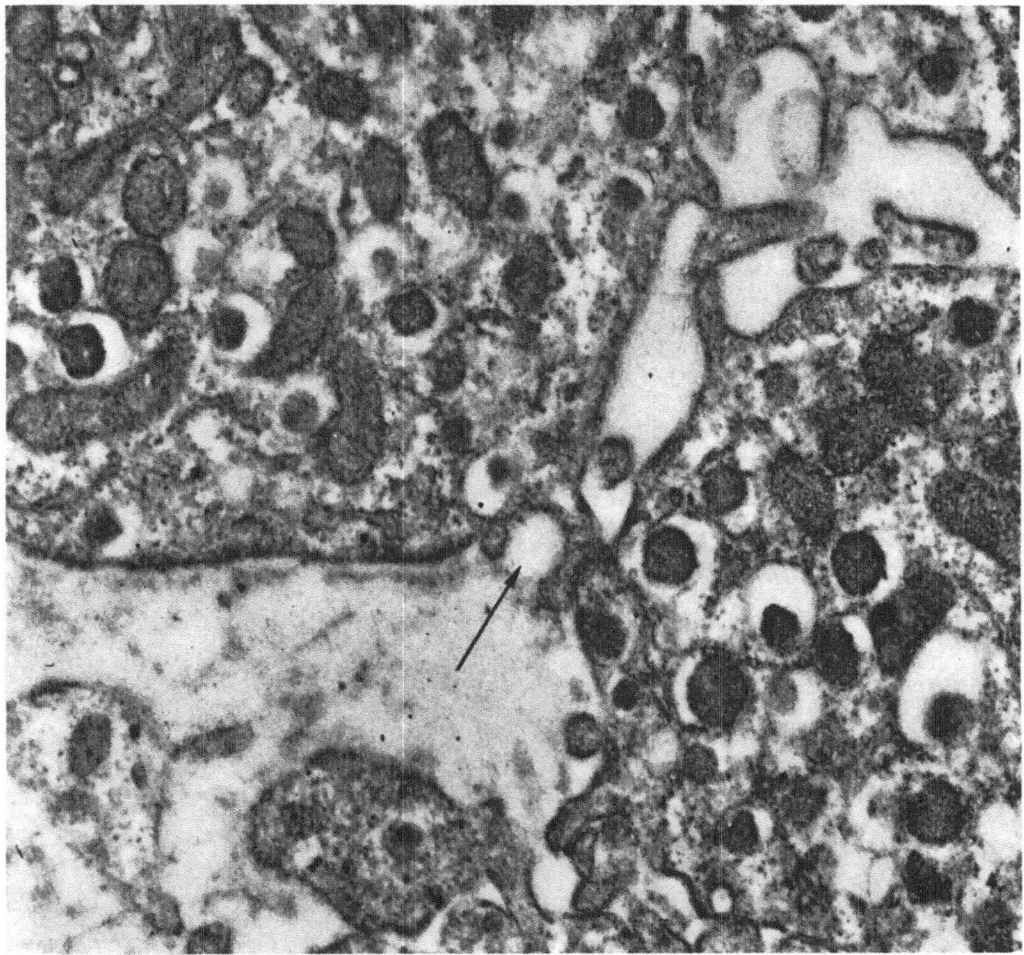

Fig. 2. Electronmicrograph of a beta cell of the rat pancreas following the administration of tolbutamide. The remnant of the membranous sac (arrow) encasing a beta granule is attached to the plasma membrane and forms a concavity on the cell surface as a result of the process of emiocytosis. Magnification approximately 35000×

autoradiographic studies of the fate of a radioactive-labelled amino acid are needed to determine whether the Golgi apparatus is involved in beta granule formation. Preliminary studies in our laboratory using isolated islets maintained *in vitro* and electron microscopic autoradiography appear to indicate that the granules may be transferred to the Golgi complex after formation in the endoplasmic reticulum however additional studies are needed to be certain of this point. Regardless of whether the granules proceed through the Golgi apparatus or remain in the cytoplasm, the ribosomes are lost from the surface of the membrane and the mature granules are enclosed in smooth membranous sacs. Upon stimulation of the beta cells to secrete insulin, the beta granules surrounded by their membranous sacs move to the cell surface, the sacs fuse with the plasma membrane, rupture and the granules are liberated extracellularly where they

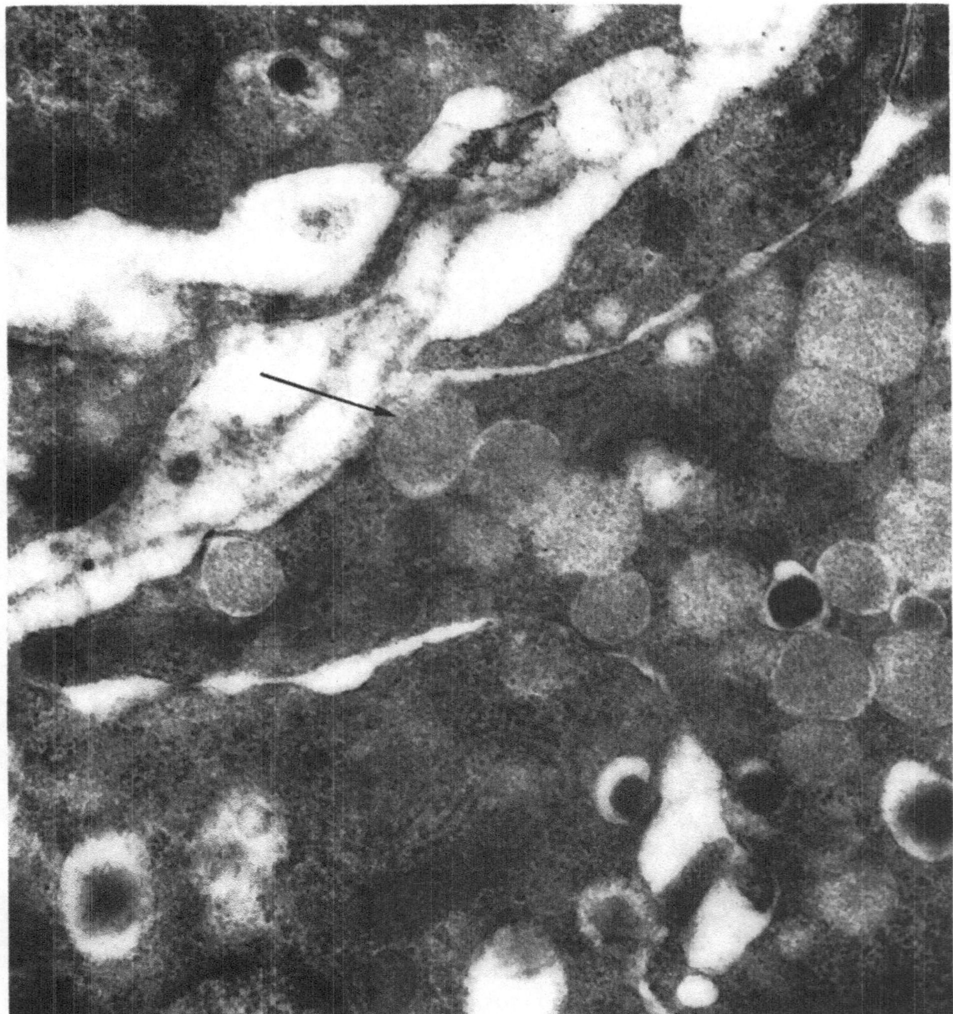

Fig. 3. Several beta granules in tandem (arrow) are in the process of being liberated by emiocytosis at the same locus on the plasma membrane. Magnification approximately 35000×

undergo rapid dissolution. This process is called emiocytosis. An interesting feature of this simple process of secretion is that several granules are apparently liberated in tandem at the same point on the cell membrane as illustrated in Fig. 2. Microvilli or cytoplasmic projections are observed along the cell surface during rapid secretion of beta granules and we have postulated that these cellular projections are formed as a result of the liberation of beta granules at specific loci with the membranous sacs fusing to the cell wall forming periodic indentations and leaving intervening cytoplasmic stalks projecting from the surface. The mechanism of this mode of secretion could be due either to specific loci of altered membrane potential which would attract the membranous sacs around the beta granules or the possible presence of an undisclosed filamentous, internal cytoskeleton linking the sacs to the cell wall.

The mechanism of secretion was the same, emiocytosis, regardless of whether glucose or tolbutamide was used to stimulate the beta cells, LACY (1961). Fig. 3 illustrates a portion of a membranous sac fused with the plasma membrane following the liberation of a beta granule after administration of tolbutamide. In the rat, no evidence of disintegration of beta granules or change in their ultrastructure was observed following injections of tolbutamide. Emiocytosis has been demonstrated as the mode of secretion of beta granules following the administration of tolbutamide or glucose to other species of experimental animals, LAZARUS et al. (1962); VOLK et al. (1963); THERET et al. (1963). Thus from the standpoint of morphology, the mode of secretion is the same for both tolbutamide and glucose.

One ultrastructural difference does exist in the effect of tolbutamide and glucose in the beta cell. Glucose administration produces both stimulation of insulin secretion and formation, thus it is extremely difficult to separate these processes morphologically in acute experiments using glucose. In contrast, tolbutamide appears to produce a greater stimulation of insulin release than of insulin formation in acute studies. In the rat, two injections of tolbutamide (150 mg/kg) in a period of 8 hours produced marked degranulation of beta cells and 16 hours after the last injection the cells were filled with sacs of endoplasmic reticulum which contained an amorphous substance and the insulin content of the pancreas was extremely low, WILLIAMSON et al. (1961). This delay in regranulation made it possible to reconstruct the ultrastructural events in reformation of the beta granules which was not possible using acute injections of glucose since release and reformation of beta granules were occurring together.

2. Biochemical Events in Beta Cell Secretion

Delineation of the biochemical events in beta cell secretion is most crucial for comparing the stimulatory effects of glucose and the sulfonylurea compounds on insulin release. Since the islets of Langerhans comprise only 1—2% of the total volume of the pancreas, a variety of approaches have been devised to circumvent this problem. Qualitative histochemical studies of the islets have been accomplished using light and electron microscopy and suggestive evidence for a difference in the action of glucose and tolbutamide was obtained by LAZARUS (1959). In these qualitative studies, the sulfonylurea compounds decrease glucose-6-phosphatase activity in beta cells and cortisone-induced hyperglycemia did not affect the activity of this enzyme.

Zinc has been localized histochemically in the islets and loss of zinc from the islets of the rabbit has paralleled the loss of beta granules following glucose administration, MASKE (1953). However, administration of sulfonylurea compounds produced degranulation of beta cells with no significant change in the histochemical demonstration of zinc within the islets, MASKE (1956). This finding is of interest but cannot be adequately interpreted at the present time since it is still unknown as to whether zinc is associated with insulin in the beta granules and whether it has any role to play in the normal process of beta cell secretion.

Quantitative histochemical techniques of LOWRY (1953) have been utilized to determine activities of enzymes within the islets which may be involved in glucose metabolism, Lacy (1962). These studies have been helpful in establishing quantitative information on enzyme activity in the islets but thus far have not demonstrated a specific enzyme change that can be correlated with stimulation of insulin secretion by glucose and in the limited studies reported no direct effects of the sulfonylurea compounds on enzyme activity and insulin secretion have been demonstrated, Kissane et al. (1963).

The utilization of the intact animal for the study of intracellular biochemical events in insulin secretion is fraught with many difficulties in terms of delineating a direct or indirect effect of a particular agent on the beta cells. In recent years, a number of techniques have been developed which permit the maintenance of the pancreas *in vitro* in order to determine the direct effect of different agent on insulin secretion. These studies have also been feasible as a result of development of sensitive immuno-chemical methods for the assay of insulin, Morgan et al. (1963); Hales et al. (1963). Glucose has been demonstrated to stimulate insulin secretion *in vitro* using segments of rabbit pancreas, Coore et al. (1961), beef pancreas, Taylor et al. (1964), toadfish islets, Lazarow (1963); Humbel (1965), perfused rat pancreas, Grodsky et al. (1963); Sussman et al. (1966) and isolated islets of the rat, Lacy et al. (1967). The direct addition of tolbutamide *in vitro* also stimulates insulin secretion, Coore et al. (1961); Sussman (1966); Frerichs et al. (1965); Bouman et al. (1961). These *in vitro* studies firmly establish the fact that the sulfonylurea compounds act directly on the islets in initiating insulin release.

In attempting to dissect the biochemical events of insulin secretion, a series of blocking agents have been utilized. The addition of *in vitro* of epinephrine, Coore et al. (1961), diazoxide, Howell et al. (1966), mannoheptulose, Coore et al. (1961), glucosamine, Martin et al. (1965) and 2-deoxyglucose, Kilo et al. (1967) have resulted in the inhibition of insulin secretion in the presence of high concentrations of glucose. In contrast, tolbutamide is able to stimulate insulin secretion in the presence of diazoxide, Howell et al. (1966), mannoheptulose, Coore et al. (1961) and glucosamine, Martin et al. (1965) whereas epinephrine, eds.: Butterfield and van Westering (1967) blocks the stimulatory effect of tolbutamide. These findings indicate that tolbutamide does not stimulate insulin secretion through stimulation of phosphorylation of glucose since mannoheptulose apparently blocks glucose phosphorylation by inhibiting hexokinase, Coore et al. (1964) and glucosamine competitively inhibits glucose phosphorylation, Harper et al. (1949). Thus the site of action is either entirely different from glucose or it stimulates a biochemical step in insulin secretion by another pathway. At the present time it is not possible to interpret the lack of inhibitory effect of diazoxide with tolbutamide since the metabolic effects of diazoxide are not clearly established.

The finding that epinephrine blocks the action of both glucose, eds.: Butterfield and van Westering (1967) and tolbutamide is extremely interesting. Evidence has accumulated through *in vivo* and *in vitro* studies that glucagon, Samols et al. (1965); Samols et al. (1966); Crockford et al. (1966); Turner et al. (1966); Grodsky et al. (1966); Devim et al. (1966) and theophylline, Turtle et al. (1967); Lacy (1967) stimulate insulin secretion. This action was assumed to occur through stimulation of the adenyl cyclase system by glucagon with formation of cyclic 3'5'-adenosine monophosphate (AMP) and inhibition with theophylline of phosphodiesterase, an enzyme which destroys cyclic AMP. Recently, quantitative evidence for an increase in cyclic AMP within the isolated islets of the rat following the addition of glucagon and theophylline has been reported, Turtle et al. (1967). In these latter studies, epinephrine blocked insulin secretion and did not stimulate production of cyclic AMP. The possibility exists that tolbutamide may be affecting insulin secretion through stimulation of the formation or inhibition of the destruction of cyclic AMP since epinephrine blocks the stimulatory effect of both glucose and tolbutamide. Evidence against the first possibility is that tolbutamide does not stimulate further insulin secretion from the rat pancreas *in vitro* in the presence of theophylline, eds.: BUTTERFIELD and VAN WESTERING (1967). In reality, no definitive hypothesis can be established with respect to either glucose or tolbutamide and insulin secretion until quantitative information is available as to whether glucose alone will stimulate cyclic AMP production in the islets. At the present time, the effect of glucagon and theophylline on stimulation of insulin secretion could be explained on the basis of increased glycogenolysis within the islets through the action of cyclic AMP with resultant increased metabolism of glucose producing insulin release. Thus the blocking effect of epinephrine on tolbutamide-induced insulin secretion remains an enigma until further insight into the normal biochemical events involved in glucose stimulation of beta cells are elucidated.

Calcium ions have been shown to be essential for the secretion of insulin following stimulation by glucose in perfused rat pancreas, CURRY et al. (1968) and for stimulation by glucose, glucagon and theophylline in the fetal rabbit pancreas maintained *in vitro*, MILNER et al. (1967). In the perfused rat pancreas, insulin release was directly dependent on the perfusate calcium ion concentration up to 4 m Eq. 1 liter whereas insulin release from a tolbutamide stimulus was dependent on the calcium concentration throughout a range of 0.59—10.9 m Eq/liter. These studies indicate that calcium ions play a significant role in insulin secretion but further basic information is needed with respect to the mechanism of action of calcium following glucose stimulation before it is feasible to interpret the significance of the possible interrelationship of calcium ions and tolbutamide effect on the beta cells.

Glucose stimulates the uptake and incorporation of radioactive labelled amino acids into insulin in segments of pancreas and isolated islets maintained *in vitro*, PARRY et al. (1966); HOWELL et al. (1966); HOWELL et al. (1967). Studies as reported by PARRY and TAYLOR (1966) and confirmed in our laboratory using isolated islets, indicate that mannoheptulose will inhibit the stimulatory effect of glucose *in vitro* on insulin synthesis. Thus phosphorylation of glucose is necessary not only for stimulation of insulin release but also for stimulation of insulin formation. Tolbutamide does not stimulate insulin formation *in vitro* even though stimulation of insulin secretion occurs, TAYLOR et al. (1967). This finding corroborates the impression gained from earlier electron microscopic observations that tolbutamide exerts a major effect on insulin release.

The possibility has existed that the control of insulin secretion from the islets may be regulated by the concentration of insulin in the extracellular fluid surrounding the islet tissue. Recent studies utilizing isolated rat islets which are devoid of significant proteolytic destruction of insulin have demonstrated that addition of either exogenous insulin *in vitro* or of anti-insulin serum, which would immediately bind the secreted insulin, had no effect on the rate of insulin secretion by the islets in different concentrations of glucose, MALAISSE et al. (1967). These findings would eliminate the possibility that tolbutamide could be affecting insulin secretion through altering the concentration of insulin in the extracellular fluid around the islets.

The ultrastructural studies on the islets following the administration of tolbutamide indicated that the beta granules were not dissolved or altered within the beta cell but secretion occurred by emiocytosis. The possibility existed that through sampling errors direct effect of this agent could have been missed. The development of the technique for the isolation of intact rat islets, Lacy et al. (1967) has made it possible to obtain a relatively pure secretory granule fraction from homogenized islets by ultracentrifugation, Howell (1968). The granules isolated by this technique are still encased within their membranous sacs. The direct addition of tolbutamide to this granular fraction did not produce solubilization of the insulin from the granules and no ultrastructural changes were observed in the granular fraction after treatment with tolbutamide, Howell (1968). Thus it does not appear likely that tolbutamide has any direct effect on beta granules within the cells.

3. Chronic Effects of Sulfonylureas on the Islets of Langerhans

Prolonged stimulation of the islets by hyperglycemia will produce glycogen accumulation in the beta cells and in certain species the development of permanent diabetes, Dohan et al. (1948). Electron microscopic studies of the islets of dogs which were maintained in a hyperglycemic state for prolonged periods of time indicated both glycogen accumulation in beta cells as well as a "ballooning" type of degeneration of these cells, Volk et al. (1963). In contrast, stimulation of the islets by the administration of tolbutamide for several months have indicated no evidence of degeneration of beta cells by light microscopy, Bänder et al. (1957); Creutzfeldt et al. (1957). Electron microscopic studies of islets in rabbits treated with large, unphysiologic dosages of sulfonylureas for periods as long as 12 months indicated no evidence of degenerative changes, Volk et al. (1964). Hyperactivity of the beta cells was evident by the presence of increased endoplasmic reticulum, enlargement of the Golgi complex and increase in number and size of the mitochondria. No alterations were evident in either alpha or delta cells. Lazarow et al. (1962) has reported an impairment of glucose tolerance in both normal and subdiabetic rats after prolonged treatment with tolbutamide. However, the agent did not induce an overt diabetic state in the subdiabetic animals. He has suggested that the impairment may be the result of tolbutamide inducing a diminished responsiveness to hyperglycemia, induction of a secondary release of adrenalin by tolbutamide or possibly alterations in liver function may have occurred. No significant change in beta cell volume was observed in the treated and control animals. Thus definitive evidence is lacking for any exhaustive phenomenon occurring in beta cells as a result of prolonged treatment with the sulfonylurea compounds.

The question of whether neo-formation of islets is stimulated by treatment with the sulfonylureas is more difficult to resolve. Creutzfeldt et al. (1957) did not find a significant increase in islet volume in intact and hypophysectomized rats following chronic treatment with tolbutamide. Other investigators, Davidson et al. (1962); Loubatières et al. (1963) have reported a significant increase in islet weight of the rat following prolonged treatment with sulfonylurea compounds. An increase in beta cell nuclear volume, Creutzfeldt et al. (1957); Loubatières (1964); Kracht (1959) and occasional mitoses in beta cells of treated animals have also been reported, Creutzfeldt et al. (1957); Loubatières (1964); Kracht (1959); Jores et al. (1959). From the standpoint of improved function of the beta cells following treatment with sulfonylureas no enhanced insulogenic response to glucose stimulation could be demonstrated in dogs pretreated with tolbutamide for several weeks, SELTZER et al. (1965). Recent studies on insulin release *in vitro* from segments of pancreas obtained from rats pretreated for several weeks with tolbutamide indicated no enhancement of insulin release by glucose, eds.: BUTTERFIELD and VAN WESTERING (1967c). Perfusion of the rat pancreas *in vitro* following pretreatment with tolbutamide for approximately 40 days did not indicate any potentiation of insulin release following glucose, leucine, arginine or tolbutamide, eds.: BUTTERFIELD and VAN WESTERING (1967a). It is apparent that a dichotomy exists with respect to morphologic evidence of neo-formation of islets and evidence is lacking for an increased functional responsiveness of the islets to glucose after treatment with the sulfonylurea compounds.

Summary

The discovery of the hypoglycemic action of the sulfonylurea compounds has stimulated intensive investigations of the basic mechanisms concerned with the formation, storage and release of insulin in beta cells. Tolbutamide acts predominantly on insulin release from the beta cells. The mechanism of secretion is the same (emiocytosis) following stimulation with either glucose or tolbutamide. *In vitro* studies on segments of the pancreas or isolated islets indicate biochemical differences between tolbutamide and glucose with respect to insulin secretion in the presence of certain blocking agents. These differences may make it possible to delineate the normal biochemical events of insulin secretion due to glucose stimulation and the differences or similarities of the effect of the sulfonylureas compounds. Chronic administration of the sulfonylurea agents has not produced morphologic evidence of degenerative changes in the islet cells. The methodology and research tools are now available to define the biochemical and metabolic events of insulin secretion and subsequently the control mechanism for each of the steps of formation, storage and release of beta granules. The attainment of this basic knowledge will not only elucidate the precise mechanism of action of the sulfonylurea compounds in contrast to glucose but it will also provide insight into the etiology and pathogenesis of a major segment of the maturity-onset type of diabetes mellitus.

Acknowledgment

The author is deeply indebted to Miss LYDIA THOMAS for her valuable assistance in the preparation of this manuscript.

References

BÄNDER, A., HÄUSSLER, A., SCHOLZ, J.: Ergänzende pharmakologische Untersuchungen über Rastinon. Dtsch. med. Wschr. 82, 1557—1564 (1957).

BENCOSME, S. A., PEASE, D. C.: Electron microscopy of the pancreatic islets. Endocrinology 63, 1—13 (1958)

BOUMAN, P. R., GAARENSTROOM, I. H.: Stimulation by carbutamide and tolbutamide of insulin release from rat pancreas *in vitro*. Metabolism 10, 1095—1099 (1961).

BUTTERFIELD, W. J. H., WESTERING, W. VAN (eds.): Tolbutamide after ten years. International Congress Series No. 149. Excerpta Medica Foundation, pp. [a]30; [b]56; [c]58 (1967).

COORE, H. G., RANDLE, P. J.: Regulation of insulin secretion studied with pieces of rabbit pancreas incubated *in vitro*. Biochem. J. 66—78 (1961).

— — Inhibition of glucose phosphorylation by mannoheptulose. Biochem. J. 91, 56—59 (1964).

CREUTZFELDT, W., DETERING, L., WELTE, O.: Das B-Zellsystem von normalen und hypophysektomierten Ratten sowie von Kaninchen unter D 860 und diabetogenen Hormonen. Dtsch. med. Wschr. 15, 64—68 (1957).

— FINTER, H.: Blutzucker und histologische Veränderungen nach D 860 bei normalen Kaninchen. Dtsch. med. Wschr. 81, 892—896 (1956).

CROCKFORD, P. M., PORTE, D., WOOD, F. C., WILLIAMS, R. H.: Effect of glucagon on serum insulin, plasma glucose and free fatty acids in man. Metabolism 15, 114—122 (1966).

CURRY, D. L., BENNETT, L. L., GRODSKY, G. M.: Requirement for calcium ion in insulin secretion by the perfused rat pancreas. Amer. J. Physiol. 214, 174—178 (1968).

DAVIDSON, J. K., HAIST, R. E.: Islet weight studies in rats treated with tolbutamide. Diabetes 11, 115—120 (1962).

DEVRIM, S., RECANT, L.: Effect of glucagon on insulin release *in vitro*. Lancet 1966 II, 1227—1228.

DOHAN, F. C., LUKENS, F. D. W.: Experimental diabetes produced by the administration of glucose. Endocrinology 42, 244—262 (1948).

FERREIRA, D.: L'ultrastructure des cellules du pancreas endocrine chez l'embryon et le rat nouveau-né. J. Ultrastruct. Res. 1, 14—25 (1957).

FRERICHS, H., REICH, V., CREUTZFELDT, W.: Insulinsekretion *in vitro*. I. Hemmung der glukoseinduzierten Insulinabgabe durch Insulin. Klin. Wschr. 43, 136 (1965).

GEPTS, W., CHRISTOPHIE, J., BELLENS, R.: Etude experimentale de l'action du BZ55 sur le rat normal ou alloxanisé I et II. Ann. Endocr. (Paris) 17, 278—289 (1956).

GOMORI, G.: Differential stains for cell types in the pancreatic islets. Amer. J. Path. 15, 497—500 (1946).

— Aldehyde fuchsin: A new stain for elastic tissue. Amer. J. clin. Path. 20, 665 (1950).

GRODSKY, G. M., BATTS, A. A., BENNETT, L. L., VALLA, C., McWILLIAMS, N. B., SMITH, D. F.: Effects of carbohydrates on secretion of insulin from isolated rat pancreas. Amer. J. Physiol. 205, 638—664 (1963).

— BENNETT, L. L.: Effect of glucose "pulse", glucagon and the cations Ca++, Mg++ and K+ on insulin secretion *in vitro*. J. clin. Invest. 45, 1018 (1966).

HALES, C. N., RANDLE, P. J.: Immunoassay of insulin with insulin-antibody precipitate. Biochem. J. 88, 137—146 (1963).

HARPER, R. P., QUASTEL, J. H.: Phosphorylation of d-glucosamine by brain extracts. Nature (Lond.) 164, 693—694 (1949).

HOWELL, S. L.: Isolation and properties of secretion granules from rat islets of Langerhans. Abstr. Amer. Diab. Assoc. Meeting, 1968.

— TAYLOR, K. W.: Effects of glucose concentration on incorporation of (³H) leucine into insulin using isolated mammalian islets of Langerhans. Biochim. biophys. Acta (Amst.) 130, 519—521 (1966a).

— — Effects of diazoxide on insulin secretion *in vitro*. Lancet 1966 II, 128—129.

— — The secretion of newly synthesized insulin *in vitro*. Biochem. J. 102, 922—928 (1967).

HUMBEL, R. E.: Biosynthesis of two chains of insulin. Proc. nat. Acad. Sci. (Wash.) 53, 853—859 (1965).

JORES, J., KRACHT, J.: Wirkung von Sulfonylharnstoffverbindungen auf die Mitosenfrequenz der insularen B-Zellen. Acta endocr. (Kbh.) 32, 243—254 (1959).

KILO, C., DEVRIM, S., BAILEY, R., RECANT, L.: Studies *in vivo* and *in vitro* of glucose stimulated insulin release. Diabetes 16, 377—384 (1967).

KISSANE, J. M., BROLIN, S. E.: Enzymatic activity of pancreatic islets and acini in normal and tolbutamide-treated rats. J. Histochem. Cytochem. 11, 197—201 (1963).

KRACHT, J.: Experimentelle Morphologie des Inselorgans unter BZ-55, D 860 und IPTD. Medizinische 12, 525 (1959).

LACY, P. E.: Electron microscopic identification of different cell types in the islets of Langerhans of the guinea pig, rat, rabbit and dog. Anat. Rec. 128, 255—268 (1957a).

— Electron microscopy of the normal islets of Langerhans. Diabetes 6, 498—507 (1957b).

— Electron microscopy of beta cell of pancreas. Amer. J. Med. 31, 851—859 (1961).

— Quantitative histochemistry of islets of Langerhans: I. Lactic, malic, glucose-6-phosphate and 6-phosphogluconic dehydrogenase activities of beta cells and acini. Diabetes 11, 96—100 (1962).

— The pancreatic beta cell. New Engl. J. Med. 276, 187—194 (1967).

— CARDEZA, A. F., WILSON, W. D.: Electron microscopy of rat pancreas. Diabetes 8, 36—44 (1959).

— KOSTIANOVSKY, M.: Method for the isolation of intact islets of Langerhans from the rat pancreas. Diabetes 16, 35—39 (1967).

LAZAROW, A.: Functional characterization and metabolic pathways of pancreatic islet tissue. Recent Progr. Hormone Res. 19, 489—546 (1963).

— CARPENTER, A. M., MORGAN, C., WRIGHT, D.: Effects of long-term administration of tolbutamide in normal, subdiabetic and diabetic rats. Diabetes 11, Supplement, 103—115 (1962).

LAZARUS, S. S.: Acid and glucose-6-phosphatase activity of pancreatic beta cells after cortisone and sulfonylureas. Proc. Soc. exp. Biol. (N.Y.) 102, 303 (1959).

— VOLK, B. W.: Ultramicroscopic and histochemical studies on pancreatic beta cells stimulated by tolbutamide. Diabetes 11, Supplement, 2—11 (1962)

LOUBATIÈRES, A.: Physiologie et pharmacodynamic de certains derivés sulfamides hypoglycémiants. Contribution à l'étude des substances synthétique à tropisme endocrinen. Thèse Doct. Sci. naturelles, Montpelier, No. 86. CAUSSE, GRAILLE et CASTELMAN, eds. Montpelier, France (1964).

— BOUYARD, P., LACKS, C. F. DE: Arguments en faveur de l'origine pancréatique de l'action hypoglycémiante et anti-diabétique du para-aminobenzene-sulfamido-isopropylthiodiazol. J. Physiol. (Paris) 48, 618—620 (1956).

— FREUTEAU DE LACLOS, C., HOUAREAU, M. H., ALRIC, R.: Etude quantitative de la néogenèse des ilots de Langerhans du pancreas, parvoquée par un sulfamide hypoglycémiant, le tolbutamide. Soc. Biol. (Montpelier) 151, 1652—1654 (1963).

LOWRY, O. H.: Quantitative histochemistry of brain: Histological sampling. J. Histochem. Cytochem. 1, 420—428 (1953).

MALAISSE, W. J., MALAISSE-LAGAE, F., LACY, P. E., WRIGHT, P. H.: Insulin secretion by isolated islets in the presence of glucose, insulin and anti-insulin serum. Proc. Soc. exp. Biol. (N.Y.) 124, 497—500 (1967).

MARTIN, J. M., BAMBERS, G.: Insulin secretion in glucosamine-induced hyperglycemia in rats. Amer. J. Physiol. 209, 797—802 (1965).

MASKE, H.: Beobachtungen über das Zink in den Langerhansschen Inseln des Pankreas und seine Beziehungen zur Inselfunktion. Z. Naturforsch. 8b, 96—104 (1953).

— Vorläufige Beobachtungen über das Verhalten des histochemisch nachweisbaren Zinks in den Langerhansschen Inseln von Kaninchen nach i.v. Injektion von D 860. Dtsch. med. Wschr. 81, 899—900 (1956).

MILNER, R. D. G., HALES, C. N.: The role of calcium and magnesium in insulin secretion from rabbit pancreas studied in vitro. Diabetologia 3, 47—49 (1967).

MORGAN, C. R., LAZAROW, A.: Immunoassay of insulin: Two antibody system. Diabetes 12, 115—126 (1963).

PARRY, D. G., TAYLOR, K. W.: The effects of sugars on incorporation of (^{3}H) leucine into insulins. Biochem. J. 100, 2c—4c (1966).

PFEIFFER, E. F., STEIGERWALD, H., SANDRITTER, W., BÄNDER, A., MAGER, A., BECKER, V., RETIENE, K.: Vergleichende Untersuchungen von Morphologie und Hormongehalt des Kalbspankreas nach Sulfonylharnstoffen (D 860). Dtsch. med. Wschr. 82, 1568—1574 (1957).

SAMOLS, E., GERMANO MARRI, M. B., MARKS, V.: Interrelationship of glucagon, insulin and glucose. Diabetes 15, 855—866 (1966).

— MARRI, G., MARKS, V.: Promotion of insulin secretion by glucagon. Lancet 1965 II, 415.

SCHOLER, H. F. L., GAARNSTROOM, J. H.: The effect of BZ-55 on the pancreatic islets. Acta endocr. (Kbh.) 29, 147—159 (1958).

SELTZER, H. S., ALLEN, W. E., BRENNAN, M. T.: Failure of prolonged sulfonylurea administration to enhance isulogenic response to glycemia stimulus. Diabetes 7, 392—395 (1965).

STEINER, D. F., CUNNINGHAM, D.: Insulin biosynthesis: Evidence for a precursor. Science 157, 697—700 (1967).

SUSSMAN, K. E., VAUGHAM, G. D., TIMMER, R. F.: An in vitro method for studying insulin secretion in the perfused isolated rat pancreas. Metabolism 15, 466—476 (1966).

TAYLOR, K. W., PARRY, D. G.: Tolbutamide and the incorporation of (^{3}H) leucine into insulin in vitro. J. Endocr. 39, 457—458 (1967).

— — SMITH, G. H.: Biosynthetic labelling of mammalian insulins in vitro. Nature (Lond.) 203, 1144 (1964).

THERET, C., TAMBOISE, E.: Ultrastructure of islands of Langerhans after action of arylsulfonamides: Electron microscopy study in guinea pig. Ann. Endocr. (Paris) 24, 169—195 (1963).

TURNER, D. S., MCINTYRE, N.: Stimulation by glucagon of insulin release from rabbit pancreas in vitro. Lancet 1966 I, 351—352.

TURTLE, J. R., KIPNIS, D. M.: An adrenergy receptor mechanism for the control of cyclic 3′5′-adenosine monophosphate synthesis in tissues. Biochem. biophys. Res. Commun. 28, 797—802 (1967a).

— — Stimulation of insulin secretion by theophylline. Nature (Lond.) 213, 727—728 (1967b).

VOLK, B. W., GOLDNER, M. G., WEISENFELD, S., LAZARUS, S. S.: Functional and histological studies concerning the action of sulfonylureas. Ann. N.Y. Acad. Sci. 71, 141—151 (1957).

— LAZARUS, S. S.: Ultramicroscopic studies of rabbit pancreas during cortisone treatment. Diabetes 12, 162—173 (1963a).

— — Ultramicroscopic evolution of B cell ballooning degeneration in diabetic dogs. Lab. Invest. 12, 697—711 (1963b).

— — B cell hyperfunction after long-term sulfonylurea treatment. Arch. Path. 78, 114—126 (1964).

WILLIAMSON, J. R., LACY, P. E., GRISHAM, J. W.: Ultrastructural changes in islets of the rat produced by tolbutamide. Diabetes 10, 460—469 (1961).

Biguanide (Experimenteller Teil)

Rüdiger Beckmann

Mit 34 Abbildungen

Einführung

1914 hatten Underhill und Blatherwick an Hunden beobachtet, daß die nach Parathyreoidektomie auftretenden tetanischen Krämpfe von einer starken Blutzuckersenkung und einem völligen Verlust des Leberglykogens begleitet werden. Wenig später beschrieben Burns und Sharpe (1916) sowie Paton und Findlay (1916) einen Anstieg des Blut-Guanidins nach Entfernung der Epithelkörperchen. Watanabe (1918) vermutete einen ursächlichen Zusammenhang zwischen der erhöhten Guanidinkonzentration im Blut und der Hypoglykämie: Er konnte zeigen, daß bei Kaninchen die Injektion von Guanidin zunächst eine Hyperglykämie auslöst, der später ein starker Abfall der Blutglucose folgt. Guanidin selbst erwies sich für eine therapeutische Anwendung als zu giftig. Auch durch chemische Abwandlung des Grundmoleküls gelang es nicht, Guanidin-Derivate aufzufinden, die in hypoglykämisch wirksamen Dosen noch gut verträglich sind (Frank et al., 1926; Bischoff et al., 1928). Lediglich die Diguanidine Dekamethylen-diguanidin (Synthalin A) und Dodekamethylen-diguanidin (Synthalin B) fanden vorübergehend Eingang in die Diabetestherapie. Die Wirkung beider Verbindungen auf den Blutzucker des Diabetikers ist jedoch inkonstant. Außerdem ist die Häufigkeit der Nebenwirkungen relativ hoch, und hin und wieder wurden Leberschäden beobachtet, die man — möglicherweise ungerechtfertigt — mit der Guanidin-Therapie in Verbindung brachte. Die Synthaline fanden daher keine breitere klinische Anwendung (Literatur in den zusammenfassenden Darstellungen von Creutzfeldt und Söling, 1960a; Haller und Strauzenberg, 1966a; Mehnert und Sadow, 1969; Söling und Ditschuneit, 1969; Sterne, 1969).

Etwa zur gleichen Zeit prüften Hesse und Taubmann (1929) das Biguanid auf seine antipyretische Wirkung und beobachteten, daß die mit der Base behandelten Fieber-Kaninchen stets innerhalb von 24 h starben, während bei den Kontrolltieren nur selten Ausfälle auftraten. Die Autoren vermuteten, wegen der chemischen Ähnlichkeit zwischen Biguanid und Guanidin, als Todesursache eine Hypoglykämie und untersuchten, nachdem sich diese Annahme bestätigt hatte, eine größere Anzahl von Slotta und Tschesche (1929a, b) synthetisierter Biguanid-Derivate auf ihre Blutzuckerwirkung.

Für ihre Experimente verwendeten sie Kaninchen und Hunde — Versuchstiere, von denen wir heute wissen, daß sie für den Nachweis der blutzuckersenkenden Wirkung von Biguaniden ungeeignet sind. Es ist daher nicht verwunderlich, daß Hesse und Taubmann (1929) auf Grund ihrer Tierversuche damals eine therapeutische Anwendung der Biguanide beim Menschen ablehnten:

Strukturformel	Chemische Bezeichnung	Internationale Kurz-bezeichnung	Prüf-bezeichnung	Synonyma
$CH_3—CH_2—CH_2—CH_2—NH—\underset{\parallel\ NH}{C}—NH—\underset{\parallel\ NH}{C}—NH_2 \times HCl$	1-Butyl-biguanid-hydrochlorid	Buformin	DBV, H 224, W 37	Adebit, Buformin AWD, Bumel, Gliporal, Krebon c, Silubin, Silubin retard
$\underset{CH_3}{\overset{CH_3}{>}}N—\underset{\parallel\ NH}{C}—NH—\underset{\parallel\ NH}{C}—NH_2 \times HCl$	1,1-Dimethyl-biguanid-hydro-chlorid	Metformin	LA 6023	Devian, Diabefagos, Diabetosan, Diabex, Dianoguanil, Diguanil, Flumamine, Gligua-nid, Glucadal, Glucophag(e), Haurymellin, Mellitin
$\bigcirc—CH_2—CH_2—NH—\underset{\parallel\ NH}{C}—NH—\underset{\parallel\ NH}{C}—NH_2 \times HCl$	1-(2-Phenyl-äthyl)-biguanid-hydro-chlorid	Phenformin	DBI[a], PEBG, PEDG, PFU, W 32	Abetal, Adiabetin, Adinsoral, Arlibide, Beto-ral, D.B.I., DBI, Debeone, Debenil, DEBE-I, Dêbêina, DEBI, Debinyl, Diabenide, Dia-betin, Diabex, Diabetoral, Diab-Oral „Hof-mann", Diabis, Dibein, Dibotin, Diguabet, Eumelor, Feguanide, Fenformin, Fenormin, Insoral, Kataglicina, Neolise, Neo-diabet, Saniabex *Retard-Formen:* Azucaps, DBI-AP, DBI Retard, Dipar, Inso-ral AP, Insoral TD, Debeone D.T., DBI-TD, Diabis-Retardo, DEBE-I-AP, DB-TD, DB retard, Dibein Retard, Glucopostin, Lento-betic *Kombinationspräparate:* Bidiabe, Diabis compositum = 30 mg Phen-formin und 125 mg Chlorpropamid DB comb = 50 mg Phenformin und 200 mg p-Hydroxy-propiophenon Mexamid = Salz aus Metformin und Tol-butamid Phenetoxamid = Salz aus Phenformin und Chlorpropamid Redul plus = 100 mg Buformin retard und 1 g Glucodiazin Redul plus forte = 200 mg Buformin retard und 1 g Glucodiazin

[a] Antidiabetic substance number *I*.

„Die Glykogensynthese durch Insulin, die Heilung der Insulinkrämpfe durch Adrenalin, die lebensrettende Wirkung von Traubenzucker und vor allem jener eigentümliche trophische Einfluß des Insulins auf den pankreaslosen Hund, durch den das Tier munterer, lebhafter und vollkommen gesund erscheint, alle diese Dinge kann man mit den Biguaniden nicht erzielen. Für die therapeutische Anwendung am Menschen scheinen uns aber diese Tatsachen sehr bedeutungsvoll zu sein. ... Daher haben wir die Körperklasse der Biguanide als Ersatz des Insulins am Menschen nicht ausprobieren lassen."

Erst ungefähr 30 Jahre später erfuhren die Biguanide eine erneute präparativ-chemische Bearbeitung (SHAPIRO et al., 1959a—d; DUVAL, 1960; OSTERLOH et al., 1961; PROSKE et al., 1962). Im Rahmen dieser Untersuchungen wurden über 300 Derivate synthetisiert und pharmakologisch geprüft, wobei eine größere Anzahl von Biguaniden gefunden wurde, die in blutzuckerwirksamen Dosen nicht toxisch sind. Hiervon fanden nur drei Verbindungen eine breite klinische Anwendung: Buformin, Metformin und Phenformin. Auf diese wird sich die folgende Übersicht — mit Ausnahme von Abschnitt IV — im allgemeinen beschränken.

I. Synthese von Biguaniden

1. Allgemeine Synthesen

Der Grundkörper, das Biguanid, wurde erstmals von RATHKE (1878, 1879) in sehr geringer Ausbeute aus Thioharnstoff und Guanidin-thiocyanat in Gegenwart von Phosphorpentachlorid dargestellt. Hierbei wird zunächst aus Thioharnstoff Cyanamid gebildet, das dann mit Guanidin zum Biguanid weiterreagiert.

$$H_2NCSNH_2 \longrightarrow H_2NCN + H_2S$$

$$H_2NCN + H_2N-\underset{\underset{NH}{\|}}{C}-NH_2 \longrightarrow H_2N-\underset{\underset{NH}{\|}}{C}-NH-\underset{\underset{NH}{\|}}{C}-NH_2$$

Wesentlich bessere Ausbeuten werden durch 12stündiges Erhitzen einer ammoniakalischen Lösung von Kupfer-II-sulfat oder Kupfer-II-hydroxid mit Dicyandiamid im abgeschmolzenen Glasrohr auf 105—112° erzielt (HERTH, 1880a—c). Nach diesem Verfahren lassen sich auch substituierte Biguanide gewinnen (REIBENSCHUH, 1883; SLOTTA und TSCHESCHE, 1929a, b; CURD und ROSE, 1946; RÂY, 1961). Der schwerlösliche Kupfer-Biguanid-Komplex fällt während der Reaktion aus und verhindert so die Aufspaltung des Biguanids zum Guanidin.

Häufig erübrigt sich der Umweg über den Kupferkomplex, und das Biguanid kann unmittelbar durch Verschmelzen des entsprechend substituierten Amin-hydrochlorids mit Dicyandiamid oder durch Erhitzen beider Komponenten in Wasser, Äthanol, Nitrobenzol, Pyridin oder wasserfreiem Essigester erhalten werden (SMOLKA und FRIEDREICH, 1888; BAMBERGER und DIECKMANN, 1892; SLOTTA und TSCHESCHE, 1929a, b; CURD und ROSE, 1946; SHAPIRO et al., 1959a, b, c; FURUKAWA et al., 1961; RÂY, 1961). Weitere Methoden zur Darstellung von Biguaniden s. HOUBEN-WEYL (1952) sowie KURZER und PITCHFORK (1968).

2. Synthese radioaktiv markierter Biguanide

^{14}C-*Metformin* wurde von Herbert und Pichat (1960) mit einer spezifischen Aktivität von 0,71 mC/mM synthetisiert.

$$Ba^{14}CO_3 \xrightarrow{NH_3} BaN^{14}CN \xrightarrow{H_2SO_4} H_2N^{14}CN \xrightarrow{NH_4OH} H_2N-^{14}C-NH-^{14}CN$$

$$\overset{\|}{N}H$$

(I)   (II)   (III)

$$\xrightarrow[CuSO_4 \cdot 5\,H_2O]{(CH_3)_2NH} Cu\left[H_2N-^{14}C-NH-^{14}C-N(CH_3)_2\right] \cdot H_2SO_4 \xrightarrow{H_2S}$$

(IV)

$$\left[H_2N-^{14}C-NH-^{14}C-N(CH_3)_2\right]_2 \cdot H_2SO_4 \xrightarrow{BaCl_2} H_2N-^{14}C-NH-^{14}C-N(CH_3)_2 \cdot 2\,HCl + BaSO_4$$

(V)   (VI)

Sie überführten radioaktives Bariumcarbonat zunächst in ^{14}C-Cyanamid (II) (Zbarsky und Fischer, 1949), dimerisierten das Amid in ammoniakalischer Lösung zu ^{14}C-Dicyandiamid (III) und gewannen daraus durch Umsetzung mit Dimethylamin in Gegenwart von Kupfer-II-sulfat ^{14}C-1,1-Dimethyl-biguanid als Kupferkomplex (IV). Der Komplex wurde mit Schwefelwasserstoff zerlegt und das erhaltene Biguanid-sulfat (V) mit Bariumchlorid in das Hydrochlorid umgewandelt. Die radioaktive Gesamtausbeute der Synthese betrug 38%.

In analoger Weise stellte Beckmann (1965a) ^{14}C-*Buformin* dar. Jedoch wurden hierbei ^{14}C-Dicyandiamid und Butylamin-hydrochlorid unmittelbar in der Schmelze umgesetzt. Die radioaktive Gesamtausbeute der Synthese betrug 26%.

^{14}C-*Phenformin* wurde von Wick et al. (1960) aus ^{14}C-β-Phenäthylamin-hydrochlorid und Dicyandiamid durch dreistündiges Kochen der wäßrigen Lösung beider Verbindungen unter Rückfluß gewonnen. Angaben über die spezifische Aktivität des Biguanids liegen nicht vor. Hall et al. (1968) verwendeten für Stoffwechseluntersuchungen ein im Biguanidteil des Moleküls mit ^{14}C radioaktiv markiertes Phenformin, das eine spezifische Aktivität von 0,52 mC/mM hatte. ^3H-*Phenformin* erhielt Beckmann (1967a) durch Behandeln von inaktivem Phenformin mit gasförmigem Tritium unter gleichzeitiger Einwirkung von Mikrowellen.

Molekulargewichte und Schmelzpunkte der Hydrochloride von Buformin, Metformin und Phenformin sowie die Schmelzpunkte der entsprechenden Pikrate zeigt Tabelle 1.

Tabelle 1. *Molekulargewichte und Schmelzpunkte der Hydrochloride von Buformin, Metformin und Phenformin sowie Schmelzpunkte der entsprechenden Dipikrate*

	Molekulargewicht des Hydrochlorids	Schmelzpunkt (°C)	
		Hydrochlorid	Dipikrat
Buformin	193,7	173—175[4]	182—184[3], 190—191[5]
Metformin	165,7	235[1]	220—221[3]
Phenformin	242,1	175—178[2]	187—191[2,6]

1. Slotta und Tschesche (1929b); 2. Shapiro et al. (1959a); 3. Beckmann (1966a); 4. Beckmann (1965a); 5. Shapiro et al. (1959c); 6. Beckmann (1967a).

II. Analytik

1. Komplexverbindungen und schwerlösliche Salze

Biguanide geben mit Eisen-, Kupfer-, Kobalt-, Nickel- und anderen Schwermetallionen in Wasser schwer lösliche Komplexverbindungen (SMOLKA und FRIEDREICH, 1888; SLOTTA und TSCHESCHE, 1929a; RÂY, 1961; SCHWARZENBACH und ANDEREGG, 1963; DOORNBOS, 1968), deren Zusammensetzung vom pH der Lösung abhängt (FOYE et al., 1961). So bildet Phenformin mit Kupfer in saurer Lösung (pH < 4) ein 1:1- und in neutraler oder alkalischer Lösung ein 2:1-Chelat. Bei pH 4 stehen beide Komplexe im Gleichgewicht. Die Affinität von Phenformin zu Kupfer entspricht etwa der des Glycins.

Mit Metformin und Tetraphenylborsäure erhält man ein hexagonal kristallisierendes Präcipitat, Phenformin sowie Buformin fallen als amorphe Tetraphenylborate aus (PIGNARD, 1962). Als weitere, schwerlösliche Verbindungen wurden Salze mit Phosphorwolframsäure, Pikrinsäure und Tannin (PIGNARD, 1962) sowie das Reinecke-Salz (MELANDER, 1960) beschrieben. Die gut kristallisierenden Pikrate sind zur Isolierung von Biguaniden aus biologischem Material besonders geeignet (BECKMANN, 1966a, 1967a).

2. Papier- und Dünnschichtchromatographie

Die Wanderungsgeschwindigkeit einiger Biguanide und ihrer biologischen Abbauprodukte bei der Papierchromatographie in einem basischen und einem sauren System im Vergleich zu Kreatin und Kreatinin zeigt Tabelle 2. In wasser-

Tabelle 2. *R_F-Werte der Hydrochloride verschiedener Biguanide im Vergleich zu Kreatin und Kreatinin* (BECKMANN, 1966a, 1967a)

Substanz	Pyridin/Amylalkohol/Wasser 7:7:5	Butanol/Eisessig/Wasser 4:1:1
Buformin	0,56	0,67
Metformin	0,34	0,48
Phenformin	0,58	0,68
1,1-Anhydrobis-(β-hydroxy-äthyl)-biguanid (ABOB)	0,34	0,47
1-(3-Hydroxy-butyl)-biguanid	0,40	0,50
1-[2-(4'-Hydroxy)-phenyl-äthyl]-biguanid	0,56	—
Kreatin	0,19	0,36
Kreatinin	0,42	0,47

gesättigtem Butanol sind die R_F-Werte kleiner (FAYMON et al., 1962; MURPHY und WICK, 1968). Ein gutes Trennvermögen besitzt außerdem das System Isopropanol/Wasser/Ammoniak (80:18:2) (FAYMON et al., 1962; BECKMANN, 1967a). Weitere papierchromatographische Fließmittel werden von HERBERT und PICHAT (1960), FAYMON et al. (1962), HALLER (1963), HALLER und STRAUZENBERG (1966b), DI JESO (1968), MURPHY und WICK (1968) sowie von CLARKE (1969a) beschrieben. Zur Dünnschichtchromatographie von Biguaniden auf Kieselgel ist das System Butanol/Chloroform/Methanol/25%iges Ammoniak (8:3:3:3) geeignet (NEIDLEIN et al., 1965). Nach SCHETTINO und LA ROTONDA (1969a, b) lassen sich Biguanide auf Polyamid oder einem Gemisch aus Polyamid und Kieselgel besser dünnschichtchromatographisch voneinander trennen als auf Kieselgel oder Aluminiumoxid.

Bei der Chromatographie von Metformin-hydrochlorid und Metformin-sulfat im System n-Butanol/Wasser/Ameisensäure (75:15:10) beobachteten Herbert und Pichat (1960) zwei Flecken, die sie der freien Base und dem Salz zuschreiben. Eine solche Aufspaltung chemisch einheitlicher Verbindungen in mehrere Komponenten wurde nicht nur mit Biguaniden (Beckmann, 1962; Murphy, 1964), sondern auch bei der Papier- und Dünnschichtchromatographie anderer basischer Substanzen gesehen (Beckett et al., 1960; Broadley und Roberts, 1966; Choulis, 1967; u.a.).

Der Nachweis der Biguanide auf dem Chromatogramm erfolgt mit a) α-Naphthol-Natriumhypobromit (Sakaguchi-Reagens), b) Diacetyl-α-Naphthol (Voges-Proskauer-Reagens) oder c) Nitroprussidnatrium-Kaliumhexacyano-ferrat-(III). Reagens c) ist etwas weniger empfindlich als Reagens b), dafür aber leichter zu handhaben (Bailey und Durfee, 1964; Beckmann, 1966a).

3. UV-Spektrum

Biguanide sind starke Basen mit einem pK_A-Wert von über 11,0 (Tabelle 3) (Gage, 1949; Rây, 1961; Dutta und Sengupta, 1961; Doornbos, 1967).

Das UV-Spektrum der freien Basen von Alkyl- oder Aralkyl-Biguaniden zeigt in wäßrig-alkalischer Lösung ein Absorptionsmaximum bei 230—240 mμ (ε etwa 10000). Beim Übergang in das Monokation (BH^+) wird das Maximum, meist unter

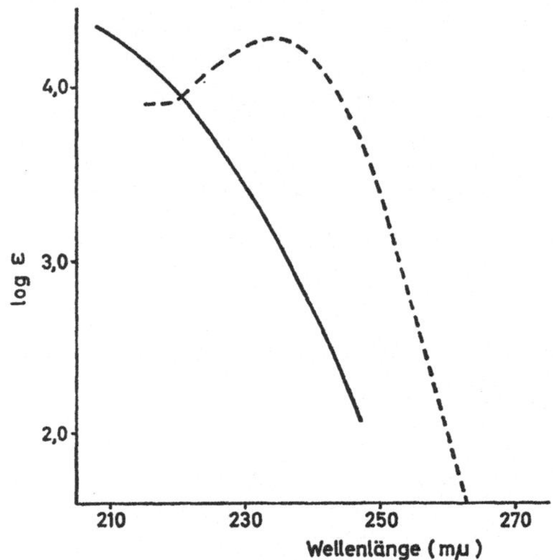

Abb. 1. Ultraviolett-Spektrum von Buformin-hydrochlorid in Wasser (-----) und 0,1 N HCl (————) (Beckmann und Hübner, 1965)

Erhöhung der Extinktion, geringfügig bathochrom verschoben. Nach Anlagerung eines zweiten Protons (BH_2^{++}) verschwindet die Absorptionsbande bei 230 bis 240 mμ, und es tritt ein neues Maximum hoher Extinktion bei 207 mμ auf (Gage, 1949; Shapiro et al., 1959a, b, d; Bliznyukov et al., 1964; Fanshawe et al., 1964; Murphy, 1964; Beckmann und Hübner, 1965; Söling et al., 1967c; s. auch Kurzer und Pitchfork, 1968; Clarke, 1969a) (Abb. 1). In konzentrierter Schwefelsäure wird ein drittes Proton (BH_3^{+++}) aufgenommen, und es erscheint eine breite Absorptionsbande geringer Extinktion bei 325 mμ (Bliznyukov et al., 1964; Murphy, 1964). In nichtwäßrig-alkalischer Lösung (0,01 N

Tabelle 3. *Dissoziationskonstanten und UV-Absorption verschiedener Biguanide*

Substanz	$pK_{A'}$	$pK_{A''}$	B λ max (ε)	BH^+ λ max (ε)	BH_2^{++} λ max (ε)	BH_3^{+++} λ max (ε)
Biguanid[1]	12,8	3,1	231 (9500)	232 (12500)	< 220	—
Buformin	11,3[5]	2,9[5]; 3,3[7]	232 (12400)[6]	233 (14400)[2,4]	207 (16200)[6]	323 (1700)[4]
Metformin	11,5[5]	2,8[5]; 2,9[7]	232 (14800)[6]	233 (14100)[6]	207 (14100)[6]	—
Phenformin	11,8[5]	2,7[5]	225—228 (12000)[3]	233—234 (14500)[3,8,9]	207 (18900)[6]	—

1. GAGE (1949); 2. BECKMANN und HÜBNER (1965); 3. SHAPIRO et al. (1959a); 4. MURPHY (1964); 5. RÂY (1961); 6. BECKMANN (1966c); 7. DOORNBOS (1967); 8. DANSI und ZANINI (1959a); 9. SHEPHERD und McDONALD (1958).

Natrium-isopropylat) läßt sich im kurzwelligen UV-Bereich nur eine End-absorption, sowie eine Schulter bei 235 mμ beobachten (FANSHAWE et al., 1964).

$$RNH{-}C{-}NH{-}C{-}NH_2 \underset{OH^-}{\overset{H^+}{\rightleftharpoons}} RNH{-}C{-}N{=}C{-}NH_2 \underset{OH^-}{\overset{H^+}{\rightleftharpoons}}$$

(mit Seitengruppen NH, NH bzw. NH_2^+, NH_2)

$$\mathbf{B} \qquad\qquad \mathbf{BH^+}$$

$$RNH{-}C{-}NH{-}C{-}NH_2 \underset{OH^-}{\overset{H^+}{\rightleftharpoons}} RNH_2^+{-}C{-}NH{-}C{-}NH_2$$

(mit Seitengruppen NH_2^+, NH_2^+ bzw. NH_2^+, NH_2^+)

$$\mathbf{BH_2^{++}} \qquad\qquad \mathbf{BH_3^{+++}}$$

Die für BH^+ und BH_2^{++} angeführten Ladungsverteilungen sind auf Grund elektronentheoretischer Überlegungen (FANSHAWE et al., 1964) und Messung der kernmagnetischen Resonanz (WELLMAN et al., 1967) den von SHAPIRO et al. (1959a) sowie von SCHWARZENBACH und ANDEREGG (1963) vorgeschlagenen isomeren Strukturen vorzuziehen (vgl. hierzu auch KURZER und PITCHFORK, 1968). Potentiometrische Untersuchungen führen DOORNBOS (1967) zu der Annahme, daß Biguanid-hydrochloride in stark alkalischer Lösung zwei Protonen, unter Bildung eines resonanzstabilisierten Biguanidanions, abspalten.

4. IR-Spektrum

Biguanide zeigen im Infrarot zwei, in manchen Fällen auch drei Banden zwischen 3400 und 3150 cm⁻¹, die den NH-Valenzschwingungen zuzuordnen sind (WEINBERG et al., 1960; FAYMON et al., 1962; GALE et al., 1962; SAMMUL et al., 1964; MURPHY, 1964; CLARKE, 1969b) (Abb. 2). Die meist aufgespaltenen C=N-Banden liegen für mono- und mehrfach alkyl-substituierte Biguanide bei 1650 bis 1610 (Biguanidbande I) und 1570—1510 cm⁻¹ (Biguanidbande II). Monoalkyl-substituierte Biguanide weisen außerdem Banden auf bei 2950 (νCH_3, νCH_2), 2840 (νCH, νCH_2, Hydrochlorid), 1460 ($\delta_{as} CH_2$, CH_3, $\nu_{as} N{-}C{-}N$), 1380 ($\delta_s CH_3$), 1160 (δNH_2, $\nu C{-}N$), 900 (δNH, δCH), 760—725 cm⁻¹ (CH_2-rocking, δNH).

5. Quantitative Bestimmung

Biguanide lassen sich durch Titration mit Perchlorsäure in Eisessig (MELANDER, 1960; BERAL et al., 1964), durch Messung der UV-Absorption bei 233 mμ oder durch Fällung als Reinecke-Salz (MELANDER, 1960) quantitativ bestimmen. SHEPHERD und McDONALD (1958), SIEST et al. (1963) sowie HALLER und STRAUZENBERG (1966b) beschreiben einen kolorimetrischen Nachweis, wobei das

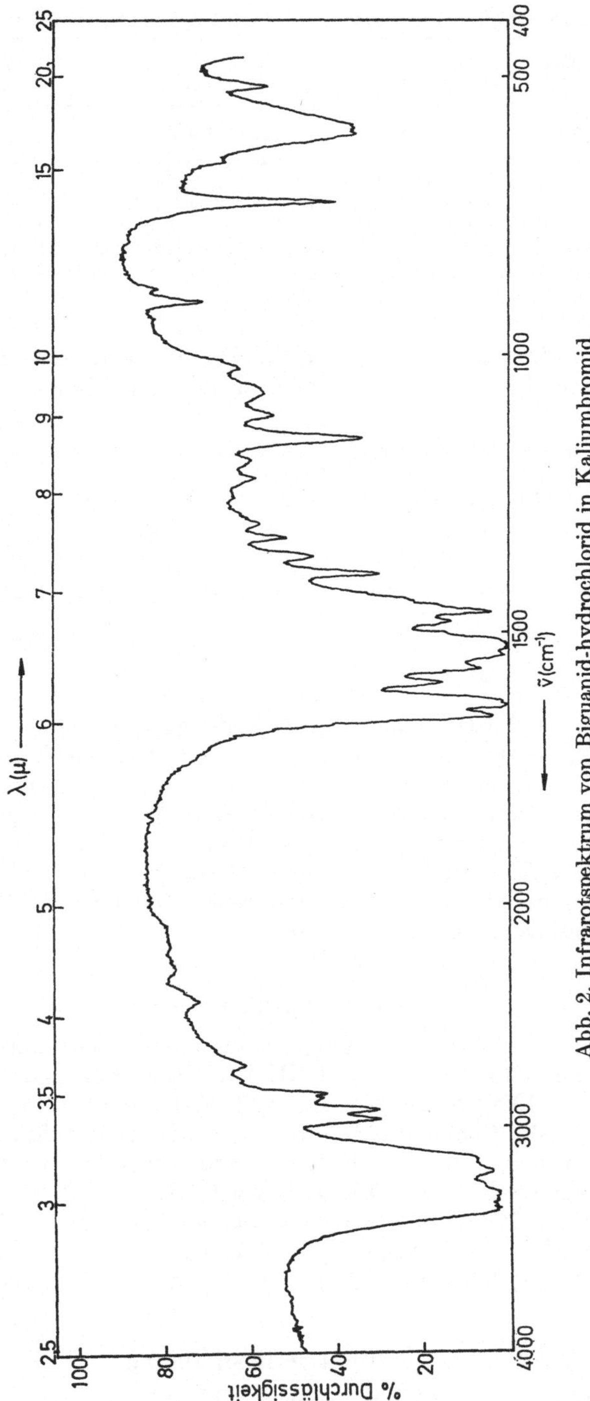

Abb. 2. Infrarotspektrum von Biguanid-hydrochlorid in Kaliumbromid

Biguanid in alkalischer Lösung mit Diacetyl und α-Naphthol umgesetzt und die Absorption des entstehenden rotvioletten Farbkomplexes bei 550—565 mµ gemessen wird. FREEDMAN et al. (1961) verwendeten diese Methode zur quantitativen Bestimmung von Phenformin in Plasma, Leber und Urin nach vorausgehender Eiweißfällung, Extraktion des Biguanids mit Methanol/Chloroform und Chromatographie des Extrakts an einem Permutit-Austauscher; sie konnten so bis herab zu 5 µg Phenformin erfassen. Nach eigenen Erfahrungen lassen sich aber endogene Guanidine auf diese Weise nicht vollständig abtrennen (BECKMANN, 1962). Dies scheint auch für die von TRANQUADA (1961) sowie TRANQUADA et al. (1963) beschriebene Bestimmungsmethode zu gelten (FREEDMAN und BLITZ, 1964, vgl. jedoch hierzu TRANQUADA, 1964a).

Spezifisch für Metformin ist die Reaktion mit Hypobromit bei pH 5—6. Hierbei entsteht ein gelber Farbstoff mit einem Absorptionsmaximum bei 395 mµ. Die Nachweisgrenze beträgt 5 µg. Phenformin und Buformin geben ebenso wie Arginin, Guanidin und Kreatin mit Hypobromit erst ab 100 µg eine schwache Farbreaktion (PIGNARD, 1962). FLANAGAN et al. (1961) bestimmten die Ausscheidung von 1,1-Anhydrobis-(β-hydroxyäthyl)-biguanid (ABOB) mit dem Harn beim Menschen durch Chromatographie von vorher enteiweißtem Urin über einen Kationenaustauscher und Umsetzung eines Teils des Eluats in alkalischer Lösung mit Hypochlorit. Andere Autoren (DURFEE et al., 1964) beobachteten, daß Phenformin mit Ninhydrin in alkalischer Lösung einen Fluorescenzfarbstoff gibt, wodurch eine fluorometrische Bestimmung des Biguanids bis herab zu einer Konzentration von 0,03 µg/ml möglich ist. Die Methode bedarf aber der vorhergehenden Abtrennung endogener Guanidin-Derivate, da diese ebenfalls mit Ninhydrin reagieren (CONN und DAVIS, 1959; BISSON und MUSCHOLL, 1962; BEYERMANN und WISSER, 1969a).

Nach BAILEY et al. (1966) gelingt es, Phenformin spezifisch nachzuweisen, indem man das Biguanid in alkalischer Lösung mit Ameisensäureäthylester umsetzt und das entstehende 2-Amino-4-(β-phenäthyl-amino)-s-triazin dünnschichtchromatographisch abtrennt. Nach Elution aus der Dünnschichtplatte wird das Triazin gaschromatographisch bestimmt.

Beim Kochen von Guanidinen mit Acetylaceton in alkalischer Lösung unter Rückfluß, entstehen Derivate des 4,6-Dimethylpyrimidins, die sich gaschromatographisch voneinander trennen lassen (BEYERMANN und WISSER, 1969b). Dadurch gelingt es, Guanidine spezifisch quantitativ zu bestimmen. Nach entsprechender Abwandlung des Verfahrens sollte diese Methode auch zur quantitativen gaschromatographischen Bestimmung von Biguaniden geeignet sein.

Ein Gemisch aus Wasser und n-Propanol (2:1) fluoresciert nach Anregung mit ultraviolettem Licht (235 mµ) bei 360 mµ. Phenformin löscht die Fluorescenz. Die Fluorescenzlöschung machten sich HALL et al. (1968) für die quantitative Bestimmung von Phenformin in Organhomogenaten und im Urin zunutze. Guanidin, Arginin und Harnstoff stören die Reaktion nicht, hingegen zeigt Kreatin eine schwach ausgeprägte und Kreatinin eine starke Fluorescenzlöschung. Beide Guanidine lassen sich durch vorhergehende Extraktion des Biguanids mit Chloroform weitgehend abtrennen.

Im Ultrafiltrat von Urin können Buformin und Phenformin, wie HALLER (1963) sowie HALLER und STRAUZENBERG (1966b, c) zeigten, durch zweidimensionale Papierchromatographie in den Systemen n-Butanol/Eisessig/Wasser (4:1:5) und n-Butanol/Pyridin/Wasser (3:2:3) semiquantitativ erfaßt werden.

Ein spektrophotometrisches Verfahren, das auf der Abnahme der Extinktion bei 233 mµ nach Ansäuern der Lösung beruht und durch endogene Guanidine nicht beeinflußt wird, wurde von BECKMANN und HÜBNER (1965) zur quantitativen Bestimmung von Biguaniden im Urin und Serum entwickelt. Da die Methode einfach ist und sich bei der Analyse mehrerer tausend Urinproben gut bewährte, sei sie an dieser Stelle im einzelnen geschildert.

Reagentien
20%ige Natriumchloridlösung
2,5%ige Natriumchloridlösung
4N HCl
Permutit-G
Der Ionenaustauscher wird mit 20%iger Natriumchloridlösung in die Natriumform überführt und anschließend mit Wasser chloridfrei gewaschen.

Durchführung
1 ml einer durch Zentrifugieren geklärten Urinprobe werden mit Wasser auf 10 ml verdünnt und über eine mit Permutit-G gefüllte Säule (15 × 200 mm) filtriert. Man wäscht so lange mit Wasser, bis das Eluat keine Absorption mehr bei 233 mµ zeigt (200 ml), und eluiert das Biguanid anschließend mit 50 ml 2,5%iger Natriumchloridlösung[1]. Die Extinktion von 6 ml des Eluats wird bei 233 mµ in einer 2-cm-Cuvette gegen Wasser vor und nach Zugabe von 10 µl 4N HCl gemessen. Aus der Abnahme der Extinktion berechnet man die Konzentration des Biguanids anhand einer Eichkurve. 1 µg/ml Buformin bzw. Phenformin ergeben einen Extinktionsabfall von 0,140 bzw. 0,108. Die Empfindlichkeit der Bestimmungsmethode kann durch Einengen des Kochsalzeluats weiter erhöht werden. Hinsichtlich der Anwendung dieser Methode auf Serum- oder Plasmaproben sei auf die Originalliteratur verwiesen (Beckmann und Hübner, 1965; Söling et al., 1967c).

III. Verhalten im Organismus

1. Resorption, Verteilung im Gewebe und Ausscheidung

a) Buformin

Buformin wird bei allen untersuchten Tierspecies und auch beim Menschen relativ rasch resorbiert (Beckmann, 1965a, 1966a; Beckmann und Hübner, 1965; Yoh, 1967; Bottermann et al., 1968). Die Resorption erfolgt erst im Dünndarm, da das Biguanid im Magen vollständig ionisiert ist, und das Biguanid-Kation die Magenschleimhaut nicht permeieren kann (Beckmann, 1965a). Bereits 2 h nach oraler Gabe von 50 mg/kg ^{14}C-Buformin an Ratten ist mehr als die Hälfte der verabreichten Dosis nicht mehr im Magen-Darm-Trakt nachzuweisen. Nach 24 h sind 70% der applizierten Aktivität mit dem Urin und 19% mit dem Kot ausgeschieden. Die Ausatmungsluft enthält keine Radioaktivität. In der Galle finden sich nur geringe Mengen des Biguanids (Beckmann, 1965a; Söling et al., 1967c). Die maximalen Plasmakonzentrationen werden 1 h, die höchsten Gewebespiegel 1—2 h nach oraler Applikation erreicht (Abb. 3). Höhere Konzentrationen als im Plasma finden sich in Leber, Niere, Milz, Lunge, Pankreas, Speicheldrüse und Herzmuskel. Auch im Nieren- und Darmfett reichert sich das Biguanid im Vergleich zum Plasma an, während das epididymale Fettgewebe nur wenig Radioaktivität enthält. Nach 24 h ist die Buformin-Konzentration in allen Organen — abgesehen vom Pankreas — auf weniger als 0,5 µg/g Feuchtgewicht bzw. pro ml abgefallen. Es muß aber darauf hingewiesen werden, daß in diesen Untersuchungen, ebenso wie in denen von Yoh (1967) und Beckmann (1969a), lediglich die Radioaktivität gemessen wurde. Angaben über den Anteil von unverändertem Buformin an der Gesamtradioaktivität der einzelnen Organe sind somit nicht möglich. Es ist aber anzunehmen, daß ebenso wie beim Phenformin nur ein Teil der gemessenen Radioaktivität mit unverändertem Buformin identisch ist (vgl. S. 453).

Eine ähnliche Organverteilung wie bei der Ratte zeigt Buformin bei der Maus (Abb. 4) (Yoh, 1967; Beckmann, 1969a). Auch hier finden sich nach Gabe des

---

1. Nach der Originalmethode werden 100 ml 2,5%ige Natriumchloridlösung zur Elution des Biguanids benötigt. Die Elution ist aber bereits mit 50 ml Kochsalzlösung vollständig. Bei Verwendung von 1 ml statt 2 ml Urin ist die Reproduzierbarkeit der Ergebnisse besser (Beckmann, 1969c).

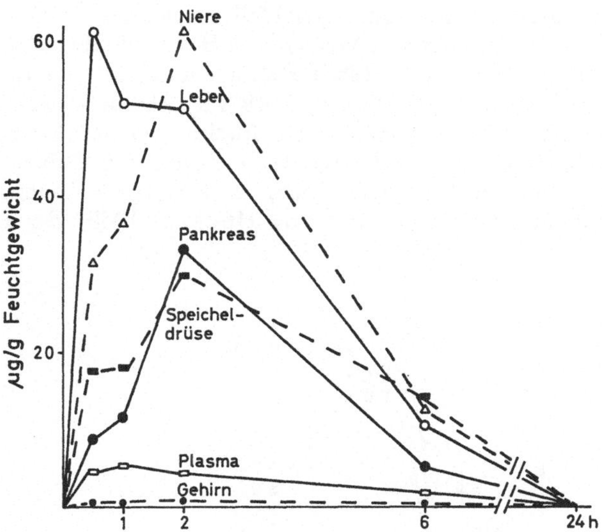

Abb. 3. Verteilung der Radioaktivität in den Organen von Ratten nach oraler Gabe von 50 mg/kg ^{14}C-Buformin. Die gemessene Radioaktivität wurde auf μg ^{14}C-Buformin pro g Feuchtgewicht bzw. pro ml Plasma umgerechnet (BECKMANN, 1965a)

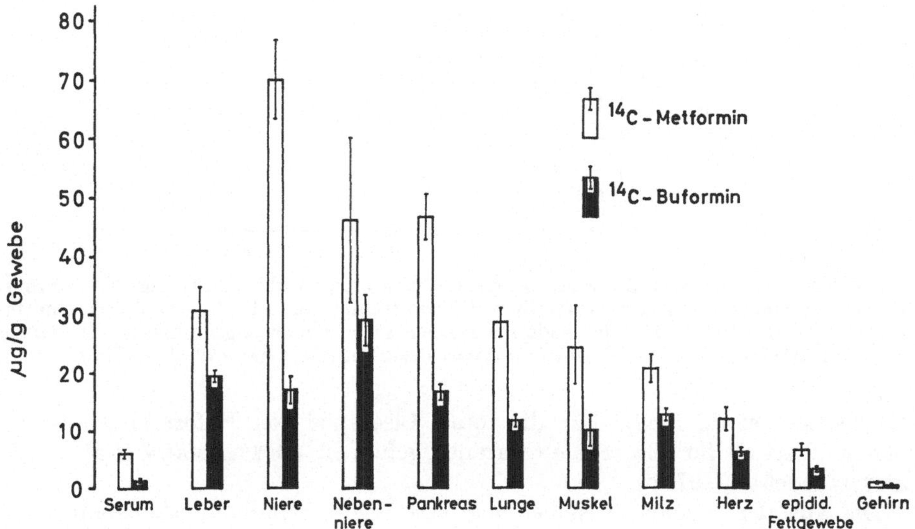

Abb. 4. Verteilung der Radioaktivität in den Organen von Mäusen 2 h nach oraler Gabe von 150 mg/kg ^{14}C-Metformin bzw. 50 mg/kg ^{14}C-Buformin. Die gemessene Radioaktivität wurde auf μg Metformin bzw. Buformin pro g Gewebe umgerechnet. Die Höhen der Säulen entsprechen den Mittelwerten $\pm s_{\bar{x}}$ von 6 Tieren (BECKMANN, 1969a)

radioaktiv markierten Biguanids relativ hohe Konzentrationen in Leber, Niere und Pankreas sowie in den Nebennieren. Die absolute Menge von Buformin in den einzelnen Organen ist aber wegen der raschen renalen Elimination gering. So enthält beispielsweise die Leber niemals mehr als 2% der applizierten Dosis. 24 h nach oraler Applikation von 200 mg/kg ^{14}C-Buformin sind 88% der Radioaktivität mit dem Urin und 5% mit dem Kot ausgeschieden (YOH, 1967).

Der Mensch eliminiert Buformin gleichfalls vorwiegend renal; 80—90% der verabfolgten Dosis treten innerhalb von 24 h im Harn auf (Haller, 1963; Söling, 1964; Beckmann und Hübner, 1965; Haller und Strauzenberg, 1966b, c; Bottermann et al., 1968; Beckmann et al., 1971b). Als stark basische Verbindung wird das Biguanid nicht nur glomerulär filtriert, sondern zusätzlich tubulär sezerniert. Dementsprechend ist die renale Clearance von Buformin, ebenso wie diejenige von Metformin (Pignard, 1962), höher als die Inulin-Clearance; sie beträgt etwa 250 ml/min (Beckmann und Hübner, 1965; Beckmann, 1968b;

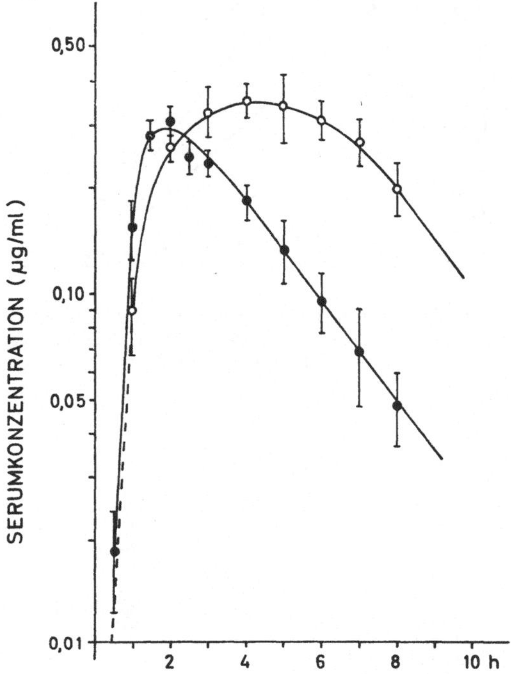

Abb. 5. Konzentration von Buformin im Serum nach oraler Gabe von 50 mg ¹⁴C-Buformin (●—●) und 200 mg ¹⁴C-Buformin als Retard-Form (Silubin retard) (○—○). Durchschnittswerte ± $s_{\bar{x}}$ von 5 Probanden, die beide pharmazeutische Zubereitungsformen des Biguanids im Abstand von 2—4 Wochen appliziert bekamen (Beckmann et al., 1971b)

Bottermann et al., 1968). Für die totale Clearance von Buformin wurde ein höherer Wert als für die renale Clearance gefunden (Bottermann et al., 1968; Beckmann et al., 1971b).

Die aus der renalen Ausscheidung berechnete Eliminationskonstante von Buformin beträgt im Durchschnitt 0,35 h⁻¹. Dies entspricht nach der Beziehung $t_{halb} = \dfrac{0{,}693}{k}$ einer biologischen Halbwertzeit von 2 h. Auch bei niereninsuffizienten Patienten wird das Biguanid innerhalb von 24 h nahezu quantitativ eliminiert; lediglich die biologische Halbwertzeit ist auf 3,8 h erhöht (Beckmann et al., 1968).

Die Konzentration von Buformin im Serum beträgt beim Menschen 15 min nach intravenöser Injektion von 1 mg/kg ¹⁴C-Buformin durchschnittlich 1,6 µg/ml. Sie nimmt bis zur Einstellung des Verteilungsgleichgewichts auf 0,1—0,3 µg/ml ab (Bottermann et al., 1968). Das durchschnittliche relative Verteilungsvolumen von Buformin wurde nach intravenöser Injektion zu 3,0 ml/g (Bottermann et al., 1968) und nach oraler Gabe zu 1,3 ml/g (Beckmann et al., 1971b) bestimmt.

Nach oraler Applikation von 50 mg ^{14}C-Buformin werden die maximalen Blutspiegel (0,3—0,4 µg/ml) innerhalb von 1,5—2,0 h erreicht. Aus dem Verlauf der Serumkonzentrationskurve ergibt sich für Buformin dieselbe durchschnittliche biologische Halbwertzeit wie aus der renalen Eliminationsgeschwindigkeit (Abb. 5) (BECKMANN et al., 1971 b).

Durch Überführung von Buformin in eine Retard-Form (Zweischichten-Dragee) wird eine verzögerte Freisetzung des Biguanids und damit ein über längere Zeit konstanter Blutspiegel erzielt (Abb. 5) (BECKMANN und HÜBNER, 1965; MEHNERT et al., 1965, 1966; BECKMANN et al., 1971 b).

Buformin wird ebenso wie Phenformin (SHEPHERD und McDONALD, 1958) nicht an Serumproteine gebunden (BECKMANN und HÜBNER, 1965).

b) Metformin

COHEN und COSTEROUSSE (1961 a, b) sowie COHEN und HIRSCH (1968) bestimmten bei Mäusen nach oraler, subcutaner und intravenöser Gabe von 10 mg/kg ^{14}C-Metformin die Radioaktivitätsverteilung in den Organen durch Ganztier-Autoradiographie. Nach einmaliger und wiederholter oraler Verabfolgung ließ sich das Biguanid nur im Oesophagus, im Gastrointestinal-Trakt sowie in Nieren, Harnblase, Speicheldrüsen, Tränendrüsen und vorübergehend auch in der Nasenschleimhaut nachweisen. Nach subcutaner und intravenöser Applikation waren außerdem die Leber und das braune Fettgewebe für kurze Zeit radioaktiv. Alle anderen Organe enthielten keine Radioaktivität.

Durch quantitative Messung der Radioaktivität erhält man dagegen für Metformin ein ähnliches Bild der Organverteilung wie für Buformin (Abb. 4) (BECKMANN, 1969 a). Die Serumkonzentrationen betragen 2 h nach Gabe von 150 mg/kg ^{14}C-Metformin durchschnittlich 6,2 µg/ml, in der Leber finden sich 31 µg/g Gewebe. In diesen Untersuchungen wurde Metformin entsprechend seiner geringeren blutzuckersenkenden Wirkung dreimal höher dosiert als Buformin. Aus dem Vergleich der Organ- und Serumkonzentrationen geht hervor, daß die schwächere Wirkung von Metformin auf den Blutzucker nicht auf eine geringere Resorption, sondern auf eine im Vergleich zu Buformin schwächere intrinsische blutzuckersenkende Aktivität zurückzuführen ist.

Die hiervon abweichenden Befunde zur Organverteilung von Metformin bei der Maus von COHEN und COSTEROUSSE (1961 a, b) sowie von COHEN und HIRSCH (1968) dürften dadurch bedingt sein, daß diese Autoren eine zu geringe Radioaktivitätsmenge [1 bzw. 0,25 (!) µC/Maus] anwandten oder aber die Expositionszeit der Schnitte zu kurz wählten, um das Biguanid mit der relativ wenig empfindlichen Methode der Ganztier-Autoradiographie nachweisen zu können.

Mäuse scheiden innerhalb von 48 h nach oraler Gabe von ^{14}C-Metformin durchschnittlich 85% der applizierten Dosis mit dem Urin aus; die restliche Aktivität findet sich im Kot der Tiere (BECKMANN, 1969 a). Ratten eliminieren innerhalb von 24—48 h nach oraler oder subcutaner Gabe von 100 mg/kg ^{14}C-Metformin etwa 80% der applizierten Radioaktivität mit dem Urin. Die Leber der Tiere enthält 2, 4 bzw. 24 h nach oraler Applikation 24, 13 bzw. 5 µg Metformin pro g Gewebe. Das Biguanid reichert sich in der Darmwand an (KANEKO, 1965). Mit der Methode der Ganztier-Autoradiographie konnten COHEN und COSTEROUSSE (1961 b) bei trächtigen Mäusen nach Gabe von ^{14}C-Metformin das Biguanid nur in der Placenta, nicht aber in den Foeten nachweisen. Dies läßt jedoch keinesfalls den Schluß zu, daß Metformin die Placentarschranke nicht durchdringt (vgl. S. 476). Vielmehr ist anzunehmen, daß auch in diesen Versuchen zu wenig Radioaktivität verabreicht wurde.

Diabetiker eliminieren nach den Untersuchungen von Pignard (1962) mindestens 50% des verabreichten Metformin mit dem Harn. In Übereinstimmung hiermit wurde bei gesunden Menschen nach Einnahme von 200—300 mg radioaktiv markiertem Metformin eine renale Ausscheidung von durchschnittlich 62% der applizierten Dosis gefunden (Beckmann, 1969a). Debry und Cherrier (1965) konnten dagegen nach oraler Gabe von 2 g inaktivem Metformin lediglich bei einem von 5 Diabetikern mehr als 50% der Dosis im Urin nachweisen, bei den übrigen Patienten enthielt der Harn nur 11—38% des eingenommenen Biguanids. Die Ausscheidung erfolgte verzögert und war erst nach 2—4 Tagen abgeschlossen. Im Stuhl befanden sich lediglich Spuren des Biguanids. Da auch nach subcutaner Applikation nur ein Teil der verabreichten Verbindung im Harn auftrat, vermuten die Autoren, daß Metformin im Organismus gespeichert oder aber zu Substanzen abgebaut würde, die sich dem Nachweis entziehen. Eine Anhäufung in den Organen, wie sie auch von Sterne (1963a) angenommen wird, ist unwahrscheinlich, da andere, dem Metformin strukturell verwandte Biguanide, rasch und nahezu vollständig ausgeschieden werden (Melander et al., 1964; Beckmann und Hübner, 1965; Beckmann, 1967a, 1968a, b; Bottermann et al., 1968). Außerdem läßt sich mit radioaktivem Metformin zeigen, daß auch dieses Biguanid beim Menschen schnell, mit einer durchschnittlichen Halbwertzeit von 2,8 h, eliminiert wird. Eine Metabolisierung kann ebenfalls ausgeschlossen werden, da nach Verabfolgung von ^{14}C-Metformin nur die unveränderte Verbindung im Harn auftritt (Beckmann, 1969a). Es ist daher anzunehmen, daß die von Debry und Cherrier (1965) verwendete analytische Methode für Bilanzuntersuchungen zu wenig empfindlich ist.

Die Plasmakonzentrationen sind beim Diabetiker nach Einnahme von 2—3 g Metformin kleiner als 5—10 µg/ml. Die renale Clearance von Metformin ist größer als 120 ml/min (Pignard, 1962).

c) Phenformin

Die enterale Resorption von Phenformin ist bei Mensch und Tier geringer als die von Buformin, wie sich aus der Radioaktivitätsverteilung zwischen Urin und Kot nach Applikation der markierten Verbindung ergibt.

Ratten eliminieren nach oraler Gabe von 100 mg/kg ^{14}C-Phenformin innerhalb von 24 h etwa 55% der Dosis mit dem Harn und 45% mit den Faeces (Murphy, 1964; Murphy und Wick, 1968). Beckmann (1967a) konnte nur 28% der verabreichten Dosis (50 mg/kg) im Urin nachweisen, nahezu die gesamte restliche Aktivität war im Kot der Tiere enthalten. Desgleichen fand Ungar (1961) nicht mehr als 25% des applizierten inaktiven Phenformin im Rattenurin. Lediglich Wick et al. (1960) beobachteten — allerdings nur an einer Ratte — eine fast quantitative renale Elimination des Biguanids.

Nach intraperitonealer Injektion von radioaktivem Phenformin finden sich bei Ratten bis zu 26% der verabfolgten Dosis im Intestinal-Trakt und Kot, 56—68% werden mit dem Urin ausgeschieden (Wick et al., 1960; Beckmann, 1967a, Hall et al., 1968). Daher entspricht nicht die gesamte nach oraler Gabe des Biguanids in den Faeces gemessene Radioaktivität dem nichtresorbierten Phenformin: ein Teil wird zunächst resorbiert und dann wieder mit der Galle in das Darmlumen ausgeschieden. Die Bedeutung des enterohepatischen Kreislaufs ist aber gering. Nur 5—12% der verabfolgten Dosis erscheinen in der Gallenflüssigkeit (Beckmann, 1967a). Zusätzlich zur biliären und renalen Ausscheidung wird Phenformin durch die Schleimhaut in den Magen-Darm-Trakt sezerniert (Wick et al., 1960; Hall et al., 1968).

Erste Untersuchungen zur Organverteilung von Phenformin verdanken wir WICK et al. (1960). Die Autoren fanden eine Stunde nach Verfütterung von 100 mg/kg ^{14}C-Phenformin an Ratten 71% der applizierten Aktivität im Magen-Darm-Trakt, 16% in der Leber und je 2% im Muskelgewebe und in den übrigen untersuchten Organen (Niere, Herz, Lunge, Milz, Hoden, Fettgewebe). Nach 12 h war die Radioaktivität im Verdauungstrakt auf 29% und in der Leber auf 1% der verabfolgten Dosis abgefallen. Die Muskulatur sowie die übrigen Organe waren dann praktisch nicht mehr radioaktiv. Die Organverteilung von Phenformin untersuchten außerdem HALL et al. (1968) an normalen und alloxandiabetischen Ratten. Sie konnten zeigen, daß in Muskel und Niere etwa 20 bzw. 80% und

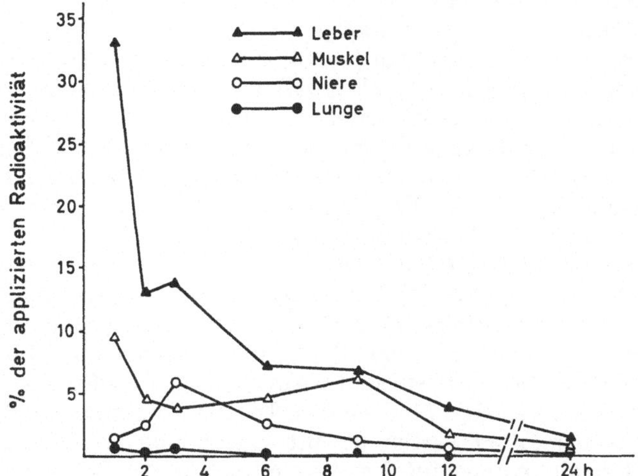

Abb. 6. Aktivitätsverteilung in den Organen von Meerschweinchen nach intraperitonealer Injektion von 15 mg/kg ^{14}C-Phenformin. (Nach HALL et al., 1968)

in der Leber mehr als 95% der gemessenen Radioaktivität nicht mit Phenformin, sondern mit dessen Metabolit [1-[2-(4′-Hydroxy)-phenyl-äthyl]-biguanid, vgl. S. 456], identisch sind.

HALL et al. (1968) bestimmten die Verteilung von Phenformin auch in den Organen beim Meerschweinchen. Nach intraperitonealer Applikation von 15 mg/kg ^{14}C-Phenformin fand sich die meiste Aktivität in Leber, Muskel und Niere. Die Lunge enthielt nur wenig Radioaktivität (Abb. 6).

Zu ähnlichen Resultaten kam UNGAR (1961). Er fand ebenfalls eine erhöhte Konzentration des Biguanids in der Leber und in den Nieren der Tiere. Über 80% der applizierten Dosis wurden renal eliminiert. Auch beim Meerschweinchen ist nur ein Teil der in den Organen gemessenen Radioaktivität mit unverändertem Phenformin identisch (HALL et al., 1968).

Inkubiert man Fettgewebe, Diaphragma oder Leberschnitte von Ratten mit 5, 100, 500 und 1000 μg/ml Phenformin, so ist die von den Geweben aufgenommene Biguanid-Menge der Ausgangskonzentration proportional. Die Aufnahmegeschwindigkeit durch die einzelnen Gewebe verhält sich wie 1:2:4 (TRANQUADA, 1961). Über die Aufnahme von Biguaniden durch Leber- und Muskelmitochondrien vgl. S. 505.

Die renale Ausscheidung von ^{3}H-Phenformin wurde auch an Mäusen und Kaninchen bestimmt. Nach oraler Gabe enthält der Harn der Tiere zwischen 34 und 40% der applizierten Aktivität (BECKMANN, 1967a). Hunde eliminieren Phenformin ebenfalls rasch. Gibt man Hunden im Abstand von 4 h 5—8 mg/kg

Phenformin intravenös, so lassen sich auch nach 3—4maliger Wiederholung keine Zeichen einer Kumulation erkennen (Söling und Creutzfeldt, 1960).

Beim Menschen finden sich 24 h nach Einnahme von 50 mg inaktivem Phenformin 36—69%, im Durchschnitt 54%, der Dosis im Urin. Eine ähnliche renale Ausscheidungsquote wird mit radioaktivem Phenformin beobachtet (Beckmann, 1967a, 1968b). Nach rectaler Gabe ist die Resorption von Phenformin gering (Craig et al., 1960). Die biologische Halbwertzeit von Phenformin beträgt 3,2 h. Da aber die verwendeten analytischen Methoden Phenformin und seinen Metaboliten (vgl. S. 456) zusammen erfassen, bezieht sich dieser Wert auf die gemeinsame biologische Halbwertzeit beider Substanzen (Beckmann, 1967a, 1968b).

Die Konzentration im Serum beträgt beim Menschen 2, 4, 6 bzw. 8 h nach Gabe von 100 mg ^{3}H-Phenformin (280 μC) 0,22, 0,22, 0,15 bzw. 0,11 μg Phenformin oder Phenformin-Metaboliten pro ml (Beckmann, 1967a, 1968b). Wesentlich höhere Konzentrationen (19—21 μg/ml) wurden bei Patienten mit Niereninsuffizienz beobachtet (Tranquada et al., 1963). Bei Nierenkranken ist aber auch der Blutspiegel endogener Guanidine stark erhöht. So wurden im Plasma urämischer Patienten bis zu 42 μg/ml endogene, nicht mit Kreatin oder Kreatinin identische Guanidine gefunden (Yatzidis et al., 1966). Da außerdem die Elimination von Biguaniden bei Patienten mit geschädigter Nierenfunktion nur unwesentlich eingeschränkt ist (Beckmann et al., 1968), ist zu vermuten, daß die von Tranquada et al. (1963) im Serum gemessenen extrem hohen Biguanid-Konzentrationen auf die geringe Spezifität der verwendeten analytischen Methode zurückzuführen sind (Freedman und Blitz, 1964; Beckmann, 1967a). Kürzlich wurde bei einer Patientin, die in suicidaler Absicht 1,5 g Phenformin eingenommen hatte und 30 h danach starb, 17 h nach dem Tod die Konzentration des Biguanids im Blut und in der Leber bestimmt. Mit einer für unverändertes Phenformin spezifischen Methode wurden im Blut 3 μg/ml und in der Leber 60 μg/g (= 8% der eingenommenen Dosis) Phenformin gefunden (Bingle et al., 1970).

Auch Phenformin wurde in eine Retard-Form überführt. Die vergleichende Messung der Ausscheidungsgeschwindigkeit des Biguanids mit dem Urin nach Einnahme von Retard-Formen verschiedener Hersteller ergab große Unterschiede in der Geschwindigkeit und dem Ausmaß der Freisetzung des Wirkstoffs (Beckmann, 1969c).

2. Biologischer Abbau

a) Buformin

Buformin wird von der Ratte unter Einführung einer Hydroxylgruppe metabolisiert (Beckmann, 1966a).

$$CH_3-CH-CH_2-CH_2-NH-C-NH-C-NH_2$$
$$\quad\quad |\qquad\qquad\qquad\quad \| \qquad \|$$
$$\quad\quad OH\qquad\qquad\qquad NH\quad NH$$

1-(3-Hydroxy-butyl)-biguanid

50% der verabreichten Dosis erscheinen im Harn der Tiere unverändert und 50% als 1-(3-Hydroxy-butyl)-biguanid. Dieser Metabolit ist nicht mehr blutzuckersenkend wirksam (Beckmann, 1966a). Er findet sich auch im Urin von Mäusen, Meerschweinchen und Kaninchen. Der Anteil des Abbauprodukts an der Gesamtradioaktivität des Harns nimmt bei den einzelnen Species in der genannten Reihenfolge zu (Abb. 7). Kaninchenurin enthält kein unverändertes Ausgangsprodukt mehr, hingegen in geringer Menge einen weiteren, stärker polaren Metaboliten. Der Hund hydroxyliert das Biguanid nur zu einem kleinen Teil. Im Mäuseurin fand Yoh (1967) neben 1-(3-Hydroxy-butyl)-biguanid in geringer Menge 4 weitere Metabolite. Im Gegensatz zu diesen tierexperimen-

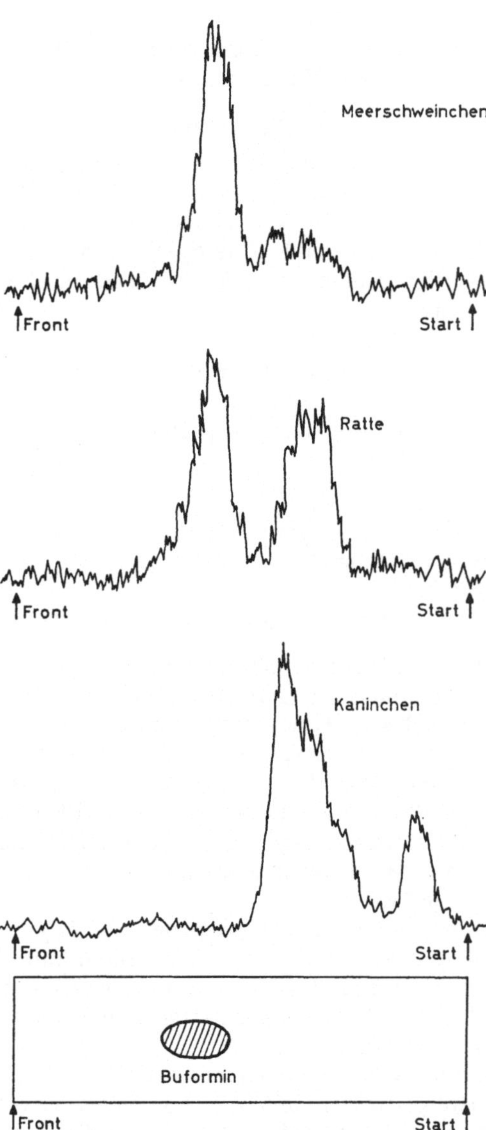

Abb. 7. Radiopapierchromatogramm von Meerschweinchen-, Ratten- und Kaninchenurin nach oraler Gabe von 50 mg/kg ^{14}C-Buformin. System: Pyridin/Amylalkohol/Wasser (7:7:5) (BECKMANN, 1966a)

tellen Befunden wird Buformin beim Menschen nicht abgebaut (HALLER, 1963; BECKMANN, 1964, 1966a; SÖLING, 1964; HALLER und STRAUZENBERG, 1966b; BECKMANN et al., 1971b).

b) Metformin

Mäuse (COHEN und COSTEROUSSE, 1961a, b; COHEN und HIRSCH, 1968; BECKMANN, 1969a) und Ratten (BECKMANN, 1969a) scheiden Metformin unverändert mit dem Urin aus. Die Ausatmungsluft von Mäusen enthält nach Applikation von ^{14}C-Metformin keine Radioaktivität (COHEN und HIRSCH, 1968). Lediglich der Mensch soll das Biguanid teilweise metabolisieren (DEBRY und CHERRIER, 1965). Neuere Untersuchungen von BECKMANN (1969a) mit radioaktiv markiertem

Biguanid zeigen indessen eindeutig, daß dies nicht zutrifft, und auch der Mensch Metformin unverändert mit dem Harn eliminiert.

c) Phenformin

Phenformin wird im Rattenorganismus vollständig zu 1-[2-(4'-Hydroxy)-phenyl-äthyl]-biguanid abgewandelt (Beckmann, 1964, 1967a; Murphy, 1964; Murphy und Wick, 1968). Der Metabolit erscheint im Harn der Tiere teils als freies Phenol, teils als O-Glucuronid. Eine Spaltung des Moleküls zwischen dem Phenäthyl- und dem Biguanidrest, wie sie von Hall et al. (1968) angenommen wurde, findet nicht statt.

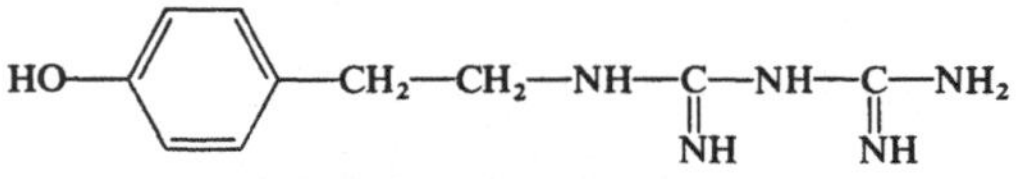

$$HO-\!\!\!\left\langle\!\!\!\bigcirc\!\!\!\right\rangle\!\!\!-CH_2-CH_2-NH-\underset{\underset{NH}{\|}}{C}-NH-\underset{\underset{NH}{\|}}{C}-NH_2$$

1-[2-(4'-Hydroxy)-phenyl-äthyl]-biguanid

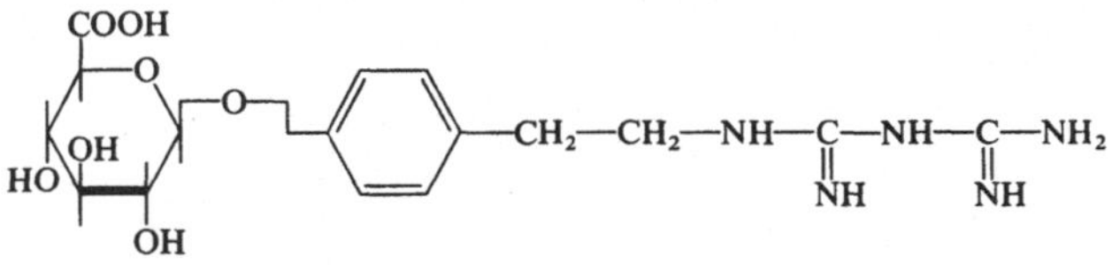

$$\text{Glucuronid}-O-\!\!\!\left\langle\!\!\!\bigcirc\!\!\!\right\rangle\!\!\!-CH_2-CH_2-NH-\underset{\underset{NH}{\|}}{C}-NH-\underset{\underset{NH}{\|}}{C}-NH_2$$

1-[2-(4'-Hydroxy)-phenyl-äthyl]-biguanid-glucuronid

Die von Wick et al. (1961a, b; 1962) und Faymon et al. (1962) aus Urin von Ratten papierchromatographisch angereicherten Metabolite sind möglicherweise mit diesem Phenol und dessen Glucuronid identisch. Ein weiterer, in geringer Menge vorkommender, stark basischer Metabolit wurde von Murphy (1964) im Rattenurin nachgewiesen. Die Rattengalle enthält 1-[2-(4'-Hydroxy-phenyl)-äthyl]-biguanid, dessen Glucuronid und unverändertes Phenformin. Im Rattenkot wurde nach salzsaurer Extraktion papierchromatographisch zusätzlich ein Abbauprodukt bisher unbekannter Struktur gefunden, das mit der Lösungsmittelfront wandert (Beckmann, 1967a).

Auch Mäuse, Kaninchen und Meerschweinchen hydroxylieren Phenformin und scheiden das Phenol teils frei, teils als O-Glucuronid mit dem Harn aus. Sie eliminieren außerdem unverändertes Phenformin, dessen Anteil an der Gesamtaktivität des Urins bei der Maus am geringsten und beim Meerschweinchen am größten ist (Beckmann, 1967a).

Eine Hydroxylierung von Phenformin zu 1-[2-(4'-Hydroxy)-phenyl-äthyl]-biguanid läßt sich ebenfalls in vitro mit Leberhomogenaten von Ratten und Meerschweinchen nachweisen. Die Reaktion wird durch die Verbindung SKF 525-A (10^{-3} M) gehemmt. Durch Muskelhomogenate wird Phenformin nicht abgebaut (Hall et al., 1968).

Humanurin enthält unverändertes Phenformin und 1-[2-(4'-Hydroxy)-phenyl-äthyl]-biguanid im Verhältnis von etwa 2:1; das Glucuronid des Metaboliten konnte nicht nachgewiesen werden (Beckmann, 1967a).

IV. Konstitution und Wirkung

Über 300 Biguanide wurden am Meerschweinchen (Shapiro et al., 1959a—d) oder an der Maus (Duval, 1960; Osterloh et al., 1961; Proske et al., 1962) auf ihre blutzuckersenkende Wirkung untersucht. Die Zahl der am Kaninchen getesteten Verbindungen ist im Vergleich hierzu gering. Dies ist verständlich, da Kaninchen zur Prüfung der blutzuckersenkenden Wirkung von Biguaniden wenig geeignet sind: die therapeutisch verwendeten Verbindungen, abgesehen von

Metformin, bewirken bei dieser Species nach oraler Gabe nur selten einen Blutzuckerabfall (BERTARELLI, 1958; PICCININI et al., 1960; PROSKE et al., 1962; SÖLING et al., 1963). Andererseits wurde von HESSE und TAUBMANN (1929) sowie SLOTTA und TSCHESCHE (1929b) die Blutzuckerwirkung der Biguanide am Kaninchen aufgefunden. Es erscheint uns daher gerechtfertigt, zunächst kurz auf die Struktur-Wirkungs-Beziehungen einzugehen, die diese früheren und einige neuere Untersuchungen am Kaninchen erkennen lassen. Anschließend sollen ausführlicher die Zusammenhänge zwischen chemischer Struktur und pharmakologischer Wirkung geschildert werden, die sich aus Versuchen an Meerschweinchen und Mäusen ergeben und die häufig von den Befunden am Kaninchen abweichen.

1. Untersuchungen am Kaninchen (Tabelle 4)

In der Reihe der monoalkyl-substituierten Biguanide [(2)—(7)] sind alle Verbindungen mit Ausnahme des Propyl-Derivats (4) weniger wirksam als der unsubstituierte Grundkörper (1). Bei Einführung hydrophiler Substituenten verschwindet die hypoglykämische Wirkung vollständig [vgl. (8)—(10) mit (2)]. Buformin (5) wirkt beim Kaninchen nach oraler Applikation nicht blutzuckersenkend (PROSKE et al., 1962). Dagegen läßt sich bei parenteraler Gabe, häufig nach einem initialen Blutzuckeranstieg, ein deutlicher Blutzuckerabfall beobachten (LIPPMANN, 1962a; LIPPMANN und LAWECKI, 1963; YOH, 1966; BECKMANN, 1969b) (vgl. Abb. 22).

Tabelle 4. *Blutzuckersenkende Wirkung von Biguaniden bei Kaninchen nach oraler Gabe* (HESSE und TAUBMANN, 1929; SLOTTA und TSCHESCHE, 1929b)

$$R—NH—\underset{\underset{NH}{\|}}{C}—NH—\underset{\underset{NH}{\|}}{C}—NH_2$$

Nr.	R		Dosis (mg/kg)	Blutzuckersenkung[a]
(1)	H		200	+ + + +
(2)	CH_3		100	+ + +
(3)	C_2H_5		100	+
(4)	C_3H_7		100	+ + + +
(5)	C_4H_9	*Buformin*	300	0 [3]
(6)	$i\text{-}C_3H_7$		50	+ +
(7)	$i\text{-}C_5H_{11}$		100	+
(8)	CH_2OH		100	0
(9)	CH_2SH		100	0
(10)	$HOOC—CH_2$		100	0
(11)	$CH_2=CH—CH_2$		100	+ + + +
(12)	$CH_3—CH=CH—CH_2$		100	0
(13)	$(CH_3)_2C=CH—CH_2$		100	0
(14)	$CH_2=CH—(CH_2)_2—CH(CH_3)$		100	0
(15)	C_6H_5		100	0
(16)	$4—CH_3OC_6H_4$		100	0
(17)	$C_6H_5CH_2CH_2$	*Phenformin*	200—300	0 [1-4]
			10	+ [5]
			60	+ + + + [6]
(18)	$C_6H_5OCH_2CH_2$		—	schwach [7]
(19)	$C_6H_5SCH_2CH_2$		—	0 [7]

1. BERTARELLI (1958); 2. PICCININI et al. (1960); 3. PROSKE et al. (1962); 4. SÖLING et al. (1963); 5. FRATINO et al. (1968a); 6. UNGAR et al. (1957); 7. SUTER und ZUTTER (1965).

[a] Die blutzuckersenkende Wirkung der Biguanide schwankt von Tier zu Tier stark. Die angegebenen Werte haben daher allenfalls einen orientierenden Charakter. 0 = weniger als 10%, + = 10—20%, + + = 21—35%, + + + = 36—60%, + + + + = über 60%ige Blutzuckersenkung.

Unter den mehrfach alkyl-substituierten Verbindungen ist 1,1-Dimethyl-biguanid (20) gut wirksam (100 mg/kg = ++++). Dagegen erwiesen sich 1,2-Dimethyl-(21), 1,5-Dimethyl-(22), 1,1,2-Trimethyl-(23) und 1,1,5,5-Tetramethyl-biguanid (24) als wirkungslos.

$$\begin{array}{c} R_1 \\ \diagdown \ \overset{1}{N}-\overset{3}{C}-NH-\overset{5}{C}-N \diagup \ ^{R_4} \\ R_2 \diagup \quad \underset{\underset{2}{NR_3}}{\parallel} \quad \underset{\underset{4}{NH}}{\parallel} \quad \diagdown ^{R_5} \end{array}$$

R_1, R_2	$= CH_3$;	$R_3, R_4, R_5 = H$ *(Metformin)*	(20)
R_1, R_3	$= CH_3$;	$R_2, R_4, R_5 = H$	(21)
R_1, R_4	$= CH_3$;	$R_2, R_3, R_5 = H$	(22)
R_1, R_2, R_3	$= CH_3$;	$R_4, R_5 = H$	(23)
$R_1, R_2, R_4, R_5 = CH_3$;		$R_3 = H$	(24)

Phenformin [Tabelle 4 (17)] ist nach oraler Applikation am Kaninchen im allgemeinen unwirksam. Nur gelegentlich wird ein blutzuckersenkender Effekt beobachtet. Auch das entsprechende Phenoxyäthyl- (18) und Thioäther-Derivat (19) sind nur schwach wirksam.

Von den Alkylen-Verbindungen senkt 1-Allyl-biguanid (11) nach oraler Gabe den Blutzucker stark. 1-Crotyl-biguanid (12) und 1-Isoamylen-biguanid (13) sind nur subcutan wirksam, während 1-Isohexenyl-biguanid (14) weder nach oraler noch nach subcutaner Applikation die Glucosekonzentration im Blut herabsetzt. Keine blutzuckersenkende Wirkung ließ sich weiterhin bei den Dibiguaniden (25)—(27) und dem Sulfonylharnstoff-Derivat (28) (Sterne, 1961; vgl. auch Dansi und Zanini, 1959a) sowie den Sulfonylbiguaniden (29)—(31) (Hökfelt und Jönsson, 1962; vgl. auch Dansi und Zanini, 1959b) und der Verbindung (33) (Cheymol et al., 1964) nachweisen.

$$\begin{array}{ll} H_2H-\underset{\parallel}{\overset{}{C}}-NH-\underset{\parallel}{\overset{}{C}}-NH-(CH_2)_n-NH-\underset{\parallel}{\overset{}{C}}-NH-\underset{\parallel}{\overset{}{C}}-NH_2 & \begin{array}{cc} n & \\ 2 & (25) \\ 6 & (26) \\ 10 & (27) \end{array} \\ \quad\ \ NH \quad\ NH \qquad\qquad\qquad\quad NH \quad\ NH \end{array}$$

$$C_6H_5-SO_2-NH-CO-NH-\underset{\underset{NH}{\parallel}}{C}-NH-\underset{\underset{NH}{\parallel}}{C}-N(CH_3)_2 \qquad (28)$$

$$4-R_1C_6H_4-SO_2-NH-\underset{\underset{NH}{\parallel}}{C}-NH-\underset{\underset{NH}{\parallel}}{C}-NR_2R_3$$

	R_1	R_2	R_3	
	H	CH_3	CH_3	(29)
	CH_3	CH_3	CH_3	(30)
	CH_3	H	C_4H_9	(31)
	CH_3	H	$C_6H_5CH_2CH_2$	(32)

$$C_4H_9-NH-CO-NH-SO_2-C_6H_4-NH-\underset{\underset{NH}{\parallel}}{C}-NH-\underset{\underset{NH}{\parallel}}{C}-NH_2 \qquad (33)$$

2. Untersuchungen an Mäusen und Meerschweinchen

a) Monoalkyl-substitutierte Biguanide (Tabelle 5)

Von den monoalkyl-substituierten Biguaniden sind an der Maus 1-Butyl-biguanid (Buformin) (5) und 1-Amyl-biguanid (34) am wirksamsten. Verlängerung

Tabelle 5. *Blutzuckersenkende Wirkung nach oraler Gabe* (PROSKE et al., 1962) *sowie* LD_{50} *nach oraler* (PROSKE et al., 1962) *und intraperitonealer Applikation* (RIKIMARU et al., 1965) *von monoalkyl-substituierten Biguaniden bei Mäusen*

$$R-NH-C-NH-C-NH_2$$
with $=NH$ and $=NH$

Nr.	R		Blutzucker-senkung[a]	LD_{50} (mg/kg)	
				oral	i.p.
(2)	CH_3		+	1750	562
(3)	C_2H_5		++	1000	459
(4)	C_3H_7		++	650	385
(5)	C_4H_9	*Buformin*	+++	380	223
(34)	C_5H_{11}		+++	250	93
(35)	C_6H_{13}		++	450	125
(36)	C_7H_{15}		+	350	—
(37)	C_8H_{17}		0	400	—

[a] 0 = weniger als 10%, $+ = 10—20\%$, $++ = 21—35\%$, $+++ = 36—60\%$, $++++$ = über 60%ige Blutzuckersenkung.

oder Verkürzung der aliphatischen Seitenkette führt zu einer Abnahme des blutzuckersenkenden Effekts (PROSKE et al., 1962; DAVIDOFF, 1970). Ähnliche Beziehungen zwischen Struktur und Wirkung wurden auch am Meerschweinchen festgestellt. Hierbei ergab sich außerdem, daß die Wirksamkeit durch Kettenverzweigung oder Substitution mit Cycloalkanen herabgesetzt wird (SHAPIRO et al., 1959c). Nach Einführung eines basischen Restes wie in den Verbindungen (38), (39), (40) u. a. bleibt die Wirkung auf den Blutzucker erhalten (Ciba AG, 1960; Sandoz AG, 1967). Auch das Adamantan-Derivat (41) senkt den Blutzucker (Sumitomo Chem. Ind., 1964). Dagegen sind die hydroxylierten Verbindungen (42) und (43) an der Maus nicht mehr wirksam (BECKMANN, 1966a).

$$R-NH-C-NH-C-NH_2$$
with $=NH$ and $=NH$

$R =$

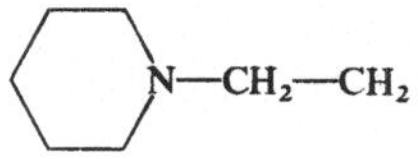

(38)

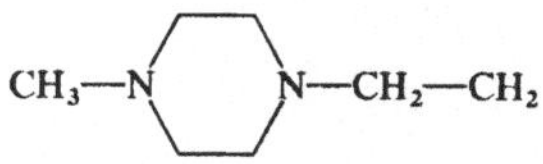

(39)

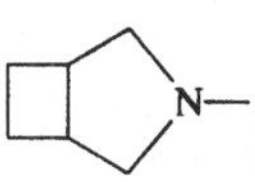

(40)

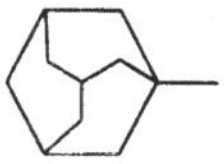

(41)

$CH_2OH-(CH_2)_3$ (42)

$CH_3-CHOH-(CH_2)_2$ (43)

b) Monoaryl-substituierte Biguanide

Die meisten der untersuchten 1-aryl-substituierten Biguanide sind im pharmakologischen Test am Meerschweinchen wirkungslos (Shapiro et al., 1959b, d). Eine schwache Wirksamkeit zeigen lediglich die sterisch gehinderten Verbindungen (44)—(46). 1-(2',4',6'-Trimethyl-phenyl)-biguanid (47) senkt nach subcutaner Applikation von 50 mg/kg den Blutzucker beim Meerschweinchen um mehr als 60%; oral ist die Verbindung ohne Wirkung. Die Einführung einer Trifluormethylgruppe führt zu einer beträchtlichen Wirkungssteigerung. So sind die Verbindungen (48) bzw. (49) bei der Ratte doppelt bzw. 10mal so wirksam wie Metformin (Buu Hoï et al., 1967).

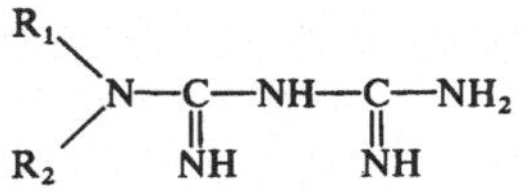

$$\begin{array}{c} R_1 \\ \diagdown \\ N-C-NH-C-NH_2 \\ \diagup \quad \| \quad\quad \| \\ R_2 \quad NH \quad\quad NH \end{array}$$

$R_1 =$ $R_2 =$

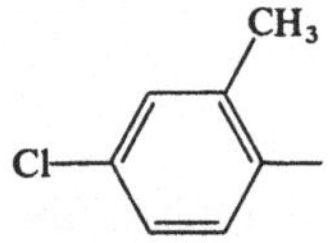

(44)   4-Chlor-2-methyl-phenyl, $R_2 = H$

(45)   5-Chlor-2-methyl-phenyl, $R_2 = H$

(46)   2-Methyl-phenyl, $R_2 = C_2H_5$

(47)   2,4,6-Trimethyl-phenyl, $R_2 = H$

(48)   3-Trifluormethyl-phenyl, $R_2 = H$

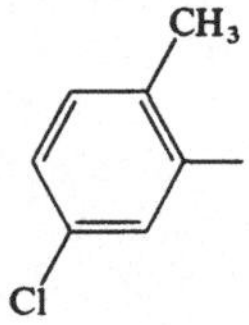

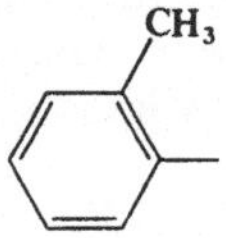

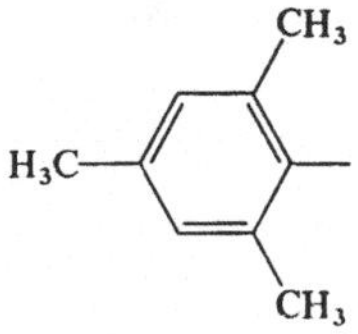

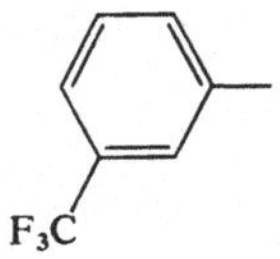

(49)   4-Fluor-3-trifluormethyl-phenyl, $R_2 = H$

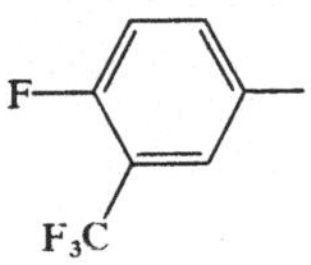

Weiterhin wurden die Thiazole (50) (Râv et al., 1966), die 1,3,4-Thiadiazole (51) und das Chinolin-Derivat (52) (Bhattacharya et al., 1964) als potentiell blutzuckerwirksame Biguanid-Derivate synthetisiert. Angaben über ihre biologische Wirkung fehlen.

$$R—NH—\underset{\underset{NH}{\|}}{C}—NH—\underset{\underset{NH}{\|}}{C}—NH_2$$

R =

(Thiazol-Struktur) R′ = H, CH$_3$, C$_2$H$_5$ (50)

(Thiadiazol-Struktur) R′ = Alkyl, Aryl oder Aralkyl   (51)

(Chinolin-Struktur, OC$_2$H$_5$)   (52)

c) Monoaralkyl-substituierte Biguanide (Tabelle 6)

1-Benzyl-biguanid (53) ist beim Meerschweinchen gut blutzuckersenkend wirksam (SHAPIRO et al., 1959c; PAUL und BOSE, 1962; PAUL et al., 1963). Die Wirkung wird durch p-Chlor-Substitution (54) weiter verstärkt. Ersatz des Chloratoms durch Methoxyl (55) bringt einen Wirkungsabfall mit sich, und

Tabelle 6. *Blutzuckersenkende Wirkung monoaralkyl-substituierter Biguanide beim Meerschweinchen nach oraler und subcutaner Gabe* (SHAPIRO et al., 1959c)

$$R—NH—\underset{\underset{NH}{\|}}{C}—NH—\underset{\underset{NH}{\|}}{C}—NH_2$$

Nr.	R	LD$_{min}$[a]	Blutzuckersenkung[b]	
			subcutan	oral
(17)	C$_6$H$_5$CH$_2$CH$_2$ *Phenformin*	200	+ + + +	+ + + +
(53)	C$_6$H$_5$CH$_2$	150	+ + + +[c]	+ + +
(54)	4—ClC$_6$H$_4$CH$_2$	150	+ + + +	+ + + +
(55)	4—CH$_3$OC$_6$H$_4$CH$_2$	150		+ +
(56)	4—CH$_3$C$_6$H$_4$CH$_2$	200		0
(57)	C$_6$H$_5$CH(CH$_3$)	100		0, etwa + +[1]
(58)	4—ClC$_6$H$_4$CHCH$_3$	100		0
(59)	(C$_6$H$_5$)$_2$CH	50		0

1. PAUL und BOSE (1962); 2. BECKMANN (1966a), Testung an der Maus; 3. SADOW (1968b); 4. WICK et al. (1970) Testung an der Ratte.

[a] Minimale letale Dosis (mg/kg) bei der Maus nach subcutaner Gabe.

[b] Subcutan wurden $^1/_5$, oral $^1/_3$ der bei der Maus bestimmten LD$_{min}$ verabreicht; 0 = weniger als 10%, + = 10—20%, + + = 21—35%, + + + = 36—60%, + + + + = über 60%ige Blutzuckersenkung.

[c] Nach Applikation von $^1/_3$ der LD$_{min}$.

Tabelle 6 (Fortsetzung)

Nr.	R	LD_{min}[a]	Blutzuckersenkung [b]	
			subcutan	oral
(60)	[Furyl]—CH₂	300	+++ [c]	
(61)	[Thienyl]—CH₂	300	+++ [c]	
(62)	[Naphthyl]—CH₂	200		0
(63)	$C_6H_5CH_2CH(CH_3)$	300	++++	++
(64)	$C_6H_5(CH_2)_3$	200		+
(65)	$C_6H_5(CH_2)_4$	100		0
(66)	$4-HOC_6H_4CH_2CH_2$	—		0[2,3] ++[4]

Fußnoten 2., 3., 4. s. S. 461.

Austausch gegen Methyl (55) führt zu einem völligen Wirkungsverlust. Kettenverzweigung ergibt in manchen Fällen eine Abnahme [vgl. (17) mit (57)], in anderen eine Zunahme [vgl. (64) mit (63)] der blutzuckersenkenden Wirkung. Der Phenylrest von 1-Benzyl-biguanid läßt sich ohne Wirkungsverlust durch Furyl (60) oder Thienyl (61) ersetzen; das entsprechende Naphthyl-Derivat (62) ist nicht mehr blutzuckersenkend wirksam (Shapiro et al., 1959c). Eine der aktivsten Verbindungen dieser Reihe ist 1-(2-Phenyl-äthyl)-biguanid (Phenformin) (17). Gegenüber diesem ist das isomere 1-(1-Phenyl-äthyl)-biguanid (57) nach Paul und Bose (1962) etwa 3mal weniger wirksam, während Shapiro et al. (1959c) keine blutzuckersenkende Wirkung der Verbindung (57) feststellen konnten.

d) Mehrfach substituierte Biguanide (Tabelle 7)

Mit der Einführung mehrerer Substituenten in das Biguanid-Molekül nimmt im allgemeinen die blutzuckersenkende Wirkung ab: 1-Butyl-biguanid (5) hat am Meerschweinchen nach oraler Gabe die Wirkung ++++ (Shapiro et al., 1959c), 1-Butyl-1-methyl-biguanid (68) ist noch mit +++ wirksam, während 1-Butyl-5,5-dimethyl-biguanid (69) den Blutzucker nur noch um 21—35% (++) senkt. Eine Wirkungsabnahme läßt auch der Vergleich des blutzuckersenkenden Effekts von 1-Benzyl-, 1-(4'-Chlor-benzyl)-biguanid und Phenformin [Tabelle 6, Nr. (53), (54) und (17)] mit dem der Verbindungen (71)—(78) (Tabelle 7) erkennen. Eine Ausnahme von dieser Regel bildet 1,1-Dimethyl-biguanid (20), das an der Maus etwas stärker blutzuckersenkend wirkt als das entsprechende monosubstituierte Derivat (Proske et al., 1962).

Das Tetrahydroisochinolin-Derivat (79) senkt beim Meerschweinchen den Blutzucker nur wenig (Shapiro et al., 1959c). Bei der Maus ist es zwar zweimal so stark wirksam wie Phenformin (Boehringer und Söhne GmbH, 1964), es wirkt aber deutlich schwächer als Buformin (Beckmann, 1967b).

$$\text{(Tetrahydroisochinolin)}N-\underset{\underset{NH}{\|}}{C}H-NH-\underset{\underset{NH}{\|}}{C}-NH_2 \qquad (79)$$

Tabelle 7. *Blutzuckersenkende Wirkung mehrfach substituierter Biguanide beim Meerschweinchen nach oraler und subcutaner Gabe* (SHAPIRO et al., 1959 c und d)

$$R_1 \diagdown N-C-NH-C-N \diagup R_3$$
$$R_2 \diagup \quad \| \quad \quad \| \quad \diagdown R_4$$
$$\quad \quad NH \quad \quad NH$$

Nr.	R_1	R_2	R_3	R_4	LD_{min}[a]	Blutzuckersenkung[b]	
						subcutan	oral
(20)	CH_3 *Metformin*	CH_3	H	H	400	+++	0
(67)	CH_3	CH_3	CH_3	H	—	+++	0
(5)	C_4H_9 *Buformin*	H	H	H	250	++++	++++
(68)	C_4H_9	CH_3	H	H	200	++++	+++
(69)	C_4H_9	H	CH_3	CH_3	—	++++	++
(70)	n-C_5H_{11}	CH_3	H	H	100	+++	++
(71)	$C_6H_5CH_2$	CH_3	H	H	300	++++	++
(72)	$C_6H_5CH_2$	H	CH_3	H	—	++++	+++
(73)	$C_6H_5CH_2$	H	CH_3	CH_3	—	+++	—
(74)	$C_6H_5CH_2$	CH_3	CH_3	H	—	+	—
(75)	$C_6H_5CH_2$	CH_3	CH_3	CH_3	—	+	—
(76)	$C_6H_5CH_2CH_2$	CH_3	H	H	50	+	—
(77)	$C_6H_5CH_2CH_2$	H	CH_3	H	—	+++	—
(78)	4-ClC_6H_4	CH_3	H	H	150	+	—

[a] Minimale letale Dosis (mg/kg) bei der Maus nach subcutaner Gabe.

[b] Subcutan wurden $^1/_5$—$^1/_{10}$, oral $^1/_3$ der LD_{min} verabreicht. 0 = weniger als 10%, + = 10—20%, ++ = 21—35%, +++ = 36—60%, ++++ = über 60%ige Blutzuckersenkung.

Polyfluorphenyl-biguanide (80) wurden als potentielle orale Antidiabetika synthetisiert. Nähere Angaben über ihre biologische Aktivität fehlen jedoch (Squibb u. Sons Inc., 1968).

$$\text{(80)}$$

R, R_1, R_2 = H, Alkyl oder Phenylalkyl

Z = H oder F

A = Alkylen oder unmittelbare Verknüpfung

Eine Kombination der pharmakophoren Gruppe der Biguanide mit der von Sulfonylharnstoffen, wie sie in den Verbindungen (31) und (32) (S. 458) vorliegt, führt bei der Maus zu keiner Steigerung, sondern zu einer Abnahme der blutzuckersenkenden Wirkung (BECKMANN, 1960).

e) Biguanid-Kupfer-Komplexe

PICCININI et al. (1960) untersuchten die blutzuckersenkende Wirkung von 1-Methyl- (2), 1-Isopropyl- (6), 1-Benzyl- (53), 1-(4'-Äthoxy-phenyl)-biguanid (81)

$$\text{(81)}$$

Tabelle 8. *Strukturformeln biguanidähnlicher Verbindungen*

Nr.		

(82) [β-Phenäthylguanyl]-harnstoff[1,2]

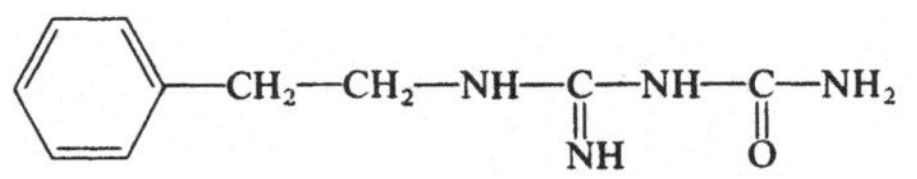

(83) $CH_3—(CH_2)_2—CH_2—NH—C(=NH)—NH—C(=O)—NH_2$ [Butylguanyl]-harnstoff[9]

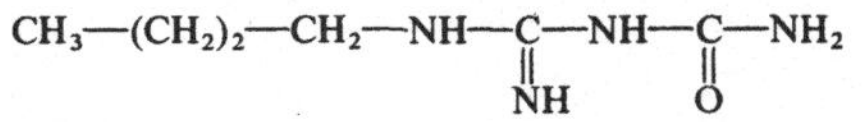

(84) N-[β-Phenäthyl]-N'-guanyl-harnstoff[1,2]

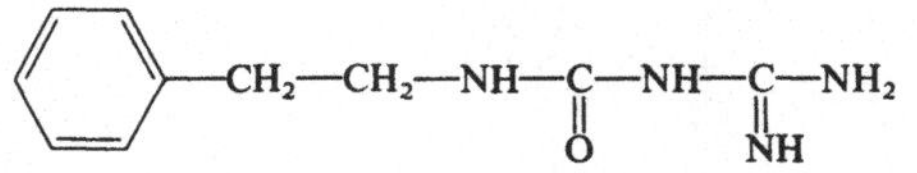

(85) [β-Phenäthyl]-harnstoff[1,2]

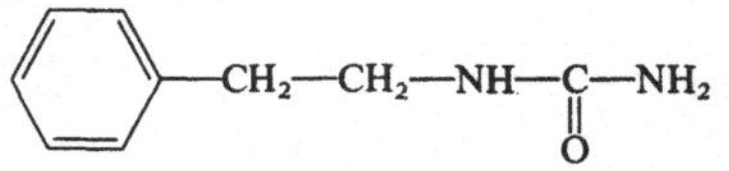

(86) [β-Phenäthyl]-guanidin[3]

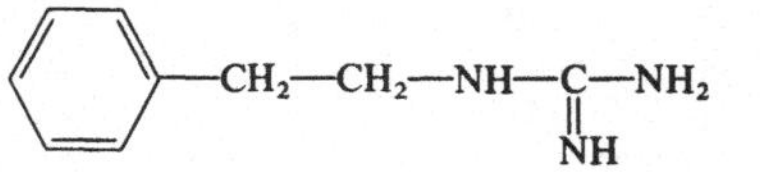

(87) 2-Amino-4-[β-phenäthylamino]-s-triazin[1,2]

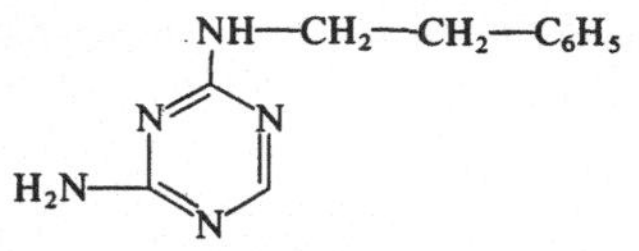

(88) N-[β-Phenäthyl]-malonsäure-diamidin[4]

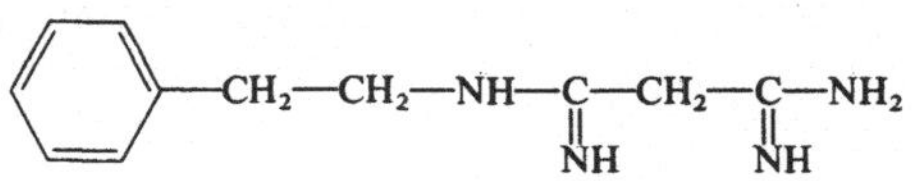

(89) Di-[imidazolinyl-(2)]-amin; Bis-(äthylenbiguanid)[5]

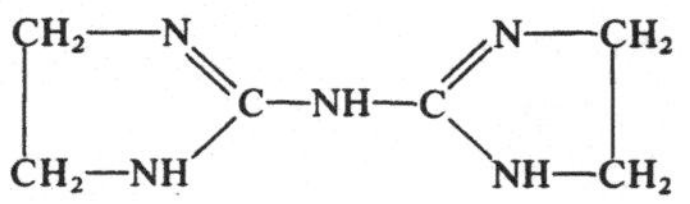

(90) Cycloäthylen-biguanid[6]

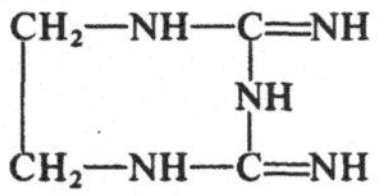

(91) 2-[Bis-(dimethylamino)-phosphinyl]-guanidin[7]

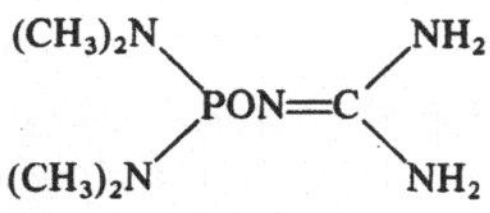

(92) R = H: 1-Phenoxy-biguanid[8]

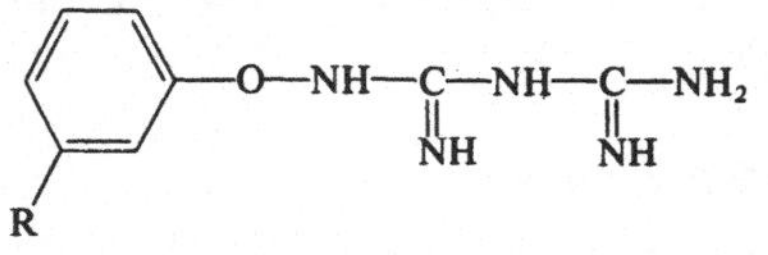

R = H; p—CH₃; m—Cl

---

1. Shapiro et al. (1959a); 2. Shapiro et al. (1959d); 3. Kroneberg und Stoepel (1958); 4. Fanshawe et al. (1964); 5. Bauer und Safir (1965); 6. Hesse und Taubmann (1929); 7. Fanshawe und Bauer (1967); 8. Fanshawe et al. (1967); 9. Beckmann (1966a).

und Phenformin (17) sowie deren Kupferkomplexe an Ratten, Kaninchen und Meerschweinchen. Alle Verbindungen waren beim Meerschweinchen am stärksten wirksam. Da die Kupfer-Chelate der aromatisch substituierten Biguanide den Blutzucker stärker als die nichtchelatisierten Verbindungen herabsetzten, nehmen die Autoren an, daß die Komplexverbindungen als solche — und nicht erst nach Freiwerden der entsprechenden Basen — wirksam sind. DOORNBOS (1966) andererseits ist der Meinung, daß die Fähigkeit der Biguanide, Metallkomplexe zu bilden, mit dem Mechanismus der blutzuckersenkenden Wirkung nichts zu tun haben könne, da wegen des hohen pK_A-Wertes die Konzentration des komplexbildenden Ions extrem klein ist ($<10^{-6}$ der Gesamtkonzentration).

f) Biguanidähnliche Verbindungen (Tabelle 8)

Die Harnstoff-Derivate (82), (84), (85) und das Triazin (87) senken bei Meerschweinchen den Blutzucker nicht (SHAPIRO et al., 1959a, d). [Butylguanyl]harnstoff (83) ist an der Maus unwirksam (BECKMANN, 1966a). [β-Phenäthyl]guanidin (86) führt beim Kaninchen je nach den Versuchsbedingungen zu einer Hypo- oder Hyperglykämie (KRONEBERG und STOEPEL, 1958). Das Dihydroimidazol-Derivat (89) und die entsprechenden Benzimidazol-Verbindungen sind am Hühnchen und an der Ratte nicht blutzuckersenkend wirksam (BAUER und SAFIR, 1965). Gleiches gilt für das 2-[(Bis-dimethylamino)-phosphinyl]-guanidin (91) und das entsprechende Octamethyl-Derivat, in denen ein C-Atom der Biguanid-Gruppierung durch $P = O$ ersetzt wurde (FANSHAWE und BAUER, 1967). Das cyclische Biguanid (90) senkt beim Hund und Kaninchen den Blutzucker nicht (HESSE und TAUBMANN, 1929). Weiterhin wurden u.a. das Malonsäurediamidin-Derivat (88) und der Äther des N-Hydroxy-biguanids (92) als möglicherweise blutzuckersenkende Verbindungen dargestellt; Angaben über ihre Wirksamkeit fehlen.

V. Toxicität beim Tier

1. Akute Toxicität

Die LD_{50}-Werte von Buformin, Metformin und Phenformin für einige Tierspecies sind in Tabelle 9 wiedergegeben. Aus der Tabelle geht hervor, daß im allgemeinen Buformin und Phenformin etwa die gleiche Toxicität aufweisen, während Metformin weniger giftig, aber auch weniger blutzuckerwirksam ist (Tabelle 10, S. 477). Die akute Toxicität hängt unter anderem besonders vom Ernährungszustand der Tiere ab. So ist Phenformin bei nüchternen Ratten 5mal toxischer als bei gefütterten (UNGAR, 1959, 1961). Hiermit lassen sich die voneinander abweichenden Toxicitätsangaben verschiedener Untersucher teilweise erklären. Die Artspezifität der akuten Toxicität ist nach intravenöser Injektion weniger ausgeprägt als nach oraler Gabe.

a) Vergiftungsbild

Das Vergiftungsbild ist von Species zu Species verschieden, je nachdem, ob der blutzuckersenkende Effekt der Biguanide überwiegt und die Tiere im hypoglykämischen Schock sterben oder ob andere toxische Wirkungen im Vordergrund stehen. Häufig werden gleichzeitig eine blutzuckersenkende Wirkung und toxische Effekte beobachtet. Daher unterscheidet sich auch das Bild des hypoglykämischen Schocks nach Biguaniden von dem nach Insulin. Während nämlich bei den Tieren im Insulinschock zwischen den einzelnen Krämpfen immer wieder Pausen auf-

Tabelle 9. *Akute Toxicität (LD$_{50}$) von Buformin, Metformin und Phenformin bei einigen Tierspecies. Nur ein Teil der Autoren gibt an, ob die Versuchstiere fasteten oder gefüttert wurden. Die Toxicitätswerte sind daher nur bedingt miteinander vergleichbar*

Species	Applikationsart	LD$_{50}$ (mg/kg)		
		Buformin	Metformin	Phenformin
Maus	oral	380[1]	2150[1]; 3500[3, 18]	450[1, 3]; 800[a, 13]; 410[22]
	s.c.	227[19]	225—500[3, 18]; 750[4]	250[3]; 235[a, 13, 19]
	i.p.	223[6]; 213[9]	620[6, 2]	200[6]; 150[8]; 202[9]
	i.v.	105[1]	200[21]	19[1]; 16[a, 13]
Ratte	oral	320[1]; 300[20]	1000[3, 18]	1050[1]; 800[5]; 938[14]; 150[13]; 650[a, 13]
	s.c.	—	300[3, 18]	100[5]; 200[7]; 88[13]; 190[a, 13]
	i.p.	—	—	172[14]
Meerschweinchen	oral	58[1]	500[3, 18]	47[1]; 37,5[5]; 38[13]
	s.c.	23[1]; 18[16]	150[3, 18]; 146[16]	19[1]; 16[16]; 26[13]
	i.m.	—	200[4]	—
	i.p.	—	200[4]	—
	i.v.	—	—	12[b, 13]
Kaninchen	oral	> 500[19]	350[3, 18]	100[5]
	s.c.	—	150[3, 12]	etwa 150[10]
	i.v.	75—100[20]	—	—
Hund	oral	50—100[11]	—	75[5]; < 50[23]
	s.c.	—	—	48[5]; etwa 50[9]
	i.v.	etwa 25[10]	—	etwa 15[10]
Katze	oral	—	—	50[5]; 63[13]
	i.v.	—	—	14[13]
Huhn	s.c.	—	150[3, 18]	—
Affe	oral	—	—	15[13]
	s.c.	—	—	12[13, 15]
Hamster	oral	—	—	1620[17]
	s.c.	—	—	450[17]
	i.p.	—	—	180[17]

1. Proske et al. (1962); 2. Ishida et al. (1962); 3. Sterne (1961); 4. Melander (1960); 5. Penhos und Blaquier (1958); 6. Rikimaru et al. (1965); 7. Houssay und Penhos (1958); 8. Bertarelli (1958); 9. Söling und Creutzfeldt (1960); 10. Söling et al. (1963); 11. Beckmann (1962); 12. Hesse und Taubmann (1929); 13. Ungar (1959); 14. Piccinini et al. (1960); 15. Peng und Wang (1962); 16. Wiezorek et al. (1963); 17. Meier und Yerganian (1961); 18. Duval (1960); 19. Lagler (1966); 20. Yoh (1966); 21. Sterne (1969); 22. Blickens und Riggi (1969a); 23. Sagritalo et al. (1971).

[a] Nicht fastende Tiere.
[b] Intrakardial.

treten und der Tod erst nach längerer Zeit eintritt, sterben die mit Biguanid belasteten Tiere relativ rasch, und die Krämpfe halten häufig vom Beginn des hypoglykämischen Schocks, ohne wesentliche Unterbrechung, bis zum Tod an. Da die Todesursache nicht allein die Hypoglykämie ist, läßt sich auch der Tod durch Glucoseinjektionen nur selten verhindern. Lediglich Penhos und Blaquier (1958) sowie Houssay und Penhos (1958) konnten adrenalektomierte Ratten nach einer LD$_{100}$ von Phenformin am Leben erhalten, wenn sie den Tieren $^1/_2$ h vor der Biguanid-Gabe und bis zu 5 h danach alle 30 min 10 ml einer 30%igen Glucoselösung pro kg oral verabfolgten. Auch an der intakten Ratte sollen

Glucosegaben die Toxicität von Phenformin vermindern können (UNGAR et al., 1957; UNGAR, 1959). Dagegen stellten HESSE und TAUBMANN (1929) an Hunden und Kaninchen nur einen vorübergehenden günstigen Effekt von Traubenzucker-injektionen fest. Die meisten Tiere nahmen trotz reichlicher Glucosezufuhr stark an Gewicht ab und starben im Verlauf der nächsten Tage. Ähnliches beobachteten STERNE (1958) sowie STERNE und DUVAL (1959) an Hähnchen. Von 2 Tieren, die nach subcutaner Gabe von 100—150 mg/kg Metformin Krämpfe bekamen, über-lebte nach der Injektion von Glucose eines, das andere war am folgenden Tag tot. Auch an Kaninchen stellten die Autoren keinen anhaltenden protektiven Effekt von Glucose fest. Ebenso bemerkten PENG und WANG (1962) bei Affen nicht regelmäßig einen günstigen Einfluß von Glucosegaben auf die hypoglykämischen Krämpfe nach hohen Dosen von Phenformin. CREUTZFELDT und MOENCH (1958), SÖLING und CREUTZFELDT (1960) sowie SÖLING et al. (1963) fanden bei Meer-schweinchen, Kaninchen und Ratten im hypoglykämischen Schock nur eine vor-übergehende günstige Wirkung von Glucosegaben. Auch bei wiederholter Glucose-injektion konnte keines der Tiere am Leben erhalten werden. Desgleichen fand LANGER (1962) nach subcutaner Injektion von Buformin an Ratten, daß sich bis zu einer Dosis von 100 mg/kg der Zustand der Tiere bisweilen durch Glucosegaben bessern läßt. Nach höheren Buformin-Dosen starben aber die Tiere trotz Glucose-zufuhr innerhalb von $1^1/_2$ h nach der Applikation unter Krämpfen.

Affe. Affen erbrechen nach oraler Gabe von 10—15 mg/kg und subcutaner oder intravenöser Injektion von 5 mg/kg Phenformin fast immer (UNGAR, 1959; PENG und WANG, 1962). Die emetische Wirkung tritt bei Verfütterung des Biguanids nach einer Latenz von durchschnittlich 4—5 h auf. Sie ist — wie auch bei anderen Tierspecies (UNGAR, 1959) — unabhängig von der Höhe des Blut-zuckerspiegels (PENG und WANG, 1962). Nach operativer Entfernung der zentralen Chemoreceptoren erbrechen Affen bei parenteraler Injektion von Phenformin nicht mehr. Auch die Schwelle für die emetische Wirkung oraler Gaben ist dann erhöht, und zwar erheblich stärker als nach Denervierung des Magens. Jedoch gelingt es, selbst durch gleichzeitige Denervierung des Magens und Ablation der bulbären Receptoren, nicht, die Brechwirkung von oral verabfolgtem Phenformin vollständig zu unterdrücken. Man muß daher annehmen, daß der Brechreiz nach parenteraler Injektion zentral, nach oraler Gabe außerdem durch Receptoren im Gastro-Intestinal-Trakt und periphere Chemoreceptoren ausgelöst wird. Anti-emetische Substanzen wie Perphenazin, Thiäthylperazin und Meclizin verhindern das Erbrechen nur ausnahmsweise. Meist führen sie lediglich zu einer Verlängerung der Latenzzeit.

Bereits nach einmaliger Verfütterung von Phenformin treten bei Affen Durch-fälle auf. Nach toxischen Dosen des Biguanids werden die Tiere apathisch, sie legen sich auf den Boden und sterben wenige Stunden nach der Applikation; nur einige überleben bis zum nächsten Tag. Die Blutzuckerwerte sind dabei häufig stark gesenkt. Ab und an kommt es zu hypoglykämischen Krämpfen (PENG und WANG, 1962). Die LD_{50} ist beim Affen im Vergleich zu anderen Tierspecies be-sonders niedrig (Tabelle 9).

Hund. Hunde sterben nach oraler oder parenteraler Applikation einer letalen Dosis von Phenformin unter dem Bild der zentralen Atemlähmung bei schlagen-dem Herzen. 30—45 min nach subcutaner Substanzgabe werden die Tiere un-ruhig, und die Atemfrequenz nimmt zu. Später erbrechen sie schaumigen Schleim, die Atmung ist erschwert. Die Pupillen werden weit, und es kommt zu wieder-holten Defäkationen. Mundschleimhaut und Zunge sind kalt und cyanotisch, der Pupillenreflex ist vermindert. Kurz vor dem Tod werden Blase und Rectum ent-leert. Im Gegensatz zu diesen Beobachtungen von PENHOS und BLAQUIER (1958) sowie denen von HOUSSAY und PENHOS (1958) und UNGAR (1959) stellten PENG und WANG (1962) beim Hund nach Phenformin-Gaben kein Erbrechen fest.

Nach intravenöser Injektion von Phenformin werden grundsätzlich die gleichen toxischen Erscheinungen wie nach subcutaner Gabe beobachtet (ASHKAR et al., 1958; SÖLING und CREUTZFELDT, 1960). Außerdem kommt es zu einem Blutdruckabfall, der bis zum Tod der Tiere anhält. Der Blutdrucksenkung geht meist ein leichter Blutdruckanstieg voraus (vgl. S. 482). Die Wirkung auf Blutdruck und Atmung kann durch intravenöse Injektion von Methylenblau vorübergehend aufgehoben werden. Der Blutzucker ist stets, zum Teil extrem (bis 594 mg/100 ml), erhöht. Die Herzfrequenz bleibt im allgemeinen unverändert (SÖLING und CREUTZFELDT, 1960; SÖLING et al., 1963), mitunter nimmt sie ab. Nach bilateraler Vagotomie tritt keine Frequenzabnahme mehr auf (ASHKAR et al., 1958). Im EKG ist eine Verkleinerung des Kammerkomplexes und eine Abflachung oder ein Negativwerden der T-Zacke zu beobachten, was auf eine mangelnde Coronardurchblutung hinweist, während die Sinusfrequenz meist wenig oder gar nicht beeinflußt wird (SÖLING und CREUTZFELDT, 1960). In diesem Zusammenhang ist es von Interesse, daß nach toxischen Dosen von Phenformin beim Neunauge eine Herzarrhythmie auftritt und daß es beim Kaninchen zum Herzstillstand kommen kann (WICK und LARSON, 1958).

Die LD_{50} von Phenformin beträgt bei fastenden Hunden nach oraler Gabe 75 mg/kg und nach subcutaner Applikation 48 mg/kg. Die LD_{50} nach subcutaner Gabe ist bei pankreatektomierten Tieren auf 70 mg/kg erhöht und bei adrenal- oder hypophysektomierten Hunden auf 40 mg/kg vermindert. Eine weitere Zunahme der Toxicität wird bei adrenal-pankreatektomierten und bei hypophys-pankreatektomierten Tieren beobachtet (PENHOS und BLAQUIER, 1958; SAGRITALO et al., 1971).

Buformin ist beim Hund etwas weniger toxisch als Phenformin, bewirkt aber sonst gleichartige Veränderungen von Blutdruck, Atmung und EKG (SÖLING und CREUTZFELDT, 1960). Die Herzfrequenz nimmt zu (LIPPMANN, 1963 b). Nach Verfütterung oder subcutaner Injektion von Buformin erbrechen die Tiere fast regelmäßig (BECKMANN, 1960), die emetische Wirkung verschwindet jedoch bei wiederholter Applikation nach einigen Tagen (LAGLER, 1966).

Ratte. Ratten werden nach Gabe toxischer Biguanid-Dosen zunächst zunehmend apathisch. Sie zeigen eine Abnahme der spontanen Motilität und eine mehr oder weniger ausgeprägte Lähmung der hinteren Extremitäten. Gleichzeitig kommt es zu einer Erhöhung der Atemfrequenz, einer Dyspnoe und einer Cyanose der Mundschleimhaut und der Zunge. Schließlich tritt der Tod ohne weitere auffällige Erscheinungen ein (PENHOS und BLAQUIER, 1958; SUZUKI et al., 1958; UNGAR, 1959; SÖLING und CREUTZFELDT, 1960; YOH, 1966). Nach intraperitonealer Injektion von Phenformin geht die toxische Wirkung der blutzuckersenkenden voran, und die Ratten sterben bei unveränderter oder nur geringfügig verminderter Konzentration von Glucose im Blut (BECKMANN, 1966c). Appliziert man eine letale Dosis des Biguanids subcutan, so erfolgt der Tod meist bei stark hypoglykämischen Blutzuckerwerten (HOUSSAY und PENHOS, 1958; BECKMANN, 1966c). Einzelne Tiere sterben aber auch, ohne daß es zu einer wesentlichen Blutzuckersenkung kommt (SÖLING et al., 1963). Bei oraler Verabfolgung treten ab 100 mg/kg regelmäßig 1 h nach der Applikation Diarrhoen auf (BALASSE und CONARD, 1961). Neugeborene Ratten reagieren empfindlicher als erwachsene Tiere. So beträgt die LD_{50} von Buformin nach oraler Gabe bei 24—48 h alten Wistar-Ratten 94 mg/kg (LAGLER, 1966), während an ausgewachsenen Tieren ein Wert von 300—320 mg/kg (Tabelle 9) gefunden wurde.

Adrenal- oder Hypophysektomie erhöhen bei der Ratte die Toxicität von Biguaniden; eine Injektion von Adrenalin oder Hydrocortison vermindert sie (PENHOS und BLAQUIER, 1958; HOUSSAY und PENHOS, 1958; STERNE, 1958; STERNE und DUVAL, 1959; SÖLING und CREUTZFELDT, 1960; SÖLING et al., 1963).

Maus. Bei Mäusen unterscheidet sich das Vergiftungsbild nach Phenformin von dem nach Buformin in gewisser Beziehung. 5—15 min nach intraperitonealer Injektion von Phenformin in einer letalen Dosis kommt es zunächst zu einer kurzdauernden Störung der Bewegungskoordination, die dann unmittelbar in klonische Krämpfe übergeht, die das ganze Tier erfassen. Der Tod erfolgt in Seitenlage, wobei der Blutzucker nur mäßig reduziert ist. Demgegenüber setzt die Wirkung von Buformin erst später ein. Die Tiere werden zunehmend apathisch und sterben 30—60 min nach Buformin-Gabe meist ohne Zeichen besonderer Unruhe. Der Blutzucker ist stark gesenkt. Hin und wieder kommt es zu hypoglykämischen Krämpfen, die aber von den Krämpfen nach Phenformin verschieden sind (SÖLING und CREUTZFELDT, 1960).

Die LD_{50} von Metformin ist bei der Maus von der Jahreszeit abhängig (STERNE und HIRSCH, 1964c).

Meerschweinchen. Beim Meerschweinchen ist die letale Dosis der Biguanide, infolge der starken blutzuckersenkenden Wirkung, besonders niedrig. Eine Stunde nach oraler Gabe toxischer Dosen von Phenformin werden die Tiere zunehmend apathisch und legen sich auf die Seite. Plötzlich strecken sie alle Glieder von sich, öffnen den Mund mehrmals, es kommt zu Krämpfen, und die Tiere verlieren das Bewußtsein. Der Blutdruck ist gesenkt und die Atemfrequenz erhöht. Die Wirkung auf Atmung und Blutdruck läßt sich wie beim Hund durch Methylenblau vorübergehend aufheben. Der Tod tritt so gut wie immer bei stark erniedrigten Blutzuckerwerten ein (CREUTZFELDT und MOENCH, 1958; PENHOS und BLAQUIER, 1958; STEINER und WILLIAMS, 1958; SUZUKI et al., 1958; SÖLING und CREUTZFELDT, 1960). Nach Buformin ist das Vergiftungsbild ähnlich (SÖLING und CREUTZFELDT, 1960).

Mit Nembutal oder Urethan narkotisierte Meerschweinchen sind wesentlich unempfindlicher gegenüber der toxischen und der blutzuckersenkenden Wirkung von Biguaniden. Dosen, die beim nichtnarkotisierten Meerschweinchen zum Tod führen, werden über Stunden ohne nennenswerte Beeinflussung von Blutdruck und Atmung vertragen (SÖLING und CREUTZFELDT, 1960; CREUTZFELDT et al., 1961).

Kaninchen. Die parenterale Applikation letal wirkender Biguanid-Dosen löst beim Kaninchen eine starke Blutzuckersenkung aus. Die dadurch hervorgerufenen hypoglykämischen Krämpfe sind durch intravenöse Injektion von Calciumchlorid nicht aufzuheben. Die Tiere sterben an Atemlähmung bei vermindertem Blutdruck (HESSE und TAUBMANN, 1929).

Der Hypoglykämie geht meist ein Blutzuckeranstieg voraus. Ein Teil der Tiere stirbt bereits während dieser hyperglykämischen Phase. Vor Beginn des Blutzuckeranstiegs kommt es zu motorischer Unruhe, Tachypnoe und Tachykardie. Dieselben Erscheinungen — überlagert von Krämpfen — werden kurz vor dem Tod der Tiere beobachtet (HESSE und TAUBMANN, 1929; STERNE und DUVAL, 1959; SÖLING und CREUTZFELDT, 1960; LIPPMANN und LAWECKI, 1963; SÖLING et al., 1963; YOH, 1966; FRATINO et al., 1968a; BECKMANN, 1969b).

Katze. Katzen erbrechen nach toxischen Dosen von Phenformin und zeigen auch sonst ein ähnliches Vergiftungsbild wie der Hund. Die emetische Wirkung beginnt 2—6 h nach subcutaner Gabe von 15 mg/kg oder oraler Applikation von 20 mg/kg des Biguanids (UNGAR, 1959). Eine teilweise Aufhebung des Brechreizes soll durch Vitamin K möglich sein (UNGAR, 1960b). Zu diesem Befund fehlen aber die experimentellen Einzelheiten. Nach intravenöser Injektion von mehr als 15 mg/kg fällt der Blutdruck irreversibel ab (vgl. S. 483), und die Atmung ist vermindert. Elektrokardiographische Untersuchungen zeigen, daß der Tod nicht durch eine primäre toxische Wirkung des Biguanids auf das Herz verursacht wird. Die LD_{50} nach oraler Gabe beträgt 50 mg/kg, die LD_{100} 75 mg/kg (Penhos und Blaquier, 1958; Ungar, 1959). Über die akute Toxicität von Metformin und Buformin bei der Katze liegen keine Untersuchungen vor.

Hamster. Die LD_{50} von Phenformin nach subcutaner Injektion beträgt beim chinesischen Hamster (Cricetulus griseus) 540 mg/kg und die LD_{100} 630 mg/kg. Die toxischen Symptome sind Hypermotilität, erhöhte Atemfrequenz und Dyspnoe. Ein Teil der Tiere stirbt im hypoglykämischen Schock. Die meisten Tiere sterben jedoch ohne erkennbare Todesursache bereits 5—30 min nach der Injektion, bevor es zu einer Blutzuckersenkung kommt. Auch nach intraperitonealer Injektion der LD_{50} (180 mg/kg) tritt der Tod bei den meisten Tieren innerhalb von 15 min ohne sichtbare Symptome ein. Nach oraler Gabe einer LD_{50} von Phenformin (1620 mg/kg) sterben die Hamster im hypoglykämischen Schock (Meier und Yerganian, 1961).

b) Histologische Befunde

Creutzfeldt und Moench (1958) beobachteten bei Meerschweinchen im akuten Toxicitätsversuch nach Phenformin-Gaben keine pathologischen Veränderungen an den Pankreasinseln und an der Leber. Auch nach 3—4tägiger Applikation von durchschnittlich 20 mg/kg Phenformin s.c. waren die β-Zellen der Inseln normal granuliert, während die α-Zellen vereinzelt Vacuolen und eine zum Teil stark ausgeprägte Degranulation aufwiesen. Demgegenüber fanden Müller et al. (1963) an Ratten 10 und 30 min nach subcutaner Injektion von 50 mg/kg Phenformin eine starke Vermehrung des Zinkgehalts der β-Zellen im Pankreas. 3, 12 und 48 h nach der Applikation konnte eine Zinkanreicherung nicht mehr regelmäßig festgestellt werden.

Die Lebern der von Creutzfeldt und Moench (1958) untersuchten Meerschweinchen waren schwach bis stärker verfettet und enthielten kein Glykogen. Sie ließen gelegentlich Einzelzellnekrosen erkennen. Die Nieren waren im Bereich der Tubuli der Rinden-Mark-Grenze gleichfalls verfettet, es traten Kernpyknosen, Zellabstoßungen und Eiweißniederschläge auf. Abschnittsweise fand sich eine Ausweitung der distalen Tubuluslumina. Die Nebennieren zeigten eine Aktivierung der Nebennierenrinde sowie eine Degranulation und Vacuolisation der Epithelzellen des Nebennierenmarks.

Bei Kaninchen fanden Hesse und Taubmann (1929) nach akuter Vergiftung mit Metformin an Leber, Niere, Darm und Lunge keine histologisch nachweisbaren Schäden. Auch Volk und Lazarus (1960) konnten bei Kaninchen 5—24 h nach intravenöser Injektion von 25—200 mg/kg Phenformin keine morphologischen Veränderungen an Leber, Pankreas und Muskel nachweisen.

Palkovits und Horn (1963) bestimmten das Volumen der Zellkerne als Maß der Zellaktivität in einigen endokrinen Drüsen und in der Leber von Kaninchen. 3 h nach oraler Gabe nicht blutzuckersenkend wirksamer Dosen (100—250 mg/kg) von Metformin nahm das Kernvolumen in den β-Zellen der Langerhansschen Inseln sowie in der Leber zu und in der Zona glomerulosa der Nebennierenrinde geringfügig ab. Die α-Zellen des Pankreas, die Zona fasciculata der Nebennierenrinde und das Nebennierenmark zeigten keine Änderungen des Kernvolumens. Abweichend hiervon beobachteten Mohnike et al. (1963a, b) in den β-Zellen des Pankreas von Mäusen, die mit Buformin behandelt worden waren, keine Zunahme des mittleren Kernvolumens.

2. Chronische Toxicität

a) Buformin

Ratte. Bei Ratten, die 5 Tage lang täglich 50 mg/kg Buformin oral appliziert bekommen hatten, stellten GEORGII (1960), GEORGII und MEHNERT (1961) sowie MEHNERT (1964) weder an der Leber noch an der Niere mikroskopisch oder makroskopisch irgendwelche Schäden fest. Nach Gabe höherer Dosen von Buformin (300 mg/kg) über 5 Tage starben die meisten Tiere im hypoglykämischen Schock. Die Leberzellen waren dann vollständig glykogenleer und stark verfettet. Die Nieren zeigten eine ausgeprägte Verfettung des Nierenepithels. Ganz anders verhielten sich Ratten, die eine viermalige Zufuhr dieser hohen Buformin-Dosis überlebten. Bei diesen Tieren waren die Fetteinlagerungen in der Leber weitgehend verschwunden, und es fand sich wieder reichlich Glykogen in den Leberzellen. Trotzdem ließen sich deutliche Parenchymzellveränderungen leichterer Art, jedoch keine frischen Leberzellnekrosen nachweisen. Die Verfettung des Tubulusepithels der Nieren hatte sich vollständig zurückgebildet.

Dieselben Autoren beobachteten nach 5monatiger Belastung von Ratten mit täglich 50 mg/kg Buformin — dies entspricht ungefähr dem 12fachen der therapeutischen Dosis beim Menschen — an der Leber feinste periportale und perilobuläre Vernarbungen. Sie nehmen an, daß es sich dabei um narbige Ausheilungen von Ödemen handelt, die als Folge der Biguanid-Zufuhr am Anfang des Versuches entstanden waren. Schwere Parenchymschäden wurden nicht festgestellt. Der Glykogen- und Fettgehalt der Leberparenchymzellen entsprach dem unbehandelter Tiere. In den Tubulusepithelien der Niere kam es zu einer vermehrten Fetteinlagerung.

PROSKE et al. (1962) fanden an Ratten nach Verfütterung von 5mal wöchentlich 50 mg/kg Buformin über 26 Wochen keine auffälligen Veränderungen des Allgemeinbefindens. Futterverzehr und Trinkmenge waren normal, die Gewichtszunahme entsprach der des Kontrollkollektivs, das Blutbild war unverändert und der Urin enthielt keine pathologischen Bestandteile. Histologisch wurden — abgesehen von einer geringfügigen Verfettung der Leberzellen und der Kupfferschen Sternzellen — an Leber, Niere und Nebenniere keine pathologischen Veränderungen gesehen. Der Glykogengehalt der Leberzellen unterschied sich nicht von dem der Kontrollen.

LANGER (1962) bestimmte die Konzentration verschiedener Enzyme in Pankreashomogenaten von Ratten nach 10tägiger Verfütterung von 140 mg/kg Buformin und nach 2wöchiger subcutaner Injektion von täglich 50 mg/kg des Biguanids. Unter der Behandlung nahm der Lipase-, Diastase- und Trypsingehalt des Pankreasgewebes ab; die Trypsinogen-Aktivierung durch Enterokinase war erhöht. Dagegen entsprach die Diastase-, Lipase- und Kallikreinogen-Konzentration im Blut den Kontrollwerten. Leber und Pankreas sowie die Schleimhaut des Duodenums zeigten keine histologisch erkennbaren krankhaften Veränderungen. Das histologische Bild der Niere war unterschiedlich, eine irreversible Schädigung des Tubulusepithels wurde nicht beobachtet. Die Urinmenge nahm in beiden Versuchstiergruppen gegenüber den Ausgangswerten zu.

Da sich mit Buformin allein in noch nicht letal wirkender Dosis keine wesentlichen histologisch nachweisbaren Veränderungen der Leber hervorrufen lassen, untersuchten GEORGII (1960), GEORGII und MEHNERT (1961) sowie MEHNERT (1964) die Wirkung von Buformin auf die mit Thioacetamid vorgeschädigte Rattenleber. Den Tieren wurden Thioacetamid und Buformin 150 Tage lang mit der Schlundsonde in steigenden Mengen appliziert. Die Biguanid-Gabe betrug im Durchschnitt 22 mg/kg pro die. Diese Dosis hatte in den ersten 50 Tagen keinen

Einfluß auf die durch Thioacetamid bedingte Schädigung der Leber. Lediglich der Glykogenschwund in den Leberzellen war noch stärker ausgeprägt, so daß sich histologisch kein Glykogen mehr nachweisen ließ. Bei länger dauernder Belastung mit dem Biguanid wurden indessen eine frühere Manifestation der durch Thioacetamid bewirkten Lebercirrhose, eine Häufung von adenomartigen Hyperplasien der Gallengänge und eine stärkere Verfettung der Leberzellen gefunden.

Lippmann et al. (1964, 1969a, b) verabfolgten 10 Wochen alten Wistar-Ratten beiderlei Geschlechts 4 Monate bzw. 8 Monate lang jeden zweiten Tag 32 mg/kg Buformin per os. Diese Dosis beeinflußte die normale Wachstumsrate der jungen Ratten nicht. Der Stickstoff-, Fett- und Wassergehalt der Homogenate der Tiere entsprach dem der Kontrollen. Das Leberglykogen nahm in beiden Versuchsgruppen geringfügig ab; das Leberfett war bei den Weibchen um 61% vermehrt und bei den Männchen um 47% vermindert. Das Gewicht sowie der Stickstoff-, Phosphat- und Wassergehalt der Leber veränderten sich nur wenig gegenüber den Kontrollen.

Yoh (1966) fütterte Ratten über 24 Wochen mit einer Diät, die Buformin in verschiedenen Konzentrationen enthielt, so daß die Tiere täglich 5, 10, 20 bzw. 40 mg/kg des Biguanids aufnahmen. Im Abstand von 4 Wochen wurden von jeder Gruppe einige Ratten getötet und die Organe histologisch untersucht. Die Leberzellen zeigten nach der höchsten Dosis eine ungleichmäßige Färbung des Cytoplasmas und zahlreiche Vacuolen in der Umgebung der Zentralvene. In den Lungen fanden sich leichte atheromatöse Proliferationen der Pulmonar-Arterien sowie atrophische Veränderungen der peribronchialen Lymphknoten. Gleiches wurde in den lymphatischen Follikeln der Milz beobachtet. Länger dauernde Behandlung mit hohen Buformin-Dosen führte manchmal zu einem völligen Verschwinden der Lymphoidzellen in der Milz. Im Pankreas waren die Zahl der Langerhansschen Inseln und das histologische Bild der β-Zellen normal; die Anzahl der α-Zellen war bei den mit den höheren Dosen behandelten Tieren nach 20 Wochen vermindert. Hinterlappen und Mittellappen der Hypophyse zeigten keine pathologischen Befunde. Im Vorderlappen war bereits 4 Wochen nach Gabe von täglich 5 mg/kg Buformin eine mäßige Zunahme der eosinophilen Zellen zu sehen; diese war bei längerer Versuchsdauer und höherer Dosierung stärker ausgeprägt. In der Schilddrüse fanden sich neben normalen Follikeln solche, die ein proliferatives Wachstum aufwiesen, mit hohem Epithel ausgekleidet waren und wenig oder kein Kolloid enthielten. Nach 16 und 20 Wochen zeigten einige Follikel der mit 20 mg/kg und 40 mg/kg behandelten Ratten eine Zerstörung der Follikelstruktur mit desquamiertem Epithel und Proliferation des interstitiellen Bindegewebes. In der Nebenniere wurde ein geringgradiges proliferatives Wachstum der Zona fasciculata und der Zona reticularis sowie eine Zunahme der Cortex-Zellen gesehen. Das Nebennierenmark ließ keine pathologischen Veränderungen erkennen. In der Thymusdrüse kam es proportional zur Höhe der Dosierung und der Dauer der Behandlung zu einer Zunahme der Thymuszellen. Prostata, Hoden, Herz, Magen, Dünndarm, Dickdarm und Niere zeigten kein von den Kontrollen abweichendes histologisches Bild.

Hund. Hunde wurden über 26 Wochen 5mal wöchentlich mit 10 oder 20 mg/kg Buformin oral belastet. Anfangs erbrachen alle Tiere, aber nach der ersten Versuchswoche vertrugen sie die Substanz gut. Beide Dosierungen hatten keinen Einfluß auf Blutbild, Harnstatus und Leberfunktion sowie auf die Konzentration von Harnstoff, Cholesterin, Natrium und Kalium im Serum. Die Zunahme des Körpergewichts der behandelten Tiere unterschied sich nicht von der der Kontrollen. Die pathologisch-anatomische Untersuchung ergab makroskopisch und mikroskopisch an Leber, Niere, Milz, Nebenniere und Pankreas keine von den Kontrolltieren abweichenden Befunde.

Eine weitere Gruppe von Hunden erhielt 1 Monat lang 5mal wöchentlich 10 mg/kg Buformin intravenös injiziert. Die Injektionen wurden reaktionslos vertragen, lokal wurden weder Reizungen noch Thromben beobachtet. Das Körpergewicht der Tiere nahm im Verlauf der Behandlung geringfügig ab. Die Konzentration im Serum von Glucose, Cholesterin, Harnstoff, Natrium und Kalium unterschied sich nicht von der unbehandelter Tiere. Das gleiche gilt für die Blutungszeit und die Blutsenkungsgeschwindigkeit (LAGLER, 1966).

b) Metformin

HESSE und TAUBMANN (1929) fanden im Harn von Hunden und Kaninchen, denen 5 Tage lang 10 mg/kg bzw. über 14 Tage 10—25 mg/kg Metformin subcutan injiziert worden waren, keine pathologischen Bestandteile. Bei 4 chronisch vergifteten Kaninchen ergab die histologische Untersuchung von Leber, Niere, Darm und Lunge keinerlei Anhaltspunkte für eine Zellschädigung. Auch STERNE und DUVAL (1959) sowie DUVAL (1959) beobachteten an 5 Ratten und einem Hund nach einjähriger, täglicher oraler Verabreichung von 10 mg/kg bzw. subcutaner Injektion von 50 mg/kg Metformin weder Schäden an den inneren Organen noch eine Veränderung des Blutbildes. Bei dem Hund war die Serumkonzentration von Harnstoff, Natrium, Kalium, Chlorid und Phosphat unverändert, die Calciumionenkonzentration nahm von 129 mg/l auf 107 mg/l ab. Diese Versuche sind aber wegen der geringen Tierzahl und der niedrigen Dosis (therapeutische Dosis beim Menschen: 30—60 mg/kg) wenig aussagefähig. Sie wurden später an Ratten in höherer Dosierung (125 mg/kg) wiederholt und an Hunden unter Beibehaltung der Dosis auf 2 Jahre ausgedehnt. Außerdem wurde ergänzend ein Toxicitätsversuch an Kaninchen (100 mg/kg oral) über 1 Jahr durchgeführt. Auch hierbei traten keine Organschäden auf (STERNE, 1961).

PALKOVITS und HORN (1963) stellten bei Kaninchen nach längerer Verabfolgung von Metformin in den β-Zellen des Pankreas eine deutliche und in der Zona fasciculata der Nebennierenrinde eine schwache Zunahme des Kernvolumens fest. In den α-Zellen des Pankreas sowie in den Zellen der Leber, des Nebennierenmarks und der Zona glomerulosa blieb das Kernvolumen unverändert. Die Schilddrüse der Tiere zeigte nach einer einmaligen Dosis von Metformin das typische Bild einer Ruhigstellung mit abgeflachtem Epithel und vergrößerten, reichlich Kolloid enthaltenden Follikeln. Nach chronischer Gabe von Metformin dagegen war die Schilddrüse histologisch normal (HORN und PALKOVITS, 1964). Eine verminderte Funktion der Schilddrüse ließ sich auch an Ratten nach 16tägiger Behandlung mit 150—200 mg/kg Metformin beobachten. Allerdings wurde in diesen Versuchen das Körpergewicht der Tiere, dessen Veränderung die Funktion der Schilddrüse beeinflussen kann, nicht kontrolliert.

c) Phenformin

Meerschweinchen. UNGAR et al. (1957) fanden beim Meerschweinchen nach 14tägiger oraler Gabe von 20 mg/kg Phenformin keine Schäden an Niere, Nebenniere, Leber, Milz, Pankreas, Herz, Hoden, Skeletmuskel, Lunge, Thymus und Lymphknoten. Die Glucosekonzentration im Blut war auf 40—50 mg/100 ml vermindert; die Konzentration aller anderen untersuchten Blutbestandteile sowie die Gerinnungsfähigkeit des Blutes blieben unverändert. NIELSEN et al. (1958) konnten diese Ergebnisse bestätigen: nach 6 Wochen langer, 2mal täglicher subcutaner Injektion von 10 mg/kg Phenformin zeigten die behandelten Meerschweinchen keinen Unterschied zu den Kontrolltieren hinsichtlich des Körpergewichts, der relativen Organgewichte sowie des histologischen Bildes von Leber, Niere, Milz und Pankreas. Auch nach 6monatiger Verfütterung von täglich 10 oder 20 mg/kg Phenformin an Meerschweinchen ließen sich keine Organschäden oder Blutbildveränderungen nachweisen (Ungar, 1959, 1961).

Ratte. Penhos und Blaquier (1958) belasteten Ratten oral 30 Tage lang mit 50 mg/kg und 90 Tage lang mit 200 mg/kg Phenformin. Die Tiere zeigten keine pathologischen Veränderungen der endokrinen Organe und der Niere. Die Anzahl der Inseln des Pankreas war normal. Die β-Zellen wiesen eine mäßige Degranulation auf. Die Konzentration von Glucose im Blut war nicht vermindert. Zu ähnlichen Ergebnissen kam Ungar (1959, 1961) nach täglicher Verabfolgung von 50 und 100 mg/kg Phenformin an Ratten: Die Tiere nahmen an Gewicht normal zu und zeigten makroskopisch wie mikroskopisch keine krankhaften Veränderungen an den inneren Organen. Die Konzentration von Glucose, Harnstoff, Cholesterin, Calcium und Natrium im Blut war gegenüber den Kontrollen nicht verändert; das hämatopoetische System und das Blutbild wurden nicht beeinflußt.

Georgii (1960) und Mehnert (1964) fanden bei Ratten, die 5 Monate lang mit täglich 25 mg Phenformin pro kg oral belastet worden waren, ein signifikant niedrigeres Körpergewicht als bei Tieren, welche die doppelte Dosis Buformin erhalten hatten. Der Glykogengehalt der Leberparenchymzellen entsprach dem der Kontrolltiere. Histologisch faßbare Leberzellveränderungen wurden nicht beobachtet. Jedoch begünstigte Phenformin bei Vergiftung der Tiere mit Thioacetamid, ebenso wie auch Buformin, die Entwicklung der Lebercirrhose und förderte die entzündlichen Bindegewebsreaktionen sowie die hyperplastische Regeneration der Gallengänge.

Tranquada et al. (1960b) beobachteten nach 10tägiger Verfütterung einer jodarmen, 0,1, 0,25 und 0,5% Phenformin enthaltenden Diät an Ratten eine Verminderung des Gewichts der Schilddrüse und eine vermehrte Speicherung von ^{131}J in der Thyreoidea. Diese Veränderungen waren durch die starke Abnahme des Körpergewichts während des Versuchs bedingt. Wenn man die Gewichtsabnahme durch Zwangsfütterung vermied, war keine Wirkung von Phenformin auf die Funktion der Schilddrüse zu erkennen.

Gershbein (1967) prüfte an teilhepatektomierten Ratten den Einfluß von Phenformin und von Sulfonylharnstoffen auf die Regeneration der Leber. Die Zunahme des Lebergewichts war bei einigen Tiergruppen, die mit Chlorpropamid gefüttert worden waren, sowie bei den Ratten, deren Futter 0,075 oder 0,15% Phenformin enthalten hatte, signifikant verringert. Aber auch das Körpergewicht der behandelten Tiere hatte abgenommen. Berechnet man die Veränderung des Lebergewichts nicht pro Tier, sondern pro 100 g Körpergewicht, so besteht zwischen behandelten Ratten und Kontrolltieren kein statistisch gesicherter Unterschied.

Kaninchen. Bei Kaninchen führte eine subcutane Injektion von täglich 2mal 25 mg/kg Phenformin über 6 Wochen zu keinen histologisch oder histochemisch erkennbaren Veränderungen an Pankreas, Leber und Muskel, obwohl infolge der relativ hohen Dosis ein Drittel der Tiere zwischen dem 10. und 42. Versuchstag starb (Lazarus et al., 1960). Die morgens bestimmten Blutzuckerwerte lagen im normalen Bereich. Die Konzentration von Harnstoff im Blut war vorübergehend stark, in manchen Fällen bis zu 92 mg/100 ml erhöht. Eine geringe Zunahme der Harnstoffkonzentration wurde von Tyberghein und Williams (1957) und Williams et al. (1957) auch am Meerschweinchen beobachtet.

Die Nieren der mit Phenformin behandelten Kaninchen zeigten histologische Veränderungen unterschiedlichen Ausmaßes. Sie bestanden vorwiegend in einer Vacuolisation des tubulären Epithels und einer Dilatation der Tubuli. Im späteren Verlauf des Versuchs beobachteten LAZARUS et al. (1960) bei einigen Kaninchen an den Nieren Fibrosen mit Infiltration von Leukocyten unter Schwund des Nierenparenchyms. Manchmal waren die morphologischen Veränderungen selbst nach langfristiger Behandlung nur angedeutet, in anderen Fällen bereits nach kurzer Zeit stark ausgeprägt. Dagegen werden nach oraler Gabe selbst sehr viel höherer Dosen von Phenformin keine Nierenschäden beim Kaninchen gesehen (UNGAR, 1961), und die intravenöse Injektion des Biguanids führt nur in Ausnahmefällen zu histologisch nachweisbaren Veränderungen an der Niere. So wurde lediglich bei 2 von 100 Kaninchen, die zum Teil 3 Monate lang 1- oder 2mal täglich bis zu 100 mg/kg Phenformin intravenös injiziert bekommen hatten, eine Vacuolisation des Tubulusepithels und hyaline Tropfen in den Epithelzellen beobachtet. Alle übrigen Tiere zeigten kein von den Kontrollen abweichendes histologisches Bild von Niere, Leber, Pankreas und Muskel. Der Glykogengehalt der Leber entsprach der Norm. Die enzymatische Aktivität von Glucose-6-Phosphatase, Bernsteinsäure-Dehydrogenase, Esterase, saurer und alkalischer Phosphatase, 5'-Phospho-Monoesterase und Adenosin-Triphosphatase in Niere, Leber, Pankreas und Muskel war unverändert (VOLK und LAZARUS, 1960).

Das von der Art der Applikation abhängige Auftreten renaler Schäden dürfte darauf zurückzuführen sein, daß für den toxischen Effekt über längere Zeit eine bestimmte Konzentration des Biguanids im Plasma vorhanden sein muß. Nach subcutaner und intravenöser Verabfolgung stellt sich diese zwar ein, sie wird aber nach intravenöser Injektion rasch unterschritten. Nach oraler Gabe wird die Grenzkonzentration wegen der zu geringen enteralen Resorption überhaupt nicht erreicht (LAZARUS et al., 1960; UNGAR, 1961).

HEILMANN (1963) sowie HALLER und STRAUZENBERG (1963) beobachteten an Kaninchen nach oralen Gaben von 2—40 mg/kg Phenformin — ähnlich wie nach Insulin — einen kurzfristigen Anstieg der Aktivität der Glutamat-Oxalacetat-Transaminase im Serum. Sie führen dies auf eine vorübergehende Erhöhung der Zellpermeabilität zurück. Auch im Serum von Ratten nimmt die Aktivität dieses Enzyms sowie von Glutamat-Pyruvat-Transaminase nach Injektion des Biguanids (75 mg/kg i.p.) zu. Der Effekt ist aber nur schwach ausgeprägt (KATO, 1962).

1-Amyl-biguanid

WILLIAMS et al. (1958) injizierten $5^1/_2$ Wochen lang 2mal täglich s.c. 10 mg/kg 1-Amylbiguanid an Meerschweinchen. Der Gewichtszuwachs der behandelten Tiere entsprach dem der Kontrollen. Die histologische Untersuchung von Leber, Niere, Milz, Nebenniere und Muskel ergab keinen Hinweis auf einen toxischen Effekt des Biguanids. Die Nebennieren waren stark vergrößert. Die Ursache hierfür dürfte eine Aktivitätssteigerung des Nebennierenmarks als Folge der biguanidbedingten Blutzuckersenkung sein.

3. Teratogene Wirkung, Beeinflussung der Fertilität

Die fruchtschädigende Wirkung der Biguanide ist gering. JOHNSTON und LOBDELL (1964) verabfolgten je 20 männlichen und weiblichen Ratten über 70 Tage Phenformin mit dem Futter in einer Konzentration, die einer täglichen Aufnahme von 100 mg/kg des Biguanids entsprach. Danach wurden die Tiere unter Beibehaltung der phenforminhaltigen Diät gepaart und die Paarung der Weibchen nach Absetzen der Jungtiere mit jeweils einem anderen Männchen wiederholt. Die Wurffrequenz sowie die Anzahl der Früchte pro Wurf waren gleich wie bei einer unbehandelten Kontrollgruppe oder einer Gruppe von Ratten, die über denselben Zeitraum 1 IE/kg Insulin subcutan injiziert bekommen hatten. Mißbildungen wurden nicht beobachtet. Damit in Übereinstimmung konnte Sangha (1961) an Ratten, die während der gesamten Dauer der Trächtigkeit mit täglich etwa 100 mg/kg Buformin behandelt worden waren, weder eine nachteilige Beeinflussung des Allgemeinzustandes der Tiere, noch später an den Rattenjungen irgendwelche Schäden im Vergleich zur unbehandelten Kontrollserie feststellen. Auch Lippmann (1968) und Lippmann et al. (1969a, b) fanden an Ratten nach Belastung mit Buformin keine Beeinflussung von Tragezeit, Wurfzahl, Wurfgröße und Gewicht der Neugeborenen.

Tuchmann-Duplessis und Mercier-Parot (1961) verabreichten Ratten vom 1. bis 12. Tag der Trächtigkeit 500 mg/kg Metformin mit dem Futter und fanden 19% Resorptionen, knapp 2% leichte Anomalien (Ödeme und Hämatome) sowie weniger als 0,5% schwere Mißbildungen. Nach Gabe von 1000 mg/kg mit der Schlundsonde nahm der Prozentsatz der resorbierten Früchte und der leichten Mißbildungen nicht zu; schwere Mißbildungen traten nicht auf.

An diabetischen Hamstern wurde unter der Therapie mit Phenformin eine Zunahme der Anzahl der Früchte und der ausgetragenen Schwangerschaften beobachtet (Meier und Yerganian, 1961). — Bei Mäusen beeinflußt ein Zusatz von 0,01 bis 0,05% Phenformin zum Futter die Fertilität nicht (Cutting, 1962).

VI. Blutzuckersenkung bei verschiedenen Tierspecies

Die blutzuckersenkende Wirkung der Biguanide ist innerhalb derselben Species sowie von Species zu Species verschieden und in starkem Maße von der Art der Applikation und vom Ernährungszustand der Tiere abhängig. Auch die einzelnen Biguanide untereinander weisen erhebliche Wirkungsunterschiede auf (Tabelle 10). So sind Meerschweinchen gegenüber Phenformin und Buformin besonders empfindlich. Metformin dagegen ist bei Meerschweinchen erst in relativ hohen Dosen blutzuckersenkend wirksam. Hunde reagieren auf Metformin und Buformin mit einer deutlichen Blutzuckersenkung; nach noch gut verträglichen Dosen von Phenformin bleibt jedoch der Blutzucker unverändert, und nach Steigerung der Dosis kommt es zu einer Hyperglykämie. An der Ratte bewirken 75 mg/kg Phenformin subcutan verabfolgt eine zwar geringe, aber gegenüber den Kontrollen statistisch gesicherte Abnahme der Konzentration von Glucose im Blut, während bei oraler Gabe selbst 1000 mg/kg ohne Effekt sind. Vergleicht man hiermit die oral wirksame Dosis von Phenformin beim Affen (5—10 mg/kg), so wird die unterschiedliche Empfindlichkeit der einzelnen Tierspecies besonders deutlich.

Ein Grund für die Species-Spezifität der Biguanid-Wirkung ist der verschiedene biologische Abbau: Phenformin wird von der Ratte, bei der es nur schwach oder gar nicht wirksam ist, und Buformin vom Kaninchen, das nach oraler Gabe dieses Biguanids ebenfalls keine Blutzuckersenkung zeigt, zu nicht mehr blutzuckersenkend wirksamen Verbindungen metabolisiert. Das sehr empfindlich reagierende Meerschweinchen dagegen scheidet beide Biguanide praktisch unverändert mit dem Urin aus (vgl. S. 454). Weitere Wirkungsunterschiede — sei es die fehlende orale Wirksamkeit von Phenformin beim Kaninchen oder die geringe orale Wirkung von Buformin beim Hund — lassen sich auf diese Weise nicht erklären und müssen auf andere Ursachen zurückgeführt werden. Da grundsätzlich zu erwarten ist, daß unabhängig von der Species bei gleicher Konzentration des Biguanids am Wirkort auch eine gleichstarke Blutzuckersenkung auftritt, ist hier zunächst an Unterschiede in der Organverteilung und der biologischen Halbwertzeit zu denken.

Tabelle 10. *Dosen (mg/kg) von Buformin, Metformin und Phenformin, die nach oraler oder subcutaner Gabe die Konzentration von Glucose im Blut um mindestens durchschnittlich 30—50% senken. Nur einige Autoren machen Angaben darüber, ob die Versuchstiere fasteten oder gefüttert wurden. Die in der Tabelle angegebenen Dosen sind daher nur bedingt miteinander vergleichbar*

Species	Appli-kation	Buformin	Metformin	Phenformin
Rhesusaffe	oral	etwa 50—70 (32)	—	5—8 (1, 11)
	s.c.	—	—	6 (11)
Meer-schweinchen	oral	40—50 (4)	300 (12) 820 (29)	20—25 (1, 11, 14, 15)
	s.c.	15—20 (3, 5, 28)	180 (3, 28)	10—20 (1, 2, 3, 5, 11, 14, 15, 18, 19, 20, 21—24, 28)
Kaninchen	oral	> 300 (5)	> 250 (25, 26) 100—350 (6, 7)	40—50 (1, 11) 100 (14) > 100 (3, 28) > 150 (15) > 190 (18) > 300 (5)
	s.c.	128[a] (8)	50—150[a] (6, 7, 12)	100—150[a] (3, 28)
Maus	oral	200 (5)	650 (12)	etwa 150 (31) 500—700 (5, 11), 790 (30)
	s.c.	64 (8, 10, 13)	100 (12)	200 (11)
Ratte	oral	300 (5)	1000 (12)	50 (14) > 90 (18) 110 (1, 11) > 150 (15) > 500 (3, 28) >1000 (5)
	s.c.	32—75 (3, 28)	350—500 (7)	60 (11) > 150 (3, 28) > 200 (17) 400 (9)
Hund	oral	50 (4)	110 (6)	50 (?) (14)[c]
	s.c.	8—25[a, b] (3, 8, 28)	—	25 (?) (14)[c]
Hamster	oral	—	—	etwa 1620 (16)
	s.c.	—	—	etwa 450 (18)
Katze	oral	—	—	40—50 (1, 11, 14)
Taube	s.c.	—	—	50 (11)
Kröte	Injektion in dorsalen Lymphsack	—	—	50 (14)

1. UNGAR et al. (1957); 2. SHAPIRO et al. (1959c); 3. SÖLING et al. (1963); 4. BECKMANN (1960); 5. PROSKE et al. (1962); 6. HESSE und TAUBMANN (1929); 7. STERNE und DUVAL (1959); 8. LIPPMANN (1962a); 9. BECKMANN (1966c); 10. LIPPMANN (1962b); 11. UNGAR (1959); 12. DUVAL (1960); 13. MOHNIKE et al. (1963a, b); 14. HOUSSAY und PENHOS (1958); 15. BERTARELLI (1958); 16. MEIER und YERGANIAN (1961); 17. ALTSCHULD und KRUGER (1966, 1968); 18. PICCININI et al. (1960); 19. TYBERGHEIN und WILLIAMS (1957); 20. WILLIAMS et al. (1957); 21. CREUTZFELDT und MOENCH (1958); 22. KRONEBERG und STOEPEL (1958); 23. NIELSEN et al. (1958); 24. WIEZOREK und GRAUPNER (1963); 25. PALKOVITS und HORN (1963); 26. HORN und PALKOVITS (1964); 27. BACK et al. (1968); 28. SÖLING und CREUTZFELDT (1960); 29. BUU HOÏ et al. (1967); 30. BLICKENS und RIGGI (1969a); 31. KETEKOU et al. (1969); 32. KOBRIN et al. (1969).

[a] Initiale Hyperglykämie.   [b] i.v.
[c] Andere Autoren (1, 3, 27, 28) beobachteten lediglich eine Hyperglykämie.

Vergleichende Untersuchungen hierzu wurden bisher mit Biguaniden nur gelegentlich durchgeführt. So fanden Schmidt et al. (1947) nach gleichen Dosen des malariawirksamen Chlorguanid [1-(4-Chlorphenyl)-5-isopropyl-biguanid, Paludrin] beim Hund 7—11mal höhere Plasmaspiegel als beim Affen. Sie stellten weiterhin Unterschiede in den Organkonzentrationen des Biguanids bei Hund und Ratte fest. Hall et al. (1968) beobachteten an Ratten und Meerschweinchen nach subcutaner Injektion von ^{14}C-Phenformin etwa die gleiche prozentuale Organverteilung in Leber, Niere und Lunge. Jedoch war der Anteil an unverändertem Phenformin in den Organen der Ratte sehr viel geringer als in denen des Meerschweinchens (vgl. S. 453). Größere Konzentrationsunterschiede wurden im Muskelgewebe beider Tierarten festgestellt. Nach Beckmann (1969a) sind die Organkonzentrationen von Buformin und Metformin bei der Maus im allgemeinen der applizierten Dosis der Biguanide proportional. Jedoch muß betont werden, daß die Konzentration eines Pharmakons im Plasma oder in den Organen häufig nicht mit der Konzentration der Substanz am eigentlichen Wirkort, dem Receptor, übereinstimmt.

Ein weiterer Grund für die Artspezifität der Biguanid-Wirkung dürfte die unterschiedlich starke Reizung des adrenergen Systems sein. Diese ist in manchen Fällen so stark ausgeprägt, daß nur eine Hyperglykämie auftritt und die Blutzuckersenkung völlig ausbleibt (vgl. S. 540).

Im allgemeinen ist die therapeutische Breite der Biguanide gering, so daß eine Verdopplung der wirksamen Dosis fast regelmäßig zum Tod der Tiere führt. Damit unterscheidet sich das Tier vom Menschen, der — wie Suicidversuche zeigen — mehr als das 20fache der therapeutisch wirksamen Dosis zu tolerieren vermag (Sterne, 1964a; Dobson, 1965; Davidson et al., 1966). Höhere Biguanid-Dosen sind aber auch für den Menschen tödlich (Bingle et al., 1970).

Buformin

Die Wirkung von Buformin nach intravenöser und subcutaner Injektion wurde von Lippmann (1962a, b) an verschiedenen Tierspecies untersucht. Bei subcutaner Gabe tritt die maximale Blutzuckersenkung bei Maus und Ratte 90—120 min und beim Meerschweinchen 3 h nach der Applikation auf (Abb. 8). 30 min nach der Injektion ist der Blutzuckerabfall beim Meerschweinchen am schwächsten und bei der Maus am stärksten; später kehren sich die Verhältnisse um. In Übereinstimmung mit diesen Ergebnissen fanden Söling et al. (1963) bei der Ratte und Proske et al. (1962) beim Meerschweinchen den maximalen Blutzuckerabfall 2 bzw. 3 h nach subcutaner Applikation von Buformin. Intraperitoneale oder intravenöse Injektion von 100 mg/kg Buformin bewirkt bei der Ratte innerhalb von 90 min eine Blutzuckersenkung um mehr als 70% des Ausgangswerts (Losert et al., 1969). Die Wirkungsdauer ist nach oraler Gabe länger als nach subcutaner Injektion (Proske et al., 1962; Yoh, 1966; Kobrin et al., 1969; Beckmann et al., 1971a). Bei der Ratte läßt sich die Blutzuckersenkung nach Biguanid-Injektion durch Methylenblau-Gaben vorübergehend aufheben. Nach Abklingen der Methylenblau-Wirkung tritt ein stärkerer Blutzuckerabfall auf als nach alleiniger Buformin-Gabe (Söling und Creutzfeldt, 1960). Bei Mäusen ist die blutzuckersenkende Wirkung von Buformin und Phenformin im Gegensatz zu der von Amphetamin (Moore et al., 1965; Bewsher et al., 1966) unabhängig davon, ob die Tiere aggregiert sind oder nicht (Beckmann, 1969c).

Während bei Meerschweinchen der Blutzucker nach s.c. Gabe von 10—15 mg/kg Buformin deutlich abnimmt (Söling und Creutzfeldt, 1960; Proske et al., 1962; Söling et al., 1963), läßt sich nach Lippmann und Lawecki (1963) am

Kaninchen mit noch gut verträglichen Buformin-Dosen (48 mg/kg, i.v. oder 64 mg/kg, s.c.) lediglich ein Blutzuckeranstieg beobachten (vgl. S. 541). Hypoglykämische Blutzuckerwerte treten im allgemeinen erst nach letal wirksamen Dosen kurz vor dem Tod der Tiere auf (LIPPMANN, 1962a, b). Wird Buformin zusammen mit Atropin (0,2 mg/kg, s.c.) verabreicht und dadurch die nervös gesteuerte, reaktive Insulinausschüttung gebremst, so ist der initiale Blutzuckeranstieg verstärkt, und der Blutzuckerabfall erfolgt verzögert (LIPPMANN und LAWECKI, 1963). Gelegentlich reagieren Kaninchen auf parenterale Biguanid-Gabe mit einer Blutzuckersenkung ohne einen initialen Blutzuckeranstieg (YOH,

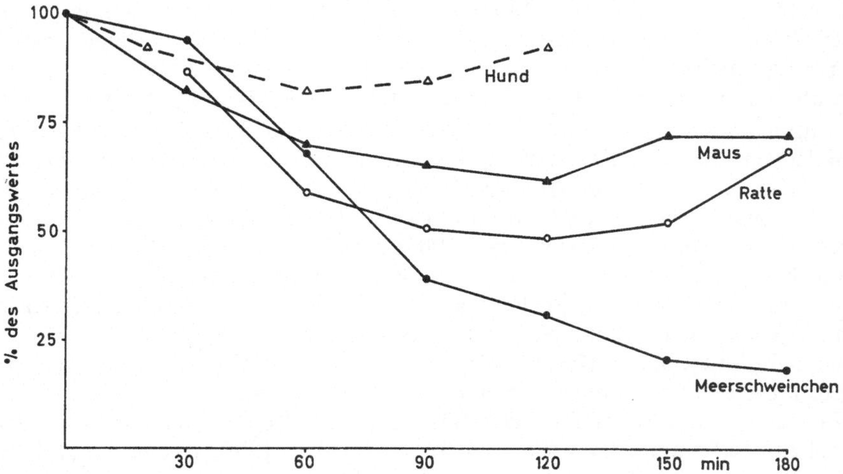

Abb. 8. Abnahme der Konzentration von Glucose im Blut nach subcutaner Gabe von 32 mg/kg (Maus, Ratte, Meerschweinchen) bzw. intravenöser Injektion von 4 mg/kg (Hund) Buformin. (Nach LIPPMANN, 1962b)

1966; LIPPMANN und TAKÁČ, 1967; BECKMANN, 1969b). — Nach oraler Applikation senkt Buformin den Blutzucker bei Kaninchen nicht (PROSKE et al., 1962; YOH, 1966).

Am nicht narkotisierten Hund vermindern 4 mg/kg bzw. 8 mg/kg Buformin nach intravenöser Injektion die Konzentration von Glucose im Blut um 15% bzw. um 25—50%. Die maximale Wirkung wird nach 60 min erreicht (Abb. 8). Eine weitere Erhöhung der Dosis ergibt keine Wirkungszunahme, sondern führt zu schweren toxischen Symptomen bei gleichzeitig erhöhtem Blutglucosespiegel (LIPPMANN, 1962a, b, 1963b). Die Wirkung von Buformin am narkotisierten Hund untersuchten SÖLING und CREUTZFELDT (1960) sowie SÖLING et al. (1963). Nach 25 mg/kg i.v. kam es zu einer starken Abnahme der Glucosekonzentration im Blut, und die Tiere starben 2 h später mit Blutzuckerwerten zwischen 10 und 30 mg/100 ml. Bei 2 von 3 Hunden ging der Hypoglykämie ein mäßiger Blutzuckeranstieg voraus. Eine Injektion von Methylenblau zum Zeitpunkt der maximalen Hypoglykämie bewirkte vorübergehend einen Blutzuckeranstieg. Kein so einheitliches Bild zeigen Hunde nach Verfütterung von Buformin: 50 mg/kg des Biguanids können dann bei demselben Tier entweder eine starke Hyperglykämie oder eine, meist nur schwache, Blutzuckersenkung hervorrufen. Die unterschiedliche Wirkung ist darauf zurückzuführen, daß die Hunde fast regelmäßig $1/_2$—1 h nach der Applikation erbrechen, und somit die resorbierte Biguanid-Menge verschieden ist. Eine orale Gabe von 100 mg/kg Buformin entspricht etwa der LD_{100}; die Tiere sterben bei meist erhöhtem Blutzucker (Beckmann, 1960). Nach intraduodenaler Gabe lösen beim Hund bereits 5—10 mg/kg Buformin einen deutlichen Blutzuckerabfall aus (Czyżyk et al., 1968).

Am Affen ist Buformin etwas weniger blutzuckersenkend wirksam als am Meerschweinchen (Kobrin et al., 1969).

Metformin

Eine intraperitoneale Injektion von 140 mg/kg oder eine subcutane Gabe von 180 mg/kg Metformin bewirkt beim Meerschweinchen nach 2—3 h einen Blutzuckerabfall auf weniger als 40 mg/100 ml (Kroneberg und Stoepel, 1958). Orale Gaben von Metformin sind beim Meerschweinchen bis zu einer Dosis von 130 mg/kg unwirksam (Shapiro et al., 1959c); eine deutliche Blutzuckersenkung wird ab 300 mg/kg beobachtet (Duval, 1960; Buu Hoï et al., 1967).

Kaninchen reagieren empfindlicher als Meerschweinchen: bereits 50—100 mg/ kg Metformin s.c. oder 100—200 mg/kg oral lösen einen starken Blutzuckerabfall, meist nach einer initialen Hyperglykämie, aus (Hesse und Taubmann, 1929; Sterne, 1958; Sterne und Duval, 1959). Andere Autoren (Palkovits und Horn, 1963; Horn und Palkovits, 1964) konnten nach Verfütterung von Metformin bis zu einer Dosis von 250 mg/kg keine Abnahme der Konzentration von Glucose im Blut feststellen. Nach intravenöser Injektion des Biguanids (100 mg/kg) kommt es zu einem Blutzuckeranstieg (Kroneberg und Stoepel, 1958). Der Glucose-Assimilationskoeffizient bleibt bei nichtdiabetischen Kaninchen nach Metformin-Gabe unverändert (Sterne und Pele, 1969).

An gefütterten Ratten senken 350 mg/kg Metformin s.c. den Blutzuckerspiegel um 29% und 800 mg/kg um 61% (Sterne, 1958; Sterne und Duval, 1959). Nach intravenöser Injektion ist das Biguanid nicht stärker wirksam als nach subcutaner Gabe: 300 mg/kg Metformin i.v. vermindern den Blutzucker nur um 19% (Balasse, 1959).

Die Empfindlichkeit des Hähnchens entspricht etwa der des Kaninchens: mit 100 mg/kg bzw. 150 mg/kg Metformin s.c. läßt sich eine Abnahme des Blutzuckers um 41 bzw. 74% erzielen (Sterne, 1958; Sterne und Duval, 1959). Am Hund beobachteten Hesse und Taubmann (1929) nach oraler Gabe von 110 mg/kg Metformin einen Blutzuckerabfall von 115 auf 21 mg/100 ml. Auch Duval (1960) stellte eine hypoglykämische Wirkung von Metformin beim Hund fest; quantitative Angaben sind aber nicht möglich, da die Tiere häufig erbrachen.

Phenformin

Die blutzuckersenkende Wirkung von Phenformin bei verschiedenen Tierspecies nimmt in der nachstehenden Reihenfolge ab, wobei die Zahlen in Klammer diejenige orale Dosis angeben, die den Blutzucker auf Werte unter 50 mg/100 ml vermindert: Rhesusaffe (5 mg/kg), Meerschweinchen (20—25 mg/kg), Katze (40—50 mg/kg), Maus (500 mg/kg), Hamster (etwa 1620 mg/kg) (vgl. Tabelle 10).

Die meisten Untersucher vermißten an Ratten — abweichend von den Befunden von Ungar et al. (1957), Houssay und Penhos (1958) sowie Ungar (1959) — eine blutzuckersenkende Wirkung von Phenformin nach oraler Gabe des Biguanids (Bertarelli, 1958; Piccinini et al., 1960; Balasse und Conard, 1961; Balasse, 1961; Proske et al., 1962; Söling et al., 1963; Gulbenkian und Steinberg, 1970). Manchmal tritt ein Blutzuckeranstieg auf (Söling et al., 1963). Nach subcutaner Injektion bewirkt das Biguanid allenfalls einen geringen, nicht dosisabhängigen Blutzuckerabfall (Söling und Creutzfeldt, 1960; Müller et al., 1963; Söling et al., 1963; Altschuld und Kruger, 1966, 1968). Dieser scheint bei gleichzeitiger oraler Glucosebelastung deutlicher ausgeprägt zu sein (GULBEN-KIAN und STEINBERG, 1970). Eine starke Blutzuckersenkung läßt sich erst nach subcutaner Gabe letaler Phenformin-Dosen beobachten (HOUSSAY und PENHOS, 1958; BECKMANN, 1966c). Nach intraperitonealer Injektion geht der toxische Effekt, ähnlich wie bei anderen Tierspecies (UNGAR, 1959), dem blutzucker-senkenden voran, und die Tiere sterben, bevor es zu einem Blutzuckerabfall kommt (BECKMANN, 1966c).

Bei der Maus ist die blutzuckersenkende Wirkung von Phenformin wie bei der Ratte vom Tierstamm abhängig. Während KETEKOU et al. (1969) nach oralen Gaben von 150 mg/kg und UNGAR (1959), PROSKE et al. (1962) sowie BLICKENS und RIGGI (1969a, c) nach 500—700 mg/kg eine Abnahme des Blutzuckers um 30—50% feststellten, vermißte BECKMANN (1966c) an NMRI-Mäusen bis zu einer Dosis von 800 mg/kg eine blutzuckersenkende Wirkung des Biguanids. Erst nach oraler Gabe von 1000 mg/kg Phenformin war bei den Tieren, die kurz nach der Applikation starben, ein Blutzuckerabfall nachzuweisen.

An Kaninchen ist Phenformin nach oraler Gabe im allgemeinen nicht blut-zuckersenkend wirksam. Dies gilt für normoglykämische Tiere (BERTARELLI, 1958; PICCININI et al., 1960; PROSKE et al., 1962; SÖLING et al., 1963) ebenso wie für Kaninchen, deren Blutzucker durch Injektion, Infusion oder orale Gabe von Glucose erhöht worden war (FRATINO et al., 1968e; MAGGI et al., 1968a; RODARI et al., 1968a). Manchmal kommt es, auch nach Verabreichung relativ niedriger Dosen (2—4 mg/kg), zu einem Anstieg des Blutzuckers (KLAWUNDE, 1963). Lediglich UNGAR et al. (1957), UNGAR (1959), HOUSSAY und PENHOS (1958) sowie FRATINO et al. (1968a) stellten bei Kaninchen nach oraler Applikation von Phen-formin einen Blutzuckerabfall fest. Parenteral verabfolgt ist die blutzucker-senkende Wirkung des Biguanids besser reproduzierbar, jedoch tritt dann häufig eine initiale Hyperglykämie auf (SUZUKI et al., 1958; SHEPHERD und McDONALD, 1959; VOLK und LAZARUS, 1960; SÖLING und CREUTZFELDT, 1960; SÖLING et al., 1963; RODARI et al., 1968b). Einige Autoren konnten nach parenteraler Applika-tion von Phenformin beim Kaninchen keinen blutzuckersenkenden Effekt und auch keine Zunahme des Glucose-Assimilationskoeffizienten nachweisen (RODARI et al., 1968a, b).

An Hunden bewirkt eine orale Applikation von Phenformin keine Hypo-glykämie, wenn man nicht gleichzeitig Parathyreoidea-Extrakte, welche die Toxicität der Verbindung herabsetzen, appliziert (UNGAR et al., 1957; UNGAR, 1959; SAGRITALO et al., 1971). Auch nach subcutaner Injektion senkt Phenformin beim Hund in gut verträglichen Dosen den Blutzucker nicht. Nach höheren Dosen kommt es zunächst zu einer starken Hyperglykämie, die von einem Anstieg der Konzentration von Lactat und Pyruvat im Blut begleitet ist. Später sterben die Tiere an Atemlähmung. Dieselben toxischen Erscheinungen treten auch nach intravenöser Gabe auf (SÖLING und CREUTZFELDT, 1960; SÖLING et al., 1963; BACK et al., 1968) (Abb. 9).

Lediglich HOUSSAY und PENHOS (1958) stellten beim Hund nach oraler und subcutaner Gabe von Phenformin eine Abnahme des Blutzuckers fest. Für die Versuche nach oraler Applikation fehlen nähere experimentelle Einzelheiten. Es wird nur mitgeteilt, daß die mittlere Blutzuckersenkung 3 h nach Gabe von 50 mg/kg Phenformin 37% betragen habe. 2 h nach subcutaner Applikation der gleichen Dosis waren 2 von 4 Hunden gestorben, so daß sich die von den Autoren angegebene Blutzuckersenkung (40%) auf den Durchschnitt von lediglich 2 Tieren bezieht.

BACK et al. (1968) fanden beim Affen, abweichend von UNGAR et al. (1957), UNGAR (1959) sowie PENG und WANG (1962), nach subcutaner Gabe von Phen-formin in gerade noch nicht letaler Dosierung (2,5 mg pro kg und Tag) keinen

Blutzuckerabfall, sondern einen Blutzuckeranstieg um 50%. Auch nach wiederholter Injektion des Biguanids über insgesamt 35 Tage wurde keine Blutzuckersenkung beobachtet. Dieselben Autoren konnten ferner bei der Katze nur einen inkonstanten Effekt oraler Gaben (50 mg/kg) von Phenformin auf den Blutzucker feststellen. — Nach Ungar (1959) soll Phenformin beim Meerschweinchen auch nach rectaler Applikation wirksam sein. An Truthähnen ist das Biguanid (250 und 600 mg/Tier, oral) ohne Wirkung auf den Blutzucker (Blakely und McGregor, 1962).

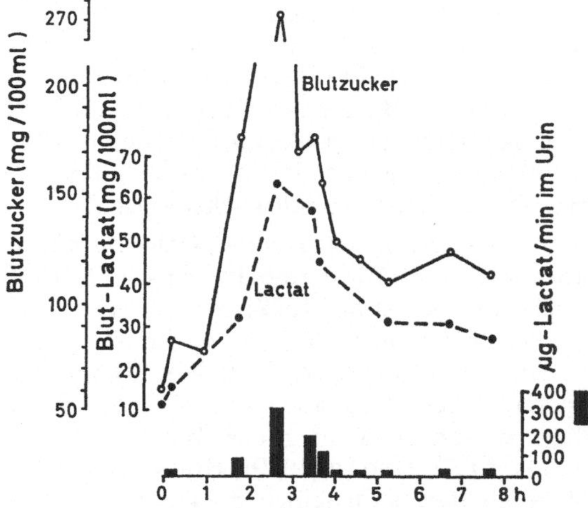

Abb. 9. Zunahme der Konzentration von Glucose und Lactat im Blut beim Hund nach intravenöser Injektion von 15 mg/kg Phenformin (Söling und Creutzfeldt, 1960; Söling et al., 1963)

VII. Weitere pharmakologische Wirkungen und Wirkungsbeeinflussungen durch andere Medikamente

a) Blutdruck und Atmung

Hund. Eine intravenöse Injektion von Phenformin bewirkt am narkotisierten Hund im allgemeinen einen biphasischen Verlauf des Blutdrucks. Zunächst kommt es zu einem kurzfristigen Blutdruckanstieg um 4—36 mm Hg, dem bis zu einer Dosis von 25 mg/kg eine länger anhaltende reversible Blutdrucksenkung um 18—40 mm Hg folgt. Decapitierte Hunde zeigen, ebenso wie Tiere, denen Atropin (0,9 mg/kg) oder Mepyraminmaleat (35 mg/kg) intravenös injiziert wurde, einen gleichartigen biphasischen Verlauf des Blutdrucks. Nach intravenöser Injektion höherer Phenformin-Dosen (50—75 mg/kg) wird die Hypotonie irreversibel, und der Blutdruck fällt auf nicht mehr meßbare Werte ab (Ashkar et al., 1958; Söling und Creutzfeldt, 1960; Truchot et al., 1969). Das biologische Abbauprodukt von Phenformin, 1-[2-(4'-Hydroxy)-phenyl-äthyl]-biguanid, bewirkt beim Hund keinen Blutdruckabfall, sondern einen Blutdruckanstieg (Truchot et al., 1969). Dagegen führt Buformin am narkotisierten Hund zu prinzipiell gleichartigen Veränderungen des Blutdrucks wie Phenformin. Die Wirkung ist jedoch etwa 1,5- bis 3mal schwächer (Söling und Creutzfeldt, 1960). Die durch Buformin und Phenformin ausgelöste Hypotonie läßt sich beim Hund, ebenso wie beim Meerschweinchen, durch Injektion von Methylenblau verhindern (Söling und Creutzfeldt, 1960).

Phenformin (5—36 mg/kg, i.v.) hemmt beim Hund den durch Acetylcholin ausgelösten Blutdruckabfall. Der Blutdruckanstieg nach elektrischer Reizung des N. splanchnicus bzw. nach intravenöser Injektion von Nicotin, Adrenalin, Bariumchlorid oder Vasopressin wird durch das Biguanid in Abhängigkeit von der Dosis abgeschwächt oder ganz aufgehoben. Außerdem setzt Phenformin in hohen Dosen (36 mg/kg, i.v.) die Wirkung des Vagus auf die Herzfrequenz herab, so daß es nach Vagusreizung nicht zum Herzstillstand, sondern lediglich zu einer Bradykardie kommt (ASHKAR et al., 1958).

Auch eine intravenöse Injektion von Metformin (50—100 mg/kg) führt beim Hund zu einem durch Atropin nicht beeinflußbaren Blutdruckabfall. Das Biguanid verstärkt die durch Gaben von Acetylcholin oder Reizung des distalen Vagusanteils ausgelöste Blutdrucksenkung und hemmt den Blutdruckanstieg nach Injektion von Adrenalin (5 µg/kg), nach Abklemmen beider Carotiden und nach Reizung des proximalen Vagusanteils. Am atropinisierten (1 mg/kg) Hund beeinflußt Metformin die ganglienerregende blutdrucksteigernde Wirkung von Acetylcholin (250 µg/kg) nicht (DUVAL, 1960).

Über die Beeinflussung der Atmung beim Hund durch Biguanide sowie über weitere Befunde zur Wirkung toxischer Biguanid-Dosen auf den Kreislauf wurde bereits im Abschnitt „Akute Toxicität" berichtet.

Katze. Bei der Katze fällt der Blutdruck nach intravenöser Injektion von 3,5—15 mg/kg Phenformin zunächst ab; später kommt es zu einem Blutdruckanstieg. Erhalten Katzen mehr als 15 mg/kg Phenformin intravenös injiziert, so ist der Blutdruckabfall irreversibel und die Tiere sterben innerhalb von 15 min. Elektrokardiographisch läßt sich kein primärer Effekt auf das Herz nachweisen (UNGAR, 1959; POWELL und BUCKLEY, 1968; BUCKLEY et al., 1969; DOMER, 1969). Nach einer Magenresektion führen bereits 7,5 mg/kg Phenformin i.v. zu einer irreversiblen Hypotonie und einer vollständigen Ganglienblockade (POWELL und BUCKLEY, 1968). Auch Buformin bewirkt an der narkotisierten Katze in niedrigen Dosen (5—10 mg/kg, i.v.) eine vorübergehende und in hohen Dosen (20 mg/kg, i.v.) eine lang dauernde Blutdrucksenkung (OSTERLOH, 1968).

Der Anstieg des Blutdrucks nach Adrenalin-Injektion wird bei der Katze durch Phenformin herabgesetzt (KRONEBERG und STOEPEL, 1958; UNGAR, 1959) oder er bleibt unbeeinflußt (POWELL und BUCKLEY, 1968). Das Biguanid ist ohne Wirkung auf den Blutdruckabfall nach Acetylcholin und Histamin (UNGAR, 1959). Metformin und Buformin vermindern bei der Katze den Blutdruckanstieg nach Adrenalin oder Noradrenalin nicht (KRONEBERG und STOEPEL, 1958; OSTERLOH, 1968). Buformin (5—20 mg/kg, i.v.) bewirkt auch keine Abschwächung der Blutdrucksenkung nach Isoprenalin (0,25 µg/kg, i.v.) (OSTERLOH, 1968). Ausführlicher wird auf die gegenseitige Beeinflussung von Adrenalin und Biguaniden im Zusammenhang mit der Biguanid-Wirkung auf die Nebennieren zurückzukommen sein (vgl. S. 540).

Kaninchen. An narkotisierten Kaninchen bewirkt eine intravenöse Injektion von Buformin in Dosen über 1 mg/kg vorübergehend einen Blutdruckabfall und eine Atemdepression. Die maximale Blutdrucksenkung beträgt nach 5 bzw. 10 mg/kg Buformin 10 bzw. 40 mm Hg. Beide Wirkungen werden durch bilaterale Vagotomie, Gabe von 1—2 mg/kg Atropin oder beiderseitige Adrenalektomie nicht beeinflußt. Das Biguanid hemmt beim Kaninchen den Blutdruckanstieg nach Gabe von Adrenalin (1—5 µg/kg) und den Blutdruckabfall nach Applikation von Acetylcholin (0,5—1,0 µg/kg) nicht (YOH, 1966). Eine intravenöse Injektion von 10—20 mg/kg Metformin ist beim Kaninchen in Urethan-Narkose ohne Wirkung auf den Blutdruck und die Atmung. 50 mg/kg lösen eine kurzdauernde Atmungshemmung und einen geringen Blutdruckabfall aus. Nach höheren

Metformin-Dosen ist die Blutdrucksenkung erheblich verstärkt und lang andauernd (Hesse und Taubmann, 1929; Duval, 1960).

Meerschweinchen. Am Meerschweinchen wird nach parenteraler Gabe von Phenformin eine Hypotonie beobachtet (Suzuki et al., 1958).

Ratte. In den ersten 3—5 sec nach intravenöser Injektion von 25 mg/kg Phenformin kommt es bei der Ratte zu einem Blutdruckabfall um 15—25 mm Hg, der in den folgenden 30—60 sec noch weiter zunimmt. Der Blutdruck bleibt vorübergehend auf diesem niedrigen Niveau und steigt dann allmählich an. Nach etwa 5 min sind die Ausgangswerte wieder erreicht, und sie werden in den folgenden 5—10 min um 5—10 mm Hg überschritten. Die Atemfrequenz ist

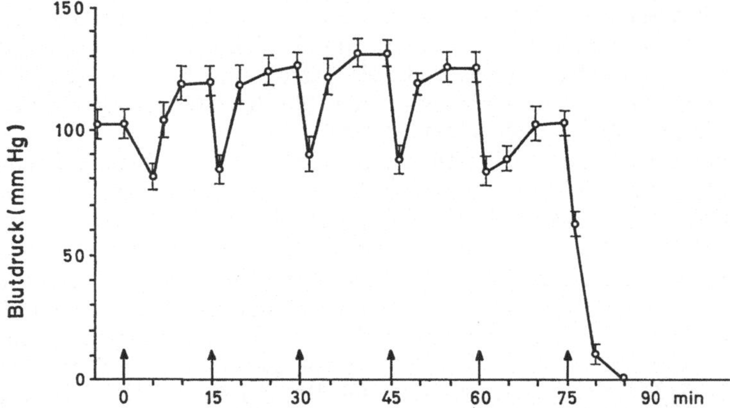

Abb. 10. Verhalten des Blutdrucks bei Ratten nach mehrmaliger intravenöser Injektion von 25 mg/kg Phenformin (Powell und Buckley, 1968)

zunächst vermindert, später kommt es zu einer Zunahme der Frequenz und der Amplitude. Wiederholte Gaben von Phenformin bewirken bis zu einer Gesamtdosis von 75 mg/kg dieselben Effekte wie die erste Dosis. Nach insgesamt 150 mg/kg tritt jedoch ein lang anhaltender Blutdruckabfall auf, dem Atemlähmung und Tod der Tiere folgen (Abb. 10).

Bei magenresezierten Ratten bleibt der Blutdruckanstieg nach dem initialen Blutdruckabfall aus, und bei wiederholter Gabe sterben die Tiere gewöhnlich schon nach der zweiten Biguanid-Applikation (Powell und Buckley, 1968). Auch Buformin führt an der narkotisierten Ratte nach intravenöser Injektion (15—30 mg/kg) zu einer vorübergehenden Blutdrucksenkung um 30—50 mm Hg (Osterloh, 1968).

b) Autonomes Nervensystem

Nach Ashkar et al. (1958) hemmt Phenformin an der Katze in einer Dosis von 15 mg/kg i.v. die Nickhautkontraktionen bei prä- und postganglionärer Reizung des Ganglion cervicale craniale nicht. Dagegen beobachteten Powell und Buckley (1968) nach intravenöser Injektion von 3,5—15 mg/kg Phenformin zugleich mit dem initialen Blutdruckabfall eine Hemmung der Nickhautkontraktionen bei präganglionärer Reizung, während die Kontraktionen bei postganglionärer Reizung unbeeinflußt blieben. Nach niedrigeren Dosen (100—800 µg/kg i.v.) wurde eine verstärkte Reaktion bei präganglionärer Reizung beobachtet. Hohe Dosen (50—75 mg/kg i.v.) führten zu einer vollständigen Ganglienblockade.

Buformin hemmt bei intravenöser Gabe von 5—20 mg/kg den Nickhauteffekt von Adrenalin (10 μg/kg i.v.) und Noradrenalin (15 μg/kg i.v.) nicht wesentlich. Auch die elektrisch präganglionär ausgelösten Kontraktionen der Nickhaut werden durch Buformin bis zu einer Dosis von 3—5 mg/kg i.v. nicht beeinflußt. Höhere Dosen (10 mg/kg) bewirken eine Abschwächung der Nickhautkontraktionen, gleichzeitig wird jedoch der Blutdruck stark gesenkt. Eine ganglienblockierende Wirkung von Buformin ist daher nicht erwiesen (OSTERLOH, 1968).

c) Isolierte Organe

Am isolierten Rattendarm (10 μg/ml) und am isolierten Rattenuterus (500 μg/ml) setzt Phenformin nach ASHKAR et al. (1958) die Spontankontraktionen herab und zeigt einen partiellen Antagonismus gegenüber dem Bariumchlorid- und Acetylcholin-Spasmus. Desgleichen beobachtete UNGAR (1959) in Gegenwart von 100 μg/ml Phenformin eine reversible Hemmung der Acetylcholin- und Histaminwirkung auf den isolierten Meerschweinchendarm. STERNE (1957), SUZUKI et al. (1958) und DUVAL (1960) fanden keine Hemmwirkung von Biguaniden auf die Spontankontraktionen des isolierten Darms. Die durch Adrenalin ausgelösten Kontraktionen des Rattenuterus werden durch Phenformin in Konzentrationen von 10^{-5}—10^{-6} M (0,24—2,4 μg/ml) abgeschwächt, während Metformin bis zu 4×10^{-4} M unwirksam ist (KRONEBERG und STOEPEL, 1958). Am perfundierten Kaltblüterherz (Bufo arenarum) ist Phenformin in einer Konzentration von $0,1\,^0/_{00}$ im Perfusionsmedium selbst ohne Effekt, und es beeinflußt auch nicht die Wirkung von Adrenalin (ASHKAR et al., 1958).

Buformin hemmt in Konzentrationen zwischen 0,1 und 100 μg/ml die Spontankontraktionen des isolierten Kaninchendarms nicht. Gelegentlich ist unter der Einwirkung von 100 μg/ml Buformin eine Tonuszunahme zu beobachten, die jedoch durch 0,1 μg/ml Atropin verhindert wird. Die Wirkung von Acetylcholin, Adrenalin und Noradrenalin auf den isolierten Kaninchendarm beeinflußt Buformin (10—100 μg/ml) nicht. Am isolierten Herzvorhofpräparat ist Buformin ohne Wirkung auf die Frequenz und die Kontraktionsstärke; die De- oder Repolarisationsphase werden nicht wesentlich verändert (YOH, 1966).

d) Fibrinolyse und Blutgerinnung

Verschiedentlich wurde eine Zunahme der Fibrinolyse beim Menschen unter der Therapie mit Biguaniden beschrieben (FEARNLEY, 1963, 1966; FEARNLEY und CHAKRABARTI, 1964, 1966; FEARNLEY et al., 1965, 1968; CHAKRABARTI et al., 1965, 1967; HOCKING et al., 1967; FIASCHI et al., 1969; s. a. MEHNERT und HAESE, vgl. diesen Band, S. 600). In vitro läßt sich mit Phenformin und anderen Biguaniden ein solcher Effekt nicht nachweisen. Phenformin bewirkt jedoch am Hund und am Affen eine Steigerung der durch Insulin-Injektion verminderten fibrinolytischen Aktivität im Plasma (BACK et al., 1968). Beim Affen ist außerdem unter der Behandlung mit Phenformin (3 Tage lang etwa 7—12 mg/kg, oral) die Aktivität des Plasminogen-Aktivators im Plasma erhöht. Der Turnover von Fibrinogen wird durch das Biguanid nicht beeinflußt (REGOECZI und WALTON, 1967). Buformin, Metformin und Phenformin führen in hohen Konzentrationen (10^{-2}—10^{-3} M) zu einer Aktivierung der Hydrolyse von p-Toluolsulfonyl-argininmethylester durch Thrombin und einer Verkürzung der Prothrombinzeit (ROBERTS und BURKAT, 1968). Nach Vorbehandlung von Hunden oder Ratten mit Phenformin oder Buformin ist die Blutungszeit verkürzt (BACK et al., 1968) oder verlängert (LAGLER, 1966). UNGAR (1960a) beobachtete nach Phenformin-Gabe eine unveränderte Prothrombinzeit.

e) Wirkung auf Ratten unter Sauerstoffentzug

Von Verbindungen, die den Biguaniden strukturell verwandt sind, wie z. B. Guanylthioharnstoff, ist bekannt, daß sie bei Mäusen, Ratten, Katzen und Hunden die Resistenz gegenüber der toxischen Wirkung einer Hypoxie erhöhen (Pastushenkov, 1966; Pastushenkov und Vinogradov, 1966). Die Wirkung von Phenformin auf Ratten in der Unterdruckkammer und auf den Effekt eines Sauerstoffentzugs untersuchten Powell und Buckley (1968) sowie Buckley et al. (1969). Sie fanden, daß orale Gaben des Biguanids (75 mg/kg) die Tiere vor dem Tod durch Ersticken schützen. Diese protektive Wirkung führen die Autoren darauf zurück, daß Phenformin den Kreislaufkollaps durch direkte oder indirekte Stimulierung der autonomen Ganglien verhindert und die Atmung anregt. Außerdem werden durch das Biguanid im arteriellen Blut der CO_2-Druck und die Wasserstoffionen-Konzentration vermindert und der P_{O_2} wird heraufgesetzt. Die in simulierter Höhenatmosphäre herabgesetzte Lernfähigkeit von Ratten wird durch Phenformin nicht verbessert (Buckley et al., 1969). Die Einwirkung von Phenformin auf den Stoffwechsel von Ratten, die einer simulierten Höhe von 7900 m ausgesetzt worden waren, wurde kürzlich von El Masry und Buckley (1970) untersucht.

f) Wirkung auf die Elektrolytkonzentration im Serum

Metformin beeinflußt bei Kaninchen, Ratten und Hühnern in blutzuckersenkend wirksamen, noch gut verträglichen Dosen die Elektrolytkonzentration im Serum nicht (Duval, 1959). Dagegen kommt es nach toxischen Dosen des Biguanids zu einem plötzlichen Anstieg der Konzentration von Kalium, Calcium und Phosphat im Serum. Der Anstieg fehlt, wenn ausnahmsweise ein Tier eine sonst letale Dosis überlebt. Dies läßt auf einen engen kausalen Zusammenhang zwischen der Wirkung auf die Serumelektrolyte und der toxischen Wirkung der Biguanide schließen. Eine Zunahme des anorganischen Serumphosphats wurde auch nach Applikation von Phenformin an Meerschweinchen (Steiner und Williams, 1958; Paul und Bose, 1962; Paul et al., 1963), Kaninchen (Shepherd und McDonald, 1959) und Hunden (Ungar, 1959) sowie nach Gabe von Buformin an Ratten (Lippmann und Köhler, 1963) und Hunden (Lippmann, 1963a, b) beobachtet.

Die Konzentration von Natrium- und Chloridionen im Serum bleibt auch nach toxischen Biguanid-Dosen unverändert (Duval, 1959). Beim Hund nimmt das Serumkalium nach blutzuckersenkend wirksamen Dosen von Buformin ab. Die Abnahme ist bei diabetischen Hunden besonders deutlich (Lippmann, 1963a).

Der Calcium-Gehalt im Serum ist — wie erwähnt — bei Kaninchen, Ratte und Huhn nach Biguanid-Gaben erhöht (Duval, 1959). Dagegen fand Lippmann (1963a, b) am stoffwechselgesunden Hund nach noch gut verträglichen Dosen von Buformin keinen Anstieg der Konzentration von Calcium im Serum; bei pankreatektomierten Hunden beobachtete er sogar eine geringfügige Abnahme. Ungar (1959) stellte bei Hunden — allerdings nach Gabe von toxisch wirkenden Phenformin-Dosen — eine starke Verminderung der Calciumionen-Konzentration im Blut (auf 1,2—3 mg/100 ml) fest. Da gleichzeitig die Konzentration an anorganischem Phosphat zunahm (auf 3—4 mg/100 ml), vermutet er als Ursache der Elektrolytverschiebungen eine Funktionshemmung der Parathyreoidea.

g) Andere pharmakologische Wirkungen

Unter dem Einfluß hoher Dosen von Phenformin nimmt bei Meerschweinchen und Ratten das Harnvolumen ab (Ungar et al., 1957; Tyberghein, 1958;

CREUTZFELDT et al., 1962). Beim Hund ist nach intravenöser Injektion toxisch wirkender Phenformin-Dosen die exogene Kreatinin- und die PAH-Clearance vermindert, die maximale tubuläre Rückresorptionskapazität für Glucose wird nicht beeinflußt (SÖLING und CREUTZFELDT, 1960, SÖLING, 1963).

Bilaterale Implantation von 20 µg oder mehr Metformin bzw. 40 µg oder mehr Phenformin in den Hypothalamus von Ratten führt zu einer zunehmenden Verminderung der Wasseraufnahme der Tiere; die meisten Ratten sterben innerhalb von 6—12 Tagen infolge einer Dehydratation (BERGMANN et al., 1968). Unilaterale Implantation in den Hypothalamus und bilaterale Implantation in Thalamus oder Cortex sind unwirksam. Die Adipsie ist von einer Anorexie begleitet, der Urinfluß und die Glucose-Konzentration im Blut bleiben dagegen unverändert. Die biologische Halbwertzeit der implantierten Biguanide beträgt etwa 3 Wochen. Im Gegensatz zur Implantation in den Hypothalamus ist eine einmalige oder wiederholte intraperitoneale Injektion von 50 mg/kg Phenformin ohne Wirkung auf die Wasseraufnahme der Tiere. Dies könnte nach Ansicht der Autoren auf eine zu rasche renale Ausscheidung oder eine zu geringe Penetration des Biguanids in den Hypothalamus nach systemischer Gabe zurückzuführen sein. Inwieweit diese tierexperimentellen Ergebnisse zur Erklärung der antidiuretischen und durstmindernden Wirkung der Biguanide bei Patienten mit Diabetes insipidus (KATSUKI und ITO, 1966; EISENBERG, 1970) herangezogen werden können, bleibt noch abzuklären.

Eine intravenöse Infusion von Phenformin (0,4 mg/kg · min) beeinflußt an der Katze — im Gegensatz zu Insulin — den Austausch von ^{42}K zwischen Plasma und Cerebrospinalflüssigkeit nicht (DOMER, 1969).

Biguanide sind weder antiphlogistisch noch analgetisch oder antipyretisch wirksam (DUVAL, 1960; LAGLER, 1966). Die spontane Motilität von Mäusen wird durch Buformin und Phenformin (100 mg/kg, s.c.) — im Gegensatz zu der Wirkung der entsprechenden Amine (Butylamin bzw. β-Phenäthylamin) — nicht erhöht (FELGENHAUER, 1970). An Ratten wirkt Phenformin (75 mg/kg, oral) bei normalem Luftdruck schwach sedativ, in simulierter Höhenatmosphäre steigert es die herabgesetzte Motilität der Tiere (EL MASRY und BUCKLEY, 1970). Bei Ratten mit Pylorus-Ligatur wird nach Injektion von Phenformin (100 mg/kg, s.c.) die Magensaftproduktion und die Häufigkeit der Ulcusbildung herabgesetzt (McCOLL et al., 1963). An Kaninchen bewirkt Phenformin eine Zunahme der durch Gabe von Äthanol stimulierten Magensäuresekretion, ähnlich wie das auch nach Injektion von Insulin beobachtet wird (ACHARYYA et al., 1961).

h) Einfluß von Barbituraten und Phenothiazinen auf die blutzuckersenkende Wirkung der Biguanide

Barbiturate und Anaesthetica schwächen die blutzuckersenkende Wirkung von Phenformin bei der Katze ab (UNGAR, 1959, 1960b). Desgleichen beobachteten SÖLING und CREUTZFELDT (1960) sowie CREUTZFELDT et al. (1961), daß bei den sonst äußerst empfindlich reagierenden Meerschweinchen in Narkose mit Nembutal oder Urethan nach Biguanid-Gaben kein hypoglykämischer Schock auftritt. Manchmal kam es sogar zu einer Hyperglykämie (vgl. S. 541). In diesem Zusammenhang bemerkenswert ist der Befund, daß auch die blutzuckersenkende Wirkung von Sulfonylharnstoffen durch Barbiturate und durch Chloralose-Narkose abgeschwächt oder ganz verhindert wird, während die Wirkung von Insulin unbeeinflußt bleibt (HASSELBLATT und SCHUSTER, 1958; KÖNIG, 1959; HASSELBLATT und HAUN, 1960). Phenothiazine und Reserpin andererseits hemmen die blutzuckersenkende Wirkung sowohl von Biguaniden wie auch von Sulfonylharnstoffen und Insulin (Hasselblatt und Schuster, 1958; Hasselblatt und Haun, 1960; Opitz, 1962; Opitz und Loeser, 1962). Bei den Biguaniden ist der Effekt von der Applikationsfolge der Arzneimittel und der Dosis abhängig. Am Meerschweinchen verhindert eine Injektion von Chlorpromazin die Blutzuckersenkung, wenn das Neurolepticum nach dem Biguanid appliziert wird. Bei vorheriger Gabe von Phenothiazinen ist die Hypoglykämie teils verlängert, teils verstärkt. Nach gleichzeitiger Gabe von Neuroleptika und schwach wirksamen Biguanid-Dosen (300 mg/kg Metformin, oral) steigt der Blutzucker an (Opitz und Loeser, 1962). Wird eine lytische Mischung aus Chlorpromazin, Pethidin und Dihydroergotoxin vor Metformin verabfolgt, so kommt es zu einer Abschwächung, und wenn sie vor Buformin und Phenformin injiziert wird, zu einer Verstärkung der Blutzuckersenkung (Wiezorek et al., 1963; Wiezorek und Graupner, 1963). Auch beim Diabetiker scheint die Biguanid-Wirkung durch Phenothiazine aufgehoben werden zu können (Haller und Strauzenberg, 1963; Zschornack und Jaross, 1963). Allerdings ist es möglich, daß bei dem beschriebenen Fall eines Coma diabeticum nach Biguanid- und Phenothiazin-Gabe keine Hemmung der Biguanid-Wirkung vorlag, sondern lediglich der therapeutische Effekt des Biguanids überschätzt wurde (Schilling, 1963 b).

i) Kombination mit Sulfonylharnstoffen

Beim Meerschweinchen führt eine gleichzeitige Applikation von Phenformin und Tolbutamid zu einer additiven Wirkung auf den Blutzucker. Die Verarmung der Leber an Glykogen und der Anstieg der Konzentration von Milchsäure und Brenztraubensäure im Blut zeigen, daß unter diesen Bedingungen die Biguanid-Wirkung überwiegt (Söling et al., 1961). Bei der Maus ist die LD_{50} einer kombinierten Gabe von Metformin und Tolbutamid geringer als die der Einzelsubstanzen. Dagegen scheint bei der Ratte Tolbutamid die Toxicität von Metformin herabzusetzen. Während nämlich die LD_{50} nach oraler Gabe von Metformin bei der Ratte 1000 mg/kg beträgt (Sterne, 1961), beobachteten Sterne und Hirsch (1964a, b), daß nach gleichzeitiger Applikation von 4000 mg/kg (!) Metformin und 1250 mg/kg Tolbutamid alle Tiere überlebten. Allerdings wurden keine näheren Angaben über den Ernährungszustand der Ratten oder eventuelle andere Unterschiede in der Versuchsanordnung gemacht, die zur Erklärung dieses erstaunlichen Befunds herangezogen werden könnten. Eine Applikation von täglich 400 mg/kg Metformin und 125 mg/kg Tolbutamid über $5^1/_2$ Monate führt bei Ratten zu keinen toxischen Organveränderungen (Sterne und Hirsch, 1964a, b).

Die Wirkung gleichzeitiger Gaben von Metformin und Sulfonylharnstoffen auf den Blutzucker ist bei nichtdiabetischen Kaninchen (Solá 1963) sowie bei alloxandiabetischen Kaninchen, Meerschweinchen und Mäusen (Sterne und Hirsch 1964a, b) nicht statistisch signifikant stärker als die Summe der Wirkungen der Einzelsubstanzen. An Hunden — nicht aber an Mäusen und Ratten (Chenier et al., 1968) — bewirkt eine kombinierte Gabe von Chlorpropamid und Phenformin eine Abnahme der Toxicität des Biguanids. Die blutzuckersenkende Wirkung des Sulfonylharnstoffs wird dabei nicht verstärkt (Sagritalo et al., 1971).

j) Beeinflussung der Wirkung von Adrenalin und Insulin

Über die Wirkung einer Kombination von Insulin mit Biguaniden sowie über die gegenseitige Beeinflussung von Adrenalin und Biguaniden wird in den Abschnitten IX/4 und IX/5a gesondert berichtet.

VIII. Wirkung auf Bakterien, Viren und Tumorzellen

Zahlreiche nicht blutzuckersenkend wirksame Biguanide hemmen in geringer Konzentration (0,3—10 µg/ml) das Wachstum von Bakterien und Pilzen (WEINBERG, 1961, 1968; GALE et al., 1962). Die antimikrobielle Wirkung läßt sich durch Kupfer- und Nickelionen nicht beeinflussen, Eisenionen vermindern sie (WEINBERG et al., 1960). Die blutzuckerwirksamen Biguanide sind nur schwach antibakteriell wirksam. Erst 5 mg/ml Phenformin hemmen das Wachstum von Staph. aureus, E. coli und Ps. aeruginosa vollständig. Für Buformin beträgt die bakteriostatische Hemmkonzentration gegenüber Staph. aureus ebenfalls 5 mg/ml, während sie für E. coli und Ps. aeruginosa über 5 mg/ml liegt (SOUS, 1961). Eine schwache Beeinflussung des Wachstums von Tuberkelbakterien durch Buformin beobachteten SCHMIEDEL und LAWONN (1963). Phenformin zeigt eine Antifolsäure-Wirkung gegenüber L. leichmannii, jedoch nicht gegenüber Protozoen (Tetrahymena pyriformis). Es ist kein Antagonist der Pantothensäure (McLAUGHLAN et al., 1960).

Metformin ist in vitro schwach virustatisch wirksam gegenüber dem Influenzavirus (Typ A und Typ Lee) und dem Sendai-Virus (Myxovirus parainfluencae) (PILCHER et al., 1961; ISHIDA et al., 1962). An mit Influenza infizierten Mäusen bewirkt die Verbindung aber, selbst nach Gabe maximal verträglicher Dosen (2 × 5 mg i.p. täglich über 3 Tage), keine Abnahme des Virustiters in der Lunge (PILCHER et al., 1961).

Metformin, Buformin und Phenformin hemmen das Wachstum von Hela-Zellen (RIKIMARU et al., 1965). An KB-Zellen konnten NEUMANN und TYTELL (1962a, b) mit Phenformin eine Wachstumshemmung bereits ab 2—5 µg/ml erzielen. Die Hemmung des Zellwachstums war von einer Zunahme des Glucoseverbrauchs und der Lactatbildung begleitet. Die zelltoxische Wirkung anderer Substanzen, wie z.B. Oxamat, Azapyruvat, 2-Desoxy-D-glucose oder Natriumbisulfit wurde durch Phenformin (2 µg/ml) verstärkt. Auch am Modell des Ehrlich-Ascites-Tumor läßt sich eine gewisse Antitumor-Aktivität der Biguanide nachweisen. So fanden CORBELLINI et al. (1964a, b) bei Mäusen nach 15 Tage langer, oraler (32 mg/Maus) oder subcutaner (8 mg/Maus) Verabreichung von Metformin im Vergleich zu unbehandelten Kontrolltieren eine geringere Vermehrung der Ascites-Zellen und eine verminderte Zunahme der Peritonealflüssigkeit. Buformin hemmt ebenfalls das Wachstum des Ehrlich-Ascites-Tumor bei der Maus (CORBELLINI et al., 1967). Beide Biguanide, ebenso wie das beim biologischen Abbau von Phenformin entstehende 1-[2-(4'-Hydroxy)-phenyl-äthyl]-biguanid, setzen in vitro die O_2-Aufnahme von Ehrlich-Ascites-Zellen herab (WICK et al., 1962, 1970; LUGARO und GIANNATTASIO, 1968). SILVERSTEIN und LINMAN (1967) fanden außerdem bei AKR-Mäusen eine schwache Hemmwirkung kombinierter Gaben von Phenformin, Natriumfluorid und L-Sarcolysin auf das Wachstum des lymphatischen Tumors BW 5147.

IX. Tierexperimentelle Untersuchungen zum Wirkungsmechanismus der Biguanide

1. Untersuchungen in vitro

a) Muskelgewebe

α) Diaphragma

In Diaphragmahomogenaten (HERNANDEZ et al., 1958) und am isolierten Zwerchfell kommt es unter der Einwirkung von Biguaniden zu einer vermehrten *Glucoseaufnahme* (TYBERGHEIN und WILLIAMS, 1957; WILLIAMS et al., 1957;

Steiner und Williams, 1958; Clarke und Forbath, 1959, 1960; Forbath und Clarke, 1959; Ungar, 1959; Wright, 1959; Bolinger et al., 1960; Ditschuneit et al., 1961b; Kato, 1962; Daweke und Bach, 1963; Lippmann et al., 1963; Paul und Bose, 1963; Pavel et al., 1963; Ditschuneit und Hoff, 1964; Izumi et al., 1964). Am isolierten Diaphragma normaler Ratten ist der Glucoseverbrauch in Gegenwart von 10^{-3} M (242 µg/ml) Phenformin maximal gesteigert; bei höheren Biguanid-Konzentrationen nimmt er wieder ab (Steiner und Williams, 1958) (Abb. 11). Oxamat setzt die stimulierende Wirkung von Phenformin auf die Glucoseaufnahme des Zwerchfells herab (Izumi et al., 1964). Unter der Einwirkung von 1000 µg/ml Phenformin ist auch die Fructose-Aufnahme erhöht

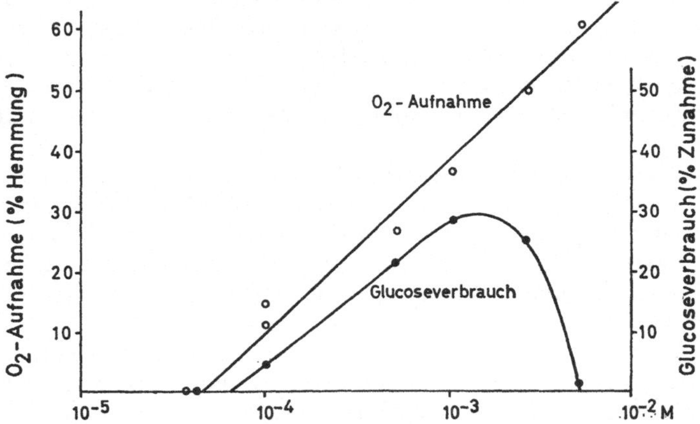

Abb. 11. Wirkung von Phenformin auf die Glucoseaufnahme und den Sauerstoffverbrauch des isolierten Rattenzwerchfells (Steiner und Williams, 1958)

(Clarke und Forbath, 1959, 1960; Forbath und Clarke, 1959). Am Zwerchfell diabetischer Ratten führt Phenformin $(4,1 \cdot 10^{-3}\text{M})$ zu keiner gesicherten Zunahme des Glucoseverbrauchs (Clarke und Forbath, 1959, 1960; Forbath und Clarke, 1959).

Buformin bewirkt ab 100 µg/ml ebenfalls einen Anstieg des Glucoseverbrauchs im Rattenzwerchfell (Daweke und Bach, 1963). Gelegentlich wurde auch mit geringeren Buformin-Konzentrationen eine gesteigerte Glucoseutilisation des Zwerchfells beobachtet (Pavel et al., 1963; Ditschuneit und Hoff, 1964). Diese Befunde ließen sich jedoch meist statistisch nicht sichern.

Diaphragmaschnitte reagieren empfindlicher als das intakte Zwerchfell. So konnten Jangaard et al. (1968) an Schnitten von Meerschweinchendiaphragmen bereits mit $3,3 \cdot 10^{-5}$ M Buformin und $1,0 \cdot 10^{-4}$ M (= etwa 24 µg/ml) Phenformin eine halbmaximale Stimulierung der Glucoseaufnahme erzielen (Abb. 12).

Mit Phenformin allein fanden Bolinger et al. (1960) am isolierten Rattenzwerchfell einen vermehrten Glucoseverbrauch ab einer Konzentration des Biguanids von 300 µg/ml. Die Glucoseaufnahme stieg bis zu 1200 µg/ml Phenformin nur unbedeutend weiter an. In Gegenwart von Insulin (500 µE/ml) dagegen förderte Phenformin den Glucoseverbrauch des Zwerchfells bereits ab 10—20 µg/ml Inkubationslösung. Eine solche Verstärkung der Insulinwirkung konnten Daweke und Bach (1963) bei der Inkubation von Rattendiaphragmen mit Insulin und Buformin nicht nachweisen.

Antiinsulinserum (Wright, 1959) und Adrenalin (0,1 µg/ml) (Bolinger et al., 1960) beeinflussen die durch Phenformin stimulierte Glucoseaufnahme des Zwerchfells nicht.

Eine verminderte Glucoseaufnahme in Gegenwart von Phenformin beobachtete STEINER und WILLIAMS (1958) bei der anaeroben Inkubation von Rattendiaphragmen. Auch WICK und LARSON (1958) teilen mit, daß Phenformin (500 µg/ml) die Glucoseaufnahme des Zwerchfells verringere.

Der *extracelluläre Raum* im Rattendiaphragma ändert sich in Gegenwart von Biguaniden nicht, so daß die aus dem Medium verschwundene Glucose von der Zelle aufgenommen worden sein muß. Die vermehrte Glucoseaufnahme ist mit einer erhöhten Glucose-Phosphorylierung gekoppelt. Denn die Konzentration der freien Glucose in der Zelle nimmt — abweichend von der Wirkung von Insulin (MORGAN et al., 1961) — nicht zu; sie wird sogar eher geringer (CLARKE und

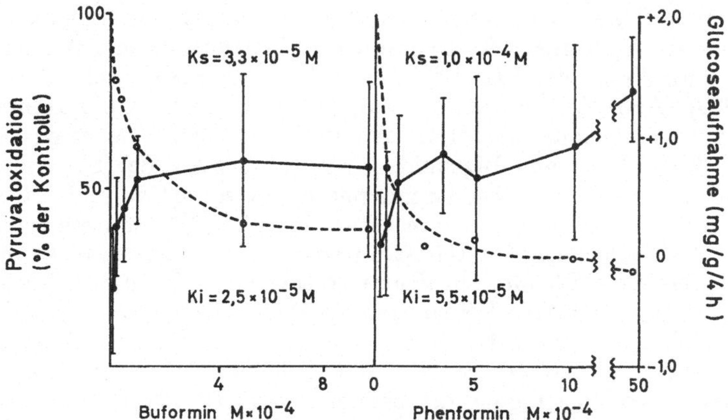

Abb. 12. Wirkung von Buformin und Phenformin auf die Oxidation von Pyruvat (gestrichelte Linie) und die Aufnahme von Glucose (ausgezogene Linie) in Schnitten von Meerschweinchenzwerchfellen. *Ki* bzw. *Ks* sind diejenigen Biguanid-Konzentrationen, die eine halbmaximale Hemmung der Pyruvatoxidation bzw. eine halbmaximale Steigerung der Glucoseaufnahme bewirken. (Nach JANGAARD et al., 1968)

FORBATH, 1959, 1960; FORBATH und CLARKE, 1959). Ein direkter Einfluß von Phenformin auf die Hexokinase aus Rattenmuskel und aus Hefe ließ sich aber nicht feststellen (DOBSON und ALLEN, 1967). Allerdings ist Phenformin bei der intakten Ratte im allgemeinen auch nicht blutzuckersenkend wirksam. Im Muskelgewebe von Tierarten, bei denen Phenformin in vivo den Blutzucker senkt, wie Meerschweinchen und Kaninchen, nimmt die Hexokinaseaktivität bei der Inkubation mit Phenformin um 60—280% zu (DOBSON und ALLEN, 1967).

Phenformin ($5 \cdot 10^{-3}$ M) stimuliert die Aufnahme von L- und D-Arabinose sowie von D-Xylose durch die Muskelzelle nicht (CLARKE und FORBATH, 1959, 1960).

Die in Gegenwart von Biguaniden vom Zwerchfell vermehrt aufgenommene Glucose wird nicht wie unter der Wirkung von Insulin zur Glykogensynthese verwendet, sondern vorwiegend glykolytisch zu Lactat abgebaut. Daher steigt die *Milchsäure*-Konzentration im Inkubationsmedium an (TYBERGHEIN und WILLIAMS, 1957; WILLIAMS et al., 1957; STEINER und WILLIAMS, 1958; CLARKE und FORBATH, 1959, 1960; FORBATH und CLARKE, 1959; RAFAELSEN, 1959; MEYER, 1960a; IZUMI et al., 1964). Auch die Pyruvat-Konzentration nimmt zu, so daß der Quotient Lactat/Pyruvat konstant bleibt. Erst hohe Biguanid-Konzentrationen bewirken einen Anstieg dieses Quotienten (LIPPMANN, 1968). Die Lactatbildung ist unter gleichzeitiger Einwirkung von Oxamat herabgesetzt (IZUMI et al., 1964).

Der *Glykogen*-Gehalt des Diaphragmas und die *Phosphat*-Konzentration im Inkubationsmedium zeigen unter dem Einfluß von Biguaniden ebenfalls ein der Insulinwirkung entgegengesetztes Verhalten: der Glykogengehalt nimmt ab (WILLIAMS et al., 1957; TYBERGHEIN und WILLIAMS, 1957; WICK und LARSON, 1958; CLARKE und FORBATH, 1959, 1960; FORBATH und CLARKE, 1959; RAFAELSEN, 1959; UNGAR, 1959; PAUL und BOSE, 1963) und die Phosphatkonzentration im Medium steigt an (CLARKE und FORBATH, 1959, 1960; FORBATH und CLARKE, 1959).

Die *Glucoseoxidation* ist im isolierten Rattendiaphragma (WICK und LARSON, 1958), in Diaphragma-Schnitten (JANGAARD et al., 1968) sowie in Diaphragma-Homogenaten (HERNANDEZ et al., 1958) in Gegenwart von Biguaniden herabgesetzt, und der O_2-Verbrauch ist vermindert (TYBERGHEIN und WILLIAMS, 1957; STEINER und WILLIAMS, 1958; UNGAR, 1959; LIPPMANN et al., 1963; LOSERT et al., 1969) (Abb. 11). JANGAARD et al. (1968) versuchten die Hemmung der Glucoseoxidation genauer im Intermediärstoffwechsel zu lokalisieren. Sie fanden unter der Einwirkung von Biguaniden eine Inhibierung der Pyruvatoxidation. Diese war am Meerschweinchendiaphragma in Gegenwart von $2,5 \cdot 10^{-5}$ M (etwa 5 µg/ml) Buformin oder $5,5 \cdot 10^{-5}$ M (etwa 13 µg/ml) Phenformin halbmaximal (Abb. 12). An Taubenbrustmuskel-Schnitten ergab sich eine halbmaximale Hemmung erst bei einer Phenformin-Konzentration von $2,0 \cdot 10^{-3}$ M. Da Biguanide die Aktivität einer zellfreien Präparation des Pyruvat-Dehydrogenase-Komplexes nicht beeinflussen, nehmen JANGAARD et al. (1968) an, daß im Diaphragma wie auch im Leber- und Fettgewebe die Hemmung der Substratoxidation indirekt erfolgt, indem die Übertragung des bei der Atmungskettenphosphorylierung gebildeten energiereichen Phosphats auf ADP blockiert wird (vgl. S. 502). Eine Hemmung der Pyruvatoxidation durch Biguanide läßt sich auch in Herz- und Skeletmuskelmitochondrien nachweisen (DAVIDOFF, 1968a, b) (vgl. S. 504).

Die *Fettsäureoxidation* im Rattenzwerchfell ist unter der Einwirkung von 1 µg/ml Buformin erhöht; Insulin setzt sie herab. In Gegenwart von Buformin und Insulin überwiegt die aktivierende Wirkung des Biguanids (SITZMANN et al., 1968). Über die Wirkung von Biguaniden auf die Oxidation von Fettsäuren, Acyl-CoA-Derivaten und Palmitylcarnitin in isolierten Herzmuskelmitochondrien s. S. 515.

β) Isoliert perfundiertes Herz

Am isoliert perfundierten Rattenherz beeinflußt Phenformin bis zu einer Konzentration von 25 µg/ml Perfusionslösung den Glucosestoffwechsel nicht (WILLIAMSON et al., 1963). Ab 35 µg/ml kommt es zu einer Hemmung der Glucoseoxidation sowie einer stark vermehrten Bildung von Lactat und ab 40—50 µg/ml (etwa $2 \cdot 10^{-4}$ M) zu einer Zunahme des Glucoseverbrauchs.

Die erhöhte Glucoseaufnahme geht nicht mit einem Anstieg der Konzentration von Glucose in der Zelle einher. Man muß daher annehmen, daß das Biguanid nicht nur den Transport, sondern auch die Phosphorylierung des Zuckers stimuliert. Die intracelluläre Konzentration von ATP ist vermindert. Unter der Einwirkung von 50 µg/ml Phenformin nimmt die Herzfrequenz und die Kontraktionskraft des Herzens ab. Bei noch höheren Phenformin-Konzentrationen (100 und 250 µg/ml) fällt der Glucoseverbrauch wieder auf den Kontrollwert ab, während die Lactatbildung erhöht und die Glucoseoxidation vermindert bleiben. Eigenartigerweise fehlt am perfundierten Herzen von 48 h hungernden Ratten jeglicher stimulierende Effekt von Phenformin auf die Glucoseaufnahme; sie ist, wie auch die Lactatbildung und die Glykogenolyse, eher herabgesetzt.

Im Gegensatz zu den Befunden am Zwerchfell nimmt der Glykogengehalt des perfundierten Rattenherzens unter der Einwirkung von Phenformin nicht ab. Das Biguanid bewirkt einen gesteigerten Einbau von Radioaktivität aus ^{14}C-Glucose in das Muskelglykogen. Der Pyruvatverbrauch wird durch Phenformin nicht beeinflußt. Die Aufnahme von Lactat ist unter der Einwirkung von 40 μg Phenformin je ml Perfusionslösung nahezu vollständig blockiert und Pyruvat wird vermehrt in Lactat umgewandelt. Die Oxidation von Acetat ist nur geringfügig (um 13 %) vermindert.

Die Wirkung von Insulin (0,2 und 2,0 mE/ml) auf den Glucoseverbrauch des isoliert perfundierten Rattenherzens verstärken Biguanide nicht. Sie hemmen die stimulierende Wirkung des Hormons auf die Glykogensynthese und die Glucoseoxidation. Die Steigerung der Lactatproduktion durch Insulin und Phenformin ist additiv.

WILLIAMSON et al. (1963) nehmen auf Grund dieser Befunde an, daß Phenformin am isoliert perfundierten Rattenherz die Oxidation von Pyruvat auf der Stufe der Pyruvat-Decarboxylase hemmt und durch Verminderung der intracellulären ATP-Konzentration die Phosphofructokinase aktiviert, so daß es zu einem gesteigerten Glucoseverbrauch und einer erhöhten Glykolyse kommt (vgl. auch das Schema S. 545). Die vermehrte Umwandlung von Pyruvat in Lactat und die Hemmung der entsprechenden Rückreaktion führen die Autoren auf eine Anhäufung reduzierter Pyridinnucleotide in den Mitochondrien — als Folge der herabgesetzten oxidativen Phosphorylierung — zurück. Wegen der erhöhten intramitochondrialen NADH-Konzentration soll das cytoplasmatische NADH nicht mehr über die Atmungskette, sondern durch Reduktion von Pyruvat oxidiert werden. Dieser Mechanismus würde auch erklären, warum in vitro am isolierten Rattenherz und in vivo bei Meerschweinchen (TYBERGHEIN und WILLIAMS, 1957; WILLIAMS und STEINER, 1959), Katze (UNGAR, 1959), Maus und Ratte (BECKMANN, 1969c) die Zunahme der Lactatkonzentration vor dem Anstieg des Glucoseverbrauchs bzw. vor dem Beginn des Blutzuckerabfalls auftritt.

b) Fettgewebe

Zahlreiche Autoren untersuchten die Wirkung von Biguaniden auf das Nebenhodenfettgewebe und auf isolierte Fettzellen von Ratten sowie auf menschliches Fettgewebe. In Unkenntnis der Plasmaspiegel nach blutzuckersenkend wirksamen Biguanid-Dosen bei der Ratte und nach therapeutischen Dosen beim Menschen (vgl. S. 448ff.) wurden, ebenso wie beim Diaphragma, meist extrem hohe Biguanid-Konzentrationen angewandt. Die Wirkung der Biguanide auf den Stoffwechsel des Fettgewebes hängt aber nicht nur quantitativ, sondern auch qualitativ von ihrer Konzentration im Inkubationsmedium ab, und nicht selten kommt es bei höheren Konzentrationen zu einer Wirkungsumkehr. Daher werden im folgenden Versuche mit Biguanid-Konzentrationen von 2,5 μg/ml Medium (=etwa $1 \cdot 10^{-5}$M) und mehr sowie Experimente, die mit niedrigeren Konzentrationen durchgeführt worden sind, gesondert besprochen.

Versuche mit hohen Biguanid-Konzentrationen

α) Glucoseaufnahme

Eine Zunahme der *basalen Glucoseaufnahme* des epididymalen Rattenfettgewebes wurde bei der Inkubation mit Phenformin (HUMBEL et al., 1959; TRANQUADA und BEIGELMAN, 1960; DITSCHUNEIT et al., 1961a, b; TRANQUADA, 1961; TRANQUADA und BENDER, 1962; DITSCHUNEIT und HOFF, 1964), Buformin (DAWEKE und BACH, 1963; L'AGE et al., 1963; DITSCHUNEIT und HOFF, 1964) und Metformin (Ditschuneit und Hoff, 1964) beobachtet. Eine gleiche Wirkung ließ sich auch an isolierten Fettzellen nachweisen (Ditschuneit et al., 1968). Die Effekte sind aber variabel und zum Teil widersprüchlich. So fanden Ditschuneit et al. (1961a) mit 20 µg/ml (etwa $8 \cdot 10^{-5}$ M) Phenformin eine Zunahme des Glucoseverbrauchs von $0,74 \pm 0,20$ auf $1,76 \pm 0,39$ mg/g Fettgewebe, die bei Erhöhung der Biguanid-Konzentration bis auf 100 µg/ml nicht weiter anstieg. Später konnten Ditschuneit und Hoff (1964) eine statistisch signifikante ($p < 0,05$) Steigerung der Glucoseaufnahme nur mit 10 µg/ml Phenformin erzielen. Die Wirkung niedrigerer (5 µg/ml) und höherer (20 µg/ml) Biguanid-Konzentrationen war unsicher. Demgegenüber berichten Tranquada (1961) sowie Tranquada und Bender (1962) über einen „signifikanten" Anstieg der Glucoseaufnahme bereits nach Zusatz von 2,5 µg/ml Phenformin zum Inkubationsmedium. Experimentelle Einzelheiten wurden jedoch nicht mitgeteilt. Pereira et al. (1967a) wiederum beobachteten selbst in Gegenwart von $5 \cdot 10^{-4}$ M Phenformin (etwa 120 µg/ml) keine Zunahme der Glucoseaufnahme des epididymalen Rattenfettgewebes.

Am epididymalen Fettgewebe von Meerschweinchen bewirken Buformin, Metformin und Phenformin in Konzentrationen von $2,3 \cdot 10^{-5}$ M (etwa 6 µg/ml), $6,5 \cdot 10^{-5}$ M (etwa 11 µg/ml) und $2,8 \cdot 10^{-5}$ M (etwa 7 µg/ml) eine halbmaximale Steigerung der Glucoseaufnahme (Jangaard et al., 1968). Das Nebenhodenfett von Meerschweinchen reagiert somit gegenüber der fördernden Wirkung von Biguaniden auf den Glucoseverbrauch empfindlicher als das von Ratten.

Waterbury und Jaffe (1967) beobachteten bei der Inkubation von epididymalem Rattenfettgewebe mit $1 \cdot 10^{-4}$ M Phenformin eine herabgesetzte Glucoseutilisation (vgl. Tabelle 11). Auch Wick und Larson (1958) stellten in Gegenwart von 500 µg/ml (ca. $2 \cdot 10^{-3}$ M) Phenformin eine verminderte Glucoseaufnahme des isolierten Nebenhodenfettgewebes der Ratte fest.

Ähnlich unterschiedlich wie mit Phenformin sind die Befunde mit Buformin. L'Age et al. (1963) fanden mit 5 µg/ml ($2,6 \cdot 10^{-5}$ M) und 100 µg/ml ($5,2 \cdot 10^{-4}$ M) Buformin eine Steigerung und mit 1000 µg/ml ($5,2 \cdot 10^{-3}$ M) eine Hemmung der Glucoseaufnahme des epididymalen Fettgewebes der Ratte. Daweke und Bach (1963) beobachteten lediglich mit 5 µg/ml Buformin eine geringfügige Zunahme ($+ 38\%$, $p < 0,04$) der Glucoseutilisation im Fettgewebe. Niedrigere und höhere Biguanid-Konzentrationen (1, 10, 100 und 1000 µg/ml) führten zu keinem statistisch gesicherten Effekt auf den Glucoseverbrauch. Ditschuneit und Hoff (1964) wiederum konnten sowohl mit 5 wie auch mit 10 und 20 µg/ml Buformin keine sichere Beeinflussung der Glucoseaufnahme des Fettgewebes nachweisen.

Die durch *Insulin stimulierte Glucoseaufnahme* des Nebenhodenfettgewebes wird durch Biguanid-Zusatz je nach den Versuchsbedingungen gesteigert, gehemmt, oder sie bleibt unbeeinflußt. Eine Zunahme stellten Tranquada und Beigelman (1960) bei einer Insulinkonzentration von 100 µE/ml ab 5 µg Phenformin pro ml Inkubationsmedium fest. Söling et al. (1967a, b) und Zahlten et al. (1968) beobachteten in Gegenwart von 500 µE/ml Insulin eine Hemmung des Glucoseverbrauchs ab 5 µg/ml Phenformin, die bei 20 µg/ml 25% betrug. Weder einen hemmenden, noch einen über die alleinige Insulin-Wirkung (500—1000 µE/ml) hinausgehenden stimulierenden Effekt auf die Glucoseaufnahme konnten Ditschuneit et al. (1961a) sowie Ditschuneit und Hoff (1964) mit 5—100 µg/ml Phenformin, 5—20 µg/ml Buformin und 20—100 µg/ml Metformin nachweisen. Zu dem gleichen Ergebnis kamen Pereira et al. (1967a) bei der Inkubation von epididymalem Rattenfettgewebe mit 32 µE/ml Insulin und $5 \cdot 10^{-4}$ M (etwa 120 µg/ml) Phenformin. Ebenso fanden Daweke und Bach (1963) keine zusätzliche Wirkung von 5—1000 µg/ml Buformin auf die durch insulinhaltiges Humanserum aktivierte Glucoseaufnahme des Fettgewebes. Auch der durch Insulin (25 µE/ml) stimulierte Glucoseverbrauch von isolierten Fettzellen wird durch Buformin (0,01—10 µg/ml) nicht beeinflußt (DITSCHUNEIT et al., 1968).

β) Glucoseoxidation

Eine Hemmung der *basalen Glucoseoxidation* im Nebenhodenfettgewebe der Ratte durch Phenformin beobachteten WICK et al. (1958), WICK und LARSON (1958), DITSCHUNEIT et al. (1961 b), PEREIRA et al. (1967 a), WATERBURY und JAFFE (1967) sowie JANGAARD et al. (1968) (Tabelle 11, S. 500). Zugleich mit der Glucoseoxidation ist auch der oxidative Abbau von Acetat und Succinat vermindert. Eine

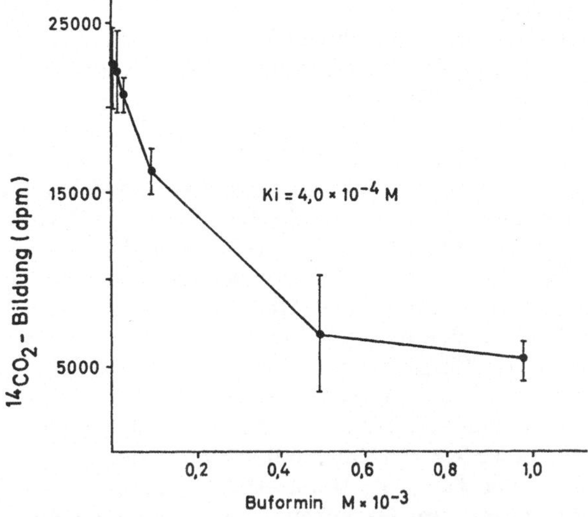

Abb. 13. Wirkung von Buformin auf die Oxidation von 1-^{14}C-Glucose im isolierten epididymalen Fettgewebe der Ratte. *Ki* ist diejenige Biguanid-Konzentration, die eine halbmaximale Hemmung der Glucoseoxidation bewirkt. (Nach JANGAARD et al., 1968)

deutliche Abnahme der Fumarat- und Citratoxidation läßt sich nicht nachweisen (WICK et al., 1958). JANGAARD et al. (1968) untersuchten die Kinetik der Hemmung der Glucoseoxidation und beobachteten einen halbmaximalen Effekt mit $4 \cdot 10^{-4}$ M (etwa 80 µg/ml) Buformin (Abb. 13). Dagegen konnten andere Autoren am Fettgewebe mit Phenformin-Konzentrationen zwischen 5 und 100 µg/ml (DITSCHUNEIT et al., 1961 a; TRANQUADA und BENDER, 1962) sowie Buformin-Konzentrationen zwischen 4 und 1000 µg/ml (DAWEKE und BACH, 1963; GEORGI und LIPPMANN, 1963) keine statistisch sichere Beeinflussung der basalen Oxidation von radioaktiv markierter Glucose nachweisen. — Eine Steigerung der Glucoseoxidation im epididymalen Rattenfettgewebe durch Biguanide wurde lediglich von CORREA und MARQUES (1964) sowie von SCHÄFER und MEHNERT (1962) beschrieben. Die zuletzt genannten Autoren beobachteten auch an subcutanem menschlichen Fettgewebe unter der Einwirkung von Buformin eine Förderung der Glucoseoxidation.

Die durch Insulin *stimulierte Glucoseoxidation* hemmen Buformin und Phenformin ab 5—10 µg Biguanid pro ml Inkubationslösung (etwa $2{,}6—5 \cdot 10^{-5}$ M) (DITSCHUNEIT et al., 1961 a, b; DAWEKE und BACH, 1963; GEORGI und LIPPMANN, 1963; DITSCHUNEIT und HOFF, 1964; PEREIRA et al., 1967 a; SÖLING et al., 1967 a, b; ZAHLTEN et al., 1968) (Abb. 14), während Metformin bis zu 20 µg/ml

$(1,2 \cdot 10^{-4}$ M) keine Wirkung zeigt. Höhere Metformin-Konzentrationen wurden nicht untersucht (Ditschuneit und Hoff, 1964). Die Hemmung der Glucoseoxidation ist durch Methylenblau teilweise reversibel (Ditschuneit und Hoff, 1964). Gelegentlich läßt sich eine sichere Beeinträchtigung der durch Insulin stimulierten Glucoseoxidation erst mit höheren Biguanid-Konzentrationen erzielen (Daweke und Bach, 1963; Ditschuneit und Hoff, 1964). Auch der fördernde Effekt der insulinähnlichen Aktivität von Humanserum auf die Glucoseoxidation im Fettgewebe ist unter der Einwirkung von Biguaniden herabgesetzt (Ditschuneit et al., 1961a; Daweke und Bach, 1963; Daweke, 1968). Des weiteren wirken Biguanide der in Gegenwart von Acetat normalerweise zu beobachtenden Steigerung der Oxidation von 1-^{14}C- oder 6-^{14}C-Glucose entgegen (Pereira et al., 1967a).

Isolierte Fettzellen des Nebenhodenfettgewebes der Ratte reagieren auf Biguanide ebenso wie auf Insulin (Rodbell, 1965; Gliemann, 1967; Martini und Hahn, 1967) empfindlicher als Schnitte. Bereits $5\ \mu\text{g/ml}$ $(2,6 \cdot 10^{-5}$ M) Buformin hemmen an isolierten epididymalen Fettzellen die durch Insulin $(25\ \mu\text{E/ml})$ stimulierte Oxidation von 1-^{14}C-Glucose (Ditschuneit et al., 1968).

Während somit die meisten Autoren unter der Einwirkung von Biguaniden eine Hemmung der durch Insulin stimulierten Glucoseoxidation im Fettgewebe beobachteten, sind gegenteilige Befunde selten. So fanden Correa und Marques (1964) bei der Inkubation von Rattennebenhodenfettgewebe mit $20\ \mu\text{E/ml}$ Insulin und $20\ \mu\text{g/ml}$ Phenformin keine Hemmung sondern eine Verstärkung der Insulinwirkung. Zu einer signifikanten Verminderung der Glucoseoxidation kam es erst in Gegenwart von $500\ \mu\text{g}$ Biguanid pro ml, während $100\ \mu\text{g/ml}$ noch keinen sicheren Effekt erkennen ließen. Auch Bagdon et al. (1962) stellten eine Steigerung der Wirkung von Insulin auf die Glucoseoxidation durch Biguanide fest. In diesem Zusammenhang sei außerdem erwähnt, daß epididymales Fettgewebe von Ratten nach Vorbehandlung der Tiere mit Buformin, im Vergleich zum Fettgewebe unbehandelter Kontrolltiere, in Gegenwart von Insulin $(500\ \mu\text{E/ml})$ vermehrt Glucose oxidiert (Georgi und Lippmann, 1963).

γ) O_2-Verbrauch, Lactatbildung

Gleichzeitig mit der verminderten CO_2-Bildung aus Glucose nimmt unter der Einwirkung von Biguaniden auch der basale und der durch Insulin stimulierte O_2-Verbrauch des isolierten Nebenhodenfettgewebes der Ratte ab (Longcope und Williams, 1962; Ditschuneit et al., 1961b; L'Age et al., 1963; Söling et al., 1967a, b; Zahlten et al., 1968). Der respiratorische Quotient (Humbel et al., 1959) und der Nettogasaustausch (CO_2-Bildung minus O_2-Verbrauch) (Bottermann, 1968a) steigen an. Die Lactat-Konzentration im Inkubationsmedium ist erhöht (Humbel et al., 1959; Tranquada und Beigelman, 1960; Tranquada und Bender, 1962; Otto, 1963; Pereira et al., 1967a; Söling et al., 1967b; Waterbury und Jaffe, 1967; Zahlten et al., 1968) (Tabelle 11, S. 500). So beobachteten Söling et al. (1967a, b) und Zahlten et al. (1968) bei der Inkubation von epididymalem Rattenfettgewebe mit 1-^{14}C-Glucose und Insulin $(500\ \mu\text{E/ml})$ unter der Einwirkung von $5\ \mu\text{g/ml}$ (etwa $2 \cdot 10^{-5}$ M) Phenformin eine Abnahme des O_2-Verbrauchs um 13% und eine Zunahme der Lactatbildung um 45% (Abb. 14). Da die Konzentration von Pyruvat im Medium weniger zunahm als die von Lactat, stieg der Lactat/Pyruvat-Quotient an. Die Glucoseaufnahme und die $^{14}CO_2$-Bildung wurden erst ab $10\ \mu\text{g/ml}$ Phenformin signifikant herabgesetzt. Mit $20\ \mu\text{g/ml}$ Phenformin war die prozentuale Hemmung des O_2-Verbrauchs (44%) etwas stärker als die der $^{14}CO_2$-Bildung (33%). Die Glucoseaufnahme nahm bei dieser Biguanid-Konzentration um 25% ab, und die Lactatbildung stieg auf nahezu 400% — bezogen auf die mit Insulin allein inkubierten Kontrollfettgewebe — an.

Andere Autoren (TRANQUADA und BEIGELMAN, 1960; TRANQUADA, 1961; TRANQUADA und BENDER, 1962) stellten in Gegenwart niedriger Biguanid-Konzentrationen (2,5—5 µg/ml Phenformin) eine Zunahme des basalen Glucoseverbrauchs im Fettgewebe fest, ohne daß es zu einem Anstieg von Lactat im Medium kam. Unter der Einwirkung höherer Biguanid-Konzentrationen wurde in diesen Versuchen mehr Lactat gebildet als Glucose aufgenommen, so daß anzunehmen ist, daß ein Teil des Lactats aus den Glykogenvorräten der Fettzelle

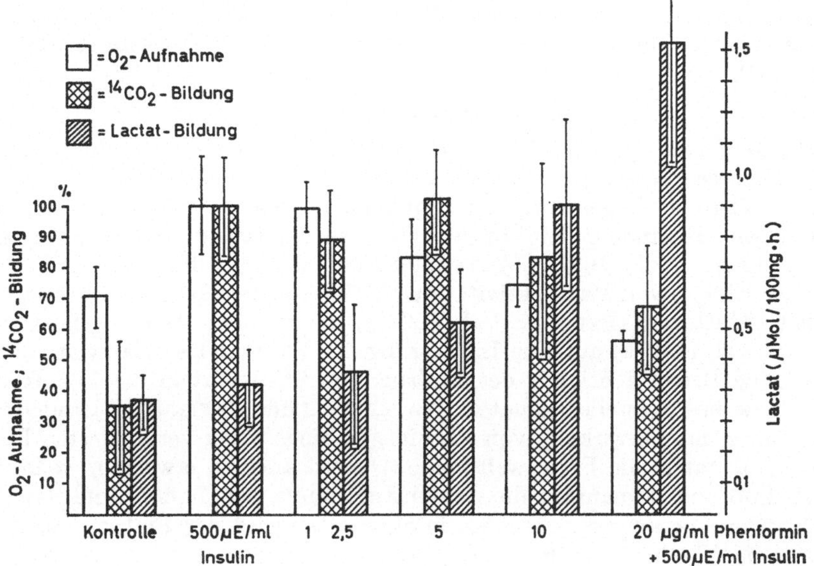

Abb. 14. Wirkung von Phenformin auf die durch Insulin stimulierte O₂-Aufnahme, Oxidation von 1-¹⁴C-Glucose und Lactat-Bildung im isolierten Nebenhodenfettgewebe der Ratte. Durchschnittswerte (± $s_{\bar{x}}$) von 3—4 Ratten. (Nach SÖLING et al., 1967a, b; ZAHLTEN et al., 1968)

stammt. OTTO (1963) fand in Gegenwart von Insulin (100 und 1000 µE/ml) bereits mit 2,5 µg/ml Phenformin einen signifikanten Lactatanstieg im Inkubationsmedium, während er im insulinfreien Medium sogar mit 100 µg/ml Biguanid keine Mehrbildung von Milchsäure nachweisen konnte.

Biguanide hemmen die Glucoseoxidation im Fettgewebe, ebenso wie in Muskel und Leber, nicht unmittelbar, sondern über eine Inhibierung der mit der Atmung gekoppelten Phosphorylierung (PEREIRA et al., 1967a; JANGAARD et al., 1968) (vgl. S. 502). Dementsprechend ist in Gegenwart von Biguaniden auch die Oxidation anderer Substrate wie Pyruvat, Glutamat und Acetat herabgesetzt (WICK et al., 1958; WATERBURY und JAFFE, 1967; JANGAARD et al., 1968). Am epididymalen Fettgewebe von Meerschweinchen fanden JANGAARD et al. (1968) eine halbmaximale Hemmung der Pyruvatoxidation durch Buformin, Metformin und Phenformin in Konzentrationen von $4,3 \cdot 10^{-5}$ M (etwa 8 µg/ml), $2,9 \cdot 10^{-4}$ M (48 µg/ml) und $1,2 \cdot 10^{-5}$ M (etwa 3 µg/ml). Diese Werte korrelieren gut mit den Biguanid-Konzentrationen, welche die Glucoseaufnahme halbmaximal stimulieren. Demgegenüber reagiert das Rattenfettgewebe etwa 10mal weniger empfindlich.

δ) Glykogen- und Proteinsynthese

Die Synthese von radioaktiv markiertem Glykogen aus ^{14}C-Glucose im isolierten epididymalen Rattenfettgewebe wird bereits durch 5 µg/ml Phenformin gehemmt (Tranquada und Bender, 1962); die Hemmwirkung nimmt bei Erhöhung der Konzentration des Biguanids weiter zu (Wick und Larson, 1958; Söling et al., 1967a, b; Waterbury und Jaffe, 1967; Zahlten et al., 1968) (Tabelle 11). Am intakten Tier konnte dagegen nach intraperitonealer Injektion von ^{14}C-Glucose und Gaben von Phenformin (0,5—120 mg/kg, i.p.) (Ditschuneit und Ditschuneit, 1965) oder Buformin (1—25 mg/kg, oral) (Liebermeister und Daweke, 1969) keine Beeinträchtigung der Glykogensynthese im Fettgewebe nachgewiesen werden. In vivo beeinflußt Phenformin auch den Einbau von Radioaktivität aus ^{14}C-Glucose in die Proteinfraktion des Fettgewebes nicht (Williams et al., 1958).

ε) Lipogenese und Lipolyse

Fettgewebe und Fettgewebshomogenate. Die Inkorporation von Radioaktivität aus ^{14}C-Glucose in die Lipide des Fettgewebes ist nach Tranquada und Bender (1962) in vitro in Gegenwart von Biguaniden erhöht. Andere Autoren beobachteten eine Hemmung der Lipogenese durch Biguanide (Wick und Larson, 1958; Pereira et al., 1967a; Waterbury und Jaffe, 1967) (vgl. Tabelle 11), wobei der Einbau von Radioaktivität aus 1-^{14}C-Glucose stärker herabgesetzt war als aus 6-^{14}C-Glucose (Pereira et al., 1967a). Die verminderte Lipogenese führen Pereira et al. (1967a) auf eine Inhibierung der Pyruvat-Decarboxylase zurück, da sie keine Beeinträchtigung des Einbaus von ^{14}C-Acetat in die Lipidfraktion des Fettgewebes feststellen konnten. Waterbury und Jaffe (1967) andererseits fanden unter der Einwirkung von Phenformin einen stark verminderten Einbau von 1-^{14}C-Acetat in die Fettgewebslipide. Dies ist auch zu erwarten, wenn unter dem Einfluß von Biguaniden die Atmung gehemmt (vgl. S. 496) und damit die ATP-Synthese herabgesetzt ist. Am intakten Tier wird der Einbau von Radioaktivität ais ^{14}C-Glucose in die Lipidfraktion des epididymalen Fettgewebes durch Biguanide nicht beeinflußt (Ditschuneit und Ditschuneit, 1965) oder herabgesetzt (Gulbenkian und Steinberg, 1970).

Die Triglyceridsynthese aus 1-^{14}C-Palmitat ist im intakten Nebenhodenfettgewebe in Gegenwart von 60—2420 (!) µg/ml Phenformin gehemmt, und zwar vorwiegend durch eine geringere Umwandlung von Diglyceriden in Triglyceride (Longcope und Williams, 1962). In Fettgewebs-Homogenaten wird dagegen vermehrt 1-^{14}C-Palmitat in die Triglyceridfraktion eingebaut. Longcope und Williams (1962) führen diese unterschiedlichen Versuchsergebnisse auf eine verminderte ATP-Synthese zurück, die sich jedoch bei den Versuchen mit Homogenaten nicht auswirken könne, da hier dem Medium ATP zugesetzt worden sei.

Eine gesteigerte Triglyceridsynthese sowie eine verminderte Lipolyse beobachteten Cohen und Shafrir (1962) bei der Inkubation von Fettgewebe alloxandiabetischer Ratten, die $1^{1}/_{2}$ h vorher 10 mg/kg Phenformin mit der Schlundsonde bekommen hatten. Die Autoren teilen aber weder Versuchszahl noch Einzelwerte mit, so daß dahingestellt bleiben muß, ob es sich bei der Wirkung dieser extrem niedrigen Biguanid-Dosen um einen sicheren Effekt handelt.

Die basale Freisetzung von Fettsäuren aus dem Nebenhodenfettgewebe beeinflussen Biguanide in vitro bei der Inkubation ohne Glucose und Fettsäuren in Konzentrationen von 5—1000 µg/ml nicht. In Gegenwart von Glucose und Fettsäuren kommt es mit 5 µg/ml Buformin zu einer Steigerung und mit 100—1000 µg/ml zu einer Hemmung der Fettsäureaufnahme des Fettgewebes (L'Age et al., 1963).

Die spontane Lipolyse und die durch Adrenalin, Noradrenalin oder ACTH aktivierte Fettspaltung im Fettgewebe hemmt Buformin im Gegensatz zur Wirkung von Insulin in Konzentrationen bis zu 40 µg/ml Inkubationslösung (etwa $2 \cdot 10^{-4}$ M) nicht, höhere Biguanid-Konzentrationen setzen die durch ACTH oder Adrenalin induzierte Lipolyse herab (BECKMANN, 1966b; BOTTER-MANN, 1968a) (Abb. 15).

Isolierte Fettzellen. DITSCHUNEIT et al. (1968) untersuchten an isolierten Fettzellen der Ratte die Wirkung von Buformin auf die basale und die durch Insulin stimulierte Lipogenese. Eine deutliche Beeinflussung der basalen Lipogenese ließ sich nicht nachweisen. Dagegen war unter der Einwirkung von 5—10 µg/ml

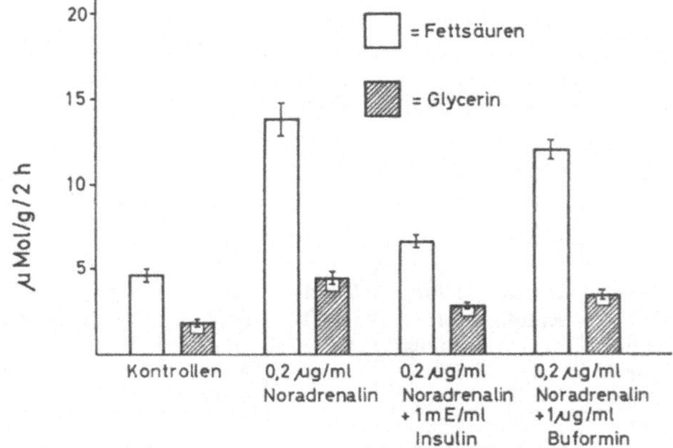

Abb. 15. Wirkung von Buformin und Insulin auf die durch Noradrenalin aktivierte Lipolyse des Nebenhodenfettgewebes der Ratte. Die Fettgewebsstücke wurden in 2 ml calciumfreiem Krebs-Ringer-Bicarbonatpuffer vom pH 7,4 2 h bei 37° inkubiert. Das Medium enthielt weder Albumin noch Glucose. Durchschnittswerte ($\pm s_{\bar{x}}$) von 6 Ratten (BECKMANN, 1966b)

Buformin der durch Insulin (25 µE/ml) stimulierte Einbau von 1-^{14}C-Glucose und uniform markierter Glucose in die Gesamtlipide und in die Fettsäure-Fraktion vermindert. Das Biguanid zeigte keine Wirkung auf die Glucoseaufnahme der Fettzellen sowie auf die Bildung von radioaktivem Glycerin aus 1-^{14}C- und uniform markierter Glucose.

Phenformin (10 µg/ml = etwa $4 \cdot 10^{-5}$ M) hemmt an Mäuse-Fettzellen die basale sowie die durch Insulin stimulierte Fettsäuresynthese und $^{14}CO_2$-Bildung aus 1-^{14}C-Glucose und 6-^{14}C-Glucose (KRANS et al., 1969). Auch an braunen Fettzellen von Kaninchen und Ratten sowie an weißen Fettzellen von Ratten hemmt Phenformin die durch Insulin stimulierte Glucoseoxidation und fördert die basale, nicht aber die durch Insulin stimulierte Lactatbildung (CHAN und FAIN, 1970).

Unter der Einwirkung von 10 µg/ml Phenformin ist die basale Lipolyse von Ratten-Fettzellen herabgesetzt. Höhere Phenformin-Konzentrationen (40—80 µg/ml) hemmen die durch Dexamethason und STH, ACTH, Glucagon, Adrenalin, Theophyllin sowie durch Theophyllin und cyclisches Dibutyryl-AMP aktivierte Lipolyse (STONE und BROWN, 1968; BROWN et al., 1969). Ein Angriffspunkt des Biguanids an der 3′,5′-AMP-Diphosphoesterase läßt sich ausschließen, da dieses Enzym in Leber und Fettzellen durch Biguanide nicht aktiviert wird (HEPP et al., 1969). Mit Buformin wurde an isolierten Fettzellen der Ratte (1—10 µg/ml) bzw. des Menschen (0,01—1,0 µg/ml) keine Hemmung der durch ACTH (1 mE/ml) bzw. Noradrenalin (0,05 µg/ml) stimulierten Fettspaltung beobachtet (DITSCHUNEIT et al., 1968, 1969).

Versuche mit niedrigen Biguanid-Konzentrationen

Im vorangehenden Abschnitt wurden die Wirkungen von — relativ zu den Plasmakonzentrationen nach blutzuckerwirksamen Biguanid-Dosen — hohen Biguanid-Konzentrationen auf den Stoffwechsel des Fettgewebes besprochen. Dabei ergab sich, daß Biguanide die Glucoseaufnahme sowie die Lactatbildung fördern und die Oxidation von Glucose hemmen. Die Wirkungen waren besonders dann deutlich, wenn nicht die basale, sondern die durch Insulin stimulierte Zellaktivität gemessen wurde. Außerdem ließ sich eine Abnahme der Triglycerid-synthese und eine Hemmung der Lipolyse beobachten. In manchen Experimenten waren bereits Konzentrationen von 2,5 µg/ml wirksam, in anderen zeigten 1000 µg/ml noch keinen Effekt.

Tabelle 11. *Einbau von Radioaktivität aus uniform markierter Glucose in CO_2, Lipide, Glykogen und Lactat (cpm/g Feuchtgewicht). Epididymales Rattenfettgewebe wurde 2 h bei 37° inkubiert. Alle Werte unterscheiden sich von den jeweiligen Kontrollen signifikant ($p < 0,05$)* (Waterbury und Jaffe, 1967)

| | cpm/g eingebaut in | | | | | | | | | |
| | CO_2 | | Lipide | | Glykogen | | Lactat | | total | |
	Durch-schnitt	Diffe-renz zu den Kon-trollen (%)	Durch-schnitt	Diffe-renz zu den Kon-trollen (%)	Durch-schnitt	Diffe-renz zu den Kon-trollen (%)	Durch-schnitt	Diffe-renz zu den Kon-trollen (%)	Durch-schnitt	Diffe-renz zu den Kon-trollen (%)
Kontrolle	66100	—	107500	—	2400	—	20400	—	196400	—
Phenformin 10^{-4} M	42300	− 36	50000	− 49	1200	− 50	29200	+ 43	122700	− 38
Insulin 1 mE/ml	313100	+ 370	390000	+ 260	7600	+ 216	25000	+ 25	735900	+ 270

Ein für die Wirkung solcher Biguanid-Konzentrationen auf das Fettgewebe repräsentatives Versuchsergebnis im Vergleich zu der Wirkung von Insulin ist in Tabelle 11 wiedergegeben: Während Insulin zu einer Mehrverwertung von Glucose um 270% führt, bewirkt Phenformin eine Abnahme des Glucoseverbrauchs um 38%. Die In-vitro-Wirkung hoher Biguanid-Konzentrationen auf das Fettgewebe ist somit gerade der Wirkung entgegengesetzt, welche man von einer blutzucker-senkend wirksamen Substanz erwarten sollte.

In diesem Zusammenhang möge erwähnt werden, daß der Glucosestoffwechsel im Fettgewebe in vitro häufig von Substanzen beeinflußt wird, die in vivo nicht oder erst in hohen Dosen blutzuckerwirksam sind.

So fand Heptner (1967) eine halbmaximale Hemmung der Glucoseoxidation und der $^{14}CO_2$-Fixierung in Gegenwart von $2 \cdot 10^{-4}$ Acetazolamid oder $3 \cdot 10^{-5}$ M Etacrynsäure. 20 µg/ml Chlorochin hemmen den basalen und den durch Insulin oder Glucagon stimulierten Glucoseverbrauch des Fettgewebes um etwa 50% (Benoit, 1967). Eine Hemmung der Lipo-lyse läßt sich mit dieser Verbindung bis zu einer Konzentration von $6,3 \cdot 10^{-7}$ M beobachten. In Gegenwart von Furosemid und Chlorthiazid ist die Glucoseaufnahme des Fettgewebes herabgesetzt (Weller und Borondy, 1967). Eine Aktivierung des Glucosestoffwechsels im Fettgewebe wird durch so verschiedenartige Substanzen bewirkt wie Protamine, Cadmium-ionen und arsenige Säure (Ball und Jungas, 1964; Flatt und Ball, 1965), Nicotinsäure (Lee et al., 1961; Froesch, 1967; Ho und Jeanrenaud, 1967), Herzglykoside (Ho und Jeanrenaud, 1967), Oxytocin (Pittman et al., 1961; Mirsky und Perisutti, 1962), Prostaglandine (Froesch, 1967), ferner durch Proteasen (Rieser und Rieser, 1964; Dailey et al., 1965; Kuo et al., 1967, u. a.) und Phospholipasen (Blecher, 1965, 1966; Rodbell, 1966).

Die Wirkung auf die Glucoseverwertung im Fettgewebe ist also oft unspezifisch, so daß Anlaß zur Zurückhaltung geboten ist, wenn man versucht, aus den Ergebnissen von In-vitro-Experimenten mit Fettgewebe auf den Wirkungsmechanismus einer Verbindung in vivo zu schließen. Dies gilt insbesondere dann, wenn die in vitro verwendeten Konzentrationen von den in vivo vorliegenden stark abweichen.

Mit niedrigeren Konzentrationen ($< 2,5$ µg/ml bzw. $< 1 \cdot 10^{-5}$ M) ließen sich am epididymalen Rattenfettgewebe und an isolierten Fettzellen keine Wirkung von Biguaniden nachweisen auf Glucoseaufnahme (TRANQUADA und BEIGELMAN, 1960; DAWEKE und BACH, 1963; BECKMANN, 1966b; SÖLING et al., 1967a, b; DITSCHUNEIT et al., 1968; ZAHLTEN et al., 1968), Glucoseoxidation (DAWEKE und BACH, 1963; BECKMANN, 1966b; SÖLING et al., 1967a, b; DITSCHUNEIT et al., 1968; ZAHLTEN et al., 1968), Lactatbildung (TRANQUADA und BEIGELMAN, 1960; SÖLING et al., 1967a, b; ZAHLTEN et al., 1968), Lipogenese (BECKMANN, 1966b; DITSCHUNEIT et al., 1968) und Lipolyse (BECKMANN, 1966b; STONE und BROWN, 1966; STONE et al., 1966; DITSCHUNEIT et al., 1968).

Lediglich DITSCHUNEIT et al. (1969) beobachteten an menschlichen Fettzellen eine Verstärkung der Wirkung von Insulin auf die Lipogenese durch Buformin (0,1 µg/ml), und DAWEKE und BACH (1963) fanden bei der Inkubation von Rattenfettgewebe mit insulinhaltigem Serum nach Zusatz von 1 µg/ml Buformin zum Medium eine Potenzierung der Insulinwirkung auf die Glucoseoxidation. Phenformin war in Konzentrationen zwischen 0,5 und 5 µg/ml nicht wirksam; 0,1 µg/ml Phenformin führten jedoch ebenfalls zu einer Oxidationssteigerung (um 43%) (DAWEKE, 1968). Da DAWEKE und BACH (1963) aber eine potenzierende Wirkung von Buformin nicht nachweisen konnten, wenn sie statt insulinhaltigen Serums eine Lösung von Insulin verwendeten, bedürfen diese Befunde noch der weiteren Absicherung.

c) Lebergewebe[2]

α) Wirkung auf die Atmungskette

Respiratorische Enzyme. In Homogenaten und isolierten Mitochondrien von Ratten- und Meerschweinchenlebern ist die Oxidation von Succinat in Gegenwart von Phenformin ($5 \cdot 10^{-4} - 3 \cdot 10^{-3}$ M) (STEINER und WILLIAMS, 1958; WICK et al., 1958; UNGAR et al., 1960; FALCONE et al., 1962; SCHÄFER, 1963, 1964; MICHEL et al., 1966, 1969; BHUVANESWARAN und DAKSHINAMURTI, 1970) und Buformin ($1 - 3 \cdot 10^{-3}$ M) (SCHÄFER, 1963; BECKMANN, 1967b) herabgesetzt. Dagegen soll Metformin ($10^{-2} - 10^{-1}$ M) die Bernsteinsäureoxidation nicht hemmen und sie in geringeren Konzentrationen sogar fördern (MEYER, 1960a, b).

STEINER und WILLIAMS (1958) nehmen an, daß die Hemmung der Succinatoxidation durch Biguanide auf der Stufe zwischen Cytochrom c und Cytochromoxidase erfolge (vgl. Schema). Andere Autoren (WICK et al., 1958) vermuteten, daß der Angriffspunkt der Biguanide auf die Succinatatmung zwischen Succinat und Cytochrom c zu suchen sei.

Diese früheren Hypothesen zum Angriffspunkt der Biguanide auf die Atmungskette haben — ebenso wie die Annahme von UNGAR et al. (1960), daß Biguanide die NADH-Dehydrogenase hemmen — heute nur mehr historisches Interesse. Bezüglich der experimentellen Einzelheiten hierzu muß auf die Originalliteratur und andere Zusammenfassungen (CREUTZFELDT und SÖLING, 1960a; HALLER und STRAUZENBERG, 1966a; SÖLING und DITSCHUNEIT, 1969; SÖLING, 1969; STERNE, 1969) verwiesen werden.

---

2. In diesen Abschnitt wurden auch, soweit dies vom Thema her gerechtfertigt erschien, Untersuchungen über die Wirkung von Biguaniden auf den Stoffwechsel des Nierengewebes aufgenommen.

Atmungskettenphosphorylierung. Nahezu alle in den vorangehenden Kapiteln besprochenen Hemmwirkungen der Biguanide auf die Oxidation von Metaboliten des Intermediärstoffwechsels in Muskel, Leber und Fettgewebe lassen sich auf eine gemeinsame Ursache zurückführen, wenn man den Angriffspunkt der Verbindungen nicht unmittelbar an den Atmungskettenenzymen, sondern an dem energiekonservierenden System der Phosphorylierung sucht.

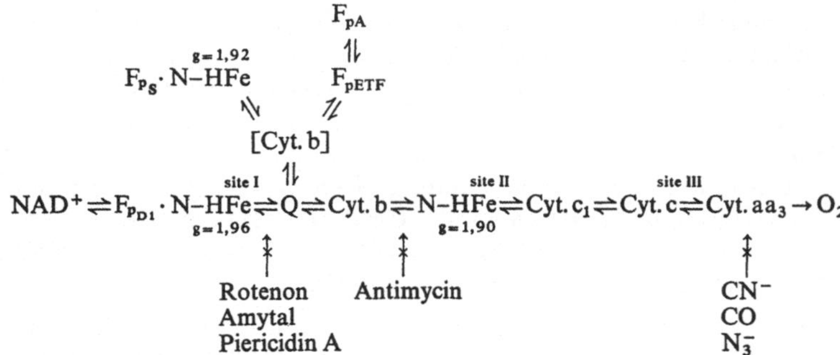

Schema der Elektronentransportkette nach Lardy und Ferguson (1969). F_{pD1} = NADH-Dehydrogenase; F_{pS} = Succinat-Dehydrogenase; F_{pA} = Acetyl-CoA-Dehydrogenase; F_{pETF} = „Elektron-transfer"-Flavoprotein; N-HFe = Nichthäm-Eisen enthaltende spezifische Proteine. Die Elektron-Spin-Resonanz-Signale der Nichthäm-Eisen enthaltenden Komponenten der Mitochondrien im Bereich von $g = 1{,}94$ sind an den entsprechenden Stellen angegeben.

Der Elektronentransport in der Atmungskette kann nur dann ungehindert erfolgen, wenn die gebildeten energiereichen Zwischenverbindungen $(X \sim I)$ oder die aus ihnen entstehenden energiereichen Phosphatbindungen $(X \sim P)$ unter Regeneration von X und I gespalten werden (Literaturübersicht s. Wainio, 1970). Ist die Oxidation mit der Phosphorylierung gekoppelt, so geschieht dies unter der Bildung von ATP:

$$X \sim I + P_i \rightleftharpoons X \sim P + I$$
$$X \sim P + ADP \rightleftharpoons ATP + X.$$

Durch die Bildung von $(X \sim I)$, einem noch hypothetischen energiereichen Intermediärprodukt der mitochondrialen Energiekonservierung wird die innere Membran der Mitochondrien in den „energized state" (Slater, 1969) übergeführt und damit eine vielseitige Verwertung der aufgespeicherten Energie ermöglicht. Entkoppler zerstören den „energized state", so daß es nicht zur Bildung von ATP kommt. Dadurch nimmt das Verhältnis der Menge des als ATP gebundenen Phosphats zu der Menge des verbrauchten Sauerstoffs (P/O-Quotient) ab. Auf die neben diesem „chemischen Mechanismus" bestehende Theorie des „chemiosmotischen Mechanismus" der oxidativen Phosphorylierung (Mitchell, 1961, 1967) kann an dieser Stelle nur hingewiesen werden.

Falcone et al. (1962) stellten fest, daß Phenformin $(5 \cdot 10^{-4} M - 1 \cdot 10^{-3} M)$ die Oxidation von Glutamat, 3-Hydroxybutyrat und Succinat bei unverändertem P/O-Quotienten hemmt. Dieser Befund sowie die teilweise Aufhebung der Atmungshemmung durch 2,4-Dinitrophenol oder Dicumarol (Kruger et al., 1960; Falcone et al., 1962; Schäfer, 1963, 1964; Pressman, 1963; Davidoff, 1968b) zeigen, daß Biguanide nicht Atmung und Phosphorylierung entkoppeln, sondern die Aufnahme von Phosphat oder die Phosphatübertragung von einem energiereichen Zwischenprodukt auf ATP hemmen, wobei der Angriffspunkt der Biguanide auf die phosphatübertragenden Reaktionen zwischen dem von 2,4-Dinitrophenol und Oligomycin zu suchen ist (FALCONE et al., 1962; SCHÄFER, 1963, 1964, 1969; BHUVANESWARAN und DAKSHINAMURTI, 1970). Blutzuckersenkend wirksame Biguanide inhibieren die zweite Stufe der ATP-Bildung (site II) (FALCONE et al., 1962; PRESSMAN, 1963; SCHÄFER, 1963, 1964, 1969; HAAS, 1964). Die erste Stufe (site I) wird nach den Untersuchungen von SCHÄFER (1964, 1969) durch nicht blutzuckerwirksame langkettige Alkylbiguanide gehemmt. An submitochondrialen Partikeln (ETP$_H$) läßt sich eine solche Spezifität der Biguanide hinsichtlich der Hemmung einzelner Phosphorylierungsschritte nicht mehr nachweisen (SCHATZ und RACKER, 1966).

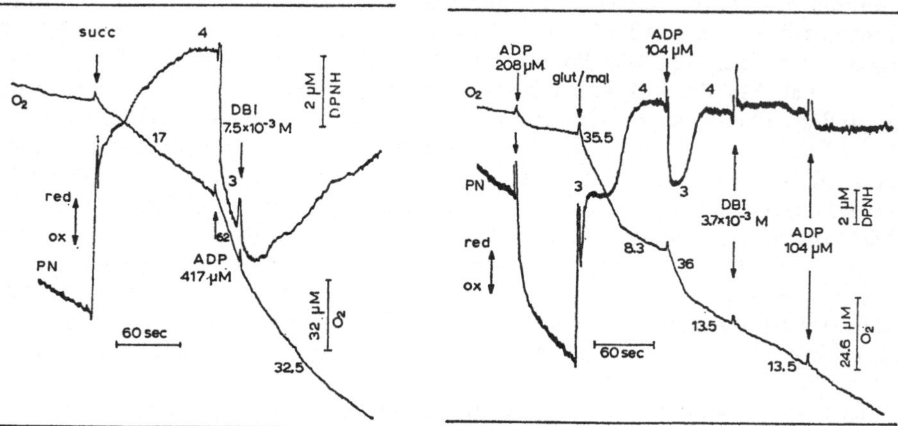

Abb. 16. Wirkung von Phenformin (*DBI*) auf die Pyridinnucleotid-Reduktion (*PN*) und die Atmung mit Succinat (links) oder Glutamat/Malat (rechts) von Rattenlebermitochondrien. Die Zahlen auf der O$_2$-Kurve bedeuten die Sauerstoffaufnahme in µMol pro min und pro g Mitochondrienprotein. Die PN-Registrierung gibt den Redoxzustand der mitochondrialen Pyridinnucleotide wieder (SCHÄFER, 1964)

Die Kinetik der Hemmung der Atmungskettenphosphorylierung durch Biguanide wurde von SCHÄFER (1963, 1964, 1969) eingehend untersucht. Er fand, daß Phenformin (2,5 · 10⁻³ M) und Buformin (1,3 · 10⁻² M) die Succinatatmung unabhängig vom metabolischen Zustand der Mitochondrien um 45% bzw. 56% herabsetzen. Zugleich mit der Atmungshemmung kam es zu einer Reduktion von Cytochrom b, Flavoprotein und Pyridinnucleotiden (Abb. 16). Mit Glutamat/Malat als Substrat hemmt Phenformin die Atmung von Mitochondrien und die Reduktion von Pyridinnucleotiden nicht, wenn es der Mitochondrienpräparation im „state 4" oder im „state 3" zugesetzt wird. Es verhindert aber den Übergang von „state 4" in „state 3" nach Zusatz von ADP. Nach CHANCE und WILLIAMS (1956) ist der „state 3" der Mitochondrien dadurch gekennzeichnet, daß Substrat, P$_i$, ADP und O$_2$ im Überschuß vorhanden sind (aktiver Zustand der Atmung); dagegen fehlt im „state 4" ADP, und die Pyridinnucleotide sind weitgehend reduziert (kontrollierter Zustand). Wird ADP angeboten, so geht die Atmungskette in den aktiven Zustand über. Dieser Reaktionsschritt ist in Gegenwart von Phenformin blockiert. Eine Hemmung der Cytochrom c-Oxidation ließ sich nicht beobachten.

Unter der Einwirkung von Biguaniden ist die ATP-abhängige Reduktion von Cytochrom b durch Succinat in submitochondrialen Partikeln von Rinderherzen herabgesetzt (HOMMES, 1962). Die Verbindungen hemmen ferner die ATP-abhängige Reduktion von NAD⁺ durch Succinat oder 3-Hydroxybutyrat (HOM-

Mes, 1962; Vallin und Löw, 1968; Schäfer, 1969). Die Hemmwirkung ist additiv zu der von Piericidin A. Die Bildung von P_i, die ein Maß für die ATP-Utilisation während der Reaktion darstellt, ist in Gegenwart von Biguaniden ($5 \cdot 10^{-3}$ M) vermindert. Gleiches gilt für die durch Dinitrophenol oder Piericidin A aktivierte P_i-Freisetzung (Vallin und Löw, 1968).

Ob Biguanide die Energieübertragung bzw. -utilisation hemmen oder aber den P/O-Quotienten im Sinne einer Entkopplung herabsetzen, hängt von dem lipophilen Charakter der Seitenkette der Verbindungen und der Biguanid-Konzentration im Inkubationsmedium ab. Falcone et al. (1962) fanden mit Glutamat, 3-Hydroxybutyrat und Succinat als Substrat bis zu einer Phenformin-Konzentration von $1 \cdot 10^{-3}$ M keine Abnahme des P/O-Quotienten. Auch Schäfer (1963) und Haas (1964) konnten in Gegenwart von $2{,}4—9{,}8 \cdot 10^{-3}$ M bzw. $2{,}7 \cdot 10^{-4}$ M Phenformin keine Entkopplung der oxidativen Phosphorylierung feststellen. Ebenso sahen Ungar et al. (1960) mit Citrat als Substrat unter der Einwirkung von $8 \cdot 10^{-5}$ M Phenformin keine Verminderung des P/O-Quotienten, während der Quotient bei Erhöhung der Biguanid-Konzentration auf $1{,}6 \cdot 10^{-4}$ M von 2,2 auf 0,6 abnahm. Meyer (1960a, b) fand mit Metformin ($1 \cdot 10^{-3} - 1 \cdot 10^{-2}$M) gleichfalls keine Abnahme des P/O-Quotienten; dagegen führte Phenformin ($5 \cdot 10^{-3} - 1 \cdot 10^{-2}$ M) zu einer deutlichen Entkopplung der oxidativen Phosphorylierung, wie dies auch von anderen Autoren (Kato, 1962; Schatz und Racker, 1966; Davidoff, 1968b; Sagritalo et al., 1971) gelegentlich beobachtet wurde. Es ist vor allem ein Charakteristikum langkettiger Biguanide, die Atmungs-kettenphosphorylierung zu entkoppeln (Schäfer, 1964, 1969).

In Übereinstimmung mit der Hemmwirkung der Biguanide auf die Atmungs-kettenphosphorylierung steht der Befund, daß die ATP-Konzentration im Gewebe in Gegenwart von Biguaniden herabgesetzt ist. Die Abnahme des ATP ist in Leberschnitten von Ratten gering; $4 \cdot 10^{-4}$ M Phenformin führen noch zu keinem statistisch sicheren Effekt (Patrick, 1966). Rattennieren reagieren etwas empfindlicher: Der ATP-Gehalt von Nierenschnitten wird durch dieselbe Phenformin-Konzentration von $6{,}8 \pm 0{,}4$ µg/mg Protein auf $4{,}1 \pm 0{,}5$ µg/mg Protein ($p < 0{,}05$) vermindert (Patrick, 1966). Die ATP-benötigende Bindung von $^{85}Sr^{++}$-Ionen an Lebermitochondrien sowie die durch Strontiumionen aktivierte Oxidation von 3-Hydroxybutyrat und Succinat sind unter der Einwirkung von Biguaniden ebenfalls herabgesetzt (Michel, 1966, 1967; Michel et al., 1966). Auch an isolierten Tubuli von Rattennieren (S. 510) und an der perfundierten Leber (S. 510ff.) bewirken Biguanide eine Abnahme des ATP-Gehalts.

Kato (1962) und Schäfer (1970) fanden keine Beeinflussung der Aktivität der Leber-ATPase durch Phenformin. Dagegen beobachteten Falcone et al. (1962) bei der Inkubation von Lebermitochondrien mit $1—5 \cdot 10^{-3}$ M Phenformin eine deutliche Zunahme der ATPase-Aktivität und eine Hemmung der $^{32}P_i$-ATP- und P_i-$H_2{}^{18}O$-Austauschreaktion. Die Hemmwirkung von Phenformin auf den $P_i{}^{32}$-ATP-Austausch erwies sich als additiv zu der von Kaliumcyanid. Auch die ADP-ATP-Austauschreaktion ist in Gegenwart von Phenformin herabgesetzt (Guillory und Slater, 1965).

Nach Davidoff (1968a, b) läßt sich die durch Biguanide ausgelöste Atmungs-hemmung durch langkettige Fettsäuren herabsetzen, ohne daß die oxidative Phosphorylierung entkoppelt oder die Atmungskontrolle aufgehoben wird. An Mitochondrien von Meerschweinchenleber bzw. -muskel beobachtete er in Über-einstimmung mit den Befunden anderer Autoren an Leberschnitten (Jangaard et al., 1968; Losert et al., 1969) (Abb. 18, S. 508) und an der perfundierten Leber (Connon et al., 1970; Toews et al., 1970) eine Hemmung der Pyruvatoxidation, wobei sowohl die Decarboxylierung von Pyruvat wie auch die Oxidation des gebildeten Acetyl-CoA über den Citronensäure-Cyclus herabgesetzt waren. Eine 50%ige Hemmung der Pyruvatoxidation wurde, wenn das Inkubationsmedium fettsäurefreies Serumalbumin enthielt, in Gegenwart von $1 \cdot 10^{-4}$ M Phenformin (Lebermitochondrien) oder $3\text{---}5 \cdot 10^{-5}$ M Phenformin (Muskelmitochondrien) erzielt. Mitochondrien von Rattengewebe reagierten etwa 5mal weniger empfindlich. Zusatz von langkettigen Fettsäuren als Albuminkomplex zum Inkubationsmedium verminderte die Empfindlichkeit der Mitochondrien gegenüber der Atmungshemmung durch Biguanide um das 3—5fache. Auch wenn das Inkubationsmedium kein Serumalbumin enthielt, war die Hemmung der Biguanide auf die Mitochondrien herabgesetzt. Dies dürfte aber ein indirekter, auf die Gegenwart endogener Fettsäuren zurückzuführender Effekt sein.

Die Bindung radioaktiv markierter Fettsäuren an Mitochondrien beeinflußte Phenformin nicht. In Gegenwart langkettiger Fettsäuren und in Abwesenheit von Serumalbumin wurde jedoch weniger Phenformin an die Mitochondrien gebunden. Als Ursachen für die Verminderung der durch Biguanide ausgelösten Atmungshemmung durch Fettsäuren wird daher von DAVIDOFF eine Verdrängung des Biguanids von den mitochondrialen Bindungsstellen oder eine Veränderung deren Affinität zu dem Biguanid, möglicherweise durch Änderung der Membranstruktur, diskutiert.

Wegen des zentralen Angriffspunkts an der Atmungskettenphosphorylierung ist es verständlich, daß die Oxidation zahlreicher Substrate durch Biguanide gehemmt wird. So wurde über den verminderten oxidativen Abbau der bereits erwähnten Stoffwechselmetabolite hinaus eine Hemmung der Oxidation von Glucose (SANDLER et al., 1968), Acetat (v. BRAND, 1961; JANGAARD et al., 1968), 3-Hydroxybutyrat (FALCONE et al., 1962; SCHÄFER, 1963; MICHEL, 1966; BHUVANESWARAN und DAKSHINAMURTI, 1970), Isocitrat (KATO, 1962), Alanin (CONNON et al., 1970), Glutamat (STEINER und WILLIAMS, 1958; FALCONE et al., 1962; SCHÄFER, 1964) und Fettsäuren (CONNON et al., 1970) (vgl. S. 514) in der Leber beschrieben (vgl. Schema S. 545).

Die Oxidationshemmung durch Biguanide ist jedoch, worauf an dieser Stelle besonders hingewiesen sei, unspezifisch. Durch nicht blutzuckersenkend wirksame Verbindungen wie Amytal, Rotenon und Galegin wird ein gleicher Anstau der Intermediärprodukte des Citronensäure-Cyclus hervorgerufen wie durch blutzuckersenkende Biguanide. Außerdem nimmt die atmungshemmende Wirkung alkylsubstituierter Biguanide von Methyl bis Dodecyl zu, während die blutzuckersenkende Wirkung bei einer Kettenlänge von C_4 bis C_5 ihr Maximum erreicht und dann wieder bis zu C_9 auf einen Wert von 0 abnimmt (UNGAR et al., 1960; PROSKE et al., 1962; DAVIDOFF, 1970) (vgl. auch S. 506 u. 510).

Aufnahme von Biguaniden durch Mitochondrien. Die durch Biguanide ausgelöste Atmungshemmung wird durch das Antibioticum Valinomycin aufgehoben. Da Valinomycin die Permeation von Kalium-Ionen durch die Mitochondrienmembran erhöht, nimmt DAVIDOFF (1969) an, daß K^+ und Phenformin um einen gemeinsamen Transportmechanismus konkurrieren. Diese Hypothese wird nach DAVIDOFF (1969) durch die Messung der Kinetik der Atmungshemmung an Herzmitochondrien gestützt. Hierbei ergaben sich Anhaltspunkte für eine Wechselwirkung zwischen Phenformin und K^+ — nicht aber mit Na^+ — um dieselben Bindungsstellen an den Mitochondrien. Daher vermutet DAVIDOFF (1969, 1970), daß Biguanide die Atmung indirekt durch eine Beeinflussung der K^+-Aufnahme und/oder der Gleichgewichtskonzentration von Kalium-Ionen in den Mitochondrien hemmen. Er nimmt weiterhin an, daß zwischen der Hemmung der K^+-Aufnahme und der blutzuckersenkenden Wirkung der Biguanide ein direkter Zusammenhang bestehe. Andere Autoren indessen fanden an der perfundierten

Leber keine Hemmung der Aufnahme oder sogar eine verminderte Abgabe von Kalium-Ionen (Söling und Creutzfeldt, 1963; Söling et al., 1967c; Willms et al., 1968). Ferner konnten Schäfer und Bojanowski (1970) an Lebermitochondrien keine direkte Abhängigkeit der Biguanid-Aufnahme von der Kaliumkonzentration nachweisen (Abb. 17b). Nach den Ergebnissen dieser

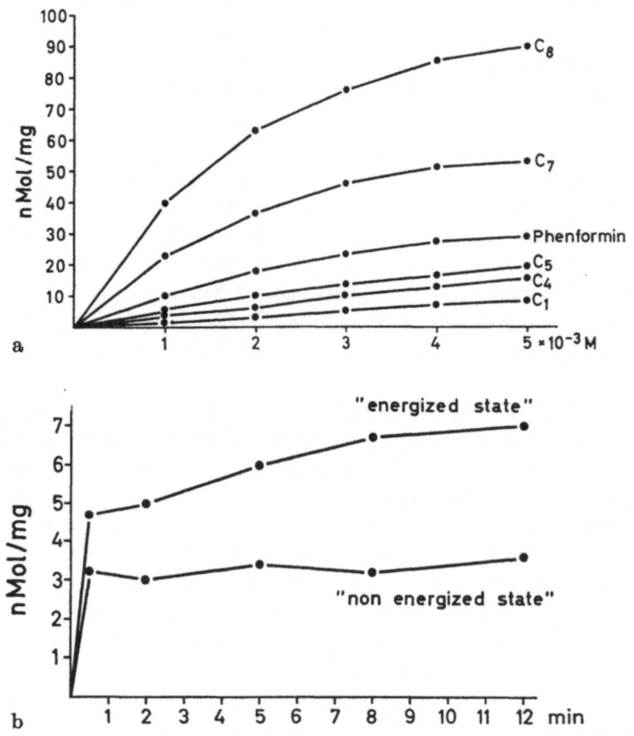

Abb. 17. a Aufnahme von Biguaniden durch Lebermitochondrien von Ratten in Abhängigkeit von der Länge der lipophilen Seitenkette der Verbindungen. Die Mitochondrien wurden anaerob („low energy state") in Gegenwart von $2 \cdot 10^{-2}$ M K^+ und verschiedenen Biguanid-Konzentrationen 1 min bei 15°C inkubiert. Angegeben ist die Aufnahme in nMol/mg Protein. C_1 ist 1,1-Dimethyl-biguanid (Schäfer, 1970). b Zeitlicher Verlauf der Aufnahme von Buformin ($5 \cdot 10^{-4}$ M) durch Lebermitochondrien von Ratten in Abhängigkeit von dem energetischen Zustand der Mitochondrien. Das Inkubationsmedium enthielt kein Kalium. „Energized state": Inkubation in Gegenwart von Succinat und O_2; „non energized state": Inkubation ohne Substrat in Gegenwart von 2,4-Dinitrophenol. Angegeben ist die Aufnahme in nMol/mg Protein. Temperatur: 15°C (Schäfer und Bojanowski, 1970)

Autoren erfolgen Aufnahme und Freisetzung von Biguaniden durch die Mitochondrienmembran passiv und sind lediglich indirekt — über den pH-Gradienten der Mitochondrienmembran — mit dem Kalium-Transport gekoppelt.

Die Zunahme der Atmungshemmung bei steigender Kettenlänge der alkylsubstituierten Biguanide läßt sich am einfachsten durch die von Schäfer und Bojanowski (1970) nachgewiesene Abhängigkeit der Aufnahme der Biguanide durch die Mitochondrien von der Länge der lipophilen Seitenkette erklären (Abb. 17a). Bei gleicher extramitochondrialer Konzentration ($1 \cdot 10^{-3}$ M) ist die Aufnahme von 1-Octyl-biguanid durch Lebermitochondrien etwa 40mal größer als diejenige von 1,1-Dimethyl-biguanid. Phenformin verhält sich hinsichtlich der Aufnahme durch die Mitochondrien etwa wie 1-Hexyl-biguanid.

Die Biguanid-Aufnahme erfolgt sehr rasch. Sie ist im wesentlichen in weniger als 1 min abgeschlossen. Der erste Reaktionsschritt ist in Bruchteilen von Sekunden beendet und besteht wahrscheinlich in einer Aufnahme im nicht-protonierten Zustand in die Lipidmembran der Mitochondrien. Bei längerer Beobachtungsdauer zeigt sich mit Mitochondrien im „energized state" (= „state 4") eine zusätzliche langsame Akkumulierung, die auf eine allmähliche Veränderung des Protonengradienten an der Membran zurückzuführen ist. Da Dinitrophenol den Aufbau dieses Gradienten verhindert, bleibt die akkumulierte Menge im „non energized state" (= „state 3") über den gesamten Beobachtungszeitraum konstant (SCHÄFER und BOJANOWSKI, 1969, 1970). Die Biguanid-Aufnahme ist im „state 3" deutlich geringer als im „state 4" (Abb. 17b). Dieser unterschiedliche Effekt gibt erstmals eine Erklärung dafür, warum Biguanide eine stärkere Wirkung auf die Mitochondrien entfalten, wenn diese im „state 4" vorliegen. Es handelt sich einfach um eine erhöhte Biguanid-Aufnahme und möglicherweise um eine Bindung an andere Wirkorte, die im „state 3" nicht zur Verfügung stehen. Gleichzeitig mit der erhöhten Aufnahme von Biguaniden durch die Mitochondrien kommt es zu einer Hemmung der Aufnahme von Substrat-Anionen wie Succinat, Pyruvat und Malat (SCHÄFER und BOJANOWSKI, 1970).

β) Wirkung auf den Glucosestoffwechsel

Glucoseaufnahme. Ebenso wie im Muskel und Fettgewebe fördern Biguanide auch in Leberschnitten die Glucoseaufnahme (Abb. 18). Die Aktivität der Glucokinase im Lebergewebe nimmt jedoch nicht zu (KATO, 1962; KANEKO, 1965). Ein halbmaximaler Effekt auf die Glucoseaufnahme wird in Gegenwart von $5 \cdot 10^{-5}$ M Phenformin beobachtet. In nahezu der gleichen Konzentration hemmt das Biguanid die Oxidation von Pyruvat halbmaximal ($K_i = 4{,}0 \cdot 10^{-5}$ M). JANGAARD et al. (1968) nehmen daher an, daß die Hemmung der Pyruvat-Oxidation (s. auch DAVIDOFF, 1971) Ursache der vermehrten Glucoseaufnahme sei. Gegen eine solche Annahme spricht aber, daß mit Buformin für eine halbmaximale Hemmung der Pyruvat-Oxidation eine 3—4mal höhere Biguanidkonzentration ($K_i = 2 \cdot 10^{-4}$ M) benötigt wird als für eine halbmaximale Steigerung der Glucoseaufnahme ($K_s = 6 \cdot 10^{-5}$ M). An der isoliert perfundierten Rattenleber fanden SÖLING und CREUTZFELDT (1963), SÖLING et al. (1967c) und WILLMS et al. (1968) mit Buformin ($2{,}6 \cdot 10^{-5}$ M) keine statistisch sichere Wirkung auf die Nettoglucosebilanz. Die Nettoabgabe von anorganischem Phosphat war vermindert.

Glykogenkonzentration. Bei der Inkubation von Leberschnitten von Meerschweinchen oder Ratten mit Phenformin ($1 \cdot 10^{-3}$ M) oder Buformin nimmt das Leberglykogen ab (TYBERGHEIN und WILLIAMS, 1957; HILDMANN und ZILLMANN, 1965). Lediglich PAUL et al. (1963) konnten an Schnitten von Meerschweinchenlebern sogar unter Einwirkung extrem hoher Biguanidkonzentrationen [10 mg/ml (!) Phenformin] keine Verminderung des Glykogengehalts feststellen. Auch an der isoliert perfundierten Leber von normalen und alloxandiabetischen Ratten bewirken Biguanide (etwa $8 \cdot 10^{-5}$ M) eine Abnahme des Leberglykogens (MITZKAT, 1968). Nur wenig niedrigere Biguanidkonzentrationen ($2{,}6 \cdot 10^{-5}$ M) sind an der perfundierten Leber nicht mehr glykogenolytisch wirksam (SÖLING und CREUTZFELDT, 1963; SÖLING et al., 1967c; WILLMS et al., 1968). Die durch Glucagon induzierte Glykogenolyse beeinflussen Biguanide in Kaninchenleberschnitten nicht (FRATINO et al., 1968b).

Glucoseabgabe. Phenformin fördert nach TYBERGHEIN und WILLIAMS (1957) sowie PAUL et al. (1963) in vitro die Glucoseabgabe der Leber nicht.

Dagegen beobachteten Pavel et al. (1963) an Leberschnitten stoffwechselgesunder Ratten in Gegenwart von Metformin (20 μg/ml) eine vermehrte Glucosefreisetzung, während die Glucoseabgabe von Leberschnitten alloxandiabetischer Tiere vermindert war. Diese Resultate sind aber wegen der großen Streuung der Einzelwerte statistisch nicht gesichert.

In Homogenaten von Meerschweinchenlebern (Williams et al., 1957), Rattenlebern (Dobson und Allen, 1967) und Rattennieren (Patrick, 1966) ist Phenformin ohne Wirkung auf die Aktivität von Glucose-6-phosphatase. Auch Buformin beeinflußt das Enzym in vitro nicht (Hildmann und Lippmann, 1963). Dobson und Allen (1967) fanden bei der Inkubation von Meerschweinchen- und Kaninchen-Leberhomogenaten in Gegenwart von 1 μMol Phenformin/g

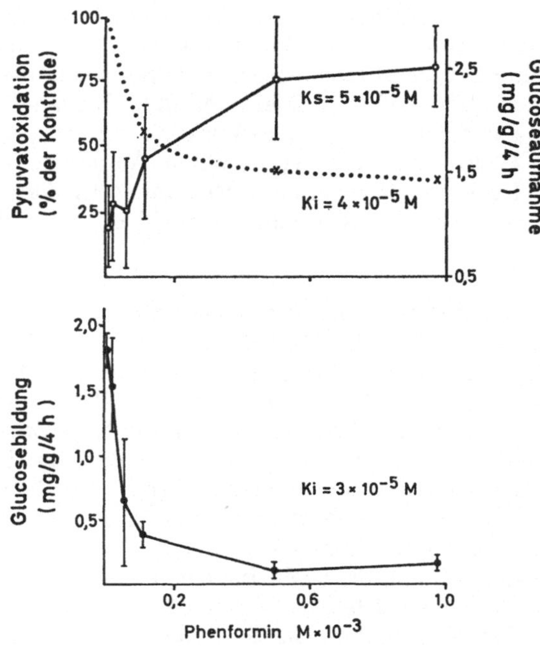

Abb. 18. Wirkung von Phenformin auf die Oxidation von Pyruvat und die Aufnahme von Glucose sowie auf die Gluconeogenese aus Pyruvat in Schnitten von Meerschweinchenlebern. Ks bzw. Ki geben diejenigen Biguanid-Konzentrationen an, welche die Glucoseaufnahme halbmaximal steigern bzw. die Pyruvatoxidation oder die Gluconeogenese halbmaximal hemmen. (Nach Jangaard et al., 1968)

Gewebe eine Verminderung der Glucose-6-phosphatase-Aktivität um 33—65%. Nähere experimentelle Einzelheiten hierzu fehlen jedoch.

Glykolyse. Das unter der Einwirkung hoher Biguanidkonzentrationen mobilisierte Leberglykogen wird, wie erwähnt, nicht als Glucose an das Medium abgegeben, sondern zu Lactat weiter abgebaut. So ist bei der Inkubation von Schnitten von Meerschweinchenlebern mit Phenformin ab einer Konzentration von etwa $1 \cdot 10^{-3}$ M (250 μg/ml) die Lactatbildung erhöht (Tyberghein und Williams, 1957). An Rattenleberschnitten dagegen fanden Izumi et al. (1964) in Gegenwart von Phenformin (200 μg/ml) nur eine geringfügige Zunahme der Lactatbildung, während die Pyruvatproduktion stark anstieg. Die Bildung beider Stoffwechselmetabolite war herabgesetzt, wenn das Inkubationsmedium außer Phenformin noch Oxamat enthielt. An der isoliert perfundierten Leber normaler Ratten oder Meerschweinchen steigt der Lactat/Pyruvat-Quotient unter der Einwirkung von Buformin ($2,6 \cdot 10^{-5}$ M) (Söling und Creutzfeldt, 1963; Söling et al., 1967c; WILLMS et al., 1968) oder Phenformin ($2 \cdot 10^{-5}$ M) (HAECKEL und HAECKEL, 1970) nicht an. Bei alloxandiabetischen Ratten kommt es zu einer rascheren Normalisierung des bei den Tieren erhöhten Lactat/Pyruvat-Quotienten. Nur wenig höhere Biguanidkonzentrationen ($8 \cdot 10^{-5} - 2,6 \cdot 10^{-4}$ M $= 20$—50 µg/ml) führen jedoch zu einer relativen und absoluten Zunahme der Lactatbildung in der perfundierten Rattenleber (SÖLING und CREUTZFELDT, 1963; SÖLING et al., 1967c; MITZKAT, 1968; WILLMS et al., 1968).

Gluconeogenese. An Leberschnitten von Meerschweinchen beobachteten JAN-GAARD et al. (1968) eine halbmaximale Hemmung der Gluconeogenese aus

Tabelle 12. *Wirkung von Metformin und Phenformin auf die Gluconeogenese in Rattennieren-schnitten.* (Nach MEYER et al., 1967a)

Substrat (10^{-2} M)	Biguanid	Glucose synthetisiert (mg/g Frisch-gewicht)	Hemmung (%)
—	—	$0,3 \pm 0,1$	0
Natrium-pyruvat	—	$8,1 \pm 1,1$	0
Natrium-pyruvat	Metformin (10^{-3} M)	$2,0 \pm 0,5$	80
Natrium-pyruvat	Metformin ($5 \cdot 10^{-4}$ M)	$3,0 \pm 0,3$	62
Natrium-pyruvat	Phenformin (10^{-3} M)	$6,3 \pm 1,1$	22
Natrium-pyruvat	Phenformin (10^{-4} M)	$7,5 \pm 0,9$	7
Alanin	—	$1,9 \pm 0,2$	0
Alanin	Metformin ($2 \cdot 10^{-4}$ M)	$1,3 \pm 0,2$	34
Alanin	Phenformin ($2 \cdot 10^{-4}$ M)	$0,3 \pm 0,2$	84
Natrium-glutamat	—	$2,4 \pm 0,2$	0
Natrium-glutamat	Metformin (10^{-3} M)	$1,9 \pm 0,1$	20
Natrium-glutamat	Phenformin ($2 \cdot 10^{-5}$ M)	$1,0 \pm 0,3$	58
Natrium-oxalacetat	—	$3,1 \pm 0,2$	0
Natrium-oxalacetat	Metformin (10^{-3} M)	$3,1 \pm 0,4$	2
Natrium-oxalacetat	Phenformin ($5 \cdot 10^{-5}$ M)	$1,6 \pm 0,2$	50

Pyruvat in Gegenwart von $3,0 \cdot 10^{-5}$ M Phenformin (Abb. 18). Buformin zeigte erst in etwa 30mal höherer Konzentration denselben Effekt (JANGAARD et al., 1968; LOSERT et al., 1969). In Nierenschnitten von Ratten ist die Gluconeogenese aus Aminosäuren und Oxalacetat unter der Einwirkung von Phenformin herab-gesetzt, während das Biguanid die Bildung von Glucose aus Brenztraubensäure kaum beeinflußt. Die Hemmung beträgt nach MEYER et al. (1967a, b) für Pyruvat, Alanin, Glutamat bzw. Oxalacetat als Substrat 7% (10^{-4} M), 84% ($2 \cdot 10^{-4}$ M), 58% ($2 \cdot 10^{-5}$ M) bzw. 50% ($5 \cdot 10^{-5}$ M), wobei die Zahlen in Klammern die ver-wendeten Biguanid-Konzentrationen angeben. Metformin vermindert vorwiegend die Gluconeogenese aus Pyruvat; die Glucosebildung aus Aminosäuren ist nur wenig und diejenige aus Oxalacetat nicht beeinträchtigt (Tabelle 12).

An Kaninchenleberschnitten hemmt Phenformin ($8 \cdot 10^{-4}$ M) die Gluco-neogenese und die Bildung von Glycerid-^{14}C-Glycerol aus ^{14}C-Alanin (SANDLER et al., 1968). Die Wirkung ist additiv zu der von Äthanol. PATRICK (1966) fand bei zweistündiger Inkubation von Rattennierenschnitten mit $4 \cdot 10^{-4}$ M Phen-formin eine verminderte Glucosebildung aus Pyruvat, Phosphoglycerat, Fructose-1,6-diphosphat, Fructose-6-phosphat und Glucose-6-phosphat. Da die enzy-matische Aktivität von Glucose-6-phosphatase und Fructose-1,6-diphosphatase durch Phenformin nicht beeinflußt wurde, nehmen die Autoren einen indirekten Effekt des Biguanids (z.B. Hemmung der Fructose-1,6-diphosphatase durch ver-mehrt gebildetes AMP) an. Leberschnitte reagierten weniger empfindlich; eine vergleichbare Hemmung der Gluconeogenese aus Pyruvat trat erst in Gegenwart der doppelten Phenformin-Konzentration auf.

An isolierten Tubuli von Rattennieren läßt sich mit Phenformin $(1 \cdot 10^{-4} - 5 \cdot 10^{-3}$ M) und Buformin $(1-2,3 \cdot 10^{-3}$ M) ebenfalls eine Hemmung der Gluconeogenese nachweisen. Gleichzeitig kommt es zu einer Abnahme des ATP/ADP-Quotienten in den Tubuli (SCHÄFER, 1970; GORDON, 1971). Trotzdem kann die herabgesetzte Gluconeogenese nicht lediglich mit einer verminderten Bereitstellung von Energie (bzw. einer Atmungshemmung) erklärt werden. Denn SCHÄFER (1970)

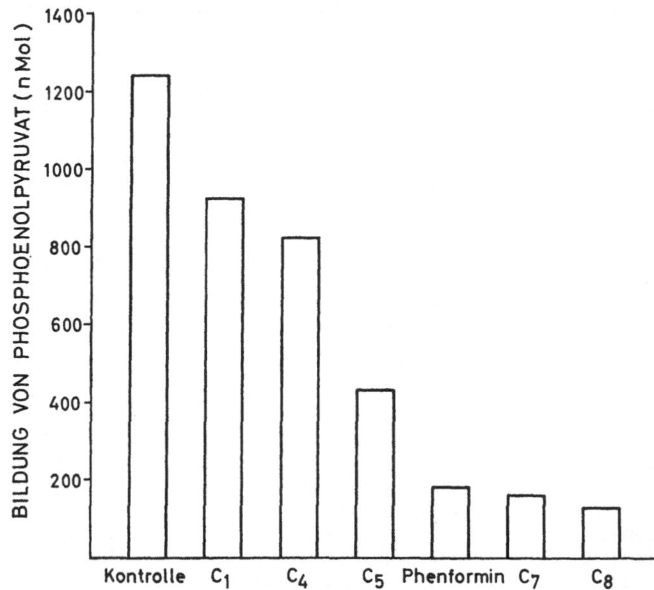

Abb. 19. Wirkung von Biguaniden unterschiedlicher Kettenlänge auf die Bildung von Phosphoenolpyruvat aus Malat in Lebermitochondrien der Taube. Biguanid-Konzentration jeweils $0,5 \cdot 10^{-3}$ M. Inkubation bei 37°C, 20 min in einem isotonen Saccharosemedium, das $1 \cdot 10^{-2}$ M Malat, $5 \cdot 10^{-3}$ M ITP, $3 \cdot 10^{-3}$ M Mg^{++}, $4 \cdot 10^{-3}$ M Phosphat und zur Einstellung des aktiven Status der Atmung $4 \cdot 10^{-3}$ M Glucose und 1 IEE Hexokinase enthielt. C_1 ist 1,1-Dimethyl-biguanid (SCHÄFER, 1970)

beobachtete an Lebermitochondrien von Tauben eine Hemmung der Bildung von Phosphoenol-pyruvat aus Malat durch Phenformin, ohne daß die Atmung durch das Biguanid beeinflußt wurde. Derselbe Autor konnte weiterhin zeigen, daß die Hemmung der Phosphoenolpyruvat-Synthese durch Biguanide von der Kettenlänge der Verbindungen abhängig ist und parallel zur Aufnahmerate der einzelnen Biguanide in die Mitochondrien verläuft (Abb. 19; vgl. auch Abb. 17a)[3].

Auch an der isoliert perfundierten Leber hemmen Biguanide die Gluconeogenese. Das Ausmaß der Hemmung ist, abgesehen von der angewandten Biguanid-Konzentration, von der Tierspecies und dem Tierstamm abhängig. So fanden ALTSCHULD und KRUGER (1966, 1968) an der perfundierten Rattenleber mit Phenformin $(500 \ \mu g/ml = \text{etwa} \ 1 \cdot 10^{-3}$ M) nur eine schwache Hemmung der Gluconeogenese aus Lactat und Glycerin, bei unverändertem ATP-Gehalt der Leber. Auch nach In-vivo-Applikation des Biguanids blieb die ATP-Konzentration in der Rattenleber unverändert.

---

3. An Schnitten von Rattennebennieren ist die Gluconeogenese unter Einwirkung von Biguaniden $(1 \cdot 10^{-4} - 2 \cdot 10^{-3}$ M Phenformin) ebenfalls herabgesetzt (ALLEYNE et al., 1971).

CONNON et al. (1970) und TOEWS et al. (1970) jedoch beobachteten an der isoliert perfundierten Rattenleber unter Einwirkung etwa gleichhoher Phenformin-Konzentrationen $(8,3 \cdot 10^{-4} - 1,7 \cdot 10^{-3}$ M) eine deutliche Abnahme der Gluconeogenese aus Lactat und Pyruvat. Gleichzeitig stieg die Konzentration von Pyruvat, Phosphoenolpyruvat, 2-Phosphoglycerat und 3-Phosphoglycerat an, und die Konzentration von α-Glycerinphosphat, Fructose-6-phosphat und Glucose-6-phosphat nahm ab. Dieser Befund sowie die Beobachtung, daß die Glucosebildung aus Glycerin und Fructose, welche auf der Stufe der Triosephosphate in die Gluconeogenesekette eingeschleust werden, durch Phenformin nicht gehemmt wird, machen eine Inhibierung der Glycerinaldehydphosphat-Dehydrogenase- oder 3-Phosphoglycerat-Kinase-Reaktion (vgl. Schema S. 545) wahrscheinlich. Die isolierten reinen Enzyme werden jedoch durch Phenformin nicht gehemmt. Somit muß ein indirekter Effekt vorliegen. Ein Mangel an ATP als Ursache für die Enzymhemmung konnte ausgeschlossen werden, da die ATP-Konzentration in den mit Biguanid perfundierten Lebern nur unwesentlich abnahm. Dagegen könnte — berücksichtigt man die Mg^{++}-Abhängigkeit der 3-Phosphoglycerat-Kinase — die unter der Einwirkung von Phenformin beobachtete Verarmung der Leber an Mg^{++}-Ionen zur Erklärung der Gluconeogenesehemmung herangezogen werden. In diesem Zusammenhang erwähnenswert ist der Befund, daß Phenformin $(1 \cdot 10^{-3}$ M) an isolierten Lebermikrosomen von Meerschweinchen ebenfalls Mg^{++}-Ionen freisetzt (BAYER et al., 1969)[4].

Auch mit $1 \cdot 10^{-2}$ M Alanin als Substrat war in den Versuchen von CONNON et al. (1970) und TOEWS et al. (1970) die Glucosebildung herabgesetzt. Dabei kam es zu einem „cross-over"-Phänomen zwischen Alanin und Pyruvat und einer Verminderung der Konzentration von α-Ketoglutarat, die mit der Hemmung der Gluconeogenese in Korrelation stand. Die Autoren nehmen daher an, daß die Abnahme der α-Ketoglutarat-Konzentration — über eine Hemmung der Transaminierungsreaktion zwischen Alanin und α-Ketoglutarat — die verminderte Gluconeogenese aus Alanin bedinge. Die Gluconeogenese aus Serin war bei den mit Biguanid perfundierten Rattenlebern ebenfalls herabgesetzt. Außerdem wurde eine verminderte Oxidation von 2-^{14}C-Pyruvat, ^{14}C-Alanin und 1-^{14}C-Palmitat, eine Zunahme der Acetyl-CoA-Konzentration um das 3fache und eine Abnahme der Konzentration von Citrat, Isocitrat, Glutamat und Malat beobachtet. Dies weist auf eine Inhibierung des Citronensäure-Cyclus zwischen Acetyl-CoA und Citrat hin.

Buformin bewirkt an der isoliert perfundierten Leber von stoffwechselgesunden Ratten bei einer anfänglichen Konzentration im Perfusionsmedium von 5 µg/ml (etwa $2,6 \cdot 10^{-5}$ M) und einer zusätzlichen Dauerinfusion von 500 µg/ 100 ml · h über 2 h keine statistisch sichere Änderung des Metabolitmusters. Nach Erhöhung der Biguanid-Konzentration auf 50 µg/ml und zusätzlicher Dauerinfusion von 5000 µg Buformin/100 ml · h nimmt der ATP/ADP-Quotient ab, und die Glucosekonzentration sowie die Quotienten Lactat/Pyruvat und Glucose-1-phosphat/Dihydroxy-acetophosphat steigen an. Weiterhin kommt es zu einer Abnahme der Konzentration von α-Ketoglutarat, Acetoacetat und Fructose-1,6-diphosphat in der Leber. MITZKAT (1968) deutet diese Metabolitveränderungen als Ausdruck eines toxischen Effekts der hohen Biguanidkonzentrationen auf die Leber. An Lebern von alloxandiabetischen Ratten bewirkten bereits 5 µg/ml Buformin und zusätzliche Dauerinfusion von 500 µg/100 ml · h des Biguanids eine Hemmung der Gluconeogenese. Die Konzentration von Phosphoenolpyruvat in der

---

4. DAVIDOFF (1971) andererseits nimmt auf Grund des Ca^{++}-ähnlichen Verhaltens von Biguaniden gegenüber der Pyruvat-Kinase (kompetetive Hemmung der Enzymaktivität, vergleichbare Bindung an das Enzymprotein) an, daß Biguanide wie Ca^{++} die durch cyclisches AMP stimulierte Gluconeogenese hemmen.

Leber war bei unverändertem 3-Phosphoglycerat/2-Phosphoglycerat-Quotienten und erniedrigtem Phosphoenolpyruvat/2-Phosphoglycerat-Quotienten herabgesetzt.

Da die menschliche Leber hinsichtlich der Regulation der Gluconeogenese der Meerschweinchenleber ähnlicher ist als der Rattenleber (Willms, 1970; Söling et al., 1971), ist die Wirkung von Biguaniden auf die Meerschweinchenleber von besonderer Bedeutung. Übereinstimmend wurde gefunden, daß perfundierte Lebern von Meerschweinchen empfindlicher auf Biguanide reagieren als Rattenlebern (Altschuld und Kruger, 1966, 1968; Haeckel und Haeckel, 1968, 1970; Creutzfeldt et al., 1970). So beobachteten Altschuld und Kruger (1966, 1968) an der perfundierten Meerschweinchenleber bereits unter der Einwirkung von 100 µg/ml (ca. 4,1 · 10⁻⁴ M) Phenformin eine starke Hemmung der Gluconeogenese aus Lactat und — abweichend von den Befunden von Connon et al. (1970) und Toews et al. (1970) an der Rattenleber — aus Glycerin. Mit Glycerin als Substrat war eine Hemmung bereits ab einer Konzentration von 20 µg Phenformin/ml Perfusionsmedium (8,3 · 10⁻⁵ M) nachzuweisen. Der ATP-Gehalt der perfundierten Meerschweinchenlebern nahm unter der Einwirkung von 100 µg/ml Phenformin von 2,5 µMol/g auf 1,4 µMol/g ab. Das Leber-ATP war beim Meerschweinchen auch in vivo nach Applikation von blutzuckersenkend wirksamen Dosen von Phenformin (10—20 mg/kg s.c.) vermindert.

Haeckel und Haeckel (1968, 1971) stellten an der perfundierten Meerschweinchenleber ebenfalls eine Hemmung der Gluconeogenese durch Biguanide, und zwar in relativ niedrigen Konzentrationen fest. Bereits 5 µg/ml (2 · 10⁻⁵ M) Phenformin setzen die Gluconeogenese aus Lactat um 20% herab. Die Quotienten ATP/ADP, Lactat/Pyruvat und 3-Hydroxybutyrat/Acetoacetat blieben unverändert, das Verhältnis Glutamat/α-Ketoglutarat · NH₃ stieg auf fast das 3fache an, und die Konzentrationen von Citrat und α-Ketoglutarat nahmen um 31% bzw. 56% ab. Die Gluconeogenese aus Pyruvat, Alanin und — abweichend von den Befunden von Connon et al. (1970) und Toews et al. (1970) — aus Fructose wurde durch Phenformin ebenfalls gehemmt. Weiterhin verhinderte das Biguanid die stimulierende Wirkung von Äthanol auf die Gluconeogenese aus Pyruvat. Da außerdem Phenformin (8 · 10⁻⁵ M) bei der Perfusion der Lebern mit Alanin (1·10⁻² M) allein (Abb. 20) bzw. mit Lactat (1·10⁻² M) oder Pyruvat (1·10⁻² M) und Äthanol zu einem „cross-over"-Phänomen zwischen 3-Phosphoglycerat und Glycerinaldehydphosphat führte, kommen Haeckel und Haeckel (1968, 1971) zu dem Schluß, daß Biguanide an der Meerschweinchenleber 1. die Aktivität des Citronensäure-Cyclus vermindern, 2. die Mitochondrienatmung hemmen, wodurch es zu einer intramitochondrialen Anhäufung von freiem NADH kommt, ohne daß der ATP/ADP-Quotient beeinflußt wird und 3. die Gluconeogenese durch eine Hemmung der Umwandlung von Pyruvat in Malat und von 3-Phosphoglycerat in Glycerinaldehydphosphat herabsetzen. Es muß jedoch betont werden, daß auf Grund neuerer Vorstellungen ein „cross-over" lediglich die Einstellung eines neuen Gleichgewichts anzeigt, aber keinerlei Folgerungen zuläßt auf Veränderungen von Flußraten (Higgins, 1970).

Die Wirkung der Biguanide auf die Gluconeogenese und das Leber-ATP ist nach Haeckel und Haeckel (1968, 1971) beim Meerschweinchen vom Ernährungszustand der Tiere abhängig. Die Autoren fanden bei der Perfusion von Meerschweinchenlebern mit 8 · 10⁻⁵ M Phenformin nach 48stündigem Fasten der Tiere eine Hemmung der Glucoseneubildung aus Fructose und eine Abnahme des ATP/ADP-Quotienten. Wurden Lebern von 24 h hungernden Tieren untersucht, so waren Gluconeogenese und ATP/ADP-Quotient ebenfalls — wenn auch weniger als nach 48stündigem Fasten — herabgesetzt. In Lebern von gefütterten Tieren indessen wurden durch dieselbe Phenformin-Konzentration der ATP/ADP-Quotient und die Gluconeogenese nicht wesentlich beeinflußt.

Hieraus ist aber nicht zu entnehmen, daß die Inhibierung der Gluconeogenese primär durch eine Herabsetzung des ATP/ADP-Quotienten verursacht würde, wie manche Autoren (PATRICK, 1966; ALTSCHULD und KRUGER, 1968; SÖLING, 1969) annehmen. Eine Abnahme des Leber-ATP's könnte zwar über eine Hemmung der ATP-abhängigen Reaktionsschritte (Pyruvat-Carboxylase-, Phosphoenolpyruvat-Carboxykinase-, 3-Phosphoglycerat-Kinase-Reaktion bzw. Phos-

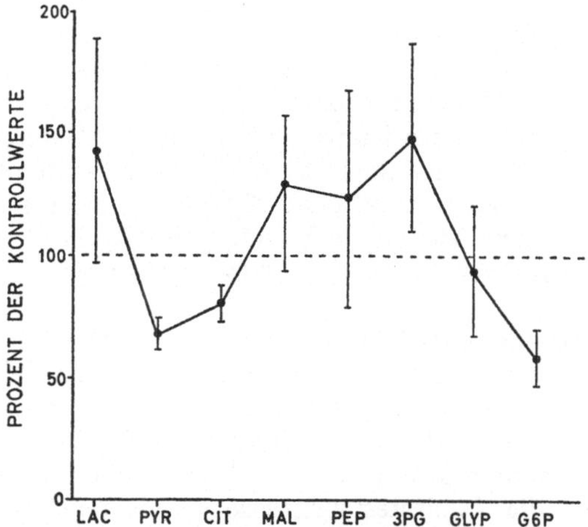

Abb. 20. „Cross-over"-Phänomen zwischen 3-Phosphoglycerat und Glycerinaldehyd-3-phosphat während der Perfusion von Meerschweinchenlebern mit $8 \cdot 10^{-5}$ M Phenformin und $1 \cdot 10^{-3}$ M Alanin im Perfusionsmedium. Die Metabolitkonzentrationen bei der Perfusion ohne Phenformin mit L-Alanin als Substrat wurden = 100% gesetzt (gestrichelte Linie). (Nach HAECKEL und HAECKEL, 1968)

phorylierung von Fructose oder Glycerin) die herabgesetzte Gluconeogenese erklären. Damit würde auch das von CONNON et al. (1970), HAECKEL und HAECKEL (1968, 1971) sowie TOEWS et al. (1970) beobachtete „cross-over"-Phänomen zwischen 3-Phosphoglycerat und α-Glycerophosphat verständlich. Jedoch ist die Gluconeogenese ziemlich unabhängig vom ATP-Gehalt der Leber. Auch bei herabgesetztem ATP/ADP-Quotienten wird häufig eine unveränderte oder bei erhöhtem Substratangebot bzw. nach Glucagon-Gabe sogar eine gesteigerte Gluconeogenese beobachtet. Erst unter drastischem ATP-Mangel, z.B. unter anoxischen Bedingungen, ist die Gluconeogenese blockiert (HEMS et al., 1966; WILLIAMSON, 1966). Es ist somit wenig wahrscheinlich, daß ein ATP-Mangel allein als Erklärung für die Hemmung der Gluconeogenese durch Biguanide verantwortlich gemacht werden kann (vgl. S. 510). Der eigentliche Angriffspunkt der Biguanide auf die gluconeogenetischen Reaktionen ist noch unbekannt.

γ) Wirkung auf den Lipidstoffwechsel

Cholesterin. Die Synthese von Cholesterin aus ^{14}C-Acetat und ^{14}C-Mevalonat ist in Leberhomogenaten unter der Einwirkung von Phenformin herabgesetzt (DALIDOWICZ und McDONALD, 1962a, b, 1965; McDONALD und DALIDOWICZ, 1962; BECKMANN, 1967b; DEMPSEY, 1968, 1969). Eine $2 \cdot 10^{-3}$ M Lösung von Phenformin hemmt die Cholesterinsynthese um etwa 50%, während Buformin selbst in einer 10fach höheren Konzentration den Einbau von ^{14}C-Acetat in Cholesterin nicht beeinflußt (BECKMANN, 1967b). An Rattenleberschnitten dagegen stellten Kattermann et al. (1968) auch in Gegenwart von Buformin $(5\,\mu\text{g/ml} = 2{,}6 \cdot 10^{-5}\,\text{M})$ einen verminderten Einbau von ^{14}C-Acetat in Cholesterin fest.

In mikrosomenfreien Leberextrakten, in denen die Biosynthese von Cholesterin nur bis zur Stufe von Farnesylpyrophosphat abläuft, wird die Bildung dieses Isoprenoids aus ^{14}C-Mevalonat durch Biguanide nicht gehemmt. Fügt man aber zu dem Extrakt die Mikrosomenfraktion hinzu, dann ist die weitere Umwandlung von Farnesylpyrophosphat in Cholesterin nahezu vollständig blockiert, und das Pyrophosphat reichert sich im Inkubationsmedium an (Dalidowicz und McDonald, 1965).

Dempsey (1968, 1969) untersuchte die Wirkung von Biguaniden auf die Cholesterinsynthese jenseits der Stufe von Squalen. Sie fand, daß Phenformin und Buformin in einer Konzentration von $3 \cdot 10^{-4}\,\text{M}$ bzw. $1 \cdot 10^{-3}\,\text{M}$ die $\Delta^{5,7}$-Sterol-Δ^{7}-Reductase, welche die Umwandlung von $\Delta^{5,7}$-Cholestadienol in Cholesterin katalysiert, um 50% hemmen. Eine gleichstarke Hemmung des Enzyms wurde in etwas höheren Konzentrationen $(2{,}2 \cdot 10^{-3}$ bzw. $1{,}3 \cdot 10^{-3}\,\text{M})$ mit Phenäthylamin bzw. den nicht oder nur schwach (vgl. Tabelle 6) blutzuckersenkend wirksamen Metaboliten von Phenformin 1-[2-(4'-Hydroxy)-phenyl-äthyl]-biguanid beobachtet.

Auf die enzymatische Aktivität der Δ^{7}-Sterol-Δ^{5}-Dehydrogenase und $\Delta^{7,24}$-Sterol-Δ^{24}-Reductase ist Phenformin ohne Einfluß. Mit ^{14}C-Acetat und ^{14}C-Mevalonat konnte Dempsey (1968) außerdem zeigen, daß das Biguanid die Umwandlung von C_{28}—C_{30}-Steroiden in C_{27}-Steroide (inklusive Cholesterin) inhibiert und es zu einer Akkumulation eines C_{28}—C_{30}-Steroidketons kommt. Demnach hemmt Phenformin die Cholesterinsynthese mindestens an 4 verschiedenen Stellen:

Acetat → Mevalonat → Isopentenylpyrophosphat → Farnesylpyrophosphat ⇥ Squalen ⇥ C_{28}—C_{30}-Sterole ⇥ C_{27}-Sterole ⇥ Cholesterin.

Fettsäuren. v. Brand (1961) konnte an einem aus Taubenleber isolierten löslichen Enzymsystem nachweisen, daß in Gegenwart hoher Phenformin-Konzentrationen $(330$—$3300\,\mu\text{g/ml} = \text{etwa } 1{,}4 \cdot 10^{-3}$—$1{,}4 \cdot 10^{-2}\,\text{M})$ die Fettsäuresynthese in der Leber vermindert ist. In Übereinstimmung damit steht die Beobachtung von Kato (1962), daß Biguanide den Coenzym A-Gehalt der Leber herabsetzen und die Acetylierungsreaktionen im intermediären Stoffwechsel hemmen.

An der isoliert perfundierten Rattenleber fanden Connon et al. (1970) und Toews et al. (1970) unter der Einwirkung von Phenformin $(5 \cdot 10^{-4}\,\text{M})$ eine Hemmung der Oxidation von ^{14}C-Palmitat und einen Anstieg der Ketonkörper auf das 4–5fache. Hierbei nahm vorwiegend die Konzentration von 3-Hydroxybutyrat zu, während sich die Acetoacetat-Konzentration nur wenig änderte. Diese Metabolitveränderungen lassen sich mit dem gleichzeitigen Anstieg von Acetyl-CoA und der Zunahme des intramitochondrialen Redox-Status erklären. An der isolierten Meerschweinchenleber fanden Haeckel und Haeckel (1968, 1970) mit Phenformin $(8 \cdot 10^{-5}\,\text{M})$ ebenfalls einen Anstieg des 3-Hydroxybutyrat/Acetoacetat-Quotienten, der besonders ausgeprägt war, wenn das Perfusionsmedium zusätzlich Äthanol enthielt. Die Gesamtketonkörperkonzentration stieg in diesen Versuchen nicht an.

Buformin beeinflußt bis zu einer Konzentration von $20\,\mu\text{g/ml}$ (etwa $1 \cdot 10^{-4}\,\text{M}$) an der isoliert perfundierten Leber von normalen und alloxandiabetischen Ratten weder die Kinetik der Aufnahme von langkettigen Fettsäuren noch die Ketonkörperbildung (Söling und Creutzfeldt, 1963; Söling et al., 1967c; Willms et al., 1968).

In diesem Zusammenhang sei darauf hingewiesen, daß Phenformin auch an isolierten Herzmuskelmitochondrien von Meerschweinchen die Oxidation von

Acyl-CoA-Derivaten langkettiger Fettsäuren und von Palmitylcarnitin hemmt. Hierbei sind sowohl die Oxidation über den Citronensäure-Cyclus wie auch die vom Citronensäure-Cyclus unabhängigen Oxidationsschritte herabgesetzt (DAVIDOFF, 1968 a, b). Eine 50%ige Oxidationshemmung tritt in Gegenwart von fettsäurefreiem Serumalbumin mit $6 \cdot 10^{-5}$ M (Acyl-CoA) bzw. $1—2 \cdot 10^{-4}$ M (Palmitylcarnitin) Phenformin ein. Zusatz von langkettigen Fettsäuren zum Inkubationsmedium hebt den Hemmeffekt des Biguanids teilweise auf. Die Oxidation von freien Fettsäuren wird durch Phenformin in Herzmitochondrien nur geringfügig vermindert.

Aminosäurestoffwechsel. GOTO und LUKENS (1961) beobachteten bei der Inkubation von Rattenleberschnitten mit 500 µg/ml (etwa $2 \cdot 10^{-3}$ M) Phenformin eine verminderte Freisetzung von Nichtprotein-Stickstoff und eine verringerte Harnstoffsynthese, während die Abgabe von Aminosäuren an das Medium unverändert blieb. In Rattenleberhomogenaten ist die Bildung von $^{14}CO_2$ aus ^{14}C-Leucin (DE CHATELET und McDONALD, 1966) und ^{14}C-Alanin (SANDLER et al., 1968) in Gegenwart von $2 \cdot 10^{-3}$ bzw. $8 \cdot 10^{-4}$ M Phenformin herabgesetzt. Auch in Leberhomogenaten von Hunden und Katzen — nicht aber von Kaninchen — ist die Aminosäuredecarboxylierung unter der Einwirkung von Phenformin (ab $1—2 \cdot 10^{-3}$ M) vermindert (McDONALD und MURRAY, 1970). Höhere Konzentrationen von Phenformin ($2 \cdot 10^{-3}—1 \cdot 10^{-2}$ M) bewirken an Mikrosomen-Suspensionen von Lebern normaler Ratten einen verminderten Einbau von Radioaktivität aus ^{14}C-Leucin, ^{14}C-Lysin und ^{14}C-Phenylalanin in die Leberproteine, während das Biguanid die Proteinsynthese von Mikrosomen alloxandiabetischer Ratten nicht herabsetzt. Niedrige Phenformin-Konzentrationen ($2 \cdot 10^{-5}$ M) führen zu keiner gesicherten Hemmung der Proteinsynthese (McDONALD und DE CHATELET, 1967; DE CHATELET und McDONALD, 1969). An der isoliert perfundierten Leber von normalen und alloxandiabetischen Ratten wird die Aminosäurebilanz durch Biguanide günstig beeinflußt. In Gegenwart von $2,6 \cdot 10^{-5}$ M Buformin im Perfusionsmedium nimmt die kontinuierliche Freisetzung von Aminosäuren aus dem Lebergewebe ab, oder es kommt sogar zu einer Aufnahme von α-Aminosäuren aus dem Medium. Die Harnstoffbildung perfundierter Lebern von normalen Ratten wird durch das Biguanid nicht beeinflußt, die erhöhte Harnstoffbildung isolierter Lebern von diabetischen Ratten wird herabgesetzt. Es ist daher anzunehmen, daß die vermehrt aufgenommenen Aminosäuren zur Proteinsynthese verwendet werden (SÖLING und CREUTZFELDT, 1963; SÖLING et al., 1967 c; WILLMS et al., 1968).

Die Aktivität der Aminosäure-Oxidase von Rattenleberhomogenaten ist in Gegenwart von $4,15 \cdot 10^{-3}$ M Phenformin nicht verändert. Gleiches gilt für Glutamat-Oxalacetat-Transaminase, Glutamat-Pyruvat-Transaminase und Arginase (STEINER und WILLIAMS, 1959; KATO, 1962). Die Aktivität der Monoamin-Oxidase soll unter der Einwirkung von Biguaniden herabgesetzt sein (MEYER, 1961); Buformin inhibiert das Enzym bis zu einer Konzentration von $1 \cdot 10^{-3}$ M nicht (ERLAÇIN, 1969). Phenformin ($2 \cdot 10^{-2}$ M) hemmt die Spaltung von N-α-Benzoyl-D,L-arginin-4-nitro-anilid durch Trypsin. Buformin ist in gleicher Konzentration ohne Wirkung auf das Enzym (BECKMANN, 1967 b).

d) Gehirn, Blutgefäße, Blutzellen

Gehirn. Wie in Muskel- und Fettgewebspräparationen vermindern Biguanide (500 µg Phenformin/100 mg Gewebe) auch in Gehirnhomogenaten den Sauerstoffverbrauch und fördern die Glucoseaufnahme (HERNANDEZ et al., 1958). Die Aktivität der Cytochromoxidase von Gehirnmitochondrien ist unter der Einwirkung von 10^{-3} M Phenformin um 65% herabgesetzt. Die DPNH-Cytochrom c-

Reductase bleibt dagegen unbeeinflußt (Steiner und Williams, 1958). Die oxidative Phosphorylierung wird in Gehirnmitochondrien durch Phenformin weniger stark gehemmt als in Lebermitochondrien (Ungar et al., 1960).

Wirkung auf den Glucosestoffwechsel der Blutgefäße. Aorten von alloxandiabetischen Ratten weisen gegenüber den Aorten von stoffwechselgesunden Tieren eine verminderte Sauerstoffaufnahme und einen erhöhten Glucoseverbrauch auf. Diese Stoffwechselstörungen normalisieren sich bei der Inkubation der Gewebe mit Buformin. Die Atmung wird bereits ab 1—2 µg Buformin pro ml Inkubationslösung gefördert, und die Glucoseaufnahme wird ab 5 µg/ml gehemmt. Hinsichtlich der Wirkung auf den O_2-Verbrauch sind 1—2 µg/ml Buformin etwa 0,05 IE/ml Insulin äquivalent. Atmung und Glucoseaufnahme der Aorten von stoffwechselgesunden Tieren werden durch das Biguanid nicht beeinflußt (Look und Wahl, 1964).

Hohe Biguanid-Konzentrationen (500 µg/ml $= 2,6 \cdot 10^{-3}$ M) hemmen die Glucoseoxidation in Intimapräparationen von Kaninchenaorten. Dabei ist vorwiegend die Oxidation über den Pentosephosphat-Cyclus betroffen. Niedrigere Biguanid-Konzentrationen (4 µg/ml = etwa $2,1 \cdot 10^{-4}$ M) sind ohne Wirkung auf die Oxidation von 1-^{14}C- und 6-^{14}C-Glucose (Ritz et al., 1968).

Ditschuneit et al. (1961b) und Krebs et al. (1965) verwendeten Erythrocytensuspensionen als Modell, um die Wirkung von Biguaniden auf die Glucoseoxidation über den Pentosephosphat-Cyclus unabhängig von der bei hohen Biguanid-Konzentrationen auftretenden Hemmung der Atmungskettenenzyme zu untersuchen. Sie konnten an Erythrocyten nach Aktivierung des Pentosephosphat-Shunt durch Toluidinblau unter der Einwirkung von 100 µg/ml Phenformin keine statistisch signifikante Beeinflussung von Glucoseaufnahme und Glucoseoxidation nachweisen. Dies war unabhängig davon, ob der Blutfarbstoff als Hämoglobin oder Methämoglobin vorlag. An mit Monojodacetat vergifteten Erythrocyten fanden Ditschuneit et al. (1961b) mit Phenformin eine starke Hemmung der durch Toluidinblau stimulierten Methämoglobinreduktion. Dieser Befund ließ sich allerdings in späteren Versuchen (Krebs et al., 1965) lediglich an 40 Tage alten Zellen bestätigen. Bei 30 Tage alten Erythrocytensuspensionen war die Methämoglobinreduktion nicht und bei 2 Tage alten nur schwach gehemmt. Diese Ergebnisse zeigen, daß Biguanide auf die direkte Glucoseoxidation in Erythrocyten ohne wesentlichen Einfluß sind.

Wirkung auf die Glykolyse im Blut. Tucker und Johnsonbaugh (1962) untersuchten die Wirkung von Phenformin auf die Glykolyse im Blut von Stoffwechselgesunden und Diabetikern bei normaler und durch Zentrifugation verminderter Leukocytenzahl (< 1000 Zellen pro mm³). Glucoseaufnahme und Milchsäureproduktion waren im Blut nichtdiabetischer Patienten bei normaler Leukocytenzahl in Gegenwart von 50 µg/ml Phenformin erhöht; in leukocytenarmem Blut ließ sich nur eine vermehrte Lactatbildung, jedoch keine Beeinflussung des Glucoseverbrauchs beobachten. Die Autoren nehmen daher an, daß die erhöhte Lactatproduktion den Erythrocyten und die gesteigerte Glucoseaufnahme den Leukocyten zuzuordnen sei. Im Blut von Diabetikern wurde bei normaler Leukocytenzahl eine „wahrscheinliche" Zunahme der Lactatbildung beobachtet. Einzelheiten und statistische Angaben zu diesen Versuchen fehlen, so daß ihre generelle Bedeutung fraglich ist, zumal andere Autoren an Erythrocyten (Krebs et al., 1965; Stewart, 1966) unter der Einwirkung von Biguaniden keine vermehrte Glucoseaufnahme beobachten konnten.

2. Untersuchungen an eviscerierten und an diabetischen Tieren

a) Evisceriertes Tier

Nielsen et al. (1958) fanden an eviscerierten Meerschweinchen, deren Leber durch Abbinden der zuführenden Gefäße funktionell ausgeschaltet worden war, 1 h nach subcutaner Injektion von 20 mg/kg Phenformin eine Abnahme der

Konzentration von Glucose im Blut um 62 mg/100 ml und nach 2 h um 71 mg/ 100 ml. Auch bei den Kontrolltieren kam es zu einer Blutzuckersenkung; sie war aber deutlich geringer. Wurde die operationsbedingte Hypoglykämie durch Glucosegaben verhindert, dann zeigten die Kontrollen nach 3 h einen Blutzuckeranstieg um 70 mg/100 ml, während die behandelten Tiere wiederum eine Blutzuckersenkung (um 54 mg/100 ml) aufwiesen.

Andere Autoren konnten an eviscerierten nephrektomierten Kaninchen (WICK und LARSON, 1958), Katzen (UNGAR, 1959), Ratten (CREUTZFELDT et al., 1961) sowie an funktionell eviscerierten Ratten (KOBRIN et al., 1969) keine Zunahme der Utilisation von Glucose oder Galactose unter der Einwirkung von Biguaniden nachweisen.

Im Gegensatz zu diesen negativen Ergebnissen und in Übereinstimmung mit dem von NIELSEN et al. (1958) beobachteten blutzuckersenkenden Effekt von Biguaniden beim eviscerierten Tier stehen die Befunde von LIPPMANN (1963a, c, 1964, 1966) und LIPPMANN und TAKÁČ (1966). LIPPMANN (1963a, c, 1964) fand bei eviscerierten nephrektomierten Kaninchen, Katzen und Ratten unter konstanter Zufuhr von Glucose nach intravenöser Gabe von Buformin eine Zunahme der peripheren Glucoseverwertung, die der Wirkung von Insulin entsprach. Eviscerierte Katzen und Kaninchen, die zusätzlich adrenalektomiert wurden, zeigten die gleiche Reaktion wie nicht adrenalektomierte Tiere. Eine Wirkungssteigerung, wie sie nach Adrenalektomie mit Insulin zu beobachten ist, trat nicht oder nur angedeutet auf. Buformin fördert ferner die Zellpermeation von 3-Methyl-D-glucose, nicht aber die von Sorbit (LIPPMANN, 1964). Da sich Sorbit ausschließlich im extracellulären Raum verteilt, 3-Methyl-D-glucose dagegen in die Zelle eindringt, intracellulär aber nicht phosphoryliert und weiter abgebaut wird, geht aus diesen Versuchen hervor, daß Buformin nicht nur den extracellulären Raum für Glucose vergrößert, sondern auch einen gesteigerten Einstrom des Zuckers in die Zelle bewirkt.

An eviscerierten nephrektomierten Kaninchen (LIPPMANN und TAKÁČ, 1966) und an funktionell hepat- und nephrektomierten Ratten (LOSERT et al., 1969) läßt sich nach Buformin-Gaben auch ohne gleichzeitige Glucosezufuhr eine Blutzuckersenkung nachweisen.

Die Galactoseaufnahme durch das periphere Gewebe ist bei eviscerierten Kaninchen unter der Wirkung von Buformin ebenso wie nach Injektion von Insulin erhöht, wobei jedoch Insulin die Aufnahme von Glucose stärker aktiviert als von die Galactose, während Buformin den Abstrom beider Zucker gleichstark beeinflußt (LIPPMANN, 1966). Mit L-Arabinose konnten KVAM (1962) an funktionell nephrektomierten Ratten unter der Einwirkung von Phenformin und LOSERT et al. (1969) an alloxandiabetischen Ratten nach Injektion von Buformin keine Zunahme des Verteilungsraums feststellen. Bei gleichzeitiger Applikation von Insulin und Biguaniden nimmt jedoch bei Ratten auch der Verteilungsraum von L-Arabinose zu (LOSERT et al., 1970a, b).

Buformin bewirkt außerdem bei eviscerierten Tieren eine Abnahme der Konzentration von Aminosäuren und freien Fettsäuren im Plasma (LIPPMANN, 1963a, c, 1964).

b) Phlorrhizindiabetes

An phlorrhizindiabetischen Tieren sind Biguanide wirkungslos. So fanden HESSE und TAUBMANN (1929) beim Hund mit Phlorrhizindiabetes nach täglicher Verabreichung von zweimal 200 mg/kg Metformin über 3 Tage keine Abnahme der Harnzuckerausscheidung. Auch CREUTZFELDT et al. (1962) beobachteten an phlorrhizindiabetischen Ratten keine Beeinflussung der Glucosurie durch Buformin.

c) Diabetes nach Pankreatektomie sowie nach Gabe von Alloxan, Streptozotocin und Goldthioglucose

Die Befunde zur blutzuckersenkenden Wirkung von Biguaniden bei pankreatektomierten und alloxandiabetischen Tieren sind widersprüchlich. Mit Phenformin wurde eine Blutzuckersenkung bei alloxandiabetischen Ratten (Ungar et al., 1957; Houssay und Penhos, 1958; Ungar, 1959; Kuno, 1961a; Kato, 1962; Proske et al., 1962; Irikura et al., 1965; Ramachander et al., 1968; Blickens und Riggi, 1969b), Kaninchen und Rhesusaffen (Ungar et al., 1957) sowie bei hepatopankreatektomierten Hunden (Ohashi und Tobe, 1962) beobachtet. Metformin senkt nach Untersuchungen von Sterne (1958), Sterne und Duval (1959) und Duval (1960) den erhöhten Blutzucker alloxandiabetischer Kaninchen und Ratten und verringert zugleich die Acidose und die Acetonurie. Der blutzuckersenkende Effekt soll bis zu 24 h anhalten. Die gleichen Untersucher teilen mit, daß bei alloxandiabetischen Tieren niedrigere Dosen wirksam seien als bei nichtdiabetischen. Der Glucose-Assimilationskoeffizient nimmt bei alloxandiabetischen Kaninchen unter der Einwirkung von Metformin zu (Sterne, 1968; Sterne und Pele, 1969). An alloxandiabetischen Ratten bewirken Biguanide nach gleichzeitiger Injektion von Insulin ebenfalls einen Anstieg des k-Wertes sowie eine Zunahme der Bildung von $^{14}CO_2$ aus ^{14}C-Glucose (Losert et al., 1970a, b; Schillinger et al., 1970) (vgl. auch S. 527). Weiterhin wurde eine blutzuckersenkende Wirkung von Metformin bei pankreatektomierten Hunden (Hesse und Taubmann, 1929; Ohashi und Tobe, 1962) sowie von Buformin bei alloxandiabetischen Ratten (Proske et al., 1962; Hildmann und Lippmann, 1963; Yoh, 1966; Losert et al., 1969), Kaninchen (Yoh, 1966) und pankreatektomierten Hunden (Lippmann, 1963b) gesehen.

Die Konzentration von Glykogen im Leber- und Muskelgewebe alloxandiabetischer Ratten ist nach Biguanid-Applikation im allgemeinen erhöht (Ungar et al., 1957; Blickens und Riggi, 1969b; Sterne und Pele, 1969). In Lebern pankreatektomierter Hunde beobachteten Hesse und Taubmann (1929) unter der Einwirkung von Metformin einen Glykogenschwund. — Die Toxicität von Phenformin ist bei pankreatektomierten Hunden geringer als bei intakten Tieren (Penhos und Blaquier, 1958).

Die Glucosurie alloxandiabetischer Ratten ist unter der Therapie mit Biguaniden vermindert (Söling und Creutzfeldt, 1960; Creutzfeldt et al., 1962; De Roetth, 1963; Blickens und Riggi, 1969b). Dies ist nach Söling und Creutzfeldt (1960) sowie Creutzfeldt et al. (1962) in erster Linie auf eine Abnahme der Nierendurchblutung und der glomerulären Filtrationsrate zurückzuführen, welche auch beim nichtdiabetischen Tier unter Zufuhr hoher Biguanid-Dosen herabgesetzt sind (Ungar et al., 1957; Tyberghein, 1958). Als weiterer Faktor kommt eine verzögerte, mitunter stark reduzierte Futteraufnahme hinzu, so daß seltener Blutzuckerspitzen auftreten und die Nierenschwelle für Glucose weniger häufig überschritten wird (Söling und Creutzfeldt, 1960; Creutzfeldt et al., 1962; Proske et al., 1962). Die verminderte Nahrungsaufnahme ist vermutlich auch die Ursache für die bei alloxandiabetischen Kaninchen erst 24 h nach einer Biguanid-Gabe auftretende Blutzuckersenkung (Sterne, 1958; Sterne und Duval, 1959).

Die durch eine orale Fettbelastung ausgelöste Zunahme der Konzentration von Triglyceriden und freien Fettsäuren im Serum ist bei mit Biguaniden behandelten alloxandiabetischen Ratten signifikant niedriger als bei unbehandelten diabetischen Tieren, während das freie Glycerin unverändert bleibt (Reissert und Rudas, 1969; Rudas et al., 1969; Brand et al., 1970; Rudas und Czak, 1970).

Kuno (1961b) beobachtete an alloxandiabetischen Ratten nach Phenformin-Gaben eine Zunahme der Anzahl der β-Zellen und eine Normalisierung des Verhältnisses von α- zu β-Zellen in den Langerhansschen Inseln sowie einen Anstieg der insulinähnlichen Aktivität im Serum (Diaphragma-Methode).

Andere Autoren konnten an diabetischen Tieren keinen blutzuckersenkenden Effekt von Biguaniden nachweisen. Nach den Befunden dieser Untersucher ist Phenformin bei pankreatektomierten und Houssay-Hunden (Houssay und Penhos, 1958), bei pankreatektomierten Kröten (Houssay und Penhos, 1958) sowie bei alloxandiabetischen Ratten (Söling und Creutzfeldt, 1960; Creutzfeldt et al., 1962) und Mäusen (Tocus und Cavallo, 1961) nicht wirksam. Dasselbe gilt für Buformin bei alloxandiabetischen Ratten (Söling und Creutzfeldt, 1960; Creutzfeldt et al., 1962; Beckmann, 1966c; Reissert und Rudas, 1969) und für Metformin bei Kaninchen mit schwerem Alloxandiabetes sowie bei pankreatektomierten Hunden (Sterne, 1958; Duval, 1960).

Die widersprüchlichen Ergebnisse werden verständlich, wenn man annimmt, daß im Tierversuch wie auch beim Menschen für die Entfaltung der Biguanid-Wirkung eine gewisse Mindestmenge an Insulin erforderlich ist. Es kann dabei entweder eine echte Verstärkung der Insulin-Wirkung (Bolinger et al., 1960; Creutzfeldt et al., 1961, 1963; Lippmann, 1963a; Losert et al., 1970a, b) oder aber ein permissiver Effekt des Hormons auf die Biguanid-Wirkung (Fajans, 1960a; Creutzfeldt et al., 1963) vorliegen. Ein direkter Einfluß der Biguanide auf das Pankreas im Sinne einer Stimulierung der Insulinsekretion ist nach den Untersuchungen von Mehnert et al. (1962), Mehnert (1964) und Mohnike et al. (1963a, b) auszuschließen. Damit wäre je nach dem Grad der Schädigung der β-Zellen durch Alloxan oder der Vollständigkeit der Pankreatektomie mit einer mehr oder weniger starken Blutzuckersenkung zu rechnen. Kein blutzuckersenkender Effekt mehr sollte erst nach restloser Entfernung des Pankreas oder bei völliger Vergiftung der Langerhansschen Inseln auftreten. Damit in Übereinstimmung fanden Sterne (1958) und Duval (1960) bei Kaninchen nach teilweiser Schädigung der β-Zellen mit Alloxan noch eine blutzuckersenkende Wirkung von Metformin, nicht aber mehr bei schwer alloxandiabetischen Tieren. Und Meier und Yerganian (1961) stellten nur bei mäßig diabetischen Hamstern eine Blutzuckersenkung mit Phenformin fest, während schwer diabetische Tiere keinen Blutzuckerabfall zeigten. In toxischen Dosen bewirken allerdings Biguanide auch bei alloxandiabetischen Tieren — unabhängig von dem Vorhandensein von Insulin — durch Stimulierung der anaeroben Glykolyse einen Blutzuckerabfall, der von einem starken Anstieg der Konzentration von Lactat im Blut begleitet wird (Beckmann, 1966c).

An Ratten, bei denen ein Diabetes durch intravenöse Injektion von 50 mg/kg Streptozotocin ausgelöst wurde, senken orale Gaben von 75 mg/kg bzw. 150 mg/kg Buformin den Blutzucker um durchschnittlich 38% bzw. 71% (Beckmann, 1969c). Bei streptozotocindiabetischen Ratten wird durch Buformin, ebenso wie bei alloxandiabetischen Tieren, der hypoglykämische Effekt von exogenem Insulin verstärkt und die Oxidation von uniform markierter ^{14}C-Glucose zu $^{14}CO_2$ sowie ihr Einbau in das Zwerchfellglykogen erhöht (Losert et al., 1970a, b).

Waxler und Leef (1968) beobachteten an Mäusen, die nach Gabe von Goldthioglucose fettsüchtig und diabetisch geworden waren, unter der Behandlung mit Phenformin eine Abnahme des Körpergewichts. Wenngleich auch die Untersucher keine verminderte Futteraufnahme nachweisen konnten, so ist dies doch in Anbetracht der langen Versuchszeit als Ursache der nur geringfügigen Gewichtsabnahme nicht mit Sicherheit auszuschließen. Der Blutzucker wurde nicht gemessen.

d) Erblicher Diabetes

Hunde mit Pruritus oder Ekzemen weisen häufig erhöhte Blutzuckerspiegel (140—200 mg/100 ml) auf, ohne daß sonstige Erscheinungen des Diabetes mellitus beobachtet werden. Bei den Tieren kann durch tägliche Applikation von Buformin als Retardform (10 mg/kg) eine Normalisierung bzw. Reduzierung des Blutzuckerspiegels und eine Besserung der Hautveränderungen erzielt werden (BRUNNER, 1969). Auch der genetisch bedingte Diabetes des chinesischen Hamsters (Cricetulus griseus) läßt sich durch Verabreichung von Biguaniden (0,03% Phenformin im Trinkwasser) günstig beeinflussen. Die blutzuckersenkende Wirksamkeit von Phenformin ist bei diabetischen Hamstern stärker als bei nichtdiabetischen. Allerdings wird eine Normoglykämie nur dann erzielt, wenn der Blutzucker mäßig, auf 150—300 mg/100 ml, erhöht ist. Hamster mit schwerem Diabetes sind gegenüber der Biguanid-Wirkung resistent, sie müssen mit Insulin behandelt werden (MEIER und YERGANIAN, 1961). An Sandratten (Psammomys obesus) beobachteten BRODOFF et al. (1967) nach einmaliger oraler Gabe von 25 mg/kg Phenformin eine Zunahme der oralen Glucosetoleranz. Fettsüchtige Mäuse mit erblichem Diabetes [Stamm: Bar-Harbor obob und New Zealand obese (NZO)] reagieren auf eine mehrwöchige Behandlung mit Buformin (0,1 oder 0,2% im Trinkwasser) mit einer Abnahme des Körpergewichts, sie zeigen aber keine deutliche Besserung der Glucosetoleranz (BECKMANN, 1968b). Dies überrascht nicht, da auch diese hereditären Diabetesformen nach neueren Untersuchungen mit dem menschlichen Altersdiabetes nicht vergleichbar sind (vgl. z.B. STAUFFACHER et al., 1967; STAUFFACHER und RENOLD, 1969; WESTMAN, 1970).

3. Untersuchungen am nichtdiabetischen Tier

a) Wirkung auf die enterale Glucoseresorption

Die Untersuchungen zur Beeinflussung der Glucoseaufnahme im Magen-Darm-Trakt durch Biguanide führten zu widersprüchlichen Ergebnissen.

α) In-vitro-Versuche

Bei der Inkubation von Segmenten des umgestülpten Hamsterdünndarms mit Biguaniden beobachteten CREUTZFELDT et al. (1970) und CASPARY und CREUTZFELDT (1971) eine Hemmung der Aufnahme von D-Glucose und D-Galactose. 0,2 mg/ml Phenformin waren wirkungsgleich mit 0,4 mg/ml Buformin. Auch der intestinale Transport von 3-O-Methyl-D-glucose, L-Glycin, α-Aminoisobuttersäure und Calcium war in Gegenwart der Biguanide (2—4 mg/ml) gehemmt. Der Transport von nicht aktiv resorbierten Zuckern wie D-Fructose oder solchen mit geringer Affinität zum Transportsystem wie D-Xylose blieb unbeeinflußt. Jedoch war die ATP-abhängige intracelluläre Umwandlung von D-Fructose in D-Glucose vermindert. Die Lactatproduktion nahm unter der Einwirkung von Phenformin (2 mg/ml) bei der Inkubation des intestinalen Gewebes ohne Substrat oder mit Fructose zu. Mit Glucose als Substrat blieb die Lactatbildung unverändert. Der Metabolit von Phenformin, 1-[2-(4'-Hydroxy)-phenyl-äthyl]-biguanid, beeinflußte die Glucoseaufnahme nicht. Die Verbindung bewirkte aber einen vermehrten intracellulären Abbau von Glucose.

Abweichend von diesen Befunden an Segmenten des Hamsterdünndarms beobachtete LOVE (1969) am umgestülpten Rattendünndarm mit Metformin und Phenformin in einer Konzentration von gleich oder kleiner als 10^{-3} M eine Förderung der Aufnahme von Glucose, Natrium und Wasser. Höhere Biguanid-Konzentrationen führten auch am Rattendünndarm zu einer zunehmenden Hemmung des intestinalen Transports.

β) In-vivo-Versuche

An intakten und adrenalektomierten Ratten stellten Biró et al. (1961) nach
ein- oder mehrmaliger Gabe von 120 mg/kg Phenformin eine verminderte Glucoseresorption aus dem Dünndarm fest. Desgleichen fanden Ghareeb et al. (1969)
und Kruger et al. (1970) bei der Inkubation des umgestülpten Dünndarms von
Meerschweinchen oder Ratten eine Hemmung des aktiven Glucosetransports,
wenn sie die Tiere mit Metformin (100 mg/kg, oral) bzw. Phenformin (5—150 mg/kg,
oral) vorbehandelten. Czyżyk et al. (1968) und Czyżyk (1969a) stellten an Hunden
bei der Perfusion des Dünndarms in situ mit Glucoselösung (2 g Glucose pro kg)
nach intraduodenaler Applikation von 10 mg/kg Buformin ebenfalls eine verminderte Glucoseresorption fest. Ohne Biguanid wurden durchschnittlich etwa
75% und unter der Einwirkung von Buformin 50% der intraduodenal zugeführten
Glucose resorbiert. Demgegenüber nahm die Summe der Inkremente der Glucosekonzentration im Blut sehr viel stärker, von durchschnittlich 355 mg/100 ml auf
63 mg/100 ml ab. Da außerdem der Blutzuckeranstieg nach Glucosebelastung auch
bei den Hunden deutlich geringer war, bei denen das Biguanid die Glucoseresorption kaum beeinflußte, vermag eine Hemmung der enteralen Glucoseaufnahme allein die gebesserte Glucosetoleranz nicht zu erklären. Vielmehr ist
eine zusätzliche Steigerung der Glucoseverwertung durch Buformin anzunehmen.

Creutzfeldt et al. (1962) konnten an Ratten nach Applikation von Buformin
keine Hemmung der Glucoseresorption nachweisen. Vermutlich sind diese von
den Befunden von Biró et al. (1961) abweichenden Resultate auf die Verschiedenheit der Biguanide und auf die unterschiedliche Versuchstechnik zurückzuführen.
Am in situ perfundierten Dünndarm der Ratte stellten Förster et al. (1965)
mit Buformin in Dosen von 1—60 mg/Tier ebenfalls keine Beeinträchtigung der
enteralen Resorption von Glucose sowie von Fructose fest. Auch nach Gabe des
Biguanids mit der Schlundsonde sahen diese Autoren keine Hemmung der Glucoseresorption. Jedoch ließ sich an Ratten und Meerschweinchen unter der Einwirkung von Buformin und Metformin eine Verzögerung der Magenentleerung
beobachten (Creutzfeldt et al., 1962; Förster et al., 1965; Ghareeb et al.,
1969). Auch an Mäusen führen hohe Biguanid-Dosen (200 mg/kg Buformin) zu
einer Abnahme der Magenmotilität (Yoh, 1967).

b) Wirkung auf den Stoffwechsel im Muskel

α) Glykogen

Biguanide setzen in vitro den Glykogen-Gehalt des isolierten Zwerchfells
herab. Am Ganztier dagegen bleibt das Muskelglykogen nach Biguanid-Gaben
im allgemeinen unverändert. Dies gilt in gleicher Weise für Meerschweinchen
(Tyberghein und Williams, 1957; Williams et al., 1957; Ungar et al., 1957;
Kroneberg und Stoepel, 1958; Ungar, 1959; Stewart, 1962; Paul et al.,
1963; Proske et al., 1962; Söling et al., 1963) und Ratten (Ungar et al., 1957;
Ungar, 1959; Lippmann und Köhler, 1963; Yoh, 1966; Maggi et al., 1968d).
Nur gelegentlich wird nach Biguanid-Gaben in vivo eine Abnahme (Tyberghein
und Williams, 1957; Kroneberg und Stoepel, 1958; Duval, 1960; Creutz-
feldt et al., 1961, 1963; Lippmann und Köhler, 1963) oder eine Zunahme
(Lippmann und Köhler, 1963; Blickens und Riggi, 1969c) des Muskelglykogens beobachtet.

Die Glykogensynthese im Diaphragma von Ratten aus ^{14}C-Glucose beeinflußt
Phenformin in niedrigen (0,5 mg/kg, i.p.) und hohen (120 mg/kg, i.p.) Dosen nicht
(Ditschuneit und Ditschuneit, 1965). Auch eine einmalige Gabe von Buformin
(1—25 mg/kg, oral) ist ohne Wirkung auf die Synthese von Glykogen im Ratten-

zwerchfell (Liebermeister und Daweke, 1969). Dagegen bewirken wiederholte Applikationen des Biguanids in Dosen, die bei einmaliger Gabe den Blutzucker nicht senken (75 mg/kg · Tag) an nichtdiabetischen Ratten [bei gleichzeitiger Belastung mit Glucose (1,5 g/kg, i.v.)] und an streptozotocindiabetischen Ratten [bei gleichzeitiger Injektion von Insulin (0,5 IE/kg, i.v.)] einen Blutzuckerabfall und eine Zunahme des Einbaus von Radioaktivität aus uniform markierter Glucose in das Zwerchfellglykogen (Losert et al., 1970a; Schillinger et al., 1970). Ein erhöhter Einbau von Radioaktivität in das Zwerchfellglykogen wurde auch von Strohfeldt et al. (1970) an nichtdiabetischen Ratten nach 34 bis 67tägiger Behandlung mit 25 mg/Tier Buformin und intraperitonealer Injektion von ^{14}C-Glucose zusammen mit 0,1 IE/kg Insulin beobachtet.

β) Glucoseaufnahme

Butterfield und andere Autoren stellten beim Menschen unter der Einwirkung von Biguaniden eine vermehrte Glucoseaufnahme durch das Muskelgewebe fest (vgl. S. 556). Analoge tierexperimentelle Untersuchungen wurden von Ungar (1959) durchgeführt. Er fand bei künstlich beatmeten Katzen, deren Muskulatur mit Tubocurarin gelähmt worden war, nach subcutaner Injektion von 20 mg/kg Phenformin, ebenso wie nach Insulin (1 IE/kg), eine Zunahme der arteriovenösen Glucosedifferenz. Auch der Lactatverbrauch des Muskelgewebes war erhöht. An Ratten bewirken Biguanide ebenfalls eine Zunahme der arteriovenösen Blutglucosedifferenz (Losert et al., 1970b). — Einen Anstieg der Hexokinase-Aktivität im Muskel um 200% wurde von Dobson und Allen (1967) an Kaninchen nach 4tägiger Behandlung der Tiere mit 25—40 mg/kg Phenformin beobachtet.

γ) Lactat

In vitro nimmt die Konzentration von Lactat im Medium bei der Inkubation von Leber-, Muskel- und Fettgewebe mit hohen Biguanid-Konzentrationen zu. Auch in vivo steigt nach Biguanid-Applikation die Milchsäurekonzentration im Blut an. Dies läßt sich nachweisen an Mäusen (Beckmann, 1969b), Meerschweinchen (Tyberghein und Williams, 1957; Steiner und Williams, 1958; Ungar, 1959; Söling und Creutzfeldt, 1960; Söling et al., 1961, 1963; Paul et al., 1963), stoffwechselgesunden Ratten (Söling und Creutzfeldt, 1960; Söling et al., 1963; Lacher und Lasagna, 1966; Lippmann et al., 1966; Miller, 1968; Ramachander et al., 1968; Ruggles et al., 1968; Beckmann, 1969b; El Masry und Buckley, 1970), diabetischen Ratten (Söling und Creutzfeldt, 1960; Creutzfeldt et al., 1962; Blickens und Riggi, 1969b), Kaninchen (Ramachander et al., 1968; Beckmann, 1969b), Katzen (Ungar, 1959) und Hunden (Söling und Creutzfeldt, 1960; Söling et al., 1963). Die Konzentration im Serum von Pyruvat (Ungar, 1959; Söling und Creutzfeldt, 1960; Söling et al., 1961, 1963; Lippmann et al., 1966; Maggi et al., 1968d; Beckmann, 1969b), α-Ketoglutarat (Söling und Creutzfeldt, 1960; Creutzfeldt et al., 1962) und Citrat (Ungar, 1959) nimmt ebenfalls zu.

Die gesteigerte Bildung von Milchsäure geht häufig der Blutzuckersenkung parallel (Abb. 21). Dieser Befund sowie die hemmende Wirkung der Biguanide auf die Atmungskettenenzyme in vitro bildeten den Ausgangspunkt für die sog. Glykolysetheorie zum Wirkungsmechanismus der Biguanide. Dieser Theorie zufolge soll die blutzuckersenkende Wirkung der Biguanide darauf beruhen, daß sie die Glucoseoxidation hemmen und die anaerobe Glykolyse aktivieren. Bei einer Steigerung der anaeroben Glykolyse müßte aber der Quotient Lactat/Pyruvat im Blut zunehmen. Der Quotient bleibt jedoch unter der Einwirkung von Biguaniden konstant, oder er nimmt nur geringfügig zu (SÖLING und CREUTZFELDT, 1960; SÖLING et al., 1961, 1963; LIPPMANN et al., 1966; BECKMANN, 1969b; LOSERT et al., 1970b) (vgl. Tabelle 15, S. 542).

Lediglich toxisch wirksame Biguanid-Dosen bewirken einen Anstieg des Lactat/Pyruvat-Quotienten auf das Doppelte bis Dreifache des Ausgangswerts (SÖLING und CREUTZFELDT, 1960; SÖLING et al., 1963; LIPPMANN et al., 1966; BECKMANN, 1969b, c).

Mehrere Befunde sprechen dafür, daß die Zunahme des Blutlactats — welche übrigens auch nach Insulin-Injektionen auftritt (GALANSINO et al., 1958; FOÀ

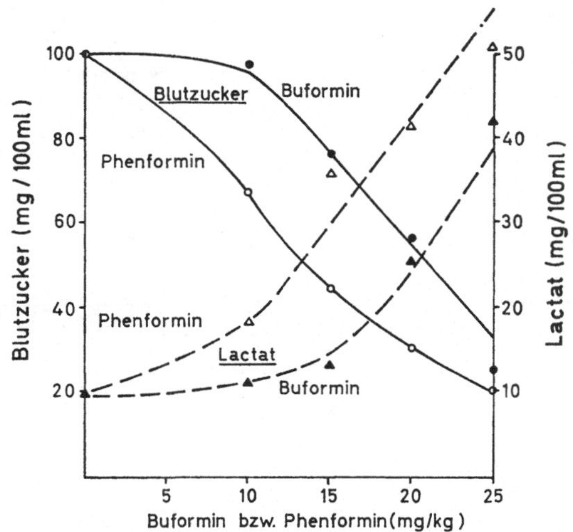

Abb. 21. Abhängigkeit der Blutzuckersenkung und der Steigerung der Konzentration von Lactat im Blut von der subcutan applizierten Biguanid-Dosis beim Meerschweinchen. (Nach SÖLING und CREUTZFELDT, 1960; SÖLING et al., 1963)

et al., 1959; BECKMANN, 1969c) — von der blutzuckersenkenden Wirkung der Biguanide unabhängig ist. Einerseits nämlich kommt es nach nicht toxisch wirkenden Biguanid-Dosen auch ohne wesentliche Erhöhung des Blutlactats zu einer Blutzuckersenkung (SÖLING und CREUTZFELDT, 1960; SÖLING et al., 1963; BECKMANN, 1969b; LOSERT et al., 1970b), und andererseits führen Biguanide häufig zu einem Anstieg des Lactats im Blut, ohne daß der Blutzucker vermindert ist (SÖLING und CREUTZFELDT, 1960; SÖLING et al., 1963; LIPPMANN und LAWECKI, 1963; LACHER und LASAGNA, 1966; RAMACHANDER et al., 1968; BECKMANN, 1969b).

Die eigentliche Ursache der erhöhten Lactatkonzentration im Blut nach Biguanid-Gaben ist noch ungeklärt. Bei Kaninchen liegt offensichtlich eine Stimulierung des adrenergen Systems vor. Denn der Lactatanstieg nach Infusion von Buformin ist nach vorhergehender Injektion von β-Receptoren blockierenden Substanzen vermindert (Abb. 22). Beim Hund andererseits bleibt die durch subcutane Injektion von 25 mg/kg Buformin ausgelöste Zunahme der Lactatkonzentration im Blut auch nach Gabe von β-Receptoren-Blockern (15 mg/kg N-Isopropylmethoxamin · HCl, B.-W. 61–43; oral) unverändert (BECKMANN, 1969c).

Auch bei der Ratte kann der Anstieg des Blutlactats nach Biguanid-Gabe nicht auf einer Ausschüttung von Adrenalin durch das Nebennierenmark beruhen, da das Lactat bei medullektomierten Ratten gleichstark ansteigt wie bei intakten Tieren. Eine periphere Freisetzung von Noradrenalin durch Biguanide als Ursache des Lactatanstiegs bei der Ratte läßt sich ebenfalls ausschließen. Dies geht eindeutig daraus hervor, daß bei medullektomierten Ratten, die zusätzlich mit Reserpin oder Propranolol behandelt wurden, die Zunahme der Lactatkonzentration im Blut nicht herabgesetzt ist (Tabelle 15, S. 542).

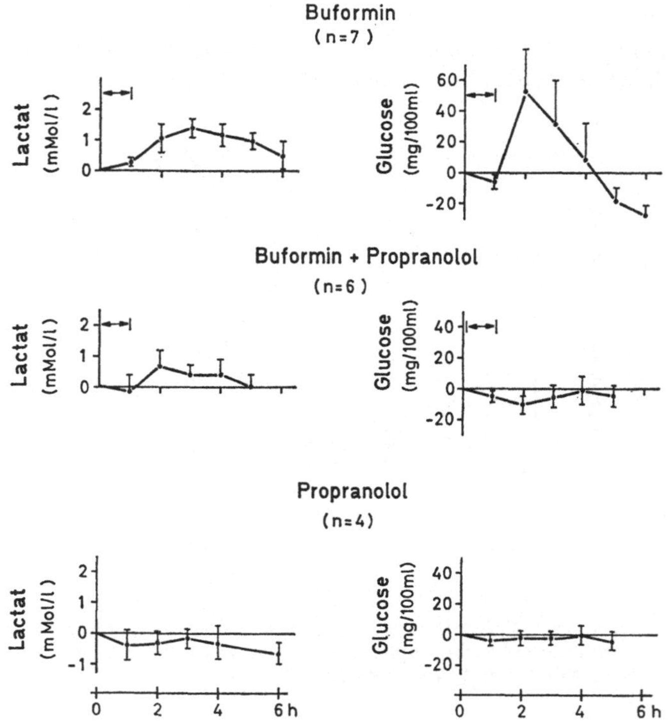

Abb. 22. Beeinflussung der Wirkung von Buformin auf die Konzentration von Lactat und Glucose im Blut bei Kaninchen durch Propranolol. Buformin (50 mg/kg) wurde innerhalb von 1 h infundiert. Vor und nach der Biguanid-Infusion erhielten die Tiere 10 min lang eine Infusion von jeweils 3 mg/kg Propranolol. Durchschnittswerte $\pm s_{\bar{x}}$ (Beckmann, 1969b)

Eine verminderte Verwertung von Lactat als Ursache des Milchsäureanstiegs unter der Einwirkung von Biguaniden erscheint auf Grund der Befunde von Ruggles et al. (1968) und Miller (1968) wenig wahrscheinlich. Die Autoren bestimmten an stoffwechselgesunden und diabetischen Ratten den Anstieg der Konzentration von Milchsäure im Blut unter hypoxischen Bedingungen. Mit abnehmendem Sauerstoffpartialdruck stieg die Konzentration von Milchsäure im Blut bei den Kontrolltieren zunächst langsam an. Ab 12% Sauerstoffgehalt in der Atemluft nahm sie rascher zu und betrug nach Reduktion der Sauerstoffkonzentration auf 6% bei den nichtdiabetischen bzw. diabetischen Tieren durchschnittlich 6,2 bzw. 9,4 mMol/l. Ratten, denen 2,5 h vor Versuchsbeginn 75 mg/kg Phenformin subcutan injiziert worden war, zeigten den gleichen Lactatanstieg; lediglich die Ausgangswerte waren erhöht.

Die Verwertung exogen zugeführter Milchsäure wird durch Biguanide ebenfalls nicht wesentlich beeinträchtigt. Dies geht aus den Untersuchungen von Ramachander et al. (1968) hervor. Die Autoren verabfolgten an Kaninchen 10 Tage lang 200 mg/kg Phenformin oral. Nach der 10. Applikation injizierten sie den Tieren 200 mg/kg D,L-Natriumlactat intravenös. Als Kontrollgruppen dienten Tiere, die einmal oder mehrmals mit Glucose und Insulin (150 mg/kg bzw. 1 IE/kg i.v.) vorbehandelt worden waren. Obwohl der Ausgangswert der Blutmilchsäure bei den mit Phenformin belasteten Tieren etwa 4mal höher war als bei den Kontrollen, nahm die Milchsäurekonzentration im Blut aller Gruppen um denselben Betrag (etwa 3 mMol/l) zu. Auch die Halbwertzeiten für die Elimination der exogen zugeführten Milchsäure waren identisch. An stoffwechselgesunden und alloxandiabetischen Ratten läßt sich ebenfalls keine Beeinträchtigung der Verwertung von exogen zugeführtem Lactat durch Phenformin (40 mg/kg, s.c.) und Buformin (40 mg/kg, s.c.) nachweisen (RAMACHANDER et al., 1968; BECKMANN, 1969c). Katzen utilisieren unter der Einwirkung von Phenformin sogar vermehrt Lactat (UNGAR, 1959). Lediglich LACHER und LASAGNA (1966) stellten an Ratten eine verminderte Utilisation von Milchsäure unter der Einwirkung von Biguaniden fest.

Die Ergebnisse neuerer Untersuchungen mit radioaktiv markierten Substraten könnten dafür sprechen, daß bei der Ratte der Lactatanstieg im Blut nach Biguanid-Gabe auf einer Hemmung des oxidativen Pyruvat-Abbaus beruht. Denn nach Applikation von Biguanid und ^{14}C-Alanin oder ^{14}C-Pyruvat nehmen Konzentration und spezifische Aktivität von Pyruvat und Lactat im Blut zu (Tabelle 13, S. 531). Dies kann nicht durch eine Hemmung der Gluconeogenese erklärt werden, da die spezifische Aktivität der Blutglucose der biguanidbehandelten Ratten nicht signifikant verschieden war von der der Kontrolltiere. Mit der Annahme einer Hemmung des oxidativen Abbaus von Pyruvat ist indessen nicht vereinbar, daß nach Biguanid-Gabe die zusätzliche Applikation einer relativ großen Dosis von Pyruvat (1 mMol/Tier) keinen weiteren Anstieg der Pyruvat- und Lactat-Konzentration im Blut bewirkt (BECKMANN, 1969c).

δ) Glucoseoxidation

WILLIAMS et al. (1957) injizierten bei Meerschweinchen 20 mg/kg Phenformin subcutan und 30 min später 0,5 mg (1 μC) uniform ^{14}C-markierte Glucose. Anschließend wurde die Radioaktivität in der Ausatmungsluft 4 h lang gemessen. Im Vergleich zu Kontrolltieren, die nur physiologische Kochsalzlösung erhalten hatten, ließ sich keine vermehrte Glucoseoxidation nachweisen. Da die Autoren ihre Untersuchungen an nur 2 Kontroll- und an 4 Versuchstieren durchführten, war auch in Anbetracht der großen Streuung derartiger Versuche keine statistisch sichere Wirkung auf die Glucoseoxidation zu erwarten. An Kaninchen fanden DOBSON und ALLEN (1967) nach 4maliger Gabe von täglich 25—40 mg/kg Phenformin keine Veränderung des O_2-Verbrauchs der Tiere. Experimentelle Einzelheiten zu diesen Versuchen fehlen. SILVER (1958) stellte an Meerschweinchen nach subcutaner Injektion von 20 mg/kg Phenformin eine Zunahme des respiratorischen Quotienten fest. Der RQ betrug nach 40 min 0,78 ± 0,2 (Ausgangswert 0,74 ± 0,3), nach 80 min 0,88 ± 0,3 (0,74 ± 0) und nach 120 min 0,98 ± 0,09 (0,75 ± 0,2). Nach Verabfolgung von 100 mg/kg (!) Phenformin stieg der respiratorische Quotient von 0,79 auf 0,97 an. Danach starben die Tiere im hypoglykämischen Schock.

Eine gesteigerte Bildung von $^{14}CO_2$ aus ^{14}C-Glucose nach noch verträglichen Biguanid-Dosen konnten BECKMANN (1968c) und BECKMANN et al. (1971a) an Ratten nachweisen. Die Tiere erhielten 250 mg/kg Buformin oral und 0,1 μC uniform ^{14}C-markierte Glucose intraperitoneal appliziert. Anschließend wurde die Radioaktivität in der Ausatmungsluft während 8 h gemessen. Einige Tage

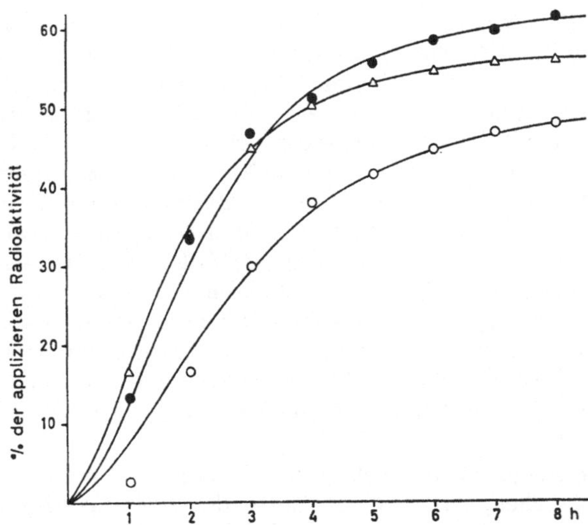

Abb. 23. Wirkung von Buformin (250 mg/kg, oral) (●) und Insulin (2 IE/kg, s.c.) (△) auf die $^{14}CO_2$-Bildung aus uniform markierter Glucose (0,1 µC/Ratte). Kontrollversuch: ○. Die ausgezogenen Kurven wurden nach Stoner et al. (1960) berechnet (Beckmann et al., 1971a)

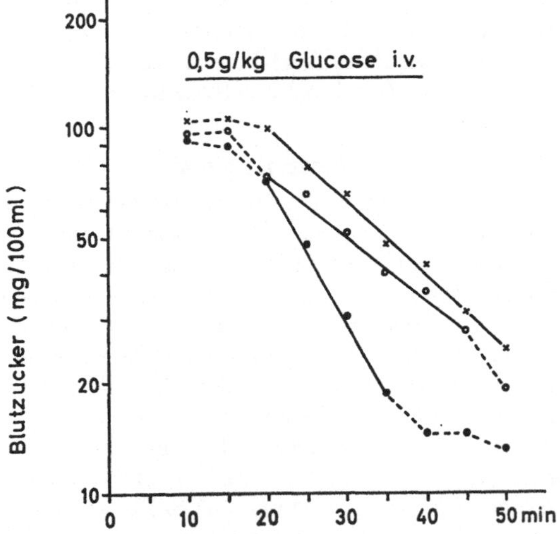

Abb. 24. Bestimmung des Glucose-Assimilationskoeffizienten an Ratten nach oraler Gabe von Buformin. Die Tiere erhielten in Nembutal-Narkose (90 mg/kg, i.p.) 0,5 g/kg Glucose in die V. femoralis injiziert. Buformin wurde 1 h vor der Glucose-Gabe mit der Schlundsonde verabfolgt. Die Blutabnahme erfolgte aus der Schwanzvene. Von den gemessenen Glucose-Konzentrationen wurden die unmittelbar vor der Glucose-Injektion bestimmten Blutzuckerwerte abgezogen. Mittelwerte von jeweils 5—7 Tieren (Beckmann, 1969c)

		k (h^{-1})
×——×	Kontrollen	2,4
○——○	Buformin 250 mg/kg	2,8
●——●	Buformin 400 mg/kg	5,5

später wurde an denselben Tieren die $^{14}CO_2$-Bildung aus radioaktiv markierter Glucose ohne gleichzeitige Biguanid-Gabe bestimmt. In einem dritten Versuch erhielten die Ratten zugleich mit ^{14}C-Glucose 2 IE/kg Insulin injiziert. Unter der Wirkung des Biguanids nahm die $^{14}CO_2$-Bildung gleichstark zu wie nach Insulin-Injektion (Abb. 23).

LOSERT et al. (1970a, b) und SCHILLINGER et al. (1970) beobachteten an nichtdiabetischen Ratten und Meerschweinchen nach Stimulierung der endogenen Insulin-Sekretion durch intravenöse Glucose-Injektion und an diabetischen Ratten nach Injektion von Insulin ebenfalls eine Zunahme der $^{14}CO_2$-Bildung aus ^{14}C-U-Glucose, wenn sie die Tiere 3—5 Tage lang mit Biguaniden vorbehandelten. Unter diesen Versuchsbedingungen waren die Verbindungen wesentlich wirksamer als nach einmaliger Applikation und ohne gleichzeitige Glucoseinjektion. Die Ergebnisse von BECKMANN (1968c), LOSERT et al. (1970a, b), SCHILLINGER et al. (1970) und BECKMANN et al. (1971a) können aber nicht als Beweis für eine Steigerung der Glucoseoxidation durch Biguanide angesehen werden, da weder das Gesamt-CO_2 noch die Größe des Glucosepools oder die spezifische Aktivität der Blutglucose bestimmt wurde. Für eine Zunahme der peripheren Glucose-verwertung spricht jedoch der Anstieg des Glucose-Assimilationskoeffizienten bei mit Biguaniden behandelten Tieren (BALASSE und CONARD, 1961; STERNE, 1968; BECKMANN, 1969c; STERNE und PELE, 1969; LOSERT et al., 1970a, b; SCHILLINGER et al., 1970) (Abb. 24), der sich mit Metformin und Phenformin allerdings nicht immer nachweisen läßt (BALASSE, 1959, 1961). In diesem Zusammenhang erscheint wichtig, darauf hinzuweisen, daß die Steigerung der Glucoseutilisation durch Biguanide dosis- und zu einem gewissen Grade auch zeitabhängig ist. So fanden SCHILLINGER et al. (1970) an Ratten nach einer einmaligen Dosis von 2mal 35 oder 2mal 75 mg/kg · Tag Buformin keine Zunahme der intravenösen Glucosetoleranz, während eine 3tägige Applikation der gleichen Biguanid-Dosen zu einer Zunahme des k-Wertes um mehr als 20% führte. Wurden 2mal 17,5 mg/kg · Tag Buformin appliziert, so war auch nach 2 Wochen keine signifikante Erhöhung der Glucose-Assimilation nachweisbar.

ε) Lipid- und Proteinsynthese

WILLIAMS et al. (1958) fanden an Meerschweinchen nach subcutaner Injektion von Phenformin und nachfolgender Inkubation des Zwerchfells mit ^{14}C-Glucose keine Beeinflussung des Einbaus von Radioaktivität in die Lipid- und Protein-fraktion des Diaphragmas durch das Biguanid. Desgleichen bewirkt Phenformin (etwa 150 mg/kg, oral) bei der Maus im Gegensatz zu Insulin keine Stimulierung des durch 4stündiges Hungern herabgesetzten Einbaus von Radioaktivität aus ^{14}C-Glucose und ^{3}H-Acetat in die Gesamtfettsäuren des Mäuse-Carcass (KETEKOU et al., 1969).

c) Wirkung auf den Stoffwechsel in der Leber

Die Untersuchungen in vitro mit Leberschnitten, Leberhomogenaten und isolierten Leberenzymen hatten eine Vielzahl von hemmenden Wirkungen der Biguanide auf den Intermediärstoffwechsel erkennen lassen. Da sich diese Effekte aber meist erst mit zelltoxisch wirkenden Konzentrationen erzielen ließen, ist ihre Relevanz für die Erklärung des Mechanismus der blutzuckersenkenden Wirkung der Biguanide in vivo zweifelhaft. Eine viel größere Bedeutung haben daher Ergebnisse, die in vivo oder an Leberpräparationen nach Vorbehandlung der Tiere mit Biguaniden gewonnen wurden.

α) Kohlenhydratstoffwechsel

Glykogenkonzentration. Die Glykogenkonzentration in der Leber ist nach blutzuckerwirksamen Biguanid-Dosen vermindert. Dies gilt für Meerschweinchen (Tyberghein und Williams, 1957; Ungar et al., 1957; Williams et al., 1957, 1958; Creutzfeldt und Moench, 1958; Kroneberg und Stoepel, 1958; Söling und Creutzfeldt, 1960; Söling et al., 1961; Ungar, 1961; Paul und Bose, 1962; Proske et al., 1962; Söling et al., 1963; Paul et al., 1963; Meyer et al., 1967a, b), Ratten (Sterne und Duval, 1959; Sterne, 1958; Georgii, 1960; Georgii und Mehnert, 1961; Kato, 1962; Lippmann und Köhler, 1963; Mehnert, 1964; Yoh, 1966; Maggi et al., 1968d; Laastuen und Todd,

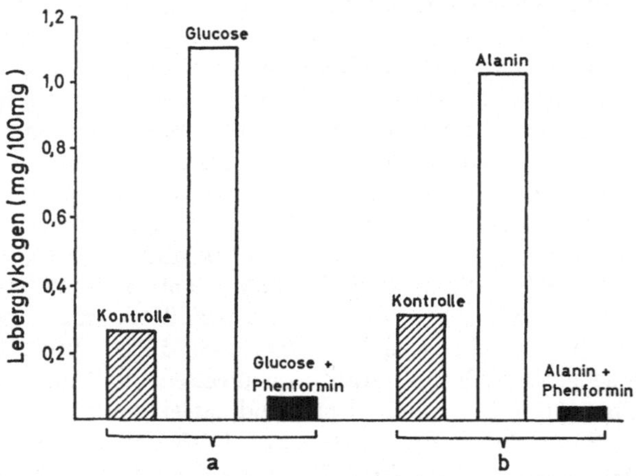

Abb. 25a u. b. Abnahme des Leberglykogens bei Meerschweinchen nach Phenformin-Gaben. a Die 48 h fastenden Tiere erhielten 20 mg/kg Phenformin und 30 min später 2 g/kg Glucose subcutan verabfolgt. Das Leberglykogen wurde 2,5 h nach der Gabe des Biguanids bestimmt. (Nach Williams et al., 1958). b Die 46 h fastenden Tiere erhielten 15 mg/kg Phenformin und 30 min später 2 g/kg D,L-Alanin subcutan verabfolgt. Das Leberglykogen wurde 4 h nach der Gabe des Biguanids bestimmt. (Nach Williams et al., 1957)

1969; El Masry und Buckley, 1970), Mäuse (Sterne, 1958; Sterne und Duval, 1959) und Hunde (Hesse und Taubmann, 1929). Falls aber die Tiere die verabfolgte Biguanid-Dosis überleben, werden bei ausreichender Nahrungszufuhr die Ausgangsglykogenwerte spätestens nach 24 h wieder erreicht oder sogar überschritten (Ungar et al., 1957; Ungar, 1959; Georgii, 1960; Proske et al., 1962; Mehnert, 1964).

Eine Zunahme des Leberglykogens wird seltener gesehen (Ungar et al., 1957; Kroneberg und Stoepel, 1958; Lippmann und Köhler, 1963; El Masry und Buckley, 1970). Keinen Abfall des Leberglykogens trotz stark hypoglykämischer Blutzuckerwerte beobachteten Meyer et al. (1967a, b) an Meerschweinchen nach Injektion von Phenformin und Natriumaspartat sowie Blickens und Riggi (1969c) an nicht fastenden Mäusen nach oraler Gabe von Phenformin (411 mg/kg). — Nach Kato (1962) soll Gabe von Pantothensäure den Abbau des Leberglykogens nach Biguanid-Injektion hemmen.

Der durch Biguanide induzierte Glykogenabbau läßt sich durch Zufuhr von Glucose verhindern (Ungar, 1961; Kato, 1962; Paul et al., 1963). In einzelnen Fällen wurde aber trotz Applikation von Glucose eine Abnahme des Leberglykogens beobachtet, weil entweder die Menge der verabfolgten Glucose zu gering oder die Biguanid-Dosis zu hoch war (Williams et al., 1958) (Abb. 25a). Die gesteigerte Glykogenolyse ist teilweise auf eine gegenregulatorische Mobilisierung des Leberglykogens zurückzuführen, analog der Glykogenverarmung der Leber nach stark blutzuckerwirksamen Insulin-Dosen (LEVINE und WEINHOUSE, 1958; DE DUVE, 1960; PROSKE et al., 1962; LIPPMANN, 1963b; FRIEDMANN et al., 1967, u.a.). Hierfür spricht, daß durch gleichzeitige Glucosegaben nicht nur die Glykogenolyse verhindert wird, sondern die mit Biguanid behandelten Tiere dann auch ebensoviel Glucose in Glykogen umwandeln wie die Kontrolltiere (PAUL et al., 1963). Zu dem erhöhten Glykogenabbau trägt außerdem eine von der Blutzuckersenkung unabhängige glykogenolytische Wirkung der Biguanide bei. So beobachteten SÖLING et al. (1961) an Meerschweinchen nach gleichstark blutzuckerwirksamen Dosen von Phenformin (15 mg/kg, s.c.), Insulin (2 IE/kg, s.c.) und Tolbutamid (200 mg/kg, s.c.) einen Abfall des Leberglykogens nur bei den Tieren, die mit Phenformin behandelt worden waren. Nach Insulin war die Glykogenkonzentration in der Leber unverändert, und nach Tolbutamid kam es sogar zu einem Anstieg des Leberglykogens. Die Untersuchungen von PAUL und BOSE (1962), die mit Tolbutamid und Insulin eine Zunahme und mit Biguaniden eine Abnahme des Leberglykogens ergaben, sind in diesem Zusammenhang nicht zu verwerten, da die Blutzuckersenkung in den 3 Tiergruppen ungleich groß war. Weiterhin fanden LIPPMANN und KÖHLER (1963) sowie BECKMANN (1969c) bei gefütterten Ratten nach subcutaner (120 mg/kg) bzw. intraperitonealer (100 bis 200 mg/kg) Injektion von Buformin eine Verminderung des Leberglykogens, obwohl der Blutzucker nicht abnahm oder sogar anstieg. Über eine gleichartige Beobachtung nach Gabe von Metformin berichteten STERNE (1958) und STERNE und DUVAL (1959). Meist tritt eine blutzuckersenkende Wirkung der Biguanide erst dann auf, wenn die Glykogenspeicher der Leber weitgehend entleert sind (STERNE, 1958; STERNE und DUVAL, 1959; BECKMANN, 1969c). In diesem Zusammenhang sei daran erinnert, daß der Glykogenabbau in der Leber auch zentral durch Stimulierung des Hypothalamus ohne Zwischenschaltung des Nebennierenmarks ausgelöst werden kann (SHIMAZU et al., 1966; SHIMAZU und AMAKAWA, 1968a, b). Inwieweit Biguanide auf diesen zentralen nervalen Mechanismus einwirken, ist noch ungeklärt. Jedoch beobachteten KRONEBERG und STOEPEL (1958) an Kaninchen nach Injektion von [β-Phenäthyl]-guanidin, daß die blutzuckersteigernde Wirkung hoher Dosen dieses substituierten Guanidins nach Durchschneidung des Rückenmarks fast vollständig aufgehoben ist.

Die beim Kaninchen durch Injektion von Glucagon (10 µg/ml, i.v.) ausgelöste Hyperglykämie wird durch Phenformin (10 mg/kg, i.v. oder oral), wenn dieses vor dem Hormon appliziert wird, nicht wesentlich beeinflußt. Bei umgekehrter Reihenfolge der Substanzgabe schwächt Phenformin die Glucagon-Hyperglykämie ab (FRATINO et al., 1968c).

Gluconeogenese. Ob zur Abnahme des Leberglykogens auch eine Hemmung der Gluconeogenese beiträgt, muß, trotz zahlreicher Versuche zur Klärung dieser Frage, offenbleiben. WILLIAMS et al. (1957) fanden zwar bei Meerschweinchen eine verminderte Glykogenbildung aus Aminosäuren. Sie injizierten den 46 h hungernden Tieren subcutan 15 mg/kg Phenformin und 30 min später 2 g/kg D,L-Alanin. Als Kontrollgruppen dienten Tiere, die nur physiologische Kochsalzlösung oder zusätzlich D,L-Alanin appliziert bekommen hatten. $4^{1}/_{2}$ h nach Versuchsbeginn wurde das Leberglykogen bestimmt. Während bei den Alanin-Kontrollen die Glykogenkonzentration in der Leber auf das 3fache zugenommen hatte, war das Leberglykogen bei den mit Phenformin behandelten Tieren auf etwa $^{1}/_{10}$ der Ausgangskonzentration abgefallen (Abb. 25b). Diese Versuche lassen aber keinen eindeutigen Schluß auf eine Hemmung der Gluconeogenese zu: Die Abnahme des Leberglykogens ließe sich ebenso mit einer gesteigerten Glykogenolyse erklären.

Für eine Hemmung der Gluconeogenese aus Aminosäuren könnte indessen die Beobachtung sprechen, daß nach Biguanid-Injektion nicht nur die Konzentration von Glykogen in der Leber, sondern auch die Ausscheidung von Harnstoff mit dem Urin abnimmt (Tyberghein und Williams, 1957; Williams et al., 1957). In diesen Versuchen wurden aber — ebenso wie in denjenigen von Alleyne et al. (1971) — toxisch wirkende Biguanid-Dosen angewandt. Diese führten zu nachweisbaren Nierenschädigungen, so daß die verminderte Harnstoffausscheidung mit dem Urin zumindest teilweise als Folge einer allgemeinen Intoxikation anzusehen ist.

Ebensowenig lassen die Resultate der Versuche von Meyer et al. (1967a, b) eindeutig auf eine Hemmung der Gluconeogenese in der Leber durch Biguanide schließen. Die Autoren (1967a) untersuchten an Ratten und Meerschweinchen nach Injektion von ^{14}C-Pyruvat die Wirkung von Metformin bzw. Phenformin auf die durch Hydrocortison induzierte Gluconeogenese. Hydrocortison allein bewirkte die übliche Zunahme des Leberglykogens sowie der Konzentration und der spezifischen Aktivität der Blutglucose. Bei den mit Metformin und Phenformin behandelten Tieren stieg die Glykogenkonzentration in der Leber weniger an. Der Einbau von Radioaktivität in die Blutglucose war geringer vermehrt, und der Blutzucker war nur schwach erhöht, oder es traten hypoglykämische Werte auf. Diese Ergebnisse könnten für eine Hemmung der Gluconeogenese durch Biguanide sprechen. Jedoch fanden dieselben Autoren (1967b) in einer anderen Untersuchungsreihe an Ratten mit Phenformin keine Hemmung der durch Hydrocortison stimulierten Gluconeogenese. Auch die Resultate der Versuche an Meerschweinchen, in denen die Tiere zur Aktivierung der Gluconeogenese statt Hydrocortison Substratdosen von ^{14}C-Pyruvat, ^{14}C-Lactat oder ^{14}C-Alanin appliziert erhielten, sind widersprüchlich. So wurde einerseits (Meyer et al., 1967a) eine Hemmung der Gluconeogenese aus ^{14}C-Pyruvat und ^{14}C-Alanin durch Phenformin (10 mg/kg, oral) und Metformin (80 mg/kg, oral) beobachtet, andererseits (Meyer et al., 1967b) wurde mit der gleichen Phenformin-Dosis keine wesentliche Hemmung des Einbaus von Radioaktivität aus ^{14}C-Lactat in die Blutglucose gefunden. Schließlich wählten Meyer et al. (1967a, b) den Abstand (3 h) zwischen der Applikation der radioaktiv markierten Substrate und der Messung der spezifischen Aktivität der Glucose im Blut zu groß. Man muß daher annehmen, daß die Versuchsergebnisse durch eine Abnahme des Glucosepools und eine Zunahme der Glucoseumsatzgeschwindigkeit beeinflußt wurden, zumal teilweise stark hypoglykämische Blutzuckerwerte auftraten (vgl. hierzu Friedmann et al., 1967).

In solchen Versuchen, in denen die angeführten Fehlerquellen weitgehend ausgeschaltet worden waren, ließ sich keine Hemmung der Gluconeogenese durch Biguanide nachweisen (Tabelle 13). Die etwas geringere spezifische Aktivität der Blutglucose bei den mit Biguanid behandelten Tieren könnte, da das Leberglykogen unter der Biguanid-Einwirkung abnahm, mit einem Verdünnungseffekt durch Freisetzung von nicht markierter Glucose aus der Leber erklärt werden. Aus dem Anstieg der spezifischen und der Gesamtaktivität des Blutlactats nach Applikation von ^{14}C-Alanin und Buformin geht weiterhin hervor, daß Biguanide die Transaminierungs-Reaktionen nicht beeinflussen, wie dies früher schon von anderen Autoren (Kato, 1962; Kaneko, 1965) gezeigt werden konnte. (Zur Wirkung von Biguaniden in vitro auf die Transaminierung vgl. S. 511 u. 515.) Kürzlich fanden jedoch Stork und Schmidt (1971) an isolierten Leberzellen von Meerschweinchen und alloxandiabetischen Ratten — nicht aber von normalen Ratten — und Alleyne et al. (1971) an Rattennebennierenschnitten nach Vorbehandlung der Tiere mit Phenformin eine signifikante Hemmung der Gluconeogenese.

Tabelle 13. *Wirkung oraler Gaben von Buformin (200 mg/kg) auf die Gluconeogenese bei Ratten. Die 18 h fastenden Tiere erhielten 1 h nach der Applikation des Biguanids 1 mMol ^{14}C-Alanin (spez. Aktivität = 2,8 µC/mMol) i.p. injiziert. 1 h später wurden die Ratten getötet. Die Konzentration von Glucose, Lactat und Pyruvat im Blut wurde enzymatisch bestimmt. Die spezifische Aktivität der Blutglucose wurde nach Chromatographie des mit Perchlorsäure enteiweißten Bluts über einen Mischbett-Austauscher (Amberlite MB 2) gemessen. Zur Bestimmung der spezifischen Aktivität des Lactats wurde dieses nach* FORTNEY *et al. (1967) von anderen radioaktiven Komponenten des Bluts abgetrennt. Durchschnittswerte ($\pm$ $s_{\bar{x}}$) von jeweils 8 Tieren (*BECKMANN, *1969 c)*

	Glucose			Lactat		Pyruvat	Lactat/ Pyruvat-Quotient
	mMol/l	Zerfälle/ µMol	Gesamteinbau (% der applizierten Radioaktivität)	mMol/l	Zerfälle/ µMol	mMol/l	
0,9 % Kochsalzlösung	5,2±0,81	—	—	2,2±0,13	—	0,11±0,089	21±1,5
^{14}C-Alanin	6,2±0,50	280±11	1,2±0,07	2,1±0,12	1260±58	0,15±0,084	15±1,1
^{14}C-Alanin + Buformin	4,4±0,24	240±18	0,7±0,07	4,4±0,40	1750±143	0,30±0,028	15±0,9

Eine Beeinträchtigung der Gluconeogenese in der Leber kann aber allenfalls nur eine Teilursache der blutzuckersenkenden Wirkung der Biguanide sein. Denn die Verbindungen sind auch bei hepatektomierten Tieren wirksam (NIELSEN et al., 1958; LIPPMANN, 1963a, c, 1966; LIPPMANN und TAKÁČ, 1967; LOSERT et al., 1969). Außerdem müßte man, falls im wesentlichen eine Hemmung der Gluconeogenese vorläge, einen blutzuckersenkenden Effekt besonders bei diabetischen Tieren, bei denen die Gluconeogenese aktiviert ist, erwarten. Gerade aber bei diesen ist die Wirkung der Biguanide auf den Blutzucker inkonstant (vgl. S. 518). Ferner sprechen neuere Ergebnisse von KETEKOU et al. (1969) gegen eine Hemmung der Gluconeogenese durch Biguanide. Die Autoren bestimmten an hungernden Mäusen nach oraler Gabe von Phenformin (etwa 150 mg/kg) gleichzeitig den Einbau von Radioaktivität aus ^{3}H-Acetat und ^{14}C-Glucose in die Fettsäuren der Leber. Im Fall einer Hemmung der Gluconeogenese durch das Biguanid sollte das Verhältnis ^{14}C:^{3}H in der Fettsäurefraktion zunehmen; es blieb aber nahezu konstant. Schließlich konnten LOSERT et al. (1970a) an Leberschnitten von mit Biguaniden vorbehandelten Ratten keine Hemmung der Gluconeogenese, sei es aus endogenen Substraten oder aus zugesetztem Pyruvat, feststellen.

Im Sinne einer Aktivierung der Glykogensynthese durch Biguanide deuten MAGGI et al. (1968b, c) ihre Beobachtung an Kaninchen, daß Phenformin (10 mg/kg, i.v.) den Blutzuckerabfall nach intravenöser Belastung mit Fructose oder Galactose (1 g/kg) verstärkt.

Glucoseabgabe. Die Wirkung von Phenformin auf die Glucoseabgabe der Leber untersuchten NIELSEN et al. (1958). Fastende Meerschweinchen erhielten subcutan 0,5 g/kg Glucose und 30 min später 30 mg/kg Phenformin verabfolgt. Eine Kontrollgruppe bekam statt des Biguanids physiologische Kochsalzlösung appliziert. In Äthernarkose wurde 30, 60, 90 und 120 min später die V. cava caudalis oberhalb der Einmündung der Nierenvenen abgebunden und Blut unterhalb der Okklusion gewonnen. Unmittelbar danach wurde das Gefäß in der Höhe des Diaphragmas abgeklemmt. Die aus dem Abschnitt zwischen beiden Gefäßklemmen entnommenen Blutproben wurden als Lebervenenblut angesehen. In den oben erwähnten Zeitabständen wurden mindestens jeweils 6 Meerschweinchen getötet. Unter diesen Versuchsbedingungen war die Glucosekonzentration in der

V. hepatica bei den Kontrolltieren stets höher als in der V. cava (Abb. 26). Dagegen nahm bei den mit Phenformin behandelten Meerschweinchen die Glucosekonzentration in der V. hepatica schneller ab als in der V. cava, so daß nach 90 min die Konzentration in der V. hepatica gleich wie in der V. cava oder sogar etwas niedriger war. In einem Kontrollexperiment mit Insulin (1,1 IE) wurde trotz anfänglich stärkerer Blutzuckersenkung keine vergleichbare Hemmung der Glucoseabgabe der Leber beobachtet.

An Meerschweinchen wird die durch Phenformin ausgelöste Blutzuckersenkung sowie die Hemmung der Glucoseabgabe der Leber durch Glucagon

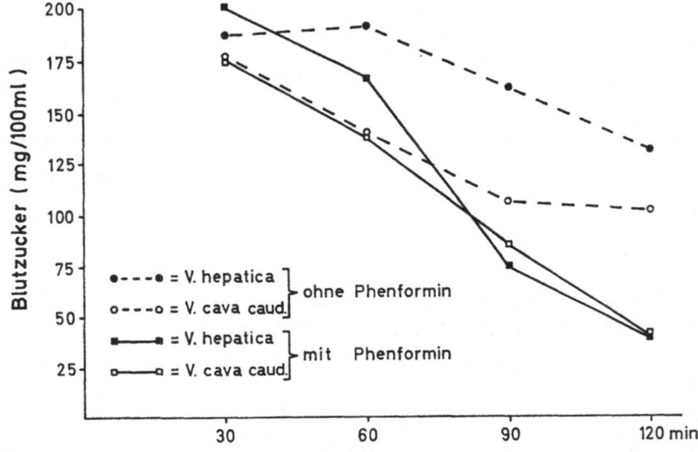

Abb. 26. Wirkung von Phenformin (30 mg/kg, s.c.) auf die Glucoseabgabe der Leber beim Meerschweinchen. (Nach Nielsen et al., 1958)

(20 µg, i.m.) und Adrenalin (50 µg, i.m.) nicht beeinflußt (Nielsen et al., 1958). An Ratten fanden Maggi et al. (1968d) eine Hemmung der durch Glucagon induzierten Glykogenolyse durch Biguanide. 1 h nach Versuchsbeginn beobachteten sie bei den Tieren, denen 15 min nach Glucagon-Injektion (25 µg/kg, i.p.) 50 mg/kg Phenformin i.p. appliziert worden war, im Vergleich zu Ratten, die nur Glucagon erhalten hatten, einen geringeren Anstieg des Blutzuckers sowie eine Zunahme der Pyruvatkonzentration im Blut und des Glykogens in der Leber. Das Muskelglykogen blieb unverändert.

Die LD_{50} von Phenformin beträgt bei Meerschweinchen nach subcutaner Injektion etwa 15—25 mg/kg. Nielsen et al. (1958) verwendeten somit stark toxisch wirkende Biguanid-Dosen. Die von den Autoren gewählte Versuchsanordnung ermöglicht zudem nur eine sehr grobe Orientierung über die Glucoseabgabe der Leber, da die Durchblutung des Organs nicht gemessen wurde. Ferner wurde in vitro weder an Leberschnitten noch an der isoliert perfundierten Leber in Gegenwart von Biguaniden eine verminderte Glucoseabgabe festgestellt. Wegen der glykogenolytischen Wirkung der Biguanide (s. S. 529) wäre sogar eher eine erhöhte Glucoseabgabe zu erwarten. Es ist somit sehr fraglich, ob die Resultate der Versuche von Nielsen et al. (1958) als Beweis für eine hemmende Wirkung der Biguanide auf die Glucoseabgabe der Leber angesehen werden können.

Lactatbildung. Ungar (1959) bestimmte an künstlich beatmeten Katzen, deren Muskulatur durch Tubocurarin gelähmt worden war, nach subcutaner Injektion von 20 mg/kg Phenformin die arteriovenöse, portohepatische und arterioportale

Milchsäuredifferenz. Aus seinen Ergebnissen schließt UNGAR (1959), daß die Leber unter der Wirkung des Biguanids vermehrt Lactat produziert. Experimentelle Einzelheiten zu diesem Befund fehlen jedoch.

Glucose-6-phosphatase, Glucokinase. DOBSON und ALLEN (1967) fanden bei Meerschweinchen und Kaninchen nach 4tägiger Vorbehandlung mit 25—40 mg/kg Phenformin eine Abnahme der Aktivität der Glucose-6-phosphatase in der Leber um 30—50%. Auch HILDMANN und LIPPMANN (1963) beobachteten an stoffwechselgesunden und alloxandiabetischen Ratten 2 h nach subcutaner Injektion von 32 mg/kg Buformin eine starke Hemmung des Enzyms. Die Phosphatbildung war bei den alloxandiabetischen Tieren von 371 auf 144 µg Phosphor/g Leber und bei den stoffwechselgesunden Ratten von 254 auf 129 µg Phosphor/g Leber herabgesetzt. Andere Autoren konnten dagegen nach Behandlung von nichtdiabetischen Ratten (KATO, 1962; DOBSON und ALLEN, 1967) und Meerschweinchen (WILLIAMS et al., 1957) mit Phenformin sowie an alloxandiabetischen Ratten nach Metformin-Gabe (KANEKO, 1965) keine Beeinflussung der Glucose-6-phosphatase nachweisen.

Die bei alloxandiabetischen Ratten stark verminderte Glucokinase-Aktivität in der Leber wird durch orale Gabe von 300 mg/kg Metformin gesteigert. Die Zunahme der Enzymaktivität entspricht etwa der nach einer subcutanen Injektion von 3 IE/kg Insulin. Das nicht blutzuckersenkend wirksame 1-Anhydro-bis-(β-hydroxyäthyl)-biguanid aktiviert die Glucokinase nicht (KANEKO, 1965). — Im Serum von Kaninchen steigt die Aktivität der β-Glucuronidase nach Phenformin-Gabe an (OHISHI und SHIOYA, 1970).

Veränderung der Konzentration von ATP, Pyridin-Nucleotiden und Coenzym A. ALTSCHULD und KRUGER (1966, 1968) beobachteten an Meerschweinchen 2 h nach subcutaner Injektion von 20 mg/kg Phenformin eine Abnahme des ATP-Gehalts der Leber. An stoffwechselgesunden Ratten stellten sie nach subcutaner Verabreichung von 100 mg/kg Phenformin keine Änderung der ATP-Konzentration in der Leber fest. An alloxandiabetischen Ratten dagegen, bei denen der ATP-Gehalt der Leber herabgesetzt ist, bewirken orale Gaben von Phenformin (30 mg/kg), Metformin (300 mg/kg) oder 1,1-Dibutyl-biguanid (300 mg/kg) eine Zunahme des Leber-ATP. Außerdem wird die ^{32}P-Aufnahme der Leber gefördert und die oxidative Phosphorylierung aktiviert. Nicht blutzuckersenkend wirksame Biguanide beeinflussen den ATP-Gehalt und die ^{32}P-Aufnahme der Leber sowie die oxidative Phosphorylierung nicht (KANEKO, 1965).

DITSCHUNEIT et al. (1961 b) fanden bei Ratten 15 min nach intravenöser Injektion von 40 mg/kg Phenformin, also nach einer Dosis, die den Blutzucker nicht beeinflußt, eine Abnahme des Leber-ATP auf 54% des Ausgangswertes. Zugleich hiermit erfolgte ein geringfügiger Anstieg der Konzentration von NAD$^+$ und NADP$^+$ (um 10 bzw. 24%) und eine Abnahme von NADH und NADPH (um 22 bzw. 10%). Einzelwerte zu diesen Befunden und zu der Beobachtung, daß unter denselben Versuchsbedingungen in der Leber die Konzentration von Fructose-1,6-diphosphat und von Lactat um 43 bzw. 33% ansteigt, fehlen. LIPPMANN und KÖHLER (1963) stellten bei Ratten nach subcutaner Injektion von 32 mg/kg und 128 mg/kg Buformin eine geringe Verminderung des anorganischen Phosphats und des Gesamtphosphats in der Leber fest. Mit 64 mg/kg Buformin wurde eine Zunahme beider Phosphatfraktionen und eine Abnahme der Konzentration von Kalium in der Leber beobachtet (LIPPMANN, 1963a).

Die ATPase-Aktivität der Rattenleber ist nach intraperitonealer Injektion von 75 mg/kg Phenformin nicht erhöht, der Coenzym A-Gehalt nimmt von 111 auf 63 Lippman-Einheiten ab. Desgleichen nimmt die Fähigkeit zur Acetylierung von p-Amino-benzoesäure bei Ratten nach mehrtägiger Verabreichung von 50 mg/kg oder 75 mg/kg Phenformin ab. Die Hemmung der Acetylierung läßt sich durch Gabe von Vitamin B$_6$, nicht aber durch Vitamin B$_1$, teilweise aufheben (KATO, 1962).

β) O_2-Verbrauch

In vitro läßt sich an Leberhomogenaten und Leberschnitten in Gegenwart hoher Biguanid-Konzentrationen eine Hemmung des Sauerstoffverbrauchs nachweisen. Dagegen ist in Leber- und Herzmuskelhomogenaten von Meerschweinchen, die mit Phenformin vorbehandelt worden waren, die O_2-Aufnahme, trotz teilweise extremer Blutzuckersenkung, kaum herabgesetzt (Tabelle 14) (UNGAR, 1959). Diese Befunde sind deswegen bemerkenswert, weil häufig im Lebergewebe in vivo mindestens dieselben Biguanid-Konzentrationen erreicht werden (vgl. S. 448ff.), welche in vitro zu einer Oxidationshemmung führen (vgl. S. 501ff.).

Tabelle 14. *Konzentration von Glucose im Blut sowie Sauerstoffaufnahme von Leber- und Herzmuskelhomogenaten bei Meerschweinchen nach subcutaner Applikation von Phenformin. Kontrollen $= 100$ (UNGAR, 1959)*

Dosis (mg/kg)	Blutzucker	O_2-Aufnahme	
		Leber	Herz
0	100	100	100
15	34	86	93
20	21	87	—
25	13	77	103
30	6	81	—

In Übereinstimmung mit den Ergebnissen von UNGAR (1959) fanden auch STEINER und WILLIAMS (1958) an Ratten, die mit 40 mg/kg Phenformin subcutan vorbehandelt worden waren, nur eine geringfügige (um 12—15%) Verminderung der Leberatmung. Desgleichen konnten DOBSON und ALLEN (1967) an Meerschweinchen und an Kaninchen nach Phenformin-Gaben keine Abnahme des O_2-Verbrauchs der Leber nachweisen. Auch die Aktivität von Cytochromoxidase und Cytochromreductase in der Leber der Tiere wird durch Verabfolgung von Phenformin nicht herabgesetzt (DOBSON, 1959).

KATO (1962) beobachtete an Leberhomogenaten von Ratten nach Vorbehandlung der Tiere mit Phenformin (75 mg/kg, i.p.) weder eine Hemmung der D-Aminosäure-Oxidase noch eine Beeinträchtigung der Oxidation von Lactat, Pyruvat und Isocitrat. Die Aktivität von Bernsteinsäure-Dehydrogenase, α-Ketoglutarsäure-Dehydrogenase und Äpfelsäure-Dehydrogenase war dagegen vermindert. Die Fermentaktivitäten wurden allerdings jeweils nur in den Lebern von 3 Ratten gemessen. Bei alloxandiabetischen Ratten wird durch orale Gaben von 300 mg/kg Metformin die Aktivität folgender Enzyme in der Leber herabgesetzt: Glucose-6-phosphat-Dehydrogenase, 6-Phosphogluconat-Dehydrogenase, Aldolase, Pyruvat-Kinase, Lactat-Dehydrogenase, Isocitrat-Dehydrogenase (KANEKO, 1965).

γ) Proteinsynthese

Phenformin vermindert bei Meerschweinchen den Einbau von ^{14}C-Glucose in die Proteinfraktion der Leberschnitte nicht (WILLIAMS et al., 1958). Dagegen hemmen hohe Dosen des Biguanids (160 mg/kg, i.p.) an der Ratte den Einbau von ^{14}C-Leucin in die Leberproteine. Niedrigere Dosen führen zu keiner signifikanten Beeinflussung der Proteinsynthese (DECHATELET und McDONALD, 1968). Die Abgabe von Nichtprotein-Stickstoff durch Leberschnitte von Ratten bleibt nach Vorbehandlung der Tiere mit Phenformin unverändert. Die Harnstoff-Synthese ist jedoch verringert (GOTO und LUKENS, 1961). Nach LIPPMANN und KÖHLER (1963) unterscheidet sich der Gesamtstickstoff- und Wassergehalt der Lebern von

Ratten nach s.c. Injektion von Buformin (32 mg/kg bzw. 128 mg/kg) nicht von demjenigen unbehandelter Kontrolltiere. Die Konzentration von Aminosäuren im Serum stoffwechselgesunder und pankreatektomierter Hunde nimmt nach intravenöser Injektion von Buformin ab. Der Effekt ist bei den diabetischen Tieren stärker und entspricht demjenigen gleichstark blutzuckerwirksamer Insulindosen (LIPPMANN, 1963b).

δ) Lipidsynthese

Nach einmaliger (30 mg/Tier) oder mehrmaliger Verfütterung von Phenformin über 3—4 Tage (täglich 10 oder 30 mg/Tier) ist bei Tauben die Fähigkeit der Leber, ^{14}C-Acetat in Fett einzubauen, um 80% vermindert (v. BRAND, 1961). Die Auftrennung der Gesamtfettfraktion der Taubenleber in Phospholipide und Neutralfette läßt — bei allgemein herabgesetzter Verwertung — einen prozentual vermehrten Einbau von ^{14}C-Acetat in die Phospholipide erkennen. Die bevorzugte Bildung von Phospholipiden bei verminderter Gesamtfettsynthese entspricht den Verhältnissen bei hungernden Tauben (v. BRAND, 1959). Allerdings ist bei den hungernden Tieren die ^{14}CO$_2$-Bildung aus ^{14}C-Acetat vermehrt und beschleunigt, während bei den mit Phenformin gefütterten Vögeln der oxidative Abbau von ^{14}C-Acetat verringert und verzögert ist.

An Meerschweinchen fanden WILLIAMS et al. (1958) keine Beeinflussung des Einbaus von ^{14}C-Glucose in die Gesamtfettfraktion der Leber nach Vorbehandlung der Tiere mit Phenformin. Desgleichen führt Phenformin bei der Maus (ca. 150 mg/kg, oral) im Gegensatz zu Insulin zu keiner Stimulierung des durch 4stündiges Hungern herabgesetzten Einbaus von Radioaktivität aus ^{3}H-Acetat und ^{14}C-Glucose in die Fettsäuren der Leber (KETEKOU et al., 1969).

An mit Cholesterin (400 mg/kg · Tag) gefütterten Kaninchen bewirken orale Gaben von Metformin (150 mg/kg · Tag) einen verminderten Anstieg der Konzentration von Cholesterin in Serum, Leber und Aorta. Die atheromatösen Veränderungen an der Aorta sind deutlich geringer. Die β-Lipoproteine im Serum nehmen ab, während Phospholipide und Triglyceride in Serum und Leber durch das Biguanid nur wenig oder nicht beeinflußt werden (MARQUIÉ und AGID, 1968; AGID und MARQUIÉ, 1969). Die durch Verfütterung einer fettreichen Diät an Kaninchen induzierte Lipidämie wird durch Metformin (120 mg/kg · Tag) und Phenformin (150 mg/kg · Tag) verstärkt, die Leberverfettung dagegen wird herabgesetzt (MARQUIÉ und AGID, 1969). Bei normolipämischen Kaninchen sind Biguanide ohne wesentlichen Einfluß auf die Serum- und Leberlipide (MARQUIÉ und AGID, 1968).

Auch bei Ratten kommt es nach mehrwöchiger Applikation von Phenformin (25 mg/kg · Tag, oral) zu einer Abnahme der Cholesterinkonzentration im Serum. Diese ist jedoch im Gegensatz zu den Ergebnissen bei Kaninchen unabhängig davon, ob die Ausgangswerte im Normalbereich liegen oder ob sie durch Verfütterung von Cholesterin erhöht worden waren (ABRAHAM und KENY, 1970).

Bei Mäusen nimmt die Konzentration von Triglyceriden im Plasma nach 6tägiger Behandlung mit Phenformin (2mal täglich 206 mg/kg, oral) von $62 \pm 1,6$ auf $45 \pm 3,5$ mg/100 ml ab, während Phospholipide und Gesamtcholesterin im Plasma sowie die Konzentration aller drei Lipidfraktionen in der Leber unverändert bleiben (BLICKENS und RIGGI, 1969c). Die Plasmakonzentration von freien Fettsäuren steigt bei Mäusen (BLICKENS und RIGGI, 1969c) und Ratten (LOSERT et al., 1970b; MUNTONI et al., 1970) nach Biguanid-Gaben je nach den Versuchsbedingungen an, oder sie bleibt unverändert. Der Anstieg der Fettsäuren im Plasma ist möglicherweise auf eine Hemmung der Fettsäureoxidation durch Biguanide zurückzuführen (LOSERT et al., 1970b). Wenn Phenformin (50 mg/kg, i.p.) vor Noradrenalin injiziert wird, so ist es bei Ratten ohne wesentlichen Einfluß auf den Anstieg der freien Fettsäuren, nach Noradrenalin appliziert bewirkt das Biguanid eine verzögerte Abnahme der erhöhten Konzentration von freien Fettsäuren im Plasma (Muntoni et al., 1970).

Fettleber. Werden Goldfische (Carassius auratus) ausschließlich mit Glucose ernährt, so ist die Leber stark vergrößert und verfettet. Diesen Veränderungen voraus geht eine Anhäufung von Glykogen und eine Verminderung des Eiweißgehalts der Leber (Köhler und Lippmann, 1963a, b). In Gegenwart von 4 mg Buformin pro Liter Aquariumflüssigkeit ist die Leberverfettung herabgesetzt. Der Gesamtfettgehalt der in buforminhaltigem Wasser lebenden Tiere liegt mit 6,4% zwar noch etwas höher als bei den Kontrollen, die in glucosefreiem Medium aufgezogen wurden (3,5%), er ist aber signifikant niedriger als bei nur mit Glucose ernährten Tieren (10,2%). Außerdem führt das Biguanid zu einer Normalisierung des Lebergewichtes und zu einer Zunahme des Gesamtstickstoffgehalts der Leber. Der Glykogengehalt der Leber wird nur geringfügig vermindert. Somit übt Buformin auf die durch Zwangsfütterung mit Glucose induzierte Leberverfettung dieselbe Wirkung aus wie Insulin. Denn auch Insulin (200 IE/l) vermindert bei mit Glucose zwangsernährten Fischen eine Leberverfettung und bewirkt eine Zunahme des Gesamtstickstoffgehalts der Leber. Die Glykogenspeicherung wird durch Insulin ebenfalls nicht beeinflußt. Auch an Kaninchen hemmen Biguanide die durch Verfütterung einer fettreichen Diät induzierte Leberverfettung (Marquié und Agid, 1969).

Ketogenese. Nach den Untersuchungen von Takáč und Lippmann (1963) hemmt Buformin bei Hunden die Ketonkörperbildung. Die Autoren injizierten den Tieren nach 12stündigem Nahrungsentzug intravenös 65 mg/kg Capronsäure. Da bei der Bestimmungsmethode die injizierte Capronsäure miterfaßt wird, kam es wenige Minuten nach der Applikation zu einem kurzfristigen steilen Anstieg der freien Fettsäuren (FFS) im Serum. Die FFS-Konzentration blieb während der gesamten Versuchsdauer (120 min) erhöht. Die Konzentration von Aceton im Blut nahm gleichfalls zu. Sie war noch nach 2 h 1,5mal höher als der Ausgangswert. In einem zweiten Versuch erhielten dieselben Hunde zusammen mit Capronsäure 8 mg/kg Buformin intravenös. Unter der Einwirkung des Biguanids kam es zu einem geringeren Anstieg der FFS-Konzentration, und die Konzentration von Aceton im Blut war nur noch vorübergehend erhöht.

Die Autoren untersuchten außerdem an intakten und an eviscerierten nephrektomierten Kaninchen die Wirkung von Buformin auf die Konzentration von Ketonkörpern im Blut unter gleichzeitiger Infusion von Capronsäure sowie ohne Capronsäure (Lippmann und Takáč, 1966). In einem Vorversuch an intakten Tieren, denen physiologische Kochsalzlösung infundiert wurde, blieb die Ketonkörperkonzentration nach intravenöser Injektion von 20 mg/kg Buformin unverändert. Die Konzentration von freien Fettsäuren und von Glucose im Blut nahm jedoch deutlich ab. Bei den anschließend eviscerierten nephrektomierten Tieren förderte Buformin die Ketogenese ebenfalls nicht.

Nach Stimulierung der Ketogenese durch Infusion von Capronsäure steigt bei intakten Kaninchen die Ketonkörper-Konzentration im Blut an, und der Anstieg wird durch Injektion von Buformin weiter verstärkt. Da nach Entfernen der Leber die Ketonämie abnimmt, kann eine Hemmung des peripheren Ketonkörperabbaus als Ursache der vermehrten Ketonkörper-Konzentration nach Biguanid-Gabe ausgeschlossen werden. Die Autoren folgern aus diesen Befunden, daß Buformin keinen hemmenden Effekt auf die Ketolyse ausübt und im normoketonämischen Bereich auch die Ketogenese nicht fördert. Die Steigerung der Ketonkörper-Konzentration im Blut durch Buformin unter den Bedingungen der metabolisch induzierten Ketose ist nach LIPPMANN und TAKÁČ (1966) darauf zurückzuführen, daß Buformin den Abbau von Capronsäure aktiviert (TAKÁČ, 1966). Unter den Bedingungen der experimentellen Ketose vermag Buformin nach Ausschaltung der Leber den Anstieg der freien Fettsäuren nicht zu unterdrücken; die blutzuckersenkende Wirkung des Biguanids bleibt dabei erhalten.

d) Wirkung auf die Augenlinse und die Retina

α) *Linse*

Ausgehend von den Befunden von GILES und HARRIS (1959), nach denen Phenformin die Glucoseaufnahme intakter Linsen von Kaninchen steigert, bestimmte HENRICHS (1966) an Linsen von Ratten den Glucoseverbrauch und die Milchsäurebildung unter der Einwirkung von $2 \cdot 10^{-3}$ M Phenformin. Die Versuche wurden mit Zusatz von D-Xylose (400 mg/100 ml) zum Inkubationsmedium und ohne D-Xylose durchgeführt. Phenformin förderte in beiden Versuchsansätzen die Glucoseaufnahme und die Milchsäurebildung der Rattenlinsen. In der Annahme, daß ein vermehrter Glucoseverbrauch die Ausbildung von Xylose-Katarakten in vivo verhindern könne, verabfolgten die Autoren in einem weiteren Versuch an Ratten 25 mg D-Xylose pro kg i.p. zusammen mit Phenformin (0,0125% im Futter). Die ersten Ergebnisse deuteten darauf hin, daß das Biguanid die Kataraktbildung nicht verhindert. Die Katarakte traten sogar früher auf. In späteren Experimenten gelang es jedoch nicht, diese Resultate zu bestätigen (DARDENNE, 1965). In Übereinstimmung damit stehen die Befunde von PATTERSON (1964), der ebenfalls keine Stimulierung der Entwicklung von Xylose-Katarakten bei Ratten durch Phenformin sah. Von WRIGHT (1965) wurde an Ratten selbst unter Bedingungen, unter denen Sulfonylharnstoffe Katarakte erzeugen (WRIGHT, 1963), mit Biguaniden keine Linsentrübungen gesehen.

β) *Retina*

In der Retina alloxandiabetischer Ratten ist die Glykolyse herabgesetzt und der O_2-Verbrauch vermehrt. Eine 2 oder 4 Wochen lange Behandlung der Tiere mit täglich 25 mg/kg Phenformin per os führt zu einer Normalisierung von Glykolyse und Atmung. Derselbe Effekt läßt sich durch Hypophysektomie, Adrenalektomie sowie durch Gabe von Insulin oder Sulfonylharnstoffen erzielen. Auf die Größe von Atmung und Glykolyse der Retina normaler Ratten ist Phenformin dagegen ohne Einfluß (DE ROETTH, 1963).

4. Beeinflussung des Abbaus, der Sekretion und der Wirkung von Insulin

Insulinabbau. Insulin wird von einer unspezifischen Proteinase, der Insulinase abgebaut, die in verschiedenen Geweben, vor allem aber in der Leber vorkommt (MIRSKY et al., 1954). Da Biguanide in vitro zahlreiche Enzymsysteme hemmen, bestand die Möglichkeit, daß eine Verminderung der Aktivität der Insulinase für den Wirkungsmechanismus dieser Verbindungen von Bedeutung sein könnte. Diese Annahme schien zunächst durch Untersuchungen von NIELSEN et al. (1958) an Meerschweinchen gestützt zu werden. Dabei zeigte sich nämlich, daß unter der Wirkung von Phenformin intravenös injiziertes [131]J-Insulin langsamer abgebaut wird als bei den Kontrolltieren. Gleiches ließ sich an nephrektomierten Meerschweinchen beobachten. Weiterhin fanden WILLIAMS et al. (1957) unter der Einwirkung hoher Phenformin-Konzentrationen eine Hemmung des Abbaus von [131]J-Insulin durch die acetonunlösliche Fraktion von Rinderlebern und durch Homogenate von Meerschweinchenlebern. Die Inaktivierung des Hormons war auch in Leberhomogenaten von Meerschweinchen, die mit Phenformin vorbehandelt worden waren, herabgesetzt. Offensichtlich sind dies aber unspezifische Effekte. Denn auch der Abbau von ^{131}J-Glucagon ist unter der Einwirkung von Phenformin verzögert. Außerdem wird die Insulinase von zahlreichen anderen, nicht blutzuckerwirksamen Verbindungen gehemmt (Williams et al., 1959). Da sich zudem bei Ratten und Meerschweinchen nach Biguanid-Gaben keine signifikante Zunahme des im Organismus vorhandenen Insulins nachweisen läßt (Williams et al., 1957), ist es unwahrscheinlich, daß die Hemmung der Insulinase für die Blutzuckerwirkung der Biguanide von Bedeutung ist. Kürzlich berichteten jedoch Brush et al. (1970) über eine Hemmwirkung von Phenformin (0,03 M) auf eine aus Rattenleber isolierte insulinspezifische Protease.

Insulinsekretion. Sulfonylharnstoffe bewirken eine vermehrte Ausschüttung von Insulin aus dem Pankreas. Einen direkten Effekt der Biguanide auf die Bauchspeicheldrüse, der auf eine Steigerung der Insulinfreisetzung hinweisen könnte, beschrieben Palkovits und Horn (1963); sie beobachteten bei Kaninchen nach Gabe von Metformin eine Zunahme des Zellkernvolumens in den β-Zellen der Langerhansschen Inseln. Die Mehrheit der Untersucher stimmt dagegen darin überein, daß die blutzuckersenkende Wirkung der Biguanide nicht über eine Stimulierung der Insulinsekretion erfolgt. So fanden Creutzfeldt und Moench (1958) beim Meerscheinchen, Mohnike et al. (1963a, b) bei der Maus sowie Yoh (1966) bei der Ratte nach blutzuckerwirksamen Biguanid-Dosen keine Degranulierung der β-Zellen. Außerdem nimmt bei der Maus, im Gegensatz zu den Befunden von Palkovits und Horn (1963) am Kaninchen, das Volumen der Zellkerne und der β-Zellen der Langerhansschen Inseln nach Biguanid-Gaben nicht zu, und auch der Zinkgehalt der β-Zellen bleibt unverändert (Mohnike et al., 1963a, b). Lediglich bei der Ratte soll Zink in den β-Zellen nach Biguanid-Applikation vermindert auftreten (Müller et al., 1963). Im Einklang mit diesen histologischen Befunden stehen die Beobachtungen von Mehnert et al. (1962), Mehnert (1964) und Schillinger et al. (1970), nach denen Biguanide am denervierten perfundierten Pankreas des Hundes und an der intakten Ratte die Insulinsekretion nicht stimulieren. Auch in situ, bei weitgehend erhaltener nervaler Versorgung, ist nach Injektion von Buformin keine Zunahme der Insulinsekretion des Pankreas nachzuweisen (Mehnert et al., 1962; Mehnert, 1964). Die fehlende Wirkung von Biguaniden auf die Insulinsekretion ist bemerkenswert, wenn man berücksichtigt, daß Guanidin und Guanidin-Derivate, wie Arginin, Guanidinoessigsäure und Kreatin die Insulinfreisetzung aus dem Pankreas stimulieren (Fajans et al., 1967; Alsever et al., 1970). Nach neueren Untersuchungen indessen bewirken auch Biguanide in Abhängigkeit von den Versuchsbedingungen eine Hemmung (Schatz et al., 1971) oder eine Stimulierung (Gulbenkian und Steinberg, 1970; Loubatières et al., 1971) der Insulinsekretion des Pankreas.

Verstärkung der Insulinwirkung. Einen ersten Hinweis auf eine Verstärkung der Insulinwirkung durch Biguanide erbrachten die Versuche von Bolinger et al. (1960) am isolierten Rattendiaphragma. Die Autoren fanden, daß Phenformin allein ab einer Konzentration von 300 µg/ml Inkubationsmedium die Glucoseaufnahme des Diaphragmas erhöht. In Gegenwart von $5 \cdot 10^{-4}$ IE Insulin/ml dagegen führte Phenformin — im Vergleich zu Kontrollen, die nur mit Insulin inkubiert wurden — bereits ab 10 µg/ml zu einer signifikanten Steigerung der Glucoseaufnahme. Durch Erhöhung der Phenformin-Konzentration bis auf 600 µg/ml ließ sich keine weitere Zunahme der Wirkung erzielen.

Creutzfeldt et al. (1961, 1963) beobachteten einen gleichartigen Effekt von Buformin an eviscerierten nephrektomierten Ratten. Injiziert man den Tieren unter konstanter Glucoseinfusion Dosen von Buformin (30 mg/kg, s.c.) und Insulin

(0,05 IE/kg, i.v.), die bei alleiniger Gabe unwirksam sind, so kommt es, infolge der vermehrten peripheren Zuckerverwertung, zu einer deutlichen Abnahme der Konzentration von Glucose im Blut (Abb. 27). Auch an eviscerierten Kaninchen verstärkt Buformin die blutzuckersenkende Wirkung von Insulin (LIPPMANN, 1964).

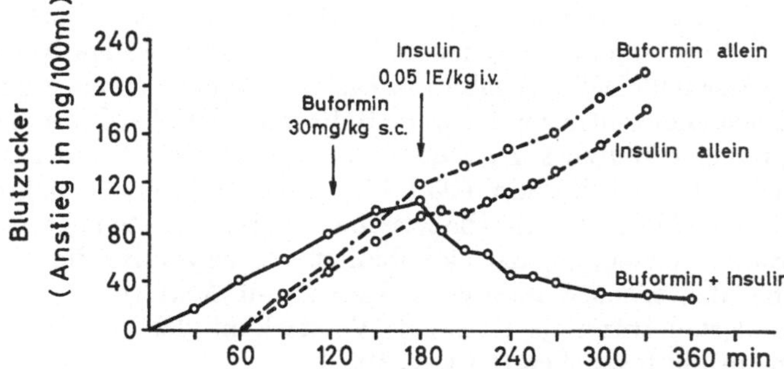

Abb. 27. Verstärkung der Wirkung von Insulin bei eviscerierten nephrektomierten Ratten unter konstanter Glucoseinfusion durch Buformin. Bei der Applikation von Buformin und Insulin allein wurden dieselben Dosen verabreicht wie bei der kombinierten Gabe beider Substanzen. Durchschnittskurven von jeweils 5—10 Tieren. (Nach CREUTZFELDT et al., 1961)

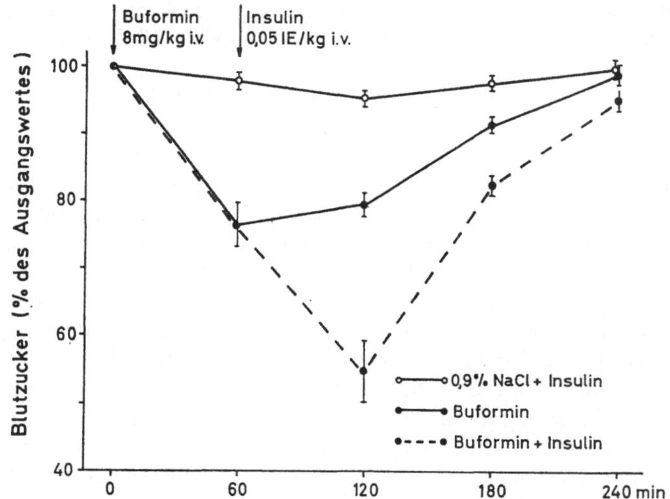

Abb. 28. Wirkung einer kombinierten Gabe von Buformin und Insulin auf die Konzentration von Glucose im Blut bei stoffwechselgesunden Hunden. Die Kontrolltiere erhielten statt Buformin 60 min vor der Applikation von Insulin 0,9%ige Kochsalzlösung verabfolgt. (Nach LIPPMANN, 1963a; MOHNIKE, 1965)

Am intakten Tier läßt sich eine solche Verstärkung der Insulinwirkung aus experimentellen Gründen schwer nachweisen, da nach schwach wirksamen Biguanid- und Insulin-Dosen die Blutzuckerwerte sehr streuen. LIPPMANN und LAWECKI (1963) fanden jedoch an Kaninchen, daß durch gleichzeitige Applikation von Buformin (64 mg/kg, s.c.) und Insulin (2 IE/kg, i.v.) nicht nur die hyperglykämische Wirkung des Biguanids (vgl. S. 540) aufgehoben wird, sondern sogar eine über den alleinigen Insulineffekt hinausgehende Blutzuckersenkung auftritt. Wird Insulin nach Buformin, und zwar zum Zeitpunkt der maximalen Blutzuckersteigerung injiziert, so ist ein prinzipiell gleichartiger Effekt zu beobachten: die Blutzuckerkonzentration nimmt stark ab, und es konmt zu hypoglykämischen Krämpfen. Die gleiche Insulindosis allein bewirkt eine verhältnismäßig geringe Hypoglykämie mit rasch einsetzender gegenregulatorischer Erhöhung des Blutzuckers, ohne daß hypoglykämische Schockzustände auftreten. Auch an Hunden beobachtete Lippmann (1963a) eine Verstärkung der Wirkung von Insulin durch Buformin (Abb. 28). Die Tiere erhielten in einem Kontrollversuch 0,9%ige Kochsalzlösung und 60 min später 0,05 IE/kg Insulin i.v. Dadurch kam es zu einer geringen Abnahme der Glucosekonzentration im Blut. Buformin allein bewirkte in einer Dosis von 8 mg/kg i.v. eine Blutzuckersenkung um maximal 25%. Wurden aber 60 min nach der gleichen Dosis Buformin 0,05 IE/kg Insulin injiziert, so nahm der Blutzuckerspiegel um nahezu 50% ab. Diabetische Hunde reagierten in gleicher Weise, nur war die Blutzuckersenkung nach kombinierter Gabe von Insulin und Buformin stärker als bei den nicht diabetischen Tieren. Mit Metformin läßt sich beim pankreatektomierten Hund ebenfalls eine Verstärkung der blutzuckersenkenden Wirkung von Insulin feststellen (Duval, 1960).

Nicht immer tritt ein potenzierender Effekt auf, manchmal läßt sich lediglich eine additive Wirkung der Biguanide nachweisen. So fanden Söling et al. (1961) und Creutzfeldt et al. (1963) an Meerschweinchen nach gleichzeitiger Gabe von Insulin und Buformin eine Summation der Wirkung beider Substanzen auf den Blutzucker, während hinsichtlich des Blutlactats, Blutpyruvats und Leberglykogens die Biguanid-Wirkung überwog. Gelegentlich wird auch keine Verstärkung der Insulin-Wirkung durch Biguanide beobachtet (Yoh, 1966; Losert et al., 1969).

5. Die Rolle der Nebenniere

a) Nebennierenmark

Eine Aktivitätssteigerung des Nebennierenmarks läßt sich beim Meerschweinchen nach parenteraler Biguanid-Applikation histologisch nachweisen: Die Epithelzellen degranulieren, es treten Vacuolen auf, und das relative Nebennierengewicht nimmt zu (Creutzfeldt und Moench, 1958; Williams et al., 1958). Die quantitative Bestimmung der Katecholamine ergibt, wie auch nach Gabe blutzuckerwirksamer Insulin-Dosen (Burn et al., 1950; West, 1951; Outschoorn, 1952, u.a.), eine starke Abnahme des Adrenalin- und Noradrenalingehalts des Nebennierenmarks (Kroneberg und Stoepel, 1958). Im Gegensatz hierzu bewirken orale Biguanid-Gaben oder parenterale Applikation niedriger Dosen bei Meerschweinchen (Ungar et al., 1957), Ratten (Proske et al., 1962; Yoh, 1966), Kaninchen (Palkovits und Horn, 1963) und Hunden (Lagler, 1966) keine histologisch nachweisbaren Veränderungen des Nebennierenmarks. An eviscerierten nephrektomierten Hunden, die zusätzlich halbseitig epinephrektomiert worden waren, fanden Lippmann und Köhler (1969) hingegen auch nach Gabe niedriger Biguanid-Dosen (0,5—1,0 mg/kg Buformin i.v.) eine Abnahme von Adrenalin und Gesamtkatecholaminen in der verbleibenden Nebenniere. Die Konzentration von Adrenalin im Plasma stieg dabei nicht an. Eine Erhöhung der Dosis auf 2 mg/kg führte zu einer gesteigerten Adrenalin-Freisetzung und einer Zunahme der Konzentration des Hormons im Nebennierenmark. Die Autoren deuten diese Befunde dahingehend, daß Biguanide die Synthese von Adrenalin in niedrigen Dosen hemmen und in höheren Dosen aktivieren.

Die bereits in früheren Abschnitten (vgl. S. 465ff. und S. 476ff.) beschriebene Hyperglykämie nach Biguanid-Gaben bei Affen (Back et al., 1968), Hunden (Ungar, 1959; Beckmann, 1960; Söling und Creutzfeldt, 1960; Söling et al., 1963; Lippmann, 1962a, b, 1963b; Back et al., 1968), Kaninchen (Hesse und

Taubmann, 1929; Kroneberg und Stoepel, 1958; Sterne, 1958; Sterne und Duval, 1959; Klawunde, 1963; Lippmann und Lawecki, 1963; Söling et al., 1963; Yoh, 1966; Beckmann, 1969b) und Ratten (Kuno, 1961a; Creutzfeldt et al., 1963; Yoh, 1966) dürfte zum Teil auf eine Reizung des adrenergen Systems zurückzuführen sein. Hierfür spricht, daß die Hyperglykämie durch Applikation von Ganglienblockern (Lippmann und Lawecki, 1963) sowie von α-Receptoren (Kroneberg und Stoepel, 1958; Lippmann und Lawecki, 1963) (Abb. 29) und β-Receptoren (Beckmann, 1969b, c) (Abb. 22, S.524) blockierenden Substanzen abgeschwächt oder ganz aufgehoben wird.

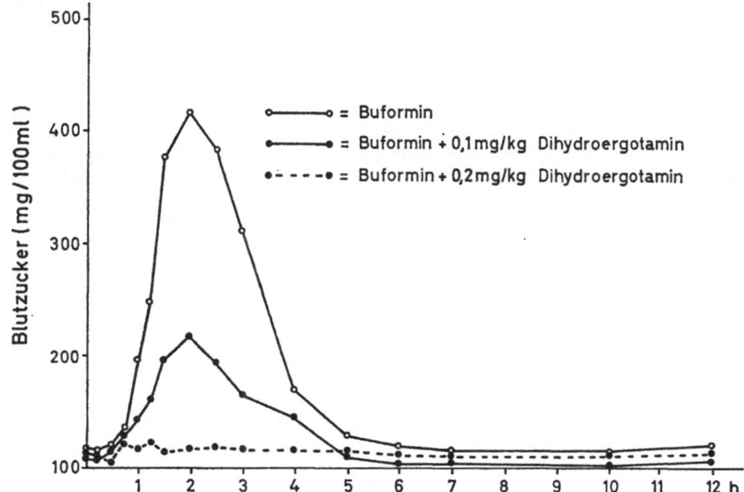

Abb. 29. Abschwächung der blutzuckersteigernden Wirkung von Buformin beim Kaninchen durch Dihydroergotamin. Bei Versuchsbeginn erhielten sämtliche Tiere 64 mg/kg Buformin subcutan injiziert. Eine Gruppe ($n = 17$) diente als Positivkontrolle (o——o). Je eine weitere Gruppe von Kaninchen ($n = 6$ bzw. 10) erhielt zugleich mit dem Biguanid sowie 60 min und 120 min später 0,1 mg/kg (●——●) bzw. 0,2 mg/kg (●·······●) Dihydroergotamin subcutan appliziert. (Nach Lippmann und Lawecki, 1963)

Ob auch die von Creutzfeldt et al. (1961) an Meerschweinchen in Urethan-Narkose nachgewiesene Hyperglykämie als biguanidbedingt angesehen werden kann, ist fraglich, da einerseits Urethan allein schon durch Aktivierung des Nebennierenmarks eine Hyperglykämie hervorruft (Lit. s. Kansal und Buse, 1967), und andererseits bei nicht narkotisierten Meerschweinchen nach Biguanid-Gabe niemals eine Hyperglykämie beobachtet wurde.

Es ist anzunehmen, daß zur Auslösung der Hyperglykämie neben der peripheren eine zentrale Stimulierung des Sympathicus durch Biguanide beiträgt, da der Blutzuckeranstieg nach Durchschneiden des Rückenmarks ausbleibt (Kroneberg und Stoepel, 1958). Kroneberg und Stoepel applizierten zwar kein Biguanid, sondern ein Guanidin-Derivat, aber die Ergebnisse dürften auch auf Biguanide übertragbar sein. — Die Wirkung auf das adrenerge System ist beim Phenformin im allgemeinen ausgeprägter als bei aliphatisch substituierten Biguaniden (Kroneberg und Stoepel, 1958; Söling et al., 1963).

An nebennierenlosen Tieren sind Biguanide häufig stärker blutzuckersenkend wirksam als an intakten Tieren. Eine Zunahme der Blutzuckerwirkung nach Adrenalektomie wurde an der Ratte (Houssay und Penhos, 1958; Söling und Creutzfeldt, 1960; Kato, 1962; Söling et al., 1963; Powell und Buckley, 1968; Beckmann, 1969b; Kobrin et al., 1969), nicht aber am Hund und an der Kröte (Houssay und Penhos, 1958) beobachtet.

Da an nebennierenlosen Ratten Glucocorticoide (Söling und Creutzfeldt, 1960; Söling et al., 1963) ebenso wie Adrenalin (Houssay und Penhos, 1958; Penhos und Blaquier, 1958; Söling et al., 1963) die blutzuckersenkende und die toxische Wirkung von Biguaniden herabsetzen, blieb zunächst unklar, ob die verstärkte Blutzuckersenkung beim adrenalektomierten Tier auf die Exstirpation der Nebennierenrinde oder des Nebennierenmarks zurückzuführen ist. In neueren Untersuchungen konnte aber gezeigt werden, daß die blutzuckersenkende Wirkung der Biguanide auch dann zunimmt, wenn lediglich das Nebennierenmark operativ entfernt wird (Beckmann, 1969c) (Tabelle 15). Die verstärkte Blutzuckersenkung bei adrenalektomierten Ratten beruht somit auf dem Fehlen der Nebennierenrinde und der dadurch bedingten Glykogenverarmung der Leber.

Tabelle 15. *Wirkung von Buformin (400 mg/kg, oral) allein sowie in Kombination mit Reserpin (2 mg/kg i.p. 20 h vor Buformin-Gabe) oder Propranolol (10 mg/kg i.p. unmittelbar vor Buformin-Gabe) auf die Konzentration von Glucose, Lactat und Pyruvat im Blut bei medullektomierten Ratten. Der Versuch wurde 8 Tage nach der operativen Entfernung des Nebennierenmarks vorgenommen. 18 h vor Versuchsbeginn wurde den Ratten das Futter entzogen. 2 h nach der Applikation des Biguanids wurden die Tiere getötet. Durchschnittswerte $\pm s_{\bar{x}}$* (Beckmann, 1969c)

	Glucose (mg/100 ml)	Lactat (mMol/l)	Pyruvat (mMol/l)	Lactat/Pyruvat-Quotient
Kontrolle ($n = 9$)	59 ± 5	$1,5 \pm 0,11$	$0,089 \pm 0,007$	$17 \pm 1,6$
Buformin ($n = 9$)	36 ± 7^b	$2,3 \pm 0,44$	$0,15 \pm 0,02^a$	$16 \pm 2,6$
Buformin + Reserpin ($n = 8$)	25 ± 6^a	$2,5 \pm 0,43$	$0,15 \pm 0,02^a$	$16 \pm 1,2$
Buformin + Propranolol ($n = 8$)	30 ± 2^a	$2,2 \pm 0,11^a$	$0,14 \pm 0,01^a$	$16 \pm 0,8$

[a] $p < 0,01$;   [b] $p = 0,025$.

Auch am intakten Tier vermindert eine Injektion von Glucocorticoiden (Meyer et al., 1967a, b) oder Adrenalin die blutzuckersenkende Wirkung und die Toxicität von Biguaniden. Voraussetzung dafür ist allderdings, daß Adrenalin vor oder nur kurze Zeit nach dem Biguanid appliziert wird (Bose et al., 1960; Söling und Creutzfeldt, 1960; Söling et al., 1963; Fratino et al., 1968d). Injiziert man das Hormon erst zu Beginn der Blutzuckersenkung, wenn die Glykogendepots bereits weitgehend entleert sind, so vermag es die Hypoglykämie nicht mehr zu beeinflussen (Hesse und Taubmann, 1929; Kroneberg und Stoepel, 1958; Nielsen et al., 1958). Umgekehrt läßt sich auch der Blutzuckeranstieg nach Adrenalin durch Biguanid-Gaben hemmen oder ganz aufheben (Houssay und Penhos, 1958; Kroneberg und Stoepel, 1958; Bose et al., 1960; Söling et al., 1963; Fratino et al., 1968d). Die Hemmwirkung scheint von der Struktur des Biguanids abhängig zu sein. Denn Kroneberg und Stoepel (1958) konnten zwar eine Verminderung der Adrenalin-Hyperglykämie mit Phenformin, aber nicht mit Metformin erzielen. Da die antagonistische Wirkung gegenüber Adrenalin früher einsetzt als die blutzuckersenkende Wirkung der Biguanide, nehmen Bose et al. (1960) für beide Effekte einen unterschiedlichen Wirkungsmechanismus an. Am Hund verringert eine Injektion von Adrenalin die Toxicität von Phenformin nicht (Penhos und Blaquier, 1958). Dies ist verständlich, da Hunde nach toxischen Dosen von Phenformin nicht im hypoglykämischen Schock, sondern an Atemlähmung — bei erhöhtem Blutzucker — sterben.

Auf den Zusammenhang zwischen der Stimulierung des adrenergen Systems durch Biguanide und dem Anstieg der Konzentration von Lactat im Blut soll an dieser Stelle nicht weiter eingegangen werden: er wurde bereits auf S. 522ff. besprochen.

b) Nebennierenrinde

In der Zona glomerulosa der Nebennierenrinde von Kaninchen nimmt das Zellkernvolumen nach einmaliger Gabe von 100—250 mg/kg Metformin geringfügig, aber gegenüber den Kontrollen signifikant zu. Im chronischen Versuch läßt sich eine Veränderung des Zellkernvolumens nicht sicher nachweisen. In der Zona fasciculata kommt es nach einmaliger Applikation des Biguanids zu keiner signifikanten Volumenzunahme der Zellkerne, und nach chronischer Gabe tritt nur eine geringe Vergrößerung des Zellkernvolumens auf (PALKOVITS und HORN, 1963). Die Volumenänderungen sind aber so geringfügig (7—12%), daß sie kaum als ein Hinweis auf eine vermehrte Zellaktivität angesehen werden können. An Meerschweinchen stellten CREUTZFELDT und MOENCH (1958) nach Applikation von Phenformin eine deutliche Aktivierung der Nebennierenrinde fest. Allerdings lagen die Dosen (15—40 mg/kg, s.c. 3 Tage hintereinander) im toxischen Bereich, und die meisten Tiere starben unter hypoglykämischen Krämpfen. Aus den Versuchen von POWELL und BUCKLEY (1968), nach denen bei oraler Gabe von 75 mg/kg Phenformin die Ascorbinsäure-Konzentration in der Rattennebenniere abnimmt, geht indessen hervor, daß auch Biguanid-Dosen, die nicht toxisch und nicht blutzuckersenkend wirken, die Nebennierenrinde aktivieren können. Desgleichen beobachtete YOH (1966) an Ratten nach chronischer oraler Gabe von nur 5—40 mg/kg Buformin eine geringe Proliferation der Zona reticularis. Andere Autoren stellten nach Metformin (STERNE, 1961), Buformin (PROSKE et al., 1962; LAGLER, 1966) oder Phenformin (UNGAR, 1959) keine histologisch nachweisbaren Veränderungen an der Nebennierenrinde fest.

Wie oben erwähnt, fanden SÖLING et al. (1963) an adrenalektomierten Ratten eine Hemmung der blutzuckersenkenden Wirkung von Buformin und Phenformin durch Corticosteroide. Nach 7tägiger Vorbehandlung der Tiere mit täglich 5 mg/kg Prednisolon und 2,5 mg/kg Desoxy-corticosteron war trotz der extremen Dosen von Buformin (160 mg/kg, s.c.) kein Blutzuckerabfall, sondern sogar bei manchen Tieren eine Hyperglykämie zu beobachten. Gleichzeitig mit der blutzuckersenkenden Wirkung ist nach Gaben von Corticosteroiden auch die akute Toxicität der Biguanide vermindert (HOUSSAY und PENHOS, 1958; SÖLING et al., 1963). Eine Abnahme der Blutzuckerwirkung von |Phenformin und Metformin stellten auch MEYER et al. (1967a, b) an intakten Ratten und Meerschweinchen nach einmaliger Applikation von Hydrocortison-hemisuccinat (50 mg/kg, s.c.) fest.

6. Hypophyse

Eine Hypophysektomie beeinflußt bei intakten Hunden, Houssay-Hunden und bei Kröten die Blutzuckersenkung nach Phenformin nicht; die akute Toxicität des Biguanids ist vermindert. Dagegen nimmt die Blutzuckerwirkung und die Toxicität von Phenformin bei Ratten nach Entfernen der Hypophyse deutlich zu, so daß bereits nach oraler Gabe von 100 mg/kg des Biguanids hypoglykämische Blutzuckerwerte auftreten (HOUSSAY und PENHOS, 1958). Auch die blutzuckersenkende Wirkung von Buformin wird durch Hypophysektomie verstärkt (SÖLING et al., 1963). STERNE (1958) sowie STERNE und DUVAL (1959) andererseits beobachteten an hypophysenlosen Ratten nach Gabe von Metformin keine deutliche Zunahme der Blutzuckersenkung.

An Kaninchen bewirkt Metformin (100—250 mg/kg) weder nach akuter noch nach chronischer oraler Applikation eine Veränderung des Verhältnisses der eosinophilen zu den basophilen und chromophoben Zellen in der Hypophyse (PALKOVITS und HORN, 1963). An Ratten dagegen nimmt nach chronischer Gabe von Buformin (5—40 mg/kg) die Zahl der eosinophilen Zellen im Hypophysenvorderlappen zu, während Mittellappen und Hinterlappen der Hypophyse keine histologisch nachweisbaren Veränderungen zeigen (Yoh, 1966).

7. Zusammenfassende Betrachtungen zum Wirkungsmechanismus der Biguanide im Tierexperiment

Die Hypothese, nach der Biguanide ihre blutzuckersenkende Wirkung durch eine Steigerung der anaeroben Glykolyse ausüben, gilt heute als widerlegt. Sie wurde aufgestellt, nachdem sich bei In-vitro-Versuchen gezeigt hatte, daß die vermehrte Glucoseaufnahme im Muskel- und Fettgewebe unter der Einwirkung hoher Biguanid-Konzentrationen mit einem verminderten Sauerstoffverbrauch und einer vermehrten Lactatbildung einhergeht. Weitere Untersuchungen ergaben, daß die Atmungshemmung in vitro indirekt erfolgt, und zwar dadurch, daß die Übertragung des bei der Atmungskettenphosphorylierung gebildeten energiereichen Phosphats auf ADP inhibiert wird. Als Folge davon kommt es in der Zelle zu einer Abnahme der ATP-Konzentration und einer Zunahme von AMP, ADP und anorganischem Phosphat. Der Quotient NADH/NAD steigt an, und sämtliche energieverbrauchenden Reaktionen des Intermediärstoffwechsels werden blockiert. Auch solche Reaktionen, die von Enzymen katalysiert werden, welche einer negativen Rückkopplungskontrolle durch AMP unterliegen, wie z.B. Fructose-1,6-diphosphatase, sind gehemmt. Die Aktivität anderer Enzyme wiederum, wie z.B. von Phosphofructokinase und Pyruvatkinase — Schlüsselenzymen der Glykolyse — werden durch die Abnahme der ATP-Konzentration aktiviert.

In dem Formelschema ist die Wirkung der Biguanide auf den Intermediärstoffwechsel in vitro zusammenfassend wiedergegeben. Man ersieht daraus, daß die anaerobe Glykolyse gefördert, die meisten anderen Reaktionen aber direkt oder indirekt gehemmt werden.

Die Empfindlichkeit der einzelnen Gewebe gegenüber der Hemmwirkung der Biguanide ist unterschiedlich. Im allgemeinen wird eine deutliche Hemmung ab 5—20 µg Biguanid je ml Inkubationslösung ($2 \cdot 10^{-5}$—$1 \cdot 10^{-4}$ M) beobachtet, wobei Phenformin meist wirksamer ist als Buformin oder Metformin.

Die Annahme, daß auch die blutzuckersenkende Wirkung der Biguanide in vivo auf einer Steigerung der anaeroben Glykolyse beruhe, schien sich zunächst zu bestätigen. Denn nach Biguanid-Gaben wurde beim intakten Tier häufig ein Anstieg des Blutlactats beobachtet. Da aber auch die Konzentration von Pyruvat im Blut zunimmt und somit der Lactat/Pyruvat-Quotient konstant bleibt, schließt dies eine Steigerung der anaeroben Glykolyse als Ursache der Lactatvermehrung nach Biguanid-Applikation aus (Huckabee, 1961a, b).

Die eigentliche Ursache des Lactatanstiegs ist noch unbekannt. Beim Kaninchen wird die Zunahme der Lactatkonzentration im Blut durch β-Receptoren blockierende Substanzen abgeschwächt oder ganz aufgehoben. Sie wird also vorwiegend durch eine adrenerge Reizung ausgelöst. Bei Hunden und Ratten dagegen sind β-Receptoren-Blocker unwirksam, und bei der Ratte tritt darüber hinaus ein Lactatanstieg auch bei medullektomierten Tieren auf. Mit Sicherheit kann lediglich gesagt werden, daß zwischen der Blutzuckersenkung nach Biguanid-Gabe und dem Lactatanstieg kein unmittelbarer Zusammenhang besteht, da bei Hunden, Ratten und Mäusen häufig eine vermehrte Lactatkonzentration im Blut bei unverändertem oder sogar erhöhtem Blutzucker beobachtet wird.

Das oben bezüglich der Veränderung der Lactat- und Pyruvatkonzentration im Blut Gesagte gilt nur für noch gut verträgliche Biguanid-Dosen. Wenn toxisch wirkende Biguanid-Dosen appliziert werden, dann kommt es auch in vivo zu einer

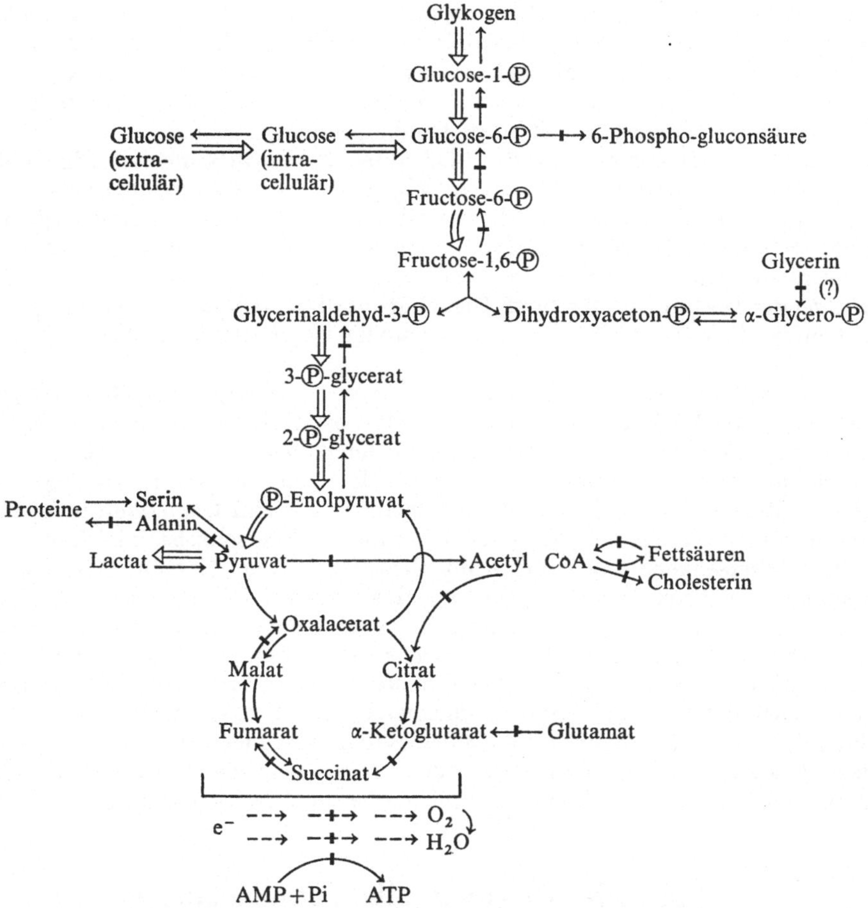

Glykogen

Glucose-1-$\textcircled{P}$

Glucose (extracellulär) ⟹ Glucose (intracellulär) ⟹ Glucose-6-$\textcircled{P}$ → 6-Phospho-gluconsäure

Fructose-6-$\textcircled{P}$

Fructose-1,6-$\textcircled{P}$ Glycerin (?)

Glycerinaldehyd-3-$\textcircled{P}$ ⟷ Dihydroxyaceton-$\textcircled{P}$ ⇌ α-Glycero-$\textcircled{P}$

3-$\textcircled{P}$-glycerat

2-$\textcircled{P}$-glycerat

$\textcircled{P}$-Enolpyruvat

Proteine → Serin / Alanin

Lactat ⟸ Pyruvat — Acetyl CoA ⟷ Fettsäuren / Cholesterin

Oxalacetat

Malat   Citrat

Fumarat   α-Ketoglutarat ← Glutamat

Succinat

e^- ⇢ —+→ ⇢ O_2
⇢ —+→ ⇢ H_2O

AMP + Pi   ATP

Wirkung hoher Biguanid-Konzentrationen auf den intermediären Stoffwechsel in vitro. Die breiten Pfeile zeigen die Aktivierung der anaeroben Glykolyse. Die durchbrochenen dünnen Pfeile geben an, welche Reaktionen durch Biguanide gehemmt werden. Hierbei ist nicht immer geklärt, ob eine direkte oder eine indirekte Hemmung vorliegt

Steigerung der anaeroben Glykolyse. Die Konzentration von Lactat im Blut nimmt dann wesentlich stärker zu als die von Pyruvat, und der Lactat/Pyruvat-Quotient steigt auf das 2- bis 3fache des Ausgangswerts an.

Wenn somit eine Steigerung der anaeroben Glykolyse als Wirkungsmechanismus der Biguanide ausgeschlossen werden kann, so erhebt sich die Frage, auf welche andere Weise Biguanide blutzuckersenkend wirken. Eine Verminderung der Glucoseresorption kann nicht Ursache der Blutzuckersenkung nach Biguanid-Gabe sein; denn die Verbindungen sind auch bei hungernden — und zwar stärker als bei gefütterten — Tieren wirksam. Eine Stimulierung der β-Zellen des Pankreas entfällt ebenfalls als möglicher Wirkungsmechanismus, da sich nach Gabe von Biguaniden im allgemeinen keine vermehrte Insulinsekretion feststellen ließ. Die Bedeutung der Leber für die blutzuckersenkende Wirkung der Biguanide bleibt noch abzuklären. Es gibt zwar einige Hinweise auf eine verminderte Glucoseabgabe der Leber, und manches spricht für eine Hemmung der Gluconeogenese durch Biguanide. Diese Befunde allein vermögen aber die blutzuckersenkende Wirkung der Verbindungen nicht zu erklären, da die Substanzen an diabetischen Tieren, bei denen die Gluconeogenese erhöht ist, nicht regelmäßig wirksam sind und außerdem auch bei eviscerierten und hepatektomierten Tieren den Blutzucker senken. Allerdings tritt eine Blutzuckersenkung meist erst dann auf, wenn der Glykogengehalt der Leber durch Hunger, Adrenalektomie oder eine durch die Verbindungen selbst ausgelöste Glykogenolyse stark herabgesetzt ist.

Neuere Untersuchungen ergaben, daß unter der Einwirkung von Biguaniden der Glucose-Assimilationskoeffizient ansteigt und Glucose vermehrt oxidativ abgebaut wird. Die Zunahme der Glucoseutilisation ist an das Vorhandensein von Insulin gebunden: bei pankreatektomierten Tieren senken Biguanide den Blutzucker nicht. Inwieweit dabei ein permissiver Effekt des Insulins oder eine Verstärkung der Insulinwirkung durch Biguanide vorliegt, läßt sich gegenwärtig noch nicht entscheiden. Die bisherigen experimentellen Ergebnisse lassen beide Möglichkeiten offen.

Es scheint also beim Tier ein ähnlicher Wirkungsmechanismus zu bestehen, wie er auch für die Wirkungsweise der Biguanide beim Menschen anzunehmen ist. Allerdings muß in diesem Zusammenhang nochmals betont werden, daß zwischen Mensch und Tier grundsätzliche Unterschiede in der Reaktion auf Biguanid-Gaben bestehen: Biguanide sind im allgemeinen nur beim Diabetiker, nicht aber beim stoffwechselgesunden Menschen wirksam. Andererseits ist im Tierversuch die blutzuckersenkende Wirkung beim nichtdiabetischen Tier am deutlichsten. Außerdem sind beim Tier für einen hypoglykämischen Effekt meist viel höhere und häufig toxisch wirkende Dosen erforderlich als beim zuckerkranken Menschen. Dementsprechend sind nach blutzuckersenkend wirksamen Dosen die Plasmakonzentrationen beim Tier 20—50mal höher als beim Menschen. Es ist somit unwahrscheinlich, worauf erstmals Madison und Unger (1960) hingewiesen haben, daß die im Tierexperiment beobachteten Wirkungen der Biguanide ohne Einschränkungen auf die Verhältnisse beim Menschen, wie sie nach Gabe einer therapeutisch wirksamen Biguanid-Dosis vorliegen, übertragbar sind.

X. Klinisch-experimentelle Untersuchungen zum Wirkungsmechanismus der Biguanide

1. Wirkung auf den Blutzucker beim gesunden Menschen

Biguanide senken beim gesunden Menschen den Nüchternblutzucker nicht (Fajans et al., 1960; Madison und Unger, 1960; Michel, 1960; Otto, 1960; Söling et al., 1960; Gutsche, 1960, 1961; Rambert et al., 1961; Chlebowski et al., 1963; Berger et al., 1966; Petrides und Schräpler, 1966; Roginsky und Barnett, 1966; Searle et al., 1966, 1969a; Abramson und Arky, 1967; Hackel, 1967; Arky und Abramson, 1968; Bottermann, 1968b; Faludi et al., 1968; Kreisberg, 1968a, b; Jahnke et al., 1968; Searle und Cavalieri, 1968; Lyngsøe und Trap-Jensen, 1969). Lediglich L'Age et al. (1963), Hammerl et al. (1968) und Wahl (1969) stellten auch beim Gesunden nach Biguanid-Gabe einen geringfügigen, statistisch aber gesicherten Blutzuckerabfall fest. Die Ursache für die fehlende blutzuckersenkende Wirkung beim gesunden Menschen ist noch weitgehend ungeklärt. Weitzel (1960) und Puchegger (1964) vertreten die Ansicht, daß beim Gesunden die Zellreceptoren bereits mit Insulin besetzt seien und dadurch die Biguanide kompetitiv gehemmt würden. Madison und Unger (1960) vermuten einen spezifischen Stoffwechseleffekt beim Diabetiker. Searle et al. (1966, 1969a), Kreisberg (1968a, b) sowie Searle und Cavalieri (1968) nehmen an, daß die als Folge des erhöhten Glucoseumsatzes in der Peripherie zu erwartende Blutzuckersenkung beim Stoffwechselgesunden durch eine vermehrte Glucoseabgabe der Leber kompensiert werde. Ein weiterer Grund könnte sein, daß der gesunde Mensch auf Biguanide weniger empfindlich reagiert als der Diabetiker und die für einen Blutzuckerabfall notwendige Dosis wegen gastrointestinaler Nebenwirkungen nicht vertragen kann. In diesem Sinne ließe sich der Befund von MICHAELIS und LIPPMANN (1963) deuten, demzufolge Biguanide auch beim Gesunden blutzuckersenkend wirken, wenn der Magen-Darm-Trakt umgangen und das Biguanid in ausreichend hoher Dosis intravenös injiziert wird. Dem stehen aber die Ergebnisse derselben und anderer Autoren entgegen, welche nach intravenöser Injektion von Biguaniden bei Stoffwechselgesunden (HACKEL, 1967; BOTTERMANN, 1968b; POLOSA, 1968) und Diabetikern (MICHAELIS und LIPPMANN, 1963; WAHL, 1968) keinen Blutzuckerabfall feststellten.

Eine Blutzuckersenkung wird beim nichtdiabetischen Menschen meist dann erreicht, wenn man durch Kohlenhydratbelastung — und gegebenenfalls gleichzeitiger Glucocorticoidgabe (BERGER et al., 1968) — die Glucosekonzentration im Blut erhöht (Literatur vgl. S. 550). Gleiches läßt sich auch an Patienten mit latentem Diabetes (WILANSKY et al., 1965; NAVARRETE et al., 1966; WILANSKY und HAHN, 1967; JAHNKE et al., 1968; KNICK, 1968; WILANSKY, 1968; WILANSKY und SHOCHAT, 1968; ROBERTS, 1969) beobachten. Die Höhe des Blutzuckerspiegels kann aber nicht die Ursache für die unterschiedliche Wirksamkeit der Biguanide beim gesunden Menschen und beim Diabetiker sein, da Biguanide beim Zuckerkranken auch den nicht oder nur wenig erhöhten Nüchternblutzucker vermindern (MADISON und UNGER, 1960; RAMBERT et al., 1961).

2. Wirkung auf die enterale Glucoseresorption und den Glucose-Toleranztest

Die Beobachtung, daß Biguanide bei oraler, nicht aber bei intravenöser Glucosebelastung wirksam sind (GRODSKY et al., 1963; MOORHOUSE et al., 1964; CZYŻYK und LAWECKI, 1966; BOUAZIZ, 1966; BERGER, 1968a—c; CUCURACHI et al., 1968; CZYŻYK et al., 1968; CZYŻYK, 1969a; GOMEZ et al., 1969; LYNGSØE und TRAP-JENSEN, 1969; MIETTINEN et al., 1969; HERROLD et al., 1970; HOLLOBAUGH et al., 1970; KARAM et al., 1970), wird von einigen Autoren als Beweis für eine Hemmung der Glucoseresorption durch Biguanide angesehen.

Gegen eine solche Annahme läßt sich u.a. folgendes einwenden:

1. Auch nach Sulfonylharnstoff-Gaben ist meist keine Beeinflussung des intravenösen Glucose-Toleranztestes zu beobachten (DUNCAN et al., 1956; RENOLD et al., 1956; MORTIMORE et al., 1956; BAIRD und DUNCAN, 1957; BASTENIE et al., 1957; BUTTERFIELD et al., 1957; NIELSEN et al., 1966). Ein Anstieg des Glucose-Assimilationskoeffizienten läßt sich nach Sulfonylharnstoffen häufig nur dann nachweisen, wenn man die Assimilations-Konstante fälschlicherweise (DOST et al., 1968; v. HATTINGBERG et al., 1970) ohne Berücksichtigung des Glucoseausgangswerts berechnet (BAIRD und DUNCAN, 1957). Bei korrekter Berechnung wird zwar öfters ebenfalls eine Zunahme des Normal-Werts festgestellt (LUNDBAEK et al., 1959; STOWERS und BEWSHER, 1962; STOWERS et al., 1962; MOORHOUSE et al., 1964; NIELSEN et al., 1966; CHANDALIA et al., 1969; CZYŻYK et al., 1969a), sie ist aber in den meisten Untersuchungen nur geringfügig und selten statistisch signifikant.

2. Manche Autoren stellten auch nach intravenöser Glucosebelastung eine Förderung der Glucoseutilisation durch Biguanide fest (BUTTERFIELD et al., 1961; DETTWYLER und BUTTERFIELD, 1964; MARGOLIS et al., 1965; BOUAZIZ, 1966;

35*

Cucurachi et al., 1966; Pereira et al., 1967b; Butturini, 1968; Mirouze, 1968; Muntoni et al., 1968; Wajchenberg, 1968; Irsigler, 1969; Gomez und Felber, 1970; Schatz et al., 1970). Die Wirkung ist besonders dann deutlich, wenn die Glucose nicht rasch injiziert, sondern über mehrere Stunden infundiert wird (Gomez und Felber, 1970).

3. Eine Zunahme der oralen Glucosetoleranz läßt sich noch 6—10 h (Craig et al., 1960; Gomez et al., 1970), gelegentlich bis zu 8 Tagen (Navarrete et al., 1966), nach der letzten Biguanid-Applikation nachweisen. Zu diesem Zeitpunkt ist die Substanz praktisch vollständig resorbiert bzw. wieder ausgeschieden und kann somit keine lokale Wirkung mehr im Gastrointestinaltrakt ausüben.

4. In neueren Untersuchungen wurde bei direkter Messung der Glucoseresorption mit Hilfe der Doppelballonsonde nach Verabreichung von Biguaniden (150 mg Phenformin) nur eine geringfügige (um 16%) Hemmung der Glucoseaufnahme beobachtet. Da die Messung in den oberen Dünndarmabschnitten erfolgte, ist anzunehmen, daß die geringe dort verbleibende Glucosemenge im weiteren Verlauf der Darmpassage in den unteren Dünndarmabschnitten resorbiert wird. Hierfür spricht auch, daß dieselben Autoren mit einem anderen Biguanid (Metformin) keine Hemmung, sondern eher eine Förderung der enteralen Glucoseresorption feststellten (Mainguet et al., 1970).

5. Die unter der Therapie mit Biguaniden auftretende Gewichtsabnahme (Literatur hierzu s. bei Mehnert und Haese, dieses Handbuch, S. 603) wird häufig mit einer Hemmung der enteralen Resorption durch Biguanide in Verbindung gebracht. Die Gewichtsreduktion ist aber nur bei Patienten mit gestörter Kohlenhydratutilisation deutlich (Roginsky und Barnett, 1966; Liebermeister et al., 1967, 1969; Jahnke et al., 1968; Irsigler, 1970). Ebenso beobachteten Pomeranze et al. (1957), Amador und Rodriguez (1959), Butterfield und Whichelow (1968) und Fövényi et al. (1970) in vergleichenden Untersuchungen nur bei Diabetikern, nicht aber bei Gesunden oder nichtdiabetischen Patienten unter der Therapie mit Biguaniden einen verminderten Anstieg der Blutglucose nach oraler Glucosebelastung. Man müßte daher annehmen, daß in diesen Fällen Biguanide die enterale Resorption in Abhängigkeit davon, ob eine Störung des Kohlenhydratstoffwechsels vorliegt, unterschiedlich beeinflussen. Eine solche Annahme erscheint wenig plausibel.

6. Schließlich ist mit der Annahme, eine Hemmung der Glucoseresorption sei von wesentlicher Bedeutung für die blutzuckersenkende Wirkung der Biguanide, nicht vereinbar, daß Biguanide bei pankreatektomierten und jugendlichen Diabetikern ohne gleichzeitige exogene Insulinzufuhr therapeutisch nicht wirksam sind (S. 560, vgl. auch Mehnert und Haese, dieses Handbuch, S. 640). Außerdem spricht gegen diese Hypothese die auch bei nüchternen Patienten nach Biguanid-Gaben zu beobachtende Blutzuckersenkung (Abb. 31, S. 555, vgl. auch S. 558).

In Anbetracht der angeführten Befunde läßt sich zwar nicht ausschließen, daß Biguanide die Glucoseresorption verzögern, wofür es eine Reihe von Anhaltspunkten gibt (Berger, 1970b). Aber es ist wenig wahrscheinlich, daß eine Hemmung der Glucoseresorption für den therapeutischen Effekt der Biguanide von größerer Bedeutung ist.

Lediglich unter besonderen Umständen scheint es nach Applikation von Biguaniden zu einer verminderten enteralen Resorption kommen zu können. So fand Berger (1968a, b, 1970b) bei Ileostomie-Patienten nach oraler Glucose-Belastung (50 g) unter der Einwirkung von Metformin 1—8 g Glucose im Stuhl, während der Stuhl von nicht mit dem Biguanid behandelten Patienten keine Glucose enthielt. Auch die Resorption von Galaktose ist nach Metformin-Belastung herabgesetzt. Außerdem wird die durch gleichzeitige Gaben von Glucose bedingte kompetitive

Hemmung der Galaktose-Resorption durch das Biguanid verstärkt. Dagegen ist Metformin ohne Einfluß auf den intravenösen Galaktose-Toleranztest (BERGER, 1968b, c, 1970a). Gegen die Möglichkeit, daß der geringere Anstieg der Glucosekonzentration im Blut nach Glucose-Belastung und Metformin-Gaben (BERGER 1968a—c, BERGER und KÜNZLI 1969) durch eine vermehrte Verwertung des Zuckers in der Leber hervorgerufen wird, spricht, daß bei einem Patienten mit portocavalem Shunt der Anstieg der Glucosekonzentration im Blut nach Applikation von Metformin ebenfalls vermindert war (BERGER 1968a, b).

Weiterhin beobachteten STOWERS (1968), STOWERS und BEWSHER (1969), BERCHTOLD et al. (1969), KEISER et al. (1970) und TOMKIN et al. (1971) unter der Einwirkung von Phenformin und Metformin eine Hemmung der Resorption von D-Xylose. Andere Autoren (APPELS et al., 1969; CREUTZFELDT et al., 1970; WILLMS et al., 1970; WILLMS und CREUTZFELDT, 1970) dagegen fanden weder mit diesen Biguaniden noch nach langfristiger Therapie mit Buformin eine Hemmung der D-Xylose-Resorption. In diesem Zusammenhang sei jedoch darauf hingewiesen, daß D-Xylose zum Nachweis einer Hemmung des aktiven Zuckertransports nicht geeignet ist, da die Pentose nur eine sehr geringe Affinität zu dem Transportsystem besitzt (ALVARADO, 1964, 1966; CSAKY und HO, 1965; STILLER, 1966, u.a.).

Auch die Befunde zur Wirkung von Biguaniden auf die Resorption von Vitamin B_{12} sind widersprüchlich. BERCHTOLD et al. (1969) und KEISER et al. (1970) beobachteten an 21 Patienten mit manifestem oder latentem Diabetes nach 7- bis 14tägiger Behandlung mit täglich 3 g Metformin eine reversible Hemmung der Vitamin B_{12}-Resorption. Desgleichen stellten CREUTZFELDT et al. (1970) und WILLMS und CREUTZFELDT (1970) unter der Therapie mit Metformin eine herabgesetzte Resorption des Vitamins fest. Dagegen konnten dieselben Autoren in Übereinstimmung mit den Befunden von WAHL (1970) nach Behandlung mit Phenformin oder Buformin keine Hemmung der Vitamin B_{12}-Resorption nachweisen. Die Ursache für die unterschiedliche Wirkung von Buformin und Phenformin einerseits und Metformin andererseits auf die Resorption von Vitamin B_{12} ist bisher nicht geklärt. Die Konzentration von Vitamin B_{12} im Serum bleibt nach BERGER et al. (1970) bei länger dauernder Behandlung von Diabetikern mit Biguaniden (Buformin, Metformin) im normalen Bereich. Kürzlich berichteten jedoch TOMKIN et al. (1971) über eine zum Teil stark herabgesetzte Konzentration von Vitamin B_{12} im Serum bei 21 von 71 Patienten, die durchschnittlich 4, 7 Jahre mit Metformin behandelt worden waren. Ergänzend sei an dieser Stelle vermerkt, daß FEARNLEY (1969) und STOWERS (1969) unter der Therapie mit Phenformin eine Folsäuremangelanämie beobachteten. Es ist aber noch nicht erwiesen, ob in diesen Fällen ein kausaler Zusammenhang zwischen der Erkrankung und der Biguanid-Therapie besteht.

Inwieweit eine Besserung der Dumping-Beschwerden unter der Behandlung mit Biguaniden (BERGER, 1968c; CZYŻYK, 1969b; GYR et al., 1970) als ein Hinweis auf eine Hemmung oder Verzögerung der enteralen Resorption anzusehen ist, muß offen bleiben. Ein Rückgang der Dumping-Symptome nach Biguanid-Gabe könnte ebenso, wie dies nach Insulin- oder Sulfonylharnstoff-Applikation der Fall ist (SULLIVAN und PATTON, 1964; SINGH, 1969), durch eine vermehrte Glucoseutilisation ausgelöst werden.

Kürzlich fand STOWERS (1970) in einer noch vorläufigen Studie an einem Patienten unter der Behandlung mit hohen Phenformin-Dosen (225 mg/die) eine Zunahme des Caloriengehaltes der Faeces um 28%. Den Ergebnissen weiterer calorimetrischer Untersuchungen mit therapeutischen Biguanid-Dosen kann mit Interesse entgegengesehen werden, denn nur von solchen Versuchen ist eine eindeutige Aussage darüber zu erwarten, ob Biguanide die intestinale Resorption beeinflussen.

Die Blutzuckerwerte nach oraler Glucosebelastung sind bei Diabetikern unter der Therapie mit Biguaniden im allgemeinen lediglich deswegen niedriger, weil die Ausgangswerte geringer sind. Der Kurvenverlauf selbst ist nicht verändert, er bleibt also typisch diabetisch. Bei nichtdiabetischen Personen (vgl. auch S. 547) oder Diabetikern mit nur wenig erhöhtem Nüchternblutzucker, ist unter der Einwirkung von Biguaniden meist ein geringerer Anstieg der Blutglucose bei sonst ähnlichem Verlauf der Blutzuckerkurve zu beobachten (Pomeranze et al., 1957; Schilling, 1959; Craig et al., 1960; Fajans et al., 1960; Gutsche, 1960; Butterfield et al., 1961; Grodsky et al., 1963; Pereira et al., 1963, 1967b; Berger et al., 1966; Czyżyk und Lawecki, 1966; Haller und Strauzenberg, 1966a; Abramson und Arky, 1967; Feldman und Fitterer, 1967; Appels et al., 1968; Arky und Abramson, 1968; Berger, 1968a—c; Butterfield und Whichelow, 1968; Creutzfeldt et al., 1968; Czyżyk et al., 1968; Jahnke et al., 1968; Plischke et al., 1968; Czyżyk, 1969a; Gomez et al., 1969; Previato et al., 1969; Stowers und Bewsher, 1969; Herrold et al., 1970; Hollobaugh et al., 1970; Karam et al., 1970; McMahon, 1970; Weinges et al., 1970). Manche Autoren fanden, wie bereits erwähnt, keine Wirkung von Biguaniden auf die orale Glucosetoleranz bei nichtdiabetischen Patienten (Pomeranze et al., 1957; Fajans et al., 1960; Schilling, 1964; Butterfield und Whichelow, 1968; Fövényi et al., 1970) oder bei Diabetikern (Gutsche, 1960).

Die Änderung des Verlaufs der Glucose-Toleranzkurve unter der Biguanid-Therapie kann nicht mit einer Gewichtsabnahme erklärt werden, die ihrerseits den Kohlenhydratstoffwechsel günstig beeinflussen würde. Denn eine Zunahme der Glucosetoleranz tritt auch bei konstantem oder nicht wesentlich verändertem Körpergewicht auf (Navarrete et al., 1966; Abramson und Arky, 1967, Abramson und Arky, 1968; Butterfield und Whichelow, 1968; Plischke et al., 1968; Plischke, 1970; Weinges et al., 1970). Biguanide sensibilisieren den Organismus nicht gegenüber der blutzuckersenkenden Wirkung von L-Leucin (Jarrett und Butterfield, 1964). Auch der Blutzuckeranstieg und die rasche Freisetzung von Insulin nach intravenöser Injektion von Arginin werden durch Phenformin nicht beeinflußt (Karam et al., 1970). Czyżyk et al. (1970) andererseits beobachteten nach Applikation eines Aminosäuregemischs unter der Einwirkung von Phenformin einen verstärkten Abfall des Blutzuckers und einen geringeren Anstieg des Plasmainsulins.

Biguanide sollen die Verwertung von Fucose, einer in Glykoproteiden vorkommenden 6-Desoxy-L-galaktose, fördern. Die Serumkonzentration dieses Zuckers steigt nach Glucosebelastung bei latenten Diabetikern bereits pathologisch an, wenn die Glucose-Toleranzkurve noch normal verläuft. Der Anstieg läßt sich nach Shaw et al. (1968a, b) durch Gaben von Phenformin verhindern. Dieser Befund bedarf indessen einer Überprüfung, da nach McMillan et al. (1968) und Marshall et al. (1970) die von Shaw et al. (1968a b) zur Bestimmung von Fucose verwendete Methode unspezifisch ist und Glucose miterfaßt.

3. Wirkung auf den Stoffwechsel der Leber

Tranquada et al. (1960a) untersuchten an Diabetikern die Glucoseabgabe der Leber unter dem Einfluß von Phenformin. Sie bestimmten die Differenz der Blutzuckerkonzentration zwischen A. femoralis und V. hepatica. Die Leberdurchblutung wurde nach Bradley et al. (1945) unter Belastung mit Bromsulfalein gemessen. Selbstverständlich wird mit dieser Methode nicht allein die hepatische Glucoseabgabe, sondern die des gesamten Pfortadergebiets erfaßt. Die arterielle

Blutzuckerkonzentration nahm 2 h nach Gabe von 150 mg Phenformin ab. Die Leberdurchblutung lag zu diesem Zeitpunkt im Durchschnitt um 20% höher als am Anfang des Versuchs. Die Glucosekonzentration im Lebervenenblut und damit auch die hepatische Glucoseabgabe schwankten stark. Im Vergleich zur Vorperiode konnten keine signifikanten Unterschiede festgestellt werden. Gleiches gilt für den Sauerstoffverbrauch und die Harnstoffbildung der Leber. Dagegen war die Aufnahme von Lactat und Pyruvat bei unveränderter Konzentration im arteriellen Blut erhöht. Die Ergebnisse dieser Versuche sprechen also eher gegen eine Wirkung der Biguanide auf den Glucoseverbrauch der Organe des Splanchnicusgebiets. Ihre Aussagekraft wird aber dadurch stark eingeschränkt, daß von den 8 Patienten 2 pankreatektomiert waren und 3 einen labilen Diabetes hatten, bei denen also ohne gleichzeitige exogene Insulinzufuhr keine Wirkung des Biguanids zu erwarten ist und aus technischen Gründen offenbar nur diese Patienten für die Versuche herangezogen werden konnten.

Hiervon abweichend fanden BERINGER et al. (1958) und BERINGER (1960) an Altersdiabetikern, die auf eine Biguanid-Therapie ansprachen, eine Verminderung der hepatischen Glucoseabgabe nach Biguanid-Applikation. Die Leberdurchblutung wurde in diesen Versuchen leider nicht gemessen. Außerdem beobachteten BERINGER et al. (1958) unter der Wirkung von Phenformin eine vermehrte Utilisation von Lactat und Pyruvat durch die Organe des Splanchnicusgebiets.

Auch mit Hilfe von Radioisotopen konnte bisher die Rolle der Leber bei der blutzuckersenkenden Wirkung der Biguanide nicht eindeutig geklärt werden. SEARLE und CAVALIERI (1968) bestimmten an Diabetikern nach intravenöser Injektion von uniform ^{14}C-markierter Glucose vor und nach 2tägiger Behandlung mit 100—125 mg Phenformin die Radioaktivität in der Exspirationskohlensäure sowie die Abklingrate der spezifischen Aktivität von Glucose im Blut. Dabei wurde die zweite Messung 2 h nach der letzten Biguanid-Gabe vorgenommen. Die Biguanid-Belastung bewirkte eine Steigerung des aus der Abklingrate berechneten Glucoseumsatzes von durchschnittlich 91 mg/kg·h auf 103 mg/kg·h und eine Zunahme der Glucoseoxidation um etwa 10%. Ein Plateau der spezifischen Aktivität der Blutglucose, wie es nach Gaben von Insulin und Tolbutamid auftritt und als Zeichen einer verringerten hepatischen Glucoseabgabe gedeutet wird (DUNN et al., 1957; TARDING und SCHAMBYE, 1958; REICHARD et al., 1959, 1960; SCHAMBYE und TARDING, 1959, u.a.), ließ sich nicht beobachten. In neueren Untersuchungen fand SEARLE (1968) nach Phenformin-Gaben außerdem eine Zunahme der Lactatbildung aus ^{14}C-Glucose. Die Milchsäure wurde teils zu CO_2 verbrannt, teils in der Leber in Glucose umgewandelt. Auch die Gluconeogenese aus ^{14}C-Alanin war erhöht. Eine Steigerung der Gluconeogenese müßte aber zu einem Blutzuckeranstieg und nicht zu einem Blutzuckerabfall führen. Um diesen Widerspruch zu erklären, nehmen SEARLE und CAVALIERI (1968) sowie SEARLE (1968) an, daß Biguanide die Glucoseutilisation stärker aktivieren als die Zuckerneubildung. — Nach SEARLE et al. (1962) beeinflußt Phenformin die Wirkung von Insulin auf die hepatische Glucoseabgabe nicht.

An gesunden Menschen bewirkt Phenformin nach Injektion von ^{14}C-Glucose eine verlangsamte Abnahme der spezifischen Radioaktivität der Glucose im Blut. SEARLE et al. (1966, 1969a) sowie SEARLE und CAVALIERI (1968) führen dies auf eine vermehrte Resynthese von Glucose in der Leber aus radioaktiv markierten Vorstufen (= „Recycling") zurück. Da die Glucosekonzentration im Blut konstant blieb, der Glucoseumsatz aber anstieg, nehmen die Autoren an, daß die vermehrte Resynthese von Glucose in der Leber durch einen verstärkten Abbau in der Peripherie aufgehoben werde, und die Biguanide deswegen beim gesunden Menschen nicht blutzuckersenkend wirkten. In neueren Untersuchungen stellten

Searle et al. (1969a) außerdem fest, daß bei stoffwechselgesunden Probanden unter der Einwirkung von Phenformin die Zunahme des Glucoseumsatzes (um 19 mg/kg·h) mehr als doppelt so groß ist wie die Steigerung der Glucoseresynthese (9 mg/kg·h). Dies läßt vermuten, daß Phenformin nicht nur die Glucosebildung aus Lactat, sondern auch die Gluconeogenese aus Aminosäuren aktiviert.

Zu ähnlichen Ergebnissen kam Kreisberg (1968b, c). Er fand bei 8 stoffwechselgesunden Probanden mit normalem Körpergewicht nach 7tägiger Gabe von täglich 100—150 mg Phenformin einen durchschnittlichen Anstieg des absoluten Glucoseumsatzes um 22 mg/kg·h. Da die Glucoseresynthese um den gleichen Betrag zunahm, blieb der Nettoglucoseumsatz (absoluter Glucoseumsatz minus Resynthese von Glucose) konstant. Die Lactatbildung aus Glucose und die Milchsäurekonzentration im Blut stiegen an. Der Blutglucosespiegel war unverändert. Die Oxidationsrate der injizierten radioaktiven Glucose war herabgesetzt (Kreisberg, 1968b) oder blieb konstant (Kreisberg, 1968c), während die Bildung von inaktivem CO_2 nicht beeinflußt wurde. Aus den geschilderten Befunden folgert Kreisberg (1968b), daß Biguanide bei Stoffwechselgesunden mit normalem Körpergewicht die Glykolyse sowie die Resynthese von Glucose aus Lactat aktivieren und den oxidativen Glucoseabbau hemmen.

In analogen Versuchen an 8 übergewichtigen, ebenfalls nichtdiabetischen Patienten waren die Resultate weniger einheitlich (Kreisberg, 1968a—c). Zwar wurde nach Phenformin-Gaben auch meist eine Zunahme des absoluten Glucoseumsatzes sowie der Glucoseresynthese und damit ein konstanter Nettoglucoseumsatz beobachtet; die Glucoseoxidationsrate nahm aber nur bei der Hälfte der Probanden ab. Bei den übrigen Versuchspersonen bewirkte Phenformin eine Steigerung der Glucoseoxidation. Die Beeinflussung der Glykolyse war ebenfalls inkonstant: 4mal wurde eine Zunahme und 3mal eine Abnahme der Bildung von ^{14}C-Lactat aus ^{14}C-Glucose beobachtet. In neueren Untersuchungen stellten Kreisberg et al. (1970) an 5 übergewichtigen, nichtdiabetischen Patienten nach Phenformin-Gaben (täglich 100—150 mg) bei unverändertem Blutzucker und Glucosepool eine Zunahme des Glucose-Turnover von 96 auf 106 mg/kg·h und eine Steigerung der Glucoseresynthese von 9 auf 19 mg/kg·h fest. Die Glucoseoxidationsrate (13 mg/kg·h) stieg bei 2 Probanden an, bei den übrigen nahm sie geringfügig ab. Der Umsatz von Lactat war bei 4 Probanden unter der Einwirkung von Phenformin von durchschnittlich 64 auf 83 mg/kg·h erhöht, bei einer Versuchsperson blieb er unverändert. Die Bildung von Lactat aus Glucose stieg von 58 auf 72 mg/kg·h und die Synthese von Glucose aus Lactat von 15 auf 28 mg/kg·h an. Die Zunahme der Glucosebildung aus Lactat war nahezu identisch mit dem Anstieg des Glucose-Turnover. Die Konzentration von Lactat im Blut blieb unverändert.

Alles in allem machen die Isotopenversuche eher eine fördernde als eine hemmende Wirkung der Biguanide auf die Gluconeogenese in der Leber wahrscheinlich. Allein, es gibt auch Befunde, die für eine Einschränkung der Gluconeogenese unter der Biguanid-Therapie sprechen. So beobachteten Boshell et al. (1968) bei 3 Tage lang fastenden, diabetischen und nichtdiabetischen fettsüchtigen Patienten — wenn also der Blutglucosespiegel weitgehend durch Gluconeogenese aufrechterhalten wird — nach Biguanid-Gabe eine Abnahme der Blutglucosekonzentration. Desgleichen fanden Lyngsøe und Trap-Jensen (1969) — abweichend von den früheren Befunden von Abramson und Arky (1967) sowie Arky und Abramson (1968) — bei 7 Nichtdiabetikern, die 72 h hungerten, unter der Belastung mit Phenformin (6·50 mg in 12stündigen Abständen) ab 40 h nach Beginn des Fastens eine statistisch gesicherte Blutzuckersenkung. Außerdem nahm die Ausscheidung von Stickstoff mit dem Urin während der gesamten Fastenperiode von durchschnittlich 39,3 g auf 32,6 g ($p < 0,05$) ab. Auch die unter Biguanid-Therapie verbesserte Glucosetoleranz nach kombinierter Glucocorticoid-Glucose-Belastung (vgl. S. 547 und 563) könnte auf einer Hemmung der Gluconeogenese beruhen.

Die Versuche, eine Hemmung der Gluconeogenese durch Belastung mit Fructose nachzuweisen, verliefen nicht einheitlich. Fructose wird in der Leber unabhängig von Insulin nach Spaltung in C_3-Bruchstücke in Glucose umgewandelt. Nach intravenöser Fructosebelastung kommt es beim Diabetiker als Folge der erhöhten Gluconeogenese — nach einem initialen Blutzuckerabfall, der auch beim Gesunden auftritt — zu einer stärkeren Zunahme der Glucosekonzentration im Blut als beim gesunden Menschen (PLETSCHER et al., 1951; RENOLD et al., 1956; SCHENKEL et al., 1961; METZ et al., 1967, u.a.). Werden Gluconeogenese oder Glucoseabgabe der Leber, z.B. durch Sulfonylharnstoffe gehemmt, so ist der Anstieg der Blutglucose vermindert (RENOLD et al., 1956; MILLER et al., 1957). Unter Belastung mit Buformin oder Metformin beobachten PLATTNER et al. (1960, 1961) und POMETTA et al. (1961) bei Diabetikern nach Fructose-Injektion den gleichen Anstieg der Glucosekonzentration im Blut wie bei einer Kontrollgruppe, die kein Biguanid erhielt. Die Ergebnisse analoger Versuche von CRAIG et al. (1960), in denen bei mit Phenformin behandelten Patienten ein geringerer Blutzuckeranstieg nach Fructosebelastung beobachtet wurde, sprechen andererseits für eine Hemmung der Glucosebildung aus Fructose oder der Glucoseabgabe der Leber durch Biguanide.

Es ist an dieser Stelle ergänzend noch zu bemerken, daß mit der Isotopenverdünnungsmethode nur die hepatische Glucoseabgabe gemessen werden kann. Eine Aussage über die Glucoseutilisation und über die Glucosebilanz der Leber ist mit dieser Methodik nicht möglich (MADISON et al., 1963; DE BODO et al., 1963a, b; MADISON, 1965; STEELE, 1966, u.a.). Auf eine Steigerung der Glucoseaufnahme der Leber durch Biguanide deutet die beim Diabetiker unter Biguanid-Therapie beobachtete Zunahme des Leberglykogens hin (BERINGER und PANTLITSCHKO, 1958; BERINGER et al., 1958, 1968; BERINGER und THALER, 1959; STERNE, 1964a). Die Befunde von FAJANS et al. (1960) und BUTTERFIELD et al. (1961), nach denen Biguanide bei Stoffwechselgesunden und bei Diabetikern die Glykogenolyse nach Glucagon-Infusion nicht herabsetzen, sondern eher fördern (Abb. 30), können außerdem als Hinweis dafür gelten, daß die Verbindungen die Enzyme der Glykogenspaltung (Phosphorylase, Phosphoglucomutase, Glucose-6-Phosphatase) nicht hemmen.

Die Umwandlungsrate von Galaktose in Glucose ist nach Biguanid-Applikation nicht herabgesetzt (BERGER, 1968a, b, 1970a). Aus dieser Beobachtung läßt sich schließen, daß unter der Therapie mit Biguaniden der Quotient NADH/NAD in der Leber nicht ansteigt, d.h. die Verbindungen die anaerobe Glykolyse in der Leber nicht aktivieren.

In diesem Zusammenhang ist noch kurz auf die Beeinflussung der *Ketogenese* durch Biguanide einzugehen. BERINGER (1958) beobachtete beim Diabetiker nach der Applikation von 150 mg Phenformin eine Verminderung der Ketonkörperkonzentration in der V. hepatica und im peripheren Blut. Quantitative Aussagen über die Bildung von Ketonkörpern in der Leber oder ihre Utilisation in der Peripherie sind aber auf Grund dieser Befunde nicht möglich, da die Leberdurchblutung nicht gemessen wurde. Die Ausscheidung von Ketonkörpern mit dem Urin nimmt unter der Therapie mit Biguaniden ab (BERINGER, 1958; BOULET et al., 1960; ALBEAUX-FERNET und CHABOT, 1961; WILKS und COLWELL, 1962; SCHILLING, 1963a) oder bleibt unverändert (WILLIAMS, 1958; POMERANZE et al., 1959; SCHILLING, 1959; FAJANS, 1960b; SCHILLING,

1963a; Schilling et al., 1963; Sterne, 1963a, b). Andere Untersucher wiederum beschreiben eine Zunahme der Ketonurie bei mit Biguaniden behandelten Patienten (Hall et al., 1958; Krall et al., 1958; McGavack, 1958; Pomeranze und Gadek, 1959; Steiner und Williams, 1959; Walker, 1959; Walker und Linton, 1959a, b; Walker et al., 1960; Bergen und Norten, 1960; Creutzfeldt und Söling, 1960b; Koopmann, 1960; Walker und Hannah, 1961; Butterfield et al., 1961). Dies ist verständlich, denn da Biguanide die Fettspaltung nicht hemmen und die Konzentration des antilipolytisch wirksamen Insulins im Plasma vermindern, überwiegt die Wirkung der lipolytisch aktiven

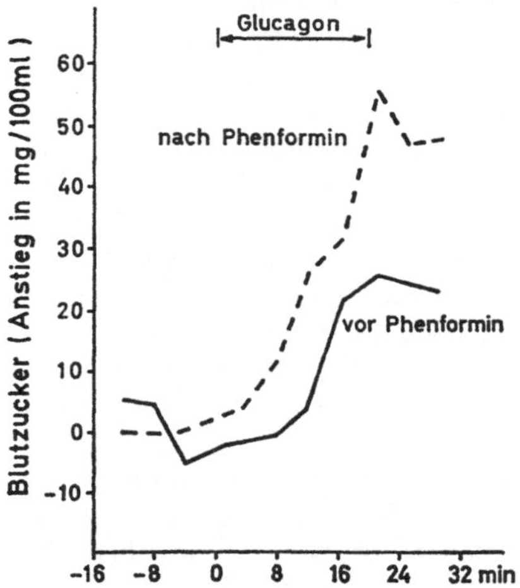

Abb. 30. Durchschnittlicher Anstieg der Konzentration von Glucose im Blut über den Nüchternwert nach Gabe von Glucagon bei 7 Diabetikern vor und nach 7- bis 10tägiger Behandlung mit 3- bis 4mal täglich 50 mg Phenformin. Glucagon (2 µg/min) wurde 20 min lang infundiert (Butterfield et al., 1961)

Hormone: es kommt zu einer gesteigerten Fettmobilisierung in der Peripherie und einem vermehrten Angebot von freien Fettsäuren in der Leber (Schless, 1964; Kattermann et al., 1968).

In neueren Untersuchungen mit ^{14}C-Palmitat stellten Searle et al. (1969b) fest, daß Biguanide bei stoffwechselgesunden Menschen den Fettsäureumsatz, den Einbau von Fettsäuren in Triglyceride und die Fettsäureoxidation herabsetzen. Beim Diabetiker sollen Biguanide die jeweils entgegengesetzte Wirkung auf den Fettsäurestoffwechsel haben.

Eine erhöhte Ausscheidung von Ketonkörpern im Urin unter der Biguanid-Therapie ist somit als Hungerketose zu deuten. Sie verschwindet in den meisten Fällen nach Zugabe von Kohlenhydraten zur Diät oder bei Verminderung der Biguanid-Dosis (Pomeranze und Gadek, 1959; Pomeranze et al., 1959; Walker und Linton, 1959a, b; Creutzfeldt und Söling, 1960b; Mehnert, 1961a, b; Walker und Hannah, 1961; Sadow, 1960, 1963; Sadow et al., 1962; Wilks und Colwell, 1962; Mehnert und Mahrhofer, 1963; Schilling, 1963a). Wenn allerdings aus Überschätzung der Wirksamkeit der Biguanide insulinbedürftigen Patienten Insulin teilweise oder völlig entzogen wird, so führt dies zum Auftreten von Acidosen (s. auch Mehnert und Haese, dieses Handbuch, S. 632).

Creutzfeldt et al. (1968) und Kattermann et al. (1968) stellten bei Diabetikern und Lyngsøe et al. (1969) bei Stoffwechselgesunden nach Biguanid-Gaben eine Zunahme der Konzentration von 3-Hydroxy-buttersäure im Blut fest. Dies konnten Jahnke et al. (1968) auf Grund ihrer Untersuchungen an adipösen nichtdiabetischen und latent diabetischen Patienten nicht bestätigen. Auch KOOPMANN (1960) fand bei Diabetikern während der Behandlung mit Buformin keinen Anstieg der Konzentration von 3-Hydroxy-buttersäure im Blut. Die Konzentration von Acetoacetat und Aceton im Blut bleibt unter der Therapie mit Biguaniden ebenfalls unverändert (KOOPMANN, 1960; ORLIKOWSKA, 1966; CREUTZFELDT et al., 1968; KATTERMANN et al., 1968) oder sie nimmt zu (HALL et al., 1958). Im akuten Versuch bewirkt Buformin beim Diabetiker nach intravenöser Injektion einen verzögerten Spontananstieg des Blutacetons. Beim gesunden Menschen ist das Biguanid bis zu einer Dosis von 2 mg i.v. ohne Wirkung auf die Konzentration von Aceton im Blut, höhere Dosen führen zu einer Zunahme (MICHAELIS und LIPPMANN, 1963). Zur Wirkung von Biguaniden auf die Konzentration im Serum von Triglyceriden und Cholesterin s. MEHNERT und HAESE, dieses Handbuch, S. 606.

4. Wirkung auf die periphere Glucoseutilisation

MADISON und UNGER (1960) bestimmten an Gesunden und an Diabetikern die arteriovenöse Blutzuckerdifferenz im Blut aus der A. femoralis und der kontralateralen Femoralvene nach Gabe von 150—350 mg Phenformin. Das Biguanid wurde in mehreren Einzeldosen über 1—2 h verteilt verabreicht. In beiden Kollektiven änderte sich die arteriovenöse Differenz nach Gabe des Biguanids nicht.

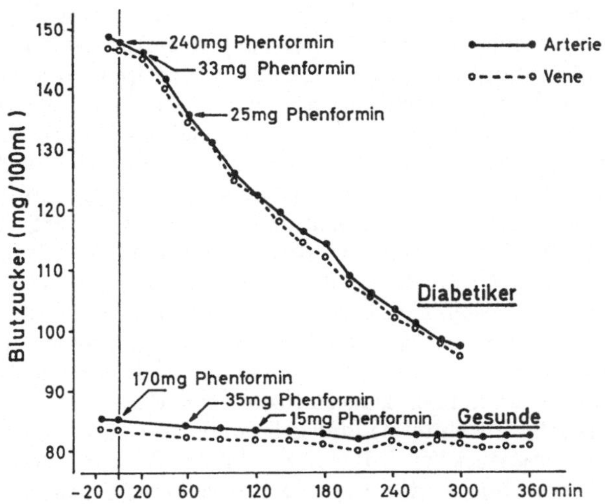

Abb. 31. Wirkung von Phenformin auf die Konzentration von Glucose im arteriellen und venösen Blut bei 7 Diabetikern und 5 Gesunden. (Nach MADISON und UNGER, 1960)

Während bei den stoffwechselgesunden Menschen auch die Blutzuckerkonzentration konstant blieb, nahm sie bei den diabetischen Patienten durchschnittlich um 51 mg/100 ml ab (Abb. 31). Aus der Geschwindigkeit der Konzentrationsabnahme von 10,8 mg/100 ml·h läßt sich eine Verminderung des Glucosepools um 1,6 g pro h errechnen. Da der Glucoseverbrauch der gesamten Muskelmasse unter Basalbedingungen mit 26 mg/min einer mittleren arteriovenösen Blutzuckerdifferenz von 1,8 mg/100 ml entspricht, müßte eine Abnahme des Glucosepools um 1,6 g/h zu einer Verdopplung der arteriovenösen Differenz führen. Daß kein derartiger Effekt gesehen wurde, könnte nach MADISON und UNGER (1960) durch eine vermehrte Glucoseutilisation im Fettgewebe erklärt werden, da diese unter den gewählten Versuchsbedingungen (Blutentnahme aus V. femoralis) nicht erfaßt wird. Wahrscheinlicher ist aber die zweite von den Autoren angegebene Möglichkeit, daß sich die Zunahme der Glucoseutilisation auf Leber und Peripherie gleichmäßig verteilt und — wegen der dann geringen Konzentrationsänderungen — weder durch Entnahme von Lebervenenblut noch durch Messung der arteriovenösen Blutzuckerdifferenz nachgewiesen werden kann. Da der Blutzufluß nicht gemessen wurde, ist ferner zu erwägen, ob nicht durch die massiven Biguanid-Dosen Adrenalin freigesetzt worden ist. Dadurch würde die Gewebedurchblutung verändert und eine Zunahme der peripheren Glucoseaufnahme maskiert.

Auch Pentschev und Andreev (1963, 1964) fanden bei Diabetikern unter akuter Belastung mit Phenformin keine signifikante Zunahme der capillarvenösen Blutzuckerdifferenz, obwohl der Blutzucker innerhalb von 4 h von 184 mg/100 ml auf 92 mg/100 ml abfiel. Goto et al. (1959) und Berger (1968a, b) stellten sogar eine Verminderung der capillarvenösen Blutzuckerdifferenz unter dem Einfluß von Biguaniden fest. Diese negativen Befunde sind aber kein Beweis dafür, daß Biguanide die periphere Glucoseutilisation nicht steigern; denn auch nach langsamer peripherer Infusion oder subcutaner Injektion von Insulin (Madison et al., 1959, 1960; Craig et al., 1959; Reichard et al., 1959, u. a.) wird keine Zunahme der arteriovenösen Blutzuckerdifferenz gesehen.

Bei der Bewertung dieser Experimente sollte man wegen der geringen Blutzuckerdifferenzen außerdem bedenken, daß ein positives Ergebnis häufig mehr aussagt, als viele negative. So gelang es dem Arbeitskreis von Butterfield mit einer besonderen Technik, nämlich der Messung der arteriovenösen Blutzuckerdifferenz am Unterarmmuskel, eine Steigerung der peripheren Glucoseutilisation durch Biguanide eindeutig nachzuweisen. Nach 7—10tägiger Therapie von Diabetikern mit Phenformin nahm der Glucoseverbrauch im Unterarmmuskelgewebe im Vergleich zur Vorperiode um das 2—3fache zu. Gleichzeitig mit der Steigerung der Glucoseutilisation wurde die Glucoseschwelle in der Muskulatur herabgesetzt (Butterfield et al., 1958; Butterfield und Whichelow, 1962; Butterfield, 1964, 1968a, b, 1969; Dettwyler und Butterfield, 1964; Whichelow et al., 1967; Butterfield und Whichelow, 1968) (Abb. 32a, b). Die Glucoseschwelle wird ebenfalls durch Insulin gesenkt, und der Insulineffekt läßt sich durch Biguanide verstärken (Butterfield und Whichelow, 1962). In früheren Untersuchungen konnten Butterfield und Whichelow (1962) nach intraarterieller Einzelinjektion oder nach einstündiger Dauerinfusion von Phenformin keine Zunahme des Glucoseverbrauchs im Unterarmmuskelgewebe feststellen. Auch beeinflußte das Biguanid bei intraarterieller Infusion die lokale Wirkung von Insulin nicht. Eine Stimulierung der Glucoseutilisation nach peripherer Biguanid-Injektion läßt sich jedoch dann beobachten, wenn man den Glucoseverbrauch in beiden Unterarmen gleichzeitig bestimmt, wobei in den einen Unterarm Phenformin (0,4 mg/h)[5] infundiert wird und der andere als Kontrolle dient (Butterfield, 1968a, b; Whichelow, 1968).

Die Resultate von Butterfield u. Mitarb. wurden von Schless (1964) bestätigt. Auch er konnte am Unterarmmuskelgewebe eine vermehrte Glucoseutilisation nach Biguanid-Applikation feststellen. Beringer (1958) sowie Haller und Strauzenberg (1966a) fanden an Diabetikern nach Biguanid-Applikation ebenfalls eine Zunahme der capillarvenösen Blutzuckerdifferenz. Neuere Untersuchungen von Gomez et al. (1970), in denen unter der Einwirkung von Biguaniden eine Zunahme des respiratorischen Quotienten beobachtet wurde, machen es wahrscheinlich, daß die vermehrt aufgenommene Glucose oxidativ abgebaut wird.

---

5. Die Infusionsgeschwindigkeit von Phenformin wurde bei Butterfield (1968a, b) versehentlich falsch angegeben (Whichelow, persönl. Mitteilung).

Andere Autoren (STOWERS und BEWSHER, 1969) konnten nach Biguanid-Gabe weder einen Anstieg des respiratorischen Quotienten noch eine Zunahme des Grundumsatzes beobachten.

In den geschilderten Untersuchungen am Unterarmmuskelgewebe waren die Patienten vor Versuchsbeginn 2—10 Tage lang mit Phenformin vorbehandelt worden. Die Notwendigkeit einer solchen Vorbehandlung sowie einige weitere Befunde deuten darauf hin, daß der Wirkung der Biguanide eine gewisse Sensibilisierung des Organismus vorausgehen muß. So senken Biguanide im allgemeinen nach einmaliger Gabe den Blutzucker nicht oder bewirken zumindest keinen

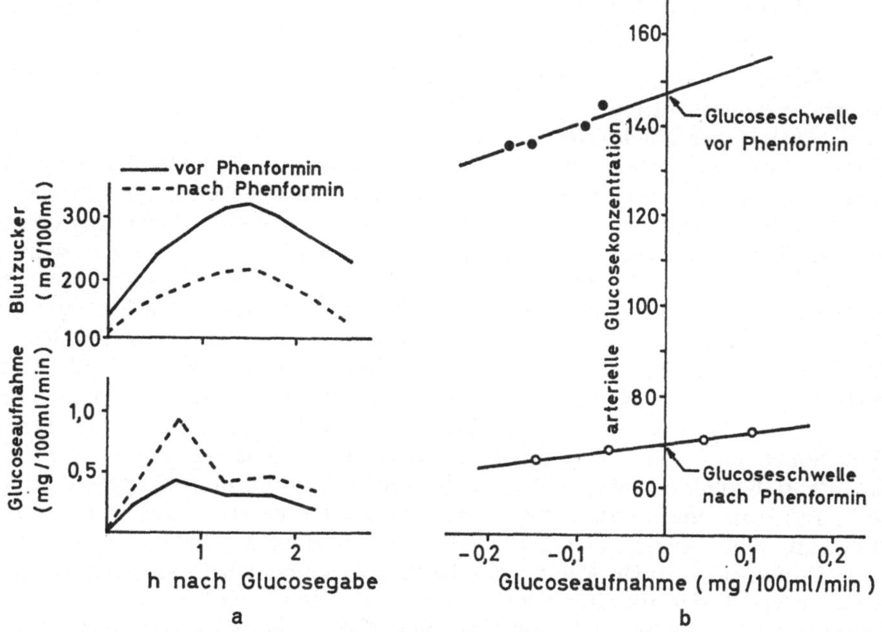

Abb. 32a u. b. Wirkung von Phenformin auf die periphere Glucoseutilisation und die Glucoseverwertungsschwelle im Muskelgewebe beim Menschen. a Arterielle Glucosekonzentration und Glucoseaufnahme durch das Unterarmmuskelgewebe nach 10tägiger Vorbehandlung mit Phenformin. Vor Versuchsbeginn wurden 50 g Glucose oral verabreicht (BUTTERFIELD, 1964; DETTWYLER und BUTTERFIELD, 1964; BUTTERFIELD, 1968b). b Verminderung der Glucoseverwertungsschwelle im Unterarmmuskelgewebe nach 8tägiger Vorbehandlung mit 3mal täglich 50 mg Phenformin (BUTTERFIELD und WHICHELOW, 1962)

stärkeren Blutzuckerabfall als er bei unbehandelten Patienten auftritt (DANOWSKI und MATEER, 1959; POMERANZE et al., 1959; OTTO, 1960; GUTSCHE, 1961; GHANEM et al., 1962; MICHAELIS und LIPPMANN, 1963; SCHILLING et al., 1963; PETRIDES und SCHRÄPLER, 1966; LIEBERMEISTER et al., 1968; WAHL, 1968). Ferner ist eine Wirkung auf den Nüchternblutzucker und auf die Glucoseausscheidung mit dem Urin meist erst einige Tage nach Beginn der Biguanid-Therapie zu beobachten (HALL et al., 1968; POMERANZE und GADEK, 1959; POMERANZE et al., 1959; ROSENKRANZ, 1959; SCHILLING, 1959; SKILLMAN et al., 1959; BARCLAY, 1960; GUTSCHE, 1961; HANNAH und WALKER, 1961; STERNE, 1959, 1963a; PUCHEGGER, 1964; BOSHELL et al., 1968; SKIPPER et al., 1968). Die Notwendigkeit einer Sensibilisierung des Organismus für die Biguanid-Wirkung wird allerdings durch die Ergebnisse anderer Autoren, welche auch nach einmaliger Biguanid-Applikation eine blutzuckersenkende Wirkung feststellten, wieder in Frage gestellt (KRALL und

Camerini-Davalos, 1957; Hall et al., 1958; Krall et al., 1958; Madison und Unger, 1960; Otto, 1960; Michel, 1960; Rambert et al., 1961; Radding und Zimmerman, 1961; Weller und Linder, 1961; Pentschev und Andreev, 1963, 1964; Schilling et al., 1963; Wahl, 1969). In manchen dieser Untersuchungen fehlen jedoch Angaben über die Blutzuckersenkung in einer Vorperiode oder bei einer Kontrollgruppe unbehandelter Patienten. — Eine Stabilisierung des Stoffwechsels kann noch längere Zeit nach Absetzen der Biguanid-Therapie anhalten (Schilling und Jutzi, 1963; Bruns, 1965; Navarrete et al., 1966).

5. Wirkung auf die Konzentration von Lactat und Pyruvat im Blut sowie von α-Amino-N, Phosphat und Kalium im Serum

a) Lactat. Unter der Therapie mit Phenformin wird hin und wieder eine Zunahme der Konzentration von Lactat im Blut beobachtet, die allerdings selten zu einem Anstieg der Nüchternwerte um mehr als 1 mMol/l führt. Dies wurde als Hinweis dafür angesehen, daß die blutzuckersenkende Wirkung der Biguanide beim Menschen auf einer Hemmung der Glucoseoxidation und einer Steigerung der anaeroben Glykolyse beruhe. Abgesehen davon, daß eine Steigerung des anaeroben Stoffwechsels zu toxischen Nebenwirkungen führen müßte, die während der Behandlung mit Biguaniden nicht beobachtet wurden, spricht gegen eine solche Annahme, daß ein Anstieg der Konzentration von Lactat im Blut nur nach Phenformin (Beringer et al., 1958; Craig et al., 1960; Creutzfeldt und Söling, 1960b; Fajans et al., 1960; Walker et al., 1960; Gottlieb et al., 1962; Kato, 1962; Söling et al., 1963; Haller und Strauzenberg, 1966a; Miller, 1968; Johnson und Waterhouse, 1968; Kreisberg, 1968b; Searle und Cavalieri, 1968; Sølvsteen et al., 1968; Guarnieri et al., 1969; Wajchenberg und Shnaider, 1969; Kreisberg et al., 1971), nicht aber nach Buformin (Mehnert, 1961a, 1964; Petrides und Schräpler, 1966; Liebermeister et al., 1967; Wahl und Sanwald, 1967; Appels et al., 1968; Creutzfeldt et al., 1968; Jahnke et al., 1968; Gomez et al., 1969; Michaelis, 1970) beobachtet wird. Nach parenteraler Injektion von Buformin nimmt die Konzentration von Lactat im Blut ab (Wahl, 1969; Sensi et al., 1970), und nach Gabe von Metformin steigt das Blutlactat an (Berger und Künzli, 1969) oder es bleibt unverändert (Debry et al., 1964a—c, 1966; Debry und Laurent, 1970; Duwoos et al., 1970). In diesem Zusammenhang ist darauf hinzuweisen, daß eine Zunahme des Blutlactats gelegentlich auch nach Injektion von Insulin auftritt und im Sinne einer Steigerung des Glucoseumsatzes gedeutet werden kann (Klein, 1942; Steigerwald et al., 1956; Miller et al., 1957; Galansino et al., 1958; de Bodo et al., 1959; Foà et al., 1959; di Salvo, 1959; Ungar, 1959; Söling et al., 1963; Debry et al., 1964c; Abramson und Arky, 1968).

Falls Biguanide die anaerobe Glykolyse stimulierten, wäre ferner ein Anstieg des Lactat/Pyruvat-Quotienten im Blut (Huckabee, 1961a, b) und eine vermehrte Milchsäureausscheidung mit dem Urin zu erwarten. Der Quotient bleibt jedoch im allgemeinen konstant (Craig et al., 1960; Tranquada et al., 1960a; Liebermeister et al., 1967; Appels et al., 1968; Berger, 1968a, b; Creutzfeldt et al., 1968; Jahnke et al., 1968; Miller, 1968; Gomez et al., 1969; Michaelis, 1970), und eine vermehrte Ausscheidung von Lactat mit dem Harn wird selten beobachtet (Craig et al., 1960; Stowers und Bewsher, 1969; vgl. auch Mehnert, 1961a; Debry et al., 1964c). Nur ausnahmsweise kommt es zu einer Zunahme des Lactat/Pyruvat-Quotienten im Blut (Craig et al., 1960; Miller, 1968; Guarnieri et al., 1969). Da außerdem zahlreiche Autoren auch unter der Therapie mit Phenformin keine Erhöhung des Blutlactates feststellen konnten (Dobson, 1959;

TRANQUADA et al., 1960a; SHEPARDSON et al., 1962; GÜTTLER et al., 1963; MILLER, 1968; SEARLE und CAVALIERI, 1968; SØLVSTEEN et al., 1968; STOWERS, 1968; PREVIATO et al., 1969; KREISBERG et al., 1970), gilt die Hypothese einer Steigerung der anaeroben Glykolyse als Mechanismus der blutzuckersenkenden Wirkung der Biguanide beim Diabetiker heute mit Recht als überholt (CREUTZFELDT und SÖLING, 1960a; BUTTERFIELD et al., 1961; MEHNERT, 1961a; SADOW et al., 1962; LIPPMANN, 1962a; SADOW, 1963, 1968a; STERNE, 1964a, HALLER und STRAUZENBERG, 1966a; LIPPMANN et al., 1966; PETRIDES und SCHRÄPLER, 1966; SEARLE und CAVALIERI, 1968; MEHNERT und SADOW, 1969; SÖLING und DITSCHUNEIT, 1969, u. a., vgl. auch MEHNERT und HAESE, dieses Handbuch, S. 632).

Die eigentliche Ursache des Blutlactatanstiegs — der nach Biguanid-Gaben auch bei Galaktose-Belastung beobachtet wird (BERGER, 1968a) — ist noch unklar. Manches spricht dafür, daß er auf eine Reizung des adrenergen Systems zurückzuführen ist. — Zur Frage der Auslösung einer Lactacidose durch Biguanide vgl. MEHNERT und HAESE, dieses Handbuch, S. 632 sowie TRANQUADA (1964b), BERTRAND (1970), DEBRY und LAURENT (1969/70), WALKER (1969/70) und WILLMS (1971).

b) Pyruvat. Die Utilisation von Pyruvat ist beim Diabetiker vermindert. Dies zeigt sich an einem Anstieg der Konzentration von Brenztraubensäure im Blut, wenn nach Injektion von Insulin oder kombinierter Belastung mit Glucose und Insulin vermehrt Glucose in die Zelle eingeschleust oder durch Pyruvat-Gabe das Angebot an Brenztraubensäure erhöht wird (BUTTERFIELD und THOMPSON, 1957; MILLER et al., 1957; STEIGERWALD et al., 1957; BUTTERFIELD et al., 1959; ANDERSON und MARKS, 1962; FRY und BUTTERFIELD, 1962; MOORHOUSE, 1964; BUTTERFIELD und WHICHELOW, 1965; METZ et al., 1967). Außerdem ist der Pyruvat-Assimilationskoeffizient herabgesetzt (MOORHOUSE, 1964) und die Ausscheidung von Brenztraubensäure mit dem Urin vermehrt (TAKANAMI et al., 1960; ANDERSON und MARKS, 1962; ANDERSON und MAZZA, 1963; ANDERSON et al., 1964; ANDERSON und THOMAS, 1967). Eine der Ursachen für die verminderte Verwertung von Pyruvat beim Diabetiker dürfte der erhöhte Fettsäureabbau sein, welcher zu einer Zunahme des Quotienten Acetyl-CoA/CoA und damit zu einer kompetetiven Hemmung der Pyruvat-Dehydrogenase führt (GARLAND et al., 1962, 1964; GARLAND und RANDLE, 1964).

Biguanide bewirken bei Diabetikern nach Belastung mit Brenztraubensäure oder Glucose und Insulin ebenfalls eine Erhöhung des Blutpyruvats (FAJANS et al., 1960; BUTTERFIELD et al., 1961; DETTWYLER und BUTTERFIELD, 1964). Auch eine alleinige Biguanid-Gabe kann zu einem Anstieg der Konzentration von Brenztraubensäure im Blut führen (CRAIG et al., 1960; FAJANS et al., 1960; WALKER et al., 1960; BUTTERFIELD et al., 1961; GOTTLIEB et al., 1962; CHLEBOWSKI und WASILEWSKA, 1963; JAHNKE et al., 1968). Dies wird aber nicht regelmäßig beobachtet (BERGER, 1968a, b; APPELS et al., 1968; CREUTZFELDT et al., 1968; GOMEZ et al., 1969; GUARNIERI et al., 1969; MICHAELIS, 1970). Eine Abnahme der Pyruvat-Konzentration im Serum nach Biguanid-Gaben beschreiben PENTSCHEV und ANDREEV (1963, 1964) sowie FALUDI et al. (1964). CRAIG et al. (1960) konnten bei gleichzeitiger Applikation von Phenformin und Glucose keinen über die Konzentrationszunahme nach alleiniger Glucosebelastung hinausgehenden Effekt des Biguanids auf das Blutpyruvat feststellen.

BUTTERFIELD et al. (1961) und DETTWYLER und BUTTERFIELD (1964) beobachteten beim Glucose-Insulin-Toleranztest nach Biguanid-Gabe auch im arteriellen Blut eine erhöhte Konzentration von Pyruvat. Die Autoren nehmen an, daß die Biguanide in einem zentralen Organ (Leber?) einen vermehrten Abbau von Glucose zu Pyruvat bewirken, das gebildete Pyruvat dann in die Peripherie gelange und so ein Anstieg der Pyruvat-Konzentration im arteriellen und venösen Blut zustande käme.

c) Aminosäure-Stickstoff. Müting (1964, 1966, 1968) fand bei Diabetikern unter der Therapie mit Buformin eine Normalisierung des erhöhten α-Amino-N im Serum, und Takáč und Lüdtke (1966) beobachteten eine Abnahme des Rest-N im Blut sowie eine Zunahme der PAH- und Inulin-Clearance (s. Mehnert und Haese, dieses Handbuch, S. 637). Czyżyk et al. (1963) sowie Czyżyk und Lawecki (1966) stellten nach gleichzeitiger Gabe von Biguanid und Insulin oder Tolbutamid einen verstärkten Abfall des Plasma-Aminostickstoffs fest. Dieselben Autoren (Czyżyk et al., 1969b, 1970) beobachteten außerdem bei Diabetikern unter der Therapie mit Phenformin nach intraduodenaler Applikation von Aminosäuren, im Vergleich zu einem Vorversuch ohne Biguanid-Gabe, einen geringeren Anstieg des Aminosäurestickstoffs und der Insulinkonzentration im Plasma. Michaelis und Lippmann (1963) konnten im akuten Versuch nur eine inkonstante Biguanid-Wirkung auf den α-Amino-Stickstoff im Serum feststellen: Intravenöse Injektionen von 2—6 mg Buformin führten entweder zu keiner Veränderung oder zu einer Abnahme, und 8 mg Buformin bewirkten einen Anstieg der Aminosäurekonzentration im Serum. Hall et al. (1958) beobachteten keine Wirkung von Phenformin auf den Aminosäure-Stickstoff im Plasma. — Gelegentlich kann es unter der Behandlung mit Biguaniden zu einem Anstieg des Serumharnstoffs kommen (Menon und Dewar, 1970).

Die Ergebnisse hinsichtlich des Einflusses von Biguaniden auf die Stickstoffausscheidung mit dem Urin sind gleichfalls uneinheitlich. Azerad und Lubetzki (1959), Schilling (1959), Fajans et al. (1960) sowie Stowers (1968) finden keine Wirkung von Phenformin auf die renale Elimination von Stickstoff oder Harnstoff. Wilks und Colwell (1962) stellen dagegen bei Diabetikern unter der Behandlung mit Biguaniden eine Normalisierung der vorher negativen Stickstoffbilanz fest. Auch Müting (1964, 1966, 1968) beschreibt eine verminderte Ausscheidung von α-Amino-Stickstoff mit dem Harn während einer Biguanid-Therapie.

d) Serumphosphat und Serumkalium. Nach der Injektion von Insulin nimmt die Konzentration im Serum von Kalium und anorganischem Phosphat ab. Biguanide bewirken, ähnlich wie Sulfonylharnstoffe, keinen so eindeutigen Effekt: Nach oraler oder intravenöser Biguanid-Gabe werden entweder eine geringe Verminderung (Goto et al., 1959; Michaelis und Lippmann, 1963, Czyżyk und Lawecki, 1966), eine schwache Zunahme (Michaelis und Lippmann, 1963) oder keine Veränderung des Serumphosphats (Hall et al., 1968; Odell et al., 1958; Danowski und Mateer, 1959) beobachtet. Die Kaliumkonzentration im Serum nimmt unter der Einwirkung von Biguaniden geringfügig ab (Michaelis und Lippmann, 1963; Chlebowski et al., 1963), oder sie bleibt unverändert (Odell et al., 1958; Craig et al., 1960; Michaelis und Lippmann, 1963).

6. Wirkung auf das Pankreas und die Konzentration von Insulin im Serum

Wie im Tierexperiment sind Biguanide auch beim Menschen nach vollständiger Pankreatektomie nicht oder nur kurzfristig blutzuckersenkend wirksam (Creutzfeldt et al., 1959; Skillman et al., 1959; Bergen und Norton, 1960; Herman und Jackson, 1961; Sterne, 1963a, b, 1964b). Die Notwendigkeit des Pankreas für die antidiabetische Wirkung der Biguanide kann aber keinesfalls, wie bei den Sulfonylharnstoffen, mit einer Stimulierung der Insulinsekretion (Höpker, 1961) erklärt werden. Biguanide bewirken vielmehr eine Abnahme der biologisch (Angstenberger, 1965; Salans und Reaven, 1965; Klein, 1966; Klein et al., 1969) und immunologisch (Grodsky et al., 1963; Angstenberger, 1965; Abramson und Arky, 1967; Appels et al., 1968; Arky und Abramson, 1968;

BERGER, 1968a, b; BERGER et al., 1968; BOTTERMANN, 1968b; BUTTURINI, 1968; CREUTZFELDT et al., 1968; FALUDI et al., 1968; LEFEBVRE, 1968; LUYCKX, 1968; MONTGOMERY, 1968; PLISCHKE et al., 1968; RIGAS et al., 1968; SEARLE und CAVALIERI, 1968; SHAW et al., 1968a, b; TZAGOURNIS et al., 1968, 1969; BERGER und KÜNZLI 1969; GOMEZ et al., 1969; HANSEN et al., 1969; KNOTT und SANDERS, 1969; MIETTINEN et al., 1969; ROBERTS 1969; SZANTO und YUDKIN, 1969; VAGUE, 1969; ANDREEV und TARKOLEV, 1970; FÖVÉNYI et al., 1970; KARAM

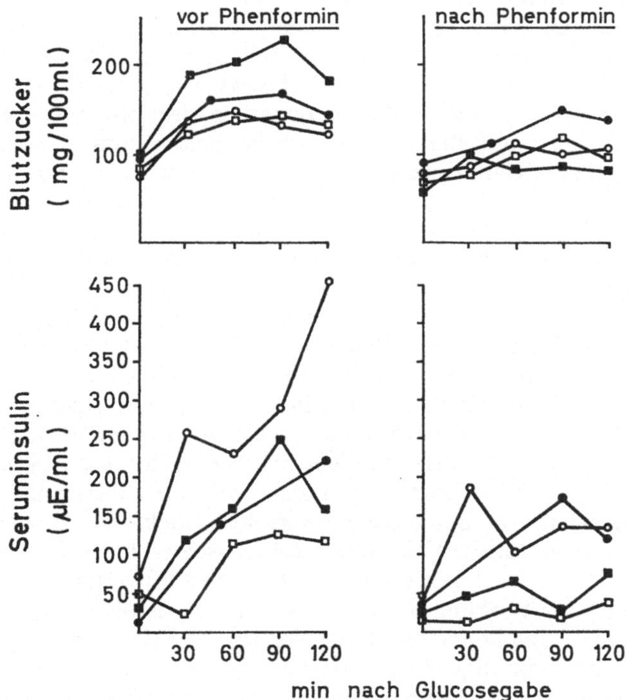

Abb. 33. Wirkung von Phenformin auf die Konzentration von Glucose im Blut und das immunreaktive Insulin im Serum bei 4 übergewichtigen Altersdiabetikern nach oraler Belastung mit 50 g Glucose. Vor der zweiten Glucosebelastung erhielten die Patienten im Abstand von 8 h insgesamt 10mal 50 mg Phenformin als Retardform verabfolgt. Die letzte Dosis wurde kurz vor der 2. Glucosebelastung gegeben (GRODSKY et al., 1963)

et al., 1970; PLISCHKE, 1970; SCHATZ et al., 1970; WEINGES et al., 1970, u.a.) nachweisbaren Konzentration von Insulin im Serum (Abb. 33, 34). Außerdem wird das Maximum der Insulinämie, das bei Diabetikern nach Glucosebelastung häufig verzögert auftritt, unter der Therapie mit Biguaniden wieder zu einem früheren Zeitpunkt erreicht. Dieser Effekt ist besonders ausgeprägt bei Diabetikern mit erhöhtem Seruminsulin (KNOTT und SANDERS, 1969; SCHATZ et al., 1970). Nur gelegentlich wird keine Abnahme der Konzentration von Insulin im Plasma unter der Einwirkung von Biguaniden beobachtet (FELDMAN und FITTERER, 1967; BOSHELL et al., 1968; JAHNKE et al., 1968; SEARLE und CAVALIERI, 1968; PENCEV et al., 1969).

Nach den Ergebnissen BERGERs (1970b) ist die Insulinämie während einer Glucosebelastung nach Biguanid-Applikation zwar absolut gemessen geringer, relativ zur gleichzeitigen Glykämie aber erhöht, d.h. der Blutzucker nimmt unter Biguanid-Einwirkung stärker ab als die Insulinkonzentration: Der Quotient

Summe der Inkremente Insulinkonzentration/Summe der Inkremente Glucose-konzentration, der beim Diabetiker vermindert ist, nimmt zu. Andere Autoren fanden unter der Biguanid-Therapie keine wesentliche Änderung (Abramson und Arky, 1967; Arky und Abramson, 1968; Berger et al., 1968), eine Abnahme (Miettinen et al., 1969; Plischke, 1970) oder ebenfalls eine Zunahme (van Cauwenberge et al., 1969; Stowers und Bewsher, 1969; Gyr et al., 1970) dieses Quotienten.

Verschiedene Befunde weisen darauf hin, daß Biguanide nicht nur die Konzentration von Insulin im Serum vermindern, sondern auch die Wirkung des Hormons auf die Glucoseutilisation verstärken. So stellten Butterfield et al. (1961), Haller und Strauzenberg (1966a) sowie Pereira et al. (1967b) bei der intravenösen Glucose-Insulin-Belastung eine Zunahme der Blutzuckersenkung fest, wenn sie die Patienten mit Biguaniden vorbehandelten. Schilling et al. (1963) fanden eine verstärkte Blutzuckersenkung bei Diabetikern, die vor der Injektion von Insulin Buformin erhalten hatten. Allerdings zeigte nur knapp die Hälfte der Patienten diese Reaktion, während bei den übrigen die Blutzuckersenkung im Vergleich zur alleinigen Belastung mit Insulin geringer war. Auch Glöckner (1964) und Vague (1969) beschreiben eine Steigerung der blutzuckersenkenden Wirkung von exogenem oder durch intravenöse Tolbutamid-Injektion mobilisiertem endogenen Insulin durch Biguanide. Schilling (1964) und Glöckner (1964) beobachteten außerdem unter dem Einfluß von Buformin bei der Glucose-doppelbelastung nach Staub-Traugott einen verringerten Anstieg des 2. Blutzuckergipfels. Sie deuten diesen Befund als eine Zunahme der Wirkung des durch die erste Glucosegabe mobilisierten, allein aber unzureichend wirksamen, endogenen Insulins. Ein weiterer Hinweis auf eine Steigerung der Insulinwirkung ist der nach Applikation von Biguaniden verstärkte Effekt des Hormons auf die Glucoseaufnahme und auf die Glucoseverwertungsschwelle des Unterarmmuskelgewebes (Butterfield und Whichelow, 1962, 1968; Butterfield, 1969). Auf einer Verstärkung der Wirkung des durch Sulfonylharnstoffe freigesetzten endogenen Insulins durch Biguanide beruht schließlich auch die kombinierte Therapie des Altersdiabetikers mit Biguaniden und Sulfonylharnstoffen. Hierzu sei auf die ausführliche Darstellung bei Mehnert und Haese (dieses Handbuch, S. 662) verwiesen. Es gibt aber auch einige Untersuchungen, in denen keine sichere Steigerung der Wirkung von endogenem oder exogenem Insulin durch Biguanide nachgewiesen werden konnte (Schilling, 1959; Fajans et al., 1960; Supino und Klinger, 1961; Cameron und Vallance-Owen, 1962; Czyżyk et al., 1963; Czyżyk und Lawecki, 1966; Czyżyk et al., 1968; Zahnd, 1968).

Der Mechanismus der Verstärkung der Insulinwirkung durch Biguanide ist noch unklar. Als eine Erklärungsmöglichkeit bietet sich die Beobachtung von Dettwyler und Butterfield (1964) sowie Butterfield (1968a, b, 1969) an, daß Biguanide eine Zunahme der peripheren Insulin-Clearance bewirken, d. h. eine vermehrte Abwanderung von Insulin aus dem Blut in das Gewebe. Ob neben der Zunahme der Insulin-Clearance noch andere Reaktionen, wie z.B. eine Beeinflussung der Transportfunktion der Zellmembran (Beckmann, 1965b), zur Verstärkung der Insulinwirkung durch Biguanide beitragen, muß noch durch weitere Untersuchungen geklärt werden.

Übereinstimmung besteht bei den meisten Autoren, daß die beim Diabetiker herabgesetzte Ansprechbarkeit des Gewebes gegenüber Insulin unter der Therapie mit Biguaniden zunimmt (Krall und Bradley, 1959; Butterfield, 1961; Schilling, 1959, 1964; Glöckner, 1964; Petrides und Schräpler, 1966; Krall, 1968) (s. Mehnert und Haese, dieses Handbuch, S. 613). Eine solche erhöhte Insulin-Empfindlichkeit geht auch aus den bereits erwähnten Versuchen her-

vor, in denen unter der Einwirkung von Biguaniden eine gebesserte Glucosetoleranz bei gleichzeitig herabgesetzter Konzentration von Insulin im Plasma
nachgewiesen werden konnte. Quantitativ wurde dieser Effekt u. a. von BERGER
et al. (1968) untersucht. Die Autoren bestimmten an 11 Probanden die Wirkung
von Phenformin auf den Verlauf des Blutglucosespiegels und auf den Anstieg des
Seruminsulins nach Belastung mit Glucose und Cortison. Als Maßstab verwendeten
sie die Summe der Inkremente der Konzentration von Insulin und Glucose im

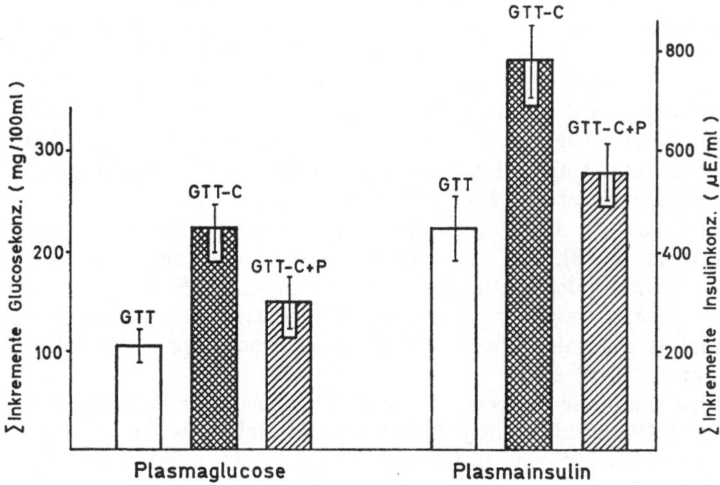

Abb. 34. Summe der Inkremente der Konzentration von Glucose und Insulin im Plasma bis
2 h nach oraler Gabe von 100 g Glucose. Mittelwerte von 11 Patienten. *GTT* Standard-
Glucose-Toleranztest; *GTT-C* Glucose-Cortison-Toleranztest; *GTT-C + P* Glucose-Cortison-
Toleranztest nach 7tägiger Vorbehandlung mit Phenformin (BERGER et al., 1968)

Plasma während des Tests. Durch 7tägige Behandlung mit Phenformin wurde die
nach Cortisongabe eingetretene Verschlechterung der Glucosetoleranz zu 67%
wieder aufgehoben und zugleich die reaktive Ausschüttung von Insulin um etwa
den gleichen Prozentsatz vermindert (Abb. 34).

7. Wirkung auf andere endokrine Drüsen

a) Schilddrüse. LAMBERT (1958) hatte eine Verminderung der [131]J-Speicherung
der Schilddrüse während der Therapie mit Phenformin beschrieben. Dies konnten
SKILLMAN et al. (1959) nicht bestätigen. Die Autoren fanden außerdem nach 6- bis
12monatiger Biguanid-Therapie keine Abnahme der Konzentration von protein-
gebundenem Jod im Serum. Auch SCHLESS und LEE (1968) stellten keine Beeinflussung der Schilddrüsenfunktion unter der Behandlung mit Phenformin fest.
Der Umstand, daß sich unter Phenformin-Therapie der Grundumsatz nicht
ändert (KATO, 1962), spricht ebenfalls gegen eine Wirkung der Biguanide auf die
Schilddrüse.

b) Nebennierenmark. Der Blutzuckeranstieg nach oraler oder intravenöser
Biguanid-Gabe bei gesunden Menschen, der gelegentlich auch bei Diabetikern
festgestellt wird (MICHEL, 1960; GUTSCHE, 1961; MICHAELIS und LIPPMANN, 1963;
SCHILLING et al., 1963; HALLER und STRAUZENBERG, 1966a; WAHL, 1968), weist
auf eine Stimulierung des adrenergen Systems hin. Besonders eindrucksvoll ist
die Beobachtung von HALLER und STRAUZENBERG (1966a) an einem stoffwechsel-

gesunden Patienten, bei dem der Blutzucker nach intravenöser Injektion von 1 g (!) Buformin auf fast 200 mg/100 ml anstieg. Als Begleiterscheinungen traten Tachykardie, Blutdrucksteigerung, pektanginöse Beschwerden, Blässe und Unruhe auf. Der Befund, daß sich der Blutzuckeranstieg nach Biguanid-Gaben durch Applikation von Dihydroergotamin verhindern läßt (Michaelis und Lippmann, 1963), deutet ebenfalls, wie auch die manchmal beobachtete Zunahme des Blutlactats (vgl. S. 558), auf eine adrenerge Reizung hin. Eine Stimulierung des adrenergen Systems könnte auch die Ursache für die stabilisierende Wirkung der Biguanide auf den Blutglucosespiegel beim labilen Diabetiker und das Fehlen von Hypoglykämien unter der Biguanid-Therapie sein (Creutzfeldt und Söling, 1960b) (vgl. Mehnert und Haese, dieses Handbuch, S. 614). Gegenwärtig kann noch nicht entschieden werden, ob der Anstieg der freien Fettsäuren im Serum, der häufig nach Biguanid-Gaben beobachtet wird (Cohen und Shafrir, 1962; L'Age et al., 1963; Schless, 1964; Petrides und Schräpler, 1966; Liebermeister et al., 1967; Creutzfeldt et al., 1968; Hammerl et al., 1968; Jahnke et al., 1968; Kattermann et al., 1968; Lyngsøe et al., 1969; Wahl, 1969; Wajchenberg und Shnaider, 1969), auf eine adrenerge Stimulierung oder auf eine direkte lipolytische Wirkung der Biguanide zurückzuführen ist. Er könnte auch eine Folge der nach Biguanid-Gaben verminderten Konzentration des antilipolytisch wirksamen Insulins oder der Steigerung der Lipoproteinlipase-Aktivität im Serum (Gligore et al. 1970) sein.

Der experimentelle Beweis für eine gesteigerte Freisetzung von Katecholaminen durch Biguanide steht jedoch noch aus. Bei Diabetikern wurde zwar nach intravenöser Injektion von Buformin (8 mg/kg) ein Anstieg der Konzentration von Adrenalin im Plasma beschrieben; die Adrenalin-Zunahme ließ sich aber wegen der großen Streuung der Einzelwerte statistisch nicht sichern (Lippmann et al., 1965). Auch waren die Ausgangswerte 10—50mal höher als die normalen Adrenalin-Spiegel im Plasma (vgl. z.B. Callingham, 1967). Außerdem blieb bei stoffwechselgesunden Probanden nach intravenöser Biguanid-Gabe die Konzentration von Gesamtkatecholaminen und Adrenalin im Plasma unverändert, obwohl auch beim gesunden Menschen — wegen des Blutzuckeranstiegs nach Biguanid-Injektion — eine adrenerge Reizung anzunehmen ist. In neueren Untersuchungen fand Michaelis (1970) nach intravenöser Injektion von 6 mg/kg und 8 mg/kg Buformin bei Gesunden und stoffwechselstabilen Diabetikern eine Abnahme und bei stoffwechsellabilen Diabetikern eine Zunahme der Konzentration von Adrenalin im Plasma. — Biguanide beeinflussen nach Skillman (1960) die Hyperglykämie nach exogener Zufuhr von Adrenalin nicht. Derselbe Autor (Skillman et al., 1958) hatte jedoch früher eine Hemmung der durch Adrenalin induzierten Glykogenolyse durch Phenformin beobachtet.

c) Nebennierenrinde. Biguanide beeinträchtigen die Funktion der Nebennierenrinde nicht: Die Konzentration von Hydrocortison im Serum, die Ausscheidung von 17-Hydroxy- und 17-Ketosteroiden mit dem Harn sowie die Ansprechbarkeit der Nebennierenrinde auf ACTH bleiben unter der Therapie mit Biguaniden unverändert (Bergen et al., 1958; Skillman et al., 1959; Bergen, 1960; Fajans, 1960b).

d) Hypophyse. Boshell et al. (1968) fanden bei Patienten, die zum Teil diabetisch, zum Teil nicht diabetisch waren, keine Wirkung von Phenformin auf den Verlauf der Konzentration von Wachstumshormon (STH) im Plasma nach oraler Glucosegabe. Eine Infusion von Arginin (30 g) führte vor Beginn der Phenformin-Therapie nach 1 h zu einer Zunahme der STH-Konzentration im Serum von durchschnittlich 2,2 mμg/ml auf 6,4 mμg/ml. Nach 8tägiger Behandlung mit täglich 50 mg Phenformin stieg die STH-Konzentration nach Arginin-Infusion nicht mehr an. Auch Czyżyk et al. (1970) stellten unter der Einwirkung von Biguaniden einen herabgesetzten STH-Anstieg nach intraduodenaler Gabe eines Aminosäure-Gemischs fest. Zahnd (1968), Fabrykant et al. (1970) und Schatz et al. (1970) beobachteten keine Wirkung von Biguanid-Gaben auf die Konzentration von STH im Plasma.

8. Zusammenfassende Betrachtungen zum Wirkungsmechanismus der Biguanide beim Menschen

Der Wirkungsmechanismus der Biguanide läßt sich nicht wie bei den Sulfonylharnstoffen durch einen primären Angriffspunkt, d.i. Freisetzung von Insulin aus dem Pankreas, erklären. Vielmehr tragen zur blutzuckersenkenden Wirkung der Biguanide eine Reihe verschiedener Mechanismen bei. Im Vordergrund der Biguanid-Wirkungen steht eine Steigerung der peripheren Glucoseutilisation. Diese ist an einer vermehrten Aufnahme von Glucose durch das Muskelgewebe und einer Zunahme des oxidativen Glucoseabbaus zu erkennen. Außerdem wird die beim Zuckerkranken erhöhte Schwelle für die Glucoseverwertung in der Muskulatur herabgesetzt. Wie die Zunahme der peripheren Glucoseutilisation zustande kommt, ist noch weitgehend ungeklärt. Manches spricht für eine Erhöhung der Zellpermeabilität für Glucose. Eine andere Möglichkeit wäre, daß unter der Einwirkung von Biguaniden mehr Insulinmoleküle an die Muskelzelle gelangen. Sicher ist, daß Biguanide nur in Gegenwart von endogenem oder exogenem Insulin den Blutzucker senken. Dabei wird die Wirkung des Hormons verstärkt. Außerdem scheint Insulin seinerseits einen permissiven Effekt auf die Stoffwechselwirkung der Biguanide auszuüben. Da die therapeutische Wirkung oftmals erst nach einigen Tagen eintritt, ist auch an eine Adaptation von Enzymen des Intermediärstoffwechsels zu denken.

Die Befunde zur Beeinflussung der Gluconeogenese in der Leber durch Biguanide sind widersprüchlich. Manche Autoren finden nach Biguanid-Applikation eine Zunahme, andere eine Abnahme der Zuckerneubildung. Quantitative Messungen, die exakte Angaben über das Ausmaß der Beteiligung der Leber an dem blutzuckersenkenden Effekt der Biguanide zuließen, fehlen bisher. Jedoch ist die Beobachtung, daß die arteriovenöse Glucosedifferenz nach Biguanid-Gabe nicht ansteigt, obwohl der Glucosepool stark abnimmt, nur dann zu verstehen, wenn Biguanide neben einer gesteigerten Glucoseutilisation in der Peripherie eine verminderte Nettoglucoseabgabe der Leber bewirken.

Verschiedene Beobachtungen sprechen für eine Hemmung der enteralen Resorption durch Biguanide. Die diesbezüglichen experimentellen Befunde wurden oben (s. S. 547) ausführlich diskutiert. Alles in allem ist kaum anzunehmen, daß eine Hemmung der Resorption von Nahrungsstoffen von wesentlicher Bedeutung für den therapeutischen Effekt der Biguanide ist.

Biguanide führen zu einer Abnahme der Konzentration von Insulin im Serum. Dies ist aber ein indirekter Effekt, der sich mit der verminderten Konzentration von Glucose im Blut und dem damit herabgesetzten Stimulus auf die Insulinsekretion des Pankreas erklären läßt. Die Verringerung des Seruminsulins macht verständlich, warum übergewichtige Altersdiabetiker unter Biguanid-Therapie abnehmen (s. Mehnert und Haese, dieses Handbuch, S. 603). Ob darüber hinaus eine Stimulierung der Thermogenese durch Biguanide für die Gewichtsabnahme von Bedeutung ist, wofür es erste Hinweise gibt (Irsigler und Schütz, 1970), bleibt noch abzuklären.

Zum Abschluß der Betrachtungen über den Wirkungsmechanismus der Biguanide ist zu fragen, ob die in vitro und an verschiedenen Tierspecies in vivo beobachteten Stoffwechselwirkungen der Biguanide auch deren antidiabetischen Effekt beim Zuckerkranken zu erklären vermögen. Diese Frage ist nicht eindeutig zu beantworten: einige der im Tierexperiment gefundenen Effekte lassen sich zwar auch beim Menschen nachweisen. Die meisten anderen aber müssen als toxisch bedingt — infolge zu hoher Dosierung oder zu hoher Konzentration im Inkubationsmedium — angesehen werden. Beim Menschen treten sie nach therapeutisch wirksamen Dosen nicht auf. Weitere Aufschlüsse über den Wirkungsmechanismus der Biguanide sind daher vor allem aus klinisch-experimentellen Untersuchungen zu erwarten.

Literatur

ABRAHAM, G. J. S., KENY, K. V.: Effect of phenformin on induced hypercholesterolemia. Arch. int. Pharmacodyn. 185, 365—369 (1970).

ABRAMSON, E. A., ARKY, R. A.: Treatment of the obese diabetic. A comparative study of placebo, sulfonylurea and phenformin. Metabolism 16, 204—212 (1967).

— — Role of beta-adrenergic receptors in counterregulation to insulin-induced hypoglycemia. Diabetes 17, 141—146 (1968).

ACHARYYA, B. P., DE, U. N., MUKHERJEE, S. K., HAI, M. A., CHAKRAVARTY, H. M.: Effect of synthetic antidiabetic compounds and insulin on the alcohol-induced gastric acidity in rabbits. Indian J. med. Res. 49, 62—67 (1961). Zit. nach Chem. Abstr. 55, 14714 (1961).

AGID, R., MARQUIÉ, G.: Effets préventifs du NN' diméthylbiguanide sur le développement de l'athérosclérose induite par le cholestérol chez le lapin. C.R. Acad. Sci. (Paris) 269, 1000—1003 (1969).

ALBEAUX-FERNET, M., CHABOT, J.: Proprietà terapeutiche della dimetil-biguanide (LA 6023) nel diabete con chetonuria. Minerva med. 52, 4328—4332 (1961).

ALLEYNE, G. A. O., BESTERMAN, H. S., FLORES, H.: The effect of phenyl ethyl biguanide in vivo and in vitro on gluconeogenesis and ammonia production in rats. Clin. Sci. 40, 107—115 (1971).

ALSEVER, R. N., GEORG, R. H., SUSSMAN, K. E.: Stimulation of insulin secretion by guanidinoacetic acid and other guanidine derivatives. Endocrinology 86, 332—336 (1970).

ALTSCHULD, R., KRUGER, F. A.: The mechanism of the hypoglycemic action of phenethylbiguanide (DBI). Clin. Res. 14, 439 (1966).

— — Inhibition of hepatic gluconeogenesis in guinea pig by phenformin. Ann. N.Y. Acad. Sci. 148, 612—622 (1968).

ALVARADO, F.: D-Xylose, a substrate for the process of sugar active transport by the small intestine. Experientia (Basel) 20, 302—303 (1964).

— D-Xylose active transport in the hamster small intestine. Biochim. biophys. Acta (Amst.) 112, 292—306 (1966).

AMADOR, A., RODRIGUEZ, R.: Hypoglycemic effects of phenethyldiguanide (DBI): clinical study of juvenile and brittle diabetes. Rev. Invest. clin. 11, 11—33 (1959). Zit. nach J. Amer. med. Ass. 171, 596—597 (1959).

ANDERSON, J., COMTY, C. M., MAZZA, R.: Urinary pyruvate excretion in normal and diabetic subjects. Lancet 1964 II, 1093—1095.

— MARKS, V.: Pyruvate in diabetes mellitus-concentrations in urine and blood. Lancet 1962 I, 1159—1161.

— MAZZA, R.: Pyruvate and lactate excretion in patients with diabetes mellitus and benign glycosuria. Lancet 1963 II, 270—272.

— THOMAS, W. D.: Pyruvate excretion in diabetes mellitus and non-diabetic patients on corticosteroids after sodium lactate. Lancet 1967 II, 970—971.

ANDREEV, D., TARKOLEV, N.: Blood glucose, IRI and FFA changes after loading with tolbutamide of diabetics pretreated with butylbiguanide. Vortrag. 6. Tagung der Europäischen Gesellschaft für Diabetologie, Warschau 1970. Ref. in Diabetologia 6, 617 (1970).

ANGSTENBERGER, I.: Untersuchungen zur Einwirkung von Butylbiguanid auf die Seruminsulinspiegel von normalgewichtigen und fettsüchtigen Personen. Inaugural-Dissertation, München 1965.

APPELS, A., KATTERMANN, R., PROSCHEK, H., HUBRICH, K., FRERICHS, H., SÖLING, H. D., CREUTZFELDT, W.: Untersuchungen über die Wirkung von Diät, Tolbutamid und Buformin sowie deren Kombination auf Körpergewicht und verschiedene Stoffwechselgrößen bei Diabetikern. I. Körpergewicht, Kohlenhydratstoffwechsel und immunologisch reagierendes Insulin. Diabetologia 4, 210—220 (1968).

— WILLIAMS, B., SICKINGER, K.: Behaviour of D-xylose absorption under monotherapy with N_1,n-butylbiguanide. Vortrag. 4. Kongreß der Deutschen Diabetes-Gesellschaft, Ulm 1969. Ref. in Diabetologia 6, 71 (1970).

ARKY, R. A., ABRAMSON, E. A.: Insulin response to glucose in the presence of oral hypoglycemics. Ann. N.Y. Acad. Sci. 148, 768—777 (1968).

ASHKAR, E., BURRIER, C. N., CATTÁNEO DE PERALTA RAMOS, M.: Farmacologia de la fenetildiguanida. Rev. Soc. argent. Biol. 34, 11—20 (1958).

AZERAD, E., LUBETZKI, J.: Traitement du diabète par le N-N-diméthyl diguanide (LA 6023). Presse méd. 67, 765—767 (1959).

BACK, N., WILKENS, H., BARLOW, B., CZARNECKI, J.: Fibrinolytic studies with biguanide derivatives. Ann. N.Y. Acad. Sci. 148, 691—713 (1968).

BAGDON, R. E., HALL, F., DOBRJANSKY, A.: The effects of insulin and oral hypoglycemic agents on the metabolism of adipose tissue in vitro and in vivo. Fed. Proc. 21, 203 (1962).

BAILEY, R. E., DURFEE, D. A.: Studies with β-phenethylbiguanide. 1. Microdetection colorimetric tests. J. Chromatogr. 16, 546—547 (1964).

— UNDER, O. M., GRETTIE, D. P.: A method for determination of β-phenethylbiguanide. Fed. Proc. 25, 557 (1966).

BAIRD, J. D., DUNCAN, L. J. P.: The interpretation of the intravenous glucose tolerance test. Clin. Sci. 16, 147—153 (1957)

BALASSE, E.: Étude de l'action de la NN-diméthyl-diguanide sur la glycémie à jeun et sur le coefficient d'assimilation glucidique du rat normal. C.R. Soc. Biol. (Paris) 153, 1892—1894 (1959).

— Effet du phénéthyl-biguanide (D.B.I.) sur la glycémie à jeun et le coefficient d'assimilation glucidique du rat normal en traitement chronique. Rev. franç. Étud. clin. biol. 6, 913—916 (1961).

— CONARD, V.: Action du phénéthyl-biguanide sur la glycémie à jeun et l'assimilation glucidique du rat normal en traitement aigu. Rev. franç. Étud. clin. biol. 6, 803—806 (1961).

BALL, E. G., JUNGAS, R. L.: Some effects of hormones on the metabolism of adipose tissue. Recent Progr. Hormone Res. 20, 183 (1964).

BAMBERGER, E., DIECKMANN, W.: Zur Kenntnis des Biguanids. Ber. dtsch. chem. Ges. 25, 543 (1892).

BARCLAY, P. L.: Clinical evaluation of phenformin (DBI) in office practice. J. Amer. med. Ass. 174, 474—480 (1960).

BASTENIE, P. A., FRANCKSON, J. R. M., DE MEUTTER, R., DEMANET, T. C., CONARD, V.: Metabolic effects of carbutamide in selected diabetics. Lancet 1957I, 504—507.

BAUER, V. J., SAFIR, S. R.: Bis(ethylenebiguanide). J. heterocyclic Chem. 1, 288—289 (1964). Zit. nach Chem. Abstr. 62, 13138 (1965).

BAYER, S. M., HAECKEL, R., SCHNABEL, E.: The release of divalent cations from liver particles by phenethylbiguanide and chlorobenzylguanidine. Fed. Proc. 28, 835 (1969).

BECKETT, A. H., BEAVEN, M. A., ROBINSON, A. E.: Some factors involved in multiple spot formation in the paper chromatography of sympathomimetic amines in the presence of acids. J. Pharm. Pharmacol. 12, 203 T—216 T (1960).

BECKMANN, R.: Unveröffentl. Untersuchungen 1960.

— Unveröffentl. Untersuchungen 1962.

— Über das Verhalten von Biguaniden im Organismus. Vortrag. 5. Kongreß der Internationalen Diabetes Föderation, Toronto 1964.

— Resorption, Verteilung im Gewebe und Ausscheidung von 1-Butylbiguanid[^{14}C]-hydrochlorid. Arzneimittel-Forsch. 15, 761—764 (1965a).

— Zum Wirkungsmechanismus der Biguanide. Dtsch. med. Wschr. 90, 1589—1594 (1965b).

— Zum biologischen Abbau von 1-Butyl-biguanid-[^{14}C]-hydrochlorid (Silubin-[^{14}C]). Arch. int. Pharmacodyn. 160, 161—172 (1966a).

— Zur Wirkung von Buformin auf das Fettgewebe. Vortrag. 2. Tagung der Europäischen Gesellschaft für Diabetologie, Aarhus 1966b. Ref. in Diabetologia 2, 139 (1966).

— Unveröffentl. Untersuchungen 1966c.

— Über die Resorption und den biologischen Abbau von 1-(β-Phenäthyl)-biguanid (Phenformin). Diabetologia 3, 368—376 (1967a).

— Unveröffentl. Untersuchungen 1967b.

— Zur Pharmakodynamik der Biguanide. In: K. OBERDISSE, H. DAWEKE und G. MICHAEL, 2. Internationales Biguanid-Symposium, Düsseldorf 1967, S. 3—13. Stuttgart: Thieme 1968a.

— The fate of biguanides in man. Ann. N.Y. Acad. Sci. 148, 820—832 (1968b).

— The effects of buformin on glucose oxidation. Vortrag. 4. Tagung der Europäischen Gesellschaft für Diabetologie, Löwen 1968. Ref. in Diabetologia 4, 382 (1968c).

— Resorption, Verteilung im Organismus und Ausscheidung von Metformin. Diabetologia 5, 318—324 (1969a).

— Unveröffentl. Untersuchungen 1969b.

— Concerning the effect of the biguanides on the lactate concentration of the blood. Vortrag. 4. Kongreß der Deutschen Diabetes-Gesellschaft, Ulm 1969b. Ref. in Diabetologia 6, 71 (1970).

BECKMANN, R., BOTTERMANN, P., DIETERLE, P.: Zur renalen Ausscheidung von Buformin bei niereninsuffizienten Patienten. Pharmacol. Clin. 1, 63—66 (1968).
— HÜBNER, G.: Zur Pharmakokinetik von 1-Butyl-biguanid-hydrochlorid und einer Retard-Form dieser Substanz. Arzneimittel-Forsch. 15, 765—770 (1965).
— LINTZ, W., NIJSSEN, J.: Steigerung der $^{14}CO_2$-Bildung aus ^{14}C-Glukose bei der Ratte durch das orale Antidiabetikum Butylbiguanid-hydrochlorid. Experientia (Basel) 27, 127—129 (1971a).
— — SCHMIDT-BÖTHELT, E.: Evaluation of a sustained release form of the oral antidiabetic butylbiguanide (Silubin® retard). Europ. J. clin. Pharmacol. 3, 221—228 (1971b).
BENOIT, F. L.: The inhibitory effect of chloroquine on rat adipose tissue metabolism in vitro. Metabolism 16, 557—561 (1967).
BERAL, H., STOICESCU, V., IVAN, C.: Assay in a nonaqueous medium of N,N-dimethylguanyl-guanidine hydrochloride. Farmacia (Buc.) 12, 631—636 (1964). Zit. nach Chem. Abstr. 62, 3409 (1965).
BERCHTOLD, P., BOLLI, P., ARBENZ, U., KEISER, G.: Intestinale Absorptionsstörung infolge Metforminbehandlung (Zur Frage der Wirkungsweise der Biguanide). Diabetologia 5, 405—412 (1969).
BERGEN, S. S.: Diskussionsbemerkung. Symposium on „A New Hypoglycemic Agent, Phenformin (DBI)", Houston 1959. Diabetes 9, 215 (1960).
— HILTON, J. G., NORTON, W. S.: Effect of phenethylbiguanide on adrenal function and responsiveness as measured by ACTH test. Proc. Soc. exp. Biol. (N.Y.) 98, 625—627 (1958).
— NORTON, W. S.: Clinical and metabolic effects of phenethylbiguanide. Diabetes 9, 183—185 (1960).
BERGER, S., DOWNEY, J. L., TRAISMAN, H. S.: Effect of phenformin on the cortisone glucose tolerance test. Ann. N.Y. Acad. Sci. 148, 859—867 (1968).
BERGER, W.: The effect of a single dose of 1 g dimethylbiguanide (DMB) on the utilization of intravenous and orally administered glucose and galactose. Vortrag. 4. Tagung der Europäischen Gesellschaft für Diabetologie, Löwen 1968. Ref. in Diabetologia 4, 382 (1968a).
— Vortrag. Symposium Internazionale sulle Biguanidi Antidiabetiche, Rimini 1968b.
— Diskussionsbemerkung. In: K. OBERDISSE, H. DAWEKE und G. MICHAEL: 2. Internationales Biguanid-Symposium, Düsseldorf 1967, S. 92. Stuttgart: Thieme 1968c.
— Die Beeinflussung des Galaktosestoffwechsels durch Dimethylbiguanid (DMB). In: A. BERINGER und E. DEUTSCH, 1. Internationales Donausymposium über Diabetes mellitus, Wien 1969, S. 437—441. Wien: Verlag der Wiener Medizinischen Akademie 1970a.
— Ursachen über das Zustandekommen der blutzuckersenkenden Wirkung der Biguanide. Praxis 1970b, 1203—1206.
— CONSTAM, G. R., SIEGENTHALER, W.: Die Behandlungsmöglichkeiten des Diabetes mellitus mit Biguaniden. Schweiz. med. Wschr. 96, 1335—1342 (1966).
— DENES, A., PLATTHY, M. S.: Vitamin B_{12} concentration in serum of diabetics after long-term biguanide treatment (Metformin or Buformin). Vortrag. 6. Tagung der Europäischen Gesellschaft für Diabetologie, Warschau 1970. Ref. in Diabetologia 6, 619—620 (1970).
— KÜNZLI, H.: Effect of dimethylbiguanide on insulin, glucose and lactic acid contents observed in portal vein blood and peripheral venous blood in the course of intraduodenal glucose tolerance tests. Vortrag. 5. Tagung der Europäischen Gesellschaft für Diabetologie, Montpellier, 1969. Ref. in Diabetologia 6, 37 (1970).
BERGMANN, R., GUTMAN, J., ZERACHIA, A.: The effect of antihyperglycaemic biguanides, implanted into the hypothalamus, on the water consumption of rats. Clin. Sci. 35, 565—574 (1968).
BERINGER, A.: Zur Behandlung der Zuckerkrankheit mit Biguaniden. Wien. med. Wschr. 108, 880—882 (1958).
— Experimentelle und klinische Untersuchungen beim menschlichen Diabetes mit Biguaniden. In: F. BERTRAM und G. MICHAEL, Internationales Biguanid-Symposium, Aachen 1960, S. 49—55. Stuttgart: Thieme 1960.
— GEYER, G., MÖSSLACHER, H., TRAGL, K. H., THALER, H.: Die Wirkung von Buformin auf den Leberstoffwechsel. In: K. OBERDISSE, H. DAWEKE und G. MICHAEL, 2. Internationales Biguanid-Symposium, Düsseldorf 1967, S. 43—51. Stuttgart: Thieme 1968.
— HUPKA, K., MÖSSLACHER, K., MOSER, K., WENGER, R.: Zur Beeinflussung des menschlichen Diabetes mit Insulin, blutzuckersenkenden Sulfonamiden sowie den Biguaniden. Wien. med. Wschr. 108, 639—643 (1958).
— PANTLITSCHKO, M.: Über neue blutzuckersenkende Substanzen (Alkylsulfone) und ihren Wirkungsmechanismus. In: K. OBERDISSE und K. JAHNKE, Diabetes mellitus, III. Kongreß der International Diabetes Federation, Düsseldorf, 1958, S. 464—465. Stuttgart: Thieme 1958.
— THALER, H.: Zur oralen Diabetesbehandlung. Medizinische 1959, 41—43.

BERTARELLI, P.: Su un nuovo ipoglicemizzante: N'-β-fenetil-formamidiniliminourea. Boll. chim. farm. **97**, 396—400 (1958).
BERTRAND, C. M.: Les hyperlactatemics pathologiques au cours des traitements par la phenformine. Presse méd. **78**, 13—14 (1970).
BEWSHER, P. D., HILLMAN, C. C., ASHMORE, J.: Studies of the hypoglycemic effect of D-amphetamine in aggregated mice. Biochem. Pharmacol. **15**, 2079—2085 (1966).
BEYERMANN, K., WISSER, H.: Bestimmung von Guanidin, Methylguanidin und asymmetrischem Dimethylguanidin in menschlichem Serum. I. Bestimmung durch Dünnschicht-Chromatographie und anschließende Fluorimetrie. Z. analyt. Chem. **245**, 311—319 (1969a).
— — Bestimmung von Guanidin, Methylguanidin und asymmetrischem Dimethylguanidin in menschlichem Serum. II. Gaschromatographische Bestimmung. Z. analyt. Chem. **245**, 376—387 (1969b).
BHATTACHARYA, B., ACHARYA, A. K., BASU, U. P.: Synthesis of biguanides as potential hypoglycemic agents. V. Some heterocyclic derivatives. Indian J. Chem. **2**, 370—371 (1964). Zit. nach Chem. Abstr. **61**, 16062—16063 (1964).
BHUVANESWARAN, C., DAKSHINAMURTI, K.: Effects of guanidine derivatives and oligomycin on swelling of rat liver mitochondria. Biochemistry **9**, 5070—5076 (1970).
BINGLE, J. P., STOREY, G. W., WINTER, J. M.: Fatal self-poisoning with phenformin. Brit. med. J. **1970 III**, 752.
BIRÓ, L., BÁNYÁSZ, T., KOVÁCS, M. B., BAJOR, M.: Die Wirkung des Phenyläthylbiguanids auf die Glucoseresorption. Klin. Wschr. **39**, 760—762 (1961).
BISCHOFF, F., SAHYUN, M., LONG, M. L.: Guanidine structure and hypoglycemia. J. biol. Chem. **81**, 325—349 (1928).
BISSON, G. M., MUSCHOLL, E.: Die Beziehung zwischen der Guanethidin-Konzentration im Rattenherzen und dem Noradrenalingehalt. Naunyn-Schmiedebergs Arch. exp. Path. Pharmak. **244**, 185—194 (1962).
BLAKELY, R. M., McGREGOR, H. I.: Effect of oral hypoglycemics on blood sugar level of turkeys. Canad. J. animal Sci. **42**, 102—106 (1962). Zit. nach Chem. Abstr. **57**, 10497 (1962).
BLECHER, M.: Phospholipase C and mechanisms of action of insulin and cortisol on glucose entry into free adipose cells. Biochem. biophys. Res. Commun. **21**, 202—209 (1965).
— On the mechanism of action of phospholipase A and insulin on glucose entry into free adipose cells. Biochem. biophys. Res. Commun. **23**, 68—74 (1966).
BLICKENS, D. A., RIGGI, S. J.: Hypoglycemic activity and toxicity of 4-isoxazolylpyridinium salts and phenformin in normal mice. Toxicol. appl. Pharmacol. **14**, 393—400 (1969a).
— — Effects of 1-methyl-4-(3-methyl-5-isoxazolyl)pyridinium chloride and phenformin on some parameters of carbohydrate metabolism in hyperglycemic animals. Vortrag. 29th Annual Meeting American Diabetes Association, New York, 1969. Ref. in Diabetes 18, Suppl. 1, 347 (1969b).
— — Some effects of 1-methyl-4-(3-methyl-5-isoxazolyl)pyridinium chloride and phenformin on carbohydrate and lipid metabolism in mice. Diabetes 18, 612—618 (1969c).
BLIZNYUKOV, V. I., SOKOL, L. S., SOLONSKAYA, N. T.: Interaction of functional groups in amino derivatives of benzene containing the methoxy group. Zh. Obshch. Khim. **34**, 329—331 (1964). Zit. nach Chem. Abstr. **60**, 10508 (1964).
BODO, R. C. DE, STEELE, R., ALTSZULER, N., DUNN, A., ARMSTRONG, D. T., BISHOP, J. S.: Further studies on the mechanism of action of insulin. Metabolism 8, 520—530 (1959).
— — — — BISHOP, J. S.: On the hormonal regulation of carbohydrate metabolism; studies with C¹⁴ glucose. Recent Progr. Hormone Res. **19**, 445—488 (1963a).
— — — — — Effects of insulin on hepatic glucose metabolism and glucose utilization by tissues. Diabetes 12, 16—30 (1963b).
Boehringer & Söhne GmbH: Verfahren zur Herstellung von Tetrahydroisochinolinderivaten. Erfinder: HAACK, E., und A. HAGEDORN; DBP 1153758, veröffentl. 1964.
BOLINGER, R. E., McKEE, W. P., DAVIS, J. W.: Comparative effects of DBI and insulin on glucose uptake of rat diaphragm. Metabolism 9, 30—35 (1960).
BOSE, A. N., PAUL, S. P.: Search for potent hypoglycaemic agents. I. Studies on some synthetic biguanides. Indian J. Physiol. Pharmacol. 5, 19—30 (1961).
— — BASU, U. P.: Effect of phenethylbiguanide on adrenaline hyperglycaemia. Sci. and Culture **26**, 86—87 (1960). Zit. nach Chem. Zbl. **135**, 162 (1964). Chem. Abstr. **55**, 1908 (1961).
BOSHELL, B. R., RODDAM, R. F., McADAMS, G. L.: Effects of phenformin on insulin reserve and release. Ann. N.Y. Acad. Sci. **148**, 756—767 (1968).
BOTTERMANN, P.: Diskussionsbemerkung. In: K. OBERDISSE, H. DAWEKE und G. MICHAEL, 2. Internationales Biguanid-Symposium, Düsseldorf 1967, S. 71. Stuttgart: Thieme 1968a.
— Diskussionsbemerkung. In: K. OBERDISSE, H. DAWEKE und G. MICHAEL, 2. Internationales Biguanid-Symposium, Düsseldorf 1967, S. 76. Stuttgart: Thieme 1968b.

Bottermann, P., Souvatzoglou, A., Schweigart, U.: Blutspiegel und Ausscheidung von Buformin-^{14}C beim Menschen nach intravenöser Gabe. In: K. Oberdisse, H. Daweke und G. Michael, 2. Internationales Biguanid-Symposium, Düsseldorf 1967, S. 14—19. Stuttgart: Thieme 1968.

Bouaziz, P. J.: Apport à l'étude de l'épreuve d'hyperglycémie provoquée par voie veineuse sous thérapeutique antidiabétique. Thèse Doctorat en médecine, Paris (1966). Zit. nach Sterne 1969.

Boulet, P., Mirouze, J., Schmouker, Y:. Intérêt de l'association arylsulfamide-biguanide dans le traitement du diabète sucré. Presse méd. 68, 2123—2126 (1960).

Bradley, E. S., Ingelfinger, F. J., Bradley, J. P., Curry, J. G.: The estimation of hepatic blood flow in man. J. clin. Invest. 24, 890 (1945).

Brand, J., Novak, M., Rudas, B.: The effect of butylbiguanide on the fat-induced hyperlipemia in normal and alloxan diabetic rats. Pharmacology (Basel) 3, 330—336 (1970).

Brand, V. von: Ein Beitrag zur Fettsynthese. I. Über die Synthese von Neutralfett und Phosphatiden aus Acetat bei in vivo- und in vitro-Versuchen. Biochem. Z. 331, 162—171 (1959).

— Die Wirkung von Phenyläthylbiguanid auf den Fettstoffwechsel der Leber. Arzneimittel-Forsch. 11, 739—742 (1961).

Broadley, K. J., Roberts, D. J.: The effect of chemical structure on chromatographic multiple spot formation by sympathomimetic amines in the presence of hydrochloric acid. J. Pharm. Pharmacol. 18, 182—187 (1966).

Brodoff, B. N., Penhos, J. C., Levine, R.: The effects of feeding and various hormones on the glucose tolerance of the sand rat (psammomys obesus). Diabetologia 3, 167—170 (1967).

Brown, J. D., Stone, D. B., Steele, A. A.: Mechanism of action of antilipolytic agents: comparison of the effects of insulin, tolbutamide, and phenformin on lipolysis induced by dibutyryl cyclic AMP plus theophylline. Metabolism 18, 926—929 (1969).

Brunner, F.: Erfahrungen mit dem Blutzuckersenker Buformin in der Hundepraxis. Wien. tierärztl. Mschr. 56, 381—383 (1969).

Bruns, W.: Klinische Erfahrungen mit Buformin bei der Behandlung des Diabetes mellitus. Medicamentum 6, 1—6 (1965).

Brush, J. S., Burghen, G. A., Kitabchi, A. E.: Inhibition of an insulin-specific protease from liver by tolbutamide and phenformin. Vortrag. 30th Annual Meeting American Diabetes Association, St. Louis 1970. Ref. in Diabetes 19, Suppl. 1, 379 (1970).

Buckley, J. P., Solaro, R. J., Barry, H.: Effects of phenformin HCl on rats subjected to simulated high altitude. J. pharm. Sci. 58, 348—351 (1969).

Burn, J. H., Hutcheon, D. E., Parker, R. H. O.: Adrenaline and noradrenaline in the suprarenal medulla after insulin. Brit. J. Pharmacol. 5, 417—423 (1950). Zit. nach Chem. Abstr. 45, 259 (1951).

Burns, D., Sharpe, J. S.: Quart. J. exp. Physiol. 10, 345 (1916). Zit. nach Watanabe (1918).

Butterfield, W. J. H.: Peripheral action of insulin and its relation of the aetiology of diabetes mellitus. Ciba Foundation Colloquia on Endocrinology 15, 250—281 (1964).

— The action biguanide on the peripheral tissues. In: K. Oberdisse, H. Daweke und G. Michael, 2. Internationales Biguanid-Symposium, Düsseldorf 1967, S. 33—42. Stuttgart: Thieme 1968 a.

— The effects of phenformin on peripheral glucose utilization and insulin action in obesity and diabetes mellitus. Ann. N. Y. Acad. Sci. 148, 724—733 (1968 b).

— Effects of biguanides on peripheral tissues. Acta diabet. lat. 6 (Suppl. 1), 644—655 (1969).

— Camp, J. L., Hardwick, C., Holling, H. E.: Clinical studies of the hypoglycaemic action of the sulphonylureas. Lancet 1957 I, 753—756.

— Fry, I. K., Holling, E.: Effects of insulin, tolbutamide and phenethyldiguanide on peripheral glucose uptake in man. Diabetes 7, 449—454 (1958).

— — Thompson, R. H. S.: Abnormal pyruvate metabolism in diabetes mellitus. In: K. Oberdisse und K. Jahnke, Diabetes mellitus, III. Kongreß der International Diabetes Federation, Düsseldorf 1958, S. 770—773. Stuttgart: Thieme 1959.

— — Whichelow, M. J.: The hypoglycaemic action of phenformin. Studies in diabetics after short-term therapy. Lancet 1961 II, 563—567.

— Thompson, R. H. S.: The effect of dimercaprol (BAL) on blood sugar and pyruvate levels in diabetes mellitus. Clin. Sci. 16, 679—694 (1957).

— Whichelow, M. J.: The hypoglycemic action of phenformin. Effect of phenformin on glucose metabolism in peripheral tissues. Diabetes 11, 281—286 (1962).

— — Peripheral glucose metabolism in control subjects and diabetic patients during glucose, glucose-insulin and insulin sensitivity tests. Diabetologia 1, 43—53 (1965).

— — Effect of diet, sulphonylureas, and phenformin on peripheral glucose uptake in diabetes and obesity. Lancet 1968 II, 785—788.

BUTTURINI, U.: Vortrag. Symposium Internazionale sulle Biguanidi Antidiabetiche, Rimini 1968.

BUU HOÏ, N. P., BÉRANGER, S., JACQUIGNON, P., KRIKORIAN-MANOUKIAN, A., COURMARCÈL, D.: Les N^1-arylbiguanides trifluorométhylés, composés à haute activité hypoglycémiante ou anorexigène; relation entre structure et ces deux types de propriétés. C.R. Acad. Sci. (Paris) 265, 930—933 (1967).

CALLINGHAM, B. A.: The catecholamines. Adrenaline; Noradrenaline. In: C. H. GRAY and A. L. BACHARACH, Hormones in blood, vol. 2, 2nd ed., p. 519—599. London-New York: Academic Press 1967.

CAMERON, E. A., VALLANCE-OWEN, J.: Insulin-sensitivity tests in normal subjects before and after dimethyldiguanide. Scot. med. J. 7, 230—233 (1962).

CASPARY, W.F., CREUTZFELDT, W.: Analysis of the inhibitory effect of biguanides on glucose absorption, inhibition of active sugar transport. Diabetologia 7 (1971), im Druck.

CAUWENBERGE, H. VAN, LUYCKX, A., LEFÈBVRE, P.: Reduction of insulin secretion in diabetes associated or not with obesity. The application of dimethyl-biguanide therapy. Vortrag. 5. Tagung der Europäischen Gesellschaft für Diabetologie, Montpellier, 1969. Ref. in Diabetologia 6, 67—68 (1970).

CHAKRABARTI, R., HOCKING, E. D., FEARNLEY, G. R.: Fibrinolytic effect of metformin in coronary-artery disease. Lancet 1965 II, 256—259.

— FEARNLEY, G. R., EVANS, J. F.: Reduction of platelet stickiness by phenformin plus ethyloestrenol. Lancet 1967 II, 1012—1014.

CHAN, S. S., FAIN, J. N.: Uncoupling action of sulfonylureas on brown fat cells. Molec. Pharmacol. 6, 513—523 (1970).

CHANCE, B., WILLIAMS, G. R.: The respiratory chain and oxidative phosphorylation. Advanc. Enzymol. 17, 65—134 (1956).

CHANDALIA, H. B., HOLLOBAUGH, S. L., PENNINGTON, L. F., BOSHELL, B. R.: Use of glibenclamide in maturity onset diabetes—effect of the drug on serum insulin levels. Horm. Metab. Res., Suppl. 1, 73—76 (1969).

CHATELET, L. R. DE, McDONALD, H. J.: The in vitro effect of two oral hypoglycemic agents on hepatic protein synthesis. Proc. Soc. exp. Biol. (N.Y.) 122, 765—768 (1966).

— — Effect of in vivo administration of various oral hypoglycemic agents on hepatic protein synthesis. Proc. Soc. exp. Biol. (N.Y.) 127, 415—418 (1968).

— — The inhibition in vitro of hepatic protein biosynthesis by various oral hypoglycemic agents—site of action. Biochem. Pharmacol. 18, 595—602 (1969).

CHENIER, L. P., MAXWELL, J., IRVING, H.: Migration de la toxicité aigue et du coéfficient de regression avec des combinaisons variées de chlorpropamide et de phenformin. Zit. nach SAGRITALO et al. (1971).

CHEYMOL, J., LESPAGNOL, A., DEBAERT, M., ADOLPHE, N., DEVERGNIES, M.: Recherche de substances hypoglycémiantes. Ann. pharm. franç. 22, 195—200 (1964).

CHLEBOWSKI, J., KALICINSKI, A., KINALSKA, I., STASIEWICZ, J.: Kaliumgehalt von Plasma und Erythrozyten bei Gesunden und Diabetikern nach Belastung mit peroralen Antidiabetika. In: G. MOHNIKE, II. Internationales Symposium über Diabetesfragen, Karlsburg 1963, S. 419—424.

— WASILEWSKA, A.: Der Brenztraubensäuregehalt des Serums nach Gabe verschiedener hypoglykämisch wirkender Pharmaka. In: G. MOHNIKE, II. Internationales Symposium über Diabetesfragen, Karlsburg 1963, S. 433—438.

CHOULIS, N. H.: Examination of structural effect on thin-layer chromatographic multiple spot formation of sympathomimetic amines in the presence of hydrochloric acid. J. pharm. Sci. 56, 904—906 (1967).

Ciba AG: Procédé de préparation de nouveaus biguanides des notamment de [N-R-aza-alcoylène-imino-alcoyl(inférieur)]-biguanides. Erfinder: MULL, R. P., Belgisches Patent Nr. 591728 und 591729, veröffentl. 1960.

CLARKE, D. W., FORBATH, N.: Some studies on the mode of action of DBI. Metabolism 8, 553—556 (1959).

— — The effects of phenformin on the isolated rat diaphragm. Diabetes 9, 167—169 (1960).

CLARKE, E. G. C.: Isolation and identification of drugs, p. 226, 407, 483. London: The Pharmaceutical Press 1969a.

— Isolation and identification of drugs, p. 753, 776, 790. London: The Pharmaceutical Press 1969b.

COHEN, A. M., SHAFRIR, E.: Comparison of free fatty acid and glucose response in diabetic patients treated with phenethylformamidinyliminourea HCl (DBI). Israel med. J. 21, 28—39 (1962).

COHEN, Y., COSTEROUSSE, O.: Étude autoradiographique chez la souris d'un antidiabétique oral, le NN dimethylbiguanide marqué au carbone 14. Thérapie 16, 109—120 (1961a).

Cohen, Y., Costerousse, O.: Étude expérimentale du métabolisme du diméthylbiguanide marqué au carbone-14. In: M. Demole, 4e Congrès de la Fédération internationale du Diabète, Genève 1961, Bd. I, p. 745—748. Genève: Éditions Médecine et Hygiène 1961 b.

— Hirsch, C.: Étude autoradiographique chez la souris d'un antidiabétique oral marqué au ^{14}C, le N. N. diméthylbiguanide, après administrations répétées. Thérapie 23, 1185—1191 (1968).

Conn, R. B., Davis, R. B.: Green fluorescence of guanidinium compounds with ninhydrin. Nature (Lond.) 183, 1053 (1959).

Connon, J. J., Kyner, J. L., Toews, C. J.: The action of phenformin on gluconeogenesis and ketone body formation by the perfused rat liver. Vortrag. 6. Tagung der Europäischen Gesellschaft für Diabetologie, Warschau 1970. Ref. in Diabetologia 6, 623—624 (1970).

Corbellini, A., Giannattasio, G., Lugaro, G., Gerali, G.: Ricerche sull'attivita' antitumorale delle biguanidi. Nota I. Arch. ital. Pat. 7, 201—218 (1964a).

— — — — Ricerche sull' attivita' antitumorale delle biguanidi. Nota II. Arch. ital. Pat. 7, 219—239 (1964b).

— — — Torti, G.: Research on the antitumoral activity of the biguanides. Note IV. Arch. ital. Pat. 10, 197—210 (1967).

Correa, P. R., Marques, M.: Influence of phenethylbiguanide (DBI) concentration in medium upon isolated fat tissue activity. Metabolism 13, 496—498 (1964).

Craig, J. W., Drucker, W. R., Miller, M., Woodward, H., Molzahn, V.: A comparison of the influence of tolbutamide and small doses of insulin on the splanchnic output and peripheral uptake of glucose in man. Ann. N.Y. Acad. Sci. 74, 537—547 (1959).

— Miller, M., Woodward, H., Merik, E.: Influence of phenethylbiguanide on lactic, pyruvic and citric acids in diabetic patients. Diabetes 9, 186—193 (1960).

Creutzfeldt, W., Appels, A., Kattermann, R., Frerichs, H., Proschek, H., Hubrich, K., Söling, H.-D.: Zur Wirkung von Buformin mit und ohne Kombination von Sulfonylharnstoffen auf Gewicht und verschiedene Stoffwechselgrößen bei Diabetikern. In: K. Oberdisse, H. Daweke und G. Michael, 2. Internationales Biguanid-Symposium, Düsseldorf 1967, S. 94—103. Stuttgart: Thieme 1968.

— Deuticke, U., Söling, H. D.: Potenzierung der Wirkung von exogenem Insulin durch N-(4-Methylbenzolsulfonyl)-N'-butylcarbamid und N$_1$,-n-Butylbiguanid beim eviscerierten Tier. Klin. Wschr. 39, 790—795 (1961).

— Kümmerle, F., Kern, E.: Beobachtungen an vier Patienten mit totaler Duodenopankreatektomie wegen eines Karzinoms des Pankreas. Dtsch. med. Wschr. 84, 541—549 (1959).

— Moench, A.: Vergleichende Untersuchungen mit den blutzuckersenkenden Guanidinderivaten Synthalin B und Phenyläthyldiguanid (DBI). Endokrinologie 36, 167—185 (1958).

— Söling, H. D.: Orale Diabetestherapie und ihre experimentellen Grundlagen. Guanidin and Guanidinverivate. In: L. Heilmeyer, R. Schoen und B. de Rudder. Ergebnisse der inneren Medizin und Kinderheilkunde, Bd. 15, S. 147—198. Berlin-Göttingen-Heidelberg: Springer 1960 a.

— — Toxizität und Nebenwirkungen der Guanidine und Biguanide. In: F. Bertram und G. Michael, Internationales Biguanid-Symposium, Aachen 1960, S. 37-43. Stuttgart: Thieme 1960 b.

— — Moench, A., Rauh, E., Bol, M.: Die Wirkung von N$_1$,n-Butylbiguanid (W 37) und N$_1$,β-Phenyläthylbiguanid (W 32) auf Alloxan- und Phlorrhizin-Diabetes und die intestinale Glucoseabsorption von Ratten. Naunyn-Schmiedebergs Arch. exp. Path. Pharmak. 244, 31—47 (1962).

— — Zardáy, Z.: The combined use of insulin, tolbutamide and biguanides in the treatment of diabetes mellitus. Metabolism 12, 264—277 (1963).

— Willms, B., Caspary, W.: The mechanism of action of the blood glucose lowering biguanides. Vortrag. 7. Kongreß der Internationalen Diabetes Föderation, Buenos Aires 1970.

Csáky, T. Z., Ho, P. M.: Intestinal transport of D-Xylose. Proc. Soc. exp. Biol. (N.Y.) 120, 403—408 (1965).

Cucurachi, L., Strata, A., Zuliani, U., Cucurachi, P., Dell'Anna, A.: Le biguanidi nel trattamento dell'obesita'. Nota 1. Ricerca clinica controllata con placebo, anoressanti, fenformina e metformina. Acta diabet. lat. 5, 580—596 (1968).

— — — Dell'Anna, A.: The effects of phenformin treatment in obese patients. Vortrag. 2. Tagung der Europäischen Gesellschaft für Diabetologie, Aarhus 1966. Ref. in Diabetologia 2, 146 (1966).

Curd, F. H. S., Rose, F. L.: Synthetic antimalarials. Part X. Some aryl-diguanide ("-biguanide") derivatives. J. chem. Soc. 1946, 729.

Cutting, W.: Antifertility effects of biguanides. Antibiot. and Chemother. 12, 671—675 (1962).

Czyżyk, A.: Impairment of intestinal glucose absorption by biguanide derivatives. Acta diabet. lat. 6 (Suppl. 1), 636—643 (1969a).

Czyżyk, A.: Diskussionsbemerkung. Acta diabet. lat. **6** (Suppl. 1) 687 (1969b).

— Kasperska, T., Misztela, G., Ponikowska, I.: Erkennung von Kohlenhydratstoff-wechselstörungen auf Grund der Bestimmung der K-Wert-Änderung (Delta-K-Wert) nach Insulin-, Glukose- und Tolbutamid-Belastungen. In: A. Beringer und E. Deutsch, 1. Internationales Donau-Symposium über Diabetes mellitus, Wien 1969a, S. 133—136. Wien: Verlag der Wiener Medizinischen Akademie 1970.

— Lawecki, J.: Untersuchungen über den Einfluß von Phenyläthylbiguanid auf den Verlauf von Belastungsproben mit Insulin, Tolbutamid und Glucose bei Diabetes mellitus. Diabetologia **2**, 62—68 (1966).

— — Malczewski, B., Rogala, H.: Effect of biguanides on amino-acid induced insulin secretion. Vortrag. 5. Tagung der Europäischen Gesellschaft für Diabetologie, Montpellier, 1969b. Ref. in Diabetologia **6**, 41 (1970).

— — Rogala, H., Malczewski, B.: Effect of biguanides on the intestinal absorption of glucose and amino acids. Vortrag. 7. Kongreß der Internationalen Diabetes Föderation, Buenos Aires 1970.

— — Sadowski, J., Ponikowska, I., Szczepanik, Z.: Effect of biguanides on intestinal absorption of glucose. Diabetes **17**, 492—498 (1968).

— — Schittek, W.: Beobachtungen über den Einfluß von Phenyläthylbiguanid-Behandlung auf Insulin- und Tolbutamid-Belastungen bei Diabetikern. In: G. Mohnike, II. Internationales Symposium über Diabetesfragen, Karlsburg 1963, S. 413—418.

Dailey, R. E., Wood, P. E., Hines, R. A., Roe, J. H.: Effect of insulin on D-Xylose uptake by the intact rat diaphragm. Proc. Soc. exp. Biol. (N.Y.) **119**, 306—308 (1965).

Dalidowicz, J. E., McDonald, H. J.: Effect of oral hypoglycemic agents on cholesterol biosynthesis. Naturwissenschaften **49**, 422—423 (1962a).

— — Inhibition of cholesterol biosynthesis in vitro by procaine and hypoglycemic compounds. Fed. Proc. **21**, 299 (1962b).

— — Site of the in vitro inhibition of cholesterol biosynthesis by tolbutamide and phenethyl-biguanide. Biochemistry **4**, 1138—1143 (1965).

Danowski, T. S., Mateer, F. M.: Absence of hypoglycemia and hypophosphatemia following initial dosages of phenethylbiguanide (D.B.I.). Proc. Soc. exp. Biol. (N.Y.) **102**, 639—641 (1959).

Dansi, A., Zanini, C.: Reazioni della N′(β-feniletil)biguanide. Gazz. chim. ital. **89**, 1681—1686 (1959a).

— — Sulfonilbiguanidi. Boll. chim. farm. **98**, 580—581 (1959b).

Dardenne, U.: Persönl. Mitteilung 1965.

Davidoff, F.: Effects of guanidine derivatives on mitochondrial function. I. Phenethyl-biguanide inhibition of respiration in mitochondria from guinea pig and rat tissues. J. clin. Invest. **47**, 2331—2343 (1968a).

— Effects of guanidine derivatives on mitochondrial function. II. Reversal of guanidine-derivative inhibition by free fatty acids. J. clin. Invest. **47**, 2344—2358 (1968b).

— The mechanism of mitochondrial respiratory inhibition by phenethylbiguanide in vitro. Vortrag. 29th Annual Meeting American Diabetes Association, New York 1969. Ref. in Diabetes **18**, Suppl. 1, 331 (1969).

— Parameters of biguanide action in vitro which correlate with hypoglycemic activity. Vortrag. 30th Annual Meeting American Diabetes Association, St. Louis 1970. Ref. in Diabetes **19**, Suppl. 1, 368 (1970).

— Inhibition of pyruvate kinase by phenethylbiguanide. Vortrag. 31st Annual Meeting American Diabetes Association, San Francisco 1971. Ref. in Diabetes **20**, Suppl. 1, 325 (1971).

Davidson, M. B., Bozarth, W. R., Challoner, D. R., Goodner, C. J.: Phenformin, hypoglycemia and lactic acidosis. New Engl. J. Med. **275**, 886—888 (1966).

Daweke, H.: Diskussionsbemerkung. In: K. Oberdisse, H. Daweke und G. Michael, 2. Internationales Biguanid-Symposium, Düsseldorf 1967, S. 69—70. Stuttgart: Thieme 1968.

— Bach, I.: Experimental studies on the mode of action of biguanides. Metabolism **12**, 319—332 (1963).

Debry, G., Anziani, C., Cherrier, P., Laurent, J.: Étude de la lactacidémie à jeun chez les diabétiques traités par le N-N-diméthyl-biguanide. Diabète **12**, 239—245 (1964a).

— — — — Lactacidémie à jeun, lactacidurie diurne et nocturne du diabétique adulte bien équilibré. Diabète **12**, 295—297 (1964c).

— Cherrier, F.-P.: Étude du mode d'excrétion du NN diméthyl-biguanide chez le diabétique adulte. Thérapie **20**, 351—358 (1965).

— Cherrier, P., Laurent, J.: La lactacidémie à jeun du diabétique adulte. Diabète **12**, 289—293 (1964b).

— — — Étude des perturbations du métabolism de l'acide lactique au cours du diabète sucré. Path. et Biol. **14**, 13—21 (1966).

Debry, G., Laurent, J.: Acidose lactique et diabète sucré. Helv. med. Acta 35, 433—447 (1969/70).

Dempsey, M. E.: Inhibition of lipid biosynthesis. Ann. N.Y. Acad. Sci. 148, 631—646 (1968).

— The effect of hypoglycemic agents on cholesterol biosynthesis. In: W. L. Holmes, L. A. Carlson, and R. Paoletti, Drugs affecting lipid metabolism, Advances in experimental medicine and biology, vol. 4, p. 511. New York: Plenum Press 1969.

Dettwyler, W., Butterfield, W. J. H.: Mécanisme d'action de la phénéthylbiguanide. Diabète 12, 229—237 (1964).

Di Salvo, C.: Comportemento della glicemia piruvicemia e lattacidemia da carico insulinico in un gruppo di 10 diabetici anziani. G. Geront. 7, 947—948 (1959).

Ditschuneit, H., Ditschuneit, H. H.: Unveröffentl. Untersuchungen 1965. Zit. nach H. D. Söling und H. Ditschuneit 1969.

— Faulhaber, J.-D., Ditschuneit, H. H.: Concerning the effect of butylbiguanide on lipogenesis and lipolysis of isolated human adipose cells. Vortrag. 4. Kongreß der Deutschen Diabetes-Gesellschaft, Ulm 1969. Ref. in Diabetologia 6, 73 (1970).

— Hoff, F.: Zum Problem des Wirkungsmechanismus blutzuckersenkender Guanidin-Derivate. New Istanbul Contr. clin. Sci. 7, 106—121 (1964).

— Lotz, W., Fritzsche, W., Pfeiffer, E. F.: Über den Wirkungsmechanismus blutzuckersenkender Biguanide. In: M. Demole, 4e Congrès de la Fédération Internationale du Diabète, Genève 1961, Bd. I, p. 740—743. Genève: Éditions Médecine et Hygiène 1961b.

— Pfeiffer, E. F., Rossenbeck, H. G.: Über die Bestimmung von Insulin im Blute am epididymalen Fettanhang der Ratte mit Hilfe markierter Glucose. III. Die Wirkung von Sulfonylharnstoffen und Biguanid (DBI) auf den Kohlenhydratstoffwechsel des isolierten Rattenfettgewebes und Rattenzwerchfells. Klin. Wschr. 39, 71—76 (1961a).

— Rott, W. H., Faulhaber, J.-D.: Effekt von Biguaniden auf den Stoffwechsel isolierter Fettzellen. In: K. Oberdisse, H. Daweke und G. Michael, 2. Internationales Biguanid-Symposium, Düsseldorf 1967, S. 62—73. Stuttgart: Thieme 1968.

Dobson, H. L.: Diskussionsbemerkung. Symposium on the Hypoglycemic Agents, Indianapolis 1959. Metabolism 8, 558 (1959).

— Attempted suicide with phenformin. Diabetes 14, 811—812 (1965).

— Allen, M. B.: Mechanism of action of phenformin. Vortrag. 6. Kongreß der Internationalen Diabetes Föderation, Stockholm 1967.

Domer, F. R.: Effect of glucagon and phenformin upon K^{42} movement from plasma to cerebrospinal fluid. Arch. int. Pharmacodyn. 179, 146—153 (1969).

Doornbos, D. A.: Metaalcomplexen en geneesmiddelwerking. Pharm. Weekbl. 101, 273—286 (1966).

— The determination of the acid dissociation constants of L-cysteine, D-penicillamine, N-acetyl-D-penicillamine and some biguanides by an accurate method for pH measurement. Pharm. Weekbl. 102, 269—287 (1967).

— Stability constants of metal complexes of L-cysteine, D-penicillamine, N-acetyl-D-penicillamine and some biguanides. Determination of stoichiometric stability constants by an accurate method for pH measurement. Pharm. Weekbl. 103, 1213—1227 (1968).

Dost, F. H., Gladtke, E., Hattingberg, M. v., Rind, H.: Biokinetische Normwerte bei der intravenösen Glucosebelastung. Klin. Wschr. 46, 503—505 (1968).

Duncan, L. J. P., Baird, J. D., Dunlop, D. M.: A clinical trial of BZ 55. Brit. med. J. 1956 II, 433—439.

Dunn, D. F., Friedman, B., Maass, A. R., Reichard, G. A., Weinhouse, S.: Effects of insulin on blood glucose entry and removal rates in normal dogs. J. biol. Chem. 225, 225—237 (1957).

Durfee, D. A., Bailey, R. E., Beck, J. H.: Micro-detection of β-phenethylbiguanide. Fed. Proc. 23, 492 (1964).

Dutta, R. L., Sengupta, N. R.: Acid dissociation constants of the N_1-substituted biguanides and dibiguanides. J. Indian. chem. Soc. 38, 741—746 (1961). Zit. nach Chem. Abstr. 56, 9489 (1962).

Duval, D.: Recherches pharmacodynamiques sur la N.N. dimethylguanyl-guanidine (La 6023). Thérapie 14, 70—78 (1959).

— Contribution à l'étude de l'action hypoglycémianté des biguanides. Thèse Doctorat en Pharmacie, Paris 1960.

Duve, C. de: Insulin and glycogen synthesis in the liver. In: F. G. Young, The mechanism of action of Insulin, p. 85—91. Oxford: Blackwell Scientific Publications 1960.

Duwoos, H., Bertrand, C. M., Husson, A., Cramer, J., Tayot, J.: Hyperlactatémie réversible induite par la phenformine avec asthénie musculaire et signes cardio-respiratoires. Presse méd. 78, 23—26 (1970).

Eisenberg, E.: The mechanism of the diguanide effect on diabetes insipidus. Clin. Res. 18, 168 (1970).

ERLAÇIN, S.: Persönl. Mitteilung 1969.
FABRYKANT, M., GELFAND, M. L., BUFFONE, E. R., MANRIQUE, J. V.: Enhanced glucose tolerance with marginal insulinemia in adult stable diabetes. Clin. Res. 18, 453 (1970).
FAJANS, S. S.: Diskussionsbemerkung. Symposium on "A New Hypoglycemic Agent, Phenformin (DBI)". Houston (Texas) 1959. Diabetes 9, 216 (1960a).
— Diskussionsbemerkung. Symposium on "A New Hypoglycemic Agent, Phenformin (DBI)". Houston (Texas) 1959. Diabetes 9, 218 (1960b).
— FLOYD, J. C., KNOPF, R. F., CONN, J. W.: Effect of amino acids and proteins on insulin secretion in man. Recent Progr. Hormone Res. 23, 617—662 (1967).
— MOORHOUSE, J. A., DOORENBOS, H., LOUIS, L. H., CONN, J. W.: Metabolic effects of phenethylbiguanide in normal subjects and in diabetic patients. Diabetes 9, 194-201 (1960).
FALCONE, A. B., MAO, R. L., SHRAGO, E.: A study of the action of hypoglycemia-producing biguanide and sulfonylurea compounds on oxidative phosphorylation. J. biol. Chem. 237, 904—909 (1962).
FALUDI, G., BENDERSKY, G., GERBER, P.: Functional hypoglycemia in early latent diabetes. Ann. N.Y. Acad. Sci. 148, 868—874 (1968).
FANSHAWE, W. J., BAUER, V. J.: Phosphinylguanidines. Phosphorus analogs of biguanides. J. med. Chem. 10, 273 (1967).
— — DALALIAN, H. P., SAFIR, S. R.: The synthesis of aryloxybiguanide and aryloxyguanidine salts. J. med. Chem. 10, 500—501 (1967).
— — ULLMAN, E. F., SAFIR, S. R.: Synthesis of unsymmetrically substituted malonamidines. J. org. Chem. 29, 308—311 (1964).
FAYMON, J. L., STEWART, C. J., WICK, A. N.: Metabolism of phenformin. Appl. Ther. 4, 378—381 (1962).
FEARNLEY, G. R.: Fibrinolytic activity of blood. Lancet 1963 II, 148.
— Fibrinolysis and fibrinolytic drugs. Practitioner 196, 585—592 (1966).
— Diskussionsbemerkung. Postgrad. med. J. 45, Suppl., 19 (1969).
— CHAKRABARTI, R.: Pharmacological enhancement of fibrinolytic activity of blood. J. clin. Path. 17, 328—332 (1964).
— — Fibrinolytic treatment of rheumatoid arthritis with phenformin plus ethyloestrenol. Lancet 1966 II, 757—761.
— — HOCKING, E. D.: Phenformin in rheumatoid arthritis. A fibrinolytic approach. Lancet 1965 I, 9—13.
— — — EVANS, J.: Fibrinolytic effect of biguanides. Ann. N.Y. Acad. Sci. 148, 840—847 (1968).
FELDMAN, R., FITTERER, D.: The prophylactic use of oral hypoglycemic drugs in asymptomatic diabetes. In: W. H. J. BUTTERFIELD and W. VAN WESTERING, Tolbutamide—after ten years, p. 243—254. Amsterdam-New York-London-Milan-Tokyo-Buenos Aires: Excerpta Medica Foundation 1967.
FELGENHAUER, F.: Unveröffentl. Untersuchungen 1970.
FIASCHI, E., BARBUI, T., PREVIATO, G., DI LUZIO, V., GUARNIERI, G. F., TODESCO, S.: The effects of phenphormin on blood fibrinolysis in diabetes mellitus. Arzneimittel-Forsch. 19, 638—640 (1969).
FLANAGAN, T. L., HORIKAWA, E. K., LOON, E. J. VAN: Determination of N',N'-anhydrobis-(β-hydroxyethyl)-biguanide hydrochloride in urine. Analyt. Biochem. 2, 231—236 (1961).
FLATT, J. P., BALL, E. G.: Pathways of glucose metabolism II. In: A. E. RENOLD and G. F. CAHILL, Handbook of physiology, Sect. 5, Adipose Tissue, p. 273. Washington: American Physiological Society 1965.
FOÀ, P. P., GALANSINO, G., D'AMICO, G., KANAMEISHI, D.: Comparison of some metabolic effects of insulin, chlorpropamide, and other hypoglycemic substances. Ann. N.Y. Acad. Sci. 74, 570—574 (1959).
FÖRSTER, H., HAGER, E., MEHNERT, H.: Der Einfluß von Butylbiguanid im Tierversuch auf die Resorption von Glucose und Fructose. Arzneimittel-Forsch. 15, 1340—1344 (1965).
FÖVÉNYI, J., GOTH, E., ÁRKY, I.: Der Einfluß des Buformin auf den Blutzucker, die freien Fettsäuren und immunologisch reagierendes Insulin bei Fettsucht. In: A. BERINGER und E. DEUTSCH, 1. Internationales Donausymposium über Diabetes mellitus, S. 245—247, 1969. Wien: Verlag der Wiener Medizinischen Akademie 1970.
FORBATH, N., CLARKE, D. W.: The effect of phenethylbiguanide upon the metabolism of the isolated rat diaphragm. Canad. J. Biochem. 37, 881—886 (1959).
FORTNEY, S. R., CLARK, D. A., STEIN, E.: Inhibition of gluconeogenesis by hydrazine administration in rats. J. Pharmacol. exp. Ther. 156, 277—284 (1967).
FOYE, W. O., O'LAUGHLIN, R. L., DUVALL, R. N.: Chelation of β-phenethylbiguanide and other biguanides with copper ion. J. pharm. Sci. 50, 641—644 (1961).

Frank, E., Nothmann, M., Wagner, A.: Über synthetisch dargestellte Körper mit insulinartiger Wirkung auf den normalen und den diabetischen Organismus. Klin. Wschr. 5, 2100—2107 (1926).

Fratino, P., Maggi, G., Rodari, T.: Sul meccanismo d'azione della fenetilbiguanide (PEBG). I. Effetto di differenti dosi per via orale, endovenosa generale e endoportale nel coniglio. Boll. Soc. ital. Biol. sper. 43, 1878—1881 (1968a).

— — — Sul meccanismo d'azione della fenetilbiguanide (PEBG). III. Effetto sull'iperglicemia da glucagone in vivo. Boll. Soc. ital. Biol. sper. 43, 1883—1886 (1968c).

— — — Sul meccanismo d'azione della fenetilbiguanide (PEBG). IV. Effetto sull'iperglicemia adrenalinica nell'animale normale. Boll. Soc. ital. Biol. sper. 43, 1886—1888 (1968d).

— Rodari, T., Maggi, G.: Sul meccanismo d'azione della fenetilbiguanide (PEBG). II. Effetto sulla glicogenolisi epatica spontanea e da glucagone in vitro. Boll. Soc. ital. Biol. sper. 43, 1881—1882 (1968b).

— — — Sul meccanismo d'azione della fenetilbiguanide (PEBG). V. Somministrazione nel coniglio iperglicemico durante perfusione glucosata continua. Boll. Soc. ital. Biol. sper. 43, 1889—1891 (1968e).

Freedman, L., Blitz, M.: Phenformin acidosis. J. Amer. med. Ass. 188, 1160 (1964).

— — Gunsberg, E., Zak, S.: Determination of phenformin in biologic fluids and tissues. J. Lab. clin. Med. 58, 662—666 (1961).

Friedmann, B., Goodman, E. H., Weinhouse, S.: Effects of insulin and fatty acids on gluconeogenesis in the rat. J. biol. Chem. 242, 3620—3627 (1967).

Froesch, E. R.: The physiology and pharmacology of adipose tissue lipolysis: its inhibition and implications for the treatment of diabetes. Diabetologia 3, 475 (1967).

Fry, I. K., Butterfield, W. J. H.: Carbohydrate metabolism in diabetics. A possible intracellular block. Lancet 1962 II, 66—68.

Furukawa, M., Seto, Y., Toyoshima, S.: Syntheses of compounds related to guanidine and their inhibitory action on growth of HeLa cells. Chem. Pharm. Bull. (Tokyo) 9, 914—921 (1961). Zit. nach Chem. Abstr. 57, 16617 (1962).

Gage, J. C.: Synthetic antimalarials. Part XXXIV. Physicochemical studies on the diguanides. J. chem. Soc. 1949, 221—226.

Galansino, G., D'Amico, G., Kanameishi, D., Foà, P. P.: Mode of action of insulin, carbutamide, and tolbutamide. Proc. Soc. exp. Biol. (N.Y.) 99, 447—451 (1958).

Gale, G. R., Welch, A. M., Hynes, J. B.: Pharmacology of certain antimicrobial N^1,N^5-substituted biguanides. J. Pharmacol. exp. Ther. 138, 277—284 (1962).

Garland, P. B., Newsholme, E. A., Randle, P. J.: Effect of fatty acids, ketone bodies, diabetes and starvation on pyruvate metabolism in rat heart and diaphragm muscle. Nature (Lond.) 195, 381—383 (1962).

— — — Regulation of glucose uptake by muscle. 9. Effects of fatty acids and ketone bodies, and of alloxan-diabetes and starvation, on pyruvate metabolism and on lactate/pyruvate and L-glycerol 3-phosphate/dihydroxyacetone phosphate concentration ratios in rat heart and rat diaphragm muscles. Biochem. J. 93, 665—678 (1964).

— Randle, P. J.: Control of pyruvate dehydrogenase in the perfused rat heart by the intracellular concentration of acetyl-coenzyme A. Biochem. J. 91, 6C—7C (1964).

Georgi, P., Lippmann, H. G.: Studien über die Glukoseutilisation unter N_1,n-Butylbiguanid am epididymalen Fettgewebe der Ratte. In: G. Mohnike, II. Internationales Symposium über Diabetesfragen, Karlsburg 1963, S. 323—328.

Georgii, A.: Tierexperimentelle Befunde zur Organtoxizität der Biguanide. In: F. Bertram und G. Michael, Internationales Biguanid-Symposium, Aachen 1960, S. 44—48. Stuttgart: Thieme 1960.

— Mehnert, H.: Über Leberveränderungen durch Thioacetamid bei gleichzeitiger Belastung mit blutzuckersenkenden Substanzen der Biguanidreihe. Beitr. path. Anat. 124, 278—294 (1961).

Gershbein, L. L.: Effect of hypoglycemic agents on liver regeneration. Biochem. Pharmacol. 16, 1117—1120 (1967).

Ghanem, M. H., Fahmi, M. H., Tanious, A.: Phenformin (D.B.I.) and fibrinolytic activity. Lancet 1962 I, 486.

Ghareeb, A., Botros, M., Saba, J. A., El-Asmar, F. A., El-Shawarby, K., Wahba, N.: Mechanism of action of biguanides on glucose metabolism. I. Effect of biguanides on intestinal absorption of glucose an in-vivo and in-vitro study. Ain Shams med. J. 20, 313—318 (1969).

Giles, K. M., Harris, J. E.: The accumulation of C^{14} from uniformly labeled glucose by the normal and diabetic rabbit lens. Amer. J. Ophthal. 48, 508—517 (1959).

Gliemann, J.: Assay of insulin-like activity by the isolated fat cell method. I. Factors influencing the response to crystalline insulin. Diabetologia 3, 382 (1967).

GLIGORE, V., HINCU, N., TECUCEANU, R., SOPON, E., URECHE-HERDEA, A.: Biguanidtherapie und die lipoproteinlipale Aktivität bei Diabetes mellitus. In: A. BERINGER und E. DEUTSCH, 1. Internationales Donausymposium über Diabetes mellitus, Wien 1969, S. 467—470. Wien: Verlag der Wiener Medizinischen Akademie 1970.

GLÖCKNER, E.: Zur Potenzierung kleiner und Hemmung großer Insulindosen durch N_1,n-Butylbiguanid im Tierexperiment, im klinischen Test und in der Therapie. In: G. MOHNIKE, III. Internationales Symposium über Diabetesfragen, Karlsburg 1964, S. 142—147.

GOMEZ, F., BÜBER, V., FELBER, J. P.: Veränderungen der Glucosetoleranz und des Insulinspiegels bei gesunden Menschen nach Gabe von N_1-Butyl-Biguanid in Retard-Form. Klin. Wschr. 47, 1313—1317 (1969).

— FELBER, J. P.: Metabolic effects of butylbiguanide during long lasting intravenous glucose infusion in normal human subjects. Horm. metab. Res. 2, 72—75 (1970).

— JÉQUIER, E., RÜEDI, B., FELBER, J. P.: Peripheral action of butylbiguanide in man: increased glucose uptake and glucose oxidation. Vortrag. 6. Tagung der Europäischen Gesellschaft für Diabetologie, Warschau 1970. Ref. in Diabetologia 6, 628 (1970).

GORDON, E. E.: Glucoconeogenesis in isolated renal cortical tubules and the effect of phenformin. Vortrag. 31st Annual Meeting American Diabetes Association, San Francisco 1971. Ref. in Diabetes 20, Suppl. 1, 337 (1971).

GOTO, Y., LUKENS, F. D. W.: Effects of tolbutamide, mesoxalate and phenformin in vitro on the liberation of nitrogen by rat liver slices. Diabetes 10, 52—57 (1961).

— UJIIE, Y., TAKANAMI, A., KUWANO, A., UCHIYAMA, T.: Effects of BZ 55 and DBI on blood ATP, inorganic phosphorus and capillary-venous blood sugar difference. Tohoku J. exp. Med. 69, 131—136 (1959).

GOTTLIEB, A., DUBERSTEIN, J., GELLER, A.: Phenformin acidosis. New Engl. J. Med. 267, 806—809 (1962).

GRODSKY, G. M., KARAM, J. H., PAVLATOS, F. C., FORSHAM, P. H.: Reduction by phenformin of excessive insulin levels after glucose loading in obese and diabetic subjects. Metabolism 12, 278—286 (1963).

GUARNIERI, G. F., PREVIATO, G., BARBUI, T., LUZIO, V. DI, FACCINI, L.: Changes in the lactate and pyruvate levels of the blood and of the lactate/pyruvate ratio in patients with diabetes treated with phenethylbiguanide. Arzneimittel-Forsch. 19, 2007—2010 (1969).

GÜTTLER, F., PETERSON, F. B., KJELDSEN, K.: The influence of phenformin on blood lactic acid in normal and diabetic subjects during exercise. Diabetes 12, 420—423 (1963).

GUILLORY, R. J., SLATER, E. C.: The action of substituted guanidines on mitochondrial respiration and on the ADP-ATP exchange reaction. Biochim. biophys. Acta (Amst.) 105, 221—232 (1965).

GULBENKIAN, A., STEINBERG, M.: Phenformin-induced hyperinsulinemia in rats. Vortrag. 30th Annual Meeting American Diabetes Association, St. Louis 1970. Ref. in Diabetes 19, Suppl. 1, 389—390 (1970).

GUTSCHE, H.: Beeinflussung des Staub-Traugott-Effektes bei Biguanidbehandlung. In: F. BERTRAM und G. MICHAEL, Internationales Biguanid-Symposium, Aachen 1960, S. 102—110. Stuttgart: Thieme 1960.

— Die Wirkung von oral gegebenem Biguanid und Sulfonylharnstoff hinsichtlich eines Suchtestes für den latenten Diabetes mellitus. Arzneimittel-Forsch. 11, 1127—1130 (1961).

GYR, K., BERGER, W., GÖSCHKE, H., STALDER, G. A.: Postprandiale Beschwerden nach Gastrektomie und ihre Beeinflussung durch Dimethylbiguanid. Dtsch. med. Wschr. 95, 2421—2431 (1970).

HAAS, D. W.: Phosphorylation coupled to the oxidation of NADH by fumarate in digitonin fragments of beef-heart mitochondria. Biochem. biophys. Acta (Amst.) 92, 433—439 (1964).

HACKEL, W.: Zur Frage der intravenösen Butylbiguanidbelastung als Funktionsprüfung des Glukosestoffwechsels. Dissertation, Dresden 1967.

HAECKEL, R. HAECKEL, H.: Interference of ethanol oxidation with gluconeogenesis in the perfused guinea pig liver. Biochemistry 7, 3803—3810 (1968).

— — On the inhibition of gluconeogenesis by 1-β-phenyl-ethylbiguanide in the perfused guinea pig liver. In: H.-D. SÖLING and B. WILLMS, Regulation of gluconeogenesis, p. 127—139. Stuttgart: Thieme 1971.

HALL, G. H., CROWLEY, M. F., BLOOM, A.: Oral treatment of diabetes, trial of phenethyldiguanide (D.B.I.) Brit. med. J. 1958 II, 71—74.

HALL, H., RAMACHANDER, G., GLASSMAN, J. M.: Tissue distribution and excretion of phenformin in normal and diabetic animals. Ann. N.Y. Acad. Sci. 148, 601—611 (1968).

HALLER, H.: Beitrag zur Methodik des papierchromatographischen Nachweises von Guanidinkörpern. In: G. MOHNIKE, II. Internationales Symposium über Diabetesfragen, Karlsburg 1963, S. 329—331.

Haller, H., Strauzenberg, S. E.: Experimentelle und klinische Untersuchungen mit Biguaniden beim menschlichen Diabetes mellitus. In: G. Mohnike, II. Internationales Symposium über Diabetesfragen, Karlsburg 1963, S. 393—404.
— — Orale Diabetestherapie. Leipzig: VEB Georg Thieme 1966a.
— — Ein Beitrag zur Methodik der Bestimmung von Biguaniden, Kreatinin und Kreatin im Harn. Ärztl. Forsch. 20, 415—419 (1966b).
— — Untersuchungen zur Ausscheidung von N_1-n-Butylbiguanid sowie Kreatin und Kreatinin im Harn. Acta biol. med. germ. 17, 727—732 (1966c).
Hammerl, H., Kränzl, Ch., Pichler, O., Studlar, M.: Über den Einfluß von Buformin auf die freien Fettsäuren, das freie Glyzerin und die Blutglukose bei Gesunden sowie bei Patienten mit einem latenten oder manifesten Diabetes mellitus. In: K. Oberdisse, H. Daweke und G. Michael. 2. Internationales Biguanid-Symposium, Düsseldorf 1967, S. 78—79. Stuttgart: Thieme 1968.
Hannah, R., Walker, R. S.: Metformin hydrochloride in diabetes. Lancet 1961I, 1354.
Hansen, E. L., Hermann, L. S., Nathan, E., Hansen, N. C., Falholt, W., Iversen, M.: The influence of phenformin on glucose and fat metabolism during oral glucose tolerance test. Vortrag. 5th Annual Meeting of the Scandinavian Society for the Study of Diabetes, Copenhagen 1969. Ref. in Diabetologia 5, 427—428 (1969).
Hasselblatt, A., Schuster, R.: Wirkung von Megaphen und Veronal auf die Rastinonhypoglykämie. Klin. Wschr. 36, 814—819 (1958).
— Haun, G.: Die Bedeutung der sympathischen Innervation der Leber für die hemmende Wirkung von Chlorpromazin (Megaphen) und Veronal auf die Rastinonhypoglykämie. Klin. Wschr. 38, 1108—1112 (1960).
Hattingberg, H. M. von, Gladtke, E., Dost, F. H.: Die Differenzierung der pathologischen Kohlenhydrattoleranz. Dtsch. med. Wschr. 95, 349—354 (1970).
Heilmann, H. P.: Untersuchungen über das Verhalten der SGO-Transaminase unter Berücksichtigung der Blutzuckerwerte nach oraler DBI-Verabreichung beim Kaninchen. Dissertation, Dresden 1963. Zit. nach Haller und Strauzenberg 1966a.
Hems, R., Ross, B. D., Berry, M. N., Krebs, H. A.: Gluconeogenesis in the perfused rat liver. Biochem. J. 101, 284—292 (1966).
Henrichs, H.: Über einen Einfluß von Biguaniden auf den Kohlenhydratstoffwechsel der Augenlinse, Versuch einer Beeinflussung der experimentellen Xylose-Katarakte. Dissertation, Bonn 1966.
Hepp, D., Menahan, L. A., Wieland, O.: On the role of $3',5'$-cyclic AMP phosphodiesterase in insulin action on rat liver and adipose tissue. Horm. Metab. Res. 1, 93—94 (1969).
Heptner, W.: Influence of diuretic agents in vivo and in vitro on the insulin-stimulated metabolism of glucose in fat tissue of the rat. Vortrag. Conférence internationale sur l'utilisation des isotopes radioactifs en pharmacologie, Genève 1967.
Herbert, M., Pichat, L.: Synthèse du chlorhydrate de diméthyl-1,1 guanylguanidine ^{14}C-2,4 (diméthyl-1-1 biguanide). Bull. Soc. chim. Fr. 1960, 21—22.
Herman, J. B., Jackson, W. P. U.: Dimethyldiguanide (glucophage LA 6023) in diabetes mellitus. S. Afr. med. J. 35, 286—288 (1961). Zit. nach Chem. Abstr. 60, 7268 (1964).
Herman, R. H., Zakim, D., Stifel, F. B.: Effect of diet on lipid metabolism in experimental animals and man. Fed. Proc. 29, 1302—1307 (1970).
Hernandez, D. M., R.-Candela, R., R.-Candela, J. L.: Acción „in vitro" del D.B.I. sobre el consumo de oxigeno y glucosa del cerebro y diafragma aislado de rata. Rev. ibér. Endocr. 25, 39—44 (1958).
Herrold, J., Tzagournis, M., Kruger, F.: Effect of phenformin on glucose metabolism and insulin levels in maturity-onset diabetics. Vortrag. 30th Annual Meeting American Diabetes Association, St. Louis 1970. Ref. in Diabetes 19, Suppl. 1, 390—391 (1970).
Herth, R.: Einwirkung ammoniakalischer Lösung von Kupfersulfat auf Dicyandiamid. Mh. Chem. 1, 90—94 (1880a).
— Einwirkung ammoniakalischer Lösung von Kupferoxyd auf Dicyandiamid. Mh. Chem. 1, 94 (1880b).
— Synthese des Biguanids. Ber. dtsch. chem. Ges. 13, 1358 (1880c).
Hesse, E., Taubmann, G.: Die Wirkung des Biguanids und seiner Derivate auf den Zuckerstoffwechsel. Naunyn-Schmiedebergs Arch. exp. Path. Pharmacol. 142, 290—308 (1929).
Higgins, J.: Persönl. Mitteilung an B. Willms 1970.
Hildmann, W., Lippmann, H. G.: Aktivitäten von Glukose-6-phosphatase und Hexokinase unter der Einwirkung von N_1,n-Butylbiguanid. Acta biol. med. germ. 11, 345—352 (1963).
— Zillmann, R.: (1965). Zit. nach Mohnike, G. (1965).
Ho, R. J., Jeanrenaud, B.: Insulin-like action of ouabain. I. Effect on carbohydrate metabolism. Biochim. biophys. Acta (Amst.) 144, 61—73 (1967).
Hocking, E. D., Chakrabarti, R., Evans, J., Fearnley, G. R.: Effect of biguanides and atromid on fibrinolysis. J. Atheroscler. Res. 7, 121—130 (1967).

Hökfelt, B., Jönsson, Å.: Hypoglycemic activity in relation to chemical structure of potential oral antidiabetic substances. II. Analogs of 1-sulfonyl-3-alkylureas. J. med. pharm. Chem. 5, 240—246 (1962).

Höpker, W.: Zur Frage der Wirkungsweise der Biguanide beim Diabetes mellitus. Klin. Wschr. 39, 588—590 (1961).

Hollobaugh, S. L., Rao, M. B., Kruger, F. A.: Studies on the site and mechanism of action of phenformin. I. Evidence for significant "nonperipheral" effects of phenformin on glucose metabolism in normal subjects. Diabetes 19, 45—49 (1970).

Hommes, F. A.: Kinetics of succinate linked pyridine nucleotide reduction in sonic particles from beef heart mitochondria. Biochem. biophys. Res. Commun. 8, 248—252 (1962).

Horn, Z., Palkovits, M.: L'effet du NN-diméthylbiguanide (glucophage) sur la thyroïde. Thérapie 19, 619—623 (1964).

Houben-Weyl: Methoden der Organischen Chemie, Bd. VIII, Sauerstoffverbindungen III, S. 215—219. Stuttgart: Thieme 1952.

Houssay, B. A., Penhos, J. C.: Accion hipoglucemiante de la fenetil-diguanida. Rev. Soc. argent. Biol. 34, 53—63 (1958).

Huckabee, W. E.: Abnormal resting blood lactate. I. The significance of hyperlactatemia in hospitalized patients. Amer. J. Med. 30, 833—839 (1961a).

— Abnormal resting blood lactate. II. Lactic acidosis. Amer. J. Med. 30, 840—848 (1961b).

Humbel, R., Staub, M., Froesch, E. R.: Der Einfluß von Insulin und oralen Antidiabetica auf die Glukoseaufnahme und den Gasaustausch von isoliertem Fettgewebe. Schweiz. med. Wschr. 89, 381—382 (1959).

Irikura, T., Abe, Y., Tamada, T.: Studies on hypoglycemic compounds. I. Screening of hypoglycemic compounds. J. pharm. Soc. Jap. 85, 104—112 (1965).

Irsigler, K.: Glukoseutilisation und Plasmalipoide bei adipösen Patienten unter dem Einfluß von Dimethylbiguanid (Glucophage). Wien. med. Wschr. 119, 191—194 (1969).

— Metforminwirkung auf Glucoseverwertung und Körpergewicht. Dtsch. med. Wschr. 95, 2169—2174 (1970).

— Schütz, P.: Energy utilization in obese subjects changed by dimethylbiguanide. Vortrag. 6. Tagung der Europäischen Gesellschaft für Diabetologia, Warschau 1970. Ref. in Diabetologia 6, 633 (1970).

Ishida, N., Shiratori, T., Rikimaru, M.: The effect of certain biguanide derivatives on the multiplication of myxoviruses in tissue culture. J. Antibiot. (Tokyo) 15, 242—246 (1962).

Izumi, K., Miller, M., Moriwaki, T., Woodward, H.: Effect of DBI and oxamate on lactate and pyruvate production and glucose uptake of rat hemidiaphragm and liver slices. Vortrag. 5. Kongreß der Internationalen Diabetes Föderation, Toronto 1964.

Jahnke, K., Daweke, H., Liebermeister, H., Schilling, W., Grüneklee, D.: Über den Einfluß von Buformin auf das Verhalten von Gewicht und Stoffwechselmetaboliten bei Fettsüchtigen mit und ohne Störung der Glukose-Toleranz. In: K. Oberdisse, H. Daweke und G. Michael, 2. Internationales Biguanid-Symposium, Düsseldorf 1967, S. 82—93. Stuttgart: Thieme 1968.

Jangaard, N. O., Pereira, J. N., Pinson, R.: Metabolic effects of the biguanides and possible mechanism of action. Diabetes 17, 96—104 (1968).

Jarrett, R. J., Butterfield, W. J. H.: Leucine-induced hypoglycaemia and oral hypoglycaemic drugs. Brit. med. J. 1964I, 865—868.

Jeso, F. di: Qualitative and quantitative thin-layer chromatography of guanidine derivatives and differentiation of phosphagens from other phosphorus compounds. J. Chromat. 32, 269—277 (1968).

Johnson, H. K., Waterhouse, C.: Relationship of alcohol and hyperlactatemia in diabetic subjects treated with phenformin. Amer. J. Med. 45, 98—104 (1968).

Johnston, C. D., Lobdell, B. J.: Unveröffentl. Untersuchungen 1964. Unterlagen der Firma USV Pharmaceutical Corporation, New York.

Kaneko, T.: Studies on the mode of action of hypoglycemic biguanides. J. Jap. Soc. int. Med. 52, 78—95 (1965).

Kansal, P. C., Buse, M. G.: The effect of adrenergic blocking agents on plasma insulin and blood glucose during urethan or epinephrine induced hyperglycemia. Metabolism 16, 548—556 (1967).

Karam, J. H., Vestal, B. E., Levin, S. R.: Mechanism of insulin-sparing effect of phenformin in obesity. Clin. Res. 18, 186 (1970).

Kato, K.: Mechanism of action of oral hypoglycemic agent, phenethylbiguanide. Nippon Naibunpi Gakkai Zasshi 38, 587—607 (1962).

Katsuki, S., Ito, M.: Antidiuretic effect of diguanides. Lancet 1966II, 530—532.

Kattermann, R., Appels, A., Hubrich, K., Proschek, H., Söling, H. D., Creutzfeldt, W.: Untersuchungen über die Wirkung von Diät, Tolbutamid und Buformin sowie deren Kombination auf Körpergewicht und verschiedene Stoffwechselgrößen bei Diabetikern.

580   R. Beckmann: Biguanide (Experimenteller Teil)

II. Freie Fettsäuren, Ketonkörper, Triglyceride und Cholesterin im Blut. Diabetologia 4, 221—228 (1968).

Keiser, G., Berchtold, P., Bolli, P., Arbenz, U.: Störung der Vitamin-B_{12}-Absorption infolge Biguanidtherapie. Schweiz. med. Wschr. 100, 351—353 (1970).

Ketekou, F., Rous, S., Favarger, P.: The effect of chlorpropamide and phenethylbiguanide on lipogenesis. Med. exp. (Basel) 19, 1—9 (1969).

Klawunde, G.: Untersuchungen über das Blutzucker- und Blutlaktatverhalten beim Kaninchen unter DBI-Einwirkung als Beitrag zur Problematik des Wirkungsmechanismus der Biguanide. Dissertation, Dresden 1963. Zit. nach Haller und Strauzenberg 1966a.

Klein, D.: The effects of administration of glucose and insulin on blood pyruvate and lactate in diabetes mellitus. J. biol. Chem. 145, 35—43 (1942).

Klein, W.: Die wiederholte Bestimmung der Nüchtern-ILA bei Stoffwechselgesunden, unbehandelten und oral behandelten Diabetikern (Vorläufige Mitteilung). Dtsch. med. J. 17, 664—671 (1966).

— Hole, P., Dietzmann, H. B., Buding, A.: Insulinresistenz, Brittle diabetes und Verhalten der Nüchtern-Insulin-Aktivität unter Biguaniden. Münch. med. Wschr. 111, 1908—1912 (1969).

Knick, B.: Vergleichende Biguanid-Therapiestudie bei Adipositas, nichtalkoholischer Leberverfettung und latentem oder asymptomatischem Diabetes vom Alterstyp. In: K. Oberdisse, H. Daweke und G. Michael, 2. Internationales Biguanid-Symposium, Düsseldorf 1967, S. 104—106. Stuttgart: Thieme 1968.

Knott, M. M., Sanders, L. L.: Use of serum immunoreactive insulin values to determine oral hypoglycemic therapy. Clin. Res. 17, 287 (1969).

Kobrin, S., Glassman, J. M., Myers, J.: Hypoglycemic effects of N,n-butylbiguanide HCl (USVP-64206) in various species. Pharmacologist 11, 253 (1969).

Köhler, E., Lippmann, H. G.: Fettleber-Entstehung bei Carassius auratus in glukosereichem Milieu und deren Beeinflussung durch N_1,n-Butylbiguanid sowie N-Sulfanilyl-N′-Butylharnstoff (Tolbutamid). Acta biol. med. germ. 11, 866—872 (1963a).

— — Fettleberentstehung bei Carassius auratus in glucosereichem Milieu und deren Beeinflussung durch H 224 (N_1,n-Butylbiguanid) sowie D 860 (N-(4-Methyl-benzol-sulfonyl)-N′-butyl-harnstoff). In: G. Mohnike. II. Internationales Symposium über Diabetesfragen, Karlsburg 1963b, S. 287—293.

König, D.: Wirkungen unterschiedlicher Dosen von N-4-Methylbenzol-sulfonyl-N-butylharnstoff (D 860) und von Insulin auf den Blutzucker des stoffwechselgesunden Kaninchens unter verschiedenen Bedingungen (Vagotomie, Chloralosenarkose). Z. ges. exp. Med. 131, 131—138 (1959).

Koopmann, D.: Erfahrungen mit Biguaniden in der Therapie des Diabetes mellitus. In: F. Bertram und G. Michael, Internationales Biguanid-Symposium, Aachen 1960, S. 130—139. Stuttgart: Thieme 1960.

Krall, L. P.: Ten years experience with biguanides in the treatment of diabetes mellitus. In: K. Oberdisse, H. Daweke und G. Michael, 2. Internationales Biguanid-Symposium, Düsseldorf 1967, S. 161—172. Stuttgart: Thieme 1968.

— Bradley, R. F.: Clinical evaluation of formamidinyliminourea, a new biguanide oral blood sugar lowering compound: comparison with other hypoglycemic agents. Ann. intern. Med. 50, 586—613 (1959).

— Camerini-Davalos, R.: Early clinical evaluation of a new oral non-sulfonylurea hypoglycemic agent. Proc. Soc. exp. Biol. (N.Y.) 95, 345—347 (1957).

— White, P., Bradley, R. F.: Clinical use of the biguanides and their role in stabilizing juvenile-type diabetes. Diabetes 7, 468—477 (1958).

Krans, H. M. J., Arkesteijn, C., Terpstra, J.: The anti-insulin effect of phenformin (phenethylbiguanide) as demonstrated on isolated fat cells of the mouse. Vortrag. 5. Tagung der Europäischen Gesellschaft für Diabetologie, Montpellier 1969. Ref. in Diabetologia 6, 51 (1970).

Krebs, R., Ditschuneit, H., Fritzsche, W.: Der Einfluß von blutzuckersenkenden Biguaniden auf den Kohlenhydratstoffwechsel von Erythrozyten. Gastroenterologia (Basel), Suppl. ad 104, 204—210 (1965).

Kreisberg, R. A.: Kinetics of glucose utilization in obesity: the effect of phenformin. Ann. N.Y. Acad. Sci. 148, 743—755 (1968a).

— Glucose metabolism in normal and obese subjects. Effect of phenformin. Diabetes 17, 481—488 (1968b).

— Inhibition of gluconeogenesis in humans by phenformin (DBI). Clin. Res. 16, 50 (1968c).

— Pennington, L. F., Boshell, B. R.: Lactate turnover and gluconeogenesis in obesity. Effect of phenformin. Diabetes 19, 64—69 (1970).

— Siegal, A. M., Owen, W. C.: Hyperlacticacidemia in man: ethanol-phenformin synergism. Vortrag. 31st Annual Meeting American Diabetes Association, San Francisco 1971. Ref. in Diabetes 20, Suppl. 1, 324 (1971).

KRONEBERG, G., STOEPEL, K.: Untersuchungen über die Guanid-Hyperglykämie und die Beeinflussung der Adrenalinwirkung durch β-Phenyläthylbiguanid und andere Guanidin-Verbindungen. Arzneimittel-Forsch. 8, 470—475 (1958).

KRUGER, F. A., ALTSCHULD, R. A., HOLLOBAUGH, S. L., JEWETT, B.: Studies on the site and mechanism of action of phenformin. II. Phenformin inhibition of glucose transport by rat intestine. Diabetes 19, 50—52 (1970).

— SKILLMAN, T. G., HAMWI, G. J., GRUBBS, R. C., DANFORTH, N.: The mechanism of action of hypoglycemic guanidine derivatives. Diabetes 9, 170—173 (1960).

KUNO, S.: Experimental studies on the effect of oral antidiabetic drugs. Part 2. Clinical effect of antidiabetic drugs and their influence on plasma insulin-like activity in rats. Jap. Arch. intern. Med. (Kyoto) 8, 90—104 (1961 a).

— Experimental studies on the effect of oral antidiabetic drugs. Part 3. Influence of antidiabetic drugs on Langerhans' islet in rat pancreas. Jap. Arch. intern. Med. (Kyoto) 8, 220—229 (1961 b). Zit. nach Chem. Zbl. 135, 161 (1964).

KUO, J. F., DILL, I. K., HOLMLUND, C. E.: Inhibition by phlorizin of insulin- and protease-stimulated glucose utilization in isolated adipose cells. Biochim. biophys. Acta (Amst.) 144, 252—258 (1967).

KURZER, F., PITCHFORK, E. D.: The chemistry of biguanides. Fortschr. chem. Forsch. 10, 375—472 (1968).

KVAM, D. C.: The effect of hypoglycemic agents on the volume distribution of L-arabinose. Fed. Proc. 21, 177 (1962).

LAASTUEN, L., TODD, W. R.: Rat liver glycogen-lowering activity of fed creatine—a retraction. J. Nutr. 99, 446—448 (1969).

LACHER, J., LASAGNA, L.: Phenformin and lactic acidosis. Clin. Pharmacol. Ther. 7, 477—481 (1966).

L'AGE, M., STEHR, J., WAHL, P.: Der Einfluß von N_1-n-Butylbiguanid auf das Verhalten der unveresterten Fettsäuren (UFS) bei Normalpersonen und bei Diabetikern und am epididymalen Fettgewebe der Ratte. Klin. Wschr. 41, 659—662 (1963).

LAGLER, F.: Unveröffentl. Untersuchungen 1966.

LAMBERT, T. H.: Clinical observations with a new oral hypoglycemic agent (DBI). Clin. Res. 6, 91 (1958).

LANGER, F.: Versuche an Ratten zur Frage der Organtoxizität von W 37 (1-Butylbiguanid), Synthalin B (Dodekamethylendiguanidin) und IPTD (p-Aminobenzosulfonamidisopropylthiodiazol). Dissertation, München 1962.

LARDY, H. A., FERGUSON, S. M.: Oxidative phosphorylation in mitochondria. Ann. Rev. Biochem. 38, 991—1034 (1969).

LAZARUS, S. S., BRADSHAW, M., VOLK, B. W.: Toxic nephrosis in rabbits caused by the hypoglycemic biguanide, phenformin. Diabetes 9, 118—125 (1960).

LEE, H. M., ELLIS, R. M., SIGAL, M. V.: Some insulin-like effects of nicotinic acid observed with isolated rat epididymal adipose tissue. Biochim. biophys. Acta (Amst.) 49, 408—410 (1961).

LEFÈBVRE, P.: Vortrag. Symposium Internazionale sulle Biguanidi Antidiabetiche, Rimini 1968.

LEVINE, H. W., WEINHOUSE, S.: Immediate effects of insulin on glucose utilization in normal rats. J. biol. Chem. 232, 749—760 (1958).

LIEBERMEISTER, H., DAWEKE, H.: Vergleichende Untersuchungen der Wirkung von Buformin auf den Einbau von Radioglucose in das Glykogen des Zwerchfells und des epididymalen Fettgewebes der Ratte in vivo. Klin. Wschr. 47, 1047—1049 (1969).

— JAHNKE, K., DAWEKE, H., GRIES, F. A., GRÜNEKLEE, D., SCHILLING, W.: Einfluß akuter und chronischer Buforminbehandlung auf zirkulierende Metabolite des Fettstoffwechsels und das Seruminsulin bei Adipösen ohne manifesten Diabetes. Med. u. Ernähr. 10, 148—150 (1969).

— RUENAUVER, R., DAWEKE, H.: Blutzuckerverhalten des adipösen Altersdiabetes unter Buforminbelastung beim Hungertest. In: K. OBERDISSE, H. DAWEKE und G. MICHAEL, 2. Internationales Biguanid-Symposium, Düsseldorf 1967, S. 80—81. Stuttgart: Thieme 1968.

— SCHILLING, W., DAWEKE, H., JAHNKE, K.: Zur Frage der Biguanidwirkung bei Fettsucht. In: E. KLEIN, Die Pathogenese des Diabetes mellitus. Die endokrine Regulation des Fettstoffwechsels (12. Symposium der deutschen Gesellschaft für Endokrinologie, Wiesbaden 1966), S. 215—218. Berlin-Heidelberg-New York: Springer 1967.

LIPPMANN, H. G.: Zur peroralen Behandlung des Diabetes mellitus mit Guanidin-Derivaten. Dtsch. Z. Verdau.- u. Stoffwechselkr. 22, 56—61 (1962 a).

— Die Wirkung von N_1,n-Butylbiguanid auf den Blutglukosespiegel verschiedener Tierspezies. Naturwissenschaften 49, 495—496 (1962 b).

— Tierexperimentelle Untersuchungen zum Wirkungsmechanismus von N_1,n-Butylbiguanid. Habilitations-Schrift, Berlin 1963 a.

Lippmann, H. G.: Die Wirkung von N_1,n-Butylbiguanid (H 224) auf den Blutspiegel von Glucose, anorganischem Phosphat, α-Aminostickstoff, Kalium- und Calcium-Ionen stoffwechselgesunder und diabetischer Hunde. Naunyn-Schmiedebergs Arch. exp. Path. Pharmak. **245**, 451—456 (1963b).
— Verteilungsräume für Glukose, Glukoseanaloge, Alpha-Aminostickstoff und freie Fettsäuren unter der Wirkung von N_1,n-Butylbiguanid am eviscerierten, nephrektomierten Tier. In: G. Mohnike, II. Internationales Symposium über Diabetesfragen, Karlsburg 1963c, S. 235—261.
— Verteilungsräume für Glukose, Glukoseanaloge, α-Aminostickstoff und freie Fettsäuren unter der Wirkung von N_1,n-Butylbiguanid am eviscerierten, nephrektomierten Tier. Acta biol. med. germ. **12**, 104—125 (1964).
— Galaktose-Permeation unter N_1,n-Butylbiguanid. Klin. Wschr. **44**, 846—847 (1966).
— Neuere Aspekte zum Wirkungsmechanismus der Biguanide. In: K. Oberdisse, H. Daweke und G. Michael, 2. Internationales Biguanid-Symposium, Düsseldorf 1967, S. 20—22. Stuttgart: Thieme 1968.
— Hommel, H., Fischer, U.: Sauerstoffverbrauch und Glukoseaufnahme des isolierten Rattendiaphragmas nach Inkubation mit N_1,n-Butylbiguanid. In: G. Mohnike, II. Internationales Symposium über Diabetesfragen, Karlsburg 1963, S. 317—321.
— Köhler, E.: Untersuchungen über den Einfluß von N_1,n-Butylbiguanid auf den Leber- und Muskelstoffwechsel der Ratte. In: G. Mohnike, II. Internationales Symposium über Diabetesfragen, Karlsburg 1963, S. 295—299.
— — Zur Wirkung des N_1,n-Butylbiguanid auf Synthese und Inkretion von Adrenalin. Acta biol. med. germ. **23**, 173—179 (1969).
— — Moritz, V.: Zur Wirkung langfristig verabreichten Buformins auf Körperwachstum und Leberstoffwechsel der Ratte. In: G. Mohnike, III. Internationales Symposium über Diabetesfragen, Karlsburg 1964, S. 262—269.
— — — Jutzi, E.: Experimentelle Untersuchungen über den Wirkungsmechanismus der Biguanide. In: A. Beringer und E. Deutsch, 1. Internationales Donau-Symposium über Diabetes mellitus, Wien 1969a, S. 81—82. Wien: Verlag der Wiener Medizinischen Akademie 1970.
— — — — Acta biol. med. germ. **24**, 72 (1969b). Zit. nach Lippmann et al. (1969a).
— Lawecki, J.: Die Wirkung von N_1,n-Butylbiguanid (H 224) auf den Blutglucosespiegel des stoffwechselgesunden Kaninchens. Naunyn-Schmiedebergs Arch. exp. Path. Pharmak. **245**, 440—450 (1963).
— Michaelis, D., Köhler, E.: Plasma-Katecholamine bei Diabetes mellitus unter N_1,n-Butylbiguanid. Klin. Wschr. **48**, 957—958 (1965).
— Schäfer, H., Zillmann, R.: Zur Frage der Entstehung einer Laktazidose unter Biguanid-Wirkung. Dtsch. Z. Verdau.- u. Stoffwechselkr. **26**, 202—205 (1966).
— Takáč, A.: Untersuchungen zur Wirkung von N_1,n-Butylbiguanid auf die Blutketonkörper beim eviscerierten, nephrektomierten Kaninchen mit experimenteller Ketose. Dtsch. Z. Verdau.- u. Stoffwechselkr. **26**, 197—201 (1966).
Longcope, C., Williams, R. H.: Phenethylbiguanide and triglyceride synthesis. Proc. Soc. exp. Biol. (N.Y.) **111**, 775—777 (1962).
Look, D., Wahl, P.: Der Einfluß von N_1,n-Butylbiguanid auf den Sauerstoff- und Glucoseverbrauch von Aorten alloxandiabetischer Ratten. Klin. Wschr. **42**, 398—400 (1964).
Losert, W., Kraaz, W., Jahn, P., Rilke, A.: Steigerung der Glucoseoxydation durch Biguanide bei Ratten und Meerschweinchen. Vortrag. 33. Tagung der Deutschen pharmakologischen Gesellschaft, Heidelberg 1970b.
— Loge, O., Schillinger, E.: Untersuchungen zu der durch N_1-(n-Butyl)-biguanid (Buformin) im Tierexperiment verursachten Hypoglykämie. Naunyn-Schmiedebergs Arch. exp. Path. Pharmak. **264**, 272—273 (1969).
— Schillinger, E., Loge, O., Kraaz, W.: Untersuchungen zum Wirkungsmechanismus der Biguanide. Vortrag. 5. Kongreß der Deutschen Diabetes-Gesellschaft, Bonn-Bad Godesberg 1970a.
Loubatières, A., Mariani, M. M., Jallet, F.: Demonstration experimentale de l'action stimulante des biguanides (phenformine, metformine) sur l'insulinosecretion. C. R. Acad. Sci. (Paris) **272**, 335—338 (1971).
Love, A. H. G.: The effects of biguanides on intestinal absorption. Vortrag. Spring Meeting British Diabetic Association, Medical and Scientific Section, Belfast 1969. Ref. in Diabetologia **5**, 422 (1969).
Lugaro, G., Giannattasio, G.: Effect of biguanides on the respiration of tumour cells. Experientia (Basel) **24**, 794—795 (1968).
Lundbaek, K., Nielsen, K., Rafaelsen, O. J.: Studies on the effect of oral antidiabetic compounds on glucose tolerance, on islet cell structure, and on the in vitro metabolism of isolated muscle. Ann. N.Y. Acad. Sci. **74**, 419—426 (1959).

Luyckx, A.: Vortrag. Symposium Internazionale sulle Biguanidi Antidiabetiche, Rimini 1968.
Lyngsøe, J., Trap-Jensen, J.: Phenformin-induced hypoglycaemia in normal subjects. Brit. med. J. 1969 II, 224—226.
— — Bitsch, V.: Metabolic effects of phenformin in starving normal subjects. Vortrag. 5. Tagung der Europäischen Gesellschaft für Diabetologie, Montpellier, 1969. Ref. in Diabetologia 6, 55 (1970).
Madison, L. L.: The role of insulin in controlling carbohydrate metabolism in the liver. In: B. S. Leibel und G. A. Wrenshall, On the Nature and Treatment of Diabetes. p. 129— 140. Amsterdam-New York-London-Milan-Tokyo-Buenos Aires: Excerpta Medica Foundation 1965.
— Combes, B., Adams, R., Strickland, W.: The physiological significance of the secretion of endogenous insulin into the portal circulation. III. Evidence for a direct immediate effect of insulin on the balance of glucose across the liver. J. clin. Invest. 39, 507—522 (1960).
— — Unger, R. H., Kaplan, N.: The relationship between the mechanism of action of the sulfonylureas and the secretion of insulin into the portal circulation. Ann. N.Y. Acad. Sci. 74, 548—556 (1959).
— Mebane, D., Lecocq, F., Combes, B.: Physiological significance of the secretion of endogenous insulin into the portal circulation. V. The quantitative importance of the liver in the disposition of glucose loads. Diabetes 12, 8—15 (1963).
— Unger, R. H.: Effect of phenformin on peripheral glucose utilization in human diabetic and nondiabetic subjects. Diabetes 9, 202—206 (1960).
Maggi, G., Fratino, P., Rodari, T.: Sul meccanismo d'azione della fenetilbiguanide (PEBG). VIII. Effetti sul comportamento della glicosemia durante somministrazione endovenosa di galattosio. Boll. Soc. ital. Biol. sper. 44, 148—150 (1968b).
— Rodari, T., Fratino, P.: Sul meccanismo d'azione della fenetilbiguanide (PEBG) VI. Effetti di differenti dosi sul comportamento glicemico da carico orale di glucosio nell'animale normale. Boll. Soc. ital. Biol. sper. 44, 85—87 (1968a).
— — — Sul meccanismo d'azione della fenetilbiguanide (PEBG). IX. Effetti sul comportamento della glicosemia durante somministrazione endovenosa di fruttosio. Boll. Soc. ital. Biol. sper. 44, 150—153 (1968c).
— — — Sul meccanismo d'azione della fenetilbiguanide (PEBG). XI. Effetti sulla glicolisi e sulla glicogenosintesi nell'animale normale. Boll. Soc. ital. Biol. sper. 44, 155—159 (1968d).
Mainguet, P., Czyżyk, A., Lauvaux, J. P., Franckson, J. R. M.: Inhibition de l'absorption intestinale du glucose par le phénéthylbiguanide dans le diabète humain. Vortrag. 7. Kongreß der Internationalen Diabetes Föderation, Buenos Aires 1970.
Margolis, A., Bugalowa, I., Marasek, L.: Studies on the action of orally administered biguanide derivatives in diabetic children. Acta med. pol. 6, 505—519 (1965).
Marquié, G., Agid, R.: Effets inhibiteurs d'un biguanide antidiabétique le NN' diméthylbiguanide, sur les perturbations lipidiques entrainées par l'administration de choléstrol chez le lapin. C.R. Acad. Sci. (Paris) 266, 2465—2468 (1968).
— — Effets préventifs de biguanides antidiabétiques sur le développement de la stéatose hépatique entraînée par un régime gras chez le lapin. C.R. Soc. Biol. (Paris) 163, 2746— 2750 (1969).
Marshall, A. M., Georges, R. J., Clarke, B. F., Whitby, L. G., Duncan, L. J. P.: Serum fucose levels and their response to glucose loading in diabetics. Metabolism 19, 114—119 (1970).
Martini, O., Hahn, J.: Messung von Insulinaktivität an isolierten Fettzellen. Hoppe-Seylers Z. physiol. Chem. 348, 1461 (1967).
Masry, S. El, Buckley, J. P.: Metabolic effects of phenformin at simulated high altitude. Fed. Proc. 29, 804 (1970).
McColl, J. D., Chubb, F. L., Lee, C. F., Hajdu, A., Komlossy, J.: Synthesis and pharmacological properties of phenyl-substituted biurets. J. med. Chem. 6, 584—587 (1963).
McDonald, H. J., Dalidowicz, J. E.: In vitro inhibition of cholesterol biosynthesis from acetate-1-C^{14} and mevalonate-2-C^{14} by hypoglycemic compounds. Biochemistry 1, 1187— 1191 (1962).
— DeChatelet, L. R.: The effects of three oral hypoglycemic agents on the incorporation of leucine-C^{14} into protein by liver microsomes of normal and alloxan-diabetic rats. Life Sci. 6, 183—189 (1967).
— Murray, H. L.: A comparative study on the effects of three oral hypoglycemic agents on amino acid decarboxylation. Proc. Soc. exp. Biol. (N.Y.) 135, 242—244 (1970).
McGavack, T. H.: Diskussionsbemerkung. Diabetes 7, 91 (1958).
McLaughlan, J. M., Shenoy, K. G., Campbell, J. A.: Some drug-vitamin interrelationship in microorganisms. Fed. Proc. 19, 415 (1960).

MCMAHON, F. G.: Hypoglycemic drugs: a single-dose assay. Curr. ther. Res. **12**, 418—423 (1970).

MCMILLAN, D. E., SAUER, J. H., FORSHAM, P. H.: Problems in the determination of serum fucose in diabetes mellitus. Metabolism **17**, 105—107 (1968).

MEHNERT, H.: Blutzuckersenkende Biguanidderivate in der Behandlung des Diabetes mellitus. In: M. DEMOLE, 4e Congrès de la Fédération Internationale du Diabète, Genève 1961, Bd. I, p. 700—710. Genève: Éditions Médicine et Hygiène 1961 a.

— Die Bedeutung der Sulfonylharnstoffe und der Biguanide für die Behandlung des Diabetes mellitus. Chemotherapia **2**, 262—282 (1961b).

— Experimentelle und klinische Untersuchungen mit oralen Antidiabetika vom Typ der Biguanide. Medizinische Habilitationen (1). Fortschr. Med. **82**, 277—282 (1964).

— MAHRHOFER, E.: Zur Behandlung der Zuckerkrankheit mit oralen Antidiabetika. Med. Klin. **58**, 65—69 (1963).

— — STERN, G.: Zur Anwendung einer Retard-Form des Butylbiguanids in der oralen Diabetestherapie. Dtsch. med. Wschr. **90**, 1316—1319 (1965).

— — — The treatment of diabetes mellitus with a retard form of butylbiguanide. Germ. med. Mth. **11**, 224—227 (1966).

— SADOW, H. S.: The clinical use of the hypoglycaemic guanidine derivatives. In: Medicinal chemistry, G. D. CAMPBELL, Oral hypoglycaemic agents. Pharmacology and therapeutics, vol. 9, p. 247—294. London-New York: Academic Press 1969.

— SCHÄFER, G., KALIAMPETSOS, G., STUHLFAUTH, K., ENGELHARDT, W.: Die Insulinsekretion des Pankreas bei extracorporaler Perfusion. — II. Mitteilung: Durchströmungen der Bauchspeicheldrüse mit Periston, Glucose, Carbutamid und Biguaniden. Klin. Wschr. **40**, 1146—1151 (1962).

MEIER, H., YERGANIAN, G.: Spontaneous hereditary diabetes mellitus in the chinese hamster (cricetulus griseus). III. Maintenance of the diabetic hamster colony with the aid of hypoglycemic therapy. Diabetes **10**, 19—21 (1961).

MELANDER, B.: Pharmacology of the influenza suppressant N^1, N^1-anhydrobis(β-hydroxyethyl)biguanide-HCl (ABOB). Toxicol. appl. Pharmacol. **2**, 474—489 (1960).

— GLINIECKE, G., GRANSTRAND, B., HANSHOFF, G., JAKOBSSON, C., PALM, M.: Ausscheidung und Metabolismus von Flumidin (ABOB). In: H. P. KUEMMERLE und P. PREZIOSI, 3. Internationaler Kongreß für Chemotherapie, S. 893. Stuttgart: Thieme 1964.

MENON, I. S., DEWAR, H. A.: Increased blood-urea during phenformin therapy. Lancet **1970 II**, 263.

METZ, R., MAKO, M., STEVENS, T., FRANKLIN, J.: The metabolism of fructose in diabetes mellitus. J. Lab. clin. Med. **69**, 494—503 (1967).

MEYER, F.: Étude sur le mode d'action des biguanides hypoglycémiants. C. R. Acad. Sci. (Paris) **251**, 1928—1930 (1960a).

— Vortrag. Gemeinsame Tagung der Biochemical Society und der Société de Chimie Biologique 1960b.

— Étude expérimentale du mode d'action des biguanides hypoglycémiantes. In: M. DEMOLE, 4e Congrès de la Fédération Internationale du Diabète, Genève 1961, Bd. I, p. 743—745. Genève: Éditions Médicine et Hygiène 1961.

— IPAKTCHI, M., CLAUSER, H.: Specific inhibition of gluconeogenesis by biguanides. Nature (Lond.) **213**, 203—204 (1967a).

— — — Données nouvelles sur le mécanisme d'action des biguanide hypoglycémiants. J. diabét. Hôtel-Dieu 1967b, 341—347.

MICHAELIS, D.: Wirkung intravenös applizierten N_1-n-Butylbiguanids auf die Metaboliten des Kohlenhydrat- und Fettstoffwechsels bei Diabetikern. Medicamentum **11**, 303—307 (1970).

— LIPPMANN, H. G.: Das Verhalten einiger Blutbestandteile des stoffwechselgesunden und diabetischen Menschen nach intravenöser Belastung mit N_1,n-Butylbiguanid. In: G. MOHNIKE, II. Internationales Symposium über Diabetesfragen, Karlsburg 1963, S. 341—349.

MICHEL, R.: Influence de diverses guanidines substituées sur la respiration mitochondriale activée par l'ion Sr^{2+}. C. R. Soc. Biol. (Paris) **160**, 1399—1402 (1966).

— Action comparée de l'acide 3,5,3'-triiodothyroacétique et de diverses guanidines substituées sur la respiration mitochondriale activée par l'ion Sr^{2+}. C. R. Soc. Biol. (Paris) **161**, 1944—1948 (1967).

— MICHEL, O., HUET, P.: Action de divers dérivés guanidylés sur la captation mitochondriale de Sr^{2+}. C. R. Soc. Biol. (Paris) **160**, 1396—1399 (1966).

— TRUCHOT, R., MARTIN, V.: Influence sur les oxydophosphorylations des guanidines et biguanides dérivés de la 2-phényléthylamine, tyramine et 3,5-diiodotyramine. C. R. Soc. Biol. (Paris) **163**, 1524—1527 (1969).

MICHEL, W.: Akute Belastungen mit Biguaniden bei Gesunden und Diabetikern. In: F. BERTRAM und G. MICHAEL, Internationales Biguanid-Symposium, Aachen 1960, S. 111—116. Stuttgart: Thieme 1960.

MIETTINEN, T. A., TASKINEN, M.-R., PELKONEN, R., NIKKILÄ, E. A.: Glucose tolerance and plasma insulin in man during acute and chronic administration of nicotinic acid. Acta med. scand. 186, 247—253 (1969).

MILLER, M.: Side effects of the biguanide therapy and the problem of lactic acidosis. In: K. OBERDISSE, H. DAWEKE und G. MICHAEL, 2. Internationales Biguanid-Symposium, Düsseldorf 1967, S. 147—153. Stuttgart: Thieme 1968.

— CRAIG, J. W., MACKENZIE, M. S., DRUCKER, W. R., CAMMARN, M., WOODWARD, H.: Studies of the effect of intravenous tolbutamide on pyruvic and lactic acid concentrations in peripheral venous blood in normal and diabetic subjects, and on splanchnic metabolism of fructose and glucose. Ann. N. Y. Acad. Sci. 71, 51—61 (1957).

MIROUZE, J.: Vortrag. Symposium Internazionale sulle Biguanidi Antidiabetiche, Rimini 1968.

MIRSKY, I. A., PERISUTTI, G., DIXON, F. J.: Destruction of I^{131} labeled insulin by liver slices. Proc. Soc. exp. Biol. (N.Y.) 86, 228—230 (1954).

— — Action of oxytocin and related peptides on epididymal adipose tissue of the rat. Endocrinology 71, 158—163 (1962).

MITCHELL, P.: Coupling of phosphorylation to electron and hydrogen transfer by a chemiosmotic type of mechanism. Nature (Lond.) 191, 144—148 (1961).

— Proton-translocation phosphorylation in mitochondria, chloroplasts and bacteria: natural fuel cells and solar cells. Fed. Proc. 26, 1370—1379 (1967).

MITZKAT, H.-J.: Diskussionsbemerkung. In: K. OBERDISSE, H. DAWEKE und G. MICHAEL, 2. Internationales Biguanid-Symposium, Düsseldorf 1967, S. 28—32. Stuttgart: Thieme 1968.

MOHNIKE, G.: Experimentelles und Klinisches zur Therapie des Diabetes mellitus mit Guanidinderivaten. Wien. Z. inn. Med. 46, 257—265 (1965).

— MORITZ, V., LIPPMANN, H. G.: Untersuchungen am Inselorgan der weißen Maus. VI. Mitteilung: Zur Wirkung des N_1,n-butylbiguanid auf Granula und Kernvolumina der B-Zellen. Endokrinologie 45, 67—71 (1963a).

— — — Zur Wirkung von N_1,n-Butylbiguanid auf Granula und Kernvolumina der B-Zellen des Inselorgans der weißen Maus. In: G. MOHNIKE, II. Internationales Symposium über Diabetesfragen, Karlsburg 1963b, S. 313—315.

MONTGOMERY, D. A. D.: Vortrag. Symposium Internazionale sulle Biguanidi Antidiabetiche, Rimini 1968.

MORTIMORE, G. E., DIRAIMONDO, V. C., FORSHAM, P. H., ISLAND, D., WILLIAMS, F.: Metabolic effects of orinase in diabetes, including two cases complicated by other endocrinopathies. Metabolism 5, 840—846 (1956).

MOORE, K. E., SAWDY, L. C., SHAUL, S. R.: Effects of D-amphetamine on blood glucose and tissue glycogen levels of isolated and aggregated mice. Biochem. Pharmacol. 14, 197—204 (1965).

MOORHOUSE, J. A.: Pyruvate-tolerance tests in healthy and diabetic subjects. Lancet 1964I, 689—693.

— GRAHAME, G. R., ROSEN, N. J.: Relationship between intravenous glucose tolerance and the fasting blood glucose level in healthy and in diabetic subjects. J. clin. Endocr. 24, 145—159 (1964).

MORGAN, H. E., HENDERSON, M. J., REGEN, D. M., PARK, C. R.: Regulation of glucose uptake in muscle. I. The effects of insulin and anoxia on glucose transport and phosphorylation in the isolated, perfused heart of normal rats. J. biol. Chem. 236, 253—261 (1961).

MÜLLER, D., GÜTHERT, H., BEZOLD, H.: Der Einfluß von Phenyläthyldiguanid (DBI) auf das Zink der Langerhansschen Inseln. Zbl. allg. Path. path. Anat. 104, 124—139 (1963).

MÜTING, D.: Untersuchungen über die Wirkung eines Biguanids auf den Eiweißstoffwechsel und die Entgiftungsleistung der Leber bei Diabetes mellitus. Dtsch. med. Wschr. 89, 1583—1586 (1964).

— Über die Wirkung eines neuen Depot-Biguanids auf den Kohlenhydrat- und Eiweißstoffwechsel bei Diabetes mellitus. Dtsch. med. Wschr. 91, 939—946 (1966).

— Diskussionsbemerkung. In: K. OBERDISSE, H. DAWEKE und G. MICHAEL, 2. Internationales Biguanid-Symposium, Düsseldorf 1967, S. 49—50. Stuttgart: Thieme 1968.

MUNTONI, S., DUCE, M., CORSINI, G. U.: Investigations on the effect of phenformin on plasma free fatty acid levels. Life Sci. 9, 241—247 (1970).

— SIRIGU, F., FLORIS, M., BOERO, A.: Influenza della dimetilbiguanide sul coefficiente d'assimilazione del glucosio. Minerva med. Giul. 8, 256—257 (1968).

MURPHY, P. J.: Metabolic and spectral studies on β-phenethyl-biguanide. Master's Thesis, San Diego State College, San Diego, California 1964.

— WICK, A. N.: Metabolism of β-phenethylbiguanide. J. pharm. Sci. 57, 1125—1127 (1968).

Navarrete, V. N., Torres, I. H., Castelazo, L. A., Alger, C. R., Flores, H. V.: Modification of response to the triamcinolone glucose tolerance test by treatment with oral hypoglycemic agents. Diabetes 15, 726—729 (1966).

Neidlein, R., Klügel, G., Lebert, U.: Dünnschichtchromatographische Trennung einiger oraler Antidiabetika und Sulfonamide. Pharm. Ztg. (Frankfurt) 110, 651—652 (1965).

Neumann, R. E., Tytell, A. A.: Stimulated glycolysis of KB cell cultures by guanidine derivatives and other compounds affecting respiration. Proc. Soc. exp. Biol. (N.Y.) 110, 622—626 (1962a).

— — Potentiated cytotoxicity of glycolytic inhibitors by phenethylbiguanide in cell culture. Proc. Soc. exp. Biol. (N.Y.) 110, 627—630 (1962b).

Nielsen, R. L., Reeves, R. L., Crampton, J. H.: The effects of tolbutamide compared with placebo on the fasting blood sugar and intravenous glucose tolerance in adult-onset diabetes. Diabetes 15, 542 (1966).

— Swanson, H. E., Tanner, D. C., Williams, R. H., O'Connell, M.: Effects on blood sugar of a new potent hypoglycemic compound. Arch. intern. Med. 101, 211—215 (1958).

Odell, W. D., Tanner, D. C., Steiner, D. F., Williams, R. H.: Phenethyl-, amyl-, and iso-amylbiguanide in the treatment of diabetes mellitus. Arch. intern. Med. 102, 520—526 (1958).

Ohashi, S., Tobe, M.: Effects of sulfonylurea and biguanide compounds on hepatectomized, pancreatectomized and hepatopancreatectomized dogs. In: B. B. Brodie and E. G. Erdös, Proceeding of the first international Pharmacological Meeting, vol. 1, p. 189—190. Oxford-London-New York-Paris: Pergamon Press 1962.

Ohishi, I., Shioya, A.: Serum β-glucuronidase activity following the administration of various sugars and antidiabetics in rabbits. Jap. J. Pharmacol. 20, 44—51 (1970).

Opitz, K.: Abschwächung der blutzuckersenkenden Wirkung antidiabetischer Substanzen durch Reserpin. Klin. Wschr. 40, 56—57 (1962).

— Loeser, A.: Abschwächung der blutzuckersenkenden Wirkung antidiabetischer Substanzen durch Neuroleptika. Dtsch. med. Wschr. 87, 105—106 (1962).

Orlikowska, W.: L'influence du N.N. diméthyl biguanide sur certains éléments du métabolisme lipidique chez les malades diabétiques. Diabète 183, 184—189 (1966).

Osterloh, G., Proske, G., Beckmann, R., Mückter, H.: Neuere Ergebnisse zur Chemie, Pharmakologie und Biochemie der Biguanide. Naunyn-Schmiedebergs Arch. exp. Path. Pharmak. 241, 51—52 (1961).

— Unveröffentl. Untersuchungen 1968.

Otto, H.: Untersuchungen mit Phenyläthylbiguanid (DBI) bei stoffwechselgesunden Menschen. In: F. Bertram und G. Michael, Internationales Biguanid-Symposium, Aachen 1960, S. 97—101. Stuttgart: Thieme 1960.

— Experimentelle Untersuchungen zur Wirkungsweise der Biguanide. In: G. Mohnike, II. Internationales Symposium über Diabetesfragen, Karlsburg 1963, S. 263—270

Outschoorn, A. S.: The hormones of the adrenal medulla and their release. Brit. J. Pharmacol. 7, 605—615 (1952). Zit. nach Chem. Abstr. 47, 2371 (1953).

Palkovits, M., Horn, Z.: Beiträge zum Wirkungsmechanismus des N_1,N_1-Dimethylbiguanid (Glucophage, La 6023). Endocrinologie 45, 152—161 (1963).

Pastushenkov, L. V.: Pharmacologic properties of gutimine. Farmakol. i Toksikol. 29, 725—727 (1966). Zit. nach Chem. Abstr. 66, 45292 (1967).

— Vinogradov, V. M.: Experimental therapy and prophylaxis of acute hypoxia with the acid of gutimin. Pat. Fiziol. éksp. Ter. 10, 81—82 (1966). Zit. nach Chem. Abstr. 66, 45350 (1967).

Paton, D. N., Findlay, L.: The parathyroids—tetania parathyreopriva: its nature, cause and relations to idiopathic tetany. Quart. J. exp. Physiol. 10, 203 (1916).

Patrick, S. J.: Effects of phenformin and hypoglycin on gluconeogenesis of rat tissues. Canad. J. Biochem. 44, 27—33 (1966).

Patterson, W. J.: Persönl. Mitteilung an U. Dardenne 1964.

Paul, S. P., Bose, A. N.: Search for potent hypoglycemic agents. II. Mode of action of synthetic hypoglycemic agents (biguanides). Indian J. Physiol. Pharmacol. 6, 38—46 (1962). Zit. nach Chem. Abstr. 57, 13124 (1962).

— — Search for potent hypoglycemic agents. IV. Effect of biguanides and insulin on the glucose uptakes and glycogen content of the isolated rat diaphragm. Indian J. Physiol. Pharmacol. 7, 55—58 (1963). Zit. nach Chem. Abstr. 59, 15784—15785 (1963).

— — Basu, U. P.: Search for potent hypoglycemic agents. III. Mode of action with special reference to biguanides. Indian J. exp. Biol. 1, 76—79 (1963).

Pavel, I., Sdrobici, D., Chisiu, N., Mihalache, N., Bonaparte, H.: Untersuchungen über den Wirkungsmechanismus von Dimethylbiguanid auf den Glukosestoffwechsel der alloxandiabetischen Ratte. In: G. Mohnike, II. Internationales Symposium über Diabetesfragen, Karlsburg 1963, S. 279—285.

Peng, M. T., Wang, S. C.: Mechanism of phenformin-induced emesis in the monkey. Arch. int. Pharmacodyn. 140, 695—707 (1962).

Pencev, I., Andreev, D., Tarkolev, N.: On the effect of sulphonylureas and biguanides on blood sugar, plasma insulin/IRI/ and FFA in diabetic patients. Vortrag. 5. Tagung der Europäischen Gesellschaft für Diabetologie, Montpellier, 1969. Ref. in Diabetologia 6, 60 (1970).

Penhos, J. C., Blaquier, J. A.: Toxicidad de la fenetildiguanida (DBI). Rev. Soc. argent. Biol. 34, 21—28 (1958).

Pentschev, I., Andreev, D.: Vergleichende Untersuchungen der Wirkung von Sulfonylharnstoffen und Biguaniden auf den Kohlenhydratstoffwechsel von Diabetespatienten. In: G. Mohnike, II. Internationales Symposium über Diabetesfragen, Karlsburg 1963, S. 425—432.

— — Vergleichende Untersuchungen der Wirkung von Sulfonylharnstoffen und Biguaniden auf den Kohlenhydratstoffwechsel bei Zuckerkranken. C.R. Acad. bulgare Sci. 17, 973—976 (1964).

Pereira, J. N., Jangaard, N. O., Pinson, E. R.: Some metabolic effects of phenformin in rat adipose tissue. Diabetes 16, 869—874 (1967a).

Pereira, V. G., Wajchenberg, B. L., Pupo, A. A., Shnaider, J.: Effect of phenethylbiguanide (Phenformin) in normal subjects and in acute and chronic hypercortisonism. Vortrag. 23rd Annual Meeting American Diabetes Association, Atlantic City 1963. Ref. in Diabetes 12, 372—373 (1963).

— — Shnaider, J.: Mechanism of action of phenethylbiguanide in normal subjects. Diabetes 16, 302—305 (1967b).

Petrides, P., Schräpler, P.: Experimentelle Untersuchungen zum Wirkungsmechanismus von Buformin. Klin. Wschr. 44, 1209—1212 (1966).

Piccinini, F., Marazzi Uberti, E., Lucattelli, I.: Sull'azione ipoglicemizzante di alcune biguanidi e dei corrispondenti complessi di rame. Farmaco, Ed. sci. 15, 521—529 (1960).

Pignard, P.: Dosage spectrophotométrique du N-N-diméthyl biguanide dans le sang et l'urine. Ann. Biol. clin. 20, 325—333 (1962).

Pilcher, K. S., Soike, K. F., Trosper, F.: Studies of chemical inhibitors of influenza virus multiplication: I. Biguanides and related compounds. Antibiot. and Chemother. 11, 381—389 (1961).

Pittman, J. A., Bushell, B. R., Williams, B. H., Hamner, D., Hill, P.: Insulin-like activity of vasopressin and oxytocin. Biochem. biophys. Res. Commun. 6, 29 (1961). Zit. nach Chem. Abstr. 56, 6575 (1961).

Plattner, H. C., Pometta, D., Schenkel, J. P.: Diskussionsbemerkung. In: F. Bertram und G. Michael, Internationales Biguanid-Symposium, Aachen 1960, S. 28—29. Stuttgart: Thieme 1960.

— — — Étude de l'action des biguanides au cours de la surcharge de fructose chez le diabétique. In: M. Demole, 4e Congrès de la Fédération Internationale du Diabète, Genève 1961, Bd. I, p. 773—776. Genève: Éditions Médecine et Hygiène 1961.

Pletscher, A., Fahrländer, H., Staub, H.: Zum Kohlenhydratstoffwechsel. 3. Mitteilung. Fructoseumsatz bei Gesunden, Diabetikern und Leberkranken. Helv. physiol. pharmacol. Acta 9, 46—54 (1951).

Plischke, U.: Glucosetoleranz und Plasmainsulin bei Fettsucht. Dissertation, Bad Homburg 1970.

— Biro, G., Weinges, K. F.: Glukosetoleranz und Plasmainsulin bei fettsüchtigen Personen vor und nach Behandlung mit Buformin. Vortrag. 3. Kongreß der Deutschen Diabetes-Gesellschaft, Göttingen 1968. Ref. in Diabetologia 5, 132 (1969).

Polosa, P.: Vortrag. Symposium Internazionale sulle Biguanidi Antidiabetiche, Rimini 1968.

Pomeranze, J., Fujiy, H., Mouratoff, G. T.: Clinical report of a new hypoglycemic agent. Proc. Soc. exp. Biol. (N.Y.) 95, 193—194 (1957).

— Gadek, R. J.: Nineteen months clinical experience with a new hypoglycemic drug. In: K. Oberdisse und K. Jahnke, Diabetes mellitus, III. Kongreß der International Dia: betes Federation, Düsseldorf 1958, S. 440—443. Stuttgart: Thieme 1959.

— Mouratoff, G. T., Gadek, R. J., King, E. J.: Phenethylbiguanide, a new orally given hypoglycemic agent. J. Amer. med. Ass. 171, 252—258 (1959).

Pometta, D., Schenkel, J.-P., Plattner, H.-C.: Action des biguanides sur les effets de la surcharge intraveineuse de fructose. Rev. franç. Étud. clin. biol. 6, 1081—1083 (1961).

Powell, R. L., Buckley, J. P.: Prophylaxis of oxygen deprivation in rats at simulated high altitude. Ann. N.Y. Acad. Sci. 148, 671—690 (1968).

Pressman, B. C.: The effects of guanidine and alkylguanidines on the energy transfer reactions of mitochondria. J. biol. Chem. 238, 401—409 (1963).

Previato, G., Barbui, T., Guarnieri, G. F., Palmari, V., Luzio, V. D., Campanacci, L.: Effetto della somministrazione di fenil-etil-biguanide sulla tolleranza al carico orale di glucosio nell'uremia cronica. Boll. Soc. ital. Biol. sper. 45, 87—90 (1969).

Proske, G., Osterloh, G., Beckmann, R., Lagler, F., Michael, G., Mückter, H.: Tier-experimentelle Untersuchungen mit blutzuckerwirksamen Biguaniden. Arneimittel-Forsch. **12**, 314—318 (1962).

Puchegger, R.: Erfahrungen mit dem Biguanid „Glucophage". Wien. klin. Wschr. **76**, 335—337 (1964).

Radding, R. S., Zimmerman, S. J.: Phenethyldiguanide—comparative study of tablets and timed-disintegration capsules. Metabolism **10**, 238—245 (1961).

Rafaelsen, O. J.: Action of oral antidiabetic drugs on carbohydrate metabolism of isolated rat diaphragm. Metabolism **8**, 195—204 (1959).

Ramachander, G., Finkelman, F., Li, H., Glassman, J. M., Sadow, H. S.: Lactic acid tolerance in phenformin treated animals. Ann. N.Y. Acad. Sci. **148**, 653—661 (1968).

Rambert, P., Canivet, J., Quichaud, J., Spitz, P.: Traitement du diabète sucré par le NN-diméthyl-diguanide expérience de 177 cas. Sem. Hôp. Paris **37**, 247—254 (1961).

Rathke, B.: Vorläufige Mitteilung. Ber. dtsch. chem. Ges. **11**, 967—969 (1878).

— Über Biguanid. Ber. dtsch. chem. Ges. **12**, 776—784 (1879).

Râv, D. N., Acharyya, A. K., Basu, U. P.: Synthesis of biguanides as potential hypoglycemic agents. VI. Some heterocyclic derivatives. J. Indian chem. Soc. **43**, 283—284 (1966).

Râv, P.: Complex compounds of biguanides and guanylureas with metallic elements. Chem. Rev. **61**, 313—359 (1961).

Regoeczi, E., Walton, P. L.: Metabolism of ^{125}I-fibrinogen in normal monkeys and in those with pharmacologically induced plasminogen activator release. Clin. Sci. **33**, 559—568 (1967).

Reibenschuh, A. F.: Über das Methylbiguanid und seine Verbindungen. Mh. Chem. **4**, 388—394 (1883).

Reichard, G. A., Jacobs, A. G., Friedmann, B., Kimbel, P., Hochella, N. J., Weinhouse, S.: Effects of insulin and tolbutamide on blood glucose entry and removal rates. Ann. N.Y. Acad. Sci. **82**, 412—419 (1959).

— — Kimbel, P., Hochella, N. J., Weinhouse, S.: Effects of insulin on blood glucose entry and removal rates in man. Diabetes **9**, 447—453 (1960).

Reissert, K., Rudas, B.: Die Wirkung von Antidiabetica auf den Fettstoffwechsel alloxan-diabetischer Ratten. Arzneimittel-Forsch. **19**, 1019—1021 (1969).

Renold, A. E., Winegrad, A. I., Froesch, E. R., Thorn, G. W.: Studies on the site of action of the arylsulfonylureas in man. Metabolism **5**, 757—767 (1956).

Rieser, P., Rieser, C. H.: Anabolic responses of diaphragm muscle to insulin and to other pancreatic proteins. Proc. Soc. exp. Biol. (N.Y.) **116**, 669—671 (1964).

Rigas, A. N., Bittles, A. H., Hadden, D. R., Montgomery, D. A. D.: Circadian variation of glucose, insulin, and free fatty acids during long-term use of oral hypoglycaemic agents in diabetes mellitus. Brit. med. J. **1968 IV**, 25—28.

Rikimaru, M., Nishikawa, T., Shimizu, Y., Ishida, N.: Relationship between tissue culture cytotoxicity and acute toxicity in mice of biguanide derivatives. J. Antibiot. (Tokyo) **18**, 196—199 (1965).

Ritz, E., Sanwald, R., Wahl, P.: Veränderungen des Glucoseabbaus in Kaninchenaorten unter dem Einfluß von Biguaniden. Experientia (Basel) **24**, 433—434 (1968).

Roberts, H. J.: Oral therapy in "early chemical diabetes". I. Serial glucose, cholesterol and uric acid responses to phenformin. Acta diabet. lat. **6**, 728—758 (1969).

Roberts, P. S., Burkat, R. K.: The effects of biguanides on the reactions of thrombin and on the one-stage prothrombin time of standard human plasma. Ann. N.Y. Acad. Sci. **148**, 714—723 (1968).

Rodari, T., Fratino, P., Maggi, G.: Sul meccanismo d'azione della fenetilbiguanide (PEBG). VII. Effetti sul comportamento glicemico da carico endovenoso di glucosio. Boll. Soc. ital. Biol. sper. **44**, 87—93 (1968a).

— — — Sul meccanismo d'azione della fenetilbiguanide (PEBG). X. Effetti sul comporta-mento glicemica dopo somministrazione orale di differenti quantita' di glucosio. Boll. Soc. ital. Biol. sper. **44**, 153—155 (1968b).

Rodbell, M.: The metabolism of isolated fat cells. Handbook of Physiology, American Physio-logical Society, Washington, D.C. 1965, p. 471.

— Metabolism of isolated fat cells. II. The similar effects of phospholipase C (clostridium perfringens α toxin) and of insulin on glucose and amino acid metabolism. J. biol. Chem. **241**, 130—139 (1966).

Roetth, A. de: Metabolism of the alloxan diabetic rat retina. Trans. Amer. ophthal. Soc. **61**, 429—458 (1963).

Roginsky, M. S., Barnett, J.: Double-blind study of phenethyldiguanide in weight control of obese nondiabetic subjects. Amer. J. clin. Nutr. **19**, 223—226 (1966).

Rosenkranz, A.: Die Beeinflussung des Diabetes mellitus durch Biguanid (DBI) im Kindes-alter. Wien. med. Wschr. **109**, 1034—1040 (1959).

RUDAS, B., CZAK, H.: L'effet d'une surcharge lipidique et du butylbiguanide chez les rats alloxano-diabétiques aux changements différentes de poids corporel. Acta diabet. lat. 7, 760—766 (1970).
— NOVÁK, M., BRAND, J.: The influence of 3,5-dimethylisoxazol and buformin on fat metabolism in alloxan diabetes. Vortrag. 4. Kongreß der Deutschen Diabetes-Gesellschaft, Ulm 1969. Ref. in Diabetologia 6, 80 (1970).
RUGGLES, T. N., LAVIETES, M. H., MILLER, M., WOODWARD, H., TREISTER, M.: Effect of phenformin on the elevated blood lactic acid produced by hypoxia in normal and diabetic rats. Ann. N.Y. Acad. Sci. 148, 662—670 (1968).
SADOW, H. S.: Diskussionsbemerkung. In: F. BERTRAM und G. MICHAEL, Internationales Biguanid-Symposium, Aachen 1960, S. 161—162. Stuttgart: Thieme 1960.
— A fundamental approach to hypoglycemic therapy. Metabolism 12, 333—345 (1963).
— The nature of diabetes mellitus and the place of biguanides in its management. In: K. OBERDISSE, H. DAWEKE und G. MICHAEL, 2. Internationales Biguanid-Symposium, Düsseldorf 1967, S. 126—141. Stuttgart: Thieme 1968a.
— Diskussionsbemerkung. In: K. OBERDISSE, H. DAWEKE und G. MICHAEL, 2. Internationales Biguanid-Symposium, Düsseldorf 1967, S. 50—51. Stuttgart: Thieme 1968b.
— BAXTER, N., TELLER, F. F.: Phenformin hydrochloride. A biased but informed review. Maryland med. J. 2, 76 (1962).
SAGRITALO, G., CORTE, G., McCOLL, J. D.: Effect of chlorpropamide on phenformin-induced mortality in the dog. Toxicol. appl. Pharmacol. 18, 253—262 (1971).
SALÁNS, L. B., REAVEN, G. M.: Effect of oral hypoglycemic agents on serum insulin-like activity of patients with various degrees of carbohydrate intolerance. Metabolism 14, 26—30 (1965).
SAMMUL, O. R., BRANNON, W. L., HAYDEN, A. L.: Infrared spectra of some compounds of pharmaceutical interest. J. Ass. off. agric. Chemists 47, 918—991 (1964).
SANDLER, R., VINNICK, L., FREINKEL, N.: Interrelationships between ethanol and phenylethylbiguanide on hepatic gluconeogenesis in vitro. Life Sci. 7, 459—465 (1968).
Sandoz AG: Werkwijze ter bereiding van nieuwe, heterocyclische biguanide-derivaten. Niederl. Patent Nr. 67 04940, veröffentl. 1967.
SANGHA, K.: Zur Frage der Lebertoxizität von Butylbiguanid (W 37) und N-(4-Methyl-benzolsulfonyl)-N'-butyl-Harnstoff (D 860) auf die Rattenleber. Dissertation, München 1961.
SCHÄFER, G.: Oligomycinähnlicher Effekt von Biguaniden. Biochem. Z. 339, 46—52 (1963).
— Site-specific uncoupling and inhibition of energy transfer by biguanides. Biochim. biophys. Acta (Amst.) 93, 279—283 (1964).
— Site-specific uncoupling and inhibition of oxidative phosphorylation by biguanides. II. Biochim. biophys. Acta (Amst.) 172, 334—337 (1969).
— Unveröffentl. Befunde 1970.
— BOJANOWSKI, D.: Vortrag. 6th FEBS-Meeting, Madrid 1969.
— — Unveröffentl. Befunde 1970.
— MEHNERT, H.: Vergleichende Untersuchungen zur Wirkung von Biguaniden auf die Glucoseoxydation am epididymalen Fettanhang der Ratte und am subcutanen Fettgewebe des Menschen. Klin. Wschr. 40, 654—655 (1962).
SCHAMBYE, P., TARDING, F.: Changes induced by insulin and tolbutamide in the glucose output of the liver. Ann. N.Y. Acad. Sci. 74, 557—569 (1959)
SCHATZ, G., RACKER, E.: Partial resolution of the enzymes catalyzing oxidative phosphorylation. VII. Oxidative phosphorylation in the diphosphopyridine nucleotide-cytochrome b segment of the respiratory chain: assay and properties in submitochondrial particles. J. biol. Chem. 241, 1429—1438 (1966).
SCHATZ, H., DOCI, S., HÖFER, R.: Glukoseassimilation und Dynamik der Insulinsekretion bei Adipösen unter Metformin. Vortrag. 5. Kongreß der Deutschen Diabetes-Gesellschaft, Bonn-Bad Godesberg 1970.
— KATSILAMBROS, N., HINZ, M., PFEIFFER, E. F.: Biguanidwirkung auf die Insulinsekretion isolierter Langerhans'scher Inseln von Ratten. In: I. MAGYAR und A. BERINGER, 2. Internationales Donausymposium über Diabetes mellitus, Budapest 1971, Bd. 1, S. 353—355. Wien: Wiener Medizinische Akademie 1971.
SCHENKEL, J.-P., POMETTA, D., PLATTNER, H.-C.: Étude de l'effet de la surcharge de fructose sur la glycémie du sujet sain et du diabétique. Rev. franç. Étud. clin. biol. 6, 1078—1081 (1961).
SCHETTINO, O., LA ROTONDA, M. I.: Ricerca e frazionamento cromatografico su strato sottile di alcune sulfaniluree e biguanidi ad azione ipoglicemizzante. — Nota I. Boll. Soc. ital. Biol. sper. 46, 432—435 (1969a).
— — Ricerca e frazionamento cromatografico su strato sottile di alcune sulfaniluree e biguanidi ad azione ipoglicemizzante. — Nota II. Boll. Soc. ital. Biol. sper. 46, 436—438 (1969b).

Schilling, I.: Über die orale Behandlung des Diabetes mellitus mit Biguaniden. I. und II. Mitt. Z. ges. inn. Med. 14, 705—711, 753—759 (1959).
— Über Nebenwirkung der Biguanidpräparate. In: G. Mohnike, II. Internationales Symposium über Diabetesfragen, Karlsburg 1963a, S. 405—407.
— Diskussionsbemerkung. In: G. Mohnike, II. Internationales Symposium über Diabetesfragen, Karlsburg 1963b, S. 445—446.
— Der diagnostische Wert der Glukose-Doppelbelastung unter dem Einfluß oraler Antidiabetica. In: G. Mohnike, III. Internationales Symposium über Diabetesfragen, Karlsburg 1964, S. 148—155.
— Jutzi, E.: Klinische Problematik bei Einstellung und Behandlung mit Biguaniden. In: G. Mohnike, II. Internationales Symposium über Diabetesfragen, Karlsburg 1963, S. 381—392.
— Langsch, H.-G., Jutzi, E.: Ergebnisse der peroralen Biguanid-Belastung bei Diabetikern. In: G. Mohnike, II. Internationales Symposium über Diabetesfragen, Karlsburg 1963, S. 351—355.
Schillinger, E., Kraaz, W., Loge, O., Jahn, P., Losert, W.: Verstärkung der hypoglykämischen Wirkung von Insulin durch Buformin bei Ratten. Naunyn-Schmiedebergs Arch. exp. Path. Pharmak. 266, 437—438 (1970).
Schless, G. L.: Nonesterified fatty acids as a metabolic substrate: the rapid turnover theory. Metabolism 13, 934—941 (1964).
— Lee, C. T.: Oral hypoglycemic therapy and associated hypothyroidism. Ann. N.Y. Acad. Sci. 148, 813—819 (1968).
Schmidt, L. H., Hughes, H. B., Smith, C. C.: On the pharmacology of N_1-para-chlorophenyl-N_5-isopropylbiguanide (Paludrine). J. Pharmacol. exp. Ther. 90, 233—253 (1947).
Schmiedel, A., Lawonn, H.: Mikrobiologische Untersuchungen zur Frage des Einflusses von N_1,n-Butyl-biguanid und alpha-Äthylisonikotinsäurethioamid (Äthioniamid oder Ätina) auf die Glykolyse von Mykobakterien. In: G. Mohnike, II. Internationales Symposium über Diabetesfragen, Karlsburg 1963, S. 277—278.
Schwarzenbach, G., Anderegg, G.: Metallkomplexe mit Biguanid. Pharm. Acta Helv. 38, 547—552 (1963).
Searle, G. L.: Vortrag. Symposium Internazionale sulle Biguanidi Antidiabetiche, Rimini 1968.
— Cavalieri, R. R.: Glucose kinetics before and after phenformin in the human subject. Ann. N.Y. Acad. Sci. 148, 734—742 (1968).
— Felts, J. M., Cavalieri, R. R.: Free fatty acid metabolism in nondiabetic and diabetic humans, effects of phenethylbiguanide. Vortrag. 29th Annual Meeting American Diabetes Association, New York, 1969. Ref. in Diabetes 18, Suppl. 1, 325 (1969b).
— Gulli, R., Cavalieri, R. R.: Effect of phenformin in nondiabetic humans. Estimation of glucose turnover rate and cori cycle activity. Metabolism 18, 148—154 (1969a).
— Schilling, S., Porte, D., Barbaccia, J., De Grazia, J., Cavalieri, R.R.: Body glucose kinetics in nondiabetic human subjects after phenethylbiguanide. Diabetes 15, 173—178 (1966).
— — — Reilly, W. A.: The effect of "DBI" on body glucose turnover measurement and mechanism of insulin hypoglycemia in the human. Fed. Proc. 21, 205 (1962).
Sensi, S., Capani, F., Caradonna, P., Niccoli, L.: Einfluß des Butyl-biguanids auf den Milchsäure-Stoffwechsel im Skelettmuskel des Diabetikers. Arzneimittel-Forsch. 20, 142—147 (1970).
Shapiro, S. L., Parrino, V. A., Freedman, L.: Hypoglycemic agents. I. Chemical properties of beta-phenethylbiguanide. A new hypoglycemic agent. J. Amer. chem. Soc. 81, 2220—2225 (1959a).
— — — Hypoglycemic agents. III. N^1-alkyl- and aralkylbiguanides. J. Amer. chem. Soc. 81, 3728—3736 (1959c).
— — — Hypoglycemic agents. IV. N^1,N^5-alkyl- and aralkylbiguanides. J. Amer. chem. Soc. 81, 4635—4639 (1959d).
— Rogow, E., Freedman, L.: Hypoglycemic agents. II. Arylbiguanides. J. Amer. chem. Soc. 81, 3725—3728 (1959b).
Shaw, R. A., Kryston, L. J., Fleischmajer, R., Kashatus, W. C., Segal, B. L., Cambescia, J. M., Mills, L. C.: The rationale for treatment of idiopathic edema. Amer. J. Cardiol. 21, 115 (1968b).
— — Mills, L. C.: Plasma fucose and fucose tolerance in diabetes mellitus. Ann. N.Y. Acad. Sci. 148, 787—795 (1968a).
Shepardson, C. R., Christopher, T. G., Miller, M.: The effect of phenethylbiguanide on blood lactate levels following exercise. J. Lab. clin. Med. 60, 1018—1019 (1962).
Shepherd, H. G., McDonald, H. J.: Binding affinity of purified plasma proteins for phenethylbiguanide, an oral hypoglycemic compound. Clin. Chem. 4, 496—509 (1958).

SHEPHERD, H. G. MCDONALD H. J.: Effect of phenethylbiguanide on serum inorganic phosphate. Proc. Soc. exp. Biol. (N.Y.) 102, 390—392 (1959).

SHIMAZU, T., AMAKAWA, A.: Regulation of glycogen metabolism in liver by the autonomic nervous system. II. Neural control of glycogenolytic enzymes. Biochim. biophys. Acta (Amst.) 165, 335—348 (1968a).

— — Regulation of glycogen metabolism in liver by the autonomic nervous system. III. Differential effects of sympathetic nerve stimulation and of catecholamines on liver phosphorylase. Biochim. biophys. Acta (Amst.) 165, 349—356 (1968b).

— FUKUDA, A., BAN, T.: Reciprocal influences of the ventromedial and lateral hypothalamic nuclei on blood glucose level and liver glycogen content. Nature (Lond.) 210, 1178—1179 (1966).

SIEST, G., ROOS, F., GABOU, J. J.: Determination of 1,1-dimethylbiguanide (Glucophage) by using diacetyl in an alkaline medium. Bull. Soc. Pharm. Nancy 58, 29—38 (1963). Zit. nach Chem. Abstr. 60, 2722 (1964).

SILVER, R.: Unveröffentl. Untersuchungen 1958. Zit. nach WILLIAMS et al. 1958.

SILVERSTEIN, M. N., LINMAN, J. W.: Antineoplastic action of phenformin and sodium fluoride. Clin. Res. 15, 340 (1967).

SINGH, I.: Non-diabetes uses of oral hypoglycaemic agents. In: Medicinal chemistry, G. D. CAMPBELL, Oral hypoglycaemic agents. Pharmacology and therapeutics, vol. 9, p. 409—430. London and New York: Academic Press 1969.

SITZMANN, E., BOTTERMANN, P., SCHWARZ, K.: Comparative studies on the effects of insulin and of biguanides on isolated rat diaphragm. Vortrag. 4. Tagung der Europäischen Gesellschaft für Diabetologie, Löwen 1968. Ref. in Diabetologia 5, 55 (1969).

SKILLMAN, T. G.: Diskussionsbemerkung. Symposium on "A New Hypoglycemic Agent, Phenformin (DBI)". Houston (Texas) 1959. Diabetes 9, 215 (1960).

— KRUGER, F. A., HAMWI, G. J.: Metabolic and endocrine studies with phenethyldiguanide (DBI). Diabetes 8, 274—278 (1959).

— — PETERSON, L. G., HAMWI, G. J.: Clinical studies with DBI. Clin. Res. 6, 253 (1958).

SKIPPER, E. W., ORMEROD, T. P., HASTE, A. R.: Current therapeutics CCXLVI. — Metformin. Practitioner 200, 868—873 (1968).

SLATER, E. C.: Energy-conservation mechanisms of mitochondria. In: L. ERNSTER and Z. DRAHOTA, Mitochondria, structure and function, p. 205. London-New York: Academic Press 1969.

SLOTTA, K. H., TSCHESCHE, R.: Über Biguanide, I. Zur Konstitution der Schwermetall-Komplexverbindungen des Biguanids. Ber. dtsch. chem. Ges. 62, 1390—1398 (1929a).

— — Über Biguanide, II. Die blutzuckersenkende Wirkung der Biguanide. Ber. dtsch. chem. Ges. 62, 1398—1405 (1929b).

SMOLKA, A., FRIEDREICH, A.: Über eine neue Darstellungsweise der Biguanide und über einige Derivate des Phenylbiguanids. Mh. Chem. 9, 227—241 (1888).

SÖLING, H. D.: Diskussionsbemerkung. In: G. MOHNIKE, II. Internationales Symposium über Diabetesfragen, Karlsburg 1963, S. 369.

— Unveröffentl. Untersuchungen 1964. Zit. nach SÖLING und DITSCHUNEIT 1969.

— The effects of blood glucose lowering biguanides on liver metabolism. Acta diabet. lat. 6, (Suppl. 1) 656—677 (1969).

— ANDREU-KERN, G., WERCHAU, H., CREUTZFELDT, W.: Die Wirkung einer Kombination von N_1-β-Phenyläthylbiguanid (DBI, W 37) mit Insulin und Tolbutamid (D 860) auf den Stoffwechsel des Meerschweinchens. Klin. Wschr. 39, 1080—1083 (1961).

— CREUTZFELDT, W.: Tierexperimentelle Untersuchungen zur Pharmakologie und zum Wirkungsmechanismus von N_1-β-Phenyläthylbiguanid und N_1-n-Butylbiguanid. In: F. BERTRAM und G. MICHAEL, Internationales Biguanid-Symposium, Aachen 1960, S. 17—33. Stuttgart: Thieme 1960.

— — Untersuchungen zur Wirkung von N_1,n-Butylbiguanid (DBV, W 37, Silubin) auf den Stoffwechsel der isoliert durchströmten Rattenleber. In: G. MOHNIKE, II. Internationales Symposium über Diabetesfragen, Karlsburg 1963, S. 221—234.

— DITSCHUNEIT, H.: Der Wirkungsmechanismus der oralen Antidiabetika. Die Biguanide. In: E. F. PFEIFFER, Handbuch des Diabetes mellitus, Pathophysiologie und Klinik, Bd. I, S. 685—714. München: J. F. Lehmann 1969.

— MOSHAGEN, D., SKUTELLA, E., KNEER, P., CREUTZFELDT, W.: Die Wirkung von N_1,n-Butylbiguanid auf den Stoffwechsel der isolierten perfundierten Leber normaler und alloxandiabetischer ketotischer Ratten. Diabetologia 3, 318—330 (1967c).

— WERCHAU, H., CREUTZFELDT, W., 1960: Zit. nach CREUTZFELDT, W., und H. D. SÖLING 1960a.

— — — Untersuchungen zur Stoffwechselwirkung von blutzuckersenkenden Biguaniden bei verschiedenen Tierspecies. Naunyn-Schmiedebergs Arch. exp. Path. Pharmak. 244, 290—310 (1963).

Söling, H. D., Willms, B., Kleineke, J.: Regulation of gluconeogenesis in rat and guinea pig liver. In: H.-D. Söling and B. Willms, Regulation of gluconeogenesis, p. 210—226. Stuttgart: Thieme 1971.

— Zahlten, R., Böttcher, M., Willms, B.: Zur Wirkung blutzuckersenkender Biguanide auf den Stoffwechsel von isoliertem Fettgewebe. In: E. Klein, 12. Symposium der Deutschen Gesellschaft für Endokrinologie, zugleich 2. Jahrestagung der Deutschen Diabetes-Gesellschaft, Wiesbaden 1966, S. 119—122. Berlin-Heidelberg-New York: Springer 1967a.

— — — — Effects of 1-β-phenethylbiguanide (DBI) on the metabolism of the isolated rat fat pad. Diabetologia 3, 377—381 (1967b).

Solá, E. P.: Tratamiento de la diabetes con un nuevo preparado guanidinico-arilsulfamidico. Rev. ibér. Endocrin. 57, 311—328 (1963).

Sølvsteen, P., Lyders Hansen, E., Ebbesen, I., Iversen, M.: The effect of phenformin on lactic acid production during hypoxia and excercise. Vortrag. 4th Meeting of the Scandinavian Society for the Study of Diabetes, Stockholm 1968. Ref. in Diabetologia 4, 314 (1968).

Sous, H.: Unveröffentl. Untersuchungen 1961.

Squibb and Sons Inc.: Tetra- and penta-fluoro-phenyl- and phenylalkylbiguanides and salts thereof. Erfinder: Bernstein, J., and H. L. Yale, US-Patent Nr. 3366650, veröffentl. 1968.

Staemmler, M.: Unveröffentl. Untersuchungen 1962.

Stauffacher, W., Lambert, A. E., Vecchio, D., Renold, A. E.: Measurements of insulin activities in pancreas and serum of mice with spontaneous ("obese" and "new zealand obese") and induced (goldthioglucose) obesity and hyperglycemia, with considerations on the pathogenesis of the spontaneous syndrome. Diabetologia 3, 230—237 (1967).

— Renold, A. E.: Effect of insulin in vivo on diaphragm and adipose tissue of obese mice. Amer. J. Physiol. 216, 98—105 (1969).

Steele, R.: The influences of insulin on the hepatic metabolism of glucose. Ergebn. Physiol. 57, 91—189 (1966).

Steigerwald, H., Böhle, E., Schöffling, K., Pfeiffer, E. F.: Das Verhalten des Intermediärstoffwechsels unter Belastungen mit Insulin und D 860 bei Stoffwechselgesunden und Diabetikern. Dtsch. med. Wschr. 82, 1554—1556 (1957).

— Schöffling, K., Pfeiffer, E. F.: Das Verhalten von Aceton, Acetessigsäure, β-Oxybuttersäure, α-Ketoglutarsäure, Brenztraubensäure und Milchsäure nach D 860. Dtsch. med. Wschr. 81, 837—838 (1956).

Steiner, D. F., Williams, R. H.: Respiratory inhibition and hypoglycemia by biguanides and decamethylenediguanidine. Biochim. biophys. Acta (Amst.) 30, 329—340 (1958).

— — Actions of phenethylbiguanide and related compounds. Diabetes 8, 154—157 (1959).

Sterne, J.: Du nouveau dans les antidiabétiques, N-N-diméthyl-guanylguanidine. Maroc méd. 36, 1295 (1957).

— L'action hypoglycémiante de la N-N-diméthyl-guanylguanidine. Thérapie 13, 650—659 (1958).

— Traitement du diabète sucré par la N. N. diméthyl guanil guanidine (LA 6023, Glucophage). Thérapie 14, 625—630 (1959).

— Toxicologie des biguanides antidiabétiques. Le chlorhydrate de diméthylguanylguanidine. In: M. Demole, 4ᵉ Congrès de la Fédération Internationale du Diabète, Genève 1961, Bd. I, p. 712—716. Genève: Éditions Médecine et Hygiène 1961.

— Bericht über die fünfjährige Erfahrung mit Dimethylbiguanid (Metformin, Glucophag) in der Diabetestherapie. Wien. med. Wschr. 113, 599—602 (1963a).

— Dimethylbiguanid — Diskussion des Wirkungsmechanismus an Hand experimenteller und klinischer Erfahrungen. In: G. Mohnike, II. Internationales Symposium über Diabetesfragen, Karlsburg 1963b, S. 301—308.

— The present state of knowledge on the mode of action of the antidiabetic diguanides. Metabolism 13, 791—798 (1964a).

— Mécanisme d'action des biguanides antidiabétiques. Presse méd. 72, 17—19 (1964b).

— Vortrag. Symposium Internazionale sulle Biguanidi Antidiabetiche, Rimini 1968.

— Pharmacology and mode of action of the hypoglycaemic guanidine derivatives. In: Medicinal chemistry, G. D. Campbell, Oral hypoglycaemic agents. Pharmacology and therapeutics, vol. 9, p. 195—245. London-New York: Academic Press 1969.

— Duval, D.: Effets hypoglycémiants de la N-N-diméthyldiguanide. In: K. Oberdisse und K. Jahnke, Diabetes mellitus, III. Kongreß der International Diabetes Federation, Düsseldorf 1958, S. 443—452. Stuttgart: Thieme 1959.

— Hirsch, C.: Remarques à propos de l'association biguanide-sulfamide hypoglycémiant en pharmacologie et en clinique. Thérapie 19, 563—569 (1964a).

— — Bases expérimentales du traitement combiné du diabète par l'association biguanides-sulfamides. Diabète (Le Raincy) 12, 171—175 (1964b).

STERNE, J., HIRSCH, C.: Seasonal variations in the toxicity of a synthetic hypoglycaemic drug. A study in 28,000 mice. Proc. Europ. Soc. Study Drug Toxicity **4**, 83—85 (1964c).
— PELE, M. F.: Experimental effects of antidiabetic biguanides on insulin effectiveness in terms of the coefficient K and glycogen reload in the liver. Vortrag. 5. Tagung der Europäischen Gesellschaft für Diabetologie, Montpellier 1969. Ref. in Diabetologia **6**, 65 (1970).
STEWART, G. A.: Anglo-Germ. Med. Rev. **1**, 334 (1962); zit. nach STEWART, G. A., and T. HANLEY: Other oral hypoglycaemic agents. In: Medicinal chemistry, G. D. CAMPBELL, Oral hypoglycaemic agents. Pharmacology and therapeutics, vol. 9, p. 348—407. London-New York: Academic Press 1969.
STEWART, U.: Persönl. Mitteilung 1966.
STILLER, D.: Histochemical demonstration of the resorption of Xylose from small intestine. Nature (Lond.) **209**, 924—925 (1966).
STONE, D. B., BROWN, J. D.: Effect of sulfonylurea drugs on plasma free fatty acid and blood glucose concentrations in man. Diabetes **15**, 314—318 (1966).
— — In vitro effects of phenformin hydrochloride: observations using isolated fat cells. Ann. N.Y. Acad. Sci. **148**, 623—630 (1968).
— — Cox, C. P.: Effect of tolbutamide and phenformin on lipolysis in adipose tissue in vitro. Amer. J. Physiol. **210**, 26—30 (1966).
STONER, H. B., HEATH, D. F., COLLINS, O. M.: The metabolism of [^{14}C]glucose, [^{14}C]fructose and [2-^{14}C]pyruvate after limb ischaemia in the rat. Biochem. J. **76**, 135—146 (1960).
STORK, H., SCHMIDT, F. H.: Effects of biguanides on gluconeogenesis in rats and guinea pigs. In: H.-D. SÖLING and B. WILLMS, Regulation of gluconeogenesis, p. 140—144. Stuttgart: Thieme 1971.
STOWERS, J. M.: Diskussionsbemerkung. In: K. OBERDISSE, H. DAWEKE und G. MICHAEL, 2. Internationales Biguanid-Symposium, Düsseldorf 1967, S. 146. Stuttgart: Thieme 1968.
— Diskussionsbemerkung. Postgrad. med. J. **45**, Suppl., 19 (1969).
— Zit. in: Weight change with orally administered "antidiabetic" drugs. J. Amer. med. Ass. **213**, 1676—1677 (1970).
— BEWSHER, P. D.: The long-term use of sulphonylureas in diabetes mellitus. Lancet **1962I**, 122.
— — Studies on the mechanism of weight reduction by phenformin. Postgrad. med. J. **45**, Suppl., 13—17 (1969).
— — BRACKENRIDGE, R. G.: Trial of chlorpropamide in subclinical diabetes. Diabetes **11**, Suppl., 127—131 (1962).
STROHFELDT, P., EHRHARDT, M., KETTL, H., WEINGES, K. F.: Einfluß von Biguaniden auf den Einbau von uniform markierter Glucose in das Zwerchfell bei Ratten. Vortrag. 5. Kongreß der Deutschen Diabetes-Gesellschaft, Bonn-Bad Godesberg 1970.
SULLIVAN, M. B., PATTON, T. B.: Ann. Surg. **159**, 742 (1964). Zit. nach SINGH (1969).
Sumitomo Chem. Ind.: Production of novel biguanide. Erfinder: KATSUBE, S., und I. MORIYAMA; Jap. Patent Nr. 4583/67, veröffentl. 1967.
SUPINO, L., KLINGER, R.: Attività antidiabetica e meccanismo di azione di alcuni derivati biguanidinici. Esperimentazione di nuovi sali. 2⁰ Symposio nazionale sul diabete. Catania. La Settimana Medica, Firenze 1961, 447. Zit. nach STERNE (1964a).
SUTER, H., ZUTTER, H.: Studien über Triazine als eventuelle orale Antidiabetika. Helv. chim. Acta **48**, 1940—1944 (1965).
SUZUKI, A., INOUE, M., SUGANUMA, S., OHARA, T.: Pharmacology of N′-phenethylformamidinyliminourea hydrochloride, especially with reference to its action on blood sugar. Kobe Ikadaigaku Kiyo **13**, 658—661 (1958). Zit. nach Chem. Abstr. **56**, 4055 (1962).
SZANTO, S., YUDKIN, J.: Diguanides and weight reduction. Brit. med. J. **1969II**, 512.
TAKÁČ, A.: Habilitationsschrift, Medizinische Fakultät Greifswald 1966.
— LIPPMANN, H. G.: Tierexperimentelle Studien zum Einfluß des N_1,n-Butylbiguanid auf die Ketogenese und Ketolyse. In: G. MOHNIKE, II. Internationales Symposium über Diabetesfragen, Karlsburg 1963, S. 335—339.
— LÜDTKE, E.: Zur Beeinflussung von Transportvorgängen in der Niere durch N_1,n-Butylbiguanid. Acta biol. med. germ. **16**, 287—293 (1966).
TAKANAMI, A., OHYA, S., GOTO, Y.: Urinary excretion of pyruvic acid, citric acid and α-ketoglutaric acid after the intravenous injection of pyruvate and fructose in diabetic patients. Tohoku J. exp. Med. **72**, 163—168 (1960).
TARDING, F., SCHAMBYE, P.: The action of sulfonylureas and insulin on the glucose output from the liver of normal dogs. Endocrinology **36**, 222—228 (1958).
TOCUS, E. C., CAVALLO, M.: Production of diabetes mellitus in mice with alloxan. Fed. Proc. **20**, 192 (1961).
TOEWS, C. J., KYNER, J. L., CONNON, J. J., CAHILL, G. F.: The effect of phenformin on gluconeogenesis in isolated perfused rat liver. Vortrag. 30th Annual Meeting American Diabetes Association, St. Louis 1970. Ref. in Diabetes **19**, Suppl. 1, 368 (1970).

Tomkin, G. H., Hadden, D. R., Weaver, J. A., Montgomery, D. A. D.: Vitamin-B_{12} status of patients on long-term metformin therapy. Brit. med. J. 1971 I, 685—687.

Tranquada, R. E.: The mechanism of action of phenethylbiguanide (PEBG). In: M. Demole, 4e Congrès de la Fédération Internationale du Diabète, Genève 1961, Bd. I, p. 716—717. Genève: Édition Médecine et Hygiène 1961.

— Phenformin acidosis. J. Amer. med. Assoc. 188, 1160 (1964a).

— Lactic acidosis. Calif. Med. 101, 450—461 (1964b).

— Beigelman, P. M.: The metabolic response of rat adipose tissue to DBI. Clin. Res. 8, 248 (1960).

— Bender, A. B.: In vitro metabolic studies with DBI on rat diaphragm and adipose tissue. Clin. Res. 10, 90 (1962).

— Bernstein, S., Martin, H. E.: Irreversible lactic acidosis associated with phenformin therapy. J. Amer. med. Ass. 184, 37—42 (1963).

— Kleeman, C., Brown, J.: Some effects of phenethylbiguanide on human hepatic metabolism as measured by hepatic vein catheterization. Diabetes 9, 207—214 (1960a).

— Solomon, D. H., Brown, J., Greene, R.: The effect of oral hypoglycemic agents on thyroid function in the rat. Endocrinology 67, 293—297 (1960b).

Truchot, R., Klepping, J., Tron-Loisel, H., Quignard, A. M., Michel, R.: Essais sur la pression artérielle du chien, des guanidines et biguanides dérivés de la 2-phényl-éthylamine, tyramine et 3,5-diiodotyramine. C.R. Soc. Biol. (Paris) 163, 1528—1531 (1969).

Tuchmann-Duplessis, H., Mercier-Parot, L.: Répercussions sur la gestation et le développement foetal du rat d'un hypoglycémiant, le chlorhydrate de N,N-diméthylbiguanide. C.R. Acad. Sci. (Paris) 253, 321—323 (1961).

Tucker, W. R., Johnsonbaugh, R.: The effects of phenformin on blood glycolysis. Clin. Res. 10, 299 (1962).

Tyberghein, J. M. (1958): Zit. nach Nielsen et al. (1958).

— Williams, R. H.: Metabolic effects of phenethyldiguanide, a new hypoglycemic compound. Proc. Soc. exp. Biol. (N.Y.) 96, 29—32 (1957).

Tzagournis, M., Chiles, R., Skillman, T. G.: The role of endogenous insulin in different hyperlipidemic states. Clin. Res. 17, 396 (1969).

— Seidensticker, J. F., Hamwi, G. J.: Metabolic abnormalities in premature coronary disease: effects of therapy. Ann. N.Y. Acad. Sci. 148, 945—957 (1968).

Underhill, F. P., Blatherwick, N. R.: Studies in carbohydrate metabolism. VI. The influence of thyreoparathyroidectomy upon the sugar content of the blood and the glycogen content of the liver. J. biol. Chem. 18, 87—90 (1914).

Ungar, G.: Pharmacology and toxicology of phenethylbiguanide (DBI). Vortrag. Symposium on "A New Hypoglycemic Agent, Phenformin (DBI)", Houston 1959.

— Diskussionsbemerkung. Symposium on "A New Hypoglycemic Agent, Phenformin (DBI)", Houston 1959. Diabetes 9, 178 (1960a).

— Diskussionsbemerkung. Symposium on "A New Hypoglycemic Agent, Phenformin (DBI)", Houston 1959. Diabetes 9, 179 (1960b).

— Discussion of report on biguanides. In: M. Demole, 4e Congrès de la Fédération Internationale du Diabète, Genève 1961, vol. I, p. 711—712. Genève: Édition Médecine et Hygiène 1961.

— Freedman, L., Shapiro, S. L.: Pharmacological studies of a new oral hypoglycemic drug. Proc. Soc. exp. Biol. (N.Y.) 95, 190—192 (1957).

— Psychoyos, S., Hall, H. A.: Action of phenethylbiguanide, a hypoglycemic agent, on tricarboxylic acid cycle. Metabolism 9, 36—51 (1960).

Vague, P.: Effects of metformin on glucose metabolism in normal-weight and obese nondiabetic subjects. Vortrag. 5. Tagung der Europäischen Gesellschaft für Diabetologie, Montpellier, 1969. Ref. in Diabetologia 6, 67 (1970).

Vallin, I., Löw, H.: The effect of piericidin A on energy-linked processes in submitochondrial particles. Europ. J. Biochem. 5, 402—408 (1968).

Volk, B. W., Lazarus, S. S.: Histologic and histochemical observations in the rabbit after phenethylbiguanide. Diabetes 9, 174—177 (1960).

Wahl, P.: Veränderungen der Konzentration von Glukose, freien Fettsäuren und Triglyzeriden nach intravenöser Injektion von Buformin bei Diabetikern. In: K. Oberdisse, H. Daweke und G. Michael, 2. Internationales Biguanid-Symposium, Düsseldorf 1967, S. 74—77. Stuttgart: Thieme 1968.

— Habilitationsschrift Heidelberg 1969.

— Unveröffentl. Untersuchungen 1970.

— Sanwald, R.: Effect of buformin hydrochloride on triglyceride levels, FFA, glucose and lactate of diabetics and normals. Vortrag. 6. Kongreß der Internationalen Diabetes Föderation, Stockholm 1967.

WAINIO, W. W.: The mammalian mitochondrial respiratory chain. New York and London: Academic Press 1970.

WAJCHENBERG, B., SHNAIDER, J.: Effect of phenethylbiguanide on obese normals and chemical diabetics. Vortrag. 29th Annual Meeting American Diabetes Association, New York 1969. Ref. in Diabetes 18, Suppl. 1, 375 (1969).

WAJCHENBERG, B. L. (1968): Zit. nach SADOW (1968a).

WALKER, R. S.: Preliminary observations on phenethylbiguanide. Brit. med. J. 1959 II, 405—406.

— Lactic acidosis through medicaments. Helv. med. Acta 35, 448—455 (1969/70).

— HANNAH, R.: Experiences with phenformin, a two-year study. Diabetes 10, 275—279 (1961).

— LINTON, A. L.: Phenethyldiguanide: A dangerous side-effect. Brit. med. J. 1959a II, 1005—1006.

— — Observations on the treatment of young diabetics with an oral drug (phenethylbiguanide). Acta endocr. (Kbh.) 32, 491—496 (1959b).

— — THOMSON, W. S. T.: Mode of action and side-effects of phenformin hydrochloride. Brit. med. J. 1960 III, 1567—1569.

WATANABE, C. K.: Studies in the metabolic changes induced by administration of guanidine bases. I. Influence of injected guanidine hydrochloride upon blood sugar content. J. biol. Chem. 33, 253—265 (1918).

WATERBURY, L. D., JAFFE, J. J.: Comparative effects of methylglyoxal-bis (guanylhydrazone), phenformin, and insulin upon the metabolism of glucose and acetate by rat epididymal fat pads in vitro. Molec. Pharmacol. 3, 63—70 (1967).

WAXLER, S. H., LEEF, M. R.: Phenformin-induced weight loss in obese mice. Ann. N.Y. Acad. Sci. 148, 647—652 (1968).

WEINBERG, E. D.: The antimicrobial activity of N^1,N^5-substituted biguanides. Antibiot. and Chemother. 11, 572—582 (1961).

— Antimicrobial activities of biguanides. Ann. N.Y. Acad. Sci. 148, 587—600 (1968).

— CHERNIN, R., BILLMAN, J. H.: The relationship of metal binding to the biological activities of phenethylbiguanide. J. Amer. pharm. Ass., sci. Ed. 49, 441—444 (1960).

WEINGES, K. F., BIRO, G., PLISCHKE, U.: Diabetes: Glukosetoleranz und Plasmainsulin bei fettsüchtigen Personen. Therapiewoche 20, 1501—1507 (1970).

WEITZEL, G.: Diskussionsbemerkung. In: F. BERTRAM und G. MICHAEL, Internationales Biguanid-Symposium, Aachen 1960, S. 156. Stuttgart: Thieme 1960.

WELLER, C., LINDER, M.: Continuous blood glucose measurements in diabetics given phenformin timed-disintegration capsules. Metabolism 10, 669—677 (1961).

WELLER, J. M., BORONDY, M.: Effect of furosemide on glucose metabolism. Metabolism 16, 532—536 (1967).

WELLMAN, K. M., HARRIS, D. L., MURPHY, P. J.: Structure of mono-, di-, and tri-protonated biguanides. Chem. Commun. 1967, 568—569.

WEST, G. B.: Insulin and the suprarenal gland of the rabbit. Brit. J. Pharmacol. 6, 289—293 (1951). Zit. nach Chem. Abstr. 45, 8622 (1951).

WESTMAN, S.: Pathogenetic aspects of the obese-hyperglycemic syndrome in mice (Genotype obob): I. Function of the pancreatic B-cells. Diabetologia 6, 279—283 (1970).

WHICHELOW, M. J.: Vortrag. Symposium Internazionale sulle Biguanidi Antidiabetiche, Rimini 1968.

— BUTTERFIELD, W. J. H., ABRAMS, M. E., MASHITER, K.: The effect of intra-arterial infusions of small doses of tolbutamide and phenformin on peripheral glucose metabolism. Vortrag. British Diabetic Association, Spring Meeting 1967. Ref. in Diabetologia 3, 542 (1967).

WICK, A. N., FAYMON, J. L., STEWART, C. J.: Metabolism of beta-phenethylbiguanide. Clin. Res. 9, 102 (1961a).

— — — Beta-phenethylbiguanide degradation products and their biological activity. Biochem. Pharmacol. 8, 121 (1961b).

— — — CHRISTENSEN, E.: A gastric metabolite resulting from phenformin administration. Appl. Ther. 4, 382—384 (1962).

— LARSON, E.: Studies with phenethylbiguanide — a hypoglycemic agent. Clin. Res. 6, 91 (1958).

— — SERIF, G. S.: A site of action of phenethylbiguanide, a hypoglycemic compound. J. biol. Chem. 233, 296—298 (1958).

— MOBLEY, P. W., STEWART, C. J.: The hydroxylation of β-phenethylbiguanide and some effects of p-hydroxy-β-phenethylbiguanide. Vortrag. 7. Kongreß der Internationalen Diabetes Föderation, Buenos Aires 1970.

— STEWART, C. J., SERIF, G. S.: Tissue distribution of C^{14}-labeled beta-phenethylbiguanide. Diabetes 9, 163—166 (1960).

Wiezorek, W. D., Graupner, K.: Der Einfluß von Bestandteilen lytischer Mischungen auf die Wirkung blutzuckersenkender Substanzen. Arch. int. Pharmacodyn. 146, 386—391 (1963).
— — Cieplik, U.: Änderungen der Wirkungsstärke bei kombinierter Applikation von Chlorpromazin und blutzuckersenkenden Biguaniden. Med. exp. (Basel) 8, 237—241 (1963).
Wilansky, D. L.: The influence of biguanide on prediabetes. In: K. Oberdisse, H. Daweke und G. Michael, 2. Internationales Biguanid-Symposium, Düsseldorf 1967, S. 119—125. Stuttgart: Thieme 1968.
— Hahn, I.: Modification of latent diabetes by short-term phenformin administration. Metabolism 16, 199—203 (1967).
— — Schucher, R.: The effect of phenformin on "prediabetes". Metabolism 14, 793—799 (1965).
— Shochat, G.: The course of latent diabetes. Ann. N.Y. Acad. Sci. 148, 848—858 (1968).
Wilks, H. M., Colwell, A. R.: Metabolic balance studies of oral compounds in severe diabetes. Diabetes 11, Suppl., 50—55 (1962).
Williams, R. H.: Diskussionsbemerkung. Diabetes 7, 92 (1958).
— Martin, F. B., Henley, E. D., Swanson, H. E.: Inhibitors of insulin degradation. Metabolism 8, 99—113 (1959).
— Steiner, D. F.: Summarization of studies relative to the mechanism of phenethylbiguanide hypoglycemia. Metabolism 8, 548—552 (1959).
— Tanner, D. C., Odell, W. D.: Hypoglycemic actions of phenethyl-, amyl-, and isoamyldiguanide. Diabetes 7, 87—92 (1958).
— Tyberghein, J. M., Hyde, P. M., Nielsen, R. L.: Studies related to the hypoglycemic action of phenethyldiguanide. Metabolism 6, 311—319 (1957).
Williamson, J. R.: Mechanism for the stimulation in vivo of hepatic gluconeogenesis by glucagon. Biochem. J. 101, 11C—14C (1966).
— Walker, R. S., Renold, A. E.: Metabolic effects of phenethylbiguanide (DBI) on the isolated perfused rat heart. Metabolism 12, 1141—1152 (1963).
Willms, B.: Zur Regulation der Gluconeogenese in der Leber. Habilitationsschrift Göttingen, 1970.
— Indikationen und Nebenwirkung der oralen Diabetes-Therapie. Vortrag. Wissenschaftliche Arbeitstagung der Deutschen Diabetes-Gesellschaft, Düsseldorf, 1971.
— Appels, A., Sickinger, K.: Verhalten der D-Xyloseresorption unter Monotherapie mit N_1,n-Butylbiguanid. In: A. Beringer und E. Deutsch, 1. Internationales Donausymposium über Diabetes mellitus, Wien 1969, S. 433—435. Wien: Verlag der Wiener Medizinischen Akademie 1970.
— Creutzfeldt, W.: Untersuchungen zur intestinalen Resorption von Vitamin B_{12} (Schillingtest) und D-Xylose unter Biguanidtherapie. Vortrag. 5. Kongreß der Deutschen Diabetes-Gesellschaft, Bonn-Bad Godesberg 1970.
— Moshagen, D., Söling, H.-D.: Experimentelle Untersuchungen zur Wirkung von Buformin auf die isolierte perfundierte Leber der Ratte. In: K. Oberdisse, H. Daweke und G. Michael, 2. Internationales Biguanid-Symposium, Düsseldorf 1967, S. 23—32. Stuttgart: Thieme 1968.
Wright, H. M.: Corneal and lenticular opacities in the eyes of rats following long-term administration of sulfonylurea derivatives. A preliminary report. Diabetes 12, 550—554 (1963).
— Persönl. Mitteilung an H. S. Sadow (1965).
Wright, P. H.: The effect of insulin antibodies on glucose uptake by the isolated rat diaphragm. Biochem. J. 71, 633—638 (1959).
Yatzidis, H., Oreopoulos, D., Tsaparas, N., Voudiclari, S., Stavroulaki, A., Zestanakis, S.: Colorimetric determination of guanidines in blood. Nature (Lond.) 212, 1498—1499 (1966).
Yoh, Y.-J.: Pharmacological studies on n-butylbiguanide with special reference to hypoglycemic effect. Acta Sch. med. Univ. Kioto 39, 138—156 (1966).
— Distribution of n-butylbiguanide-^{14}C hydrochloride in mouse tissues. Jap. J. Pharmacol. 17, 439—449 (1967).
Zahlten, R., Willms, B., Söling, H.-D.: Zur Wirkung von Biguaniden auf das Fettgewebe. In: K. Oberdisse, H. Daweke und G. Michael, 2. Internationales Biguanid-Symposium, Düsseldorf 1967, S. 55—61. Stuttgart: Thieme 1968.
Zahnd, G. R.: Vortrag. Symposium Internazionale sulle Biguanidi Antidiabetiche, Rimini 1968.
Zbarsky, S. H., Fischer, J.: The preparation of cyanamide, urea, and related compounds labeled with long-lived radioactive carbon. Canad. J. Res. 27B, 81 (1949).
Zschornack, M. R., Jaross, W.: Dramatische Zwischenfälle bei der Behandlung mit peroralen Antidiabeticis. Dtsch. Z. Verdau.- u. Stoffwechselkr. 23, 240—250 (1963).

Biguanide (Klinischer Teil)

HELLMUT MEHNERT und ERICH GOTTFRIED HAESE

Mit 9 Abbildungen

Einleitung

Die Behandlung des Diabetes mellitus mit Diät und körperlicher Betätigung erfuhr durch die Entdeckung des Insulins einen entscheidenden Fortschritt und konnte seit Einführung oral wirksamer Antidiabetika noch weiter verbessert werden.

Im wesentlichen handelt es sich bei den oralen Antidiabetika um zwei voneinander deutlich abgrenzbare Wirkstoffgruppen: die Sulfonamidderivate einerseits und die Biguanide andererseits.

Die Verschiedenheit des Wirkungsmechanismus dieser beiden großen Gruppen ist in anderen Kapiteln dieses Buches ausführlich abgehandelt worden. An dieser Stelle soll über klinische Erfahrungen und praktische Anwendungsmöglichkeiten mit Biguaniden berichtet werden.

Im wesentlichen haben nur drei Biguanidderivate therapeutische Bedeutung erlangt. Es sind dies in chronologischer Reihenfolge: Phenäthylbiguanid (Phenformin, DBI, W 32, PEDG), 1,1-Dimethylbiguanid (Metformin, Glucophage, La 6023, DMBG, DMB); 1-Butylbiguanid (Silubin, W 37, Buformin AWD).

Die Biguanidderivate wurden 1957 in die Klinik eingeführt, als die Arbeitsgruppen von POMERANZE (1957), KRALL und CAMERINI-DAVALOS (1957) sowie WILLIAMS et al. (1957) über das von UNGAR et al. (1957) entwickelte Phenäthylbiguanid berichteten. Wenig später wurde über den blutzuckersenkenden Effekt weiterer Biguanidabkömmlinge Mitteilung gemacht, so von STERNE (1957) über den des Dimethylbiguanids sowie von MEHNERT und SEITZ (1958) über den des Butylbiguanids. Phenformin wird vorwiegend in den USA, Metformin in Frankreich und Buformin in Deutschland angewendet. Langjährige klinische Erfahrungen und experimentelle Untersuchungen ergaben, daß diese Biguanidderivate im wesentlichen in gleicher Weise wirken, unterschiedlich ist nur ihre Dosierung. So sind im Durchschnitt von Phenformin 50—200 mg, von Metformin 500—3000 mg und von Buformin 100—300 mg täglich für die Behandlung geeigneter Fälle mit Diabetes mellitus notwendig. In Verbindung mit Insulin oder mit einer betacytotropen Substanz können die Dosen niedriger gehalten werden.

Aus dieser unterschiedlichen Dosierung kann kein Urteil über mögliche Vorzüge oder Nachteile der einzelnen Derivate abgeleitet werden.

Wir selbst verfügen in erster Linie über größere Erfahrungen mit Butylbiguanid (MEHNERT, 1961, 1964a, 1964b, 1965, 1966a, 1966b, 1967, 1968; MEHNERT et al., 1965), haben aber auch Phenäthylbiguanid (MEHNERT und KRALL, 1960) sowie Dimethylbiguanid (1960, 1966a) angewendet. Dabei gewannen wir, ebenso wie andere Autoren, den Eindruck, daß bei gleicher blutzuckersenkender Wirkung geringe Unterschiede hinsichtlich des Auftretens von Nebenwirkungen bestehen können (BERGER, 1965, 1967; FLÖGEL, 1965; BARTELHEIMER, 1966; BERGER et al.,

1966; Mehnert, 1966b; Berger und Constam, 1967; Rojas-Hidalgo, 1969, u. a.).
Wir wollen aber im folgenden unterstellen, daß Phenäthyl-, Dimethyl- und Butylbiguanid bei optimalen, d. h. am stärksten blutzuckersenkenden und noch
tolerierten Dosen, etwa gleich wirken. Der Einfachheit halber kann daher eine
zusammenfassende Besprechung vorgenommen werden.

A. Klinische Erfahrungen
bei nicht-diabetischer Stoffwechsellage

Wie in früheren Kapiteln dargelegt, ist der blutzuckersenkende Effekt der Biguanide tierexperimentell überprüft und kann als gesichert gelten. Es besteht
lediglich eine unterschiedliche Empfindlichkeit einzelner Tierarten (s. Beckmann).
Es lag daher nahe, auch am Menschen nachzuprüfen, ob ein blutzuckerwirksamer
Effekt vorhanden ist.

I. Blutzucker

Beim Stoffwechselgesunden haben u. a. Fajans et al. (1958, 1960), Michel
(1960) und Otto (1960) entsprechende Untersuchungen vorgenommen (s. auch
Beckmann).

1. Bei einmaliger Gabe

So verabreichten Fajans et al. (1958) drei stoffwechselgesunden Probanden
Phenäthylbiguanid in einer Dosis von 100—400 mg. Es fand sich im nachfolgenden
Zeitraum von 4—8 Std keine Beeinflussung des Blutzuckerspiegels. Auch die
Untersuchungen von Otto (1960) zeigten ein gleiches Ergebnis, nämlich kein Ab-
sinken des Blutzuckers. Er belastete mit einer einmaligen oralen Gabe von 200 mg
Phenäthylbiguanid 18 männliche Probanden im Alter von 16—76 Jahren. Diese
Männer erhielten das Mittel, nachdem zuvor der Nüchternblutzucker bestimmt
worden war. Sie blieben dann von 8—12 Uhr, d. h. über einen Zeitraum von 4 Std,
nüchtern. In dieser Zeit wurden stündlich Blutzuckerbestimmungen durchgeführt.
Als Gegenprobe war 2 Tage zuvor bei den gleichen Personen ein Leerversuch vorgenommen worden. Dieser bestand darin, das Verhalten des Nüchternblutzuckers
ohne jede Medikation über 4 Std zu verfolgen. Auch Michel (1960) verfolgte über
4 Std den Verlauf der Blutzuckerkurve bei 15 Stoffwechselgesunden, die eine einmalige orale Gabe von 200 mg Phenäthylbiguanid bzw. 400 mg Butylbiguanid
erhalten hatten und über den Untersuchungszeitraum nüchtern geblieben waren.
Es trat kein Absinken der Blutzuckerwerte innerhalb von 4 Std nach Verabfolgung des Medikamentes ein. Andererseits haben jedoch Hammerl et al. (1968)
nach einer Gabe von 200 mg der Retardform des Butylbiguanids nach 3 und 5 Std
eine Blutzuckersenkung von durchschnittlich 16% bei Gesunden gesehen.

2. Bei mehrmaliger Gabe

Das Verhalten des Blutzuckers stoffwechselgesunder Personen nach mehr-
maligen Biguanidgaben untersuchten Fajans et al. (1958). So erhielt ein Proband
Phenäthylbiguanid 9 Tage lang und ein anderer in drei Perioden zu je 12 Tagen.
Auch bei diesen Versuchspersonen traten keine Veränderungen der Blutzucker-
werte auf. Jahnke et al. (1968) haben gleichlautende Ergebnisse erzielt, als sie
Adipöse mit eindeutig normaler Glucosetoleranz kurzfristig (3 Tage lang) und lang-

fristig (> 6 Wochen) mit Butylbiguanid behandelten. Die Probanden zeigten keine Änderung der Blutzucker-Nüchternwerte, auch verlief die Blutzuckerkurve nach oraler Glucosebelastung nicht anders, als Stoffwechselgesunden entspricht.

Die Wirkungslosigkeit von oral gegebenen Biguaniden auf den Blutzucker stoffwechselgesunder Menschen erklärten SEARLE et al. (1966) durch eine vermehrte Glykogenolyse in der Leber als Antwort auf einen erhöhten Glucoseumsatz in der Peripherie unter Biguanid. Hierdurch wird eine Senkung durch eine kompensatorische Erhöhung des Blutzuckers sofort ausgeglichen, so daß eine Veränderung des Verlaufs der Blutzuckerkurve nicht in Erscheinung tritt. Daß nämlich ein blutzuckerwirksamer Effekt beim Stoffwechselgesunden doch vorliegt, wird durch folgende Versuchsanordnung wahrscheinlich gemacht: PEREIRA et al. (1965) erhöhten den Blutzucker durch orale Glucosegaben. Die danach verabreichte Biguanidgabe war imstande, den Blutzuckerspiegel zu senken. Zu ähnlichen Ergebnissen kamen GOMEZ et al. (1969), die eine Abnahme der Blutglucose bei Gesunden nach Biguanidgabe dann sahen, wenn zuvor der Blutzucker durch eine intravenöse Glucosegabe erhöht worden war. Auch nach intravenösen Gaben von Biguanid kann der Blutzucker beim Gesunden gesenkt werden (MICHAELIS und LIPPMANN, 1963), allerdings hängt dies weitgehend von der Höhe der Dosis ab. Es scheint also so zu sein, daß auch beim gesunden Menschen eine Blutzuckersenkung zu erreichen ist, nur ist sie deshalb nicht nachzuweisen, weil die dazu erforderlich hohe Dosis, bevor sie zur Wirkung kommt, gastrointestinale Erscheinungen auslöst (s.a. BECKMANN).

II. Körpergewicht

Die vielfach aus der Klinik mitgeteilten Beobachtungen einer Beeinflussung des Körpergewichts adipöser Diabetiker unter einer Biguanidbehandlung gaben den Anstoß zu systematischen Untersuchungen auch über das Gewichtsverhalten Fettsüchtiger ohne diabetische Stoffwechsellage. LIEBERMEISTER et al. (1966, 1967) gaben Adipösen mit normalen Glucosetoleranztests über 5 Wochen 200 mg Butylbiguanid in Retardform pro die. Die Probanden wurden nicht diätetisch geführt, sondern lebten so weiter, wie sie es gewohnt waren. Es wurden sowohl vor als auch während und nach dem Versuch laufende Gewichtskontrollen durchgeführt. In gleicher Weise wurde eine ebensogroße Gruppe kontrolliert, nur erhielt diese statt des Medikamentes ein Placebo. Das Ergebnis war eine geringe Gewichtsabnahme (−1,06 kg) bei der mit Biguanid behandelten Gruppe, die jedoch nicht signifikant war (p > 0,02). Es hat sich also bei diesen Fettsüchtigen mit normaler Glucosetoleranz kein wesentlicher Einfluß auf das Körpergewicht erzielen lassen. Zu einem ähnlichen Ergebnis kamen auch MUNRO et al. (1969).

III. Verschiedene Stoffwechselgrößen

JAHNKE et al. (1968) unterwarfen ebenfalls ein Kollektiv von Fettsüchtigen mit normaler Glucosetoleranz einer Behandlung mit Butylbiguanid. Diesen wurde eine vergleichbare Gruppe Adipöser gegenübergestellt, die anstelle des Medikamentes ein Leerpräparat erhielten. Die Biguanidgruppe wurde in zwei weitere Gruppen unterteilt, von denen die eine das Biguanid an drei aufeinanderfolgenden Tagen erhielt (kurzfristiger Versuch). Es handelte sich bei diesen Probanden vorzugsweise um Frauen im mittleren Lebensalter mit einem Übergewicht von 58—74%. Das Gewichtsverhalten dieser nicht diätetisch geführten Gruppe zeigte im langfristigen Versuch eine signifikante Gewichtsabnahme gegenüber der mit

Placebo behandelten Kontrollgruppe. Letztere wies keine Veränderung auf. Prinzipiell gleiche Ergebnisse teilten Roginsky und Barnett (1966) mit. Soweit Untersuchungen darüber vorliegen, sollen der Vollständigkeit halber noch weitere Befunde erwähnt werden. L'Age et al. (1963) sahen unter Butylbiguanid bei stoffwechselgesunden und normalgewichtigen Personen einen Anstieg der freien Fettsäuren und Petrides und Schräpler (1966) auch einen Anstieg des freien Glycerins. Hammerl et al. (1968) stellten 3—5 Std nach Gabe von 200 mg Buformin einen signifikanten Anstieg der freien Fettsäuren und des freien Glycerins fest.

Jahnke et al. (1968) fanden dies in ihrem Kollektiv von Adipösen im Kurzversuch nicht, sondern nur im Langzeitversuch und in diesem nur für die freien Fettsäuren.

Auch die ILA-Nüchternwerte steigen bei Adipösen mit normaler Glucosetoleranz unter Buformin bei Glucosebelastung an. Dieser Anstieg war 120 min nach der Glucosegabe am auffälligsten. Signifikanz war vorhanden sowohl gegenüber den Normalwerten als auch gegenüber den Ausgangswerten dieser Gruppe. Es zeigte sich also eine Verspätung des ILA-Maximums nach Glucosegabe bei gleichzeitiger Butylbiguanidbehandlung (Jahnke et al., 1968).

Eine Abnahme des Seruminsulins fanden Gomez et al. (1969) unter der Biguanidbehandlung bei oraler Glucosebelastung. Bei normalen Ausgangswerten blieben Lactat, Acetoacetat, β-Hydroxybutyrat, Cholesterin und die Triglyceride unbeeinflußt (Jahnke et al., 1968).

Bei erhöhten Ausgangswerten von Serumcholesterin und Triglyceriden wird jedoch beim Nichtdiabetiker eine Senkung unter Phenformin gesehen, die solange anhält, als das Biguanid gegeben wird (Knowles, 1968).

B. Klinische Erfahrungen
bei verschiedenen Erkrankungen
(außer Diabetes mellitus)

I. Beeinflussung der fibrinolytischen Aktivität

Mitteilungen über Einwirkungen von Biguaniden bei nicht-diabetischen Personen, die an anderen Erkrankungen litten, finden sich bei verschiedenen Autoren. So stellten Chakrabarty et al. (1965) unter Biguanidgaben (Metformin) eine Erhöhung der fibrinolytischen Aktivität bei Patienten mit Symptomen von Angina pectoris, mit Infarktgefährdung oder intermittierendem Hinken fest. Die zuvor herabgesetzte fibrinolytische Aktivität normalisierte sich durch den Anstieg des Plasminogen-Aktivators unter der Behandlung mit Dimethylbiguanid. Für das Phenäthylbiguanid liegen Untersuchungen von Ghanem et al. (1962) sowie von Fearnley und Chakrabarty (1963, 1964) bei ischämischen Patienten vor. Diese wurden 3 Monate mit dem Medikament behandelt und zeigten alle eine Besserung der fibrinolytischen Aktivität. Ebenso fand sich eine Normalisierung der zuvor herabgesetzten fibrinolytischen Aktivität bei Patienten mit rheumatischer Arthritis oder anderen entzündlichen Erkrankungen, wie Fearnley und Chakrabarti (1966) und Fearnley et al. (1965, 1967, 1968) publizierten. Die Wirkungsdauer konnte durch gleichzeitige Gabe eines anabolen Steroids verlängert werden (Fearnley und Chakrabarti, 1966; Chakrabarti und Fearnley, 1967; Fearnley et al., 1967, 1969).

C. Klinische Erfahrungen
bei latent-diabetischer Stoffwechsellage

Im vorigen Kapitel wurde berichtet, daß beim Menschen mit normaler Glucosetoleranz Biguanide keinen meßbaren Einfluß auf das Blutzuckerverhalten aufweisen, dies aber möglicherweise nur deshalb nicht feststellbar ist, weil eine Veränderung des Blutzuckerspiegels sofort ausgeglichen oder die erforderliche Dosis nicht appliziert werden kann. Es entsteht die Frage, ob bei einer Störung der Glucosetoleranz, wie sie bei einer latent-diabetischen Stoffwechsellage zu verzeichnen ist, Änderungen zu erwarten sind.

I. Glucosetoleranz

Bei den bereits erwähnten Untersuchungen von JAHNKE et al. (1968) wurde dies bei Adipösen mit latent-diabetischer Stoffwechsellage im Kurzversuch sowie nach langfristiger Behandlung untersucht. Es zeigte sich bei einer kurzfristigen Behandlung mit Butylbiguanid eine deutliche Toleranzverbesserung der oralen Glucosebelastung, die sich in einer Abflachung der Differenzen zwischen den 30- und 90-min-Werten der Blutzuckerkurve äußerte. In ähnlicher Versuchsanordnung wie bei LIEBERMEISTER et al. (1966, 1967) und JAHNKE et al. (1968) beobachteten auch CZYZYK und LAWECKI (1966) sowie FALUDI et al. (1968a) eine Tendenz zur Normalisierung. Bei einer langfristigen Behandlung jedoch (> als 6 Wochen) zeigte sich eine Änderung der Glucosetoleranz weder bei oraler noch bei intravenöser Zuckerbelastung (GUTSCHE, 1968; JAHNKE et al., 1968). KNICK (1968) sah jedoch nach 2jähriger Behandlung mit Butylbiguanid eine Normalisierung pathologischer Glucosetoleranztests, desgleichen PLISCHKE et al. (1968). WILANSKY et al. (1965) fanden bei latenten Diabetikern nach einer 6wöchigen Behandlung mit Phenformin eine Besserung des pathologisch veränderten Cortison-Glucose-Toleranztests (CGTT), die in 71% der Fälle 1 Jahr nach Absetzen des Mittels noch nachweisbar war. Inzwischen wurden diese Kontrollen weiter fortgeführt. Erstaunlicherweise blieben bei 40—55% der mit Phenäthylbiguanid kurzfristig behandelten latenten Diabetiker die Normalisierung des CGTT über 3 Jahre aufrechterhalten (WILANSKY und HAHN, 1967; WILANSKY, 1968; WILANSKY und SHOCHAT, 1968). BEASER (1967) konnte ähnlich günstige Ergebnisse jedoch nicht beobachten.

II. Körpergewicht

Wie bereits zuvor mitgeteilt, änderte sich das Gewicht Adipöser nach einer 6wöchigen Butylbiguanidbehandlung. Hatten diese einen pathologischen Ausfall der Glucosetoleranztests, dann war die Gewichtsabnahme eindeutig größer als bei normaler Glucosetoleranz (JAHNKE et al., 1968; GUTSCHE, 1968).

III. Verschiedene Stoffwechselgrößen

Die freien Fettsäuren steigen unter einer mehrwöchigen Behandlung bei adipösen Personen mit pathologischem Glucosetoleranztest eindeutig an (JAHNKE et al., 1968; HAMMERL et al., 1968). Auch das freie Glycerin ist erhöht (HAMMERL et al., 1968). In dieser Gruppe kommt es auch zu einem Absinken erhöhter ILA-Nüchternwerte, so daß nach einer 6wöchigen Buformin-Behandlung die mittleren Nüchternwerte sich der Norm näherten (JAHNKE et al., 1968). Nach den Untersuchungen von Plischke et al. (1968) fielen unter gleichzeitiger Verbesserung der Glucosetoleranz bei Fettsüchtigen die freien Fettsäuren und die Plasmainsulinwerte signifikant unter einer Langzeitbehandlung mit Butylbiguanid ab.

D. Klinische Erfahrungen bei diabetischer Stoffwechsellage

I. Einwirkungen auf den Kohlenhydratstoffwechsel

Wenden wir uns nun den Einwirkungen der Biguanide beim diabetischen Menschen zu.

Es bestehen keine Hinweise auf eine geschlechtsspezifische differente Wirkungsweise der Biguanide beim Diabetes mellitus (Skillman et al., 1959).

1. Blutzucker

Einer der fundamentalen Effekte der Biguanide ist die blutzuckersenkende Wirkung beim Diabetiker. Darüber hat eine sehr große Zahl von Autoren berichtet.

Vom klinischen Standpunkt ist interessant zu wissen, wann dieser blutzuckersenkende Effekt eintritt, ob es ein Soforteffekt ist oder ob er erst nach einer Anlaufzeit einsetzt und meßbar wird. Als Mittelwerte für den Wirkungsbeginn können $^1/_2$—3 Std nach oraler Einnahme einer einmaligen Dosis angenommen werden. Das Wirkungsmaximum ist 4—6 Std nach Einnahme erreicht (Hall et al., 1958). Die Abklingzeit beträgt ebenfalls etwa 2 Std und ist ungefähr 8 Std nach Einnahme des Medikamentes vorüber. Nach 10 Std ist keine Biguanid-Wirkung mehr nachzuweisen (Hall et al., 1958). Der Wiederanstieg des Blutzuckers soll nach Haller und Strauzenberg (1966) etwas schneller erfolgen als die Blutzuckersenkung.

Die neuerdings entwickelten Depot-Präparate haben eine Wirkungsdauer von 12—14 Std. Nach Beckmann und Hübner (1965) und Haller und Strauzenberg (1966) bleibt der Wirkspiegel über diesen Zeitraum hinweg nahezu konstant erhalten. Die bereits mitgeteilten Untersuchungen Ottos (s. S. 598) an stoffwechselgesunden Personen dienten u. a. auch der Frage, ob das unterschiedliche Verhalten des Blutzuckers, nämlich die „Wirkungslosigkeit" bei Stoffwechselgesunden und die Blutzuckersenkung beim Diabetiker, möglicherweise geeignet ist, sich zu einem Test zur Aufdeckung eines latenten Diabetes mellitus ausbauen zu lassen. Wie auch Gutsche (1961), der ähnliche Versuche anstellte, fand, hat sich keine Möglichkeit ergeben, Biguanide als Testsubstanz zur Feststellung einer latent-diabetischen Stoffwechsellage einzusetzen. Das liegt nicht nur daran, daß die Vergleichswerte der Blutzuckerkurven Stoffwechselgesunder und latenter Diabetiker keine wesentlichen Unterschiede aufweisen müssen, sondern sicher auch noch daran, daß der Wirkungseintritt nach einer Biguanidgabe relativ langsam erfolgt.

Das Blutzuckerverhalten nach begonnener Biguanidbehandlung läßt nach Hall et al. (1958) sowie nach Schilling (1959) eine Blutzuckersenkung bisweilen auch erst am nächsten oder übernächsten Tag erkennen.

2. Harnzucker

Der Harnzuckergehalt geht nach Hall et al. (1958) dem Blutzuckerverhalten etwa parallel. Wird die Biguanidbehandlung aus irgendeinem Grunde abgesetzt, so beobachteten Gutsche und Riegel (1959) ein Wiederauftreten der Glykosurie nach etwa 18—24 Std.

3. Glucosetoleranz

Das Verhalten der beim manifesten Diabetes pathologisch ausfallenden Glucose-toleranztests wird durch Biguanid nicht geändert. Der Kurvenverlauf nach oraler wie auch nach intravenöser Glucosebelastung sowie beim Artosin-Glucosetoleranz-test weist unter Biguanidgaben keine anderen Abweichungen auf als diejenigen ohne Biguanid.

Das entspricht den Ergebnissen von Untersuchungen von FAJANS et al. (1958), SCHILLING (1959), CRAIG et al. (1960) und GUTSCHE (1961). Im Gegensatz dazu sahen POMERANZE et al. (1957) — allerdings nur bei leichtem Diabetes — sowie CZYZYK und LAWECKI (1966) eine Besserung oraler Glucosetoleranztests nach Biguanidbehandlung. Auch CREUTZFELDT et al. (1968) sahen eine signifikante Toleranzverbesserung derjenigen Gruppe von Diabetikern, die Butylbiguanid erhalten hatte (p < 0,05), aber auch die Gruppe, die mit Tolbutamid und Butyl-biguanid kombiniert behandelt worden war, zeigte eine solche Änderung (p < 0,01).

4. Serum-Insulin

Nach den Untersuchungen von GRODSKY et al. (1963) reagierten Alters-diabetiker auf eine Glucosebelastung mit einem stärkeren und länger anhaltenden Anstieg der Serum-Insulin-Konzentration, als dies beim Stoffwechselgesunden der Fall ist. Nach Phenformingaben erfolgte dieser Anstieg nicht. Was die Nüchtern-Insulinwerte (Nüchtern-IRI) anbetrifft, so zeigte sich nach den Untersuchungen von CREUTZFELDT et al. (1968) ein signifikanter Abfall (p < 0,01) gegen Ende der Behandlungsperiode bei den Kollektiven von Altersdiabetikern, die auf ein Bi-guanid ein- oder umgestellt worden waren, während bei der kombiniert behan-delten Gruppe die Werte praktisch unverändert blieben. Dies korrespondiert auch mit den Untersuchungen von SALANS und REAVEN (1965), die eine Senkung der Seruminsulinspiegel (ILA) nach Phenformin sahen. KLEIN (1966) fand jedoch ein Absinken der Nüchtern-ILA-Werte auch bei einer Kombinationstherapie mit Sulfonylharnstoff und Biguanid.

II. Einwirkungen auf den Fettstoffwechsel

1. Körpergewicht

Sehr bald nach Einführung der Biguanide in die orale Therapie des Diabetes mellitus zeigte sich bei denjenigen Diabetikern, deren Stoffwechselerkrankung zu-gleich mit einer Adipositas einherging, ein gewichtsreduzierender Effekt.

Über solche Beobachtungen berichteten WELLER und LINDER (1961, 1965), RADDING et al. (1962), SADOW (1962, 1968), HALLER und STRAUZENBERG (1963), MOSS et al. (1964), PATEL und STOWERS (1964), PEDERSEN (1965), WELLER (1965), KOPP (1966), ENDERS (1966), BURSTEIN et al. (1966), MIRSKY und SCHWARTZ (1966), MÜTING (1966), ABRAMSON und ARKY (1967), CONSTAM und BERGER (1967), DANOWSKI (1967), CLARKE und DUNCAN (1968), CREUTZFELDT et al. (1968), KNICK (1968) u.a. CREUTZFELDT et al. (1968) konnten eine signi-fikante Gewichtsabnahme bei den adipösen Altersdiabetikern feststellen, die ein Biguanidpräparat in seiner Retardform allein erhalten hatten oder von einem Sulfonylharnstoffpräparat auf dieses Biguanid umgestellt worden waren. Für die Kombinationsgruppe bestand ebenfalls Signifikanz, jedoch war die Gewichts-abnahme deutlich schwächer. Das Vergleichskollektiv zeigte keine Gewichts-abnahme. Auch KNICK (1968) sah einen stärkeren Gewichtsverlust nur bei den Diabetikern, die zur Diät Butylbiguanid erhalten hatten, nicht aber bei den Dia-betikern, die nur diätetisch behandelt worden waren. Bei ENDERS (1966) traten

unter der Behandlung mit der Retardform des Butylbiguanids Gewichtsabnahmen
bis zu 10,5 kg auf. Dieser Autor meint, daß die Gewichtsabnahme dem Grade der
Adipositas proportional verlaufe und etwas oberhalb des Sollgewichts stehen-
bleibe. Dies entspricht auch den Erfahrungen von Haller und Strauzenberg
(1963), die unter einer alleinigen Biguanidtherapie eine eindeutige Gewichts-
minderung bei ausgesprochener Fettleibigkeit sahen (Abb. 1).

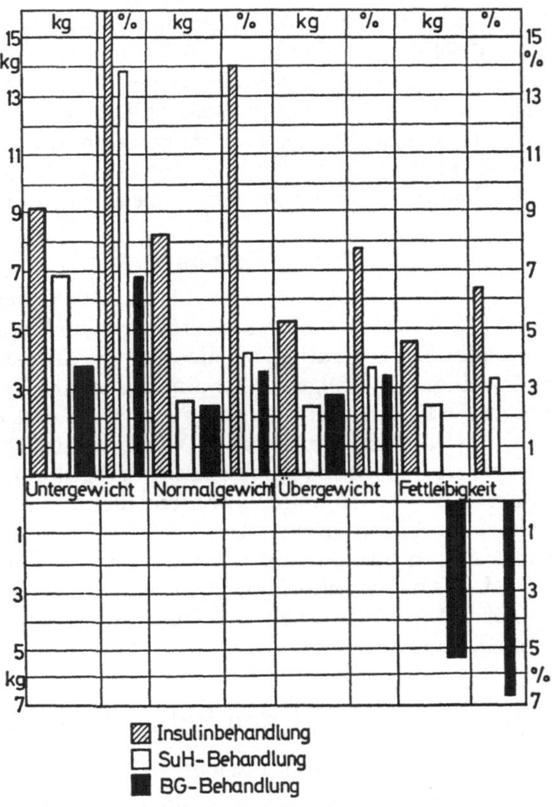

Abb. 1. Gewichtsvergleich bei Diabetikern nach 1—1½ Jahren peroraler Therapie bzw. Insulinbehandlung gegenüber dem unbehandelten Zustand. (Haller und Strauzenberg, 1963)

Ist dieser gewichtsmindernde Effekt der Biguanide vorübergehender Natur
oder von Dauer? Darüber liegen Untersuchungen von Schwartz und Meinert
(1967) vor. Sie haben Gruppen von Diabetikern über 4 Jahre lang kontrolliert.
Die einzelnen Kollektive erhielten entweder Insulin, ein Sulfonylharnstoffderivat,
ein Biguanid (Phenäthylbiguanid) oder ein Placebo. Die Gruppe der Patienten,
die das Biguanid erhalten hatte, zeigte am Ende des Versuches ein ausgesprochen
niedrigeres Gewicht als die anderen Gruppen. Es war nicht nur gegenüber den
anderen Behandlungsgruppen niedriger, sondern auch gegenüber den Ausgangswerten. Mit der Zeit machte sich jedoch die Tendenz bemerkbar, wieder zu dem
Anfangsgewicht zurückzukehren. Erheblich übergewichtige Patienten verloren
mehr an Gewicht als diejenigen, bei denen das Übergewicht weniger als 30% betrug. Dies zeigte sich sowohl in der mit Phenäthylbiguanid als auch in der mit
einem Placebo behandelten Gruppe (Abb. 2).

Die Frage, ob denn eine nur vorübergehende Gewichtsabnahme überhaupt einen erwünschten Effekt darstellt, kann wohl dahingehend beantwortet werden, daß auch eine ein- oder zweijährige wesentliche Gewichtsreduktion lebenserleichternd und lebensverlängernd sein kann.

Eine eindeutige Erklärung für den gewichtsmindernden Effekt der Biguanide kann noch nicht gegeben werden. Einige Autoren wie PATEL und STOWERS (1964), PEDERSEN (1965), JAHNKE et al. (1968) u. a. nehmen einen anorexigenen Effekt der Biguanide als Ursache für die Gewichtsreduzierung an. Aber es scheint

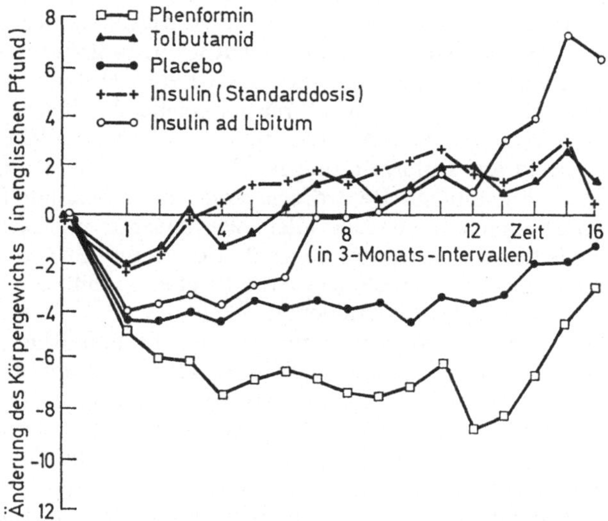

Abb. 2. Durchschnittliche Änderungen des Körpergewichts in Abhängigkeit von der Behandlungsart. Beobachtungsintervalle: jeweils 3 Monate. (MEINERT und SCHWARTZ, 1968)

doch wohl so zu sein, daß nicht einfach eine Appetithemmung oder das „Gefühl eines vollen Magens" zur Erklärung ausreichen; denn nach den Untersuchungen von JAHNKE et al. (1968) tritt auch bei Adipösen mit normaler und mit gestörter Glucosetoleranz unter Biguaniden eine Gewichtsabnahme ein. Auffällig ist nur, daß diese Gewichtsabnahme bei den Fettsüchtigen mit gestörter Glucosetoleranz deutlich stärker ist. Dieses differente Verhalten ist durch einen anorexigenen Effekt allein nicht erklärbar. Eine Reihe von experimentellen Befunden spricht dafür, daß es sich hierbei um einen aktiven Eingriff der Biguanide in den Fettstoffwechsel handelt. Es wird in diesem Zusammenhang auf das Kapitel von BECKMANN und auf Hinweise in dieser Abhandlung verwiesen.

Möglicherweise geben die Untersuchungen von GRODSKY et al. (1963), SALANS und REAVEN (1965) sowie CREUTZFELDT et al. (1968) u. a. Hinweise darauf, daß die Senkung der Insulinspiegel im Sinne der Hemmung der Lipogenese wirkt. Der von CREUTZFELDT et al. (1968) nachgewiesene Anstieg der freien Fettsäuren könnte Ausdruck einer gesteigerten Lipolyse unter Biguaniden sein.

Auch SCHLESS (1964) sah unter Biguanid-Medikation eine deutliche Fettmobilisation.

Möglicherweise spielt auch die von verschiedenen Autoren beschriebene Biguanid-induzierte Resorptionshemmung bestimmter Nährstoffe für die Gewichtsabnahme eine gewisse Rolle (vgl. BECKMANN, S. 548).

2. Verschiedene Stoffwechselgrößen

Diese Einflüsse der Biguanide auf das Körpergewicht lassen auch weitere Einwirkungen auf Stoffwechselgrößen innerhalb des Fettstoffwechsels erwarten.

Nach Creutzfeldt et al. (1968) tritt unter Biguanidgaben kein signifikantes Absinken der Gesamtlipide ein. Ebenfalls kommt es nach Gershberg et al. (1965), Kahan et al. (1966) und Creutzfeldt et al. (1968) nicht zu einer signifikanten Senkung des Triglyceridspiegels. Das steht im Gegensatz zu den Befunden von Schwartz et al. (1966), Tzagournis et al. (1967, 1968a, b, 1969), Altermann und Lopez-Gomez (1968), Mirsky (1968) und Schaefer (1968), die bei Diabetikern unter einer Biguanidtherapie ein signifikantes Absinken der Triglyceridwerte fanden. Die Veränderungen waren um so deutlicher, je höher die Ausgangswerte lagen. Die freien Fettsäuren fanden Creutzfeldt et al. (1968), Kattermann et al. (1968) bei allen Behandlungsgruppen ihrer vergleichenden Therapiestudie erhöht. Die Zunahme trat bei den Patienten auf, die Butylbiguanid allein erhalten hatten, die von Tolbutamid auf Buformin umgestellt oder mit einem Sulfonylharnstoffderivat und dem Biguanid in Retardform kombiniert behandelt worden waren. Unter einer strikt eingehaltenen Diät allein oder unter einer zusätzlichen Sulfonylharnstofftherapie fiel der Fettsäurespiegel ab. Cohen und Shafir (1962), L'Age et al. (1963), Gershberg et al. (1965) sowie Stone et al. (1966) sahen keinen Anstieg der freien Fettsäuren unter Biguaniden.

Das Verhalten der Ketonkörper unter einer Biguanidtherapie untersuchte eine Reihe von Autoren. So fanden Hall et al. (1958), Walker (1959), Walker und Linton (1959) sowie Bergen und Norton (1960) eine Ketose bei Normoglykämie. Zu einem ähnlichen Resultat kamen auch Creutzfeldt et al. (1968), die ein Ansteigen des β-Hydroxybutyrats fanden, das in der Gruppe der Kombinationstherapie (Tolbutamid + Biguanid) mit $p < 0{,}05$ signifikant war. Allen anderen Therapiekollektiven fehlte die Signifikanz. Die Acetoacetatspiegel im Blut blieben unverändert (Creutzfeldt et al., 1968) (s. auch S. 632).

Die Cholesterinspiegel fallen unter einer Biguanidtherapie ab. Das Absinken des Cholesterins scheint bei hohen Ausgangswerten am deutlichsten zu sein. Dieses Verhalten des Cholesterins ist durch die Untersuchungen von Gershberg et al. (1965, 1968), Kahan et al. (1966), Schwartz et al. (1966), Altermann und Gomez-Lopez (1968), Creutzfeldt et al. (1968), Hubrich et al. (1968), Kattermann et al. (1968) sowie Mirsky (1968) und Schaefer (1968) gesichert.

III. Einwirkungen auf den Stoffwechsel der Leber

1. Fettleber

Die Mehrzahl der stabilen ketoacidoseresistenten Diabetiker neigt von vornherein zu Fettleibigkeit, gleichzeitig besteht häufig eine Fettleber. Die Leberverfettung kann aber dem Manifestwerden des Altersdiabetes auch um Jahre vorausgehen. Jede Fettleber unklarer Genese sollte daher Anlaß sein, nach einer latent-diabetischen Stoffwechsellage zu fahnden. Theoretisch ist es zwar möglich, jede Fettsucht und auch jede Fettleber durch Ausschalten der Ursache oder durch ein diätetisch strenges Regime zum Verschwinden zu bringen. In der Praxis stehen jedoch diesem Verfahren oft ganz bedeutende Schwierigkeiten entgegen, wenn z.B. der betreffende Patient sich nicht an die auferlegte diätetische Einschränkung hält. Dann wird die Frage einer medikamentösen Zusatztherapie zu entscheiden sein.

Da sich Biguanide zur Beeinflussung einer Fettsucht als wirksam erwiesen haben, ist auch die Rückbildung einer Fettleber zu erwarten. Beringer und

THALER (1959) sowie BERINGER et al. (1968a) haben Diabetiker mit einer Fettleber mit Butylbiguanid behandelt und fortlaufend bioptisch kontrolliert.

Es zeigte sich, daß ein günstiger therapeutischer Effekt dann eintritt, wenn das Buformin gleichzeitig auch zu einer Gewichtsabnahme führt.

Den Leberverfettungsgrad und seine Veränderungen bei Patienten mit nichtalkoholischer Fettleber und latent-diabetischer Stoffwechsellage studierte KNICK (1968). Nach dem Leitz-Punkttreffverfahren fand er einen Rückgang der Leberverfettung von 42 auf 17 Vol.-% in dem Kollektiv, das neben einer Diät 2 Jahre lang zusätzlich Buformin erhalten hatte. Die Vergleichsgruppe mit einer ausschließlichen Diätbehandlung hatte nur eine Abnahme von 37 auf 28 Vol.-% aufzuweisen.

2. Glykogen

Da die Untersuchungen von BERINGER et al. (1968a) in erster Linie dem Einfluß von Butylbiguanid auf den Leberstoffwechsel galten, sei auf die Resultate ihrer Untersuchungen an dieser Stelle hingewiesen. Unter Buformin tritt eine Abnahme der Zuckergabe in der Leber ein, und zwar beeinflußt es die homöostatische Tätigkeit der Leber im Sinne der Glykogenspeicherung. Diese Speicherung vollzieht sich unter Butylbiguanid sowohl dann, wenn der Patient hungert als auch unter einer Kohlenhydratzufuhr. Der Glykogenaufbau unter dem Biguanid liegt zwar unter akuter Glucosebelastung etwas niedriger als nach Verabreichung von Insulin oder einem Sulfonylharnstoff, gleicht sich aber unter einer Dauertherapie weitgehend aus. Es ist dann kein Unterschied mehr zwischen den einzelnen Behandlungsarten festzustellen. Die Interpretation der Ergebnisse läßt nach BERINGER et al. (1968) die Feststellung zu, daß Buformin nicht nur einen Angriffspunkt in der Peripherie, sondern auch im Leberstoffwechsel hat.

IV. Einwirkungen auf den Eiweißstoffwechsel

Über Einflüsse der Biguanide auf den Eiweißstoffwechsel wird auf das entsprechende Kapitel dieses Buches (BECKMANN, S. 560) verwiesen.

Vom klinischen Standpunkt interessiert, daß WILKS und COLWELL (1962) eine vorher negative Stickstoffbilanz unter der Biguanidtherapie sich ausgleichen sahen, was also im Sinne einer eiweißanabolen Wirkung zu interpretieren wäre.

MÜTING (1964, 1968) hat Butylbiguanid allein bei 42 und in Kombination mit Insulin bei 44 Diabetikern mehrere Monate angewendet und die Wirkung auf Serumeiweißzusammensetzung und den Aminosäurehaushalt geprüft. Er fand während der Biguanidtherapie eine leichte bis mäßige Zunahme des Serumeiweißes und Serumalbumins, während initial erhöhter α-Aminostickstoff im Serum und im 24 Std-Urin statistisch signifikant abnahm. Dieses Verhalten des α-Aminostickstoffs wird als antikataboler Effekt und als geringfügig eiweißanabole Wirkung des Biguanids angesehen, der dem alleiniger Insulingaben weitgehend entspricht. Welche Bedeutung diesen Effekten zukommt, geht daraus hervor, daß z.B. beim dekompensierten labilen, jugendlichen Diabetiker täglich bis zu 3,0 g freier und peptidgebundener α-Aminostickstoff verlorengehen. Auf freie Aminosäuren bezogen entspricht das einem Eiweißverlust von 20 g pro die, wobei vor allem essentielle Aminosäuren im Harn ausgeschieden werden. Das bedeutet einen Eiweißverlust wie bei einem Nephrotiker mit einem Esbach-Wert von 2⁰/₀₀ (MÜTING, 1968).

Durch Buformin tritt nun eine weitgehende Normalisierung dieser Hyperaminoacidurie ein, wobei diese ausgleichende Wirkung (smoothing-effect) auf den Eiweißstoffwechsel oft der auf den Kohlenhydratstoffwechsel vorausgeht (MÜTING, 1968).

Es zeigt sich also, daß Biguanide bei einer diabetischen Stoffwechsellage den Blutzucker senken und beim diabetischen bzw. latent-diabetischen Fettsüchtigen das Körpergewicht beeinflussen können. Ferner sollen Biguanide den Verfettungsgrad der nichtalkoholischen Fettleber herabsetzen, die Glykogenspeicherung in der Leber fördern und einen eiweißanabolen Effekt haben. Es muß aber auch festgestellt werden, daß es z.T. sehr widersprüchliche Befunde gibt. Vielleicht erklärt sich dies dadurch, daß Zeitpunkt oder Methodik der Untersuchungen differieren. Möglicherweise liegt es auch daran, daß die Kollektive der Patienten nicht vergleichbar sind oder andere Vorbedingungen nicht übereinstimmen. Jedenfalls wird es schwerfallen, eine plausible Interpretation aller Differenzen zu geben, solange die Unsicherheitsfaktoren so groß sind.

E. Kriterien für eine Anwendung beim Diabetes mellitus

Gibt es Kriterien, die von vornherein einen Erfolg einer vorgesehenen Biguanid-Therapie annehmen lassen?

I. Lebensalter

Spielt z.B. das Lebensalter des Patienten eine maßgebliche Rolle? Verschiedene Autoren haben einen Einfluß des Lebensalters auf die Erfolgsaussichten einer Biguanidbehandlung des Diabetes mellitus abgelehnt. So fanden Azerad und Lubetzki (1959) bei 118 mit Dimethylbiguanid behandelten Patienten keine Relation zum Alter. Diese Beobachtung machten auch Schneeweiss et al. (1960). Andere Autoren wiederum haben einen solchen Zusammenhang postuliert. So zeigten die Untersuchungen von Schilling (1959) einen Anstieg der Ansprechbarkeit auf Biguanide bei Diabetikern über 50 Jahre. Auch Kopp (1966, 1967, 1968) fand ein optimales Ansprechen auf eine Biguanidtherapie bei Diabetikern mit einem Lebensalter von über 50 Jahren, besonders wenn zusätzlich noch eine Adipositas bestand. Nach Pomeranze (1960) reagierten 70% der über 40 Jahre alten Diabetiker auf eine Biguanidtherapie positiv. Eine deutlich gesteigerte Ansprechbarkeit wurde auch von Buding et al. (1960) konstatiert. Besonders ist dies der Fall, wenn der Diabetiker zugleich übergewichtig ist. So hatte Schilling (1959) bei 26 übergewichtigen Diabetikern einen Therapieerfolg in 61,5%, während bei 26 normalgewichtigen Diabetikern ein Erfolg nur bei 30,8% und bei 28 untergewichtigen Diabetikern nur bei 7% eintrat.

II. Manifestationsalter

Ein weiterer Gesichtspunkt für eine Anwendung von Biguaniden in der Diabetestherapie muß ebenfalls einer kritischen Betrachtung unterzogen werden. Es ist die Frage, ob das Manifestationsalter der Stoffwechselerkrankung einen Einfluß ausübt.

Die Bedeutung des Manifestationsalters hoben die Untersuchungen von Lisboa und Marques (1959), McKendry et al. (1959), Schilling (1959), Krall und Bradley (1962) u.a. hervor. So fand z.B. Schilling bei einem Manifestationsalter jenseits des 50. Lebensjahres in über 80% ein Ansprechen auf Biguanid. Aufgrund der vorgenannten Untersuchung ist anzunehmen, daß das Manifestationsalter des Diabetes für eine erfolgreiche Biguanidtherapie bei einem großen Prozentsatz der Erkrankungsfälle eine Rolle spielt und daß dieser Anteil um so größer wird, je höher das Manifestationsalter ist, d.h., je später der Diabetes nach dem 50. Lebensjahr auftritt.

III. Diabetesdauer

Von Interesse ist auch die Frage, ob die Dauer des Diabetes eine Rolle für eine erfolgreiche Anwendung der Biguanide darstellt. Es ist aber dabei zu bedenken, daß der Faktor „Diabetesdauer" kein „selbständiges Indikationsmerkmal" darstellt, sondern seinerseits von anderen Faktoren erheblich beeinflußt wird. Es ist durchaus anzunehmen, daß Patienten bei länger bestehendem Diabetes ein niedrigeres Manifestationsalter haben. Ein frühes Manifestationsalter aber beeinflußt die Ansprechbarkeit auf eine Biguanidbehandlung im negativen Sinn, da bei jüngeren Diabetikern häufiger ein Defizit an körpereigenem Insulin zu finden ist. Dieser Insulinmangel kann nur durch Insulinzufuhr abgedeckt, nicht aber durch Biguanide ersetzt werden.

IV. Diabetesform und -schweregrad

Damit ist bereits angedeutet, daß der Insulinmangeldiabetes, wie er beim labilen Diabetes des Kindes und Jugendlichen vorliegt, weniger auf Biguanide anspricht. Wie die Erfahrung gelehrt hat, ist der stabile Diabetes des Erwachsenen, der sog. Altersdiabetes („maturity-onset diabetes"), die Domäne der Biguanidtherapie. Wie bereits ausgeführt wurde, spielen dann innerhalb dieser Gruppe das Manifestationsalter und die gleichzeitige Kopplung mit einer Adipositas für die gute Ansprechbarkeit eine beachtliche Rolle.

V. Vorbehandlungsperiode

Wenn bisher besprochen wurde, welches die Bedingungen für eine aussichtsreiche Biguanidbehandlung sind, dann wurde vorausgesetzt, daß die betreffenden Diabetiker bisher unbehandelt waren oder höchstens mit Diät allein behandelt worden sind. Gibt es nun Hinweise dafür, daß auch eine Vorbehandlung anderer Art, etwa durch Insulin oder durch andere Antidiabetika, einen Einfluß hat? Es wäre zu prüfen, ob das der Fall ist bei einer mehr oder minder langen Vorbehandlung mit Insulin oder mit betacytotrop wirksamen Substanzen, wie z.B. den Sulfonylharnstoffen oder den Pyrimidinderivaten.

1. Insulinvorbehandlung

Aus der Insulin-Ära ist bis zum heutigen Tag — wenn auch in immer geringerem Ausmaß — die primäre Behandlung von Diabetikern mit Insulin gelegentlich noch üblich. Es werden deshalb sicherlich noch Altersdiabetiker mit Insulin behandelt, die durchaus einer oralen Diabetesbehandlung zugänglich wären. Als erfolgreich hat sich in solchen Fällen die kombinierte orale Therapie mit Sulfonylharnstoff und Biguanid erwiesen. So konnten nach KNICK et al. (1970) bei 24% ihrer primär oder sekundär insulinierten Patienten die Insulindosis sogar vollkommen ersetzt werden. Sofern also kein Insulinmangeldiabetes vorliegt, ist durchaus die Möglichkeit vorhanden, Insulin durch eine orale kombinierte Therapie teilweise oder gänzlich zu ersetzen. Es läßt sich aber in einem solchen Fall niemals mit Sicherheit voraussagen, ob die Umstellung Erfolg haben wird.

2. Sulfonylharnstoffvorbehandlung

Ist der Diabetes zuvor mit betacytotropen Substanzen behandelt worden, so spielt sicher die Länge der vorausgegangenen Therapie mit diesen Substanzen eine Rolle. Ist die Vorperiode nur kurz, ist also etwa nur ein halbes Jahr lang eine solche Therapie durchgeführt worden, so ist anzunehmen, daß es gleichgültig ist, ob die Therapie z.B. weiter mit Sulfonylharnstoffen oder mit Biguaniden fortgeführt wird. Wenn aber keine zwingende Indikation für eine solche Umstellung ersichtlich ist, sollte die bisherige Therapie, die zur Stoffwechselkompensation geführt hat, unverändert fortgesetzt werden.

Ist jedoch eine Sulfonylharnstofftherapie schon wesentlich länger als ein halbes Jahr angewendet worden und haben sich bereits Zeichen eines Versagens dieser Therapie eingestellt, d.h., handelt es sich um ein beginnendes Sekundärversagen dieser Therapie, so ist mit großer Sicherheit eine Umstellung auf Biguanide allein nicht erfolgversprechend, weil anzunehmen ist, daß nicht mehr genügend Insulinreserven zur Verfügung stehen.

F. Allgemeine Richtlinien für die Therapie

Wie die Erfahrung gelehrt hat, ist grundsätzlich eine Diabetestherapie sowohl mit Biguaniden allein als auch in Kombination mit betacytotropen Substanzen und auch in Kombination mit Insulin möglich. Jedoch sind die bereits oben skizzierten Einwände zu beachten.

Eine allgemein anerkannte Verfahrensweise für den Beginn einer Behandlung mit Biguaniden ist die einschleichende Therapie mit kleinen Dosen und ihre allmähliche Steigerung bis zum erwünschten Effekt (Start low, go slow!). Die Biguaniddosis soll so hoch sein, daß Blut- und Harnzucker befriedigende Werte zeigen, andererseits so niedrig, daß keine gastrointestinalen Nebenwirkungen auftreten.

Das ist bei Sulfonylharnstoffen anders, da man von einer gewissen Grenzdosis an nichts mehr erreichen kann, selbst wenn die Dosis weiter erhöht wird. Deshalb kann bei den Sulfonylharnstoffen auch von vornherein mit einer relativ hohen Dosis begonnen werden. Man kann also in gewisser Weise für die Wirkung der Sulfonylharnstoffpräparate das „Alles-oder-nichts-Gesetz" anführen, was bei den Biguaniden in dieser Form nicht zutrifft.

Für eine erfolgversprechende Therapie sind neben den bisher genannten Voraussetzungen noch eine gute Verteilung der Biguaniddosen über den ganzen Tag sowie die Einnahme der Präparate während oder nach dem Essen zu beachten. Da sich aber mehr und mehr die Verwendung von Retardformen durchgesetzt hat, kann die Behandlung intensiviert und zugleich auch vereinfacht werden. Der Vorteil dieser pharmazeutischen Zubereitungsform liegt außerdem noch in einer gleichmäßigeren Resorption des Wirkstoffes und in einer niedrigen Nebenwirkungsquote bei relativ hoher Dosierung. Es ist ferner zu berücksichtigen, daß sich der blutzuckersenkende Effekt bei den Einfachformen relativ langsam einstellt und oft erst am 3. Tag zu beobachten ist. Dies geht aus Untersuchungen von Skillman et al. (1959) hervor. Andere Autoren, z.B. Hall et al. (1958) sowie Schneeweiss et al. (1960), berichteten sogar von einem längeren Intervall. Unter Phenäthylbiguanid trat danach erst am 6. Tag nach Beginn der Indikation der niedrigste Blutzuckerspiegel auf. Ähnliche Beobachtungen machten auch Danowski und Mateer (1959). Es ist darum wichtig, die Biguanidtherapie unter einer festgelegten Dosis mehrere Tage zu belassen und den Erfolg abzuwarten.

Erst dann sollte die Dosis geändert oder eventuell die Therapie wieder abgesetzt werden (Pomeranze et al., 1959). Dies Verfahren ist auch bei Anwendung der Retardformen zu empfehlen. Wenn einer oder mehrere dieser Faktoren ausgelassen oder die Präparate unterdosiert werden, sind Mitteilungen über eine ungenügende Beeinflussung der diabetischen Stoffwechsellage nicht verwunderlich.

G. Therapieformen

Es versteht sich von selbst, daß für eine erfolgreiche medikamentöse Therapie die Grundbedingungen der Diabetesbehandlung erfüllt sein müssen, nämlich die genaue Einhaltung der erforderlichen Diät, eine dosierte körperliche Betätigung sowie Aufklärung und Schulung des Diabetikers.

I. Monotherapie

So wie eine Behandlung des Diabetes mellitus ausschließlich mit Sulfonylharnstoffen möglich ist und dann auch als ein erfolgreiches Verfahren geübt wird, so wäre jetzt zu prüfen, ob auch eine Behandlung mit Biguaniden allein möglich ist. Dazu dienten eigene methodische Untersuchungen (MEHNERT, 1964), die an einem Patientengut der Diabetikerambulanz der Med. Universitäts-Poliklinik München durchgeführt wurden. Zehn dafür geeignete ambulant behandelte Altersdiabetiker (3 Männer, 7 Frauen) mit einem Durchschnittsalter von 63 Jahren (42—79 Jahre) und einer durchschnittlichen Diabetesdauer von 2 Jahren (3 Monate bis 7 Jahre) wurden für diese Untersuchungen ausgewählt. Bei den Patienten war zunächst ein Behandlungsversuch mit Diät allein gemacht worden. Es ließ sich aber mit dieser Behandlung keine Harnzuckerfreiheit erzielen. Die Blutzuckerwerte blieben in einem unerwünschten Ausmaß stets bei 200 mg-%, so daß eine zusätzliche Verabreichung oraler Antidiabetika angezeigt war. Die vergleichende Prüfung wurde in folgender Weise durchgeführt:

1. Versuchsphase: Die diätetische Behandlung erstreckte sich über 2 Wochen mit insgesamt 2 Stoffwechselkontrollen vor Beginn und am Ende dieser Periode (Blut- und Harnzuckerbestimmung).

2. Versuchsphase: Zusätzlich zur Diät erhielt jeder Patient 1,5 g Tolbutamid täglich (3mal 0,5 g) verabreicht. Nach 2 und nach 4 Wochen Tolbutamidbehandlung wurden wieder Stoffwechselkontrollen durchgeführt.

3. Versuchsphase: Erneute alleinige diätetische Behandlung von 14 Tagen Dauer mit Stoffwechselkontrollen.

4. Versuchsphase: Zusätzlich zur Diät erhielten die Patienten Butylbiguanid. Die Anfangsdosis betrug bei allen Diabetikern 150 mg pro die. Alle 3—4 Tage wurden Stoffwechselkontrollen durchgeführt um festzustellen, ob die gute, mit Sulfonylharnstoffen erzielte Einstellung wieder erreicht war. Bei schlechten Werten wurden jeweils 50 mg Butylbiguanid bis zur Erreichung des Therapiezieles zugelegt. Dies war nach spätestens 14 Tagen bei allen Patienten der Fall, wie Stoffwechselkontrollen zu diesem Zeitpunkt sowie nach 4—6 Wochen erwiesen. Die Erhaltungsdosis betrug bei 2 Patienten 150 mg, bei 2 Patienten 200 mg, bei 3 Patienten 250 mg und bei 3 Patienten 300 mg Butylbiguanid.

5. Versuchsphase: Die Patienten wurden erneut auf 1,5 g Tolbutamid pro Tag umgestellt. Nach 14 Tagen wurde eine letzte Stoffwechselkontrolle durchgeführt. Zur Stoffwechselkontrolle brachten die Patienten eine Probe ihres über 24 Std gesammelten, abgemessenen Harns mit, der polarimetrisch auf seinen Glucosegehalt untersucht wurde. Bei Kenntnis der Gesamtharnmenge konnte dann die Glucoseausscheidung innerhalb von 24 Std errechnet werden. Außerdem wurden 2 Blutzuckerkontrollen (9 Uhr und 11.15 Uhr) durchgeführt. Ungefähr $1^{1}/_{2}$—2 Std vor diesen Blutzuckerbestimmungen hatten die Patienten ihre vorgeschriebenen Nahrungsmengen in Form des ersten bzw. zweiten Frühstücks zu sich genommen. Die Forderung, die Untersuchung an einem homogen zusammengesetzten Patientengut durchzuführen, schien uns aus verschiedenen Gründen erfüllt zu sein.

Einmal handelte es sich um Patienten, die nach den gleichen Diätgrundsätzen auf eine individuell berechnete Diät eingestellt worden waren und die sich als zuverlässig erwiesen hatten. Zum anderen war vorteilhaft, daß diese Diabetiker nicht als „Kranke" wegen einer womöglich störenden Zweiterkrankung stationär aufgenommen waren, sondern mit dem gewöhnlichen Ausmaß an körperlicher Bewegung ihrer üblichen Tätigkeit nachgingen und lediglich zu den Stoffwechselkontrollen in die Klinik kamen. Schließlich konnten diese 10 Diabetiker mit Diät

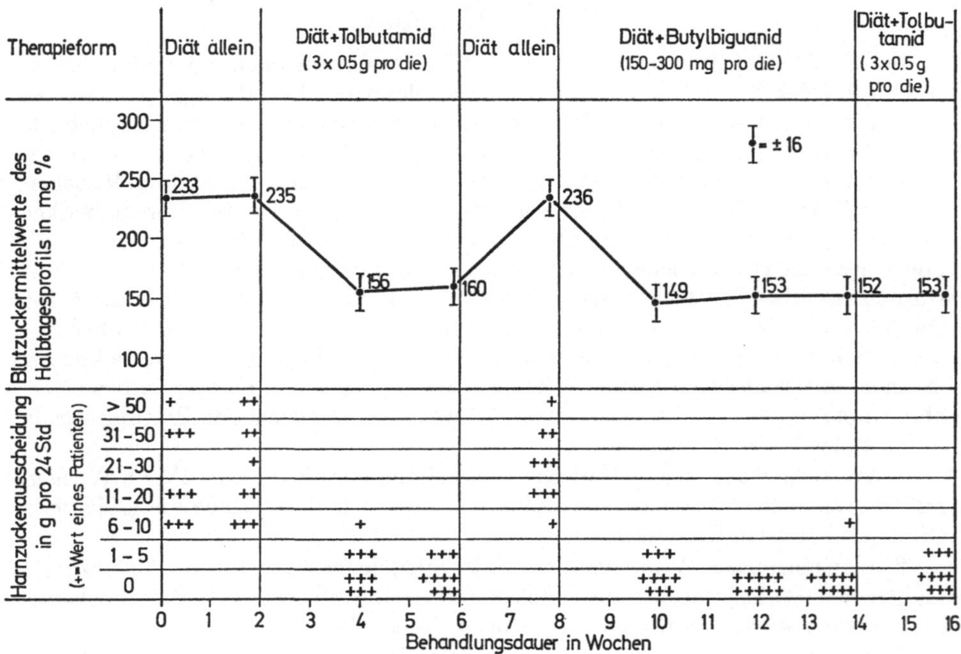

Abb. 3. Blut- und Harnzuckerwerte von 10 Diabetikern in Abhängigkeit von der Therapieform. (Mehnert, 1963, 1964b)

allein nicht ausreichend, mit Diät und Sulfonylharnstoffen jedoch gut eingestellt werden. Allein diese Auswahl gestattete einen exakten Vergleich mit der Fragestellung: Kann mit der Verabreichung von Butylbiguanid an Diabetiker der gleiche blutzuckersenkende Effekt erzielt werden wie mit der Verabreichung von Tolbutamid? (Abb. 3).

Wie die Blut- und Harnzuckerwerte bewiesen, war es bei unseren Patienten möglich, die Sulfonylharnstoffdosis durch Biguanide zu ersetzen. Nach mehrwöchiger Behandlung mit Tolbutamid zeigte ein Auslaßversuch, daß eine Behandlung mit Diät allein nicht ausreichend war. Andererseits beeinträchtigte die danach eingeleitete Biguanidtherapie nicht die Ansprechbarkeit auf den am Ende des Versuchs wieder verabreichten Sulfonylharnstoff. Wie aus der Schilderung des Versuchsablaufs zu entnehmen ist, bestehen keine genauen Dosisrelationen zwischen Tolbutamid und Butylbiguanid. Die benötigte Biguaniddosis mußte individuell bestimmt werden und war daher recht verschieden. Bei den hier untersuchten zweifellos „leichten" Fällen von Altersdiabetes konnte die Biguaniddosis im allgemeinen niedrig gehalten werden und führte nicht zu gastrointestinalen Nebenerscheinungen. Erfahrungsgemäß lassen sich solche Nebenwirkungen dadurch vermeiden, daß man — wie es hier der Fall war — die Biguaniddosis allmählich steigert. Wie der zuvor beschriebene Versuch gezeigt hat, ist die Monotherapie mit Biguaniden durchaus möglich. Es eignen sich für die Monotherapie besonders der stabile, leichte bis mittelschwere Diabetes des Erwachsenen (Altersdiabetes, maturity-onset-diabetes). Sie ist vor allem indiziert, wenn neben dem Diabetes noch eine Adipositas besteht (WELLER et al., 1962a, b; HALLER und STRAUZENBERG, 1963; WELLER und LINDER, 1965; FALUDI et al., 1965, 1968b; ENDERS, 1966; KOPP, 1966, 1967, 1968; BERGER und CONSTAM, 1967; DANOWSKI, 1967; APPELS et al., 1968; CREUTZFELDT et al., 1968). So konnten z.B. HALLER und STRAUZENBERG (1963) zeigen, daß es unter der Monotherapie mit Biguaniden bei Vorliegen einer Fettleibigkeit zu einer deutlichen Gewichtsabnahme kommt (s. auch Abb. 1).

Ein ähnliches Verhalten wurde von zahlreichen Autoren bestätigt (SADOW, 1960; PATEL und STOWERS, 1964; WELLER, 1965; ENDERS, 1966; MIRSKY und SCHWARTZ, 1966; MOSS und DE LAWTER, 1966; ABRAMSON und ARKY, 1967; APPELS et al., 1968; CREUTZFELDT et al., 1968; KLEIN et al., 1969; u.a.). Die Mehrzahl der Autoren bevorzugt jedoch für eine orale Monotherapie die Sulfonamidabkömmlinge, um die körpereigene Insulinproduktion zu stimulieren und den gelegentlich auftretenden gastrointestinalen Nebenerscheinungen der Biguanide auszuweichen.

Ob allerdings diese Überlegungen angesichts der geschilderten Biguanidwirkungen auf den Stoffwechsel und nach Einführung der besser verträglichen Retard-Präparate noch ihre Gültigkeit haben, ist umstritten.

Eine sichere Indikation, Biguanide allein anzuwenden, ist dann gegeben, wenn sich Altersdiabetiker gegenüber Sulfonylharnstoffen als allergisch erweisen. Damit ist z.B. für das Carbutamid in 3—5%, bei Verwendung von Tolbutamid in weniger als 1% der Fälle zu rechnen (MEHNERT, 1961b).

In diesem Zusammenhang soll auch das Problem des Spätversagens der Biguanidtherapie angeschnitten werden. SADOW (1962) sah unter ca. 3000 Fällen von maturity-onset-diabetes nur 0,2% Spätversager nach einer 4jährigen Behandlung. Auch MEHNERT und KRALL (1960) stellten fest, daß das sog. Spätversagen der Therapie mit Biguaniden kein wesentliches Problem darstellt, da es nur selten zu beobachten ist und eine Stoffwechselverschlechterung zumeist durch eine geringe Dosiserhöhung ausgeglichen werden kann. Allein diese Tatsache weist darauf hin, daß in solchen Fällen eigentlich kein echtes Spätversagen vorliegen kann. Es scheint überhaupt zweifelhaft, ob es ein „echtes" Spätversagen der Monotherapie von Biguaniden gibt. Die Schwierigkeit der Beurteilung, ob in Wirklichkeit ein Spätversagen vorliegt, besteht darin, daß bei einer dynamischen Betrachtung des diabetischen Krankheitsgeschehens mit einer Progredienz des Verlaufs der Krankheit gerechnet werden muß. Dies kann einen höheren Biguanidbedarf begründen. Die Anpassung einer Therapie an einen höheren Bedarf an antidiabetischen Mitteln kann deshalb schlecht als Spätversagen angesehen werden, wenn diese Anpassung zu einer Rekompensation führt. Ist dies jedoch allein deshalb nicht zu erreichen, weil Nebenerscheinungen limitierend wirken, so liegt auch in einem solchen Fall kein echtes Spätversagen vor. Es zeigt nur die Grenzen dieser Therapie infolge der Dosis-Wirkungsbeziehung.

II. Kombinationstherapie

1. Kombination mit Insulin

Ist die Stoffwechsellage eines Altersdiabetes infolge der Progredienz der Erkrankung durch eine bislang erfolgreiche Monotherapie mit Biguaniden nicht mehr zu kompensieren, weil eine Dosiserhöhung gastrointestinale Nebenwirkungen auslösen würde oder auslöst, so kann der Versuch unternommen werden, durch zusätzliche Gaben von Insulin die Rekompensation wieder herbeizuführen.

Beim Insulinmangeldiabetes, also jener Form des Diabetes, die von vornherein entweder zu wenig oder gar kein eigenes Insulin produziert, ist es sofort notwendig, das Insulin-Defizit mit Insulin abzudecken und dies in der unbedingt erforderlichen Menge (Marble, 1960).

Zu dieser Erkenntnis haben auch die mehr als 10jährigen Erfahrungen in der Therapie des Diabetes mellitus mit Biguaniden geführt. Ursprünglich war dagegen angenommen worden, daß gerade der Insulinmangeldiabetes für die Biguanidtherapie besonders geeignet sei.

Diese Annahme wurde jedoch bereits zweifelhaft durch Untersuchungen von Creutzfeldt et al. (1959) an einem pankreatektomierten Patienten, also dem Paradefall eines Insulinmangeldiabetes. Es hatte sich hier gezeigt, daß eine Ketoacidose, die unter einer alleinigen Insulinbehandlung aufgetreten war, verschwand, als Biguanide gegeben wurden. Der Versuch, die Insulindosis dann völlig durch Biguanide zu ersetzen, führte erneut zur Ketoacidose. Der Grund hierfür war darin zu sehen, daß Biguanide eine gewisse Menge von Insulin zur Wirkungsentfaltung benötigen und eben keinen Insulinersatz darstellen. Eine alleinige Biguanidbehandlung ist beim Insulinmangeldiabetes (also beim labilen Diabetes) nicht möglich. Das Auftreten der Ketoacidose bei dem Versuch einer alleinigen Biguanidtherapie ist nicht dem Biguanid anzulasten, wie oft behauptet wurde, sondern es ist der Beweis dafür, daß der Insulinmangeldiabetes in erster Linie ausreichend Insulin benötigt. Die Ketoacidose war also aufgetreten, weil zu wenig oder gar kein Insulin verabreicht wurde, und nicht, weil zuviel Biguanid gegeben worden war.

Der Insulinmangeldiabetes ist durch eine besondere Labilität der Stoffwechsellage charakterisiert. Diese starken Schwankungen machen eine Diabeteseinstellung außerordentlich schwierig, sofern sie überhaupt gelingt. Es hat sich in diesen Fällen gezeigt, daß sich bisweilen eine Glättung des Tagesprofils und eine Stabilisierung der Stoffwechsellage erzielen läßt. Dieser „smoothing-effect" ist von zahlreichen Therapeuten beobachtet und bestätigt worden, so von Krall et al. (1958b), Tranquada et al. (1959), Pfeiffer (1961), Rosenkranz (1961, 1963), Fabrykant und Ashe (1961, 1962), Haller und Strauzenberg (1963), Glöckner (1964), Heisig (1964), Lippmann et al. (1965), Mohnike (1965b), Petrides (1966), Förster und Förster (1966), Heik (1968), Riess und Saum (1968) u.a. Der Effekt scheint jedoch nicht von anhaltender Dauer zu sein. Bei Daweke (1968) zeigten etwa 5% der Patienten mit labilem Diabetes eine anfängliche Verbesserung der Stoffwechsellage mit Reduktion der Blutzuckerschwankungen. Dauererfolge konnten nicht erzielt werden. Eine Erklärung für diesen Effekt bieten die Versuche von Lippmann et al. (1965) an. Die Autoren konnten nämlich zeigen, daß im Bereich einer niedrigen Dosierung von Butylbiguanid die Adrenalinausschüttung gehemmt, bei Überschreitung dieser Dosis aber vermehrt wird. Diese Hemmung der Adrenalinausschüttung könnte eine Erklärung für das Eintreten des „smoothing-effect" abgeben. Die Schwierigkeit jedoch, die richtige Dosierung für jeden individuellen Fall zu finden, erklärt in gewissem Grad die Unsicherheit einer Vorhersage über das Eintreten oder Nichteintreten dieses glättenden Effekts als Ausdruck einer Stabilisierung der Stoffwechsellage. Die Meinungen über das Ausmaß und die Häufigkeit gehen erheblich auseinander.

Mehnert et al. (1965) geben ein eindrucksvolles Beispiel für die stabilisierende Wirkung einer zusätzlichen Biguanidtherapie.

Bei einem 44jährigen Patienten bestand der Diabetes seit 29 Jahren und hatte wegen der erheblichen Labilität der Stoffwechsellage zur Invalidisierung geführt. Bei der stationären Neueinstellung infolge stark schwankender Blutzuckerwerte zwischen 40 und 400 mg-% und einer Glucosurie von 5—150 g Zucker in 24 Std wurde unter Beibehaltung der bisherigen Diät die Insulindosis reduziert. Der Patient hatte morgens 72 E Kombinationsinsulin, mittags 20 E Alt- und abends 20 E Kombinationsinsulin erhalten. Jetzt wurden morgens 44 E Kombinationsinsulin und abends 28 E Kombinationsinsulin gegeben. Es stellte sich ein gewisser Erfolg ein, indem der Blutzucker jetzt zwischen 70 und 330 mg-% und die Harnzuckerausscheidung von 0—45 g pro Tag schwankten. Da diese Einstellung jedoch noch unbefriedigend war, wurden vom 14. Behandlungstag ab täglich 200 mg Butylbiguanid in Retardform gegeben. Eine weitere Anpassung an die Stoffwechsellage erfolgte durch eine allmähliche und langsame Reduzierung der Insulindosis (40 E Kombinationsinsulin bei täglich 2 Injektionen) und eine stufenweise Erhöhung der Biguaniddosis bis auf 300 mg Butylbiguanid pro die. Danach wurde eine deutliche Stabilisierung der Stoffwechsellage erkennbar. Im Tagesprofil differierte der Blutzucker zwischen 70 und 180 mg-%, die mittleren Harnzuckerwerte betrugen 5,0 g/24 Std.

Eigene methodische Untersuchungen (MEHNERT, 1963) sollten klären, ob eine Möglichkeit besteht, einen exakten Gradmesser für die Beurteilung der Stoffwechselstabilisierung zu erarbeiten und damit einen objektiven Maßstab für die Beurteilung des Stabilisierungseffektes zu finden.

Es wurde ein möglichst homogenes Patientengut zu dem Versuch herangezogen. Aus einer Gruppe von 365 insulinspritzenden Patienten erfüllten 20 die Bedingung der Homogenität. Sie waren verläßlich hinsichtlich der Einhaltung ihrer Diät und unterzogen sich in kurzfristigen Abständen den erforderlichen regelmäßigen Stoffwechselkontrollen.

Ferner war die Stoffwechselführung mit diätetischen Maßnahmen und Änderungen der Insulinbehandlung nicht im gewünschten Maß zu verbessern.

Für die Beurteilung des Therapieerfolges war es notwendig, bei den Patienten vor und während der zusätzlichen Biguanidverabreichung an mindestens 3 verschiedenen Tagen Blutzuckertagesprofile und Bestimmungen der Harnzuckerausscheidung durchzuführen. Zu diesem Zwecke wurden bei den nicht nüchternen Patienten um 9 Uhr, 11 Uhr, 14 Uhr und 18 Uhr Blutzuckerbestimmungen gemacht; außerdem wurde der über 24 Std am Vortag gesammelte Harn polarimetrisch auf seinen Glucosegehalt untersucht. Die „Stabilisierung" der Stoffwechsellage wurde beurteilt, indem die maximalen Blutzuckerdifferenzen von 3 Tagesprofilen vor der Biguanidbehandlung mit 3 auf gleiche Weise erhaltenen Werten während der Biguanidtherapie verglichen wurden. Ebenso wurden die Harnzuckerausscheidungen von je drei 24-Std-Sammelperioden vor und während der Biguanidverabreichung einander gegenübergestellt.

Zur zahlenmäßigen Erfassung der Stoffwechselstabilisierung wurde davon ausgegangen, daß sowohl eine Verringerung der Blutzuckerschwankungen als auch eine Verminderung der Harnzuckerausscheidung erstrebenswert und für einen Therapieerfolg kennzeichnend sind. Eine Abnahme der Blutzuckerschwankungen oder der Harnzuckerausscheidung um mindestens 50% war — rein empirisch gesehen — zu fordern, um von einer wirklichen Stabilisierung des Stoffwechsels zu sprechen.

Beispiel: Ein Insulin spritzender Patient mit instabiler Stoffwechsellage weist an 3 Tagen folgende, jeweils um 9 Uhr, 11 Uhr, 14 Uhr und 18 Uhr gemessene Blutzuckerwerte auf:

1. 300 mg-%, 200 mg-%, 100 mg-%, 200 mg-%
   (maximale Blutzuckerdifferenz: 300 mg-% —100 mg-% = 200 mg-%).

2. 425 mg-%, 200 mg-%, 75 mg-%, 100 mg-%
(maximale Blutzuckerdifferenz: 425 mg-% —75 mg-% =350 mg-%).

3. 275 mg-%, 200 mg-%, 75 mg-%, 100 mg-%
(maximale Blutzuckerdifferenz: 275 mg-% —75 mg-% =200 mg-%).

Die durchschnittliche maximale Blutzuckerdifferenz vor der Biguanidbehandlung beträgt damit:

$$(200 \text{ mg-\%} + 350 \text{ mg-\%} + 200 \text{ mg-\%}) : 3 = 250 \text{ mg-\%}.$$

Während der zusätzlichen Biguanidbehandlung ergeben sich folgende Blutzuckerwerte:

1. 250 mg-%, 100 mg-%, 100 mg-%, 150 mg-%
(maximale Blutzuckerdifferenz: 250 mg-% —100 mg-% =150 mg-%).

2. 200 mg-%, 175 mg-%, 100 mg-%, 150 mg-%
(maximale Blutzuckerdifferenz: 200 mg-% —100 mg-% =100 mg-%).

3. 275 mg-%, 200 mg-%, 150 mg-%, 200 mg-%
(maximale Blutzuckerdifferenz: 275 mg-% —150 mg-% =125 mg-%).

Die durchschnittliche maximale Blutzuckerdifferenz während der Biguanidbehandlung beträgt damit:

$$(150 \text{ mg-\%} + 100 \text{ mg-\%} + 125 \text{ mg-\%}) : 3 = 125 \text{ mg-\%}.$$

Der Vergleich der durchschnittlichen maximalen Blutzuckerdifferenz vor und während der Biguanidbehandlung (250 mg-% und 125 mg-%) würde damit eine Verminderung um 50% ergeben.

Die Harnzuckerausscheidung innerhalb 24 Std zeigt bei dem gleichen Patienten vor der Biguanidbehandlung an 3 Tagen folgende Werte:

1. 50 g,   2. 90 g,   3. 70 g.

Die durchschnittliche Harnzuckerausscheidung innerhalb 24 Std beträgt damit $(50 \text{ g} + 90 \text{ g} + 70 \text{ g}) : 3 = 70 \text{ g}$.

Während der Biguanidbehandlung wurden folgende Harnzuckerausscheidungen gemessen:

1. 50 g,   2. 20 g,   3. 35 g.

Die durchschnittliche Harnausscheidung innerhalb 24 Std beträgt damit $(50 \text{ g} + 20 \text{ g} + 35 \text{ g}) : 3 = 35 \text{ g}$.

Der Vergleich der durchschnittlichen Harnzuckerausscheidung innerhalb von 24 Std vor und während der Biguanidbehandlung (70 und 35 g) würde damit eine Verminderung um 50% ergeben. In diesem angenommenen Falle ist man berechtigt, von einer sehr guten Stabilisierung der Stoffwechsellage durch zusätzliche Biguanidgaben zu sprechen.

Zur Vereinfachung ist es zweckmäßig, diese Überlegungen in mathematischen Formeln auszudrücken und Stabilisierungsindices für das Verhalten von Blut- und Harnzucker zu ermitteln. -

Dabei gelten folgende Abkürzungen:

I_H-% = Stabilisierungsindex des Harnzuckers,

I_B-% = Stabilisierungsindex des Blutzuckers;

dB_1 = Summe der maximalen Blutzuckerdifferenz (in mg-%) dreier Tagesprofile vor der Biguanidbehandlung,

dB_2 = Summe der maximalen Blutzuckerdifferenz (in mg-%) dreier Tagesprofile während der Biguanidbehandlung,

dH_1 = Summe der Harnzuckerausscheidungen (in g) innerhalb 3×24 Std vor der Biguanidbehandlung,

dH_2 = Summe der Harnzuckerausscheidungen (in g) innerhalb 3×24 Std während der Biguanidbehandlung.

Die beiden Stabilisierungsindices lassen sich demnach wie folgt berechnen:

$$I_B\text{-}\% = 100 \times \frac{dB_1 - dB_2}{dB_1} = 100 - 100 \times \frac{dB_2}{dB_1} ;$$

$$I_H\text{-}\% = 100 \times \frac{dH_1 - dH_2}{dH_1} = 100 - 100 \times \frac{dH_2}{dH_1} .$$

Aus diesen Formeln lassen sich die Eigenschaften der Stabilisierungsindices besser ablesen. So gilt z.B. als Stabilisierung des Blutzuckers, daß $I_B\text{-}\% = 100$ ist, wenn $dB_2 = 0$ ist, d.h., wenn unter der Biguanidtherapie eine vollständige Stabilisierung ohne Blutzuckerschwankungen im Tagesprofil eintreten würde. Das ist natürlich praktisch unmöglich.

Es ist $I_B\text{-}\% = 0$, wenn $dB_1 = dB_2$ ist, d.h., wenn unter Biguanidgaben keine Stabilisierung eingetreten wäre. Hätten sich die Blutzuckerdifferenzen innerhalb der Tagesprofile sogar vergrößert, ist also dB_2 größer als dB_1, dann nimmt der Stabilisierungsindex $I_B\text{-}\%$ einen negativen Wert an. Ist dB_1 größer als dB_2, dann wird $I_B\text{-}\%$ dementsprechend positiv. Die Zusammenziehung der Ergebnisse beider Indices $I_B\text{-}\%$ und $I_H\text{-}\%$ (z.B. durch Addition) zu einem Gesamtindex wäre denkbar, wurde aber aus prinzipiellen Erwägungen vermieden. Solange nicht eine unterschiedliche Einwirkung der Biguanide auf die Blutzuckerhöhe ausgeschlossen worden ist, sollte eine solche Betrachtungsweise besser entfallen. Ein Vergleich beider Indices zur Beurteilung der Stabilisierung ist aber natürlich statthaft und läßt nach allgemeiner ärztlicher Erfahrung erwarten, daß sich aus beiden Indices ein gleichartiges Verhalten hinsichtlich der Stabilisierung des Stoffwechsels ablesen läßt. Wie oben erwähnt, darf man eine 50%ige Besserung, d.h. einen Index von 50, als gute Stabilisierung ansehen. Im Idealfall würden beide Indices größer als 50 sein.

Die Ergebnisse der kombinierten Behandlung mit Insulin und Biguaniden sind in gedrängter Form in den Tabellen 1, 2 und 3 festgehalten.

Bei der Beurteilung des Therapieerfolges interessierten Angaben über die verwendete Biguaniddosis sowie über die Auswirkungen auf das Ausmaß der Acetonurie, auf die Zahl der Insulininjektionen, auf die Gesamtmenge des benötigten Insulins und auf die Hypoglykämieneigung. Hierüber gibt Tabelle 1 Auskunft. Die Acetonurie wurde aufgrund der Ergebnisse des Acetest-Verfahrens beurteilt. Dieses wurde bei jeder der drei fraktioniert gesammelten Proben von 24 Std-Harnen vor und während der Biguanidbehandlung angewendet. In der Tabelle wurde jeweils nur ein repräsentativer Durchschnittswert angegeben (+ = Aceton positiv, (+) = Aceton schwach positiv, ∅ = Aceton negativ). Bei der Beurteilung der Hypoglykämieneigung vor und während der Biguanidbehandlung wurden die subjektiven Angaben der Patienten berücksichtigt, die zumeist — wenn auch nicht immer — mit den Stoffwechselindices übereinstimmten (+ = durchschnittlich eine oder mehrere hypoglykämische Reaktionen; ∅ = keine hypoglykämischen Reaktionen).

Aus den Tabellen 2 und 3 ist ersichtlich, daß eine sehr gute Stabilisierung, die Stoffwechselindices für Blutzucker und Harnzucker über 50 einschließt, in drei von 20 Fällen beobachtet wurde (laufende Nummern 1, 8, 19). Da bei weiteren 5 Fällen von einer guten Stabilisierung, d.h. von einer mindestens 50%igen Besserung des einen und einer ebenfalls deutlichen Besserung des anderen der beiden

Tabelle 1. *Ergebnisse der kombinierten Insulin-Biguanid-Behandlung bei 20 Diabetikern, die mit Insulin allein nicht einzustellen waren. Höhe der Biguaniddosis sowie Auswirkung auf Zahl der Insulininjektionen, Insulinmenge, Acetonurie und Hypoglykämieneigung.* (Mehnert, 1963)

Lfd. Nr.	Butyl-biguanid-dosis in mg/Tag	Vergleichende Untersuchungen vor und während der Behandlung mit Butylbiguanid							
		Zahl der Insulin-injektionen		Insulindosis in E pro Tag		Ausmaß der Acetonurie		Hypoglykämie-neigung	
		vor	während	vor	während	vor	während	vor	während
		Biguanidtherapie		Biguanidtherapie		Biguanidtherapie		Biguanidtherapie	
1	250	2	2	60	60	+	Ø	+	Ø
2	250	2	2	30	30	(+)	+	Ø	Ø
3	200	2	2	56	56	(+)	Ø	(+)	Ø
4	300	2	2	52	52	(+)	(+)	Ø	Ø
5	300	2	2	32	24	Ø	Ø	(+)	(+)
6	250	2	2	44	32	+	+	Ø	Ø
7	300	2	2	28	20	(+)	(+)	(+)	(+)
8	300	2	2	32	16	(+)	Ø	(+)	Ø
9	200	2	2	40	28	(+)	Ø	+	Ø
10	300	2	2	40	36	Ø	(+)	Ø	Ø
11	350	2	2	56	32	Ø	(+)	+	+
12	300	2	2	68	48	(+)	Ø	(+)	(+)
13	250	2	2	72	64	+	(+)	(+)	(+)
14	300	2	2	43	22	(+)	(+)	(+)	Ø
15	250	2	2	48	40	(+)	(+)	(+)	(+)
16	200	2	2	36	24	+	+	+	Ø
17	250	2	2	36	32	Ø	(+)	+	+
18	300	2	2	64	56	(+)	Ø	(+)	Ø
19	300	3	3	48	32	+	Ø	+	Ø
20	250	3	3	44	32	(+)	Ø	Ø	Ø

Tabelle 2. *Ergebnisse der kombinierten Insulin-Biguanid-Behandlung bei 20 Diabetikern, die mit Insulin allein nicht einzustellen waren. Auswirkung der zusätzlichen Biguanidverabreichung auf die Blutzuckerdifferenzen innerhalb des Tagesprofils.* (Mehnert, 1963)

Lfd. Nr.	Differenzen des Blutzuckers im Tagesprofil in mg-% (gemessen an 3 Tagen)		
	vor der Biguanidbehandlung	während der Biguanidbehandlung	Stabilisierungsindex des Blutzuckers
1	212 / 89 / 176	83 / 44 / 99	52,62
2	245 / 217 / 183	213 / 117 / 226	13,80
3	117 / 156 / 173	126 / 150 / 140	9,33
4	201 / 212 /73	199 / 188 / 112	−2,67
5	184 / 206 / 76	106 / 102 / 54	43,78
6	88 / 190 / 184	80 / 117 / 201	13,85
7	123 / 77 / 146	114 / 18 / 189	14,63
8	227 / 213 / 88	113 / 76 / 71	50,76
9	117 / 156 / 200	99 / 87 / 66	46,72
10	130 / 154 / 87	126 / 90 / 176	−5,66
11	93 / 212 / 126	73 / 170 / 110	18,10
12	187 / 154 /199	112 / 113 / 176	25,74
13	190 / 160 / 171	176 / 200 / 137	1,54
14	217 / 96 / 211	111 / 101 / 117	37,21
15	154 / 95 / 99	108 / 177 / 101	−10,92
16	117 / 189 / 147	103 / 114 / 100	30,02
17	143 / 137 / 181	122 / 117 / 150	15,62
18	190 / 73 / 157	170 / 111 / 146	−1,67
19	201 / 208 / 127	113 / 28 / 54	63,62
20	185 / 121 / 218	124 / 176 / 150	14,12

Tabelle 3. *Ergebnisse der kombinierten Insulin-Biguanid-Behandlung bei 20 Diabetikern, die mit Insulin allein nicht einzustellen waren. Auswirkung der zusätzlichen Biguanidverabreichung auf die Harnzuckerausscheidung.* (MEHNERT, 1963)

Lfd. Nr.	Harnzuckerausscheidung in g innerhalb 24 Std (3 Messungen)		
	vor der Biguanidbehandlung	während der Biguanidbehandlung	Stabilisierungsindex des Harnzuckers
1	69 / 33 / 17	14 / 10 / 6	74,79
2	72 / 86 / 58	69 / 53 / 79	6,94
3	24 / 26 / 17	13 / 14 / 17	34,33
4	7 / 64 / 11	50 / 30 / 19	20,73
5	44 / 57 / 55	13 / 15 / 16	71,79
6	13 / 63 / 14	4 / 26 / 73	−14,44
7	27 / 5 / 50	10 / 4 / 47	25,61
8	92 / 61 / 16	14 / 12 / 15	75,74
9	34 / 23 / 50	8 / 12 / 2	79,44
10	31 / 26 / 17	64 / 13 / 24	−36,49
11	8 / 19 / 9	4 / 11 / 9	33,33
12	4 / 14 / 19	9 / 6 / 15	18,92
13	48 / 47 / 13	52 / 68 / 13	−23,15
14	75 / 10 / 12	13 / 12 / 8	65,98
15	23 / 11 / 10	21 / 36 / 7	−45,46
16	34 / 46 / 48	20 / 12 / 18	60,94
17	31 / 41 / 57	17 / 21 / 40	39,53
18	51 / 41 / 29	13 / 6 / 23	51,16
19	30 / 30 / 25	11 / 2 / 13	69,41
20	23 / 18 / 52	14 / 18 / 12	50,00

Indices gesprochen werden kann (laufende Nummern 5, 9, 14, 16, 20), darf man feststellen, daß nicht ganz die Hälfte dieser instabilen Diabetiker durch zusätzliche Biguanidgaben in ihrer Stoffwechsellage stabilisiert werden konnten.

Vor der Biguanidbehandlung bestanden bei den untersuchten Patienten in 5 Fällen eine starke, in 11 Fällen eine geringe und in 4 Fällen keine Acetonurie. Während der Biguanidbehandlung verhielten sich diese Zahlen wie 3:8:9. Es war also eher eine Abnahme als eine Zunahme der Acetonurie unter Biguanideinwirkung zu verzeichnen. Die beim Patienten festgestellte — und durch die Stabilisierungsindices verifizierbare — Verminderung der Hypoglykämieneigung war auffallend: Vor der Biguanidbehandlung klagten 6 bzw. 9 von 20 Patienten über eine erhebliche bzw. mäßige Neigung zu Hypoglykämien; während der Biguanidbehandlung reduzierten sich diese Zahlen auf 2 Patienten mit stärkerer und 5 Patienten mit schwächerer Hypoglykämieneigung. Eine Reduzierung der Zahl der Insulininjektionen war in keinem einzigen Falle möglich. Dagegen gelang es, die Insulindosis in 16 von 20 Fällen zu verringern, maximal um 24 E pro die.

MEHNERT et al. (1968) konnten den Effekt der Stoffwechselstabilisierung oder Einsparung von Insulin durch Biguanide an einer Reihe stationär behandelter Diabetiker erneut unter Beweis stellen (Abb. 4). Hier waren vor der zusätzlichen Biguanidbehandlung jeweils Versuche unternommen worden, durch eine straffe Diätführung die labile Lage zu stabilisieren. Dies scheiterte jedoch. Danach erhielten die Patienten zusätzlich das Biguanid. Wie die Abb. 4, links, ausweist, hatte jeder der Diabetiker einen geringeren Insulinbedarf unter der kombinierten Biguanid-Insulintherapie als vorher. Es war also unter der kombinierten Insulin-Biguanidbehandlung zu einem deutlichen Insulineinsparungseffekt bei gleichzeitiger Besserung der Stoffwechselsituation gekommen.

Den Versuch, objektive Werte über das Ausmaß einer „Insulineinsparung" und des „smoothing-effects" zu erhalten, haben RIESS und SAUM (1968) unternommen. Die Autoren gingen dabei so vor, daß sie sich an das Verfahren von Schlichtkrull eng anlehnten und die Berechnungen nach der sog. M-Wert-Methode vornahmen. Sowohl was die Insulineinsparung als auch den „smoothing-effect" anbetrifft, konnten die Autoren die Erfolge zahlenmäßig erfassen. So ergab sich z.B. für das Ausmaß des „smoothing-effect" folgendes: Vor einer Biguanidbehandlung betrug bei dem untersuchten Patientengut die durchschnittliche Blutzuckerdifferenz zwischen Blutzuckermaximum und -minimum durchschnittlich pro Patient 88 mg-%, nach einer Biguanidtherapie nur noch 59,8 mg-%. Allerdings ist zu berücksichtigen, daß eine solche Summenangabe nur sehr bedingt

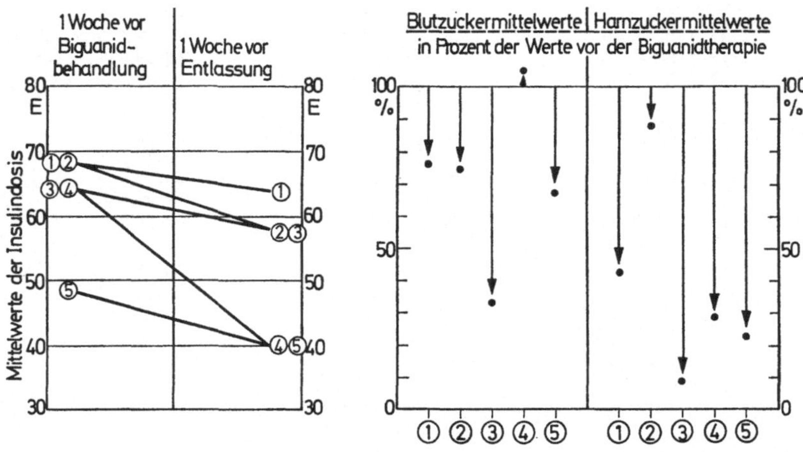

Abb. 4. Verringerung der Insulindosis und Änderung der Stoffwechsellage bei stationär insulinbehandelten Diabetikern unter zusätzlicher Biguanidtherapie (200—500 mg Butylbiguanid oder 100—150 mg Phenäthylbiguanid pro die). (Mehnert et al., 1968)

ein Bild von dem individuellen Verhalten übermitteln kann. Wichtig ist auch die Prüfung der Frage, welchen Wert eine zusätzliche Biguanidtherapie besitzt, wenn eine „Überinsulinierung" stattgefunden hat. Hierzu kann es beim Insulinmangeldiabetes insofern relativ leicht kommen, als eine nächtliche Hypoglykämie oftmals subjektiv völlig symptomlos verläuft und dann in eine gegenregulatorische Hyperglykämie umschlägt. Diese gegenregulatorische Phase und die morgendliche Blutzuckermessung fallen oft zusammen, was dann ein falsches Bild von der Wirkung einer tags zuvor gegebenen Insulindosis ergibt. Der Blutzuckerwert erscheint höher als erwartet, was zum Anlaß genommen wird, die Insulindosis zu erhöhen. Eine Erhöhung der Insulinmenge ist jedoch nur geeignet, einen circulus vitiosus in Gang zu setzen. Nur das Blutzucker-Tagesprofil und die Werte der fraktionierten Untersuchung auf Harnzucker vermögen hier Klarheit zu schaffen und therapeutische Mängel aufzudecken.

Heik (1968) hat sehr eindrucksvoll gezeigt, wie zusätzliche Biguanidgaben eine Überinsulinisierung aufzuheben vermochten. Es genügte in den meisten Fällen, Biguanide nur so lange zu geben, bis die Insulindosis wieder dem realen Bedarf entsprach. Noch nach einem Jahr blieb die Stoffwechsellage bei den betreffenden jugendlichen Patienten kompensiert und stabil. Eine Biguanid-Dauermedikation zusätzlich zum Insulin war nur in den Fällen notwendig, in denen die Diabetesführung durch Diätverstöße und andere Umstände nicht korrekt gestaltet werden konnte.

Fall Nr.	Insulindosis		Art und Menge der oralen Antidiabetika	Änderung der Blutzuckermittelwerte (mg-%)	Änderung der Harnzuckermittelwerte (g)	
	bei der Aufnahme in stationäre Behandlung	vor Umstellung auf orale Antidiabetika (Mittelwerte einer Woche)		je 1 Woche vor und nach Umstellung auf orale Antidiabetika		
1	64 E	64 E	Sulf + Big (4 Rastinon + 3 SilR)	140 → 170	4,5 → 2	♂
2	72 E + 3 SilR	56 E	Sulf + Big (3 HB 419 + 6 SilR)	290 → 177	103 → 13	♂
3	68 E	60 E	Sulf + Big (3 HB 419 + 3 SilR)	333 → 199	66 → 6,5	♀
4	324 E	200 E	Sulf + Big (3 HB 419 + 3 SilR)	245 → 217	32 → 11	♀
5	60 E	45 E	Sulf + Big (3 Redul + 1 SilR)	192 → 180	13 → 4	♀
6	108 E	44 E + 2 SilR	Sulf + Big (2 HB 419 + 2 SilR)	228 → 168	0,5 → Spur	♀

Abkürzungen: Sulf = Sulfonamidderivate; Big = Biguanid; SilR = Silubin retard

Abb. 5. Ersatz der Insulintherapie durch orale Antidiabetika. (MEHNERT et al., 1968)

Jeder Insulin spritzende Diabetiker entwickelt früher oder später eine Resistenz gegenüber diesem Proteohormon. Das kann verschiedene Ursachen haben. Häufig ist es die Ausbildung von Antikörpern, die das Insulin wenigstens teilweise unwirksam werden lassen. Übersteigt die Dosis nur unwesentlich den physiologischen Bedarf von 40 E pro Tag, so kann dieser Zustand mit „relativer Insulinresistenz" bezeichnet werden. Extrem hohe Werte von mehr als 200 bis zu mehreren tausend Einheiten sind Ausdruck einer „absoluten Insulinresistenz", die selten vorkommt. In solchen Fällen hat sich eine zusätzliche Biguanidtherapie oft als nützlich erwiesen. Mit ihrer Hilfe konnte häufig die Insulindosis wieder herabgesetzt werden, wie es SCHNEEWEISS et al. (1960), ROUSH et al. (1961), BLÖCH und LEHNHARDT (1963), SCHRICKER (1964), CARLETTI (1965), KUNZ (1965), MEHNERT et al. (1965), MICHEL (1965), DAWEKE (1966), MÜLLER (1967), DEHMEL et al. (1968), KLEIN et al. (1969b), KNICK (1970), KNICK et al. (1970) u. a. beschrieben haben. Auch GOLD et al. (1960) haben über Erfolge einer kombinierten Therapie bei Insulinresistenz Mitteilung gemacht. Hier hatte ein Diabetiker mit einem erhöhten Antikörpertiter einen täglichen Insulinbedarf von 800 E. Als zusätzlich täglich 75 mg Phenformin gegeben wurden, fiel der Insulinbedarf bis auf 175 E ab.

Aus welchen Gründen auch immer eine zusätzliche Biguanidgabe zu einer Insulintherapie notwendig wurde, häufig wurde eine Insulineinsparung beobachtet und beschrieben, so von BERTRAM (1958), KRALL et al. (1958b), SCHILLING (1959), SEYDL und SCHULLERI (1959), MEHNERT und KRALL (1960), FERGUSON et al. (1961), ROUSH et al. (1961), KRALL und BRADLEY (1962), SADOW (1962), MÜTING (1966), FINEBERG (1968), MEHNERT et al. (1968), RIESS und SAUM (1968) u.a.

Ein Ersatz des Insulins bei einer Behandlung des Insulinmangeldiabetes durch Biguanide ist grundsätzlich nicht möglich. In erster Linie ist eine Therapie mit der notwendigen Insulinmenge erforderlich. Dem insulinsparenden Effekt kommt daher nur die Bedeutung zu, evtl. nicht notwendige Insulinwirkungsspitzen durch Reduzierung der Insulindosis zu eliminieren (KLEIN et al., 1969b).

Bei Patienten, die einer Insulintherapie unterworfen waren und die z. T. eine relative bzw. eine absolute Insulinresistenz entwickelt haben, ist es mitunter möglich das Insulin völlig abzusetzen und den Stoffwechsel mit einer Kombinationsbehandlung mit Sulfonylharnstoffen und Biguaniden zu kompensieren. Wie die Abb. 5 zeigt, wurden dabei sowohl für den Blutzucker als auch für den Harnzucker bessere Werte erzielt als vorher. So war es z. B. bei Fall Nr. 3, der durch diätetische Maßnahmen erst einmal auf seinen realen Bedarf von täglich 60 E Insulin eingestellt wurde. Die Blutzuckermittelwerte betrugen 333 mg-% und die Harnzuckerausscheidung im Schnitt 66 g/die. Nach Umstellung auf eine orale Kombinationstherapie stellte sich der Blutzucker auf Mittelwerte um 199 mg-% ein und die Harnzuckerausscheidung sank auf 6,5 g pro 24 Std ab.

2. Kombination mit Sulfonylharnstoffen

Schon relativ frühzeitig wurde beobachtet, daß beim sog. Sekundärversagen der Sulfonylharnstoffe durch eine zusätzliche Biguanidtherapie die Patienten weiter oral behandelt werden konnten. In letzter Zeit werden sogar vereinzelt Stimmen laut, die es für günstig halten, beim Altersdiabetes von vornherein mit einer Kombinationstherapie zu beginnen (Otto, 1967b).

Sulfonylharnstoffe mobilisieren das pankreaseigene Insulin, und Biguanide wirken extrapankreatisch blutzuckersenkend. Durch die gemeinsame Anwendung beider Wirkstoffgruppen wird der additive Synergismus hinsichtlich der Blutzuckersenkung beider Wirkstoffgruppen (Mehnert, 1958) ausgenutzt. Eine solche Kombination ist immer dann sinnvoll, wenn beide, also nicht nur die Biguanide, sondern auch die Sulfonylharnstoffe, noch einen blutzuckersenkenden Effekt entfalten können. Wenn die Einstellung mit nur einem oralen Antidiabetikum nicht sofort optimal ist, dann kann empfohlen werden, solche Altersdiabetiker mit Biguaniden und Sulfonylharnstoff zu behandeln (primäre orale Kombinationsbehandlung).

Die orale antidiabetische Therapie mit betacytotropen Wirkstoffen versagt in einem geringen Prozentsatz nach einer kürzeren oder längeren Behandlungsdauer. Hierfür wurden die Begriffe „Primär- und Sekundärversagen der Sulfonylharnstofftherapie" in die Klinik eingeführt.

Es war daher nicht nur von theoretischem, sondern auch von praktischem Interesse zu erfahren, ob zusätzliche Biguanidgaben dem „Primär"- oder „Sekundär"-Versagen der Sulfonylharnstofftherapie entgegenwirken konnten. Hierzu wurden methodische Untersuchungen (Mehnert, 1963) durchgeführt. Eine Gruppe von 10 Diabetikern (5 Männer, 5 Frauen) mit einem Durchschnittsalter von 52 Jahren (40—69 Jahre) und einer durchschnittlichen Diabetesdauer von $4^1/_2$ Jahren ($^1/_2$—9 Jahre) wurde für diese Untersuchungen ausgewählt. Die Prüfung vollzog sich in mehreren Versuchsphasen (Abb. 6).

Die 1. Phase bestand in einer Behandlung mit Diät und täglich 1,5 g Tolbutamid. In 14tägigen Abständen wurden Stoffwechselkontrollen durchgeführt. In der 2. Versuchsphase erhielten alle Patienten anstelle von Tolbutamid Butylbiguanid. Die Anfangsdosis betrug 150 mg/die und wurde innerhalb von 14 Tagen allmählich auf 250 mg pro die gesteigert. Es folgten wieder Stoffwechselkontrollen. Die 3. Phase umfaßte eine weitere Steigerung der Butylbiguaniddosis bis auf 350 mg. Diese Steigerung wurde bei 6 Patienten notwendig. Die restlichen 4 benötigten eine Erhaltungsdosis von 300 mg. Unter dieser Erhaltungsdosis wurden dann wieder Stoffwechselkontrollen durchgeführt. Da der Versuch, 400 mg Butylbiguanid (damals noch nicht das besser verträgliche Retard-Präparat) zu geben, von keinem der Patienten toleriert wurde, ohne daß nicht zumindest geringe

Magen-Darm-Beschwerden angegeben wurden, war die Erhaltungsdosis nicht gleichzusetzen mit einer Dosis, die eine optimale Einstellung herbeigeführt hätte. In der 4. Versuchsphase wurden die Patienten eine Woche lang ohne Medikament, also nur mit Diät allein behandelt. Auch diese Periode wurde kontrolliert. In der 5. Versuchsphase erhielten alle Patienten 1,5 g Tolbutamid und außerdem die in der 3. Versuchsphase ermittelten günstigen Dosen von Butylbiguanid. Während dieser Periode wurden ebenfalls Stoffwechselkontrollen in 14tägigem Abstand vorgenommen.

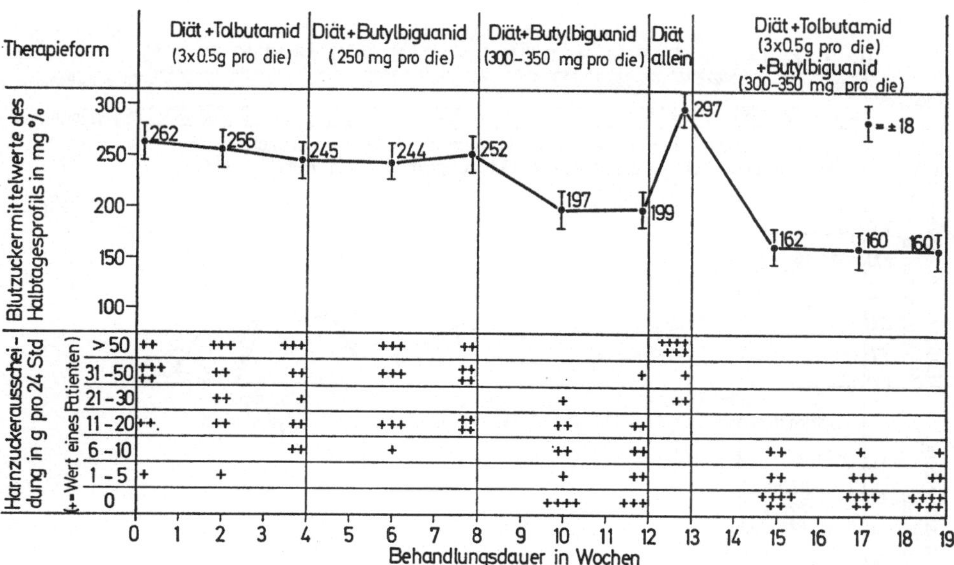

Abb. 6. Blut- und Harnzuckerwerte von 10 Diabetikern in Abhängigkeit von der Therapieform. (MEHNERT, 1963, 1964b)

In einem Parallelversuch wurden die Stoffwechselwerte von 3 Patienten über 23 Wochen verglichen. Nach erfolgter Einstellung auf Biguanid und Sulfonylharnstoff wurden bei diesen Patienten wechselseitige Auslaßversuche vorgenommen (Abb. 7).

Bei allen Diabetikern handelte es sich um ein homogen zusammengesetztes Patientengut. Den Patienten war gemeinsam, daß sie mit Diät allein nicht einzustellen waren, und die Zugabe eines der beiden oralen Antidiabetika reichte jeweils nicht aus, den Stoffwechsel gut zu kompensieren. Erst die Kombination beider oraler Medikamente ergab dann optimale Stoffwechselwerte.

Über die Kombinationstherapie von Biguaniden mit Sulfonylharnstoffen berichteten zuerst MEHNERT (1958), BERINGER (1958) sowie MEHNERT und SEITZ (1958a, b). Unabhängig davon berichtete BEASER (1958) über 10 Patienten, die ebenfalls einer kombinierten Therapie unterzogen worden waren. Die Diabetiker hatten ihre Krankheit länger als 2 Jahre und konnten nicht mit Diät allein eingestellt werden; ihr Insulindefizit ließ sich auch nicht durch Sulfonylharnstoffe decken. Es wurde zunächst geprüft, wieviel Insulin die Sulfonylharnstoffe einzusparen imstande waren, und später, welche Insulinmenge bei einer Biguanidbehandlung eingespart werden konnte. Um festzustellen, ob nun beide oralen Antidiabetika, wenn sie kombiniert verabreicht werden, einen additiven Effekt herbeiführen, wurden in einem weiteren Versuch Sulfonylharnstoffe und Biguanide zugleich gegeben. Tatsächlich zeigte sich auch hier in der Mehrzahl der Fälle die additive Wirkung beider Antidiabetika. Nebenerscheinungen traten nicht auf.

Inzwischen hat die kombinierte Behandlung mit Sulfonylharnstoffen und Biguaniden einen festen Platz in der Diabetestherapie eingenommen, worüber zahlreiche Autoren berichtet haben (Dolger, 1959; Beaser, 1960; Goldner et al., 1960; Mehnert, 1960; Mehnert und Krall, 1960; Unger et al., 1960; Bloow und Richards, 1961; Constam, 1961; Deuil et al., 1961; Hannah und Walker, 1961; Gottlieb und Auld, 1962; Jackson, 1962; Linder et al., 1962; Lippmann, 1962a, b;

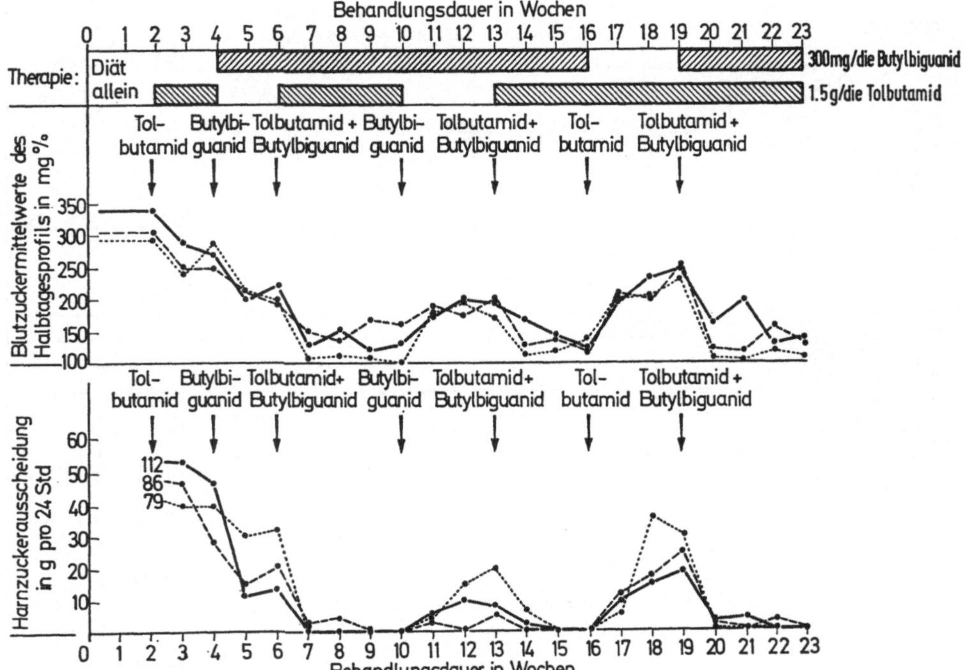

Abb. 7. Blut- und Harnzuckerwerte von drei Diabetikern unter alleiniger oder kombinierter Behandlung mit Tolbutamid und Butylbiguanid. (Mehnert, 1963, 1964b)

Creutzfeldt et al., 1963, 1968; De Fockert, 1963; Moss et al., 1964; Sterne und Hirsch, 1964a, b; Clarke und Duncan, 1965; Goodman, 1965a, b; Knick und Folkert, 1965; Mehnert et al., 1965; Berger et al., 1966; Kink et al., 1966; Kopp, 1966, 1967; Sauer, 1966; Berger und Constam, 1967; Beringer et al., 1968b; Clarke und Duncan, 1968; Mehnert, 1968a; Mehnert et al., 1968; und zahlreiche andere). Die blutzuckersenkende Wirkung einer solchen Kombination übertrifft in den geeigneten Fällen die alleinige Sulfonylharnstoff- oder die alleinige Biguanidmedikation.

Die Erfahrungen zeigten, daß auch hinsichtlich des Hinausschiebens von Sekundärversagen die Resultate günstig sind. Hierauf machten schon Krall und Bradley (1962b) aufmerksam. Gold (1962) betont bei seinen durch die Kombination erzielten Erfolgen das Ausbleiben von Sekundärversagen. Untersuchungen (Mehnert, 1968a) über die Wirkung einer kombinierten oralen Therapie bei Primär- oder Sekundärversagen der Sulfonylharnstofftherapie im Langzeitversuch zeigten folgende Resultate:

Vor der kombinierten oralen Therapie: 190 Tolbutamid-Primärversager 10 Tolbutamid-Sekundärversager		
Während der kombinierten Therapie	Erfolge	Versager
Nach 1 Monat	145	55
Nach 1 Jahr	118	82
Nach 2 Jahren	112	88
Nach 3 Jahren	109	91
Nach 4 Jahren	107	93
Nach 5 Jahren	102	98
Nach 6 Jahren	102	98

NB: Auslaßversuche erwiesen die Notwendigkeit der kombinierten oralen Therapie bei den „Erfolgen".
Einstellungskriterien: Harnzucker ∅, Aceton ∅, Blutzucker <180 mg-% im Tagesprofil.

Abb. 8. Ergebnisse der kombinierten Butylbiguanid-Tolbutamid-Therapie bei 200 Primärbzw. Sekundärversagern der alleinigen Tolbutamid-Therapie. Alle Patienten über 40 Jahre alt (Durchschnittsalter 55 Jahre), Diabetesdauer nicht länger als 3 Jahre. (MEHNERT, 1968a)

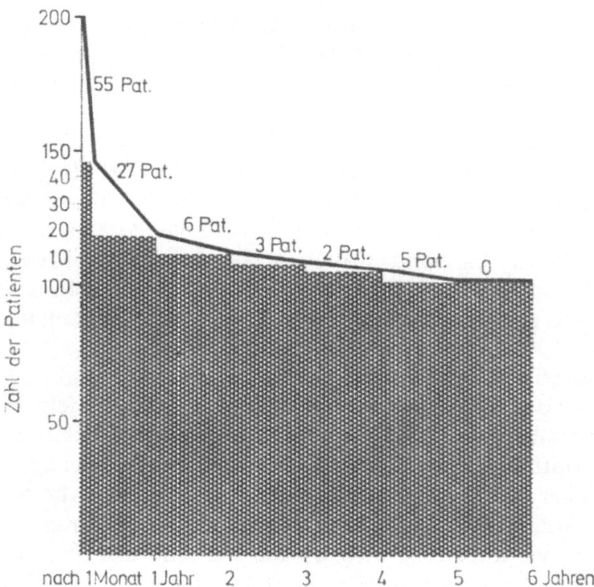

Abb. 9. Verlaufskurve der Weiterbehandlung mit der kombinierten Butylbiguanid-Tolbutamid-Therapie nach dem Primär- bzw. Sekundärversagen der alleinigen Tolbutamid-Therapie bei 200 Diabetikern. Jeder Patient älter als 40 Jahre (Durchschnittsalter 55 Jahre), Diabetesdauer unter 3 Jahren vor Beginn der Kombinationstherapie

Von 190 Tolbutamid-Primärversagern und 10 Tolbutamid-Sekundärversagern waren insgesamt 102 nach 6 Jahren noch erfolgreich eingestellt, während 98 Patienten auch bei zusätzlicher Verabreichung von Biguaniden nicht mehr der oralen Therapie erhalten werden konnten (Abb. 8). Wenn man aber davon ausgeht, wieviel Patienten von der jeweils gerade behandelten Gruppe von Diabetikern „versagten", ergibt sich ein Kurvenbild, wie es Abb. 9 zeigt.

Von den 200 Diabetikern schieden nach zusätzlicher Biguanidtherapie nach 1 Monat 55 Patienten aus (= 27,5%). Nach weiteren 11 Monaten nochmals 27. Diese und die 55 Patienten von vorher, also 82 Diabetiker, sind 41% der ursprünglich 200 Behandelten, die aus dieser Therapie nach 1 Jahr ausfielen. Nun aber verringert sich die Quote auffällig. Es scheiden bis zum Ende des 2. Jahres nur noch 6 aus (= 5,1% von 188) und dann in den weiteren Jahren 3 (= 2,6% von 112), 2 (= 1,8% von 109) und 5 (= 4,8% von 107) Patienten. Im letzten Jahr schließlich blieben alle 102 noch das ganze Jahr der kombinierten oralen Therapie erhalten. Nach dieser Aufschlüsselung zeigte sich der stärkste Anteil des Versagens nach 1 Monat bzw. 1 Jahr. In den folgenden kontrollierten Jahren war die Ausfallquote so gering, daß ein Erfolg der Kombinationstherapie mit Biguaniden nach dem Versagen der Sulfonylharnstofftherapie unbestreitbar ist (Abb. 9).

Auch Beringer et al. (1968) geben an, daß von ihren 1956/57 mit Sulfonylharnstoffen behandelten 100 Patienten zur Zeit noch 12 Diabetiker mit einer kombinierten Sulfonylharnstoff/Biguanidtherapie erfolgreich eingestellt sind.

H. Verträglichkeit

Die Verträglichkeit der Biguanidpräparate hängt von der Höhe der Dosis und einer nicht vorhersehbaren individuellen Empfindlichkeit des Patienten ab. Die Kunst der Biguanidbehandlung besteht darin, mit einer niedrigen Initialdosis zu beginnen und durch eine allmähliche Steigerung die erforderliche Blutzuckersenkung zu erzielen oder aber rechtzeitig die Grenzen der Therapie zu erkennen (Mehnert et al., 1965).

Seit Einführung sog. Retardformen konnte die Verträglichkeit wesentlich verbessert werden (Mehnert, 1966). Für das Phenäthylbiguanid wurden die Timed-desintegrated capsules zu 50 mg entwickelt. In einer Kapsel befinden sich überzogene Körnchen (Granulat) von verschiedener Größe, die unterschiedliche Mengen von Phenäthylbiguanid enthalten. Hierdurch wird eine verzögerte Abgabe und eine gleichmäßigere Aufnahme des Wirkstoffes und damit eine bessere Verträglichkeit erzielt (Fabrykant und Ashe, 1961, 1962; Weller und Linder, 1961; Radding et al., 1962; Weller et al., 1962b).

Bei der Retardform des Butylbiguanids handelt es sich um ein Zweischichtendragée mit insgesamt 100 mg Wirksubstanz. Der Retardeffekt wird dadurch erzielt, daß die Erhaltungsdosis mit einer im Magensaft unlöslichen Lackschicht überzogen ist. Die Initialdosis ist magenlöslich, und zwar unabhängig vom pH-Wert des Magens. Daher behindert eine evtl. bei älteren Personen bestehende Sub- oder Anacidität die Auflösung nicht. Durch die Einnahme der Dragées nach den Mahlzeiten wird darüber hinaus die Resorption der initialen Wirkstoffmenge in die Magenschleimhaut nochmals verzögert infolge der auf diese Weise verlängerten Verweildauer. Bei nüchternen Probanden zeigte es sich nämlich, daß die Retard-Dragées den Magen sehr rasch durchwandern und der Wirkstoff im Dünndarm in toto rasch freigesetzt wird. In diesem Fall zeigte sich auch eine erheblich größere individuelle Variation der Eliminationsgeschwindigkeit, während sonst gleichmäßig hohe Blutspiegel und damit eine gleichbleibende Stoffwechselbeeinflussung über mindestens 8 Std aufrechterhalten werden (Beckmann und Hübner, 1965).

Werden die empfohlenen therapeutischen Dosen nicht wesentlich überschritten und liegt bei den zu behandelnden Patienten keine individuelle Empfindlichkeit gegenüber Biguaniden vor, dann ist im Regelfall mit einer guten Verträglichkeit zu rechnen. In einzelnen Fällen wurden sogar hohe Dosen anstandslos vertragen. Eine solche Ausnahme ist ein älterer Diabetiker, der 1000 mg Butylbiguanid in Retardform über längere Zeit bekam und gut vertrug. Diese Dosis war notwendig, um ihn harnzuckerfrei und normoglykämisch zu machen (MEHNERT et al., 1965).

KOPP (1966, 1967, 1968) wendete bei einigen seiner Diabetespatienten Tagesgaben bis 600 mg, in einem Fall bis 800 mg an. Noch nach mindestens 6wöchiger Behandlung war die Verträglichkeit gut.

Bei KLEIN et al. (1969c) vertrugen von 18 Patienten 8 eine Dosis von täglich 600 mg gut. Eine gute Verträglichkeit unter einer Standarddosis bis zu 300 mg täglich verzeichneten auch KINK et al. (1965), ENDERS (1966) und MÜTING (1966). In all diesen Fällen wurde Butylbiguanid angewendet.

J. Nebenwirkungen

Jedes wirksame Mittel hat außer erwünschten auch unerwünschte Wirkungen. Es ist üblich geworden, letztere in Nebenwirkungen (side-effects) und in Intoxikationserscheinungen mit histopathologischen Organbefunden aufzutrennen. Dies ist nach CREUTZFELDT und SÖLING (1960a) nicht statthaft, da alle zusammen Ausdruck einer toxischen Beeinflussung des Organismus durch das Medikament sind. Dennoch erweist sich aus praktischen Gründen die Beibehaltung einer Trennung in Nebenwirkungen und in Organtoxicität mit faßbaren Befunden als nützlich. Vor allen Dingen deshalb, weil dadurch die Beurteilung und Einordnung der Befunde anderer Autoren wesentlich erleichtert wird.

I. Gastrointestinale Nebenwirkungen

Wenn Nebenwirkungen auftreten, dann zeigen sie sich meist schon in der ersten Behandlungswoche und treten in der Mehrzahl der Fälle 1—4 Tage nach Behandlungsbeginn auf. Häufig beginnen die Beschwerden mit Metallgeschmack im Mund und verstärken sich bei weiterer Dosiserhöhung. Bei Überdosierung ist dann bei allen Biguanidderivaten mit folgenden Nebenerscheinungen zu rechnen: Appetitlosigkeit, Übelkeit, Magendruck, Erbrechen, Durchfall und Kopfschmerzen (KRALL und CAMERINI-DAVALOS, 1958; SCHILLING, 1959; MEHNERT und KRALL, 1960; MELZER, 1960; VON PLANTA, 1960; SADOW, 1960; SCHRICKER, 1960; WALKER und HANNAH, 1961; BERINGER, 1961; BERNHARD, 1961; BUDING et al., 1961; BUTTERFIELD et al., 1961; STERNE, 1961; VOSS und BROGLIE, 1961; MAHRHOFER und MEHNERT, 1963; JADZINSKY et al., 1963; MEHNERT, 1964a, b; MOHNIKE, 1964; MÜTING, 1964, 1966; KOPP, 1966, 1967, 1968; BRECHMANN und BOEHNE, 1967; KNICK, 1968; u.a.). Die Appetitlosigkeit kommt am häufigsten vor. Diarrhoen treten relativ selten auf.

Die deutliche Abhängigkeit beispielsweise der gastrointestinalen Nebenerscheinungen von der Höhe der Biguanid-Tagesdosis zeigen die Untersuchungen von ODELL et al. (1958a, b). Die Autoren werteten ihre Erfahrungen über das Auftreten von side-effects bei Anwendung von Amyl-, Isoamyl- und Phenäthylbiguanid aus (Tabelle 4).

Als Ursache dieser Nebenwirkungen werden zwei Möglichkeiten diskutiert, und zwar eine lokale Entstehung oder eine zentrale Genese. Untersuchungen zur Klärung dieser Fragen führten u.a. MICHAELIS und LIPPMANN (1963), LIPPMANN et al. (1965) u.a. durch. Sie gaben Diabetikern bis zu 8 mg/kg Körpergewicht

Tabelle 4. *Dosisabhängigkeit und Häufigkeit (in %) von Nebenerscheinungen*
(Odell et al., 1958b)

Dosierung in mg Biguanid/Tag	Nebenerscheinungen
0—100	15%
100—200	28%
200—300	52%
300—400	50%
400 und darüber	60%

Butylbiguanid parenteral. Es traten bei keinem der 59 Patienten Nebenerscheinungen auf. Die Autoren sahen darin einen Beweis, daß die Genese der gastrointestinalen Beschwerden lokaler und nicht zentraler Herkunft ist. Für eine lokale Genese der gastrointestinalen Nebenerscheinungen sprechen auch Untersuchungsbefunde von Schricker (1960). Schricker setzte das Butylbiguanid bei 46 Patienten ein und untersuchte, ob bei Magenverträglichkeit bzw. -unverträglichkeit des Medikamentes unterschiedliche histologische Befunde zu finden sind. Dies wurde mittels Saugbiopsie der Magenschleimhaut vor, während und nach der Behandlung zu klären versucht. Die vororientierenden Untersuchungen bei 15 Patienten zeigten, daß die Variationsbreite morphologischer Alterationen bei Diabetespatienten selbst bei kurzer Anamnese sehr groß war. Die Befunde schwankten zwischen unauffälliger Schleimhaut und solchen mit Entzündungszeichen und interstitieller Schleimhautmetaplasie.

Beweisend für eine lokale Einwirkung hält der Autor aber den Fall eines 46jährigen Patienten, dessen Diabetes erst vor kurzem entdeckt und der zur Stoffwechseleinstellung in die Klinik aufgenommen worden war. Vor Beginn der Behandlung konnte bioptisch ein normaler Befund der Magenfundusschleimhaut festgestellt werden. Dann wurden Biguanide in steigender Dosierung gegeben. Nach 7 Tagen wurde die Dosis so erhöht, daß der Patient über Druckschmerz in der Magengegend und über eine Durchfallneigung klagte. Eine Kontrollbiopsie am 14. Tage erbrachte dann den Befund einer ausgeprägten Oberflächengastritis. Als die Behandlung auf Insulin umgestellt wurde, verschwanden die Beschwerden. Nach weiteren 14 Tagen war immer noch deutlich eine Oberflächengastritis zu sehen. Kontrollen an anderen Patienten zeigten vor und nach einer 7tägigen Behandlung normale Schleimhautverhältnisse. Nur bei einem Kranken, der mit steigenden Dosen behandelt worden war, zeigte sich nach 7 Tagen ein subepitheliales Ödem bei sonst noch normaler Epithelstruktur der Magenschleimhaut. Möglicherweise ist der Zeitraum von einer Woche zu kurz, um entzündliche Alterationen an der Magenschleimhaut zu verursachen. Auch Mohnike (1964a, b) hält die gastrointestinalen Nebenerscheinungen für offenbar lokaler Genese. Nach Sterne (1963b) beruhen die gastrointestinalen Nebenerscheinungen auf einer Fixation des Medikamentes an die Darmschleimhaut. Nach Pomeranze et al. (1959) scheinen Patienten mit vorausgegangenen gastrointestinalen Beschwerden mit Ängstlichkeit oder Niedergeschlagenheit oder mit einer besonderen Labilität des vegetativen Nervensystems bevorzugt zum Auftreten von gastrointestinalen Nebenerscheinungen zu neigen.

Alle Erklärungsversuche erscheinen jedoch nicht absolut überzeugend und berücksichtigen jeweils nur Teilfaktoren. Wenn Schricker (1960) lokale Veränderungen an der Magenschleimhaut in der Regel erst nach etwa 2 Wochen sah, die Nebenreaktionen seitens des Magen-Darmtrakts aber bereits nach 1 Woche auftreten, wenn Pomeranze et al. (1959) für die gastrointestinalen Nebenwirkungen eine Bevorzugung von vegetativ labilen Patienten fand, dann sprechen diese Beobachtungen eher auch für eine zentrale Mitbeteiligung.

Es gibt noch keinen eindeutigen Beweis dafür, daß die gastrointestinalen Beschwerden allein auf lokalen Reizungen oder allein auf zentralen Einwirkungen beruhen.

Es scheinen beide Komponenten zusammenzuwirken (HALLER und STRAUZENBERG, 1963), wobei dann entweder die eine oder die andere überwiegt.

Zur Verhütung der vorgenannten gastrointestinalen Nebenerscheinungen gilt die von POMERANZE u. Mitarb. (1957) aufgestellte Grundregel, bei Verwendung der Einfachpräparate die wirksame Dosis so niedrig wie möglich und so hoch wie notwendig zu halten. Daher soll man mit kleinen Biguaniddosen beginnen und die Dosis allmählich und schrittweise erhöhen, bis die optimale Dosis ermittelt ist oder die Grenzen der Therapie erkannt werden können. Gastrointestinale Erscheinungen gehen mitunter aber auch wieder vorüber, wenn die Therapie fortgesetzt wird (APPELS et al., 1968).

Seitdem fast nur noch Retardpräparate angewendet werden, ist es von geringerem Interesse, das einfache Biguanid mehrmals in kleinen Dosen über den ganzen Tag verteilt zu geben, um dadurch einen möglichst gleichmäßigen Blutspiegel zu erzielen. Es war bei den Standardpräparaten zwingend notwendig, das Präparat während oder nach den Mahlzeiten einzunehmen, also darauf zu achten, daß der Magen gut gefüllt war, um durch diese Maßnahme mitzuhelfen, die lästigen Nebenwirkungen zu vermeiden. Immerhin wird man letzteres Vorgehen auch für die Retard-Präparate empfehlen. Zur Behebung der gastrointestinalen Nebenwirkungen wurde auch nach anderen Wegen gesucht. So wendete z.B. KOOPMANN (1960) ein Pepsin-Salzsäure-Gemisch an. BUDING et al. (1960) empfahlen die Zugabe von Pankreasfermenten. Auch wurden Antacida von AZERAD und LUBETZKI (1959), vaguswirksame Medikamente von STERNE (1963b), Phenothiazinderivate von KLEEFIELD (1959) zusätzlich gegeben. Allerdings warnen HALLER und STRAUZENBERG (1963) aufgrund eigener negativer Erfahrungen vor der Anwendung von Phenothiazinderivaten. Nach POMERANZE (1958) sind alle diese Versuche nutzlos: „Neither local nor systemic therapy, including antacids, antiemetic, or vagal blocking drugs, has been consistently successfull in dealing with this problem."

Die beste Methode besteht darin, den Patienten in den Anfangsstadien der Therapie aufmerksam zu kontrollieren, um dann erforderlichenfalls die Dosis rechtzeitig zu verringern oder die Therapie mit Biguanid zu unterbrechen oder aber ganz abzusetzen. Mit Sicherheit ist dann innerhalb von 24 Std ein Verschwinden der Nebenerscheinungen zu erwarten (SCHILLING, 1959). Sie hinterlassen keine Folgen. In den vom Menschen tolerierten Dosen führen Biguanidderivate nicht zu toxischen Schäden von bleibender Dauer (POMERANZE et al., 1959; CREUTZFELDT und SÖLING, 1960; HALLER und STRAUZENBERG, 1963; MEHNERT, 1966a; u.a.). Es kann daher gesagt werden, daß die gastrointestinalen Nebenerscheinungen im ganzen gesehen harmloser Natur sind, auch wenn sie subjektiv lästig sein können oder manchmal der Grund sind, die Therapie aufzugeben. Die Retardformen verursachen eindeutig weniger Nebenerscheinungen. Die Maßnahmen einer Dosisreduzierung, einer Therapieunterbrechung oder eines Behandlungsstops werden in einem solchen Fall auch für die Retardformen empfohlen.

Schließlich sei auch noch auf die Häufigkeit des Auftretens dieser gastrointestinalen Nebenwirkungen eingegangen. Die Angaben im Schrifttum sind sehr unterschiedlich, je nachdem, welches Biguanid angewendet wurde und in welcher Weise bei der Einstellung vorgegangen wurde. Maßgebende Faktoren für Erfolg oder Nichterfolg der Biguanidtherapie stellen die Höhe der Initialdosis dar, das Tempo, mit dem die Dosis gesteigert wird, die Diätdisziplin des Patienten und die

Reduktion der Insulinmenge. Einen wesentlichen Faktor stellt aber auch die zunehmende klinische Erfahrung im Umgang mit Biguaniden dar (Krall, 1968).

Die Nebenwirkungsquote bei den Patienten an der Joslin-Clinic sank im Laufe einer nunmehr 10jährigen Erfahrung mit den Biguaniden von 50% am Anfang auf zur Zeit weniger als 5% ab. In der Gesamtzahl der Fälle war keine einzige schwere Nebenwirkung enthalten (Krall, 1968).

Kink u. Mitarb. (1966) hatten trotz einer negativen Auswahl ihrer Patienten eine Nebenwirkungsquote von weniger als 3% für die Retardform des Butylbiguanids. Diese Diabetiker hatten nicht mehr auf andere Antidiabetika ausreichend reagiert und litten außerdem auch noch an erheblichen anderen Erkrankungen, z.B. des Herz- und Kreislaufsystems oder des Verdauungstraktes.

Berger (1967) gibt nach Rambert u. Mitarb. (1961) für das Metformin eine Nebenwirkungsquote von 30% an. Weitere und vor allem von Berger u. Mitarb. (1966) selbst erarbeitete Zahlen zeigen, daß in den ersten Tagen nach Beginn einer Metformintherapie 25% Nebenwirkungen auftraten, die sich jedoch nach 4 Wochen auf 12% reduzierten, wenn die Behandlung fortgesetzt wurde. Stratmann (1965) gibt 10,8% gastrointestinale Nebenwirkungen für Dimethylbiguanid an. Bei 6,5% der Patienten mußte deswegen die Therapie abgebrochen werden.

Rojas-Hidalgo (1969) hatte in einem Kollektiv von 630 biguanidbehandelten Diabetikern bei insgesamt 137 Patienten Nebenwirkungen wie gastrointestinale Beschwerden und Acetonurie gesehen, d.h. bei etwas mehr als 20% der Fälle. In dieser Studie hatten 484 Patienten Phenäthylbiguanid erhalten. Bei 116 von diesen traten Nebenwirkungen auf (~23%). In der Gruppe mit 146 Diabetikern, die Butylbiguanid erhalten hatten, wurden bei 21 Patienten Nebenwirkungen gesehen (~13%).

In dem Krankengut von 524 Diabetikern von Klein et al. (1969c) kam es bei unterschiedlicher Dosierung von Butylbiguanid in 21% aller Fälle zu Unverträglichkeitsreaktionen. Wurden diejenigen selektioniert, die nur bis zu 300 mg täglich erhalten hatten, so betrug der Prozentsatz 16,7.

II. Andere Nebenwirkungen

1. Hypoglykämie

Eine blutzuckersenkende Wirkung tritt unter therapeutischen Dosen beim Stoffwechselgesunden nicht ein. Auch beim Prädiabetiker und bei Personen im latent diabetischen Stadium ist dies der Fall (Wilansky et al., 1965; Wilansky und Hahn, 1967; Berger et al., 1968; Jahnke et al., 1968; Wilansky, 1968; Wilansky und Shochat, 1968; Faludi et al., 1968a).

Da die Biguanide beim Diabetiker auch den nicht oder nur gering erhöhten Nüchternblutzucker beeinflussen (Madison und Unger, 1960; Rambert et al., 1961), wären hypoglykämische Reaktionen bei nicht therapiegerechter Anwendung theoretisch möglich. Gleichwohl ist beim Menschen bisher unter einer regulären alleinigen Biguanidbehandlung eine Hypoglykämie nicht beschrieben worden (Mehnert und Krall, 1960; Gutsche, 1960; Mehnert, 1968b; Steinke, 1968). Was ist in den Fällen geschehen, die in suicidaler Absicht extrem hohe Dosen einnahmen? Sterne (1961, 1963a) schildert einen solchen Fall. Hier wurden 50 Tabletten Dimethylbiguanid eingenommen. Diese Menge entspricht 25 g Metformin und ist eine mehr als 15fache Überdosierung, wenn 1,5 g als Tagesdosis angenommen werden. Der Blutzucker dieser Patientin blieb unverändert. Dobson (1965) teilte einen weiteren Fall mit; diese Patientin hatte 0,85 g Phenformin eingenommen. Auch hier sank der Blutzucker nicht ab. Allerdings hatte die Patientin sich mehrmals erbrechen müssen, so daß die Menge des resorbierten Phenformins unbestimmt ist. DAVIDSON u. Mitarb. (1966) berichteten über eine Patientin mit latent-diabetischer Stoffwechsellage beschrieben, die 30 Kapseln Phenformin (à 50 mg) in suicidaler Absicht eingenommen hatte. 12 Std nach der Einnahme wurde sie in bewußtlosem Zustand aufgefunden. Der Blutzucker betrug 12 mg-%. Diese Patientin wiederholte den Suicidversuch mit 34—40 Kapseln Phenformin. Diesmal wurde keine Hypoglykämie festgestellt. Damit ist es fraglich, ob die zuvor konstatierte Hypoglykämie durch das Biguanid verursacht wurde.

Inwieweit die Alkoholeinnahme eine Rolle spielt, ist ungewiß (s. S. 639). Bei einem 33jährigen Diabetiker sank der Blutzucker auf 26 mg-% ab, als dieser 2,5g Phenäthylbiguanid in suicidaler Absicht eingenommen hatte (STRAUSS und SULLIVAN, 1970).

Unter einer Kombinationstherapie sowohl mit Insulin als auch mit einer betacytotropen Substanz kann es jedoch ohne weiteres zu hypoglykämischen Reaktionen kommen. Sie sind dann aber Ausdruck einer diesem speziellen Fall nicht richtig angepaßten Dosierung entweder des Insulins oder der betacytotropen Substanz. Es darf eben nicht übersehen werden, daß Biguanide die Insulinwirkung zu steigern vermögen oder betacytotrope Stoffe und Biguanide sich additiv-synergisch beeinflussen.

Am ehesten ist bei der Kombination Insulin/Biguanid mit hypoglykämischen Reaktionen zu rechnen (MÜTING, 1966). Es empfiehlt sich daher, mit der Biguaniddosis niedrig zu beginnen und sie schrittweise zu erhöhen und rechtzeitig die Insulindosis zu reduzieren. Hierbei ist jedoch darauf zu achten, den realen Insulinbedarf nicht wesentlich zu unterschreiten, da es sonst zum Auftreten einer Ketoacidose kommen kann (s. S. 632). Sollte bei einer Insulin-Biguanidtherapie aus irgendeinem Grunde die Insulindosis erhöht werden, so ist dann eine ganz besonders aufmerksame Überwachung des Stoffwechselverhaltens notwendig. Es kann sich nämlich in einem solchen Fall innerhalb weniger Stunden ein Blutzuckersturz mit starken hypoglykämischen Reaktionen entwickeln (CREUTZFELDT und SÖLING, 1960a). Andererseits beschrieben MEHNERT et al. (1965) das Sistieren der Neigung zu hypoglykämischen Reaktionen bei mit Insulin behandelten Diabetikern, als diese zusätzlich Biguanide erhielten (s. auch Tabelle 1). MÜTING (1966) demonstrierte, wie sich hypoglykämische Reaktionen erst verloren, als eine Kombinationstherapie Insulin/Biguanid auf Biguanid allein umgestellt wurde. Er beschreibt allerdings auch hypoglykämische Reaktionen bei zwei ambulanten Patienten, die in ihrem Beruf weiter körperlich arbeiteten. Nach Reduzierung der Biguaniddosis verschwanden diese Erscheinungen. Inwieweit hieraus der Schluß gezogen werden darf, daß das Biguanid allein die Ursache war, muß offenbleiben, möglicherweise war auch die Diät für die zusätzliche körperliche Belastung nicht ausreichend gewesen. Wie 10jährige Erfahrungen einer antidiabetischen Behandlung mit Biguaniden gezeigt haben, sind hypoglykämische Reaktionen stärkeren Ausmaßes nur unter einer Kombinationstherapie zusammen mit anderen blutzuckerwirksamen Substanzen zu erwarten. Unter einer alleinigen Biguanidtherapie sind Hypoglykämien bei Verwendung herkömmlicher Dosierung nicht zu befürchten (KRALL, 1968; MEHNERT, 1968; NISSEN-DRUEY et al., 1970).

2. Unbestimmte Einwirkungen

FERGUSON u. Mitarb. (1961) hatten in einer Gruppe von 10 diabetischen Kindern 4 Patienten, die unter der Therapie mit Dimethylbiguanid, wenn diese eine Maximaldosis von 500 mg erreichte, außer den üblichen gastrointestinalen Erscheinungen Veränderungen im Geschmacksempfinden, Uninteressiertheit, Mißmut, Verlust der Lebensfreude zeigten („in a loss of joie de vivre, a rather un-interested, lack-lustre appearance, and at the worst an unfavourable view of life in general"). Bei drei dieser Kinder war es nicht möglich, diese Dosis länger als einen Tag anzuwenden, nur ein Kind schien die Dosis zu adaptieren und blieb für die 4 Wochen des Versuchs symptomlos. Ebenso kann es aber auch nach längerer Medikation, etwa 1—2 Monate nach Therapiebeginn, zum Auftreten von Müdigkeit, Schwäche und Gewichtsverlust kommen (Quellenhinweis in Berger und Constam, 1967).

3. Ketoacidose

Schon bald nach Einführung der Biguanide in die Diabetestherapie wurde das Auftreten von Ketonurien und Ketoacidosen bei mit Biguaniden behandelten Patienten beobachtet. So teilten dies Hall et al. (1958), Walker und Linton (1959) sowie Walker et al. (1960) mit, wobei unter der Therapie mit Phenäthylbiguanid nahezu normoglykämische Blutzuckerwerte erreicht wurden. In einer Gruppe von etwas mehr als 100 Patienten aller Diabetestypen, die über 2 Jahre lang behandelt worden waren, trat dies in etwa 33% der Fälle ein.

Untersuchungen über das Verhalten der Ketonkörper unter einer Biguanidtherapie zeigten aber, daß auch bei einer Therapiedauer von mindestens einem Jahr durchaus kein häufigeres Auftreten von Ketonkörpern im Harn zu verzeichnen war als bei Diabetikern gleichen Schweregrades, die jedoch in anderer Weise behandelt worden waren (Mehnert, 1963, 1964b) (s. auch Tabelle 1). Wie Reihenuntersuchungen inzwischen gezeigt haben, kann es beim Diabetes rasch zum Auftreten von Ketonurie kommen, wenn der Patient sich im Hungerzustand befindet. Die Art der Behandlung spielt dabei keine Rolle (Görlitz et al., 1968). Zum Auftreten oder zur Verstärkung einer Ketose kann es auch dann kommen, wenn bei Diabetikern vor Beginn einer Biguanidbehandlung bereits eine Ketose bestand oder die Diabetiker zur Ketose neigen. Solche Patienten sind beinahe stets für eine alleinige Therapie mit Biguaniden ungeeignet, gleichgültig, ob es sich um Jugendliche oder um ältere Diabetiker handelt (Skillman et al., 1959). Wird nämlich in diesen Fällen die Insulindosis verringert, während die Biguanidgabe weitergegeben wird, so bildet sich bei Unterschreiten einer gewissen Insulinmenge eine Ketose aus, oder aber eine bereits vorhandene Ketose wird verstärkt, selbst dann, wenn die Einstellung — gemessen an Blutzucker und Glucosurie — gut erscheint (Hall et al., 1958; Kleefield et al., 1959; Pomeranze et al., 1959; Schilling, 1959; Skillman et al., 1959; Walker, 1959; Walker und Linton, 1959; Bergen und Norton, 1960; Koopmann, 1960; Marble, 1961b; Krall und Bradley, 1962a; u.a.). Die Ketoacidosen treten also nur deshalb auf, weil die betreffenden Patienten eine nicht ausreichende Diät oder zuwenig Insulin, und nicht, weil sie zuviel Biguanid erhalten hatten.

Damit kann die Frage verneint werden, ob den Biguaniden eine Ketoacidose-fördernde Wirkung zukommt.

4. Lactacidose

Im anglo-amerikanischen Schrifttum wurde über einige zum Teil letale Fälle von Lactacidose berichtet, die in einen Zusammenhang mit einer Biguanidbehandlung gebracht wurden. So berichteten Tranquada et al. (1963) über 3 Fälle. Hier handelte es sich um ältere Diabetikerinnen, deren Diabetes schon seit mehreren Jahren bestand und die mit verschiedenen Antidiabetika behandelt worden waren und infolge Versagens dieser Therapie entweder auf Phenäthylbiguanid allein oder in Verbindung mit anderen Antidiabetika um- bzw. eingestellt wurden. Bei jeder Patientin bestand eine Vielzahl von Neben-, Begleit- und Folgekrankheiten unterschiedlichen, z.T. schwerwiegenden Grades, die entweder chronisch oder auch ganz akut aufgetreten waren. Bei zwei dieser Patientinnen wurde ein erhöhtes Blutlactat mit einem sog. Exzeß-Lactat gemessen. Zuvor hatten schon WALKER und LINTON (1959) sowie WALKER et al. (1960) über drei Jugendliche mit instabilem Diabetes berichtet, die einen erheblichen Anstieg der Blutmilchsäure aufwiesen. GOTTLIEB et al. (1962) beschrieben den Fall einer Diabetikerin, die unter einer Phenformin-Therapie eine Hyperlactatämie aufwies, nachdem es plötzlich nach einer "modest quantity of alcohol" zu Bauchkrämpfen kam. Die Phenformin-Therapie war nicht gleich abgesetzt und nach einem Intervall erneut fortgesetzt worden. Diese Patientin genas wieder. Bei einem Bericht von BERNIER et al. (1963) handelte es sich um zwei Diabetiker, die ebenfalls unter einer Phenformin-Therapie standen. Sie waren im Schock nach einem Myokard- bzw. Mesenterialinfarkt verstorben und wiesen eine schwere Acidose auf. Im Vergleich zu anderen Patienten, die ebenfalls im Schock verstorben waren, aber kein Phenformin erhalten hatten, war kein Unterschied der bei diesen gemessenen Milchsäurewerte zu finden. Die Patientin, über die EWY et al. (1963) berichteten, bekam ebenfalls eine Lactacidose. Sie hatte etwas mehr als eine Woche lang Phenformin erhalten. In dieser Behandlungsperiode war es aber zu einem schwerwiegenden, jedoch reversiblen Gefäßverschluß am linken Bein gekommen. Unter einer gegen den Kreislaufschock gerichteten Behandlung und mit Hilfe der Hämodialyse normalisierten sich die Lactatwerte. Zu erwähnen ist noch der Fall einer 77jährigen Diabetikerin, die nach einer Katarakt-Operation hinfällig wurde und einige Tage später im Zustand einer Lactacidose mit Exzeß-Lactat verstarb. Sie hatte unter einer kombinierten oralen Diabetes-Therapie gestanden, die auch über die Operation hinweg fortgeführt worden war. Autoptisch hat sich keine andere Erklärung für den letalen Ausgang als diese metabolische Entgleisung gefunden. STROHMEYER et al. (1965 b) vermuteten deshalb, daß das Biguanid auslösend gewirkt hätte.

YOUNG und ARMANINO (1965) schildern ausführlich den Krankheitsverlauf bei zwei älteren adipösen Patientinnen, die neben ihrem Diabetes noch weitere erhebliche Krankheitszustände, wie z.B. chronischen Alkoholismus mit Lebercirrhose, arteriosklerotischen Hochdruck, Harnwegsinfekt sowie interkurrent aufgetretene Kollapssymptome aufwiesen. Beide hatten u.a. auch Biguanide erhalten. Während die eine Patientin den lactacidotischen Zustand, der sich entwickelt hatte, überwand und entlassen werden konnte, verstarb die andere einige Stunden nach Klinikaufnahme. Schließlich sei noch der Bericht von PROCTOR und STOWERS (1967) erwähnt. Hiernach war eine Diabetikerin, die seit Monaten Phenformin bekam, plötzlich an akuten Bauchbeschwerden erkrankt. Autoptisch war keine Thrombose der Splanchnicus-Gefäße und auch sonst kein gewichtiger histopathologischer Befund festgestellt worden. Aus der Anamnese ging hervor, daß sie einen Tag vor Klinikaufnahme zusätzlich zu ihrer gewohnten Dosis von 100 mg Phenformin noch 2mal 25 mg eingenommen hatte, so daß die Tagesdosis 150 mg betrug. Auf diese einmalige Überdosis glauben die Autoren das Entstehen der Milchsäureacidose zurückführen zu müssen.

Im Weltschrifttum wurde über insgesamt 14 Fälle von Lactatacidose bei biguanidbehandelten Diabetikern berichtet, bei denen niemals die Biguanide als alleiniger sondern am ehesten als verschlimmernder Faktor für die Entstehung der Lactacidose angesehen werden können. Gemessen an dem großen Einsatz von Biguaniden in der Diabetesbehandlung ist die Zahl dieser Fälle, wenn man diese metabolische Entgleisung mit der Therapie in einen kausalen Zusammenhang bringen will, äußerst gering.

Bei therapeutischer Dosierung der Biguanide ist keine wesentliche Erhöhung der Lactatausscheidung zu verzeichnen (Güttler et al., 1963; Mehnert, 1963, 1964b, 1968b; Appels et al., 1968; Creutzfeldt et al., 1968; Miller, 1968; Sensi et al., 1970), möglicherweise verhalten sich aber die einzelnen Biguanidderivate unterschiedlich (Bigelow-Sherman und Foa, 1969). Auch die Pyruvatspiegel bleiben nahezu unverändert (Appels et al., 1968; Creutzfeldt et al., 1968; Miller, 1968) und zeigen, wenn überhaupt, eher eine Tendenz zum Anstieg und damit zu entsprechender Abnahme des Lactat-Pyruvat-Quotienten, was wohl als Hinweis auf eine gesteigerte Glucoseoxydation zu deuten ist (Jahnke et al., 1968).

Neuerdings wird auch der Begriff des Exzeß-Lactats einer Kritik unterzogen (von Wichert, 1968). Was die Entstehung schwerer Lactacidosen anbetrifft, so ist anzunehmen, daß ein anlagebedingter Stoffwechseldefekt dazu führt. Exogene Faktoren sind allenfalls als Auslöser anzusehen (von Wichert, 1968). Dies können Bakterien-Toxine sein, vielleicht auch toxische Abbauprodukte bei hypoxämischen Zuständen. Man ist hier vorerst noch auf Vermutungen angewiesen.

Lactacidosen kommen bei einer Reihe von Krankheiten vor (Danowski, 1963a, b; Krall und Searle, 1963; Tranquada, 1964; Derot et al., 1965; Tranquada et al., 1966; Leppla et al., 1967), so auch beim Diabetes mellitus. Die unter Biguanidtherapie beschriebenen Milchsäureacidosen werden daher von einigen Autoren nicht als nur durch diese Therapie verursacht angesehen (Danowski, 1963b; Hadden und Weaver, 1968; Keen und Jarett, 1968). Andere sehen die unter Biguanidtherapie aufgetretenen Milchsäureacidosen nicht als Folge dieser Therapie an (Berger et al., 1966). In ähnlichem Sinn äußert sich Miller (1968): "The clinical cases of lactic acidosis can be related more directly to either factors which were present, such as tissue hypoxia, circulatory failure, blood loss, myocardial infarction, heart failure, pancreatitis, bacterial sepsis, or severe liver disease."

5. Allergische Reaktionen

Über Hautallergien berichteten Tranquada et al. (1959). Die Autoren sahen eine generalisierte Urticaria nach einer 2wöchigen Phenformin-Therapie. Nach Absetzen des Biguanids verschwanden die Hauterscheinungen. Melzer (1960) teilte einen Fall mit, bei dem ebenfalls unter Phenäthylbiguanid bei mehrfach sich wiederholender Anwendung ein Juckreiz am ganzen Körper auftrat. Enders (1966) beobachtete jedoch das Auftreten eines stark juckenden maculösen Exanthems in einem Fall einige Stunden nach Applikation von Butylbiguanid. Innerhalb von 24 Std nach Absetzen des Medikamentes waren die Erscheinungen restlos abgeklungen. Auch Berger (1967) sah einmal eine leichte Reaktion, die sich in Form eines Juckreizes im Bereich behaarter Körperteile äußerte. Ferner berichtete dieser Autor von einer Hautreaktion in Form eines flüchtigen Exanthems (Berger, 1967). Eine Übersichtstabelle bei Kühnau (1966) erwähnt die Urticaria nur für Phenäthylbiguanid. Mehnert (1968b) bezeichnet das Vorkommen von Hautallergien bei Biguaniden als äußerst selten. Auf eine möglicherweise allergische Grundlage ist das Auftreten einer Purpura medicamentosa nach Butylbiguanid zurückzuführen. Hier war es bei einem 70jährigen Patienten mit einem frisch entdeckten Diabetes mellitus mit Blutzuckerwerten von 800 mg-% kurze Zeit nach Beginn der Biguanid-Behandlung zu wiederholten Purpura-Eruptionen im Bereich beider Unterschenkel gekommen. Nach Umstellung der Therapie auf Insulin heilte die Purpura ab (Müllner, 1966).

Otto (1958) sah unter Phenformin bei einer Patientin eine massive, wenn auch nicht bedrohliche Darmblutung, mit der ein Thrombocytensturz parallel einherging. KOOPMANN (1960) beschreibt den Fall einer Thrombopenie bei einer 59jährigen Diabetikerin, bei der es während der Therapie mit täglich 200 mg Phenformin am 9. Tag zu einer hämorrhagischen Diathese in Gestalt einer Darmblutung kam. 14 Tage nach Absetzen des Antidiabetikums hatte sich die bis auf 60000 pro mm³ abgesunkene Zahl der Thrombocyten wieder normalisiert. Die klinischen Erscheinungen waren ebenfalls verschwunden. KRALL (1968) erwähnt einen Patienten mit einer spezifischen Arzneimittelempfindlichkeit gegenüber Phenformin. Bei diesem war es zu Hautblutungen und zu einer verlängerten Blutungszeit gekommen. Nach Absetzen des Medikamentes verschwanden die Erscheinungen. Untersuchungen von HALLER und STRAUZENBERG (1966) in dieser Richtung ergaben bei einer 2wöchigen Belastung mit täglich 150 mg Phenformin keine signifikanten Veränderungen der Gerinnungsverhältnisse, auch fand sich bei 19 untersuchten Patienten keine Veränderung der Thrombocytenzahl. Im morphologischen Blutbild traten keine Verschiebungen auf, die auf einen Einfluß des Biguanids hätten zurückgeführt werden können. Dies war auch nicht nach einer Behandlungsdauer von 5 Jahren der Fall. Die Autoren konnten keinen schädigenden Einfluß des Biguanids auf blutbildende Organe oder auf das Gerinnungssystem feststellen. Über Einflüsse auf die fibrinolytische Aktivität s. dieses Kapitel, S. 600, und BECKMANN, S. 485 dieses Buches.

Zusammenfassend kann gesagt werden, daß den Biguaniden wohl keine über ein vertretbares Maß hinaus allergisierenden Eigenschaften innewohnen.

6. Weitere Nebenwirkungen

a) Fucosestoffwechsel bei idiopathischem Ödem

Bei latentem, aber auch bei manifestem Diabetes kommt es in einigen Fällen zur Ausbildung von Ödemen. Deren Lokalisation ist entweder prätibial oder sie treten an Fingern und Händen oder im Gesicht und an den Augenlidern auf, ohne daß eine kardiale, renale, hepatogene oder allergische Genese zu finden ist. KRYSTON et al. (1967) sowie SHAW et al. (1968) fanden beim Vorliegen solcher idiopathischen Ödeme eine Störung im Fucosestoffwechsel. Wurden nun solche Patienten mit täglich 2×50 mg Phenformin-Tabletten behandelt, so sahen die Autoren unter dieser Behandlung ein rasches Absinken des Fucosespiegels im Serum und eine Normalisierung der Werte innerhalb von 8 Tagen. Auch die Ödeme verschwanden, besonders dann, wenn am Ende der 6wöchigen Behandlung noch zusätzlich ein Diuretikum gegeben wurde. McMILLAN et al. (1968) sind der Ansicht, daß die Beobachtung der Veränderung des Fucosespiegels auf einem Artefakt beruht ("We have carried out investigations which suggest that this apparent rise in fucose may be an artefact introduced by the method used.").

b) Herz, Kreislauf und Gefäßsystem

SCHILLING (1960) waren bei Einstellungsversuchen mit Biguaniden in Einzelfällen Veränderungen der Herztätigkeit bzw. Herzbeschwerden aufgefallen. Das veranlaßte die Autorin dazu, genauere Untersuchungen bei 25 Diabetikern, vor allem mit Hilfe von EKG-Kontrollen, vorzunehmen. Diese zeigten in einigen Fällen Veränderungen der elektrokardiographischen Verlaufskurven in Form von Erregungsrückbildungsstörungen. Bei jugendlichen Patienten bestanden diese lediglich in Hinweisen auf Zeichen von vermehrter vegetativer Labilität. Bei Diabetikern mit elektrokardiographisch gesichertem Myokardschaden war weder subjektiv noch objektiv ein Einfluß erkennbar. Nur bei solchen Patienten, die über stenokardische Beschwerden bei nur geringfügigen EKG-Veränderungen klagten, kam es nach

Beginn und im Verlauf der Biguanidbehandlung zu Beschwerden in Ruhe, die zuvor nur bei Belastung aufgetreten waren, und zwar in direktem zeitlichen Zusammenhang mit der Biguanid-Therapie. Die Veränderungen im EKG bestanden in dem Nachweis von gehäuften supraventriculären und ventriculären Extrasystolen. Auch pectanginöse Beschwerden, die vor der Behandlung nur bei Belastung aufgetreten waren, stellten sich in Ruhe ein. Nach einer einmaligen Biguanidgabe und stündlich vorgenommenen EKG-Kontrollen wurden von LAMBERT (1958) keine wesentlichen Veränderungen gefunden. Nur bei 2 Patienten zeigten sich unter einer Dauertherapie Abweichungen vom normalen Erregungsablauf im EKG, jedoch war nicht mit Sicherheit der Zusammenhang mit der Biguanidtherapie zu bestimmen. TRANQUADA et al. (1959) berichteten über 2 Patienten, die nach einer fortlaufenden Biguanidbehandlung über pectanginöse Beschwerden klagten. So hatte der eine der Patienten mit Coronarsklerose nach 12 Tagen Therapie verstärkte pectanginöse Beschwerden und der andere nach 4 Monaten solche, die aber nicht elektrokardiographisch zu verifizieren waren.

Über Spätkomplikationen im Sinne einer diabetischen Angiopathie und ihre Beeinflussung durch eine Biguanidbehandlung liegen Angaben vor, nach denen es zu einem günstigen Einfluß auf die diabetischen Gefäßveränderungen gekommen sein soll, ohne daß der Autor jedoch konkrete Befunde mitteilt (DOBROWOLSKI, 1969). Inwieweit von einer prophylaktischen Anwendung der Biguanide bereits in latenten Stadien des Diabetes Einflüsse auf Gefäßkomplikationen zu erwarten sind, muß noch offenbleiben.

c) Magen und Darm

Wenn man von der bereits zuvor mehrfach erwähnten Magenunverträglichkeit absieht, haben nur die bioptischen Untersuchungen von SCHRICKER (1960) Hinweise auf eine mögliche Einwirkung auf die Magenschleimhaut bei genügend langer Applikation ergeben. Auch JADZINSKY et al. (1963) fanden bioptisch bei 4 Patienten ödematöse Läsionen an der Magenschleimhaut mit Neigung zu Blutungen.

Auch wurde eine Vermehrung der Salzsäure-Sekretion gefunden. Was die Sekretion des Magensaftes anbetrifft, so haben HALLER und STRAUZENBERG (1966) im Einzelfall, gleichgültig, ob Nebenerscheinungen aufgetreten waren oder nicht, keinen Unterschied in der Sekretion der freien Salzsäure konstatieren können.

d) Leber und Pankreas

Infolge der älteren Berichte über eine angebliche Lebertoxicität der Diguanidine Synthalin A und B wurde den engverwandten Biguaniden mit großer Zurückhaltung begegnet. Dies hat dazu geführt, daß die Biguanide nur sehr zögernd angewendet, andererseits aber auch besonders intensiv und mit ungewöhnlicher Aufmerksamkeit hinsichtlich einer evtl. Leberschädlichkeit überprüft wurden.

Die in dieser Hinsicht durchgeführten Untersuchungen mit Hilfe moderner Methoden der Funktionsdiagnostik ergaben jedoch keine Hinweise für Veränderungen im Sinne einer Lebertoxicität (KRALL und CAMERINE-DAVALOS, 1957; BERINGER, 1958; MEHNERT und SEITZ, 1958a; BERINGER und THALER, 1959; KRALL und BRADLEY, 1959; McKENDRY et al., 1959; MEHNERT und GEORGII, 1959; POMERANZE et al., 1959; SKILLMAN et al., 1959; HANF-DRESSLER, 1963; MEHNERT et al., 1965; MEHNERT, 1966 u.a.). Diese Untersuchungen wurden durch leberbioptische Kontrollen ergänzt (BERINGER, 1959; MÖLLER, 1967, 1968; BERINGER et al., 1968).

Im einzelnen sah z. B. Kopp (1966) nach 6—7wöchiger Behandlungsdauer keine pathologischen Abweichungen von Leberfunktionsproben. Bei Therapiebeginn erhöhte Bromthalein-Retentionswerte normalisierten sich oder zeigten rückläufige Tendenz. Auch Fermenterhöhungen wurden nie beobachtet. Zu ähnlichen Ergebnissen war auch schon Müting (1964) gekommen, der auch bei fortgeschrittenen und bei dekompensierten Lebercirrhosen eine gute Verträglichkeit fand (Müting, 1966, 1968; Müting et al., 1966). Beringer et al. (1968) konnten unter Biguanidtherapie kein Rezidiv kompensierter Lebercirrhosen bei Diabetikern feststellen.

Bei pankreatektomierten Patienten sind Biguanide ohne Insulin nur sehr kurz oder gar nicht wirksam (Creutzfeldt et al., 1959).

e) Nierenfunktion

Eine schädigende Beeinflussung der Nierenfunktion durch Biguanide ist bisher nicht gefunden worden. Bestimmungen des Reststickstoffs und Harnstoffstickstoffs im Blut zeigten keine pathologischen Werte. Auch die Harnbefunde waren unauffällig (Mehnert und Seitz, 1958a; Weller und McCauly, 1958; Williams et al., 1958; Schilling, 1959; Krall et al., 1960; Haller und Strauzenberg, 1966).

In diesem Zusammenhang ist zu erwähnen, daß Katsuki und Ito (1966) bei einem Patienten mit juvenilem Diabetes unter der Therapie mit Metformin einen antidiuretischen Effekt bemerkt zu haben glaubten. Um diesen Eindruck nachzuprüfen, untersuchten sie 12 Patienten mit Diabetes insipidus. Diese erhielten gleichzeitig neben dem Biguanid noch Diuretika aus der Thiazidreihe. Es zeigte sich eine Wirkung bei 5 von 8 Fällen, wenn man als Grenzwert eine Reduktion der Diurese um 20% und mehr zugrunde legt. Der antidiuretische Effekt des Metformins tritt erst nach einigen Tagen ein und kann als Einfluß auf die Nierenfunktion gedeutet werden. Nach Stewart und Constable (1961) kann Phenäthylbiguanid die Wirkung von Diuretika beeinträchtigen.

Bei vorgeschädigter Niere, z. B. bei Niereninsuffizienz, halten verschiedene Autoren eine verzögerte Ausscheidung des Biguanids für sehr wahrscheinlich, womit dann die Gefahr einer Kumulation besteht. Diese durchaus berechtigten Befürchtungen haben sich zwar bisher noch nicht beweisen lassen, sind aber der Grund, vor einer Anwendung der Biguanide bei niereninsuffizienten Diabetikern zu warnen (Tranquada et al., 1963; Berger, 1967; Constam und Berger, 1967; Mehnert, 1968b; u. a.).

Inzwischen ist eine Arbeit über die renale Ausscheidung von Buformin bei niereninsuffizienten nichtdiabetischen Patienten erschienen. Es zeigte sich bei diesen 9 Patienten, daß das Biguanid in gleicher Weise wie bei nierengesunden Patienten innerhalb von 24 Std nahezu quantitativ über die Nieren ausgeschieden wurde. Lediglich die biologische Halbwertszeit zeigte sich von 2,0 auf 3,6 Std im Durchschnitt etwas erhöht. Die Autoren halten eine Kumulation des Biguanids während der Anwendung auch bei nierengeschädigten Diabetikern für nicht wahrscheinlich (Beckmann et al., 1968).

f) Nebenniere und andere Drüsen mit innerer Sekretion

Biguanide üben auf das Nebennierenmark einen Effekt aus (s. auch Beckmann), der von einigen Autoren (Lippmann et al., 1965; Petrides, 1966; u. a.) als Erklärungsmöglichkeit für den „smoothing-effect" bei labilem Diabetes herangezogen wird.

Über klinische Erfahrungen bei schilddrüsenkranken Diabetikern liegen keine Mitteilungen vor. Welchen Einfluß Biguanide auf die Schilddrüsenfunktion ausüben, wird im Kapitel Beckmann, S. 563, beschrieben. Hier finden sich auch weitere Hinweise über klinisch-experimentelle Befunde, die Einwirkungen auf die Hypophyse betreffen.

g) Nervensystem

Koopmann (1960) beschreibt den Fall einer Patientin, die nach etwa 150 mg Phenformin plötzlich erhebliche Schwindelerscheinungen hatte. Das Mittel wurde abgesetzt. Nach erneuter Anwendung in geringerer Dosierung traten wieder die Beschwerden auf, die als Menièresches Syndrom angesprochen wurden.

h) Genitalfunktion und Frage nach teratogenen Eigenschaften

Ob Einflüsse einer Biguanidbehandlung auf die Funktion der Genitalorgane vorliegen, ist aus dem Schrifttum nicht festzustellen. Es dürfte aber wohl so sein, daß z. B. eine Besserung der Potenz in erster Linie eine Folge der kompensierten diabetischen Stoffwechsellage ist. Die Beurteilung der Frage einer eventuell teratogenen Wirkung von Biguaniden ist außerordentlich schwierig, da bei Diabetes an sich schon eine höhere Rate von Fruchtschäden festzustellen ist. Trotzdem hat Sterne (1963b, 1965) den Versuch unternommen, dies durch eine Rundfrage zu klären. Daraus ging hervor, daß unter Dimethylbiguanidbehandlung 15 lebendige und 4 tote Kinder geboren wurden. Es geht aber leider aus dieser Zusammenstellung nicht hervor, ob bei den Kindern, sowohl bei den lebend- als auch bei den totgeborenen Kindern, Mißbildungen aufgetreten sind. Brown (1966) berichtete über 10 Patientinnen, die 22 Wochen lang während der Gravidität Phenformin erhalten hatten. Jede dieser Diabetikerinnen brachte ein gesundes, normalgewichtiges Kind zur Welt. Trotzdem muß es weiterhin als ungeklärt gelten, ob Biguanide einen teratogenen Effekt entfalten können oder nicht. Eine Klärung dieser Frage dürfte aber letztlich sowieso von sekundärer Bedeutung sein, da es sich bei den Frauen im gebärfähigen Alter meistens um labile, zur Ketose neigende Diabetikerinnen handelt, bei denen die Anwendung von Biguaniden nicht angezeigt ist.

In diesem Zusammenhang sei noch erwähnt, daß Dimethylbiguanid die Placenta nicht passieren soll (Sterne und Lavieuville, 1963, 1964; Cohen und Costerousse, zit. von Sterne, 1965), während Seel (1966) die Meinung vertritt, daß auch die Biguanide die Placentaschranke durchwandern.

i) Lunge

α) Bei gleichzeitigem Bestehen von Diabetes und Tuberkulose

El-Warraki (1963) berichtete über diabetische Patienten mit Lungentuberkulose, die neben einer tuberkulostatischen Therapie auch mit oralen Antidiabetika behandelt und über 2 Jahre hinweg beobachtet wurden. In der Patientengruppe, die Phenformin allein oder in Kombination mit Insulin erhalten hatte, konnten von 29 Patienten 24 gut eingestellt werden, desgleichen auch 7 tuberkulöse Diabetiker, bei denen nach Sulfonylharnstoff-Sekundärversagen eine Umstellung auf das Biguanid erfolgte. Der Verlauf der Tuberkulose dieser Diabetiker unterschied sich nicht von dem vergleichbarer Fälle ohne Diabetes. Auch Kleefield (1959) hatte bei 11 tuberkulösen Zuckerkranken, die mit Phenformin behandelt worden waren, keinen unterschiedlichen Verlauf der Tuberkulose gesehen. Eine antidiabetische Therapie mit Biguaniden ist bei tuberkulösen Patienten möglich, auch wenn sie unter einer tuberkulostatischen Behandlung stehen (Beaser et al., 1960).

β) Bei Höhenkrankheit

Die Einnahme von Phenformin vor großen und rasch wechselnden Höhenunterschieden scheint bei Gesunden, die sich dieser Aufgabe in einem kontrollierten Versuch unterzogen, in einem hohen Prozentsatz die Symptome der sog. Höhenkrankheit zu eliminieren (CARSON et al., 1969).

7. Wirkungsbeeinflussung bzw. Inkompatibilitäten

a) Alkohol

HEINTZ (1966) weist unter Bezug auf LISBOA et al. (1961) auf eine Beobachtung hin, wonach es bei Patienten, die unter einer Biguanidbehandlung standen, zu einer Abneigung gegen alkoholische Getränke kam. Dieser „curious side-effect" war meist begleitet von einem Metallgeschmack. Dieser wird auch von GOTTLIEB und AULD (1962) nach Alkoholgaben erwähnt, jedoch wird ausdrücklich darauf hingewiesen, daß ein Widerwillen nicht auftrat. Nach DAVIDSON et al. (1966) geriet eine Patientin in einen hypoglykämischen Zustand, als sie „2 drinks of whiskey" und 2 Std später in suicidaler Absicht eine größere Anzahl Phenforminkapseln eingenommen hatte. Bei der Wiederholung des Suicidversuchs trat diese Hypoglykämie nicht auf, trotz „an unknown amount of alcohol" und 30—40 Kapseln dieses Biguanids. BOSHELL et al. (1968) fanden, daß eine durch Alkohol induzierte Hypoglykämie durch Phenformin verstärkt wird. JOHNSON und WATERHOUSE (1968) warnen vor einer Alkoholeinnahme bei biguanidbehandelten Patienten wegen der Gefahr einer Hyperlactatämie.

b) Cardiaca

Die im Alter und daher auch beim älteren Patienten mit stabilem Diabetes häufiger in verschiedenen Formen auftretende Herzinsuffizienz macht eine zusätzliche kardiale Therapie notwendig. Über Inkompatibilitäten der Biguanide mit herzwirksamen Stoffen der Digitalisreihe liegen keine Mitteilungen vor.

c) Neuroleptika

Was die Phenothiazinderivate anbetrifft, berichteten ZSCHORNACK und JAROSS (1963) von einem Zwischenfall bei einer 75jährigen insulinpflichtigen Diabetikerin mit generalisierter Arteriosklerose. Diese Patientin konnte wegen eines Parkinsonismus nicht selber Insulin spritzen. Deshalb wurde der Versuch unternommen, sie auf eine orale Therapie mit Biguaniden umzustellen. Da es im Verlauf der Behandlung zu gastrointestinalen Beschwerden kam, wurden zur Dämpfung dieser Erscheinungen 25 mg Chlorpromazin und 25 mg Prothazin jeweils 2mal am Tag gegeben. Noch am gleichen Tag kam es zu einer rasch einsetzenden Somnolenz, der Blutzucker stieg auf 570 mg-% an, die Alkalireserve fiel auf 28 Vol.-% ab. Es kam ferner zu Zeichen einer schweren Kreislaufinsuffizienz mit Oligurie bis Anurie. Erst nach 2 Tagen war der komatöse Zustand überwunden. Es handelte sich bei diesem Geschehen zwar um ein acidotisches Koma, das durch den Stoffwechselzusammenbruch infolge der Umstellung von Insulin auf das Biguanid herrührte, doch halten die Autoren wegen des zeitlichen Zusammentreffens mit der Neuroleptikatherapie diese zumindest als mit verursachend. Sie raten daher zur Zurückhaltung bei der Anwendung von Neuroleptika bei biguanidbehandelten Diabetikern.

d) Anticoagulantien

BERGER (1967) teilte die Beobachtung mit, daß 5 diabetische Patienten, die unter Anticoagulantien standen, kurze Zeit nach Beginn der Biguanidtherapie die $1^1/_2$—3fache Menge der ursprünglichen Anticoagulantiendosis benötigten.

CHAKRABARTI und FEARNLEY (1967) beschreiben eine Abnahme der Thrombocytenaggregation unter gleichzeitiger Gabe von Phenformin und Ethyloestrenol bei Patienten mit obliterierender Angiopathie. Jedes dieser Mittel für sich allein war hinsichtlich der Thrombocytenaggregation und -adhäsivität wirkungsschwach.

e) Vitamin B_{12}-Absorption

Nach langdauernder Medikation von Metformin soll es zu einer Absorptionsstörung von Vitamin B_{12} kommen. Diese könnte bei besonders dazu neigenden Patienten zu einer Megaloblastenanämie führen (BERCHTOLD et al., 1969). Für das Butyl- wie auch das Phenäthylbiguanid fanden sich keine Hinweise darauf (WILLMS und CREUTZFELDT, 1970).

Bei dem wenig erforschten Gebiet der Inkompatibilitäten zwischen verschiedenen Medikamenten bzw. Medikamentgruppen sollte derartigen Beobachtungen in Zukunft erhöhte Aufmerksamkeit geschenkt werden, da es sich meistens um Medikamente handelt, die gleichzeitig und auch langfristig gegeben werden.

Ganz allgemein kann abschließend festgestellt werden, daß eine Organtoxicität der Biguanide nicht vorhanden ist (POMERANZE, 1958; CREUTZFELDT und SÖLING, 1960c; MEHNERT und KRALL, 1960; BLOODWORTH und HAMWI, 1961; STERNE, 1961; HALLER und STRAUZENBERG, 1963; MOHNIKE, 1964b; MEHNERT, 1966a; SCHÖFFLING, 1968; u.a.). Über Inkompatibilitäten ist unser Wissen jedoch noch unzureichend.

K. Verschiedene Diabetesformen bzw. -typen und Biguanide

Im folgenden soll der Versuch unternommen werden, über klinische Erfahrungen mit Biguaniden bei verschiedenen Diabetesformen und verwandten Zuständen zu sprechen. Dabei wurde die von der World Health Organisation (WHO) empfohlene Nomenklatur zugrunde gelegt, die im wesentlichen auf einer Einteilung beruht, die von dem erkennbaren Manifestationsalter des Diabetes ausgeht. Da dieses Schema nicht für eine Aufgliederung ausreicht, werden noch einige Sonderformen anerkannt (KNICK, 1967b).

Wiederholungen mit früheren Angaben lassen sich nicht gänzlich vermeiden.

I. Kindlicher Diabetes (infantile diabetics)

Beim infantilen oder kindlichen Diabetes (infantile or childhood diabetics), der sich im Zeitraum von 0—14. Lebensjahr manifestiert, ist eine Anwendung von Biguaniden nur dann möglich, wenn sie zusätzlich zu dem stets notwendigen Insulin gegeben werden. Sie sind nur dann indiziert, wenn es sich darum handelt, eine Labilität der Stoffwechselsituation mit starken Schwankungen der Blutzuckertageswerte zu stabilisieren (smoothing-effect). Dieser Effekt tritt nicht mit regelmäßiger Sicherheit auf und ist, wenn er beobachtet wird, meistens nicht von langer Dauer.

II. Jugenddiabetes (young diabetics)

Auch für den *jugendlichen Diabetes (young diabetics)*, der sich zwischen dem 15. und 24. Lebensjahr manifestiert, gilt im wesentlichen das, was für den kindlichen Diabetes gesagt worden ist.

III. Erwachsenendiabetes (adult diabetics)

Beim *Erwachsenendiabetes (adult diabetics)* mit seinem Manifestwerden zwischen dem 25. und 64. Lebensjahr gibt es verschiedene Formen. Für die insulinabhängigen Patienten gilt ebenfalls das in den Abschnitten kindlicher und jugendlicher Diabetes Gesagte.

IV. Altersdiabetes (elderly diabetics)

Etwa ab dem 40. Lebensjahr ist dann der Diabetes in den meisten Fällen stabil und weitgehend insulinunabhängig. Diese Fälle, wie auch diejenigen, deren Manifestation nach Vollendung des 65. Lebensjahres eintritt *(Altersdiabetes — elderly diabetics)*, sind die eigentliche Domäne für eine erfolgreiche Therapie mit Biguaniden. Diese können entweder allein oder in Kombination mit anderen oralen Antidiabetika gegeben werden. Bei dem Altersdiabetes findet sich sehr häufig eine Adipositas, die oftmals schon vor der Manifestation des Diabetes vorhanden ist. Gerade die Kombination „Diabetes und Adipositas" gibt oft die Indikation für eine Biguanidtherapie, wenn nämlich neben der Regulierung des Kohlenhydratstoffwechsels auch eine Gewichtsabnahme erzielt werden soll.

V. Juveniler Diabetestyp (juvenile-type Diabetes)

Neben den bisher genannten Diabetesformen wird noch der *juvenile Diabetes (juvenile-type Diabetes)* unterschieden, der insulinpflichtig ist, oftmals zur Ketose neigt und in jeder Altersgruppe auftreten kann (s. oben). Auch für diese Form gilt, daß eine Biguanidtherapie nur zusätzlich zu der stets notwendigen Insulinbehandlung möglich ist. Sie sollte nur dann angewendet werden, wenn beabsichtigt wird, den Stoffwechsel zu stabilisieren. Nach Ansicht der meisten Autoren rechtfertigt nur eine deutliche Stabilisierung der Stoffwechsellage die zusätzliche Verabreichung von Biguaniden, nicht jedoch die Einsparung der Insulindosis.

VI. Labiler Diabetes (brittle Diabetes)

Beim *labilen Diabetes (brittle Diabetes)* gibt es ebenfalls starke Schwankungen der Stoffwechsellage, die allerdings mit stabilen Phasen abwechseln können. Bei dieser Diabetesform kann ein Versuch mit zusätzlichen Biguanidgaben gemacht werden.

VII. Insulinresistenter Diabetes (insulin-resistant Diabetes)

Jeder insulinspritzende Diabetiker bildet früher oder später Antikörper gegenüber diesem Proteohormon, was zu einer Insulinresistenz führen kann. Beim *insulinresistenten Diabetes (insulin-resistant Diabetes)* hat sich der Einsatz von Biguaniden mitunter als erfolgreich erwiesen. Es konnte in manchen Fällen die Insulindosis wesentlich reduziert werden und damit die Insulinresistenz durchbrochen werden.

VIII. Schwangerschaftsdiabetes (gestational Diabetes)

Der *Schwangerschaftsdiabetes (gestational Diabetes)* fällt als Diabetesform aus dem Anwendungsbereich der Biguanide heraus.

IX. Pankreasdiabetes (pancreatic Diabetes)

Unter *Pankreasdiabetes (Pancreatic Diabetes)* versteht man diejenigen Formen, bei denen Eingriffe oder Krankheitsvorgänge zu einer Pankreasdestruktion geführt haben.

Creutzfeldt et al. (1959) berichteten über 4 Patienten nach Pankreatektomie, die Biguanide erhalten hatten. Eine blutzuckersenkende Wirkung trat nicht oder nur kurzfristig ein. Sterne (1963a) sah Mißerfolge bei vollständiger Pankreatektomie. Blieb jedoch Pankreasgewebe post operationem noch zurück, dann war die Behandlung mit Biguanid (Dimethylbiguanid) erfolgreich (Sterne, 1963a; Sefirowa et al., 1966).

Beim *Bronze-Diabetes (Hämochromatose)* hat Beringer (1960, 1961) einen günstigen Einfluß bei insgesamt 3 Patienten beobachtet. Hier wurde der Kohlenhydratstoffwechsel unter gleichzeitiger Verringerung der Insulindosis stabilisiert. Sterne (1959a) hatte bei 2 Fällen ein gutes Ergebnis gesehen, in der Mehrzahl aller seiner Fälle jedoch schlechte Resultate, so daß er zu dem Schluß kommt: „Dans le diabète de l'hémochromatose, les résultats sont généralement mauvais.“ Er rechnet mit einem vollständigen Versagen bei drei Viertel und mit guten Ergebnissen bei einem Viertel der Patienten (Sterne, 1963a).

X. Endokriner Diabetes (endocrine Diabetes)

Beim *endokrinen Diabetes (endocrine Diabetes)*, der auf einer Störung der Funktion von Drüsen mit innerer Sekretion beruht, wurden vereinzelt auch Biguanide angewendet.

Beim Diabetes bei Akromegalie wurden zum Teil bessere Erfolge mit Dimethylbiguanid erzielt als mit Insulin (Sterne, 1959a, 1963b). Auch Beringer (1960, 1961) berichtete über einen günstigen Einfluß bei Akromegalie.

Der Steroiddiabetes bei Überfunktion der Nebenniere oder infolge von Nebennierentumoren mit Cushing-Syndrom ist ebenfalls vereinzelt mit einem gewissen Erfolg durch Biguanide beeinflußt worden (Sterne, 1959, 1963b; Beringer, 1960, 1961). Pereira et al. (1963) sahen bei 3 Patienten mit Morbus Cushing unter Phenäthylbiguanidbehandlung eine Normalisierung pathologischer Glucosetoleranztests.

XI. Iatrogener Diabetes (iatrogenic Diabetes)

Zum *iatrogenen Diabetes (iatrogenic Diabetes)* kann es unter bestimmten Bedingungen bei langdauernder und bei manchmal fehlerhafter Anwendung von Wirkstoffgruppen kommen, z.B. bei Corticosteroiden und bei bestimmten Diuretika. Bei Fällen mit Steroiddiabetes kamen Biguanide zur Anwendung. So berichtete Sterne (1959, 1963) von einem guten Ansprechen nach Dimethylbiguanidgaben. Beringer (1960, 1961) sah bei 4 von 6 Fällen einen positiven Einfluß. Eine iatrogene Verschlimmerung des Diabetes kann sich aber auch durch eine unbeabsichtigte Überinsulinierung entwickeln. Hier hat sich an einem relativ zahlreichen Krankengut ein positiver Einfluß der Biguanide zeigen lassen. Die aus verschiedenen Gründen meist fehlerhaften und daher unnötigen Insulinmengen konnten mit Hilfe der Biguanide auf das unbedingt erforderliche und notwendige Maß reduziert werden. So hat HEIK (1968) bei überinsulinierten Kindern gute und anhaltende Erfolge erzielt. KNICK (1967a) schildert den eindrucksvollen Fall eines Patienten mit Altersdiabetes, der jahrelang unnötig Insulin erhielt und der erst durch eine zusätzlich angewendete Kombinationsbehandlung mit Sulfonylharnstoff/Biguanidgaben aus dem „circulus vitiosus von Hunger und Mastfettsucht" herauskam, bei gleichzeitiger Normalisierung der Stoffwechsellage.

Zusammenfassend läßt sich also sagen, daß Biguanide entweder allein oder auch in Verbindung mit anderen antidiabetisch wirksamen Mitteln nicht nur bei den klassischen Diabetesformen erfolgreich angewendet werden können, sondern auch bei einer Reihe von Sonderformen des Diabetes. Zumindest kann in diesen Fällen der Versuch einer Behandlung unternommen werden.

L. Indikationen

Die erfolgreiche Anwendung der Biguanide in der Behandlung des Diabetes mellitus ist an bestimmte Grundvoraussetzungen geknüpft. Dies sind die sorgfältige Beachtung der Therapieprinzipien des Diabetes mellitus mit „Diät — Muskelarbeit — Schulung" einerseits und das Wissen um die besondere Art der Wirkungsweise dieser Stoffklasse andererseits. Um blutzuckerwirksam zu sein, benötigen die Biguanide eine gewisse Menge von körpereigenem Insulin oder von zugeführtem Fremdinsulin. Mit dessen Hilfe sind die Biguanide dann extrapankreatisch wirksam. Die Erfahrung hat gezeigt, daß Biguanide am vorteilhaftesten beim Altersdiabetes angewendet werden, weil hier noch genügend Insulinreserven vorhanden sind. Seine Stoffwechsellage ist zumeist auch stabil und weist keine Neigung zur Ketose auf. Bei diesen unkomplizierten, leichten bis mittelschweren Diabetesformen sollte jedoch immer erst der Versuch unternommen werden, den Patienten mit Diät allein einzustellen. Erst wenn hiermit keine befriedigende Einstellung erzielt wird, ist die alleinige Biguanid- oder die alleinige Sulfonylharnstofftherapie angezeigt. Bei unzureichendem Erfolg einer Monotherapie kann eine Kombination von Biguaniden mit Sulfonamidderivaten versucht werden.

Eine Monotherapie mit Biguaniden ist besonders beim adipösen Altersdiabetes indiziert. Hier wird in geeigneten Fällen nicht nur der Kohlenhydratstoffwechsel reguliert, sondern es kann — auf noch unklare Weise — das Körpergewicht beeinflußt werden.

Beim Fettsüchtigen mit oder ohne pathologische Glucosetoleranz soll eine verstärkte Gewichtsabnahme möglich sein. Eine Monotherapie ist ferner dann angezeigt, wenn eine Sulfonylharnstoffallergie vorliegt.

Die Kombination von Biguaniden mit Sulfonylharnstoffen kann bei jedem dafür geeigneten neu entdeckten Altersdiabetiker zur Anwendung kommen (primäre Kombination). Sie ist indiziert, wenn der additive Synergismus beider Wirkstoffgruppen hinsichtlich der Blutzuckersenkung ausgenutzt werden soll. Die Kombinationstherapie ist aber auch angezeigt, wenn sich ein Sekundärversagen der Sulfonylharnstoffe abzuzeichnen beginnt. Ferner ist sie indiziert bei primärem Versagen der alleinigen Sulfonylharnstoff- oder Biguanidtherapie.

Die Kombinationsbehandlung mit Insulin ist nur dann indiziert, wenn bei bestimmten Diabetesformen eine stark schwankende Stoffwechsellage „geglättet" oder bei Insulinresistenz ein hoher Insulinverbrauch reduziert werden soll.

M. Kontraindikationen

Als Kontraindikationen sind zu betrachten:

Jeder komplizierte Diabetes mit Acidoseneigung, Präkoma oder Coma diabeticum;

komatöse Zustände anderer Genese, z.B. Leber-Koma;

Operationen, bei denen infolge der Dauer und der Schwere des Eingriffs und wegen der Länge der Narkose und evtl. weiterer zusätzlicher Hilfsmaßnahmen mit Änderungen des Stoffwechselverhaltens zu rechnen ist;

hochfieberhafte Infekte, da diese erfahrungsgemäß zu einer schnellen Stoffwechselentgleisung führen können;

hypoxämische Zustände aus verschiedener Ursache, z.B. infolge mangelnder Durchblutung bei Herz- und Kreislaufinsuffizienz oder Störungen der Mikrozirkulation an diesen und anderen Organen;

akute Nierenerkrankungen, z.B. entzündlicher Genese. Hier, wie auch bei Nierenschäden mit Einschränkung der Funktion, sind Ausscheidungsstörungen zu erwarten;

Inkompatibilität mit anderen Medikamenten. Besondere Vorsicht ist notwendig bei der Anwendung von Neuroleptika. Auch bei der Applikation von Corticoiden sollte wie üblich eine Überprüfung des Stoffwechselverhaltens in kurzen Intervallen vorgenommen werden;

die Gravidität mit ihrer Neigung zu rasch wechselnden Stoffwechselveränderungen, aber auch aus Vorsichtsgründen, solange keine sicheren Aussagen über mögliche teratogene Eigenschaften gemacht werden können.

N. Zusammenfassung und Ausblick

Wenn man die Zeitspanne überblickt, die seit der Einführung der Biguanide in die Therapie des Diabetes mellitus vergangen ist, dann zeichnen sich in diesen mehr als 10 Jahren verschiedene Phasen ab.

Die Biguanide gaben der Diabetesforschung zweifellos starke Impulse und trugen auf ihre Weise dazu bei, unsere Kenntnisse zu erweitern.

Zuerst kamen Standardformen der Biguanide zur therapeutischen Anwendung. Durch sie wurden wichtige klinische Erfahrungen gesammelt und wesentliche Indikationsbereiche abgesteckt. Die enge Spanne zwischen antidiabetischer Wirkung und dem Auftreten von Nebenerscheinungen führte zur Entwicklung von sog. Retardpräparaten. Diese besitzen eine größere Verträglichkeit und können deswegen höher dosiert werden. Sie entfalten daher auch eine größere Wirksamkeit. Diese Verbesserungen führten zur nahezu völligen Verdrängung der Standardpräparate, aber auch zur Ausweitung der Biguanidtherapie. In Klinik und Praxis haben sich die Biguanide in dem für sie typischen Indikationsbereich bewährt und sind aus der Behandlung des Diabetes mellitus nicht mehr fortzudenken. Ihre eigentliche Domäne ist der Altersdiabetes. Eine Anwendung beim Insulinmangeldiabetes kommt nur unter bestimmten Voraussetzungen als zusätzliche Therapie in Frage. Ob darüber hinaus auch die Behandlung der Fettsucht eine echte Indikationsausweitung darstellt, muß die Zukunft erweisen. Es muß auch offenbleiben, ob bei latent diabetischen Zuständen und damit für die Prophylaxe des Diabetes hinsichtlich des Aufschubs der Manifestation dauerhafte Erfolge zu erwarten sind.

Literatur

ABRAMSON, E., ARKY, R. A.: Treatment of the obese diabetic. A comparative study of placebo, sulfonylurea and phenformin. Metabolism 16, 204—212 (1967).

ALTERMAN, S. L., LOPEZ-GOMEZ, A. A.: Phenformin effect an body weight, lipids, and glucose regulation. Ann. N.Y. Acad. Sci. 148, 884—891 (1968).

APPELS, A., KATTERMANN, R., PROSCHEK, H., HUBRICH, K., FRERICHS, H., SÖLING, H. D., CREUTZFELDT, W.: Untersuchungen über die Wirkung von Diät, Tolbutamid und Buformin, sowie deren Kombination auf Körpergewicht und verschiedene Stoffwechselgrößen bei Diabetikern. I. Körpergewicht, Kohlenhydratstoffwechsel und immunologisch reagierendes Insulin. Diabetologia 4, 210—220 (1968).

AZÉRAD, E., LUBETZKI, J.: Traitement du diabète de l'adulte par le diméthylbiguanide (LA 6023). Bull. Soc. Méd. Paris 79, 132—136 (1959).

BALDWIN, R. S.: DBI (Phenformin) in the treatment of diabetes mellitus. Wis. med. J. 59, 359—362 (1960).

BARTELHEIMER, H.: Probleme der Pathogenese und Therapie des Diabetes mellitus. Med. Ges. Kiel, 215. Sitzung vom 3. 2. 1966. Ref. Med. Klin. 61, 1016 (1966). Ref. Klin. Wschr. 44, 732 (1966).

BEASER, S. B.: Therapy of diabetes mellitus with combinations of drugs given orally. New Engl. J. Med. 259, 1207—1210 (1958).
— Orally given combinations of drugs in diabetes mellitus therapy. Further trial. J. Amer. med. Ass. 174, 2137—2141 (1960).
— Oral treatment of diabetes mellitus. J. Amer. med. Ass. 187, 887—893 (1964).
— A survey of current therapy of diabetes mellitus. Diabetes 13, 472—478 (1964).
— Long-term unstable diabetes. J. Amer. med. Ass. 201, 901 (1967a).
— Orale Kombinationstherapie des Diabetes mellitus vielversprechend. Med. Trib. 2, 40, 9 (1967b) Beiheft.
— DOLGER, H., GREENHOUSE, B., KLEEFIELD, E., PEARLMAN, W., PERKIN, F. S., PROTAS, M., RADDING, R. S., WHITE, P.: Phenformin in the management of Diabetes mellitus. Special problems. Diabetes 9, 222—224 (1960).

BECKMANN, R., BOTTERMANN, P., DIETERLE, P.: Zur renalen Ausscheidung von Buformin bei niereninsuffizienten Patienten. Pharmacol. Clin. 1, 63—66 (1968).
— HÜBNER, G.: Zur Pharmakokinetik von 1-Butyl-biguanid-hydrochlorid und einer Retard-Form dieser Substanz. Arzneimittel-Forsch. 15, 765—770 (1965).

BERCHTOLD, P., BOLLI, P., ARBENZ, U., KEISER, G.: Intestinale Absorptionsstörung infolge Metforminbehandlung. (Zur Frage der Wirkungsweise der Biguanide.) Diabetologia 5, 405—412 (1969).

BERGEN, ST. S., NORTON, W. S.: Clinical and metabolic effects of phenethylbiguanide. Diabetes 9, 183—186 (1960).

BERGER, W.: Die klinische Anwendung der peroralen Antidiabetika. Schweiz. Apoth.-Ztg. 103, 677—686 (1965).
— Die Behandlung des Diabetes mellitus mit peroralen Antidiabetika. Ther. Umsch. 24, 318—326 (1967).
— Diskussionsbemerkung in: OBERDISSE, K., H. DAWEKE und G. MICHAEL, 2. Internat. Biguanid Symposium 1967 in Düsseldorf, S. 92—93. Stuttgart: Georg Thieme 1968.
— CONSTAM, G. R.: Perorale Behandlung des Diabetes mellitus mit Medikamenten von verschiedenem Wirkungsmechanismus. Schweiz. med. Wschr. 97, 444—450 (1967).
— — SIEGENTHALER, W.: Die Behandlungsmöglichkeiten des Diabetes mellitus mit Biguaniden. Klinische Erfahrungen bei 122 Diabetikern mit Dimethylbiguanid (Glucophage). Schweiz. med. Wschr. 96, 1335—1342 (1966).

BERINGER, A.: Zur Behandlung der Zuckerkrankheit mit Biguaniden. Wien. med. Wschr. 108, 880—882 (1958).
— Experimentelle und klinische Untersuchungen beim menschlichen Diabetes mit Biguaniden. In: F. BERTRAM und G. MICHAEL, Internat. Biguanid-Symposium, Aachen 1960, S. 49—55. Stuttgart: Georg Thieme 1960.
— Zur Behandlung der Zuckerkrankheit mit Silubin. Med. Welt 1961, 6, 278—280.
— Zur Therapie und Praxis der Zuckerkrankheit. Wien. Z. inn. Med. 44, 191—204 (1963).
— GEYER, G., MÖSSLACHER, H., TRAGL, K. H., THALER, H.: Die Wirkung von Buformin auf den Leberstoffwechsel. In: K. OBERDISSE, H. DAWEKE und G. MICHAEL, 2. Internat. Biguanid Symposium 1967 in Düsseldorf, S. 43—49. Stuttgart: Georg Thieme 1968 (a).
— — — — WALDHÄUSL, W.: Zur Ursache und Behandlung des Altersdiabetes. Wien. klin. Wschr. 80, 219—229 (1968) (b).
— THALER, H.: Zur oralen Diabetesbehandlung. Medizinische 1, 41—43 (1959).

BERNHARD, H.: Ergebnisse der Biguanidtherapie des Diabetes. Med. Klin. 56, 883—885 (1961).

Bernier, G. M., Miller, M., Springate, C. S.: Lactic acidosis and phenformin hydrochloride. J. Amer. med. Ass. 184, 43—46 (1963).

Bertram, F.: Die Behandlung der Zuckerkrankheit. Wien. Z. inn. Med. 39, 413—423 (1958).

Bigelow-Sherman, J. D., Foà, P. P.: Lactic acidosis, diabetes mellitus and the biguanide compounds. Acta diabet. lat. 6, 507—522 (1969).

Blöch, J., Lenhardt, A.: Vorläufiger Bericht über die Erfahrungen mit W 32 und W 37 an 71 diabetischen Patienten. In: F. Bertram und G. Michael, Internat. Biguanid-Symposium, Aachen 1960, S. 149—152. Stuttgart: Georg Thieme 1960.

— — Diabetesbehandlung mit dem Butylbiguanid Silubin. Klinische Ergebnisse bei 129 behandelten Patienten. Med. Welt 1963, 161—167.

Bloodworth, J. M., Jr., Hamwi, G. J.: Histopathologic lesions associated with sulfonylurea administration. Diabetes 10, 90 (1961).

Bloom, A., Richards, J. G.: Phenformin as adjuvant oral therapy in diabetes. Brit. med. J. 1961 I, 1796—1799.

Boshell, B. R., Roddam, R. F., McAdams, G. L.: Effects of Phenformin on insulin reserve and release. Ann. N.Y. Acad. Sci. 148, 756—767 (1968).

Brechmann, H., Boehne, C.: Die Verträglichkeit der oralen Antidiabetika, insbesondere ihre Leberverträglichkeit. Med. Mschr. 21, 452—454 (1967).

Brown, G. D.: The diabetic mother. J. Coll. general Practice Canada 12, 25—28 (1966).

— Gabert, H.: Long-term experience with DBI (Phenformin). Appl. Ther. 4, 451—457 und 465 (1962).

Buding, A., Schneeweiss, J., Bock, E.: Klinische Beobachtungen und Erfahrungen in der Behandlung des Diabetes mellitus mit Biguaniden. In: F. Bertram und G. Michael, Internat. Biguanid-Symposium in Aachen, 1960, S. 140—144. Stuttgart: Georg Thieme 1960.

Bufalari, A., Meloni, G.: L'associazione chlorpropamide-fenetilbiguanide nel trattamento del diabete. Minerva med. 58, 3623—3628 (1967).

Burstein, J., Lindell, K., Nikiforow, R., Jakobson, T., Nikkila, E. A.: The effect of phenformin (DBI) on serum cholesterol, triglycerides and body weight. Diabetologia 2, 233 (1966).

Butterfield, W. J. H.: Oral hypoglycaemic compounds. Prescribers' J. 1, 69—73 (1962).

— Fry, I. K., Whichelow, M. J.: The hypoglycaemic action of phenformin. Studies in diabetics after short-term therapy. Lancet 1961 II, 563—567.

Carletti, D.: Chlorpropamide e fenetilbiguanide associati a terapia insulinica in alcuni casi di insulino-resistenza. Gazz. med. ital. 124, 63—65 (1965).

Carson, R. P., Evans, W. O., Shields, J. L., Hannon, J. P.: Symptomatology, pathophysiology, and treatment of acute mountain sickness. Symposium on altitude and cold. Fed. Proc. 28, 1085—1091 (1969).

Chakrabarti, R., Fearnley, G. R.: Reduction of platelet stickiness by phenformin plus ethyloestrenol. Lancet 1967 II, 1012—1014.

— Hocking, E. D., Fearnley, G. R.: Fibrinolytic effect of metformin in coronary-artery disease. Lancet 1965 II, 256—259.

— — — Mann, R. D., Attwell, T. N., Jackson, D.: Fibrinolytic activity and coronary artery disease. Lancet 1968 I, 987—990.

Christmann, W.: Behandlung des Diabetes mellitus mit einem bisubstituierten Biguanid (Glucophage). Münch. med. Wschr. 109, 948—950 (1967).

Clarke, B. F., Duncan, L. J. P.: Combined metformin-chlorpropamide therapy in 108 diabetic sulphonylurea-failures. Lancet 1965 I, 1248—1251.

— — Comparison of chlorpropamide and metformin treatment on weight and blood glucose response of uncontrolled obese diabetics. Lancet 1968 I, 123—126.

Cohen, A. M., Shafir, E.: Comparison of free fatty acid and glucose response in diabetic patients treated with phenethyl-formamidinyliminourea-HCl (DBI). Israel med. J. 21, 28—39 (1962).

Constam, G. R.: Diabetesbehandlung mit oralen Medikamenten. internist. prax. 1, 501—508 (1961).

— Berger, W.: Behandlung des Diabetes mellitus mit oral wirksamen blutzuckersenkenden Medikamenten. Dtsch. med. Wschr. 92, 2278—2280 (1967).

Craig, J. W., Miller, M., Woodward, H., Jr., Merik, E.: Influence of phenethylbiguanide on lactic, pyruvic and citric acids in diabetic patients. Diabetes 9, 186—193 (1960).

Craig, L. S., Waxler, S., Noble, R.: Some results of long-term use of phenformin in ketoacidosis-resistant diabetes. Ann. N.Y. Acad. Sci. 148, 897—905 (1968).

Creutzfeldt, W., Appels, A., Kattermann, R., Frerichs, H., Proscheck, H., Hubrich, K., Söling, H.-D.: Zur Wirkung von Buformin mit und ohne Kombination von Sulfonylharnstoffen auf Gewicht und verschiedene Stoffwechselgrößen bei Diabetikern. In: K. Oberdisse, H. Daweke und G. Michael, 2. Internat. Biguanid Symposium 1967 in Düsseldorf, S. 94—103. Stuttgart: Georg Thieme 1968.

CREUTZFELDT, W., KÜMMERLE, F., KERN, E.: Beobachtungen an vier Patienten mit totaler Duodenopankreatektomie wegen eines Karzinoms des Pankreas. Dtsch. med. Wschr. **84**, 541—549 (1959).
— SÖLING, H.-D.: Wirkungsmechanismus und Nebenwirkungen der blutzuckersenkenden Guanidinderivate, besonders der Biguanide. 1. ungar. Konf. f. Therap. und pharmakol. Forsch., Budapest, 26.—30. April 1960 (a).
— — Toxizität und Nebenwirkungen der Guanidine und Biguanide. In: F. BERTRAM und G. MICHAEL, Internat. Biguanid-Symposium 1960 in Aachen, S. 37—43. Stuttgart: Georg Thieme 1960 (b).
— — Orale Diabetestherapie und ihre experimentellen Grundlagen. In: HEILMEYER, L., u.a., Ergebnisse der inneren Medizin und Kinderheilkunde, 15. Bd. Berlin-Göttingen-Heidelberg: Springer 1960 (c).
— — ZARDÁY, Z.: The combined use of insulin, tolbutamide and biguanides in the treatment of diabetes mellitus. Metabolism **12**, 264—277 (1963).
CZYZYK, A., LAWECKI, J.: Untersuchungen über den Einfluß von Phenyläthylbiguanid auf den Verlauf von Belastungsproben mit Insulin. Tolbutamid und Glucose bei Diabetes mellitus. Diabetologia **2**, 62—68 (1966).
DANOWSKI, T. S.: Lactic acidosis in diabetes mellitus. J. Amer. med. Ass. **184**, 47 (1963a).
— The lactic acidosis syndromes. Diabetes **12**, 277—279 (1963b).
— Diabetes mellitus and obesity: Phenformin hydrochloride as a research tool. Metabolism **16**, 865—869 (1967).
— MATEER, F. M.: Absence of hypoglycemia and hypophosphatemia following initial dosages of phenethylbiguanide (DBI). Proc. Soc. exp. Biol. (N.Y.) **102**, 639—641 (1959).
DAUGHADAY, W. H., LIPICKY, R. J., RASINSKI, D. C.: Lactic acidosis as a cause of nonketotic acidosis in diabetic patients. New Engl. J. Med. **267**, 1010—1014 (1962).
DAVIDSON, M. B., BOZARTH, W. R., CHALLONER, D. R., GOODNER, C. J.: Phenformin, hypoglycemia and lactic acidosis. Report of attempted suicide. New Engl. J. Med. **275**, 886—888 (1966).
DAWEKE, H.: Klinik der Insulinresistenz. Therapiewoche **16**, 1377—1378 (1966).
— Therapie des labilen Diabetes mellitus. Dtsch. med. Wschr. **93**, 1771—1773 (1968).
DEHMEL, K. H., KRAUS, B., KUHLMANN, H., MEHNERT, H.: Klinische Erfahrungen bei der Beeinflussung der Insulinresistenz durch orale Antidiabetika. 3. Kongreß der Dtsch. Diabetes-Gesellschaft, Göttingen, 1968.
DEROT, M., ASSAN, R., ROSSELIN, G., REYNIER, J., TSCHOBROUTSKY, G.: L'acidose lastique. Presse méd. **73**, 1269—1274 (1965).
DEUIL, R., MAGDELAINE, M., TARTINVILLE, P.: Les limites de l'association sulfamide-biguanidine dans le traitement du diabète sucré. Presse méd. **69**, 1324—1326 (1961).
DINSDALE, R. C. W., ORMEROD, T. P., WALKER, A. E.: Lichenoid eruption due to chlorpropamide. Brit. med. J. **1968 I**, 100.
DOBSON, H. L.: Attempted suicide with phenformin. Diabetes **14**, 811—812 (1965).
DOLGER, H.: An assessment of oral antidiabetic therapy. Ann. N.Y. Acad. Sci. **82**, 531—536 (1959).
DUMITRESCU, C., COVANOV, D., VASILESCU, V.: Biguanidele în terapia orală diabetului. Med. interna (Buc.) **17**, 445—451 (1965).
DUNCAN, G. G., DUNCAN, TH. G., SCHATANOFF, J.: Refractory obesity and diabetes. Ann. N.Y. Acad. Sci. **148**, 906—913 (1968).
EL-WARRAKI, S.: The pattern and behavior of pulmonary tuberculosis in diabetic patients. Dis. Chest **43**, 582—586 (1963).
ENDERS, W.: Behandlung des adipösen Altersdiabetikers mit Silubin retard. Münch. med. Wschr. **108**, 1063—1068 (1966).
EWY, G. A., PABICO, R. C., MAHER, J. F., MINTZ, D. H.: Lactate acidosis associated with phenformin therapy and localized tissue hypoxia. Ann. intern. med. **59**, 878—882 (1963).
FABRYKANT, M.: Pseudohypoglycemic reactions in insulin-treated diabetics: Etiology, laboratory aids and therapy. J. Amer. Geriat. Soc. **12**, 221—238 (1964).
— ASHE, B. I.: Use of long-acting phenformin (DBI-TD) with insulin in insulin-dependent diabetes. Metabolism **10**, 684—688 (1961).
— — Phenformin—TD capsules in combination with insulin in insulin-dependent diabetes. Amer. Med. Ass., scientific. assembley, Chicago (Ill.), Juni 1962.
FAJANS, ST. S., MOORHOUSE, J. A., DOORENBOS, H., LOUIS, L. H., CONN, J. W.: Metabolic effects of phenethylformadinyliminourea (DBI) in normal subjects and in diabetic patients. Clin. Res. **6**, 252 (1958).
— — — — — Metabolic effects of phenethylbiguanide in normal subjects and in diabetic patients. Diabetes **9**, 194—201 (1960).
FALUDI, G., BENDERSKY, G., GERBER, PH.: Treatment of functional hypoglycemia in early latent diabetes. Ann. N.Y. Acad. Sci. **148**, 869—874 (1968a).

Faludi, G., Chayes, Z., Gerber, Ph.: Rational treatment of the obese diabetic. Postgrad. Med. **43**, 92—96 (1968b).
Fearnley, G. R., Chakrabarti, R.: Fibrinolytic treatment of rheumatoid arthritis with phenformin plus ethyloestrenol. Lancet **1966 II**, 757—761.
— — Pharmacological enhancement of fibrinolytic activity of blood. J. clin. Path. **17**, 328—332 (1964a).
— — The pharmacological enhancement of blood fibrinolytic activity with special reference to phenformin. Acta cardiol. (Brux.) **19**, 1—13 (1964b).
— — Evans, J. E.: Fibrinolytic and defibrinating effect of phenformin plus ethyloestrenol in vivo. Lancet **1969 I**, 910—914.
— — Hocking, E. D.: Phenformin in rheumatoid arthritis. A fibrinolytic approach. Lancet **1965 I**, 9—13.
— — — Fibrinolytic effects of diguanides plus ethyloestrenol in occlusive vascular disease. Lancet **1967 II**, 1008—1011.
— — — Evans, J.: Fibrinolytic effect of biguanides. Ann. N.Y. Acad. Sci. **148**, 840—847 (1968).
Ferguson, A. W., de la Harpe, P. L., Farquhar, J. W.: Dimethyldiguanide in the treatment of diabetic children. Lancet **1961 I**, 1367—1369.
Fineberg, S. K.: Combinations of oral hypoglycemic agents in obese. Insulin-resistant diabetics. J. Amer. med. Ass. **204**, 534 (1968).
Flögel, H.: Vergleichende Untersuchungen zum Wert der Biguanidbehandlung bei Diabetes mellitus. Inaug.-Diss. München 1965.
Fockert, J. A. de: De behandeling van diabetes mellitus met metformine. Ned. T. Geneesk. **107**, 1130—1134 (1963).
Förster, H., Förster, H.: Über orale Antidiabetika. Fortschr. Med. **84**, 637—640 (1966).
Gerok, W.: Komplikationen bei der Langzeittherapie mit oralen Antidiabetika. Landarzt **41**, 900—904 (1965).
Gershberg, H., Hulse, M., Javier, Z. C., Hecht, A., Mari, S.: Blood lipids of maturityonset diabetes treated with phenformin and tolbutamide. Diabetes **14**, 456 (1965).
— Javier, Z., Hulse, M., Hecht, A.: Influence of hypoglycemic agents on blood lipids and body weight in keto-acidosis-resistant diabetics. Ann. N.Y. Acad. Sci. **148**, 914—924 (1968).
Ghamen, M. H., Fahmi, M. H., Tanious, A.: Phenformin (DBI) and fibrinolytic activity. Lancet **1962 I**, 486.
Glöckner, E.: Zur Potenzierung kleiner und Hemmung großer Insulindosen durch N_1, n-Butylbiguanid im Tierexperiment, im klinischen Test und in der Therapie. In: G. Mohnike, 3. Internat. Symposium über Diabetesfragen, Karlsburg 1964, S. 142—147.
Görlitz, F., Mohr, Th., Pohle, F.: Harnuntersuchung in der Praxis. Dtsch. Ärztebl. **65**, 806—809 (1968).
Gold, A.: Experience in the treatment of diabetes mellitus with phenformin. Appl. Ther. **4**, 466—470, 479 (1962).
— Darragh, I. H.: The treatment of diabetes mellitus with phenformin (DBI). 22. Annual Meeting of the Canadian Med. Assoc., Quebec Div., 5.—7. 5. 1960.
— Hamel, J. F., Krall, L. P., Leibel, B. S., McKendry, R. J. B.: Panel discussion on DBI. Appl. Ther. **2**, 1—8 (1960).
Goldner, M. G., Baldwin, R. S., Dobson, H. L., Krall, L. P., Weller, Ch., Lambert, Th. H., Miller, E. C., Pomeranze, J.: Phenformin in the management of diabetes mellitus. Diabetes **9**, 220—224 (1960).
Gomez, F., Büber, V., Felber, J. P.: Veränderungen der Glukosetoleranz und des Insulinspiegels bei gesunden Menschen nach Gabe von N_1-Butyl-Biguanid in Retard-Form. Klin. Wschr. **47**, 1313—1317 (1969).
Goodman, J. I.: Role of phenformin (DBI) as an adjuvant in oral antidiabetic therapy. Metabolism **14**, 1153—1157 (1965).
— Oral antidiabetic therapy. A discussion of the use of chlorpropamide and phenformin in combination. Ohio St. med. J. **61**, 982—984 (1965).
Gottlieb, A., Duberstein, J., Geller, A.: Phenformin acidosis. New Engl. J. Med. **267**, 806—809 (1962).
Gottlieb, B., Auld, W. H. R.: Metformin in treatment of diabetes mellitus. Brit. med. J. **1962 I**, 680—682.
Grodsky, G. M., Karam, J. H., Pavlatos, F. Ch., Forsham, P. H.: Reduction by phenformin of excessive insulin levels after glucose loading in obese and diabetic subjects. Metabolism **12**, 278—286 (1963).
Güttler, F., Petersen, F. B., Kjeldsen, K.: The influence of phenformin on blood lactic acid in normal and diabetic subjects during exercise. Diabetes **12**, 420—423 (1963).

GUTSCHE, H.: Beeinflussung des Staub-Traugott-Effektes bei Biguanidbehandlung. In: F. BERTRAM und G. MICHAEL, Internat. Biguanid-Symposium 1960 in Aachen, S. 102—110. Stuttgart: Georg Thieme 1960.
— Die Wirkung von oral gegebenem Biguanid und Sulfonylharnstoff hinsichtlich eines Suchtestes für den latenten Diabetes mellitus. Arzneimittel-Forsch. 11, 1127—1130 (1961).
— Glukosetoleranz und Körpergewicht unter Buformin und freier Kost bei latenter Kohlenhydratstoffwechselstörung. In: K. OBERDISSE, H. DAWEKE und G. MICHAEL, 2. Internat. Biguanid Symposium 1967 in Düsseldorf, S. 107—108. Stuttgart: Georg Thieme 1968.
— RIEGEL, R.: Die Glykosurie im Staub-Traugottschen Versuch beim oral behandelten Diabetiker. Ärztl. Wschr. 14, 418—420 (1959).
HADDEN, D. R., WEAVER, J. A.: Oral hypoglycaemic agents. Practitioner 200, 129—136 (1968).
HALL, G. H., CROWLEY, M. F., BLOOM, A.: Oral treatment of diabetes. Trial of phenethyldiguanide (DBI). Brit. med. J. 1958 II, 71—74.
HALLER, H., STRAUZENBERG, S. E.: Experimentelle und klinische Untersuchungen mit Biguaniden beim menschlichen Diabetes. 2. Internat. Symposium über Diabetesfragen. Karlsburg, 1963, S. 393—404.
— — Orale Diabetestherapie. Leipzig: VEB Georg Thieme 1966.
HAMMERL, H., KRÄNZL, CH., PICHLER, O., STUDLAR, M.: Über den Einfluß von Buformin auf die freien Fettsäuren, das freie Glyzerin und die Blutglukose bei Gesunden sowie bei Patienten mit einem latenten oder manifesten Diabetes mellitus. In: K. OBERDISSE, H. DAWEKE und G. MICHAEL, 2. Internat. Biguanid Symposium 1967 in Düsseldorf, S. 78—80. Stuttgart: Georg Thieme 1968.
HANF-DRESSLER, K.: Leberschäden bei Diabetes und hepatogene Kohlenhydratstoffwechselstörungen. Münch. med. Wschr. 105, 1376—1381 (1963).
HANNAH, R., WALKER, R. S.: Metformin hydrochloride in diabetes. Lancet 1961 I, 1354—1355.
HART, A., COHEN, H.: Treatment of obese non-diabetic patients with phenformin. A double blind cross-over-trial. Brit. med. J. 1970 I, 22—24.
HEIK, M.: Biguanide zur Stoffwechselstabilisierung bei labilen diabetischen Kindern. In: K. OBERDISSE, H. DAWEKE und G. MICHAEL, 2. Internat. Biguanid Symposium 1967 in Düsseldorf, S. 154—157. Stuttgart: Georg Thieme 1968.
HEINTZ, R.: Erkrankungen durch Arzneimittel, S. 250, 303—304, 309. Stuttgart: Georg Thieme 1966.
HEISIG, N.: Die orale Diabetestherapie. Internist (Berl.) 5, 140—145 (1964).
HERMAN, J. B., JACKSON, W. P. U.: Dimethyldiguanide (glucophage La 6023) in diabetes mellitus. S. Afr. med. J. 35, 286—288 (1961).
HOCKING, E. D., CHAKRABARTI, R., EVANS, J., FEARNLEY, G. R.: Effect of biguanides and atromid on fibrinolysis. J. Atheroscler. Res. 7, 121—130 (1967).
HUBRICH, K., KATTERMANN, R., APPELS, A.: Untersuchungen über die Wirkung der Langzeitbehandlung mit Tolbutamid, Buformin, sowie deren Kombination auf Körpergewicht, Kohlenhydrat-Stoffwechsel und Serumlipide beim Altersdiabetes. 3. Kongreß d. Deutschen Diabetes-Gesellschaft, Göttingen, 7. und 8. Juni 1968.
IVÁNYI, J.: Zur Frage der Anwendungsform oraler Antidiabetika. Ther. d. Gegenw. 98, 578—579 (1959).
JACKSON, W. P. U.: Combined oral therapy in diabetes. S. Afr. med. J. 36, 727—732 (1962).
JADZINSKY, M. N., POGORELSKY, C., PAULA, A. DE, NUSIMOVICH, B., FERNANDEZ, L. B.: Action of hypoglycemic drugs (phenethylbiguanide, tolbutamide and chlorpropamide) on the stomach. Sem. méd. (B. Aires) 122, 439 (1963). Ref. Chem. Abstr. 59, 10677 (1963).
JAHNKE, K.: Diskussionsbemerkung in F. BERTRAM und G. MICHAEL, Internat. Biguanid-Symposium 1960 in Aachen, S. 164. Stuttgart: Georg Thieme 1960.
— BREITBACH, A., BLANK, H.: Bewertung und Behandlung des Diabetes mellitus im Alter. Internist (Berl.) 3, 185—198 (1962).
— DAWEKE, H., LIEBERMEISTER, H., SCHILLING, W., GRÜNEKLEE, D.: Über den Einfluß von Buformin auf das Verhalten von Gewicht und Stoffwechselmetaboliten bei Fettsüchtigen mit und ohne Störung der Glukosetoleranz. In: K. OBERDISSE, H. DAWEKE und G. MICHAEL, 2. Internat. Biguanid Symposium 1967 in Düsseldorf, S. 82—93. Stuttgart: Georg Thieme 1968.
JOHNSON, H. K., WATERHOUSE, CH.: Relationship of alcohol and hyperlactatemia in diabetic subjects treated with phenformin. Amer. Med. (Philad.) 45, 98—104 (1968).
JONCAS, F.: Combination of DBI with a sulfonylurea in diabetic therapy. Appl. Ther. 4, 476, 477, 479 (1962).
KAEDING, A., WERNER, P.: Spätversager oraler Diabetestherapie. Dtsch. Z. Verdau.- u. Stoffwechselkr. 25, 305—312 (1965).
KAHAN, M., HIRSHLEIFER, I., MANDEL, E. E.: Serum lipids in diabetes mellitus: a comparison of the effects of tolbutamide, phenformin hydrochloride and NPH insulin. Diabetes 15, 536—537 (1966).

Katsuki, S. H., Ito, M.: Antidiuretic effect of biguanides. Lancet 1966 II, 530—532.
Kattermann, R., Appels, A., Hubrich, A., Proschek, H., Söling, H. D., Creutzfeldt, W.:
   Untersuchungen über die Wirkung von Diät, Tolbutamid und Buformin sowie deren
   Kombination auf Körpergewicht und verschiedene Stoffwechselgrößen bei Diabetikern.
   II. Freie Fettsäuren, Ketonkörper, Triglyceride und Cholesterin im Blut. Diabetologia 4,
   221—228 (1968).
Keen, H., Jarett, J.: The uses of biguanides in diabetes mellitus. Postgrad. med. J. 44,
   466—471 (1968).
Kink, R., Kunz, O., Rettich, Ch.: Ein Beitrag zur Behandlung des Diabetes mellitus mit
   Silubin retard in der Klinik. Med. Mschr. 20, 36—38 (1966).
Kleefield, E. A.: Phenformin (DBI) in management of unstable diabetes in tuberculosis
   patients. Symposium on "A new hypoglycemic agent phenformin (DBI)", Houston (Texas)
   1959.
Klein, W.: Die Therapie mit oralen Antidiabetika. Dtsch. med. J. 16, 724—727 (1965).
— Die wiederholte Bestimmung der Nüchtern-ILA bei Stoffwechselgesunden, unbehandelten
   und oral behandelten Diabetikern. (Vorl. Mitteilung.) Dtsch. med. J. 17, 664—671 (1966).
— Hole, P., Dietzmann, H. B., Buding, A.: Die Behandlung des Diabetes mellitus mit
   Biguaniden. Klinische Untersuchungen an 524 Patienten. Münch. med. Wschr. 111,
   1363—1366 (1969 a).
— — — — Insulinresistenz, Brittle diabetes und Verhalten der Nüchtern-Insulin-Aktivität
   unter Biguaniden. Münch. med. Wschr. 111, 1908—1912 (1969 b).
— — — — Biguanidbehandlung von Diabetikern. Beeinflussung des Körpergewichts — Ver-
   träglichkeit. Münch. med. Wschr. 111, 2507—2510 (1969 c).
Knick, B.: Nebenwirkungen der antidiabetischen Therapie. Phys. Med. Rehab. 8, 129—133
   (1967 a).
— Diabetesformen und diabetologische Nomenklaturen. Dtsch. Ärztebl. 64, 2331—2334
   (1967 b).
— Vergleichende Biguanid-Therapiestudie bei Adipositas, nichtalkoholischer Leberverfet-
   tung und latentem oder asymptomatischem Diabetes vom Alterstyp. In: K. Oberdisse,
   H. Daweke und G. Michael, 2. Internat. Biguanid-Symposium 1967 in Düsseldorf
   S. 104—106. Stuttgart: Georg Thieme 1968.
— Aktuelle Diabetestherapie: Neue orale Antidiabetika. Phys. Med. Rehab. 11, 1—3 (1970).
— Folkert, F.: Zur klinischen Einstellbarkeit der verschiedenen Diabetesformen. Münch.
   med. Wschr. 107, 83—88 (1965).
— Wendt, O., Konder, M. L., Netter, P.: Orale antidiabetische Mono- und Kombinations-
   therapie mit Glybenclamid (HB 419) und Biguaniden bei insulinierten Diabetikern des
   Erwachsenentyps. Med. Klin. 65, 109—112 (1970).
Knowles, B. R.: Phenformin senkt Cholesterinspiegel auch bei Nichtdiabetikern. Med. Trib.
   med. News (N.Y.) 3, 1, 24 (1968).
Koopmann, C.: Erfahrungen mit Biguaniden in der Therapie des Diabetes mellitus. In:
   F. Bertram und G. Michael, Internat. Biguanid Symposium Aachen 1960, S. 130—134, 161.
   Stuttgart: Georg Thieme 1960.
Kopp, H.: Ergebnisse der Diabetestherapie mit Silubin retard. Med. Klin. 61, 592—596
   (1966).
— Ergebnisse der Diabetestherapie mit Silubin retard. 2. Mitteilung. Med. Klin. 62, 878—882
   (1967).
— Ergebnisse der Diabetestherapie mit Silubin retard. In: K. Oberdisse, H. Daweke und
   G. Michael, 2. Internat. Biguanid Symposium 1967 in Düsseldorf, S. 109—114. Stuttgart:
   Georg Thieme 1968.
Krall, L.: The management of diabetes with the aid of oral hypoglycemic agents. Med. Clin.
   N. Amer. 45, 823—838 (1961).
— Ten years' experience with biguanides in the treatment of diabetes mellitus. In: K. Ober-
   disse, H. Daweke und G. Michael, 2. Internat. Biguanid Symposium 1967 in Düsseldorf,
   S. 161—171. Stuttgart: Georg Thieme 1968.
— Bradley, R. F.: Clinical evaluation of formamidinyliminourea, a new biguanide oral blood
   sugar lowering compound: comparison with other hypoglycemic agents. Ann. intern.
   Med. 50, 586—613 (1959).
— — "Secondary failures" in the treatment of diabetes mellitus with tolbutamide and with
   phenformin. Diabetes 11, 88—91 (1962 a).
— — Long-term phenformin therapy for diabetes. With emphasis on the older patient.
   Geriatrics 17, 337—344 (1962 b).
— — White, P.: Current status of the oral hypoglycemic agents. J. Mich. med. Soc. 57,
   1422—1425 (1958 a).
— — — Klinische Erfahrungen mit den Biguaniden. In: F. Bertram und G. Michael,
   Internat. Biguanid-Symposium 1960 in Aachen, S. 86—94. Stuttgart: Georg Thieme 1960.

Krall, L., Camerini-Davalos, R.: Early clinical evaluation of a new oral non-sulfonylurea hypoglycemic agent. Proc. Soc. exp. Biol. (N.Y.) 95, 345—347 (1957).
— — Clinical trials with DBI, a new nonsulfonylurea oral hypoglycemic agent. Arch. intern. Med. 102, 25—31 (1958).
— Searle, B. R.: Lacticacidemia as a complication of peripheral vascular failure in diabetic acidosis. Diabetes 12, 369—370 (1963).
— White, P., Bradley, R. F.: Clinical use of the biguanides and their role in stabilizing juvenile-type diabetes. Diabetes 7, 468—477 (1958b).
Kryston, L. J., Shaw, R. A., Mills, L. C.: The diagnosis and treatment of early-diabetes mellitus. Diabetes 16, 529 (1967).
Kühnau, J., Jr.: Komplikationen der Langzeit-Therapie mit Antidiabetika. Ther. d. Gegenw. 105, 326—345 (1966).
Kunz, O.: Insulinresistenz als klinisches Problem. Med. Klin. 60, 2045—2048 (1965).
L'Age, M., Stehr, J., Wahl, P.: Der Einfluß von N_1-n-Butylbiguanid auf das Verhalten der unveresterten Fettsäuren (UFS) bei Normalpersonen und bei Diabetikern und am epididymalen Fettgewebe der Ratte. Klin. Wschr. 41, 659—662 (1963).
Lambert, Th. H.: Clinical observations with a new oral hypoglycemic agent (DBI). Clin. Res. 6, 91 (1958).
Leiser, A. E.: Long acting DBI in treatment of unstable adult diabetes. Tex. St. J. Med. 59, 508—511 (1963).
Lenhardt, A.: Der heutige Stand der peroralen Diabetestherapie nach Erfahrungen an 3000 Diabetikern. Wien. klin. Wschr. 73, 698—702 (1961).
Leppla, W., Kumposcht, G., Jutzler, G. A., Keller, H. E.: Irreversible Milchsäure-Acidose bei akuter Lebernekrose. 73. Kongreß Dtsch. Ges. Inn. Med. 1967, S. 259—264.
Liebermeister, H., Rüenauver, R., Grüneklee, D., Schilling, W., Jahnke, K., Daweke, H.: Stoffwechseluntersuchungen bei mit Biguanid behandelten Fettsüchtigen. Diabetologia 2, 208 (1966).
— Schilling, W., Daweke, H., Jahnke, K.: Zur Frage der Biguanidwirkung bei Fettsucht. In: E. Klein, Die Pathogenese des Diabetes mellitus. Die endokrine Regulation des Fettstoffwechsels, S. 215—218. Berlin-Heidelberg-New York: Springer 1967.
Linder, M., Weller, Ch., Macaulay, A. I.: Combined oral hypoglycemic therapy. N.Y. St. J. Med. 62, 337—341 (1962).
Lippmann, H.-G.: Zur peroralen Behandlung des Diabetes mellitus mit Guanidin-Derivaten. Dtsch. Z. Verdau.- u. Stoffwechselkr. 22, 56—61 (1962a).
— Die medikamentöse Behandlung des Diabetes mellitus. Z. ärztl. Fortbild. 56, 1209—1213 (1962b).
— Michaelis, D., Köhler, E.: Plasma-Katecholamine bei Diabetes mellitus unter N_1, n-Butylbiguanid. Klin. Wschr. 43, 957—958 (1965).
Lisboa, P. E., Castel-Branco, N., Sá Marques, M. M.: Anorexia for alcohol: a side-effect of phenethylbiguanide. Lancet 1961 I, 678.
— Sá Marques, M. M.: Uma nova terapêutica medicamentosa da diabetes. J. Méd. (Pôrto) 39, 61—66 (1959).
Madison, L. L., Unger, R. H.: Effect of phenformin an peripheral glucose utilization in human diabetic and nondiabetic subjects. Diabetes 9, 202—206 (1960).
Mahrhofer, E., Mehnert, H.: Über die Tablettenbehandlung des Diabetes mellitus. Dtsch. med. J. 14, 732—737 (1963).
Marble, A.: Symposium on "a new oral hypoglycemic agent, phenformin (DBI)". Diabetes 9, 225—227 (1960).
— Oral hypoglycemic agents. Ann. Rev. Med. 12, 135—150 (1961a).
— Phenformin and ketoacidosis. Diabetes 10, 321 (1961b).
— Krall, L. P.: Clinical use of the biguanides in diabetes mellitus. Pharmakotherapia 1, 267—282 (1963).
Mayer-Birkhof, R.: Beitrag zur oralen Diabetestherapie. Ärztl. Prax. 16, 605—606 (1964).
McGavack, T. H.: A critical appraisal of oral hypoglycemic agents. (Kritische Prüfung oral verabreichter hypoglykämisierender Substanzen.) J. Amer. Geriat. Soc. 7, 681 (1959). Ref. Praxis 49, 188 (1960).
McKendry, J. B. R.: Four years of DBI therapy. Appl. Ther. 4, 458—464 und 468 (1962).
— Kuwayti, K., Rado, P. P.: Clinical experience with DBI (phenformin) in the management of diabetes. Canad. med. Ass. J. 80, 773—778 (1959).
McMillan, D. E., Sauer, J. H., Forsham, P. H.: Problems in the determination of serum fucose in diabetes mellitus. Metabolism 17, 105—107 (1968).
Mehnert, H.: Diskussionsbemerkung. III. Kongreß Internat. Diabetesvereinigung, Düsseldorf 1958.

Mehnert, H.: Die kombinierte orale Diabetestherapie mit Sulfonylharnstoffen und Biguaniden. In: F. Bertram und G. Michael, Internat. Biguanid-Symposium 1960 in Aachen, S. 122—126. Stuttgart: Georg Thieme 1960 (a).
— Über die Möglichkeit der Diabetesbehandlung mit Biguaniden. Pharmakologen-Kongreß Würzburg, 4.—8. 10. 1960 (b).
— Über die Möglichkeiten der Diabetesbehandlung mit Biguaniden. Naunyn-Schmiedebergs Arch. exp. Path. 241, 52—53 (1961a).
— Die Bedeutung der Sulfonylharnstoffe und der Biguanide für die Behandlung des Diabetes mellitus. Chemotherapia 2, 262—282 (1961b).
— Blutzuckersenkende Biguanidderivate in der Behandlung des Diabetes mellitus. 4e Congrès de la Fédération Internationale du Diabète, Genève, 10.—14. Juli 1961. Méd. Hygiène 19, 700—710 (1961c).
— Experimentelle und klinische Untersuchungen zum Wirkungsmechanismus und Indikationsbereich blutzuckersenkender Biguanidderivate. Habil.-Schr., München 1963.
— Orale Medikation bei Diabetes. Praxis-Kurier 2, 4 (1964a).
— Experimentelle und klinische Untersuchungen mit oralen Antidiabetika vom Typ der Biguanide. Fortschr. Med. 82, 277—282 (1964b).
— Zur Behandlung der Zuckerkrankheit mit oralen Antidiabetika. Dtsch. Ärztebl. 61, 2553—2557 (1964c).
— Die orale Diabetestherapie. Praxis 54, 717—722 (1965a).
— Probleme der modernen Diabetestherapie. Pharm. Ztg (Frankfurt) 110, 714—718 (1965b).
— Hat Silubin eine leber- und gefäßschädigende Nebenwirkung? Münch. med. Wschr. 108, 1070—1071 (1966a).
— Werden die einzelnen Biguanid-Präparate unterschiedlich vertragen? Dtsch. med. Wschr. 91, 873 (1966b).
— Klinische Resultate bei Kombinationstherapie. VI. Int. Diab. Kongreß, Stockholm 1967. Therapiewoche 17, 1641 (1967).
— Zur Biguanidbehandlung bei Altersdiabetikern. In: K. Oberdisse, H. Daweke und G. Michael, 2. Intern. Biguanid Symposium 1967 in Düsseldorf, S. 173—180. Stuttgart: Georg Thieme 1968 (a).
— Vermeidbare und unvermeidbare Komplikationen der Langzeittherapie mit Antidiabetika. Therapiewoche 18, 1097—1101 (1968b).
— Labiler Diabetes (Leserzuschrift). Dtsch. med. Wschr. 93, 2184 (1968c).
— Georgii, A.: Zur Frage der Lebertoxizität oraler Antidiabetika. Medizinische 1959, 44—47.
— Krall, L. P.: Möglichkeiten und Grenzen der Diabetestherapie mit Biguanidderivaten. Dtsch. med. Wschr. 85, 577—584 (1960).
— Kuhlmann, H., Haslbeck, M.: Neue pathogenetische Erkenntnisse und Therapie des Diabetes mellitus. Fortschr. Med. 86, 349—352 (1968).
— Mahrhofer, E.: Zur Behandlung der Zuckerkrankheit mit oralen Antidiabetika. Med. Klin. 58, 65—69 (1963).
— — Kaiser, W.: Möglichkeiten der oralen Diabetestherapie. Ther. d. Gegenw. 103, 21—33 (1964).
— — Stern, G.: Zur Anwendung einer Retard-Form des Butylbiguanid in der oralen Diabetestherapie. Dtsch. med. Wschr. 90, 1316—1319 (1965).
— Seitz, W.: Klinische Erfahrungen mit dem blutzuckersenkenden Biguanid DBI. Münch. med. Wschr. 100, 1056—1059 (1958a).
— — Weitere Ergebnisse der Diabetesbehandlung mit blutzuckersenkenden Biguaniden. Münch. med. Wschr. 100, 1849—1851 (1958b).
Meinert, C. L., Schwartz, Th. B.: The relationship of treatment to weight in a randomized study of maturity-onset-diabetes. Ann. N.Y. Acad. Sci. 148, 875—883 (1968).
Melzer, H.: Diskussionsbemerkung auf dem Intern. Biguanid-Symposium, 1960 in Aachen. In F. Bertram und G. Michael, Internat. Biguanid-Symposium, S. 158—160. Stuttgart: Georg Thieme 1960.
Michel, H.: Behandlung des Diabetes mellitus bei Insulinresistenz und Insulin-Allergie. Dtsch. med. Wschr. 90, 2211—2212 (1965).
Michel, W.: Akute Belastungen mit Biguaniden bei Gesunden und Diabetikern. In: F. Bertram und G. Michael, Intern. Biguanid-Symposium 1960 in Aachen, S. 111—116. Stuttgart: Georg Thieme 1960.
Miller, M.: Side effects of the biguanide therapy and the problem of lactic acidosis. In: K. Oberdisse, H. Daweke und G. Michael, 2. Intern. Biguanid Symposium, 1967 in Düsseldorf, S. 147—151. Stuttgart: Georg Thieme 1968.
Mirsky, St.: Influence of hypoglycemic therapy on blood lipids and body weight in diabetes mellitus. Ann. N.Y. Acad. Sci. 148, 937—944 (1968).
— Schwartz, M.: Phenformin diabetic control and body weight. J. Mt Sinai Hosp. 33, 180—191 (1966).

MÖLLER, E.: Behandlung der diabetischen Fettleber mit Buformin. Med. Klin. **62**, 1873—1876 (1967).
— Ergebnisse der Fettleberbehandlung mit Silubin retard. In: K. OBERDISSE, H. DAWEKE und G. MICHAEL, 2. Internat. Biguanid Symposium 1967 in Düsseldorf, S. 52—54. Stuttgart: Georg Thieme 1968.
MOHNIKE, G.: Was ist von der Biguanidbehandlung des Diabetes zu halten? Diabetiker **14**, 215—216 (1964a).
— Klinik und Wirkung der Guanidinderivate bei Diabetes mellitus. Dtsch. Gesundh.-Wes. **19**, 2180—2184 (1964b).
— Beiträge zur Frage des Altersdiabetes. Dtsch. Gesundh.-Wes. **20**, 10—13 (1965a).
— Experimentelles und Klinisches zur Therapie des Diabetes mellitus mit Guanidinderivaten. Wien. Z. inn. Med. **46**, 257—265 (1965b).
MOORHOUSE, J. A., STEINBERG, J., ROSEN, N. J.: Sex difference in serum-free fatty acid levels in diabetic subjects. J. clin. Endocr. **23**, 1080—1089 (1963).
MORET, B.: Anwendungsmöglichkeiten der Biguanide beim Diabetes mellitus. Med. Welt **34**, 1914—1918 (1965).
MOSS, J. M., DELAWTER, D. E.: Treatment of diabetes with oral hypoglycemic drugs. Gen. Pract. Chir. **34**, 85—88 (1966).
— — GALLAGHER, E. J.: Oral hypoglycemic drugs. Med. Tms (N.Y.) **92**, 645 (1964).
— — TYROLER, S. A., FIELD, J. B.: Phenformin in diabetic treatment. Med. Tms (N.Y.) **89**, 561—565 (1961).
MÜLLER, L.: Zur Therapie der Insulinresistenz. Med. Klin. **62**, 1916—1918 (1967).
MÜLLNER, N.: Purpura medicamentosa nach Silubin. Z. Haut- u. Geschl.-Kr. **41**, 160 (1966).
MÜTING, D.: Untersuchungen über die Wirkung eines Biguanids auf den Eiweißstoffwechsel und die Entgiftungsleistung der Leber bei Diabetes mellitus. Dtsch. med. Wschr. **89**, 1583—1586 (1964).
— Über die Wirkung eines neuen Depot-Biguanids auf den Kohlenhydrat- und Eiweißstoffwechsel bei Diabetes mellitus. Dtsch. med. Wschr. **91**, 939—946 (1966).
— Diskussionsbemerkung in: K. OBERDISSE, H. DAWEKE und G. MICHAEL: 2. Internat. Biguanid Symposium 1967 in Düsseldorf, S. 49—50. Stuttgart: Georg Thieme 1968.
— LACKAS, N., REIKOWSKI, H., RICHMOND, S.: Leberzirrhose und Diabetes mellitus. Dtsch. med. Wschr. **91**, 1433—1438 (1966).
MUNRO, J. F., MacCUISH, A. C., MARSHALL, A., WILSON, ELISABETH M., DUNCAN, L. J. P.: Weight-reducing effect of diguanides in obese non-diabetic women. Brit. med. J. **1969 II**, 13—15.
MURDOCH, J., McC., SPEIRS, C. F., MACE, M.: Fatal marrow aplasia after chlorpropamide and methyldopa. Lancet **1968 I**, 207.
NISSEN-DRUEY, C., BERGER, W., HUBER, F.: Hypoglykämien bei der Anwendung oraler Antidiabetika. Praxis **59**, 53—57 (1970).
NORTON, W. S., BERGEN, ST. S., JR.: Observations on the use of DBI in labile diabetes mellitus. Presented N.Y. Diabetes Association Meeting, May 1958.
ODELL, W. D., TANNER, D. C., STEINER, D. F., WILLIAMS, R. H.: Clinical use of the biguanides in oral treatment of diabetes mellitus. Clin. Res. **6**, 90 (1958).
— — — — Phenethyl-, amyl-, and isoamylbiguanide in the treatment of diabetes mellitus. Arch. intern. Med. **1958**, 520—526.
OTTO, H.: Erste Erfahrungen mit Biguanid-Verbindungen in der Therapie des Diabetes mellitus. Medizinische **27**, 1080—1082 (1958).
— Untersuchungen mit Phenylaethylbiguanid (DBI) bei stoffwechselgesunden Menschen. In: F. BERTRAM und G. MICHAEL, Intern. Biguanid-Symposium, 1960 in Aachen, S. 97 bis 101. Stuttgart: Georg Thieme 1960.
— Kombinationstherapie. VI. Int. Diab. Kongreß, Stockholm 1967. Therapiewoche **17**, 1640 (1967a).
— Aktuelle Fragen der Früherkennung des Diabetes mellitus. Med. Welt **1967**, 2956—2960 (b).
PATEL, D. P., STOWERS, J. M.: Phenformin in weight reduction of obese diabetics. Lancet **1964 II**, 282—284.
PEDERSEN, J.: Phenformin in weight reduction of obese diabetics. Lancet **1964 II**, 821.
— The effect of metformin on weight loss in obesity. Acta endocr. (Kbh.) **49**, 479—486 (1965).
PEREIRA, V. G., WAJCHENBERG, B. L., CINTRA, U.: Mechanism of action of phenethylbiguanide (DBI) in normal controls. Presented American Diabetes Association, Annual Meeting, New York, June 1965.
— — PUPO, A. A., SHNAIDER, J.: Effect of phenethylbiguanide (phenformin) in normal subjects and in acute and chronic hypercortisonism. Diabetes **4**, 372—373 (1963).
PERINOVIČ, M., KOCIČ, D.: Erfahrungen mit dem Präparat N-Butyl-Biguanid ("Silubin"). Med. Welt **1967**, 1692—1693.

Petrides, P.: Der labile Diabetes. Dtsch. med. Wschr. 91, 689—694 (1966).
— Schräpler, P.: Experimentelle Untersuchungen zum Wirkungsmechanismus von Buformin. Klin. Wschr. 44, 1209—1212 (1966).
Pfeiffer, E. F.: Die medikamentöse Behandlung der Zuckerkrankheit. Ther. d. Gegenw. 100, 198—208 (1961).
Piquer, E.: Metformin-chlorpropamide therapy. Lancet 1966 I, 366.
Planta, F. von: Klinische Beurteilung einiger Biguanide. In: F. Bertram u. G. Michael, Intern. Biguanid-Symposium, 1960 in Aachen, S. 145—148. Stuttgart: Georg Thieme 1960.
Plischke, U., Biro, G., Weinges, K. F.: Glukosetoleranz und Plasmainsulin bei fettsüchtigen Personen vor und nach Behandlung mit Buformin. 3. Kongreß d. Deutschen Diabetes Gesellschaft, Göttingen, 7. und 8. Juni 1968, S. 3. Diabetologia 5, 132 (1969).
Pomeranze, J.: A new hypoglycemic agent. J. clin. Endocr. 17, 1011—1012 (1957).
— A new oral hypoglycemic drug. N.Y. St. J. Med. 58, 3824—3826 (1958).
— Phenethyldiguanide. Brit. med. J. 1960 I, 425—426.
— Phenformin: Fifty-four months experience. Clin. Med. 8, 1155—1160 (1961).
— Fujiy, H., Mouratoff, G. T.: Clinical report of a new hypoglycemic agent. Proc. Soc. exp. Biol. (N.Y.) 95, 193—194 (1957).
— Mouratoff, G. T., Gadek, R. J., King, E. J.: Phenethylbiguanide, a new orally given hypoglycemic agent. Report after two years of clinical experience. J. Amer. med. Ass. 171, 252—258 (1959).
Proctor, D. W., Stowers, J. M.: Fatal lactic acidosis after an overdose of phenformin. Brit. med. J. 1967 IV, 216.
Radding, R. S., McHenry, J. I., Neely, W. B., Lummis, F. R., Jr.: Phenethylbiguanide: Clinical experiences with timed-disintegration capsules in stable diabetes mellitus. Metabolism 11, 404—410 (1962).
— Zimmermann, St. J.: Phenethyldiguanide-comparative study of tablets and timed-disintegration capsules. Metabolism 10, 238—245 (1961).
Rambert, P., Canivet, J., Quichaud, J., Spitz, B.: Traitement du diabète sucré par le NN-diméthyl-diguanide. Sem. Hôp. Paris 37, 247—254 (1961).
Reinikainen, M.: Phenethyldiguanide for diabetes. J. Amer. med. Ass. 171, 454 (1959).
Riess, P. J., Saum, R.: Zur Therapie des Diabetes mellitus mit Biguaniden. Med. Klin. 63, 764—767 (1968).
Roginsky, M. S., Barnett, J.: Double-blind study of phenethyldiguanide in weight control of obese nondiabetic subjects. Amer. J. clin. Nutr. 19, 223—226 (1966).
— Sandler, J.: Phenformin in human obesity. Ann. N.Y. Acad. Sci. 148, 892—896 (1968).
Rojas-Hidalgo, E.: Unsere Erfahrungen mit Biguaniden in der Therapie des Diabetes mellitus. Diabetologia 5, 132—133 (1969).
Rosenkranz, A.: Die Beeinflussung des Diabetes mellitus durch Biguanid (DBI) im Kindesalter. Wien. med. Wschr. 109, 1034—1040 (1959).
— Möglichkeiten der Biguanidbehandlung des kindlichen Diabetes. In: F. Bertram und G. Michael, Internat. Biguanid-Symposium, 1960 in Aachen, S. 127—129. Stuttgart: Georg Thieme 1960.
— Langzeitergebnisse der kombinierten Insulin-Biguanidtherapie beim Diabetes mellitus im Kindesalter. Wien. klin. Wschr. 73, 758—761 (1961).
— Dauerbehandlung und Lebensführung beim diabetischen Kind. Pädiat. Prax. 2, 11—21 (1963).
Roush, W. H., Carhart, J. M., Hamwi, G. J.: Insulin resistant diabetes: Response to phenformin (DBI). Clin. Res. 9, 243 (1961).
Sachsse, R.: Ergebnisse der Biguanidbehandlung bei diabetischen Kindern. In: K. Oberdisse, H. Daweke und G. Michael, 2. Internat. Biguanid Symposium 1967 in Düsseldorf, S. 158—160. Stuttgart: Georg Thieme 1968.
— Sachsse, B.: Kombinierte Insulin-Biguanid-Therapie bei diabetischen Kindern. Med. Klin. 62, 1207—1209 (1967).
Sadow, H. S.: Überblick über experimentelle und klinische Erfahrungen mit der Biguanidtherapie in den Vereinigten Staaten und Kanada. In: F. Bertram und G. Michael, Internat. Biguanid-Symposium 1960 in Aachen, S. 69—85. Stuttgart: Georg Thieme 1960.
— Mechanistic basis for the selection of hypoglycemic therapies. Appl. Ther. 4, 369—377 (1962).
— A fundamental approach to hypoglycemic therapy. Metabolism 12, 333—345 (1963).
— The nature of diabetes mellitus and the place of biguanides in its management. In: K. Oberdisse, H. Daweke und G. Michael, 2. Internat. Biguanid Symposium 1967 in Düsseldorf, S. 126—141. Stuttgart: Georg Thieme 1968.
— Diabetes mellitus, obesity and hyperlipidemia — therapeutic considerations based upon pathophysiology. In: K. Oberdisse, H. Daweke und G. Michael, 2. Internat. Biguanid Symposium 1967 in Düsseldorf, S. 142—146. Stuttgart: Georg Thieme 1968.

SALANS, L. B., REAVEN, G. M.: Effect of oral hypoglycemic agents on serum insulin-like activity of patients with various degree of carbohydrate intolerance. Metabolism 14, 26—30 (1965).

SAUER, H.: Die Biguanidbehandlung des Diabetes mellitus. Fortschr. Med. 79, 605—606 (1961).

— Altersdiabetes. Med. Klin. 61, 1626 (1966).

SCHAEFER, L. E.: Hyperlipidemia. Ann. N.Y. Acad. Sci. 148, 925—936 (1968).

SCHILLING, I.: Über die orale Behandlung des Diabetes mellitus mit Biguaniden. Z. ges. inn. Med. 14, 705—711 (1959).

— Einfluß der Biguanidderivate auf die Herztätigkeit bei Diabetikern. Z. ges. inn. Med. 15, 775—777 (1960).

— Der diagnostische Wert der Glukose-Doppelbelastung unter dem Einfluß oraler Antidiabetika. In: G. MOHNIKE, 3. Intern. Symposium über Diabetesfragen 1964 in Karlsburg, S. 148—155. Karlsburg: „Gerhard-Katsch" Institut 1964.

SCHLESS, G. L.: Nonesterfied fatty acids as a metabolic substrate: The rapid turnover theory. Metabolism 13, 934—941 (1964).

SCHLIACK, V.: Die Behandlung des Altersdiabetes. Dtsch. Gesundh.-Wes. 16, 671—675 (1961).

SCHNEEWEISS, J., BOCK, E., BÜDING, A.: Biguanide in der Therapie des Diabetes mellitus. Dtsch. med. Wschr. 85, 2179—2183 (1960).

SCHÖFFLING, K.: Stand der Therapie mit Sulfonylharnstoffen und Biguaniden. Therapiewoche 17, 1209 (1967).

— Stand der Therapie mit Sulfonylharnstoffen und Biguaniden. Therapiewoche 18, 11—20 (1968).

SCHRICKER, K. TH.: Erfahrungen mit Biguaniden unter Berücksichtigung der Magenverträglichkeit. In: F. BERTRAM und G. MICHAEL, Internat. Biguanid-Symposium 1960 in Aachen, S. 56—60. Stuttgart: Georg Thieme 1960.

— Moderne Therapie der Zuckerkrankheit. Visum 8, 187—191 (1964).

SCHWARTZ, M. J., MIRSKY, ST., SCHAEFER, L. E.: The effect of phenformin hydrochloride on serum cholesterol and triglyceride levels of the stable adult diabetic. Metabolism 15, 808—822 (1966).

SCHWARTZ, T. B., MEINERT, C.: Effect of various treatments on weight in a randomized study of maturity-onset-diabetes. Diabetes 16, 534 (1967).

SEARLE, G. L., SCHILLING, S., PORTE, D., BARBACCIA, J., DEGRAZIA, J., CAVALIERI, R. R.: Body glucose kinetics in nondiabetic human subjects after phenethylbiguanide. Diabetes 15, 173—178 (1966).

SEEL, W.: Diabetes und Schwangerschaft. Med. Welt 1966, 180—183.

SEFIROWA, G. Ss., RADUGINA, L.P., SCHMIDT, Ss.: Wirkung der Biguanide und des Chlorpropamids bei der Behandlung von Diabetes mellitus nach subtotaler Resektion des Pankreas aus Anlaß eines Insuloms. Chem. Zbl. 137, 1420 (1966).

SEIDENSTICKER, J. F., HAMWI, G. J.: Oral hypoglycemic agent. Geriatrics 22, 112—124 (1967).

SENSI, S., CAPANI, F., CARADONNA, P., NICCOLI, L.: Einfluß des Butyl-Biguanids auf den Milchsäure-Stoffwechsel im Skelettmuskel des Diabetikers. Arzneimittel-Forsch. (Drug Res.) 20, 142—147 (1970).

SEYDL, G., SCHULLERI, H.: Zur Behandlung des Diabetes mellitus mit Biguanid. Med. Klin. 54, 1081—1082 (1959).

SHAW, R. A., KRYSTON, L. J., FLEISCHMAYER, R., KASHATUS, W., SEGAL, B., GAMBEBESCIA, J., MILLS, L. C.: Phenformin diuretic used in treatment of idiophatic edema. J. Amer. med. Ass. 203, 34 (1968).

SKILLMAN, T. G., HAMWI, G. J., DRISKULL, H. H., PENROSE, M. H.: Oral hypoglycemic therapy. Geriatrics 16, 209—217 (1961).

— KRUGER, F. A., HAMWI, G. J.: Metabolic and endrocine studies with phenethylbiguanide (DBI). Diabetes 8, 274—278 (1959).

— — PETERSON, L. G., HAMWI, G. J.: Clinical studies with DBI. Clin. Res. 6, 253 (1958).

SKIPPER, E. W., ORMEROD, T. P., HASTE, A. R.: Metformin. Practitioner 200, 868—873 (1968).

STEIGERWALDT, F.: Die orale Diabetes-Therapie. Internist (Berl.) 1, 309—318 (1960a).

— Klinische Anwendung und Indikationsbreite des Buformin (Silubin). Dtsch. med. Wschr. 85, 2176—2179 (1960b).

— Die moderne Diabetestherapie. Med. Mschr. 15, 14—17 (1961).

STEINKE, J.: Neue Aspekte der Diabetesforschung. Pro Med. (Münch.) 37, 25—26 (1968).

STERNE, J.: Du nouveau dans les antidiabétiques, le N N diméthyl-diguanide. Maroc. méd. 36, 1295 (1957).

— Traitment du diabète sucré par la N.N. Dimethyl Guanil Guanidine (LA. 6023, glucophage). Thérapie 14, 625—630 (1959a).

Sterne, J.: Untersuchungen über die metabolische Wirkung gewisser Biguanide. Anwendung in der Diabetesbehandlung. Vortrag — 12. Kurs für endokrinologische Fortbildung — Genf, Juni 1959 (b).
— Die Toxikologie der antidiabetischen Biguanide N.N.-Dimethyl-Guanyl-Guanidin. 4. Kongreß der Internat. Diabetes-Vereinigung, Genf, Juli 1961.
— Bericht über die fünfjährige Erfahrung mit Dimethylbiguanid (Metformin, Glucophag) in der Diabetestherapie. Wien. med. Wschr. 113, 599—602 (1963a).
— Antidiabetic drugs and teratogenicity. Lancet 1963 I, 1165 (b).
— Klinische Rundfrage über die evtl. teratogenen Effekte der oralen Antidiabetika bei der schwangeren zuckerkranken Frau. IV. Intern. Symposium über Diabetesfragen, 23. bis 25. Sept. 1965 in Karlsburg, S. 28—30.
— Hirsch, C.: Experimental basis for the combined treatment of diabetes by the association of biguanides plus sulfamide. Diabète (Le Raincy) 12, 171—175 (1964a).
— — Remarques a propos de l'association biguanide-sulfamide hypoglycémiant en pharmacologie et en clinique. Thérapie 19, 563—569 (1964b).
— Lavieuville, M.: Recherches cliniques sur les effects des antidiabétiques oraux sur le foetus. Presse méd. 71, 1547—1549 (1963).
— — Enquête clinique sur les effects tératogènes éventuels des antidiabétiques oraux sur le foetus humain. Thérapie 19, 165—170 (1964).
Stewart, W. K., Constable, L. W.: The diuretic response to hygroton, mersalyl, and aldactone. Lancet 1961 I, 523—529.
Stone, D. B., Brown, J. D., Cox, C. P.: The effect of tolbutamide and phenformin on lipolysis in adipose tissue in vitro. Amer. J. Physiol. 210, 26—30 (1966).
Stratmann, F. W.: Erfahrungen mit der kombinierten Biguanidtherapie bei den sog. „Spätversagern" der peroralen Diabetesbehandlung. Med. Welt 1961, 280—285.
— Erfahrungen mit Dimethylbiguanid bei Spätversagern der oralen Diabetestherapie. Med. Welt 1965, 2743—2746.
Strauss, F. G., Sullivan, M. A.: Phenformin, intoxication resulting in lactic acidosis. Clin. Res. 18, 65 (1970).
Strohmeyer, G., Dölle, W., Sauer, H.: Milchsäureacidose mit Exzeßlactat bei Diabetes mellitus. Dtsch. med. Wschr. 90, 2238—2240 (1965a).
— — — Die Milchsäureacidose mit Exzeßlactat. Dtsch. med. Wschr. 90, 2255—2259 (1965b).
Tranquada, R. E.: The mechanism action of phenethylbiguanide (PEBG). 4e. Congrès de la Fédération internationale du Diabéte. Genève 10.—14. Juillet 1961, p. 716.
— Lactic acidosis. Calif. Med. 101, 450—461 (1964).
— Bernstein, S., Martin, H. E.: Irreversible lactic acidosis with phenformin therapy — Report of three cases. J. Amer. med. Ass. 184, 37—42 (1963).
— Grant, W. J., Peterson, C. R.: Lactic Acidosis. Arch. intern. Med. 117, 192—202 (1966).
— Kleeman, Ch. R., Brown, J.: Clinical trials with phenethyldiguanide in selected patients. Amer. J. med. Sci. 238, 187—192 (1959).
Tzagournis, M., Chiles, R., Ryan, J. M., Skillman, T. G.: Interrelationships of hyperinsulinism and hypertriglyceridemia in young patients with coronary heart disease. Circulation 38, 1156—1163 (1968a).
— — Skillman, T. G.: The role of endogenous insulin in different hyperlipidemie states. Clin. Res. 17, 396 (1969).
— Hamwi, G. J., Seidensticker, J. F.: Metabolic abnormalities in premature coronary disease: Effects of therapy. Diabetes 16, 537 (1967).
— Seidensticker, J., Hamwi, G. J.: Metabolic abnormalities in premature coronary disease: Effects of therapy. Ann. N.Y. Acad. Sci. 148, 945—957 (1968b).
Ungar, G., Freedman, L., Shapiro, S. L.: Pharmacological studies of a new oral hypoglycemic drug. Proc. Soc. exp. Biol. (N.Y.) 95, 190—192 (1957).
Unger, R. H., Madison, L. L., Carter, N. W.: Tolbutamide-phenformin in ketoacidosis-resistant patients. J. Amer. med. Ass. 174, 2132—2136 (1960).
Verhagen, H.: Beschouwingen over orale entidiabetica. Ned. T. Genessk. 110, 1793—1798 (1966).
Voss, G., Broglie, M.: Zur Frage der Diabetesbehandlung mit Biguaniden. Med. Welt 1961, 285—287.
Walker, R. S.: Preliminary observations on phenethyldiguanide. Brit. med. J. 1959 II, 405—406.
— Hannah, R.: Experiences with phenformin. Diabetes 10, 275—279 (1961).
— Linton, A. L.: Phenethyldiguanide: A dangerous side-effect. Brit. med. J. 1959 II, 1005—1006.
— — Thomson, W. S. T.: Mode of action and side effects of phenformin hydrochloride. Brit. med. J. 1960 II, 1567—1569.
Weller, Ch.: Phenformin in weight reduction of obese diabetics. Lancet 1965 I, 53.

WELLER, CH., DONESA, A., LINDER, M.: Rationale for the treatment of diabetes mellitus. Amer. med. Assoc. 24—28 June 1962, Chicago, Ill. (a).
— — — The phenformin timed-disintegration capsule (DBI-TD) in the management of previously treated diabetic patients. Metabolism 11, 1134—1140 (1962b).
— LINDER, M.: Continous blood glucose measurements in diabetics given phenformin timed-disintegration capsules. Metabolism 10, 667—669 (1961).
— — The fat, middle-aged diabetic. Amer. med. Assoc., New York, 20.—24. 6. 1965.
— MACCAULAY, A.: Preliminary clinical observation on the use of N^1-B-Phenethyl-form-amidinyliminourea (DBI) as an oral hypoglycemic substance. Amer. Diab. Ass. San Francisco 21.—22. Juni 1958.
— — Preliminary clinical observations on the use of a biguanide (DBI) as an oral hypoglycemic agent. J. Amer. Geriat. Soc. 7, 128—135 (1959).
WICHERT, P. VON: Kritische Bemerkungen zum Begriff des Exzeßlactat. Dtsch. med. Wschr. 93, 1775—1777 (1968).
WIEZOREK, W. D., GRAUPNER, K., CIEPLIK, U.: Änderungen der Wirkungsstärke bei kombinierter Applikation von Chlorpromazin und blutzuckersenkenden Biguaniden. Med. exp. 8, 237—241 (1963).
WILANSKY, D. L.: The influence of biguanide on prediabetes. In: K. OBERDISSE, H. DAWEKE und G. MICHAEL, 2. Internat. Biguanid Symposium in Düsseldorf 1967, S. 119—122. Stuttgart: Georg Thieme 1968.
— HAHN, I.: Modification of latent diabetes by short-term phenformin administration. Metabolism 16, 199—203 (1967).
— — SCHUCHER, R.: The influence of phenformin (DBI) on prediabetes. Appl. Ther. 4, 471—475 (1962).
— — — The effect of phenformin on "prediabetes". Metabolism 14, 793—799 (1965).
— SHOCHAT, G.: The course of latent diabetes. Ann. N.Y. Acad. Sci. 148, 848—858 (1968).
WILKS, H. M., COLWELL, A. R.: Metabolic balance studies of oral compounds in severe diabetes. Diabetes 11, Suppl., 50—55 (1962).
WILLIAMS, R. H., TANNER, D. C., ODELL, W. D.: Hypoglycemic actions of phenethyl-, amyl-, and isoamyl-diguanide. Diabetes 7, 87—92 (1958).
— TYBERGHEIN, J. M., HYDE, P. M., NIELSEN, R. L.: Studies related to the hypoglycemic action of phenethyl-diguanide. Metabolism 6, 311—319 (1957).
WILLMS, B., CREUTZFELDT, W.: Untersuchungen zur intestinalen Resorption von Vitamin B_{12} (Schillingtest) und D-Xylose unter Biguanidtherapie. Vortrag, 5. Kongreß der Deutschen Diabetes-Gesellschaft, Bonn-Bad Godesberg, 8. und 9. Mai 1970.
YOUNG, J. M., ARMANINO, L. P.: Lactic acidosis and phenformin intoxication. Calif. Med. 103, 198—202 (1965).
ZIX, R.: Zur Tablettenbehandlung des Diabetes mellitus. Indikationen und Nebenwirkungen der oralen Antidiabetika. Landarzt 44, 333—337 (1968).
ZSCHORNACK, M. R., JAROSS, W.: Dramatische Zwischenfälle bei der Behandlung mit peroralen Antidiabeticis. Dtsch. Z. Verdau.- u. Stoffwechselkr. 23, 240—250 (1963).

Sonderdruck aus

Handbuch der experimentellen Pharmakologie
Handbook of Experimental Pharmacology
New Series

Herausgeber: **O. Eichler, A. Farah, H. Herken, A. D. Welch**

Band XXIX

Herausgeber: **H. Maske**

Springer-Verlag   Berlin · Heidelberg · New York 1971
Printed in Germany

Sulfonylharnstoffderivate und verwandte Verbindungen als blutzuckersenkende Substanzen

W. Aumüller und R. Heerdt

Sonderdruck aus

Handbuch der experimentellen Pharmakologie
Handbook of Experimental Pharmacology
New Series

Herausgeber: **O. Eichler, A. Farah, H. Herken, A. D. Welch**

Band XXIX
Herausgeber: **H. Maske**

Springer-Verlag   Berlin · Heidelberg · New York 1971
Printed in Germany

Die Analytik der Sulfonylharnstoffe
A. Häussler und F. Pechtold

(Nicht im Handel)

Sonderdruck aus

Handbuch der experimentellen Pharmakologie
Handbook of Experimental Pharmacology
New Series

Herausgeber: **O. Eichler, A. Farah, H. Herken, A. D. Welch**

Band XXIX

Herausgeber: **H. Maske**

Springer-Verlag   Berlin · Heidelberg · New York 1971
Printed in Germany

Zum Stoffwechsel der Sulfonylharnstoffe
A. Häussler und H. Wicha

(Nicht im Handel)

Sonderdruck aus

Handbuch der experimentellen Pharmakologie
Handbook of Experimental Pharmacology
New Series

Herausgeber: **O. Eichler, A. Farah, H. Herken, A. D. Welch**

Band XXIX

Herausgeber: **H. Maske**

Springer-Verlag   Berlin · Heidelberg · New York 1971
Printed in Germany

Zur Pharmakologie und Toxikologie
der blutzuckersenkenden Sulfonamide
A. Bänder

Sonderdruck aus

Handbuch der experimentellen Pharmakologie
Handbook of Experimental Pharmacology
New Series

Herausgeber: **O. Eichler, A. Farah, H. Herken, A. D. Welch**

Band XXIX

Herausgeber: **H. Maske**

Springer-Verlag   Berlin · Heidelberg · New York 1971
Printed in Germany

Enzyme, Proteinbiosynthese und oral wirksame Antidiabetika
H. Sund

Sonderdruck aus

Handbuch der experimentellen Pharmakologie
Handbook of Experimental Pharmacology
New Series

Herausgeber: **O. Eichler, A. Farah, H. Herken, A. D. Welch**

Band XXIX

Herausgeber: **H. Maske**

Springer-Verlag   Berlin · Heidelberg · New York 1971
Printed in Germany

Light Microscopic and Electron Microscopic Changes and in Vitro Effects of Sulfonylureas

P. E. Lacy

Sonderdruck aus

Handbuch der experimentellen Pharmakologie

Handbook of Experimental Pharmacology

New Series

Herausgeber: **O. Eichler, A. Farah, H. Herken, A. D. Welch**

Band XXIX

Herausgeber: **H. Maske**

Springer-Verlag   Berlin · Heidelberg · New York 1971
Printed in Germany

Biguanide (Experimenteller Teil)

R. Beckmann

(Nicht im Handel)

Sonderdruck aus

Handbuch der experimentellen Pharmakologie
Handbook of Experimental Pharmacology
New Series

Herausgeber: **O. Eichler, A. Farah, H. Herken, A. D. Welch**

Band XXIX
Herausgeber: **H. Maske**

Springer-Verlag   Berlin · Heidelberg · New York 1971
Printed in Germany

Biguanide (Klinischer Teil)
H. Mehnert und E. G. Haese

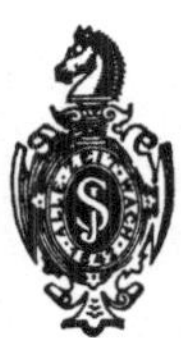

Springer-Verlag
Berlin
Heidelberg
New York

München · London
Paris · Tokyo · Sydney

Diuretica

Hrsg. von **H. Herken**
124 Abb. XIX, 764 S.
(263 S. i. Englisch) 1969
(Handbuch der experimen-
tellen Pharmakologie,
Bd. XXIV)
Geb. DM 248,—

Inhalt: K. Hierholzer und
K. J. Ullrich: Grundzüge
der Nierenphysiologie. —
O. Heidenreich: Queck-
silberhaltige Diuretica. —
T. H. Maren: Renal Car-
bonic Anhydrase and the
Pharmacology of Sulfon-
amide Inhibitors. —
G. Peters and F. Roch-
Ramel: Thiazide Diu-
retics and Related Drugs. —
G. Peters and F. Roch-
Ramel: Furosemide. —
G. Peters and F. Roch-
Ramel: Ethacrynic Acid
and Related Drugs. —
H. Herken: Aldosteron-
Antagonisten. —
H. Herken: Pseudo-
Antialdosterone. —
G. Senft: Glucocorticoids
as Diuretic Agents. —
G. Senft: Inhibitors of
Biosynthesis of Cortico-
steroids as Diuretics. —
M. Wolf: Kationenaus-
tauscher als Diuretica. —
G. Fülgraff: Xanthin-
derivate als Diuretica. —
Namen- und Sachverzeich-
nis.

Antianginal Drugs

Pathophysiological,
Haemodynamic, Methodo-
logical, Pharmacological,
Biochemical and Clinical
Basis for Their Use in
Human Therapeutics
54 fig. X, 442 p. 1971
(Handbuch der experimen-
tellen Pharmakologie,
Bd. XXXI)
Cloth DM 168,—

This book, a detailed and
well documented survey of
the antianginal drugs at
present available, describes
the numerous factors —
pathophysiological,
haemodynamic, methodo-
logical, pharmacological,
biochemical and clinical —
on which the present-day
use of such drugs in human
therapeutics is based.

Insulin I

Herausgeber: **E. Dörzbach**
Bearbeitet von R. Brunk,
W. Creutzfeldt,
K. Engelbart, P. P. Foà,
H. Frerichs, I. Hilwig,
R. E. Humbel, H. F. Kern,
H. Kief, H. Klostermeyer,
W. Krämer, R. Müller,
B. Ostertag, K. Schöffling,
S. Schuster, H. Zahn
116 Abb. XVI, 434 S. 1971
(Handbuch der experimen-
tellen Pharmakologie,
Bd. XXXII/1)
Geb. DM 248,—

Von Experten bearbeitete
Kapitel über vergleichende
Anatomie des Inselgewebes
und seine Pathomorpho-
logie, das Verhalten von
Inselzellen in der Gewebe-
kultur, experimentellen
und spontanen Diabetes bei
Tieren sowie Synthese
und Eigenschaften der verschiedenen Insuline ver-
mitteln den derzeitigen
Stand der Diabetes-
forschung.

Insulin II

Der Inhalt des 2. Teiles
des Insulin-Bandes wird
den Sekretionsvorgang, die
Verbreitung und Elimi-
nierung, die Wirkungen
und unerwünschten
Begleiterscheinungen des
Peptidhormons umfassen.

Immunopathology of Insulin

Clinical and Experimental
Studies
By **K. Federlin**,
Universität Ulm
53 fig. XIII, 185 p. 1971
(Monographs on
Endocrinology, Vol. 6)
Cloth DM 49,60

After reviewing the anti-
genicity of insulin and the
methods developed for the
demonstration of anti-
bodies, the author reports
his own work on cellular
and humoral antibodies in
patients with insulin
allergy, both delayed and
immediate, and discusses
animal experiments to
study the process of anti-
insulin antibody formation.

Klinik der inneren Sekretion

Von **A. Labhart**, Zürich
2., neubearbeitete Auflage
408 Abb. XXXI, 1131 S.
1971. Geb. DM 198,—

Es handelt sich um eine
vollständige Darstellung
der gesamten Endokrino-
logie einschließlich Dia-
betes und gynäkologischer
Endokrinologie in lehr-
buch- bis handbuch-
mäßiger Form. Sowohl der
praktisch tätige Kliniker
wie der forschende Wissen-
schaftler werden mit
Nutzen auf dieses Werk
zurückgreifen.

Universitätsdruckerei H. Stürtz AG, Würzburg